Das Blaue Buch

Das Blaue Buch

Monika Engelhardt
Dietmar Berger
Justus Duyster
Roland Mertelsmann

Das Blaue Buch

Chemotherapie-Manual Hämatologie
und Internistische Onkologie

Mit CD-ROM

5. Auflage

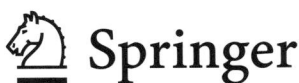

Herausgeber

Prof. Dr. Monika Engelhardt
Universitätsklinikum Freiburg
Freiburg

Prof. Dr. Dietmar Berger
Universitätsklinikum Freiburg
Freiburg

Genentech Inc., South San Francisco, CA, USA

Prof. Dr. Justus Duyster
Universitätsklinikum Freiburg
Freiburg

Prof. Dr. Dr. h.c. Roland Mertelsmann
Universitätsklinikum Freiburg
Freiburg

Den Inhalt der dem Buch beiliegenden CD-ROM finden Sie auf http://extras.springer.com

Die Arbeiten am Blauen Buch wurden unterstützt von MSD.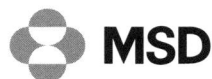

ISBN-13 978-3-642-41740-5   ISBN 978-3-642-41741-2 (eBook)
DOI 10.1007/978-3-642-41741-2

Die Deutsche Nationalbibliothek verzeichnet diese Publikation in der Deutschen Nationalbibliografie; detaillierte bibliografische Daten sind im Internet über http://dnb.d-nb.de abrufbar.

Springer Medizin
© Springer-Verlag Berlin Heidelberg 2007, 2008, 2010, 2012, 2014

Dieses Werk ist urheberrechtlich geschützt. Die dadurch begründeten Rechte, insbesondere die der Übersetzung, des Nachdrucks, des Vortrags, der Entnahme von Abbildungen und Tabellen, der Funksendung, der Mikroverfilmung oder der Vervielfältigung auf anderen Wegen und der Speicherung in Datenverarbeitungsanlagen, bleiben, auch bei nur auszugsweiser Verwertung, vorbehalten. Eine Vervielfältigung dieses Werkes oder von Teilen dieses Werkes ist auch im Einzelfall nur in den Grenzen der gesetzlichen Bestimmungen des Urheberrechtsgesetzes der Bundesrepublik Deutschland vom 9. September 1965 in der jeweils geltenden Fassung zulässig. Sie ist grundsätzlich vergütungspflichtig. Zuwiderhandlungen unterliegen den Strafbestimmungen des Urheberrechtsgesetzes.

Produkthaftung: Für Angaben über Dosierungsanweisungen und Applikationsformen kann vom Verlag keine Gewähr übernommen werden. Derartige Angaben müssen vom jeweiligen Anwender im Einzelfall anhand anderer Literaturstellen auf ihre Richtigkeit überprüft werden.

Die Wiedergabe von Gebrauchsnamen, Warenbezeichnungen usw. in diesem Werk berechtigt auch ohne besondere Kennzeichnung nicht zu der Annahme, dass solche Namen im Sinne der Warenzeichen- und Markenschutzgesetzgebung als frei zu betrachten wären und daher von jedermann benutzt werden dürfen.

Planung: Dr. Sabine Höschele, Heidelberg
Projektmanagement: Hiltrud Wilbertz, Heidelberg
Projektkoordination: Cécile Schütze-Gaukel, Heidelberg
Umschlaggestaltung: deblik Berlin
Fotonachweis Umschlag: © Dr. Justyna Rawluk, Prof. Dr. Monika Engelhardt
Satz: Fotosatz-Service Köhler GmbH – Reinhold Schöberl, Würzburg

Gedruckt auf säurefreiem und chlorfrei gebleichtem Papier

Springer Medizin ist Teil der Fachverlagsgruppe Springer Science+Business Media
www.springer.com

Vorwort zur 5. Auflage

Das »Blaue Buch« als Chemotherapiemanual hat sich in den letzten Jahren in vielen hämatologisch-onkologischen Kliniken, Praxen und Tumorzentren als Standard etabliert. Von vielen Nutzern und Buchrezensionen haben wir wertvolle Anregungen erhalten. Zahlreiche dieser Kommentare sowie Neuerungen aus der internationalen Literatur und aus aktuellen Richtlinien zur Applikation von Chemotherapien sind in diese 5. Auflage mit eingeflossen. So wurden über 50 neue Behandlungsprotokolle aufgenommen, insbesondere in den Indikationen Urogenitaltumoren und NHL sowie zahlreiche neue Protokolle mit innovativen Substanzen. Auch Protokolle zur GvHD-Prophylaxe nach allogener Stammzelltransplantation sind ein neue wichtige Ergänzung der Sammlung. Insgesamt erscheinen alle Protokolle der neuen Auflage in einem überarbeiteten Design und sind damit noch übersichtlicher gestaltet. Sämtliche Aufklärungsformulare sowie Standardmaßnahmen (Standard Operating Procedures, SOPs) wurden aktualisiert und ergänzt.

Die 5. Auflage des Blauen Buches bietet somit aktualisierte Chemotherapieprotokolle und Übersichtstabellen, die sich in den folgenden Einsatzbereichen bewährt haben:
1. Orientierung über mögliche medikamentöse Behandlungsoptionen bei malignen Erkrankungen
2. Informationen zur Therapieplanung und Durchführung
3. Qualitätskontrolle und Fehlerreduktion bei der Chemotherapie[1]
4. Aufklärung des Patienten und seiner Angehörigen.

Die Begleitmedikation wurde in allen Therapieprotokollen in enger Kooperation mit unserer Klinikumsapotheke sowie den behandelnden ärztlichen und pflegerischen Kollegen nach aktuellen Literaturempfehlungen sorgfältig angepasst. Somit spiegeln sämtliche Behandlungsprotokolle auch die langjährige praktische Erfahrung am Universitätsklinikum Freiburg wieder. Die tägliche Anwendung in der klinischen Routine sowie die sofortige Anpassung und Überarbeitung dienen dem Ziel der größtmöglichen Qualitätskontrolle, Patientensicherheit und Verträglichkeit. In jedem der über 400 Chemotherapieprotokolle findet der Arzt zudem die Angabe des Risikos einer febrilen Neutropenie, die es ermöglicht, das Infektrisiko und mögliche Prophylaxen richtig einzuschätzen.

Therapieprotokolle laufender Studien sind von uns mit dem wichtigen Hinweis ergänzt worden, dass das jeweilige Protokoll *Bestandteil einer Studieninitiative* ist (mit weiteren Informationen und Internet-Adresse und dass *ein Studieneinschluss durch mit der Studie betrauten Kollegen/Zentren unbedingt angestrebt werden sollte*). Wir hoffen damit einen aktiven Beitrag für eine bestmögliche Studienrekrutierung in Deutschland zu leisten und die Kontaktaufnahme mit den jeweiligen Studienzentren für geeignete Patienten und behandelnde Ärzte zu erleichtern.

Soweit Studien- bzw. Chemotherapieprotokolle publiziert waren, wurden diese für die Erstellung eines standardisierten Behandlungsprotokolls im »Blauen Buch« genutzt, um eine qualitätsgerechte Durchführung zu erleichtern. Bestehende Protokolle wurden aktualisiert, und wichtige Amendments inkludiert.

Die beigefügte CD enthält erneut viele Angaben zu standardisierten Vorgehensweisen bezüglich Supportivmaßnahmen und leitlinienorientierten Therapien. Neu erstellte Übersichten umfassen eine Liste physikalischer Inkompatibilitäten von Zytostatika, eine CTx-Applikationsliste (zentral/peripher) sowie eine Dosismodifikationsliste bei Hämodialyse. Komplett überarbeitet wurden die Empfehlungen zu therapeutischen Maßnahmen bezüglich antiemetischer Prophylaxe, bei Zytostatika-Paravasaten und Impfungen vor Splenektomie. Ebenfalls in aktualisierter Form ist die Dosismodifikationstabelle bei eingeschränkter Organfunktion sowohl im Buch abgedruckt als auch auf der CD zu finden.

Auch der Teil der Aufklärungen und Einverständniserklärung in den Bereichen Interventionen, Chemotherapie, Behandlung mit Antikörpern und anderen ›targeted therapies‹ sowie für Stammzelltransplantationen wurde weiterentwickelt und enthält zahlreiche neue Versionen der Aufklärungsdokumente. Neu mit aufgenommen wurde eine Aufklärung vor genetischen Analysen gemäß Gendiagnostikgesetz (GenDG).

Zahlreiche klinische Pfade (»Clinical Pathways«) wurden neu erstellt bzw. komplett aktualisiert und sind auf der CD verfügbar. Da diese Pathways auf das Universitätsklinikum Freiburg und CCCF ausgerichtet sind, verweisen wir zudem auf internationale Leitlinien, z.B. des National Comprehensive Cancer Networks (NCCN, http://www.nccn.org/professionals/physician_gls/f_guidelines.asp) und der Deutschen Gesellschaft für Hämatologie und Onkologie (DGHO, http://www.dgho.de).

Jede Neuauflage des Blauen Buchs verlangt besonders engagiert mitarbeitende Kollegen, die mit ihren Ideen und großem Engagement zu einer fortlaufenden Verbesserung beitragen. Bei dieser 5. Auflage sind wir besonders Heike Reinhardt, Simona Kaiser, Petra Otte, Dr. Barbara Groß, Dr. Nadja Almanasreh und Dr. Justyna Rawluk zu tiefstem Dank verpflichtet.

Bei der Arbeit mit der 5. Auflage des »Blauen Buches« wünschen wir Ihnen viel Erfolg bei der Auswahl der besten, individuellen Behandlungsoptionen, sowie bei der Nutzung der Protokolle und weiterer Informationen für die Versorgung Ihrer Tumorpatienten. Auf Ihre Anregungen und Kommentare freuen wir uns.

Für die Herausgeber
Monika Engelhardt
September 2013

---

1. Engelhardt M, Kohlweyer U, Kleber M. Bestellfehler identifiziert - Patientensicherheit und Fehlermanagement: Ursachen unerwünschter Ereignisse und Maßnahmen zur Vermeidung. Dtsch Arztebl Int. 2010 Aug;107(31/32):557

Inhaltsverzeichnis

Allgemeines

Vorwort zur 5. Auflage	V
Herausgeber- und Autorenverzeichnis	X
Abkürzungsverzeichnis	XI
Einleitung	XIV
Dosismodifikationstabelle	XVIII

Teil I   Hämatologische Neoplasien

1   Akute Leukämien 3
1.1   ALL
GMALL B-ALL/NHL 2002 4
GMALL 07/2003 7
GMALL 07/2003 + Rituximab 13
1.2   AML
analog APL04/06 Studie 18
AMLSG 09-09 Studie (Kontrollarm) 22
AMLSG 11-08 Studie 23
AMLSG 15-10 Studie 25
AMLSG 16-10 Studie 26
AMLSG 17-10 Studie 27
analog AMLSG 07-04 27
S-HAM 29
Ida/Ara 3+7 29
Ida/Ara 3+4 30
MICE 30
mini-ICE 31
Azacitidin (3x50mg/m²) 31
Azacitidin (7x75mg/m²) 32
LD-AraC 32
Azacitidin + DLI standard dose 33
Azacitidin + DLI low dose 33
Decitabin 34

2   Myelodysplastisches Syndrom (MDS) 35
Azacitidin (7x75mg/m²) 32
Azacitidin (3x50mg/m²) 31
ATG/CSA/Decortin 36
Azacitidin + DLI standard dose 33
Azacitidin + DLI low dose 33

3   Myeloproliferative Neoplasien (MPN) 37
3.1   MF
LD Thalidomid/Prednison 38
Ruxolitinib 38
3.2   CML
Imatinib 39
CML V Studie (Übersicht) 39
Nilotinib 40
Dasatinib 40
Bosutinib 41

4   Hodgkin-Lymphome 43
ABVD 44
BEACOPP-II-Basis 44
BEACOPP-II-gesteigert 45

Vinblastin 45
PVAG 46
Brentuximab vedotin 46

5   Non-Hodgkin-Lymphome 47
5.1   NHL-Studien
GMALL B-ALL/NHL 2002 4
MCL-Younger-Studie Arm B 48
Flyer-Studie 49
Unfolder-Studie 51
Optimal-Studie 53
5.2   Indolente NHL
Vorphase 49
Chlorambucil/Prednison (»Knospe«) 63
Fludarabin 63
Fludarabin/Cyclophosphamid (MD Anderson) ... 64
Fludarabin/Cyclophosphamid/Rituximab (FCR) ... 64
2-CDA 65
Pentostatin 65
PEP-C 66
Bendamustin 66
Rituximab 67
Rituximab/Bendamustin 67
Alemtuzumab 68
Zevalin/Rituximab 68
5.3   Aggressive NHL
CHOP-21 69
R-CHOP-21 69
CHOP-21 gesplittet 70
CHOP-14 70
R-CHOP-14 71
(R)-CHOEP 14 71
DHAP 72
R-DHAP 73
(R)-DHAOx 74
VACOP-B 74
R-ICE 76
Brentuximab vedotin 46
DLBCL younger 77
SMILE 78
AspaMetDex 78
GemOx 158
5.4   ZNS-NHL
HD-MTX/HD-AraC-Thiotepa/HD-BCNU-Thiotepa
(Freiburger-Studie) 79
IELSG-Studie 81
R-MP 84
PCV 85
5.5   Multiples Myelom/Amyloidose
DSMMXIII-Studie 85
DSMMXIV-Studie 87
VBDD-Studie dose level +2 90
Melphalan/Prednison/Thalidomid 90
Melphalan/Prednison/Bortezomib 91
    MPV standard 91
    MPV adaptiert 91

Melphalan/Prednison/Lenalidomid	92
MPR Induktion	92
MPR Erhaltung	92
Bortezomib i.v.	93
Bortezomib s.c.+/– Dexamethason	94
Bortezomib/Dexamethason	94
BD	94
bD	95
Bortezomib/Cyclophosphamid/Dexamethason	96
VCD i.v.	96
vCD i.v.	97
vCD p.o.	97
Bortezomib/Melphalan/Prednison/Thalidomid	98
Bortezomib/Pegyliert-liposomales Doxorubicin	98
Bortezomib/Doxorubicin/Dexamethason	99
BDD standard	99
BDD adaptiert	100
bDD standard	99
bDD adaptiert	101
Bortezomib/Lenalidomid/Dexamethason	102
Induktion	102
Erhaltung	102
Bortezomib Erhaltung	103
Thalidomid/Dexamethason	103
Thalidomid/Prednisolon	104
Cyclophosphamid/Thalidomid/Dexamethason (CTD)	104
Lenalidomid/Dexamethason	105
Lenalidomid/Cyclophosphamid/Dexamethason	105
RCD p.o.	105
RCD i.v.	106
Melphalan/Prednison (»Alexanian«)	106
Melphalan i.v.	107
Bendamustin	66
Bendamustin/Prednisolon/Thalidomid	107
Bendamustin/Bortezomib/Prednisolon (+Thalidomid)	108
HD-Dexamethason	108
HD-Dexamethason/IFN alpha	109
Melphalan/Dexamethason (»Palladini-Protokoll«)	110
VCD-Amyloidose	111

6 Aplastische Anämien 113
    CyA/ALG/Prednisolon 114

7 Paroxysmale nächtliche Hämoglobinurie 115
    Eculizumab 116

8 Immunthrombozytopenie 117
    Romiplostim 118
    Eltrombopag 118

Teil II Solide Tumoren

9 Kopf-Hals Tumoren 121
    Docetaxel/Cisplatin 122
    Docetaxel/Cisplatin/Fluorouracil (TPF) 122
    Docetaxel wöchentlich 123
    5-FU/Cisplatin 123
    5-FU/Carboplatin 124
    Cetuximab Monotherapie 124
    Cetuximab/Cisplatin/5-FU 125
    Cetuximab/Carboplatin/5-FU 126
    Paclitaxel wöchentlich 126
    Paclitaxel wöchentlich/Carboplatin 127
    Vinorelbin 127

10 Thorakale Tumoren 129
10.1 Kleinzelliges Bronchialkarzinom (SCLC)
    Cisplatin/Etoposidphosphat 130
    Carboplatin/Etoposidphosphat 130
    EpiCo 131
    Topotecan 131
    Paclitaxel wöchentlich 126
    Lomustin 132
    Lomustin/Methotrexat 132
10.2 Nichtkleinzelliges Bronchialkarzinom (NSCLC)
    Vinorelbin/Cisplatin (adjuvant) 133
    Gemcitabin/Cisplatin 133
    Gemcitabin/Carboplatin 134
    Vinorelbin/Carboplatin 134
    Paclitaxel wöchentlich/Carboplatin 127
    Paclitaxel/Carboplatin 135
    Pemetrexed/Cisplatin 135
    Pemetrexed/Carboplatin 136
    Pemetrexed 136
    Paclitaxel wöchentlich 126
    Docetaxel 137
    Docetaxel wöchentlich 123
    Gemcitabin 137
    Vinorelbin 127
    Lomustin/Methotrexat 132
    Erlotinib 138
    Gefitinib 138
    Crizotinib 139
10.3 Pleuramesotheliom
    Pemetrexed/Cisplatin 135
    Gemcitabin/Cisplatin 133
    Vinorelbin 127
    Pemetrexed 136
10.4 Thymuskarzinom
    Cisplatin/Doxorubicin/Cyclophosphamid (PAC) 139

11 Gastrointestinale Tumoren 141
11.1 Ösophaguskarzinom
    Rx/5-FU/Cisplatin (»Naunheim«) 142
    5-FU/Carboplatin 124
    5-FU/Cisplatin 123
    Vinorelbin 127
    Docetaxel 142
    Paclitaxel wöchentlich 126
11.2 Magenkarzinom
    FLOT 143
    FOLFIRI 143
    Trastuzumab/Cisplatin/5-FU (analog Toga) 144
        ambulant 144
        stationär 144
    Trastuzumab/Cisplatin/Capecitabin (analog Toga) 145
    ECF ambulant 145
    EOX 146
11.3 Kolonkarzinom
    FOLFIRI/Bevacizumab 146
    FOLFIRI/Cetuximab 147
    FOLFIRI 143

FOLFOX 6	147
FOLFOXIRI	148
FOLFOXIRI/Bevacizumab	148
XELOX 2	149
FOLFOX 4	149
Irinotecan/Cetuximab	150
Capecitabin	150
Capecitabin/Irinotecan (CapIri)	151
CapIri + Bevacizumab	151
Panitumumab	152
FOLFIRI/Panitumumab	152
FOLFOX 4/Panitumumab	153
5-FU/Leukovorin (Ardalan)	153
5-FU mono (adjuvant)	154
Irinotecan mono	154
Mitomycin-C mono	155
FOLFIRI/Aflibercept	155
11.4 Analkarzinom	
Rx/5-FU/Mitomycin/Cisplatin (»Nigro«)	156
11.5 Pankreaskarzinom	
Gemcitabin	137
Gemcitabin/Capecitabin	156
Gemcitabin/Erlotinib	157
FOLFOX 6	147
FOLFIRINOX	157
FOLFIRI	143
11.6 Cholangiozelluläres Karzinom/HCC	
GemOx3	158
Gemcitabin/Cisplatin	158
5-FU/Leukovorin	153
Sorafenib	159
11.7 GIST	
Imatinib	39
Sunitinib	159
12 Gynäkologische Tumoren	161
12.1 Mammakarzinom	
5-FU/Doxorubicin/Cyclophosphamid (FAC)	162
5-FU/Epirubicin/Cyclophosphamid (FEC)	162
Doxorubicin/Cyclophosphamid (AC)	163
Epirubicin/Cyclophosphamid (EC)	163
4xEC 4xDocetaxel (analog NASBP B27)	164
3xFEC 3xDocetaxel (analog PACS 01)	165
AC + Paclitaxel (dosisdicht)	166
EC + Paclitaxel	166
Epirubicin Paclitaxel Cyclophosphamid (ETC)	167
Docetaxel/Doxorubicin/Cyclophosphamid (TAC)	168
Epirubicin/Paclitaxel (EP)	169
Gemcitabin/Carboplatin	169
Gemcitabin/Cisplatin	170
CMF (»Bonadonna«)	170
Pegyliert-liposomales Doxorubicin (Caelyx®) 14tägig	171
Pegyliert-liposomales Doxorubicin (Caelyx®)	171
Epirubicin	172
Paclitaxel	172
Paclitaxel (wöchentlich)	126
Paclitaxel, albumin-gebunden (Abraxane®)	173
Docetaxel	142
Docetaxel (wöchentlich)	173
Docetaxel/Cyclophosphamid (TC)	174
Docetaxel/Trastuzumab	174
Docetaxel/Carboplatin/Trastuzumab (TCH)	175
Epirubicin/Docetaxel	176
Capecitabin mono	150
Vinorelbin	127
Vinorelbin p.o.	176
Trastuzumab (wöchentlich)	177
Trastuzumab	177
Paclitaxel/Trastuzumab	178
Gemcitabin/Cisplatin/Trastuzumab	178
Pertuzumab + Trastuzumab/Docetaxel	179
Capecitabin/Lapatinib	180
12.2 Ovarialkarzinom	
Paclitaxel/Carboplatin	180
Carboplatin	181
Gemcitabin/Carboplatin	169
Cyclophosphamid/Carboplatin	181
Pegyliert-liposomales Doxorubicin (Caelyx®)/Carboplatin	182
Pegyliert-liposomales Doxorubicin (Caelyx®)	171
Pegyliert-liposomales Doxorubicin 14tägig (Caelyx®)	171
Topotecan	182
Topotecan (wöchentlich)	183
Paclitaxel	172
Paclitaxel (wöchentlich)	126
Gemcitabin	183
Treosulfan	184
Treosulfan oral	184
PEB	185
12.3 Zervixkarzinom	
Cisplatin Radiosensitizer	185
Topotecan/Cisplatin	186
12.4 Uterussarkom	
Gemcitabin/Docetaxel (Leiomyosarkom)	186
13 Urogenitaltumoren	187
13.1 Hodenkarzinom	
PEB	185
PEI	188
PE	188
PIV + G-CSF	189
PVB (Cisplatin/Vinblastin/Bleomycin)	189
Gemcitabin/Oxaliplatin/Paclitaxel	190
Carboplatin mono (adjuvant; Seminom)	190
13.2 Prostatakarzinom	
Docetaxel/Prednison	191
Cabazitaxel/Prednison	191
Abirateron/Prednison	192
Enzalutamid	192
Mitoxantron/Prednison	193
13.3 Nierenzellkarzinom	
Sunitinib	159
Sorafenib	159
Temsirolimus	193
Everolimus	194
Axitinib	194
Pazopanib	195
Bevacizumab + INF alpha	195
HD-IL-2/IFN alpha	196
13.4 Phäochromozytom	
Cyclophosphamid/Vincristin/Dacarbazin	196
13.5 Urothelkarzinom	
Gemcitabin/Cisplatin	133
M-VAC	197
Gemcitabin	137

	Vinflunin	197
	Paclitaxel (wöchentlich)	126

14 Hauttumoren ... 199
14.1 Melanom
- CVD ... 200
- CVD/IL2/IFNa (»Legha«) ... 200
- Legha Konsolidierung ... 201
- Dacarbazin (DTIC) mono ... 201
- Fotemustin ... 202
- Lomustin ... 132
- Ipilimumab ... 202
- Vemurafenib ... 203
- Carboplatin/Paclitaxel ... 203
- Temozolomid ... 204

14.2 Plattenepithelkarzinome
- Cetuximab Monotherapie ... 124

15 Sarkome ... 205
15.1 Weichteilsarkom
- Doxorubicin/Cisplatin/Ifosfamid/Paclitaxel ... 206
- Doxorubicin/Ifosfamid ... 206
- Trabectedin ... 207
- Gemcitabin/Docetaxel ... 207
- Gemcitabin/Docetaxel (Leiomyosarkom) ... 186
- Pazopanib ... 195

15.2 Ewing-Sarkom
- Topotecan/Cyclophosphamid ... 208
- Temozolomid/Irinotecan ... 208
- Vincristin/Ifosfamid/Doxorubicin/Etoposid (VIDE) ... 209

15.3 Osteosarkom
- EURO-B.O.S.S.-Studie ... 209

16 ZNS Tumoren ... 213
- Lomustin ... 132
- Temozolomid ... 204
- Temozolomid + RTx ... 214
- HIT2000/NOA-07 ... 215
- Bevacizumab/Irinotecan ... 215
- PCV ... 85

17 Unbekannter Primärtumor ... 217
- PCE ... 218

Teil III Intrakavitäre Chemotherapie

- Liquorinstillation AraC/Dexamethason/MTX Therapie ... 220
- Liquorinstillation AraC/Dexamethason/MTX Prophylaxe, Pat. <55J ... 220
- Liquorinstillation AraC/Dexamethason/MTX Prophylaxe, Pat. >55J ... 221
- Liquorinstillation MTX-mono ... 221
- Liposomales AraC ... 222
- Bleomycin intraperikardial ... 223

Teil IV Mobilisierungschemotherapien

- VCP-E ... 226
- VIP-E ... 226
- Cyclo-Mob-1d ... 227
- Cyclo-Mob-2d ... 227
- EVC bei Niereninsuffizienz (<60J.) ... 228
- EVC bei Niereninsuffizienz (>60J.) ... 228

Teil V Autologe Konditionierungs-Protokolle

- VIC ... 230
- CCT ... 230
- BEAM ... 231
- BeEAM ... 231
- BM (>66J.) ... 232
- Melphalan 200 ... 232
- Melphalan 140 ... 233
- Bortezomib/HD Melphalan ... 233
- BCNU/Thiotepa ... 234
- Busulfan/Cyclophosphamid ... 234
- Busulfan mono i.v ... 235
- Busulfan mono p.o. ... 235
- Busulfan/Melphalan ... 236

Teil VI Allogene Konditionierungs-Protokolle

- Busulfan/Cyclophosphamid ... 238
- BuFlu3 ... 238
- BuFlu4 ... 239
- BuFlu3 Mel140 ... 240
- Fludarabin/Cyclophosphamid ... 241
- Fludarabin/Carmustin/Melphalan (<55J.) ... 241
- Fludarabin/Carmustin/Melphalan (>55J.) ... 242
- Fludarabin/Thiotepa ... 242
- Carmustin/Fludarabin/Thiotepa (BFT) ... 243
- TBI/Etoposidphosophat ... 244
- Fludarabin/Treosulfan + CyA/MTX/(ATG) ... 245

Teil VII Protokolle zur GvHD-Prophylaxe

- Ciclosporin A/Methotrexat ... 248
- Ciclosporin A/MMF/ATG 60 ... 248
- Ciclosporin A/MTX/ATG 60 ... 249
- Ciclosporin A/MTX/ATG 30 ... 249
- Ciclosporin A/MTX/ATG 20 ... 250
- Ciclosporin A/Alemtuzumab ... 250
- Everolimus/Mycophenolsäure ... 251
- Haplo-Baltimore-Protokoll: Ciclosporin-Variante ... 251
- Haplo-Baltimore-Protokoll: Everolimus-Variante ... 252

Teil VIII Supportive Therapieprotokolle

- Alemtuzumab i.v. bei GvHD ... 254
- Antiemese bei hoch emetogener Chemotherapie (HEC) ... 254
- Antiemese bei moderat emetogener Chemotherapie (MEC) ... 255
- Antiemese bei CTx mit Anthracyclin + Cyclophosphamid ... 255

Herausgeber- und Autorenverzeichnis

Almanasreh, Nadja; Dr.[1]
Becker, Heiko; Dr.[1]
Berger, Dietmar P.; Prof. Dr.[1,5]
Bertz, Hartmut; Prof. Dr.[1]
Bischoff, Martina[1]
Duyster, Justus; Prof. Dr.[1]
Engelhardt, Monika; Prof. Dr.[1]
Finck, Annemone; Dr.[1]
Finke, Jürgen; Prof. Dr.[1]
Fink, Geertje; Dr.[1]
Fritsch, Kristina; Dr.[1]
Groß, Barbara; Dr.[1,2]
Haas, Peter; Dr.[1]
Hackanson, Björn; PD Dr.[1]
Hasenburg, Annette; Prof. Dr.[3]
Heinz, Jürgen; Dr.[1]
Henß, Hartmut; Dr.[1]
Hug, Martin; Dr.[2]
Hug, Sonja[1]
Kaiser, Simona[1]
Kleber, Martina; Dr.[1]
Kohlweyer, Ulrike; Dr.[1]
Kühn, Wolfgang; Prof. Dr.[4]
Lubrich, Beate; Dr.[2]
Lübbert, Michael; Prof. Dr.[1]
Marks, Reinhard; PD Dr.[1]
Maurer, Helga; Dr.[1]
Mertelsmann, Roland; Prof. Dr. Dr. h.c.[1]
Naegele, Matthias[1]
Opeker, Karin[1]
Otte, Petra[1]
Rautenberg, Beate; Dr.[3]
Rawluk, Justyna; Dr.[1]
Reinhardt, Heike[1]
Riechel, Claudia; Dr.[1]
Schmidt, Volker[1]
Schmah, Oliver; Dr.[1]
Schnitzler, Marc; Dr.[1]
Schwehr, Alexandra; Dr.[2]
Spadaro, Salvatore[1]
Stickeler, Elmar; Prof. Dr.[3]
Tautz, Esther; Dr.[1]
von Bubnoff, Nikolas; Prof. Dr.[1]
Wäsch, Ralph; Prof. Dr.[1]
Waller, Cornelius; Prof. Dr.[1]
Weis, Andreas; Dr.[1]
Zeiser, Robert; PD Dr.[1]
Zirlik, Katja; PD Dr.[1]

[1] Klinik für Innere Medizin I,
Schwerpunkt Hämatologie,
Onkologie & Stammzelltransplantation
Universitätsklinikum Freiburg
Hugstetterstr. 55
D-79106 Freiburg
Tel. +49 761 270 34010,
Fax +49 761 270 36840
E-mail: ccrg@uniklinik-freiburg.de
Internet: www.ccrg.uniklinik-freiburg.de/bb

und

Tumorzentrum
Comprehensive Cancer Center Freiburg
Universitätsklinikum Freiburg

[2] Klinikumsapotheke
Universitätsklinikum Freiburg

[3] Frauenklinik
Universitätsklinikum Freiburg

[4] Innere Medizin IV,
Nephrologie & Allgemeinmedizin
Universitätsklinikum Freiburg

[5] Genentech Inc., South San Francisco, CA, USA

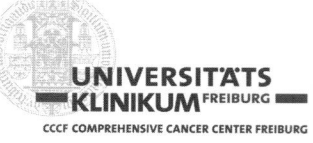

Abkürzungsverzeichnis

abs.	absolut
ABW	Actual body weight
ACE	Angiotensin converting enzyme
AIBW	Adjusted ideal body weight
ALL	Akute lymphatische Leukämie
Allo SZT	Allogene Stammzelltransplantation
AML	Akute myeloische Leukämie
Amp	Ampulle
ANC	Absolute neutrophile count
Appl.	Applikation
ARDS	Acute respiratory distress syndrome
AS	Augensalbe
ASCO	American Society of Clinical Oncology
ass.	assoziiert
ATIII	Antithrombin III
ATG	Antithrombozytenglobulin
ATRA	All-trans Retinolsäure
AUC	Area under the curve
Auto SZT	Autologe Stammzelltransplantation
B	Bolusinjektion
BB	Blutbild
Bili	Bilirubin
BSG	Blutsenkungsgeschwindigkeit
Btl.	Beutel
BZ	Blutzucker
bzw.	beziehungsweise
°C	Grad Celsius
Ca^{2+}	Kalzium
CAVE	Achtung, Vorsicht
CCL	Kreatininclearance
CCRG	Clinical Cancer Research Group (Freiburg)
Cl^-	Chlorid
CLL	Chronische lymphatische Leukämie
CML	Chronische myeloische Leukämie
CMV	Cytomegalievirus
CR	Komplette Remission
CRP	C-reaktives Protein
CSF	Kolonie-stimulierender Faktor
CT	Computertomografie
CTC	Common toxicity criteria
CTx	Chemotherapie
CyA	Cyclosporin A
CYP	Cytochrom P450
d	Tag(e) (dies)
Def	Definition
dl	Deziliter (100 ml)
DIC	Disseminierte intravasale Gerinnung
Diff BB	Differentialblutbild
DR	Dosisreduktion
Drg	Dragee
Dos	Dosierung
E	Einheiten
EBV	Epstein Barr Virus
ECOG	Eastern Cooperative Oncology Group (ECOG Performance Scale)
ED	Erstdiagnose
eGFR	Estimated glomerular filtration rate
EK	Erythrozytenkonzentrat
EKG	Elektrokardiographie
Elektrl.	Elektrolyte
E-Lyte	Elektrolyte
EORTC	European Organisation for Research and Treatment of Cancer
ESMO	European Society for Medical Oncology
evt.	eventuell
F	Faktor (Gerinnungsfaktoren FI bis FXIII)
FBC	Full blood count
FFP	Fresh frozen plasma
FISH	Fluoreszens in situ Hybridisierung
FN	Febrile Neutropenie
g	Gramm
GCP	Good clinical practice
G-CSF	Granulozyten kolonie-stimulierender Faktor
GFR	Glomeruläre Filtrationsrate
ggf.	gegebenenfalls
GI	gastrointestinal
Glc	Glucose
GOT	Glutamat-Oxalacetat-Transferase
GPT	Glutamat-Pyruvat-Transaminase
Gy	Gray
h	Stunde(n) (hora)
Hb	Hämoglobin
HD	Hochdosis
HF	Herzfrequenz
HFS	Hand-Fuß-Syndrom
HIV	Human Immunodeficiency Virus
HSV	Herpes Simplex Virus
HZV	Herpes Zoster Virus
i.a.	Intraarteriell
IBW	Ideal body weight
ICD-10	International Classification of Diseases (10. Ausgabe)
IE	Internationale Einheit
Ig	Immunglobulin(e)
i.m.	intramuskulär
INR	International normalized ratio (Thromboplastinzeit)
i.v.	Intravenös
i.o.	intraokulär
i.p.	intraperitoneal
IPI	international prognostic factor
i.th.	intrathekal
ITP	Idiopathische thrombozytopenische Purpura
IU	International Units
J.	Jahre
K^+	Kalium
kg	Kilogramm
KG	Körpergewicht
KI	Kontraindikationen

KM	Knochenmark	PCR	Polymerase Chain Reaction, Polymerase Kettenreaktion
KMP	Knochenmarkpunktion	PcP	Pneumocystis Carinii Pneumonie
KO	Körperoberfläche	PD	Progressive Disease
KOF	Körperoberfläche	p.i.	post injectionem
kont.	kontinuierlich	PjP	Pneumocystis jirovecii Pneumonie
Krea	Kreatinin	PNET	peripherer neuroektodermaler Tumor
Krea-Cl	Kreatininclearance	PNP	periphere Neuropathie
		p.o.	per os
l	Liter	PPhys	Pathophysiologie
Lc	Leukozyten	PLL	Prolymphozytenleukämie
LD	Niedrigdosis (low dose), Limited Disease	PR	Partielle Remission
LDH	Laktatdehydrogenase	Prämed	Prämedikation
Lit	Literatur	PS	Performance Status
Lk	Lymphknoten; Leichtketten	PTT	partielle Thromboplastin-Zeit
LuFu	Lungenfunktion		
LV	Leukovorin	QL	Quality of life
LVEF	Linksventrikuläre Ejektionsfraktion		
		®	Eingetragenes Warenzeichen
M.	Morbus	Rö-Th	Röntgen Thorax
m	Meter	RCTx	Radiochemotherapie
MASCC	Multinational Association of Supportive Care in Cancer	rel.	relativ
max.	maximal	RR	Blutdruck
MCL	Mantelzelllymphom	Rx	Radiotherapie
MDS	Myelodysplastisches Syndrom		
mg	Milligramm	S	Serum
Mg^{2+}	Magnesium	s.c.	subkutan
µg	Mikrogramm	SLE	Systemischer Lupus erythematodes
MG	Molekulargewicht	sog.	so genannt
min	Minute(n)	SOP	Standard Operating Procedure, Standardisierte Vorgehensweise
mind.	mindestens		
ml	Milliliter	Supp	Suppositorien
µl	Mikroliter	Susp.	Suspension
MM	Multiples Myelom	SZT	Stammzelltransplantation
µm	Mikrometer		
MPS	Myeloproliferatives Syndrom	$t_{½}$	Halbwertszeit
MRD	Minimal Residual Disease	Tabl.	Tabletten
MR	Minimal/minor response	tägl.	täglich
MRI	Magnetic Resonance Imaging	TBVT	Tiefe Beinvenenthrombose
MRT	Magnetresonance Tomographie	Th	Therapie
MTX	Methotrexat	TNM	TNM-System, Tumorklassifikation (berücksichtigt T = Tumor, N = Lymphknoten und M = Metastasen)
mval	Millival		
		Tox	Toxizität
Na^+	Natrium	Trpf	Tropfen
NC	no change	TSH	Thyroidae-stimulierendes Hormon
NCCN	National Comprehensive Cancer Network	TTP	Time to progression
NCI	National Cancer Institute	Tx	Tranplantation
NHL	Non-Hodgkin-Lymphom		
NI	Niereninsuffizienz	U	Units
NMR	Kernspintomographie	u.a.	unter anderem
NSAR	Nicht steroidale Antirheumatika	UICC	Union Internationale Contre le Cancer
NSCLC	Nicht-kleinzelliges Lungenkarzinom	UKF	Universitätsklinikum Freiburg
NW	Nebenwirkungen	US	Ultraschall
NYHA	New York Heart Association	U-Status	Urinstatus
OMF	Osteomyelofibrose	V.	Vena
OP	Operation	V.a.	Verdacht auf
OPS	Operationen- und Prozedurenschlüssel	VOD	Veno-occlusive-disease
		v.s.	versus
Pat.	Patient	VZV	Varizella Zoster Virus
PB	Peripheres Blut		
PBSZ	Periphere Blutstammzellen	w	Woche
PBSZT	Periphere Blutstammzell-Transplantation	WBC	White blood cells

Abkürzungsverzeichnis

WHO	World Health Organisation
Whd	Wiederholung
WM	Wirkungsmechanismus
Wo	Woche
WW	Wechselwirkungen
Z	Zyklus
z.B.	zum Beispiel
Z.n.	Zustand nach
ZNS	Zentralnervensystem
z.T.	zum Teil
ZVD	Zentralvenöser Druck
ZVK	Zentralvenöser Katheter

Sonderzeichen

α	Alpha
β	Beta
γ	Gamma
δ	Delta
κ	Kappa
λ	Lambda
μ	Mü, Mikro
→	daraus folgt
↑	erhöht
↓	erniedrigt
>	größer als, häufiger als
<	kleiner als, seltener als
≥	größer oder gleich
≤	kleiner oder gleich

Erklärungen zu Protokollbezeichnungen:
- Buchstaben stehen für Substanzen
- Groß- und Kleinschreibung steht für Dosisintensität

    z.B. BD: Bortezomib/Dexamethason
           bD: Bortezomib in reduzierter Dosisintensität/Dexamethason

Einleitung

Die chemotherapeutische Behandlung von Patienten mit hämatologischen und onkologischen Erkrankungsbildern erfolgt in enger Zusammenarbeit unterschiedlicher Teams. Behandelnde Ärzte und Pflegepersonal sind direkte Ansprechpartner des Patienten und verantworten Patientenaufklärung, Einverständnis, Therapieapplikation und Dokumentation. Das Apothekenteam spielt eine zentrale Rolle in der Bestellung, Lagerung und Zubereitung der medikamentösen Therapie. In enger Zusammenarbeit hat sich die zentrale Planung, Vorbereitung und Dokumentation hämatologischer und onkologischer Therapieprotokolle als ein wichtiges Instrument der Qualitätskontrolle etabliert. Ein Vorgehen nach Richtlinien der »Good Clinical Practice« (GCP) erleichtert die Durchführung, Qualitätssicherung und Dokumentation von Chemotherapien.

Am Universitätsklinikum Freiburg wurde deshalb bereits 1994 ein »GCP-Team« etabliert, dessen primäre Aufgabe die zentrale Planung hämatologischer und onkologischer Therapieabläufe ist, von Standard-Chemotherapien bis hin zu experimentellen Protokollen im Rahmen klinischer Studien. Das ehemalige GCP-Team, jetzt Clinical Cancer Research (CCR)-Group, gewährleistet die kontinuierliche Aktualisierung, Validierung und Qualitätssicherung der Behandlung, z.B. durch eine unabhängige Datenkontrolle bei der Erstellung patientenspezifischer Kurvenblätter sowie Transparenz bei der zytostatischen Behandlung durch die elektronische Erfassung und Bereitstellung patientenbezogener Therapiedaten. Die erfolgreiche Arbeit der CCR-Group hat in Freiburg zu einer Prozess-Standardisierung und zur deutlichen Reduktion von Planungs-, Dosierungs- und Applikationsfehlern im Bereich der Chemotherapie geführt.

Wir haben uns entschlossen, die in Freiburg erarbeiteten »GCP-Werkzeuge« im Rahmen dieses »Blauen Buches« zur Verfügung zu stellen. Zentrale Komponenten der standardisierten Chemotherapie-Durchführung nach GCP-Richtlinien sind:
- **Chemotherapieprotokollblätter:** mit Angaben über Chemotherapie und Begleitmedikation und
- **Kurvenblätter (nur UKF):** zur Dokumentation der erfolgten Chemotherapie, inklusive Begleitmedikation in der Patientenakte.

Das »Blaue Buch« stellt Formulare für 404 häufig angewandte Chemotherapieprotokolle zur Verfügung. Dabei sollte kein »Kochbuch« entstehen - unser Ziel ist vielmehr, dem erfahrenen Hämatologen und Onkologen ein Instrument der Qualitätssicherung zur Verfügung zu stellen, mit validierten und praxiserprobten Therapieprotokollen, Clinical Pathways, sowie weiteren Werkzeugen, die in der täglichen Arbeit zur bestmöglichen Versorgung von onkologischen Patienten hilfreich sein können.

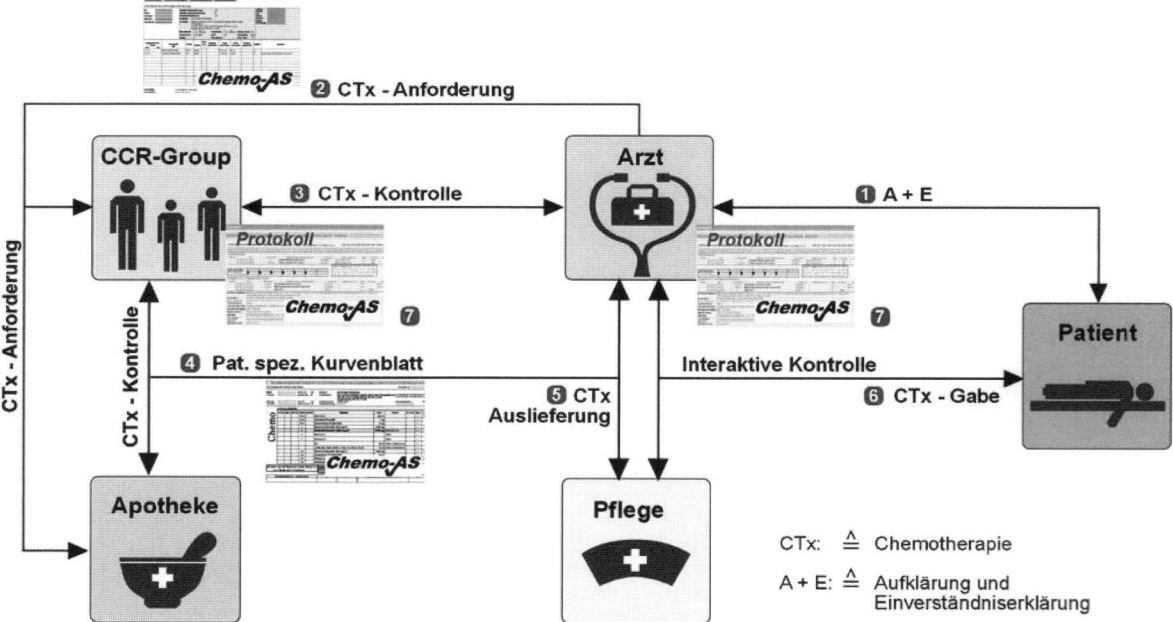

Abb. 1. Qualitätssicherung in der Applikation von Chemotherapien durch ein zentrales Kontrollsystem (CCR-Group) am Modell des Vorgehens an der Universitätsklinik Freiburg. Nach Aufklärung des Patienten über die Chemotherapie (1) Senden der Chemotherapieanforderung an die Apotheke sowie mit der Einverständniserklärung an die CCR-Group (2). Dort Kontrolle aller Daten (3) und Erstellung eines Kurvenblatts (4); gegebenenfalls Rücksprache mit Arzt und Apotheke. Nach Eintreffen der Zytostatika (5) sowie des Kurvenblatts auf Station erneute interaktive Kontrolle und Freigabe der Therapie durch den Arzt (6). Anschliessend Applikation und komplette pflegerische und ärztliche Dokumentation der Therapie auf dem Kurvenblatt (6). Archivierung des Kurvenblattes in der Krankenakte.

1. Inhaltsverzeichnis

1.1. Druckversion
Teil 1: Therapieprotokolle
In der gedruckten Version des »Blauen Buchs« befindet sich die Sammlung von insgesamt 404 Chemotherapieprotokollen. Die Protokolle sind nach Krankheits-Entitäten (solide Tumoren vs. hämatologische Neoplasien) aufgeführt.

1.2. CD-Version
Vorwort und Einleitung
Teil 2: Clinical Pathways
Teil 3: Standardisierte Vorgehensweisen
Teil 4: Aufklärungen/Einverständniserklärungen
Teil 5: Patienteninformationen
Bewertungsbogen

Um »**Das Blaue Buch**« verbessern zu können, sind wir auf Ihre kritischen Anmerkungen und Verbesserungsvorschläge angewiesen. Auf der CD-ROM findet sich ein Bewertungsbogen, für dessen Ausfüllen und Rücksendung wir dankbar sind. Sie können Ihre Anregungen auch direkt an die Herausgeber senden (CCRG, Klinik für Innere Medizin I, Schwerpunkt Hämatologie, Onkologie & Stammzelltransplantation, Universitätsklinikum Freiburg, Hugstetterstr. 55, D-79106 Freiburg; e-mail: ccrg@uniklinik-freiburg.de; Tel. +49761 27032460). Weitere Informationen finden Sie auf unseren Internet-Seiten: www.medizin1.uniklinik-freiburg.de/ und www.ccrg.uniklinik-freiburg.de/bb

2. Chemotherapieprotokolle und Protokollblätter

2.1. Kriterien für die Aufnahme von Protokollen in »Das Blaue Buch«:
Basis für die Chemotherapiesammlung sind Protokolle, die sich im täglichen klinischen Einsatz bewährt haben. Im Rahmen einer kontinuierlichen Aktualisierung werden veraltete Protokolle nach evidenzbasierten Richtlinien durch neue Verfahren ersetzt.

Grundsätzlich werden nur Protokolle ins Blaue Buch aufgenommen, die
- als Ergebnis einer prospektiv randomisierten Phase III-Studie als volles Manuskript publiziert wurden und – im Idealfall – durch eine zweite Studie bestätigt sind. Die Veröffentlichung als Abstract ist zur Aufnahme nicht ausreichend.
- in einer gemeinsamen Sitzung der Autoren und Herausgeber des »Blauen Buches« zur Aufnahme verabschiedet wurden
- eine bestehende therapeutische Lücke schließen bzw. bestehende Protokolle ersetzen.

Die zugrundeliegenden randomisierten klinischen Phase III-Studien müssen eines oder mehrere der folgenden Kriterien erfüllen:
- Statistisch und klinisch signifikante Überlegenheit der neuen Therapie gegenüber dem bisherigen Therapiestandard.
- Bessere Verträglichkeit (geringere Nebenwirkungen) der neuen Therapie bei gleicher Effektivität im Vergleich zum bisherigen Therapiestandard.
- Bessere praktische Durchführbarkeit der neuen Therapie (z.B. orale Gabe statt Dauerinfusion) bei gleicher Wirksamkeit und Sicherheit im Vergleich zum bisherigen Therapiestandard.
- Geringere Kostenintensität bei gleicher Wirksamkeit und Sicherheit im Vergleich zum bisherigen Therapiestandard.
- Einsatz bei Kontraindikationen gegen die übliche Therapie.
- Effektivität bei Zweit- und Drittlinien-Therapie.
- Relevante neue oder zusätzliche Therapiemöglichkeiten.

2.2. Ein Therapieprotokoll soll folgende Kriterien erfüllen:
- Es bestehen in der Literatur dokumentierte klinische Erfahrungen bezüglich Wirksamkeit und Sicherheit der Therapie.
- Protokolle sollen nur für die vorgesehene Indikationsstellung verwendet werden.
- Für indikationsfremde Anwendung kann keine Empfehlung ausgesprochen werden. Die Therapieentscheidung liegt in diesen Fällen in der Verantwortlichkeit der/des jeweiligen Ärztin/Arztes.
- »GCP-Protokolle« sind mit Nummern codiert und eindeutig identifizierbar.

Zu jedem Chemotherapie-Protokoll wird ein »Protokollblatt« erstellt. Dieses gibt die **Einzelheiten der Chemotherapie** sowie der **notwendigen Begleitmedikation** wieder. Zusätzlich sind **Bedarfsmedikation, Therapieprotokolle, Angaben zur Dosisreduktion, Summendosen, Therapieintervalle, Erfolgsbeurteilung und relevante Literatur** angegeben. Die Protokollblätter finden sich in der gedruckten Version des »Blauen Buches«.

060501_02 CHOP-21 — ***Indikation: NHL*** — **ICD-10:C82-C88**

Chemotherapie

Diese Zytostatikatherapie birgt letale Risiken. Die Anwendung darf nur durch erfahrene internistische Onkologen und entsprechend ausgebildetes Pflegepersonal erfolgen. Das Protokoll muss im Einzelfall überprüft und der klinischen Situation angepasst werden.

Tag	Substanz	Dosierung	Trägerlösung (ml)	Appl.	Inf.-dauer	Bemerkungen
1-5	Prednison/Decortin®	100 mg abs.		p.o.		Gaben: 1-0-0-0
1	Cyclophosphamid	750 mg/m²	500 ml NaCl 0,9%	i.v.	1h	
1	Doxorubicin	50 mg/m²	unverdünnt	i.v.	B15min	
1	Vincristin	1.4 mg/m²	unverdünnt	i.v.	B	max. 2mg absolut

FN-Risiko >20 %:
entweder d4 Primärprophylaxe mit Pegfilgrastim/Neulasta® 6mg s.c. einmalig oder ab d4 Filgrastim/Neupogen® 5µg/kg/d s.c. tägl. bis Durchschreiten des Nadir

Bei Stammzellmobilisierung:
Filgrastim-Gabe vor geplanter Leukapherese ab d6: 5µg/kgKG/d s.c. morgens (>70kg: 480µg,<70kg:300µg) bis Ende der Apherese.

Genauer Ablauf siehe auch **Übersichtsschema zur G-CSF-Gabe bei Mobilisierungsprotokollen** im Blauen Buch (→ Teil 2 Standardisierte Vorgehensweisen → Anti-Tumor und Supportiv-Therapie → GCSF/EPO)

Achtung: bei Pat. 61-80J:
CMV Prophylaxe (Aciclovir 4x200mg p.o.)

Inkompatibilität:
Doxorubicin ↔ Vincristin (y-site kompatibel)

Obligate Prä- und Begleitmedikation

Tag	zeitl. Ablauf	Substanz	Dosierung	Trägerlösung (ml)	Appl.	Inf.-dauer	Bemerkungen
1-21	0-1-0-0	Cotrimoxazol/Bactrim® forte	960 mg		p.o.		Mo, Mi, Fr, bis 4 Wochen nach letztem Zyklus/o. CD4-Zellzahlen>200/µl
1	-30min	NaCl 0,9 %		1000 ml	i.v.	2h	kontinuierlich
1	-30min	Dexamethason	8 mg	100 ml NaCl 0,9%	i.v.	15min	
1	-30min	Granisetron/Kevatril®	1 mg	100 ml NaCl 0,9 %	i.v.	15min	
1	0	Mesna/Uromitexan®	150 mg/m²		i.v.	B	
1	+2h, +6h	Mesna/Uromitexan®	300 mg/m²		p.o.		i.v. Gabe 150mg/m²: 2h später als oral
1	+4h	Dexamethason	8 mg		p.o.		

Bedarfsmedikation:	Metoclopramid/Paspertin® p.o. oder i.v., bei Unverträglichkeit Ersatz durch HT_3-Antagonisten; Famotidin/Pepdul® mite 20mg abends, Sucralfat/Ulcogant®
FN-Risiko:	>20%-> Primärprophylaxe mit Filgrastim/Neupogen® oder Pegfilgrastim/Neulasta®, siehe Kurzfassung Leitlinien G-CSF
Kontrollen:	Herzfunktion, Blutbild, Elektrolyte, Blutzucker, Leberwerte, Retentionswerte, eGFR, Diurese, Neurotoxizität
Dosisreduktion:	bei Leukozyten <1 000/µl und/oder Thrombozyten <75 000/µl an 2 Tagen DR des nächsten Zyklus wie folgt: 1.DR Doxorubicin 40mg/m², Cyclophosphamid 600 mg/m². Bei erneutem Unterschreiten der genannten Leukozyten- bzw. Thrombozytenzahlen weitere Dosisreduktion: 2. DR: Doxorubicin 30mg/m² und Cyclophosphamid 450 mg/m²; 3. DR : Doxorubicin 20mg/m², Cyclophosphamid 300 mg/m²
Cave:	Anthrazykline-> Gefahr der Kardiotoxizität, Herzecho.
Summendosis:	**Doxorubicin:** Gefahr der Kardiotoxizität; maximale Summendosis: 550mg/m²
Erfolgsbeurteilung:	nach 2 Zyklen
Wiederholung:	d22
Literatur:	McKelvey EM et al. Cancer. 1976; 38:1484-1493; Balducci L et al. Oncology (Hunting). 2000; 14:221-227.

Abb. 2. Beispiel eines Protokollblattes

3. Idealer Ablauf der Chemotherapiebestellung und -Applikation

Nach Aufklärung und Einwilligung des Patienten über die Chemotherapie wird die Chemotherapie-Anforderung mit der Einverständniserklärung a) an die CCR-Group (optional) und b) an die Apotheke (obligat) gesendet (z.B. per Fax oder elektronisch). Dort erfolgt die Kontrolle aller Daten, Erstellung eines sog. Kurvenblattes durch die CCR-Group und Zubereitung der Zytostatika durch die Apotheke. Gegebenenfalls erfolgt eine Rücksprache mit der/dem bestellenden Station/Ambulanz/Arzt/Ärztin und/oder der Apotheke. Nach Eintreffen des Kurvenblattes und der Zytostatika auf Station werden diese erneut geprüft und durch den Arzt durch dessen Unterschrift freigegeben. Anschließend kann die Applikation und komplette pflegerische und ärztliche Dokumentation der Therapie auf dem Kurvenblatt erfolgen, das in den Patientenunterlagen (z.B. Kurve) verbleibt und in der Krankenakte archiviert wird.

4. Weitere Werkzeuge für die Hämatologie und Onkologie

Berechnung der Körperoberfläche (auf CD)

Bevor eine Chemotherapie für einen Patienten bestellt wird, ist es notwendig, dessen Körperoberfläche zu berechnen. Ein hierfür vorgesehener Körperoberflächenrechner befindet sich auf der CD-ROM. Für den individuellen Patienten werden Körpergewicht (in kg) und Größe (in cm) eingegeben, das Programm errechnet die Körperoberfläche (in m^2).

Carboplatin-Dosis nach Calvert (auf CD)

Bei Carboplatin hat sich die Dosierung nach der »AUC« (»Area under the Curve«, Formel nach Calvert, J Clin Oncol 1989;7:1748-56) als zuverlässiger Parameter erwiesen. Carboplatin-Dosen werden im »Blauen Buch« grundsätzlich entsprechend AUC angegeben. Die Dosierung (in mg) kann nach Eingabe der AUC und der Kreatininclearance des individuellen Patienten berechnet werden. Ein Software-Programm auf der CD-ROM erleichtert diesen Schritt.

Hasford-score (auf CD)

Der CML Risiko-score nach Hasford kann nach der eingerichteten Formel leicht berechnet werden.

5. Hinweis zur Nutzung und Navigation im Blauen Buch (CD)

Im Blauen Buch ist auf weissen Blättern folgende Navigation möglich:

- Einzelne Seiten vorwärts und rückwärts blättern: z.B. über die Tasten »Bild auf« oder »Bild ab«, mit dem Rollbalken ganz rechts oder mit den Pfeil-Schaltflächen in der Mitte unten
- Direkter Sprung auf eine Seite: durch einen Mausklick auf einen Eintrag im hierarchischen Register. Damit das Register übersichtlich bleibt, ist nicht für jede einzelne Seite ein Registereintrag vorhanden, sondern nur für die erste Seite jedes Unterkapitels. Auf die dazugehörenden Folgeseiten gelangen Sie durch seitenweises Vorwärtsblättern z.B. mit den Pfeil-Schaltflächen.

Zum Drucken einer einzelnen Seite wählen Sie bitte in den Druck-Optionen des Acrobat Reader die Option »Aktuelle Seite« oder »Current Page«. Andernfalls wird die Voreinstellung »All« oder »Alle Seiten« benutzt und »Das Blaue Buch« in seinem kompletten Umfang gedruckt.

Eine Suchfunktion im »Blauen Buch« ist über den Acrobat-Reader enthalten. Sie kann durch die Tastenkombination ›Strg+F‹ oder durch Klicken auf das Fernglas-Symbol aktiviert werden.

6. Wichtiger Hinweis

Die in dieser Zusammenstellung enthaltenen Angaben über Zytostatika, Begleitmedikation und andere therapeutische Verfahren sowie Dosierungs- und Applikationsangaben werden kontinuierlich mit aller Sorgfalt von den beteiligten Autoren und Herausgebern sowie von der CCR-Group der Medizinischen Universitätsklinik Freiburg, Klinik für Innere Medizin I, Schwerpunkt Hämatologie, Onkologie & Stammzelltransplantation überprüft. Für etwaige inhaltliche Unrichtigkeit oder typographische Fehler übernehmen Autoren, Herausgeber und Verlag dennoch keinerlei Verantwortung oder Haftung.

Die Diagnostik, Indikationsstellung zur Therapie sowie die Behandlung maligner Erkrankungen muss in jedem Fall durch die/den hämatologisch und onkologisch erfahrenen Ärztin/Arzt erfolgen. Die/der behandelnde Ärztin/Arzt ist in Eigenverantwortung verpflichtet, in jedem Fall vor einer diagnostischen oder therapeutischen Maßnahme Indikation, Kontraindikationen, Dosierung und Applikation unter Beachtung der Fachinformation oder anderer Unterlagen der Hersteller abzuwägen. Dies gilt insbesondere bei selten verwendeten oder neu auf den Markt gekommenen Präparaten.

Bezüglich der im »Blauen Buch« dargestellten Chemotherapieprotokolle besteht in der Abteilung Hämatologie/Onkologie eine jahrzehntelange Erfahrung. **Aus den in Freiburg verwendeten Indikationen kann jedoch nicht auf eine generelle Zulassung des Medikamentes für die jeweilige Tumorentität geschlossen werden, und es bedarf immer der kritischen Prüfung der/des die Chemotherapie bestellenden und applizierenden und damit letztendlich verantwortlichen Ärztin/Arztes.**

Bei der Nutzung des »Blauen Buches« wünschen Ihnen die Herausgeber und Autoren viel Erfolg und viel Spaß.

Die Herausgeber, Freiburg im September 2013

Empfohlene Dosismodifikation antineoplastischer Verbindungen bei eingeschränkter Organfunktion

Wirkstoff	Dosismodifikation bei Nierenfunktionsstörungen			Dosismodifikation bei Leberfunktionsstörungen		
	Parameter	Grenzwert	Dosis	Bilirubin (mg/dl)	SGOT (IU/l)	Dosis
Aldesleukin	Nierenfunktionsstörungen: relative KI			Leberfunktionsstörungen: relative KI		
Alemtuzumab	Vorsichtige Anwendung bei Niereninsuffizienz			Vorsichtige Anwendung bei Leberfunktionsstörungen		
Altretamin (HMM)	Vorsichtige Anwendung bei Niereninsuffizienz			Vorsichtige Anwendung bei Leberfunktionsstörungen		
Amsacrin	$Krea_{Serum}$ (mg/dl)	> 1.5	75 %	> 2.0		75%
Asparaginase (E. coli)	Vorsichtige Anwendung bei Niereninsuffizienz			Vorsichtige Anwendung bei Leberfunktionsstörungen		
Asparaginase (Erwinase)	Vorsichtige Anwendung bei Niereninsuffizienz			Vorsichtige Anwendung bei Leberfunktionsstörungen		
Arsentrioxid	Vorsichtige Anwendung bei Niereninsuffizienz			Vorsichtige Anwendung bei Leberfunktionsstörungen		
Axitinib	GFR (ml/min)	< 15	relative KI	Child Pugh A und besser: 100% Child Pugh B: 50% Child Pugh C: relative KI		
Azacitidin	Vorsichtige Anwendung bei Niereninsuffizienz			Vorsichtige Anwendung bei Leberfunktionsstörungen		
Azathioprin	GFR (ml/min)	≥50 10-50 <10	100% 50% Relative KI	Vorsichtige Anwendung bei Leberfunktionsstörungen		
Bendamustin	Vorsichtige Anwendung bei Niereninsuffizienz GFR (ml/min)	< 30	KI	Keine Anwendung bei schweren Leberfunktionsstörungen		
Bevacizumab	Vorsichtige Anwendung bei Niereninsuffizienz			Vorsichtige Anwendung bei Leberfunktionsstörungen		
Bexaroten	Vorsichtige Anwendung bei Niereninsuffizienz			Vorsichtige Anwendung bei Leberfunktionsstörungen		
Bleomycin	GFR (ml/min)	< 20	50 %	Vorsichtige Anwendung bei Leberfunktionsstörungen		
Bortezomib	Vorsichtige Anwendung bei eingeschränkter Nierenfunktion (GFR <30 ml/min)			Vorsichtige Anwendung bei Leberfunktionsstörungen		
Busulfan	Vorsichtige Anwendung bei eingeschränkter Nierenfunktion			Vorsichtige Anwendung bei Leberfunktionsstörungen		
Cabazitaxel	GFR (ml/min)	>50 30-50	100% Vorsichtige Anwendung	Vorsichtige Anwendung bei Leberfunktionsstörungen		
Capecitabin	GFR (ml/min)	> 50 30 - 50 < 30	100 % 75 % KI	Vorsichtige Anwendung bei Leberfunktionsstörungen		
Carboplatin	GFR (ml/min) * bei Dosierung nach AUC berücksichtigt	≥ 60 30-60 ≤ 30	100 % Anpassen an Nierenfunktion * KI	Vorsichtige Anwendung bei Leberfunktionsstörungen		
Carmustin	GFR (ml/min)	> 60 45 – 60 30 - 45 < 30	100 % 80 % 75 % relative KI	Vorsichtige Anwendung bei Leberfunktionsstörungen		
Catumaxomab	Vorsichtige Anwendung bei Niereninsuffizienz			Vorsichtige Anwendung bei Leberfunktionsstörungen		
Cetuximab	Vorsichtige Anwendung bei Niereninsuffizienz			Vorsichtige Anwendung bei Leberfunktionsstörungen		
Chlorambucil	Vorsichtige Anwendung bei Niereninsuffizienz			Vorsichtige Anwendung bei Leberfunktionsstörungen		
Cisplatin	$Krea_{Serum}$ (mg/dl) GFR (ml/min)	> 1,5 ≥50 10-50 <10	absolute KI 100% 50% KI	Schwere Leberfunktionsstörung: KI		
Cladribin (2-CDA)	Vorsichtige Anwendung bei Niereninsuffizienz			Vorsichtige Anwendung bei Leberfunktionsstörungen		
Clofarabin	Vorsichtige Anwendung bei eingeschränkter Nierenfunktion Schwere Niereninsuffizienz: KI			> 1.5		KI
Cyclophosphamid	GFR (ml/min)	> 10 < 10	100 % 50 %	< 3.0 3.1 - 5.0 > 5.0	< 180 > 180 > 180	100 % 75 % relative KI
Cytarabin	GFR (ml/min)	> 50 10 - 50 < 10	100 % 50 % relative KI	evtl. Dosisreduktion (unvollständige Angaben) Gefahr erhöhter ZNS Toxizität		
Dacarbazin	GFR (ml/min)	< 10	relative KI	Vorsichtige Anwendung bei Leberfunktionsstörungen		
Dactinomycin	GFR (ml/min)	< 10	75 %	Vorsichtige Anwendung bei Leberfunktionsstörungen		
Dasatinib	Vorsichtige Anwendung bei Niereninsuffizienz			Vorsichtige Anwendung bei Leberfunktionsstörungen		
Daunorubicin	$Krea_{Serum}$ (mg/dl) GFR (ml/min)	> 3.0 < 10	50 % 75% Hinweis: Dosisreduktion bei geriatrischen Patienten empfohlen	< 1.2 1.2 - 3.0 3.1 - 5.0 > 5.0	< 60 60 – 180 > 180	100 % 50 % 25 % relative KI
Decitabine	Vorsichtige Anwendung bei Niereninsuffizienz			Vorsichtige Anwendung bei Leberfunktionsstörungen		
Dexrazoxane	Vorsichtige Anwendung bei Niereninsuffizienz			Vorsichtige Anwendung bei Leberfunktionsstörungen		

Dosismodifikationstabelle

Fortsetzung

Wirkstoff	Dosismodifikation bei Nierenfunktionsstörungen			Dosismodifikation bei Leberfunktionsstörungen		
	Parameter	Grenzwert	Dosis	Bilirubin (mg/dl)	SGOT (IU/l)	Dosis
Docetaxel	Vorsichtige Anwendung bei Niereninsuffizienz			> 1.5	> 60	relative KI
Doxorubicin	GFR (ml/min)	< 10	75 %	< 1.2		100 %
				1.2 - 3.0		50 %
				3.1 - 5.0		25 %
				> 5.0		relative KI
Epirubicin	GFR (ml/min)	< 10	75%	< 1.2	< 60	100 %
				1.2 – 3.0	60 – 180	50 %
				3.1 – 5.0	> 180	25 %
				> 5.0		relative KI
Eribulin	GFR (ml/min)	>40	100 %	Child Pugh A: 75%		
				Child Pugh B: 50%		
				Child Pugh C: KI		
Erlotinib	Krea$_{Serum}$ (mg/dl)	<1,5	100%	Vorsichtige Anwendung bei Leberfunktionsstörungen		
		>1,5	relative KI	schwere Leberfunktionsstörungen: kontraindiziert		
Estramustin	Vorsichtige Anwendung bei Niereninsuffizienz			Vorsichtige Anwendung bei Leberfunktionsstörungen		
				schwere Leberfunktionsstörungen: kontraindiziert		
Etoposid/Etoposidphosphat	GFR (ml/min)	> 50	100 %	< 1.5	< 60	100 %
		15 - 50	75 %	1.5 - 3.0	60 – 180	75 %
		< 15	absolute KI	3.1 - 5.0	> 180	50 %
				> 5.0		KI
Fludarabin	GFR (ml/min)	> 70	100 %	Vorsichtige Anwendung bei Leberfunktionsstörungen		
		30-70	50%			
		< 30	relative KI			
Fluorouracil	Keine Dosisanpassung nötig			Keine Dosisanpassung nötig		
Fotemustin	Keine Angaben			Keine Angaben		
Gefitinib	Vorsichtige Anwendung bei Niereninsuffizienz			Vorsichtige Anwendung bei Leberfunktionsstörungen		
Gemcitabin	Vorsichtige Anwendung bei Niereninsuffizienz			Vorsichtige Anwendung bei Leberfunktionsstörungen		
Hydroxyharnstoff	GFR (ml/min)	> 60	100 %	> 5.0		KI
		30 - 60	50 %			
		< 30	relative KI			
Idarubicin	Krea$_{Serum}$ (mg/dl)	<2.5	100 %	< 2.0		100%
		>2.5	KI	> 2.0		KI
Ifosfamid	GFR (ml/min)	>50	100%	Vorsichtige Anwendung bei Leberfunktionsstörungen		
		10 – 50	50 %			
		<10	KI			
Imatinib	GFR (ml/min)	>20	100%	>3		relative KI
Interferon-α2b	Vorsichtige Anwendung bei Niereninsuffizienz			Vorsichtige Anwendung bei Leberfunktionsstörungen		
Ipilimumab	Vorsichtige Anwendung bei Niereninsuffizienz			< 3		100%
Irinotecan	Vorsichtige Anwendung bei Niereninsuffizienz			<1.5		100%
				1.5 – 3.0		60%
				>3.0		kontraindiziert
Ixabepilon	Keine Angaben			<1.0		100%
				1.0 – 1.5		80%
				1.5 – 3.0		50%
				In Kombination mit Capecitabin kontraindiziert bei Bilirubin >1 mg/dl		
Lapatinib	bei leichten bis mittleren Nierenfunktionsstörungen keine Dosisreduktion notwendig Vorsichtige Anwendung bei Niereninsuffizienz			Vorsichtige Anwendung bei Leberfunktionsstörungen Bei schwerer Leberfunktionsstörung kontraindiziert.		
Lenalidomid	GFR (ml/min)	> 50	25 mg/d	Vorsichtige Anwendung bei Leberfunktionsstörungen		
		30-50	10 mg/d			
		< 30	15mg alle 2d			
		Terminale NI	5mg/d (ggf. nach Dialyse)			
Lomustin	GFR (ml/min)	> 50	100 %	Vorsichtige Anwendung bei Leberfunktionsstörungen		
		10 - 50	75 %			
		< 10	50 %			
Mechlorethamin	Vorsichtige Anwendung bei Niereninsuffizienz			Vorsichtige Anwendung bei Leberfunktionsstörungen		
Melphalan	GFR (ml/min)	> 50	100 %	Vorsichtige Anwendung bei Leberfunktionsstörungen		
		30 - 50	50 %			
		< 30	relative KI			
Mercaptopurin	GFR (ml/min)	> 60	100 %	Vorsichtige Anwendung bei Leberfunktionsstörungen		
		10 - 60	10 - 50 %	schwere Leberfunktionsstörungen: kontraindiziert		
		< 10	relative KI			
Methotrexat (niedrig dosiert/ bis 1000mg/m²)	GFR (ml/min)	> 80	100 %	Vorsichtige Anwendung bei Leberfunktionsstörungen		
		> 60 – 80	75 %			
		60	63 %			
		< 60	relative KI			
Methotrexat (Hochdosis)	GFR (ml/min)	< 60	kontraindiziert	> 5.0		KI

Fortsetzung

Wirkstoff	Dosismodifikation bei Nierenfunktionsstörungen			Dosismodifikation bei Leberfunktionsstörungen		
	Parameter	Grenzwert	Dosis	Bilirubin (mg/dl)	SGOT (IU/l)	Dosis
Mitomycin	GFR (ml/min)	> 50 10-50 < 10	100 % 75 % relative KI	Bei schweren Leberfunktionsstörungen keine Anwendung		
Mitotane	Vorsichtige Anwendung bei leichten bis mittleren Nierenfunktionsstörungen KI bei schweren Nierenfunktionsstörungen			Vorsichtige Anwendung bei Leberfunktionsstörungen		
Mitoxantron	bei leichten bis mittleren Nierenfunktionsstörungen keine Dosisreduktion notwendig			Vorsichtige Anwendung bei Leberfunktionsstörungen		
Nelarabin	Vorsichtige Anwendung bei Niereninsuffizienz			Vorsichtige Anwendung bei Leberfunktionsstörungen		
Nilotinib	bei leichten bis mittleren Nierenfunktionsstörungen keine Dosisreduktion notwendig			Vorsichtige Anwendung bei Leberfunktionsstörungen		
Nimustin	Vorsichtige Anwendung bei Niereninsuffizienz			Vorsichtige Anwendung bei Leberfunktionsstörungen		
Ofatumumab	GFR (ml/min)	< 30	relative KI	Vorsichtige Anwendung bei Leberfunktionsstörungen		
Oxaliplatin	GFR (ml/min)	< 30	KI	Vorsichtige Anwendung bei Leberfunktionsstörungen		
Paclitaxel	bei leichten bis mittleren Nierenfunktionsstörungen keine Dosisreduktion			schwere Leberfunktionsstörungen: kontraindiziert		
Paclitaxel-Albumin (Nab Paclitaxel)	bei leichten bis mittleren Nierenfunktionsstörungen keine Dosisreduktion			> 2-5 >5		Dosisreduktion empfohlen Relative KI
Panitumumab	Vorsichtige Anwendung bei Niereninsuffizienz			Vorsichtige Anwendung bei Leberfunktionsstörungen		
Pazopanib	GFR (ml/min)	< 30	Relative KI	Bei schweren Leberfunktionsstörungen keine Anwendung		
Pegasparginase	Vorsichtige Anwendung bei Niereninsuffizienz			Vorsichtige Anwendung bei Leberfunktionsstörungen		
Pemetrexed	GFR (ml/min)	≥ 45 < 45	100 % relative KI	Vorsichtige Anwendung bei Leberfunktionsstörungen		
Pentostatin	GFR (ml/min)	< 60	relative KI	Vorsichtige Anwendung bei Leberfunktionsstörungen		
Pralatrexat	Vorsichtige Anwendung bei Nierenfunktionsstörungen			> 1,5		Relative KI
Procarbazin	GFR (ml/min)	>50 10-50 < 10	100 % 10-50 % relative KI	Vorsichtige Anwendung bei Leberfunktionsstörungen		
Raltitrexed	GFR (ml/min)	> 65 55 – 65 25 – 54 < 25	100 % 75 % 50 % KI	Bei milder bis mittelschwerer Leberinsuffizienz ist keine Dosisanpassung nötig		
Sorafenib	GFR (ml/min)	> 30 < 30	100 % relative KI	Bei milder bis mittelschwerer Leberinsuffizienz ist keine Dosisanpassung nötig		
Streptozocin	GFR (ml/min)	> 50 < 50	75 -100 % relative KI	Vorsichtige Anwendung bei Leberfunktionsstörungen		
Sunitinib	GFR (ml/min)	>40	100 %	Vorsichtige Anwendung bei Leberfunktionsstörungen		
Temozolomid	Vorsichtige Anwendung bei Niereninsuffizienz			Vorsichtige Anwendung bei Leberfunktionsstörungen		
Temsirolimus	Vorsichtige Anwendung bei Niereninsuffizienz			> 3		30 %
6-Thioguanin	Vorsichtige Anwendung bei Niereninsuffizienz			schwere Leberfunktionsstörungen: kontraindiziert		
Thiotepa	Keine Dosisanpassung notwendig			Vorsichtige Anwendung bei Leberfunktionsstörungen		
Topotecan i.v.	GFR (ml/min)	> 40 20 - 40 < 20	100 % 60 % KI	< 10		keine Dosisanpassung
Topotecan p.o.	GFR (ml/min)	< 60	relative. KI, wegen fehlender Daten	> 10		relative KI
Trabectedin	GFR (ml/min)	> 30 < 30	100 % KI	Kontraindiziert bei erhöhten Bilirubinwerten		
Treosulfan	Keine Dosisanpassung notwendig			Vorsichtige Anwendung bei Leberfunktionsstörungen		
Trofosfamid	schwere Nierenfunktionsstörungen: KIrt			Vorsichtige Anwendung bei Leberfunktionsstörungen		
UFT (Tegafur/Uracil)	Vorsichtige Anwendung bei Niereninsuffizienz			schwere Leberfunktionsstörungen: kontraindiziert		
Vinblastin	Keine Anpassung bei Niereninsuffizienz			< 1.5 1.5 - 3.0 > 3.0		100 % 50 % relative KI
Vincristin	Vorsichtige Anwendung bei Niereninsuffizienz			< 3 3 – 5 > 5		100 % 50 % KI
Vindesin	Keine Anpassung bei Niereninsuffizienz			schwere Leberfunktionsstörungen: Dosisreduktion 50-75%		
Vinflunin	GFR (ml/min)	> 60 40-60 20-40 < 20	100 % 88 % 75 % KI	< 1,5		100 %
Vinorelbin	keine Dosisanpassung notwendig			Dosisreduktion bei schwerer Leberfunktionsstörung (Bilirubin > 2 mg/dl) Bei massiven Lebermetastasen wird eine Dosisreduktion um 1/3 empfohlen		
Vorinostat	Vorsichtige Anwendung bei Niereninsuffizienz			Kontraindiziert bei schweren Leberfunktionsstörungen		

GFR glomeruläre Filtrationsrate, KI Kontraindikation.
GFR*: Die für die GFR geltenden Dosismodifikationen sind gleichermaßen für die eGFR (estimated GFR, abgeschätzt mit Hilfe von Formeln) gültig.

Therapieprotokolle

Teil I Hämatologische Neoplasien

Kapitel 1 Akute Leukämien – 3

Kapitel 2 Myelodysplastisches Syndrom (MDS) – 35

Kapitel 3 Myeloproliferative Neoplasien (MPN) – 37

Kapitel 4 Hodgkin-Lymphome – 43

Kapitel 5 Non-Hodgkin-Lymphome – 47

Kapitel 6 Aplastische Anämien – 113

Kapitel 7 Paroxysmale Nächtliche Hämaturie (PNH) – 115

Kapitel 8 Immunthrombozytopenie (ITP) – 117

Kapitel 1 Akute Leukämien

060101_0360-1 Vorphase: GMALL B-ALL/NHL 2002   Indikation: B-ALL; Burkitt Lymphom   ICD-10:C91.0

Diese Zytostatikatherapie birgt letale Risiken und war Bestandteil der **GMALL 2002-Studie (www.kompetenznetz-leukaemie.de). Die Studie ist inzwischen geschlossen und wird als Registerstudie fortgeführt. Vor Beginn der Behandlung sollte unbedingt Kontakt zur Studienzentrale aufgenommen werden.** Die Anwendung darf nur durch erfahrene Onkologen und entsprechend ausgebildetes Pflegepersonal erfolgen. Das Protokoll muss im Einzelfall überprüft und der klinischen Situation angepasst werden.

Chemotherapie

Tag	Substanz	Dosierung	Trägerlösung (ml)	Appl.	Inf.-dauer	Bemerkungen
1-5	Prednison/Decortin®	3x 20 mg/m²		p.o.		Gesamtdosis 60 mg/m² pro Tag, verteilt auf 3 Gaben; Gaben: 1-1-1-0
1-5	Cyclophosphamid	200 mg/m²	250 ml NaCl 0,9%	i.v.	1h	

Achtung: Knochenmarkpunktion vor Therapiebeginn: KM, PB, Biopsie zur MRD-Bestimmung einschicken

Obligate Prä- und Begleitmedikation

Tag	zeitl. Ablauf	Substanz	Dosierung	Trägerlösung (ml)	Appl.	Inf.-dauer	Bemerkungen
1-30	0-1-0-0	Cotrimoxazol/Cotrim®forte	960 mg		p.o.		ab Tag 1; Mo, Mi Fr; Infektionsprophylaxe
1-30	1-1-1-1	Amphotericin B-Susp./Ampho-Moronal®	500 mg		p.o.		ab Tag 1; Infekticnsprophylaxe; 1Pipette = 500 mg
1-5	1-0-0-0	Allopurinol/Zyloric®	300 mg		p.o.		Dosis nach Harnsäurewert
1-5	-12h	NaCl 0,9 %		2000 ml	i.v.	24h	kontinuierlich
1-5	-	NaHCO3 (8,4%)	40 mval	in Bewässerung	i.v.		+ 40ml NaHCO3/1000ml NaCl 0,9% Bewässerung; Ziel Urin-pH >7,5;
1-5	-15min	Granisetron/Kevatril®	1 mg		i.v.	B	bei Emesis Dosiserhöhung auf 3mg
1-5	0, +4h, +8h	Mesna/Uromitexan®	40 mg/m²		i.v.		p.o. Gabe: 80mg/m² 2h vor i.v.

Bedarfsmedikation: Metoclopramid/Paspertin® p.o. oder i.v.; bei Unverträglichkeit Ersatz durch 5-HT₃-Antagonisten; Rasburicase/Fasturtec®; Osteopenie/-porose -Prophylaxe mit Pamidronat 60mg i.v. alle 3 Monate
FN-Risiko: 10-20% -> je nach Risikoabwägung als Primärprophylaxe, bei FN im 1. Zyklus als Sekundärprophylaxe, siehe Kurzfassung Leitlinien G-CSF
Kontrollen: Blutbild, Elektrolyte, Retentionswerte, Gerinnung, Harnsäure, Gewicht, Bilanzierung
Literatur: Multizentrische Therapieoptimierungsstudie für B-ALL und hochmaligne B-NHL bei Erwachsenen (GMALL-B-ALL/NHL 2002); www.kompetenznetz-leukaemie.de

---

060101_0360-2 Block A: GMALL B-ALL/NHL 2002 Patienten 18-55 Jahre   Indikation: B-ALL/Burkitt Lymphom   ICD-10:C91.0

Block A1 (Tag 7-12), A2 (77-82)

Diese Zytostatikatherapie birgt letale Risiken und war Bestandteil der **GMALL 2002-Studie (www.kompetenznetz-leukaemie.de). Die Studie ist inzwischen geschlossen und wird als Registerstudie fortgeführt. Vor Beginn der Behandlung sollte unbedingt Kontakt zur Studienzentrale aufgenommen werden.** Die Anwendung darf nur durch erfahrene Onkologen und entsprechend ausgebildetes Pflegepersonal erfolgen. Das Protokoll muss im Einzelfall überprüft und der klinischen Situation angepasst werden.

Chemotherapie

Wo	Tag	Substanz	Dosierung	Trägerlösung (ml)	Appl.	Inf.-dauer	Bemerkungen
1,11	7	Rituximab	375 mg/m²	500 ml NaCl 0,9%	i.v.	initial 50 mg/h	Protokolltag (PT): 7, 77
2,12	1-5	Dexamethason	3x 3.33 mg/m²		p.o.		PT: 8-12, 78-82; insgesamt:10 mg/m²; Gaben: 1-1-1-0
2,12	1,5	Cytarabin	40 mg abs.	ad 2 ml Aqua	i.th.	B	PT: 8,12,78,82
2,12	1,5	Dexamethason	4 mg abs.	unverdünnt	i.th.	B	PT: 8,12,78,82
2,12	1,5	Methotrexat	15 mg abs.	ad 3 ml Aqua	i.th.	B	PT: 8,12,78,82
2,12	1	Vincristin	2 mg abs.		i.v.	B	PT:8,78; max 2 mg abs.; unverdünnt
2,12	1-5	Ifosfamid	800 mg/m²	500 ml NaCl 0,9%	i.v.	1h	PT: 8-12, 78-82
2,12	1	Methotrexat	150 mg/m²	500 ml NaCl 0,9%	i.v.	30 min	PT:8,78
2,12	1	Methotrexat	1350 mg/m²	500 ml NaCl 0,9%	i.v.	23h 30min	PT:8,78; MTX-Spiegel + Leukovorin-Rescue gemäß ALL-Bogen
2,12	4-5	Cytarabin	2x 150 mg/m²	250 ml NaCl 0,9%	i.v.	1h	PT: 11,12,81,82; alle 12h; Gaben: +1h, +13h
2,12	4-5	Etoposidphosphat	100 mg/m²	100 ml NaCl 0,9%	i.v.	1h	PT: 11,12,81,82; Monitorüberwachung

Obligate Prä- und Begleitmedikation

Wo	Tag	zeitl. Ablauf	Substanz	Dosierung	Trägerlösung (ml)	Appl.	Inf.-dauer	Bemerkungen
2,12	1-7	1-1-1-1	Amphotericin B	500 mg		p.o.		1Pipette = 500mg; Infektionsprophylaxe
2,12	1-7	0-1-0-0	Cotrimoxazol/Cotrim®forte	960 mg		p.o.		Mo, Mi, Fr ; Infektionsprophylaxe
1,11	7	1-0-0-0	Paracetamol/Paracetamol ratio®	1000 mg		p.o.		1h vor Rituximab
1,11	7	-30min	NaCl 0,9 %		500 ml NaCl 0,9%	i.v.		während der Rituximabgabe
1,11	7	-30min	Dexamethason	8 mg		i.v.	B	obligat vor Erstgabe; dann in Abh. v. Verträglichkeit
1,11	7	-30min	Clemastin/Tavegil®	2 mg		i.v.	15min	
2,12	1-3	1-1-1-1	Natriumbicarbonat/Bicanorm®	1 g		p.o.		
2,12	1-3	-2h	NaCl 0,9%		3000 ml NaCl 0,9%	i.v.	24h	im Wechsel mit Gluc5%, insg. falls mögl. bis 3000ml/m²
2,12	1-3		Glucose 5%		1000 ml Glucose 5%	i.v.	24h	im Wechsel mit NaCl 0,9%, insg. falls mögl. 3000ml/m²
2,12	1-3		KCl 7,45%	20 ml		i.v.		pro 1000ml NaCl 0,9%; (K+-Zielspiegel:3,5-5,1mmol/L)
2,12	1-3		NaHCO3 (8,4%)	40 ml		i.v.		pro 1000 ml NaCl 0,9% Bewässerung; Ziel Urin-pH >7,5
2,12	4-5	-2h	NaCl 0,9 %		2000 ml NaCl 0,9%	i.v.	24h	kontinuierlich
2,12	1-5	-30min	Granisetron/Kevatril®	1 mg		i.v.	15min	bei Emesis Dosiserhöhung auf 3 mg
2,12	1-5	0, +4h, +8h	Mesna/Uromitexan®	160 mg/m²		i.v.	B	
2,12	1	+7h, +13h	Furosemid/Lasix®	40 mg		i.v.	B	
2,12	4-5	+12h30min	Granisetron/Kevatril®	1 mg		i.v.	15min	
2,12	7	-	G-CSF/Neupogen®	5 µg/kg		s.c.		ab Protokolltag 14, 84: 5µg/kg (oder 150 µg/m²) tägl., bis Granulozyten >1000/µl an 2 aufeinanderfolg. Tagen

Bedarfsmedikation: Metoclopramid; bei Unverträglichkeit Ersatz durch 5-HT3-Antagonisten; Allopurinol, Rasburicase; Natriumbicarbonat, Osteopenie/-porose -Prophylaxe mit Pamidronat 60mg i.v. alle 3 Monate
FN-Risiko: >20%--> Primärprophylaxe mit Filgrastim/Neupogen® oder Pegfilgrastim/Neulasta®, siehe Kurzfassung Leitlinien G-CSF
Kontrollen: Blutbild, Elektrolyte, Leberwerte, Gerinnung, Retentionswerte, eGFR, Flüssigkeitsbilanz, Ausschluß dritter Raum, Neurotoxizität, MTX-Spiegel
Dosisreduktion: bei Zytopenie Therapiepausen (keine Dosisreduktion); siehe aktuelle GMALL Therapieempfehlung
Cave: Kombination Vincristin + Azole: Neurotoxizität
Wechselwirkungen: Protonenpumpeninhibitoren (PPI) können die MTX-Ausscheidung verzögern und so zu erhöhten MTX Plasmaspiegeln führen, daher wird empfohlen, PPI 2 Tage vor bis 2 Tage nach der MTX-Gabe zu pausieren (ggf. durch H2-Blocker, Tepilta® ersetzen). Ebenfalls Vorsicht ist bei der gleichzeitigen Anwendung von MTX und NSAIDs oder Antibiotika (ß-Lactam-Antibiotika, Sulfonamide, Trimetoprim, Tetracycline, Ciprofloxacin) angezeigt.
Literatur: Multizentrische Therapieoptimierungsstudie für B-ALL und hochmaligne B-NHL bei Erwachsenen (GMALL-B-ALL/NHL 2002); Provencio M et al. Ann Oncol. 2006; 17(6):1027-8, www.kompetenznetz-leukaemie.de

Kapitel 1 · Akute Leukämien

060101_0360-2* Block A: GMALL B-ALL/NHL 2002 Patienten > 55 Jahre   Indikation: B-ALL;/Burkitt Lymphom   ICD-10:C91.0

Block A1(Tag 7-12), A2(49-54), A3(98-103) Diese Zytostatikatherapie birgt letale Risiken und war Bestandteil der GMALL 2002-Studie (www.kompetenznetz-leukaemie.de). **Die Studie ist inzwischen geschlossen und wird als Registerstudie fortgeführt. Vor Beginn der Behandlung sollte unbedingt Kontakt zur Studienzentrale aufgenommen werden.** Die Anwendung darf nur durch erfahrene Onkologen und entsprechend ausgebildetes Pflegepersonal erfolgen. Das Protokoll muss im Einzelfall überprüft und der klinischen Situation angepasst werden.

Chemotherapie

Wo	Tag	Substanz	Dosierung	Trägerlösung (ml)	Appl.	Inf.-dauer	Bemerkungen
1,7,14	7	Rituximab	375 mg/m²	500 ml NaCl 0,9%	i.v.	initial 50mg/h	PT: 7, 49, 98
2,8,15	1	Methotrexat	12 mg abs.	ad 3 ml Aqua	i.th.	B	Protokolltag (PT): 8,50,99
2,8,15	1-5	Dexamethason	3x 3.33 mg/m²		p.o.		insgesamt =10mg/m2; PT: 8-12,50-54,99-103; Gaben: 1-1-1-0
2,8,15	1-5	Ifosfamid	400 mg/m²	500 ml NaCl 0,9%	i.v.	1h	PT 8-12,50-54,99-103; optional:9+11,51+53,100+102
2,8,15	1	Methotrexat	50 mg/m²	500 ml NaCl 0,9%	i.v.	30min	PT: 8, 50, 99
2,8,15	1	Methotrexat	450 mg/m²	500 ml NaCl 0,9%	i.v.	23h30min	MTX-Spiegel + Leukovorin-Rescue gemäß ALL-Bogen
2,8,15	4-5	Cytarabin	2x 60 mg/m²	250 ml NaCl 0,9%	i.v.	1h	alle 12h; Protokolltag 11-12, 53-54, 102-103; Gaben: +1h, +13h
2,8,15	4-5	Etoposidphosphat	60 mg/m²	500 ml NaCl 0,9%	i.v.	1h	Monitorüberwachung, PT: 11-12,53-54,102-103

Obligate Prä- und Begleitmedikation

Wo	Tag	zeitl. Ablauf	Substanz	Dosierung	Trägerlösung (ml)	Appl.	Inf.-dauer	Bemerkungen
1-15	1-7	1-1-1-1	Amphotericin B-Susp.	500 mg		p.o.		ab Tag 1, 1Pipette = 500mg; Infektionsprophylaxe
1-15	1-7	0-1-0-0	Cotrimoxazol/Cotrim®forte	960 mg		p.o.		ab Tag 1; Mo, Mi, Fr; Infektionsprophylaxe
1,7,14	7	-1h	Paracetamol/Paracetamol ratio®	1000 mg		p.o.		Gabe 1h vor Rituximab
1,7,14	7	-30min	NaCl 0,9 %		500 ml NaCl 0,9%	i.v.		während der Chemogabe
1,7,14	7	-30min	Dexamethason	8 mg		i.v.	B	obligat vor Erstgabe; dann in Abh. von Verträglichkeit
1,7,14	7	-30min	Clemastin/Tavegil®	2 mg		i.v.	B	
2,8,15	1-3	2-2-2-2	Natriumbicarbonat/Bicanorm®	1 mg		p.o.		
2,8,15	4-5	-2h	NaCl 0,9 %		2000 ml NaCl 0,9%	i.v.	24h	
2,8,15	1-3	-2h	NaCl 0,9%		3000 ml NaCl 0,9%	i.v.	24h	im Wechsel mit Gluc5%, insg. falls mögl. bis 3000ml/m²
2,8,15	1-3		Glucose 5%		1000 ml Glucose 5%	i.v.	24h	im Wechsel mit NaCl 0,9%, insg. falls mögl. 3000ml/m.²
2,8,15	1-3		KCl 7,45%	20 ml		i.v.		pro 1000ml NaCl 0,9%; (K+-Zielspiegel:3,5-5,1mmol/L)
2,8,15	1-3		NaHCO3 (8,4%)	40 ml		i.v.		pro 1000ml NaCl 0,9% Bewässerung; Ziel Urin-pH >7,5
2,8,15	1-5	-15min	Granisetron/Kevatril®	1 mg		i.v.	B	bei Emesis Dosiserhöhung auf 3mg
2,8,15	1-5	0, +4h, +8h	Mesna/Uromitexan®	80 mg/m²		i.v.	15min	
2,8,15	1	+7h, +13h	Furosemid/Lasix®	40 mg		i.v.	B	
2,8,15	4-5	+12h45min	Granisetron/Kevatril®	1 mg		i.v.	B	
2,8,15	7	-	G-CSF/Neupogen®	5 µg/kg		s.c.		ab PT 14(A1), 56(A2), 105(A3): 5 µg/kg (oder 150 µg/m²) tgl., bis Granulozyten >1000/µl an 2 aufeinanderfolg. Tagen

Bedarfsmedikation: Metoclopramid; bei Unverträglichkeit Ersatz durch 5-HT₃-Antagonisten; Allopurinol, Rasburicase, Natriumbicarbonat,Osteopenie/-porose -Prophylaxe mit Pamidronat 60mg i.v. alle 3 Monate
FN-Risiko: >20%; Primärprophylaxe mit Filgrastim/Neupogen® oder Pegfilgrastim/Neulasta®, siehe Kurzfassung Leitlinien G-CSF
Kontrollen: Blutbild, Elektrolyte, Leberwerte, Gerinnung, Retentionswerte, eGFR, Flüssigkeitsbilanz, Ausschluß dritter Raum, Neurotoxizität, MTX-Spiegel
Dosisreduktion: bei Zytopenie Therapiepausen (keine Dosisreduktion); siehe aktuelle GMALL Therapieempfehlung
Wechselwirkungen: Protonenpumpeninhibitoren (PPI) können die MTX-Ausscheidung verzögern und so zu erhöhten MTX Plasmaspiegeln führen, daher wird empfohlen, PPI 2 Tage vor bis 2 Tage nach der MTX-Gabe zu pausieren (ggf. durch H2-Blocker, Tepilta® ersetzen). Ebenfalls Vorsicht ist bei der gleichzeitigen Anwendung von MTX und NSAIDs oder Antibiotika (ß-Lactam-Antibiotika, Sulfonamide, Trimetoprim, Tetracycline, Ciprofloxacin) angezeigt.
Literatur: Multizentrische Therapieoptimierungsstudie für B-ALL und hochmaligne B-NHL bei Erwachsenen (GMALL-B-ALL/NHL 2002); Provencio M et al. Ann Oncol. 2006; 17(6):1027-8, www.kompetenznetz-leukaemie.de

---

060101_0360-3 Block B: GMALL B-ALL/NHL 2002 Pat. 18-55 Jahre   Indikation: B-ALL/ Burkitt Lymphom   ICD-10:C91.0

Block B1 (Tag 28-33), B2 (98-103) Diese Zytostatikatherapie birgt letale Risiken und war Bestandteil der **GMALL 2002-Studie** (www.kompetenznetz-leukaemie.de). **Die Studie ist inzwischen geschlossen und wird als Registerstudie fortgeführt. Vor Beginn der Behandlung sollte unbedingt Kontakt zur Studienzentrale aufgenommen werden.** Die Anwendung darf nur durch erfahrene Onkologen und entsprechend ausgebildetes Pflegepersonal erfolgen. Das Protokoll muss im Einzelfall überprüft und der klinischen Situation angepasst werden.

Chemotherapie

Wo	Tag	Substanz	Dosierung	Trägerlösung (ml)	Appl.	Inf.-dauer	Bemerkungen
4,14	7	Rituximab	375 mg/m²	500 ml NaCl 0,9%	i.v.	initial 50mg/h	Protokolltag (PT): 28,98
5,15	1-5	Dexamethason	3x 3.33 mg/m²		p.o.		insges.: 10mg/m²; PT: 29-33,99-103; Gaben: 1-1-1-0
5,15	1,5	Cytarabin	40 mg abs.	ad 2 ml Aqua	i.th.	B	PT: 29+33,99+103
5,15	1,5	Dexamethason	4 mg abs.	unverdünnt	i.th.	B	PT: 29+33,99+103
5,15	1,5	Methotrexat	15 mg abs.	ad 3 ml Aqua	i.th.	B	PT: 29+33,99+103
5,15	1	Vincristin	2 mg abs.	unverdünnt	i.v.	B	PT: 29,99; max 2 mg abs.
5,15	1-5	Cyclophosphamid	200 mg/m²	250 ml NaCl 0,9%	i.v.	1h	PT: 29-33, 99-103
5,15	1	Methotrexat	150 mg/m²	500 ml NaCl 0,9%	i.v.	30min	PT: 29,99
5,15	1	Methotrexat	1350 mg/m²	500 ml NaCl 0,9%	i.v.	23h30min	MTX-Spiegel + Leukovorin-Rescue gemäß ALL-Bogen
5,15	4-5	Doxorubicin	25 mg/m²	unverdünnt	i.v.	B15min	PT: 32+33,102+103

Obligate Prä- und Begleitmedikation

Wo	Tag	zeitl. Ablauf	Substanz	Dosierung	Trägerlösung (ml)	Appl.	Inf.-dauer	Bemerkungen
1-15	1-7	1-1-1-1	Amphotericin B-Susp.	500 mg		p.o.		ab Tag 1; 1Pipette = 500mg; Infektionsprophylaxe
1-15	1-7	0-1-0-0	Cotrimoxazol/Cotrim®forte	960 mg		p.o.		ab Tag 1; Mo, Mi, Fr; Infektionsprophylaxe
4,14	7	1-0-0-0	Paracetamol/Paracetamol ratio®	1000 mg		p.o.		Gabe 1h vor Rituximab
4,14	7	-30min	NaCl 0,9 %		500 ml	i.v.		während der Chemogabe
4,14	7	-30min	Clemastin/Tavegil®	2 mg		i.v.	B	
4,14	7	-30min	Dexamethason	8 mg		i.v.	B	obligat vor Erstgabe; dann in Abh. von Verträglichkeit
5,15	1-3	2-2-2-2	Natriumbicarbonat/Bicanorm®	1 mg		p.o.		
5,15	4-5	-2h	NaCl 0,9 %		2000 ml NaCl 0,9%	i.v.	24h	
5,15	1-3	-2h	NaCl 0,9%		3000 ml NaCl 0,9%	i.v.	24h	im Wechsel mit Gluc5%, insg. falls mögl. bis 3000ml/m²
5,15	1-3	-	Glucose 5%		1000 ml Glucose 5%	i.v.		im Wechsel mit NaCl 0,9%,insg. falls mögl. 3000ml/m²
5,15	1-3	-	KCl 7,45%	20 ml		i.v.		pro 1000ml NaCl 0,9%; (K+-Zielspiegel:3,5-5,1mmol/L)
5,15	1-3	-	NaHCO3 (8,4%)	40 ml		i.v.		pro 1000ml NaCl 0,9% Bewässerung; Ziel Urin-pH 7,5
5,15	1-5	-15min	Granisetron/Kevatril®	1 mg		i.v.	B	bei Emsis Dosiserhöhung auf 3mg
5,15	1-5	0	Mesna/Uromitexan®	40 mg/m²		i.v.	B	
5,15	4-5	+15min, +4h15min, +8h15min	Mesna/Uromitexan®	40 mg/m²		i.v.	B	
5,15	1	+4h15min, +8h15min	Mesna/Uromitexan®	40 mg/m²		i.v.	B	
5,15	2-3	+4h, +8h	Mesna/Uromitexan®	40 mg/m²		i.v.	B	
5,15	1	+6h, +12h	Furosemid/Lasix®	40 mg		i.v.	B	
5,15	7	-	G-CSF/Neupogen®	5 µg/kg		s.c.		ab Protokolltag 35, 105: 5 µg/kg (oder 150 µg/m²) tägl., bis Granulozyten >1000/µl an aufeinanderfolg. 2 Tagen

Bedarfsmedikation: Metoclopramid, bei Unverträglichkeit: 5-HT₃-Antagonisten, Natriumbicarbonat p.o., Allopurinol, Rasburicase. Osteopenie/-porose -Prophylaxe mit Pamidronat 60mg i.v. alle 3 Monate
FN-Risiko: >20%->Primärprophylaxe mit Filgrastim/Neupogen® oder Pegfilgrastim/Neulasta®, siehe Kurzfassung Leitlinien G-CSF
Kontrollen: Anthrazykline ->Gefahr der Kardiotoxizität, auf Herzfunktion achten (Herzecho); BB, Elektrolyte, Gerinnung, Leber- und Retentionswerte, eGFR, Flüssigkeitsbilanz, Ausschluss dritter Raum, Neurotoxizität, MTX-Spiegel.
Dosisreduktion: bei Zytopenie Therapiepausen (keine Dosisreduktion); siehe aktuelle GMALL Therapieempfehlung
Summendosis: Doxorubicin: Gefahr der Kardiotoxizität; maximale Summendosis: 550mg/m²
Wechselwirkungen: Protonenpumpeninhibitoren (PPI) können die MTX-Ausscheidung verzögern und so zu erhöhten MTX Plasmaspiegeln führen, daher wird empfohlen, PPI 2 Tage vor bis 2 Tage nach der MTX-Gabe zu pausieren (ggf. durch H2-Blocker, Tepilta® ersetzen). Ebenfalls Vorsicht ist bei der gleichzeitigen Anwendung von MTX und NSAIDs oder Antibiotika (ß-Lactam-Antibiotika, Sulfonamide, Trimetoprim, Tetracycline, Ciprofloxacin) angezeigt.
Literatur: Multizentrische Therapieoptimierungsstudie für B-ALL und hochmaligne B-NHL bei Erwachsenen (GMALL-B-ALL/NHL 2002); Provencio M et al. Ann Oncol. 2006; 17(6):1027-8, www.kompetenznetz-leukaemie.de

060101_0360-3* Block B: GMALL B-ALL/NHL 2002 Patienten > 55 Jahre   Indikation: B-ALL/Burkitt Lymphom   ICD-10:C91.0

Block B1(d 28-33), B2(77-82), B3(119-124) Diese Zytostatikatherapie birgt letale Risiken und war Bestandteil der GMALL 2002-Studie (www.kompetenznetz-leukaemie.de). Die Studie ist inzwischen geschlossen und wird als Registerstudie fortgeführt. Vor Beginn der Behandlung sollte unbedingt Kontakt zur Studienzentrale aufgenommen werden. Die Anwendung darf nur durch erfahrene Onkologen und entsprechend ausgebildetes Pflegepersonal erfolgen. Das Protokoll muss im Einzelfall überprüft und der klinischen Situation angepasst werden.

Chemotherapie

Wo	Tag	Substanz	Dosierung	Trägerlösung (ml)	Appl.	Inf.-dauer	Bemerkungen
4,11,17	7	Rituximab	375 mg/m²	500 ml NaCl 0,9%	i.v.	initial 50mg/h	Protokolltag (PT): 28,77,119
5,12,18	1-5	Dexamethason	3x 3.33 mg/m²		p.o.		PT: 29-33,78-82,120-124;10mg/m²/d; Gaben: 1-1-1-0
5,12,18	1	Methotrexat	12 mg abs.	ad 3ml Aqua	i.th.		PT: 29,78,120
5,12,18	1	Vincristin	1 mg abs.	unverdünnt	i.v.	B	PT: 29,78,120; max. 2mg abs.
5,12,18	1-5	Cyclophosphamid	200 mg/m²	250 ml NaCl 0,9%	i.v.	1h	PT: 30+32,79+81,121+123; optional: 29-33,78-82,12C-124
5,12,18	1	Methotrexat	50 mg/m²	500 ml NaCl 0,9%	i.v.	30min	PT: 29,78,120
5,12,18	1	Methotrexat	450 mg/m²	500 ml NaCl 0,9%	i.v.	23h30min	MTX-Spiegel + Leukovorin-Rescue gemäß ALL-Bogen
5,12,18	4-5	Doxorubicin	25 mg/m²	unverdünnt	i.v.	B15min	PT: 32-33,81-82,123-124

Obligate Prä- und Begleitmedikation

Wo	Tag	zeitl. Ablauf	Substanz	Dosierung	Trägerlösung (ml)	Appl.	Inf.-dauer	Bemerkungen
4,11,17	7	1-0-0-0	Paracetamol/Paracetamol ratio®	1000 mg		p.o.		Gabe 1h vor Rituximab
5,12,18	1-7	0-1-0-0	Cotrimoxazol/Cotrim®forte	960 mg		p.o.		ab Tag 1; Mo,Mi,Fr; Infektionsprophylaxe
5,12,18	1-7	1-1-1-1	Amphotericin B-Susp.	500 mg		p.o.		1 Pipette = 500mg; ab Tag 1; Infektionsprophylaxe
5,12,18	1-3	2-2-2-2	Natriumbicarbonat/Bicanorm®	1 g		p.o.		
4,11,17	7	-30min	NaCl 0,9 %		500 ml	i.v.		während der Chemogabe
4,11,17	7	-30min	Clemastin/Tavegil®	2 mg		i.v.	B	
4,11,17	7	-30min	Dexamethason	8 mg		i.v.	B	obligat vor Erstgabe; dann in Abh. v. Verträglichkeit
5,12,18	1-3	-2h	NaCl 0,9%		3000 ml	i.v.	24h	im Wechsel mit Gluc5%; insg. falls mögl bis 3000ml/m²
5,12,18	1-3	-	Glucose 5%		1000 ml	i.v.	24h	im Wechsel mit NaCl 0,9%;insg. falls mögl. 3000ml/m²
5,12,18	1-3	-	KCl 7,45%	20 ml		i.v.		pro 1000ml NaCl 0,9%; (K+-Zielspiegel:3,5-5,1mmol/L)
5,12,18	1-3	-	NaHCO3 (8,4%)	40 ml		i.v.		pro 1000ml NaCl 0,9% Bewässerung; Ziel Urin-pH >7,5
5,12,18	4-5	-2 h	NaCl 0,9 %		2000 ml	i.v.	24 h	
5,12,18	1-5	-15min	Granisetron/Kevatril®	1 mg		i.v.	B	Bei Emesis Dosiserhöhung auf 3mg
5,12,18	1-3	0, +4h, +8h	Mesna/Uromitexan®	40 mg/m²		i.v.	B	
5,12,18	1	+6h, +12h	Furosemid/Lasix®	40 mg		i.v.	B	6h bzw. 12h nach Methotrexat
5,12,18	4-6	+15min, +4h15min, +8h15min	Mesna/Uromitexan®	40 mg/m²		i.v.	B	
5,12,18	7	-	G-CSF/Neupogen®	5 µg/kg		s.c.		ab Protokolltag 35(B1), 84(B2), 126(B3): 5 µg/kg (oder 150 µg/m² tägl., bis Granulozyten >1000/µl an 2 Tagen

Bedarfsmedikation: Metoclopramid, bei Unverträglichkeit: 5-HT₃-Antagonisten, Natriumbicarbonat p.o.; Allopurinol, Rasburicase, Osteopenie/-porose -Prophylaxe mit Pamidronat 60mg i.v. alle 3 Monate
FN-Risiko: >20%->Primärprophylaxe mit Filgrastim/Neupogen® oder Pegfilgrastim/Neulasta®, siehe Kurzfassung Leitlinien G-CSF
Kontrollen: **Anthrazykline-> Gefahr der Kardiotoxizität, auf Herzfunktion achten (Herzecho);** BB, Elektrolyte Gerinnung, Leber- und Retentionswerte, eGFR, Flüssigkeitsbilanz, Ausschluß dritter Raum, Neurotoxizität, MTX-Spiegel.
Dosisreduktion: bei Zytopenie Therapiepausen (keine Dosisreduktion); siehe aktuelle GMALL Therapieempfehlung
Summendosis: Doxorubicin: Gefahr der Kardiotoxizität; max. Summendosis : 550mg/m²
Wechselwirkungen: Protonenpumpeninhibitoren (PPI) können die MTX-Ausscheidung verzögern und so zu erhöhten MTX Plasmaspiegeln führen, daher wird empfohlen, PPI 2 Tage vor bis 2 Tage nach der MTX-Gabe zu pausieren (ggf. durch H₂-Blocker, Tepilta® ersetzen). Ebenfalls Vorsicht ist bei der gleichzeitigen Anwendung von MTX und NSAIDs oder Antibiotika (ß-Lactam-Antibiotika, Sulfonamide, Trimetoprim, Tetracycline, Ciprofloxacin) angezeigt.
Literatur: Multizentrische Therapieoptimierungsstudie für B-ALL und hochmaligne B-NHL bei Erwachsenen (GMALL-B-ALL/NHL 2002); Provencio M et al. Ann Oncol. 2006; 17(6):1027-8, www.kompetenznetz-leukaemie.de

---

060101_0360-4 Block C: GMALL B-ALL/NHL 2002   Indikation: B-ALL/Burkitt Lymphom   ICD-10:C91.0

Block C1 (Tag 49-54), C2 (119-124) Diese Zytostatikatherapie birgt letale Risiken und war Bestandteil der GMALL 2002-Studie (www.kompetenznetz-leukaemie.de). Die Studie ist inzwischen geschlossen und wird als Registerstudie fortgeführt. Vor Beginn der Behandlung sollte unbedingt Kontakt zur Studienzentrale aufgenommen werden. Die Anwendung darf nur durch erfahrene Onkologen und entsprechend ausgebildetes Pflegepersonal erfolgen. Das Protokoll muss im Einzelfall überprüft und der klinischen Situation angepasst werden.

Chemotherapie

Wo	Tag	Substanz	Dosierung	Trägerlösung (ml)	Appl.	Inf.-dauer	Bemerkungen
7,17	7	Rituximab	375 mg/m²	500 ml NaCl 0,9%	i.v.	initial 50mg/h	Protokolltag (PT): 49,119
8,18	1-5	Dexamethason	3x 3.33 mg/m²		p.o.		PT: 50-54,120-124; 10 mg/m²/Tag; Gaben: 1-1-1-0
8,18	1	Vindesin	3 mg/m²		i.v.	B 3min	maximal 5mg abs.; PT: 50,120
8,18	1	Methotrexat	150 mg/m²	500 ml NaCl 0,9%	i.v.	30min	>55J: 50mg/m²; PT: 50,120
8,18	1	Methotrexat	1350 mg/m²	500 ml NaCl 0,9%	i.v.	23h30min	>55J: 450mg/m²; MTX-Spiegelbestimmung und Leukovorin-Rescue gemäß Rescue-Bogen ALL
8,18	4-5	Etoposidphosphat	250 mg/m²	100 ml NaCl 0,9%	i.v.	1h	Menge entspr. Etoposidanteil; PT: 53-54,123-124
8,18	5	Cytarabin	2x 2 g/m²	250 ml NaCl 0,9%	i.v.	3h	jew. alle 12h; >55J: 1g/m²; PT: 54,124; Gaben: 0, +12h

Cave: Keine gleichzeitige Gabe von Etoposidphosphat und Natriumbicarbonat über den gleichen Zugang   **Stammzellapherese:** bei allen Hochrisiko-Patienten ohne Familienspender nach Block C1

Obligate Prä- und Begleitmedikation

Wo	Tag	zeitl. Ablauf	Substanz	Dosierung	Trägerlösung (ml)	Appl.	Inf.-dauer	Bemerkungen
8,18	1-7	1-1-1-1	Amphotericin B-Susp.	500 mg		p.o.		ab Tag 1; 1 Pipette = 500mg; Infektionsprophylaxe
8,18	1-7	0-1-0-0	Cotrimoxazol/Cotrim®forte	960 mg		p.o.		ab Tag 1; Mo,Mi,Fr; Infektionsprophylaxe
7,17	7	1-0-0-0	Paracetamol/Paracetamol ratio®	1000 mg		p.o.		Gabe 1h vor Rituximab
7,17	7	-30min	NaCl 0,9 %		500 ml	i.v.		während der Antikörpergabe
7,17	7	-30min	Clemastin/Tavegil®	2 mg		i.v.	B	
7,17	7	-30min	Dexamethason	8 mg		i.v.	B	obligat vor Erstgabe; dann in Abh. v. Verträglichkeit
8,18	1-3	-2h	NaCl 0,9%		3000 ml	i.v.	24h	im Wechsel mit Gluc 5%, mind. 3000ml/m² insgesamt
8,18	1-3	-	Glucose 5%		1000 ml	i.v.	24h	im Wechsel mit NaCl 0,9%, mind. 3000ml/m² insg.
8,18	5-6	1-1-1-1	Dexa-Sine SE® Augentropfen	2 Trpf.		i.o.		alle 6 Stunden
8,18	5-7	-	NaCl 0,9 %		2000 ml	i.v.	24h	
8,18	4	-15min	NaCl 0,9 %		1000 ml	i.v.	12h	
8,18	1-3	-	KCl 7,45%	20 ml		i.v.		pro 1000ml NaCl 0,9%; (K+-Zielspiegel:3,5-5,1mmol/L)
8,18	1-3	-	NaHCO3 (8,4%)	40 ml		i.v.		pro 1000ml NaCl 0,9% Bewässerung; Ziel Urin-pH >7,5
8,18	1,4-5	-15min	Granisetron/Kevatril®	1 mg		i.v.	B	bei Emesis Dosiserhöhung auf 3 mg
8,18	5	+5h45min, +11h45min	Granisetron/Kevatril®	1 mg		i.v.	B	bei Emesis Dosiserhöhung auf 3 mg
8,18	1	+6h, +12h	Furosemid/Lasix®	40 mg		i.v.	B	
8,18	1-5	2-2-2-2	Natriumbicarbonat/Bicanorm®	1 g		p.o.		
8,18	7	-	G-CSF/Neupogen®	5 µg/kg		s.c.		ab Protokolltag 56(C1), 126(C2): 5 µg/kg (oder 150 µg/m² tägl., bis Granulozyten >1000/µl an 2 aufeinanderfolg. Tagen

Bedarfsmedikation: Metoclopramid; bei Unverträglichkeit Ersatz durch 5-HT₃-Antagonisten; Allopurinol, Rasburicase; Natriumbicarbonat, Osteopenie/-porose -Prophylaxe mit Pamidronat 60mg i.v. alle 3 Monate
FN-Risiko: >20%-> Primärprophylaxe mit Filgrastim/Neupogen®oder Pegfilgrastim/Neulasta®, siehe Kurzfassung Leitlinien G-CSF
Kontrollen: **Anthrazykline -> Gefahr der Kardiotoxizität, auf Herzfunktion achten (Herzecho),** BB, Elektrolyte, Leberwerte, Gerinnung, Retentionswerte, eGFR, Flüssigkeitsbilanz, Ausschluß dritter Raum, Neurotoxizität, MTX-Spiegel
Dosisreduktion: bei Zytopenie Therapiepausen (keine Dosisreduktion); siehe aktuelle GMALL Therapieempfehlung
Summendosis: Doxorubicin: Gefahr der Kardiotoxizität; maximale Summendosis: 550mg/m²
Wechselwirkungen: Protonenpumpeninhibitoren (PPI) können die MTX-Ausscheidung verzögern und so zu erhöhten MTX Plasmaspiegeln führen, daher wird empfohlen, PPI 2 Tage vor bis 2 Tage nach der MTX-Gabe zu pausieren (ggf. durch H₂-Blocker, Tepilta® ersetzen). Ebenfalls Vorsicht ist bei der gleichzeitigen Anwendung von MTX und NSAIDs oder Antibiotika (ß-Lactam-Antibiotika, Sulfonamide, Trimetoprim, Tetracycline, Ciprofloxacin) angezeigt. Keine parallele Gabe von Vindesin und Azolen.
Literatur: Multizentrische Therapieoptimierungsstudie für B-ALL und hochmaligne B-NHL bei Erwachsenen (GMALL-B-ALL/NHL 2002); Provencio M et al. Ann Oncol. 2006; 17(6):1027-8, www.kompetenznetz-leukaemie.de

060101_0360-5 Konsolidierung: GMALL B-ALL/NHL 2002 — Indikation: B-ALL/Burkitt Lymphom — ICD-10:C91.0

Diese Zytostatikatherapie birgt letale Risiken und war Bestandteil der **GMALL 2002-Studie (www.kompetenznetz-leukaemie.de). Die Studie ist inzwischen geschlossen und wird als Registerstudie fortgeführt. Vor Beginn der Behandlung sollte unbedingt Kontakt zur Studienzentrale aufgenommen werden.** Die Anwendung darf nur durch erfahrene Onkologen und entsprechend ausgebildetes Pflegepersonal erfolgen. Das Protokoll muss im Einzelfall überprüft und der klinischen Situation angepasst werden.

Chemotherapie

Wo	Tag	Substanz	Dosierung	Trägerlösung (ml)	Appl.	Inf.-dauer	Bemerkungen
20,23	7	Rituximab	375 mg/m²	500 ml NaCl 0,9%	i.v.	initial 50mg/h	Blocktag 01 (Protokolltag 140,161)

Infusionsgeschwindigkeit Rituximab:
Erstgabe: beginnen mit **50mg/h** für 1 h; danach bei guter Verträglichkeit alle 30min um 50mg/h steigern bis max. 400mg/h
Folgegaben bei komplikationsfreier Erstgabe und nach Ausschluss Risikopatient: Gesamtdosis innerhalb 90min geben
Risikopatienten (max.Tumorlast, Herz-Kreislauf/resp. Erkrankungen, AK-Unverträglichkeit): beginnen mit **25mg/h** für 1h danach alle 30 min um 25mg/h bis max. 200mg/h steigern
Überwachung: erste Stunde alle 15min: RR, HF, Atemfrequenz, Temp., danach 1x/h; NOTFALLWAGEN bereithalten.
Bei allergischer/anaphylaktischer Reaktion (Schüttelfrost, Fieber etc.) SOFORTIGER Infusionsstopp, evtl. Glukokortikoide, intensivmed. Maßnahmen. Bei Symptombesserung langsame Wiederaufnahme: halbierte Inf.-geschwindigkeit der Erstgabe

Rituximab bei initial guter Verträglichkeit: verkürzte Infusionszeit möglich
20% der Dosis: 30min
80% der Dosis: 60min

Obligate Prä- und Begleitmedikation

Wo	Tag	zeitl. Ablauf	Substanz	Dosierung	Trägerlösung (ml)	Appl.	Inf.-dauer	Bemerkungen
20,23	7	0-1-0-0	Cotrimoxazol/Cotrim®forte	960 mg		p.o.		ab Tag 1; Mo,Mi,Fr; Infektionsprophylaxe
20,23	7	1-0-0-0	Paracetamol/Paracetamol ratio®	1000 mg		p.o.		1h vor Rituximab
20,23	7	-30min	NaCl 0,9 %		500 ml	i.v.	*	*während der Chemogabe
20,23	7	-30min	Clemastin/Tavegil®	2 mg		i.v.	B	
20,23	7	-30min	Dexamethason	8 mg		i.v.	B	vor Rituximab-Erstgabe obligat; bei Folgegaben in Abhängigkeit von Verträglichkeit

Bedarfsmedikation: Solu-Decortin® 50 mg i.v. vor und während Rituximab
FN-Risiko: < 10% --> je nach Risikoabwägung, siehe Kurzfassung Leitlinien G-CSF
Kontrollen: Harnsäure, Retentionswerte; während Infusion: Zeichen der Unverträglichkeit/Anaphylaxie, besonders bei Leukozyten > 50 000/µl
Dosisreduktion: bei Zytopenie Therapiepausen (keine Dosisreduktion); siehe aktuelle GMALL Therapieempfehlung
Literatur: Multizentrische Therapieoptimierungsstudie für B-ALL und hochmaligne B-NHL bei Erwachsenen (GMALL-B-ALL/NHL 2002); Provencio M et al. Ann Oncol. 2006; 17(6):1027-8, www.kompetenznetz-leukaemie.de

---

060101_0400-1 Vorphase: GMALL 07/2003 — Indikation: ALL — ICD-10: 91.0

Woche 1

Diese Zytostatikatherapie birgt letale Risiken und war Bestandteil der **GMALL 07/2003-Studie (www.kompetenznetz-leukaemie.de). Die Studie ist inzwischen geschlossen und wird als Registerstudie fortgeführt. Vor Beginn der Behandlung sollte unbedingt Kontakt zur Studienzentrale aufgenommen werden.** Die Anwendung darf nur durch erfahrene Onkologen und entsprechend ausgebildetes Pflegepersonal erfolgen. Das Protokoll muss im Einzelfall überprüft und der klinischen Situation angepasst werden.

Chemotherapie

Tag	Substanz	Dosierung	Trägerlösung (ml)	Appl.	Inf.-dauer	Bemerkungen
1-5	Dexamethason	3x 3.33 mg/m²		p.o.		3 Einzeldosen, insgesamt 10mg/m²; Gaben: 1-1-1-0
1	Methotrexat	15 mg abs.	ad 3 ml Aqua	i.th.	B	vor systemischer Therapie
3-5	Cyclophosphamid	200 mg/m²	250 ml NaCl 0,9%	i.v.	1h	

BCR-ABL- und CD20-Status entscheiden über weitere Therapie:
(Bei Verzögerung der Befunderstellung kann der Beginn von Induktionsphase I um max. 3 Tage verschoben werden)

CD20+ > 20% und Standardrisiko	GMALL 07/2003+Rituximab
BCR-ABL+	GMALL 07/2003 mit Imatinib parallel zur Induktionstherapie
alle anderen ALL-Patienten	GMALL 07/2003

Tag 1:
Liquorpunktion: Verschiebung bei Thrombozyten < 20 000 trotz Substitution, manifestierten Gerinnungsstörungen, hoher Leukozyten-/Blastenzahl im peripheren Blutbild
Knochenmarkpunktion, Einsendung MRD

bei initialer Granulozytopenie < 500/µl: G-CSF 5µg/kg s.c. ab Tag 1

Obligate Prä- und Begleitmedikation

Tag	zeitl. Ablauf	Substanz	Dosierung	Trägerlösung (ml)	Appl.	Inf.-dauer	Bemerkungen
1-5	1-1-1-1	Amphotericin B-Susp./Ampho-Moronal®	5 ml		p.o.		5ml = 500mg
1-5	1-0-0-0	Sucralfat/Ulcogant Btl.®	1 Btl.		p.o.		
1-5	1-0-0-0	Allopurinol/Zyloric®	300 mg		p.o.		Dosis nach Harnsäurewert
1-28	0-1-0-0	Cotrimoxazol/Cotrim®forte	960 mg		p.o.		ab Tag 1 Mo,Mi,Fr
1-5	-30min	NaCl 0,9 %		2000 ml	i.v.	24h	
1-5	-	NaHCO3 (8,4%)	40 ml	in NaCl 0,9%	i.v.		40 ml NaHCO3 (8,4%) / 1000 ml NaCl 0,9%; Ziel Urin-pH > 7,4
3-5	-30min	Granisetron/Kevatril®	1 mg		i.v.	15min	
3-5	0, +4h, +8h	Mesna/Uromitexan®	40 mg/m²		i.v.	15min	

Bedarfsmedikation: Allopurinol/Zyloric® nach Harnsäurewert; Alkalisierung; Metoclopramid/Paspertin® p.o. oder i.v.; Osteopenie/-porose -Prophylaxe mit Pamidronat 60mg i.v. alle 3 Monate
FN-Risiko: 10-20%-> je nach Risikoabwägung als Primärprophylaxe, bei FN im 1. Zyklus als Sekundärprophylaxe, siehe Kurzfassung Leitlinien G-CSF
Kontrollen: Blutbild, Elektrolyte, Retentionswerte, eGFR, Harnsäure, LDH, Flüssigkeitsbilanz, Leberwerte
Dosisreduktion: siehe Dosismodifikationstabelle
Literatur: Siehe aktuelle Therapieempfehlung der GMALL Studiengruppe: www.kompetenznetz-leukaemie.de

060101_0400-2 Induktion I: GMALL 07/2003 — Indikation: ALL — ICD-10: 91.0

Woche 1-3

Diese Zytostatikatherapie birgt letale Risiken und war Bestandteil der **GMALL 07/2003-Studie (www.kompetenznetz-leukaemie.de). Die Studie ist inzwischen geschlossen und wird als Registerstudie fortgeführt. Vor Beginn der Behandlung sollte unbedingt Kontakt zur Studienzentrale aufgenommen werden.** Die Anwendung darf nur durch erfahrene Onkologen und entsprechend ausgebildetes Pflegepersonal erfolgen. Das Protokoll muss im Einzelfall überprüft und der klinischen Situation angepasst werden.

Chemotherapie

Tag	Substanz	Dosierung	Trägerlösung (ml)	Appl.	Inf.-dauer	Bemerkungen
6-7,13-16	Dexamethason	3x 3.33 mg/m²		p.o.		3 Einzeldosen, insgesamt 10 mg/m², kein Ausschleichen; Gaben: 1-1-1-0
6,13,20	Vincristin	2 mg abs.	unverdünnt	i.v.	B	max. 2 mg absout
6-7,13-14	Daunorubicin	45 mg/m²		i.v.	B 15min	>55J: 30mg/m²
20	PEG-Asparaginase/Oncaspar®	2000 U/m²	100 ml NaCl 0,9%	i.v.	2h	max. 1 Ampulle (entspr. 3750U); >55J: 1000U/m²

Wenn Ph/ bcr-abl positiv:
Imatinib/Glivec® 600mg/d p.o. ab Induktion 1 bis Tx
Monitoring auf Hepatotoxizität erforderlich
Kein Daunorubicin

Knochenmarkpunktion Tag 0 und 11:
Tag 0 (Diagnose): MRD-Bestimmung einschicken (siehe aktuelle GMALL Therapieempfehlung)
Tag 11: Remissionskontrolle (Blastenanteil)

Patienten mit initial Granulozyten <500/µl (bei Diagnose oder Tag 1-5):
bei CR oder PR an Tag 11: ggf. Verschiebung der Therapie ab Tag 11 (Daunorubicin/Dexamethason/Vincristin) bis Granulozyten >500/µ (maximal 1 Woche)
bei Therapieversagen/Progredienz: Therapiefortsetzung

PEG-Asparaginase-Aktivitätsmessung:
Tag 21 (bzw am Morgen nach der Applik.)
Tag 27 und Tag 34

Achtung: Strahlentherapie anmelden
KM-Punktion Tag 0 und 11

Obligate Prä- und Begleitmedikation

Tag	zeitl. Ablauf	Substanz	Dosierung	Trägerlösung (ml)	Appl.	Inf.-dauer	Bemerkungen
1-20	1-1-1-1	Amphotericin B-Susp./Ampho-Moronal®	5 ml		p.o.		5ml = 500mg
1-19	1-0-0-0	Sucralfat/Ulcogant Btl.®	1 Btl.		p.o.		
6-7,13-14	-15min	NaCl 0,9 %		1000 ml	i.v.	4h	
6-7,13-14	-15min	Granisetron/Kevatril®	1 mg		i.v.	B	
20	-15min, +4h	Metoclopramid/Paspertin®/Gastrosil®	50 mg		i.v.	B15min	
20	-15min	NaCl 0,9 %		500 ml	i.v.	2h	
6-14	0-1-0-0	Cotrimoxazol/Cotrim®forte	960 mg		p.o.		kontinuierlich Mo,Mi,Fr
6-20	1-0-0-0	G-CSF/Neupogen®	5 µg/kg		s.c.		ab Tag 6: 5µg/kg (oder 150 mg/m²) tägl., bis Granulozyten >1 000/µl an 2 Tagen. Bei initialer Granulozytopenie<500/µl: ab Tag 1

Bedarfsmedikation: Metoclopramid/Paspertin® p.o. oder i.v., Granisetron/Kevatril® i.v.; Heparin/Liquemin® 2 500-10 000IE i.v., Allopurinol/Zyloric®, Lactulose/Bifiteral® Osteopenie/-porose -Prophylaxe mit Pamidronat 60mg i.v. alle 3 Monate
FN-Risiko: >20%-> Primärprophylaxis mit Filgrastim/Neupogen® oder Pegfilgrastim/Neulasta®, siehe Kurzfassung Leitlinien G-CSF
Kontrollen: Blutbild, Elektrolyte; während Asparaginase-Gabe: täglich Quick, PTT, Fibrinogen, AT III, BZ, ; 2x/Woche Amylase, Lipase; AP, Bilirubin, Transaminasen; Monomer-Bestimmung ab d6 der Asparaginase-Gabe, Asparaginase-Spiegel; Nieren- u. Neurotoxizität.
Dosisreduktion: **Asparaginase:** Fibrinogen <80mg/dl -> FFP-Gabe; Quick <30% und Fibrinogen <50mg/dl -> FFP-Gabe und keine L-Asparaginase; AT III-Abfall (<70%) oder positive Fibrinmonomere-> Heparin/Liquemin® 5 000IE/24h, Kontraindikation: Thromboseneigung, schwere Gerinnungsstörung, Leberschädigung, Z.n. Pankreatitis; **Daunorubicin:** DR auf 50%, wenn Bilirubin >2mg/dl, Kontraindikation bei Bilirubin >5mg/dl; **Vincristin:** DR bei Neurotoxizität und Leberinsuffizienz, Kontraindikation bei Bilirubin >5 mg/dl - außer bei Hämolyse; Details siehe aktuelle GMALL Therapieempfehlung
Summendosis: **Daunorubicin** >550mg/m²: Gefahr der Kardiotoxizität
Literatur: Siehe aktuelle Therapieempfehlung der GMALL Studiengruppe: www.kompetenznetz-leukaemie.de; Provencio M et al., Ann Oncol 2006; 17(6):1027-8

060101_0400-3 Induktion II: GMALL 07/2003 — Indikation: ALL — ICD-10: 91.0

Woche 4-7 (Wo 4: Tag 22-28, Wo 5: Wo 29-35, Wo 6: Tag 36-42, Wo 7: Tag 43-49)

Diese Zytostatikatherapie birgt letale Risiken und war Bestandteil der **GMALL 07/2003-Studie (www.kompetenznetz-leukaemie.de). Die Studie ist inzwischen geschlossen und wird als Registerstudie fortgeführt. Vor Beginn der Behandlung sollte unbedingt Kontakt zur Studienzentrale aufgenommen werden.** Die Anwendung darf nur durch erfahrene Onkologen und entsprechend ausgebildetes Pflegepersonal erfolgen. Das Protokoll muss im Einzelfall überprüft und der klinischen Situation angepasst werden.

Chemotherapie

Tag	Substanz	Dosierung	Trägerlösung (ml)	Appl.	Inf.-dauer	Bemerkungen
33-53	Mercaptopurin	60 mg/m²		p.o.		1 Einzeldosis, morgens nüchtern; Gaben: 1-0-0-0
28,35,42	Methotrexat	15 mg abs.	ad 3 ml Aqua	i.th.	B	Thrombozyten >20 000/µl
26,46	Cyclophosphamid	1000 mg/m²	500 ml NaCl 0,9%	i.v.	1h	
28-31,35-38,42-45	Cytarabin	75 mg/m²	250 ml NaCl 0,9%	i.v.	1h	

Achtung:
Tag 26 und 46 Knochenmarkpunktion
Proben zur MRD-Bestimmung einschicken
ZNS-Bestrahlung
Tag 26 bis 46 ZNS-Bestrahlung mit 24 Gy
siehe aktuelle GMALL Therapieempfehlung

bei T-ALL mit Mediastinal-Tumor: CT-Kontrolle Tag 26 und Tag 46, ggf. Mediastinalbestrahlung (siehe aktuelle GMALL Therapieempfehlung)

Achtung: nach Tagen 26 und 46 Protokoll zur Prophylaxe verzögerter Emesis (Rücksprache OA bzgl. Dexamethason)

Obligate Prä- und Begleitmedikation

Tag	zeitl. Ablauf	Substanz	Dosierung	Trägerlösung (ml)	Appl.	Inf.-dauer	Bemerkungen
22-49	1-1-1-1	Amphotericin B-Susp.	5 ml		p.o.		5 ml = 500 mg
22-49	0-1-0-0	Cotrimoxazol/Cotrim®forte	960 mg		p.o.		Mo,Mi,Fr
26,46	-15min	NaCl 0,9 %		1000 ml	i.v.	4h	
28,35,42	-15min	NaCl 0,9 %		500 ml	i.v.	1h15min	
29-31,36-38,43-45	-15min	NaCl 0,9 %		500 ml	i.v.	1h	
26,28-31,35-38,42-45	-15min	Granisetron/Kevatril®	1 mg		i.v.	B	
26,46	-15min	Dexamethason	8 mg		i.v.	B	
26,46	-15min, +4h, +8h	Mesna/Uromitexan®	200 mg/m²		i.v.	B	
26-46	morgens	G-CSF/Neupogen®	5 µg/kg		s.c.		morgens; bis Granulozyten >1 000/µl

Bedarfsmedikation: Dexamethason/Fortecortin®, Metoclopramid/Paspertin®, Allopurinol/Zyloric® nach Harnsäure; Sucralfat/Ulcogant® Osteopenie/-porose -Prophylaxe mit Pamidronat 60mg i.v. alle 3 Monate
FN-Risiko: >20%--> Primärprophylaxis mit Filgrastim/Neupogen® oder Pegfilgrastim/Neulasta®, siehe Kurzfassung Leitlinien G-CSF
Kontrollen: Blutbild, Elektrolyte, Leberwerte, Gerinnung, Retentionswerte, Kreatinin-Clearance, Harnsäure, Asparaginase-Monitoring Tag 27, 34
Dosisreduktion: wenn Allopurinol nötig, dann 6-Mercaptopurin auf 1/3 der Dosis reduzieren (Potenzierung); bei Zytopenie Therapiepausen (keine Dosisreduktion); näheres siehe aktuelle GMALL Therapieempfehlung
Wechselwirkungen: **Keine gleichzeitige Gabe von Mercaptopurin und Allopurinol** (s. auch Spalte Dosisreduktion)
Literatur: Siehe aktuelle Therapieempfehlung der GMALL Studiengruppe: www.kompetenznetz-leukaemie.de; Provencio M et al., Ann Oncol 2006; 17(6):1027-8

Kapitel 1 · Akute Leukämien

060101_0400-4 Konsolidierung I: GMALL 07/2003 — Indikation: ALL — ICD-10: 91.0

Woche 11

Diese Zytostatikatherapie birgt letale Risiken und war Bestandteil der GMALL 07/2003-Studie (www.kompetenznetz-leukaemie.de). Die Studie ist inzwischen geschlossen und wird als Registerstudie fortgeführt. Vor Beginn der Behandlung sollte unbedingt Kontakt zur Studienzentrale aufgenommen werden. Die Anwendung darf nur durch erfahrene Onkologen und entsprechend ausgebildetes Pflegepersonal erfolgen. Das Protokoll muss im Einzelfall überprüft und der klinischen Situation angepasst werden.

Chemotherapie

Tag	Substanz	Dosierung	Trägerlösung (ml)	Appl.	Inf.-dauer	Bemerkungen
1	Vindesin	3 mg/m²	5 ml NaCl 0,9%	i.v.	B 3 min	max. 5mg abs.; Trägerlösung ad 5ml NaCl 0,9%
1	Methotrexat	150 mg/m²	50 ml NaCl 0,9%	i.v.	30min	>55J: 100mg/m²
1	Methotrexat	1350 mg/m²	450 ml NaCl 0,9%	i.v.	23h30min	>55J: 900mg/m²
1-5	Dexamethason	3x 3.33 mg/m²		p.o.		3 Einzeldosen, insgesamt 10 mg/m²; Gaben: 1-1-1-0
4-5	Etoposidphosphat	250 mg/m²	250 ml NaCl 0,9%	i.v.	1h	Dosis entspr. Etoposidanteil
5	Cytarabin	2x 2000 mg/m²	250 ml NaCl 0,9%	i.v.	3h	jeweils alle 12h: 2g/m²; >55J: 1g/m² alle 12h; Gaben: 0, +12
12	Cytarabin	40 mg abs.	ad 2 ml Aqua	i.th.	B	
12	Dexamethason	4 mg abs.	unverdünnt	i.th.	B	
12	Methotrexat	15 mg abs.	ad 3 ml Aqua	i.th.	B	

Tag 1: Knochenmarkpunktion; MRD-Bestimmung: siehe aktuelle GMALL Therapieempfehlung | MTX-Spiegelbestimmung und Leukovorin-Rescue gemäß **Leukovorin-Rescue-Bogen ALL**

Obligate Prä- und Begleitmedikation

Tag	zeitl. Ablauf	Substanz	Dosierung	Trägerlösung (ml)	Appl.	Inf.-dauer	Bemerkungen
1-5	1-0-0-0	Sucralfat/Ulcogant Btl.®	1 Btl.		p.o.		
1-4	2-2-2-2	Natriumbicarbonat/Bicanorm®	1 g		p.o.		
1-14	0-1-0-0	Cotrimoxazol/Cotrim®forte	960 mg		p.o.		Mo,Mi,Fr
1-14	1-1-1-1	Amphotericin B-Susp.	5 ml		p.o.		5 ml = 500 mg
1-3	-2h	NaCl 0,9%		3000 ml	i.v.	24h	Glucose+NaCl im Wechsel; mind. 3000ml/m² insg.
1-3	-2h	Glucose 5%		1000 ml	i.v.	24h	Glucose+NaCl im Wechsel; mind. 3000ml/m² insg.
1-3	-	KCl 7,45% (1mmol K⁺/ml)	20 ml	1000 ml NaCl / Glucose Bewässerung	i.v.		pro 1000 ml Bewässerung; K+-Kontrollen (K+-Zielspiegel: 3,5-5,1 mmol/L)
1-3	-	NaHCO3 (8,4%)	40 ml	1000 ml in Bewässerung	i.v.		pro 1000 ml Bewäss.;Ziel Urin-pH >7,4 (1ml=1mmol)
5-7	-	NaCl 0,9%		2000 ml	i.v.	24h	
4	-15min	NaCl 0,9 %		1000 ml	i.v.	12h	
1,4-5	-15min	Granisetron/Kevatril®	3 mg		i.v.	B	
1	+6h, +12h	Furosemid/Lasix®	40 mg		i.v.	B	
5	+11h45min	Granisetron/Kevatril®	1 mg		i.v.	B	
5-6	1-1-1-1-1-1	Dexa-Sine SE® Augentropfen	2 Trpf.		i.o.		Augentr. 2-stündlich, abwechselnd NaCl- und Dexa-AT
5-12	1-1-1-1-1-1	NaCl-Augentropfen (0,9%)	2 Trpf.		i.o.		d 5 und d 6 im Wechsel mit Dexamethason-AT
7-16	1-0-0-0	G-CSF/Neupogen®	5 µg/kg		s.c.		bis Granulozyten > 1000/µl

Bedarfsmedikation: Metoclopramid, Natriumbicarbonat p.o., Furosemid i.v.; Osteopenie/-porose -Prophylaxe mit Pamidronat 60mg i.v. alle 3 Monate
FN-Risiko: >20%--> Primärprophylaxe mit Filgrastim/Neupogen® oder Pegfilgrastim/Neulasta®, siehe Kurzfassung Leitlinien G-CSF
Kontrollen: Blutbild, Elektrolyte, Leberwerte, Gerinnung, Retentionswerte, eGFR, Flüssigkeitsbilanz, Ausschluß dritter Raum, Neurotoxizität, MTX-Spiegel
Dosisreduktion: bei Zytopenie Therapiepausen (keine Dosis-Red.); bei cerebellären & cerebralen Symptomen Therapie-Abbruch; MTX & Etoposidphosphat: DR bei Nieren- u. Leberinsuffizienz; näheres siehe aktuelle GMALL Therapieempfehlung; Vindesin: DR bei Leber- & Neurotoxizität
Wechselwirkungen: Protonenpumpeninhibitoren (PPI) können die MTX-Ausscheidung verzögern und so zu erhöhtem MTX Plasmaspiegel führen, daher wird empfohlen, PPI 2 Tage vor bis 2 Tage nach der MTX-Gabe zu pausieren (ggf. durch H2-Blocker, Tepilta® ersetzen). Ebenfalls Vorsicht ist bei der gleichzeitigen Anwendung von MTX und NSAIDs oder Antibiotika (ß-Lactam-Antibiotika, Sulfonamide, Trimetoprim, Tetracycline, Ciprofloxacin) angezeigt.
Literatur: Siehe aktuelle Therapieempfehlung der GMALL Studiengruppe: www.kompetenznetz-leukaemie.de

---

060101_0400-5 Konsolidierung II, III, VI: GMALL 07/2003 — Indikation: ALL — ICD-10: 91.0

ab Woche 16, 30, 46

Diese Zytostatikatherapie birgt letale Risiken und war Bestandteil der GMALL 07/2003-Studie (www.kompetenznetz-leukaemie.de). Die Studie ist inzwischen geschlossen und wird als Registerstudie fortgeführt. Vor Beginn der Behandlung sollte unbedingt Kontakt zur Studienzentrale aufgenommen werden. Die Anwendung darf nur durch erfahrene Onkologen und entsprechend ausgebildetes Pflegepersonal erfolgen. Das Protokoll muss im Einzelfall überprüft und der klinischen Situation angepasst werden.

Chemotherapie

Tag	Substanz	Dosierung	Trägerlösung (ml)	Appl.	Inf.-dauer	Bemerkungen
1-7,15-21	Mercaptopurin	60 mg/m²		p.o.		Gaben: 1-0-0-0
1,15	Methotrexat	150 mg/m²	50 ml NaCl 0,9%	i.v.	30min	>55J: 100mg/m²
1,15	Methotrexat	1350 mg/m²	450 ml NaCl 0,9%	i.v.	23h30min	>55J: 900mg/m²
2,16	PEG-Asparaginase/Oncaspar®	2000 U/m²	100 ml NaCl 0,9%	i.v.	2h	1000 U/m² bei >55J; max. Dosis 3750 U (entspr. 1 Ampulle)

Knochenmarkpunktion jeweils an **Tag 1:** Proben zur MRD-Bestimmung: Tag 1 Woche 16 und 30. Verschiebung HDMTX/Asparaginase bis Granulozyten >1 000/µl, Thrombozyten >50 000/µl | Asparaginase-Aktivitätsmessung: Tag 3, 9, (16), 17, 23, 30 | MTX-Spiegelbestimmung und Leukovorin-Rescue gemäß **Leukovorin-Rescue-Bogen ALL**

Obligate Prä- und Begleitmedikation

Tag	zeitl. Ablauf	Substanz	Dosierung	Trägerlösung (ml)	Appl.	Inf.-dauer	Bemerkungen
1-30	0-1-0-0	Cotrimoxazol/Cotrim®forte	960 mg		p.o.		ab Tag 1; Mo, Mi, Fr; Infektionsprophylaxe
1-30	1-1-1-1	Amphotericin B-Susp.	5 ml		p.o.		5 ml = 500 mg
1-2,15-16	2-2-2-2	Natriumbicarbonat/Bicanorm®	1 g		p.o.		bei Bedarf
1-3,15-17	-15min	NaCl 0,9%		3000 ml	i.v.	24h	NaCl+Glucose über 24h im Wechsel
1-3,15-17	-	Glucose 5%		1000 ml	i.v.	24h	NaCl+Glucose über 24h im Wechsel
1-3,15-17	-	KCl 7,45% (1mmol K⁺/ml)	20 ml	in 1000ml NaCl / Glucose Bewässerung	i.v.		20 ml pro 1000 ml Bewässerung, nach K+-Kontrolle (K+-Zielspiegel: 3,5-5,1mmol/L)
1-3,15-17	-	NaHCO3 (8,4%)	40 ml	in 1000 ml Bewässerung	i.v.		40 mval pro 1000 ml Bewässerung, Ziel Urin-pH >7,5
1,15	-15min	Dexamethason	20 mg		i.v.	B	
1,15	-15min	Granisetron/Kevatril®	1 mg		i.v.	B	
1,15	+6h, +12h	Furosemid/Lasix®	40 mg		i.v.	B	

Bedarfsmedikation: Metoclopramid/Paspertin® p.o. oder i.v., Granisetron/Kevatril® i.v., Osteopenie/-porose -Prophylaxe mit Pamidronat 60mg i.v. alle 3 Monate
FN-Risiko: >20%
Kontrollen: BB, Elektrolyte, Retentionswerte, eGFR, Flüssigkeitsbilanz, Ausschluß dritter Raum; während Asparaginase täglich: Quick, PTT, ATIII, Fibrinogen, Blutzucker; 2x/Woche: Amylase, Lipase, AP, Bilirubin, Transaminasen, Monomer-Bestimmung ab d6 Asparaginase-Spiegel, Nieren-, Neurotoxizität; MTX-Spiegel 24h, 36h, 42h, 48h nach MTX-Start; Knochenmarkpunktion Woche 16, 30
Dosisreduktion: L-Asparaginase: Fibrinogen <80mg/dl -> FFP-Gabe, Quick <30% und Fibrinogen <50mg/dl -> FFP-Gabe und L-Asparaginase stoppen; AT III-Abfall oder pos. Monomere -> Heparin/Liquemin® 5000IE/24h; bei Zytopenie Therapiepause (keine Dosisreduktion); wenn Allopurinol nötig, dann Mercaptopurin auf 1/3 der Dosis reduzieren; MTX-Dosisreduktion bei renaler, hepatischer Insuffizienz, 3. Raum
Wechselwirkungen: Protonenpumpeninhibitoren (PPI) können die MTX-Ausscheidung verzögern und so zu erhöhtem MTX Plasmaspiegel führen, daher wird empfohlen, PPI 2 Tage vor bis 2 Tage nach der MTX-Gabe zu pausieren (ggf. durch H2-Blocker, Tepilta® ersetzen). Ebenfalls Vorsicht ist bei der gleichzeitigen Anwendung von MTX und NSAIDs oder Antibiotika (ß-Lactam-Antibiotika, Sulfonamide, Trimetoprim, Tetracycline, Ciprofloxacin) angezeigt.
Literatur: Siehe aktuelle Therapieempfehlung der GMALL Studiengruppe: www.kompetenznetz-leukaemie.de

060101_0400-8 Reinduktion I: GMALL 07/2003   Indikation: ALL   ICD-10: 91.0

Woche 22,23

Chemotherapie

Diese Zytostatikatherapie birgt letale Risiken und war Bestandteil der **GMALL 07/2003-Studie (www.kompetenznetz-leukaemie.de). Die Studie ist inzwischen geschlossen und wird als Registerstudie fortgeführt. Vor Beginn der Behandlung sollte unbedingt Kontakt zur Studienzentrale aufgenommen werden.** Die Anwendung darf nur durch erfahrene Onkologen und entsprechend ausgebildetes Pflegepersonal erfolgen. Das Protokoll muss im Einzelfall überprüft und der klinischen Situation angepasst werden.

Tag	Substanz	Dosierung	Trägerlösung (ml)	Appl.	Inf.-dauer	Bemerkungen
1-14	Prednisolon	3x 20 mg/m²		p.o.		Gesamttagesdosis 60 mg/m², Dosis ab Tag 15 in 3 Etappen zu je 3 Tagen ausschleichen; Gaben: 1-1-1-0
1	Cytarabin	40 mg abs.	ad 2ml Aqua	i.th.	B	
1	Dexamethason	4 mg abs.	unverdünnt	i.th.	B	
1	Methotrexat	15 mg abs.	ad 3ml Aqua	i.th.	B	
1,7	Vindesin	3 mg/m²	NaCl 0,9% ad 5ml	i.v.	B	maximale Einzeldosis: 5mg
1,7	Doxorubicin	50 mg/m²	unverdünnt	i.v.	B15min	

Achtung: Knochenmarkpunktion Tag 1:
Proben zur MRD-Bestimmung einschicken (siehe aktuelle GMALL Therapieempfehlung)

Obligate Prä- und Begleitmedikation

Tag	zeitl. Ablauf	Substanz	Dosierung	Trägerlösung (ml)	Appl.	Inf.-dauer	Bemerkungen
1-14	0-1-0-0	Cotrimoxazol/Cotrim®forte	960 mg		p.o.		ab Tag 1; Mo, Mi, Fr; Infektionsprophylaxe
1-14	1-1-1-1	Amphotericin B-Susp.	5 ml		p.o.		5 ml = 500 mg
1-14	1-0-0-0	Sucralfat/Ulcogant Btl.®	1 Btl.		p.o.		ab Tag 1, bis Prednisolon ausgeschlichen
1,7	-15min	NaCl 0,9 %		1000 ml	i.v.	4h	
1,7	-15min	Granisetron/Kevatril®	1 mg		i.v.	B15min	

Bedarfsmedikation: Granisetron/Kevatril® i.v.; Obstipationsprophylaxie; Allopurinol/Zyloric®, Osteopenie-/porose -Prophylaxe mit Pamidronat 60mg i.v. alle 3 Monate
FN-Risiko: >20%
Kontrollen: Blutbild, Elektrolyte, Leberwerte, Gerinnung, Retentionswerte, eGFR, Herzfunktion, Neurotoxizität, Knochenmarkpunktion Woche 22
Dosisreduktion: bei Zytopenie Therpiepausen (keine DR), Doxorubicin: DR um 50% bei Bilirubin >2g/dl, KI bei Bilirubin >5g/dl; Vindesin: DR um 50% bei ausgeprägter Parästhesie; KI bei Paresen, Ileus; DR bei Leberinsuffizienz: siehe aktuelle GMALL Therapieempfehlung
Summendosis: **Doxorubicin:** >550mg/m², Gefahr der Kardiotoxizität
Literatur: Siehe aktuelle Therapieempfehlung der GMALL Studiengruppe: www.kompetenznetz-leukaemie.de

---

060101_0400-9 Reinduktion II: GMALL 07/2003   Indikation: ALL   ICD-10: 91.0

Woche 24,25

Chemotherapie

Diese Zytostatikatherapie birgt letale Risiken und war Bestandteil der **GMALL 07/2003-Studie (www.kompetenznetz-leukaemie.de). Die Studie ist inzwischen geschlossen und wird als Registerstudie fortgeführt. Vor Beginn der Behandlung sollte unbedingt Kontakt zur Studienzentrale aufgenommen werden.** Die Anwendung darf nur durch erfahrene Onkologen und entsprechend ausgebildetes Pflegepersonal erfolgen. Das Protokoll muss im Einzelfall überprüft und der klinischen Situation angepasst werden.

Tag	Substanz	Dosierung	Trägerlösung (ml)	Appl.	Inf.-dauer	Bemerkungen
1-14	Tioguanin	60 mg/m²		p.o.		mit viel Flüssigkeit, bevorzugt nüchtern; Gaben: 1-0-0-0
1	Cytarabin	40 mg abs.	ad 2 ml Aqua	i.th.	B	
1	Dexamethason	4 mg abs.	unverdünnt	i.th.	B	
1	Methotrexat	15 mg abs.	ad 3 ml Aqua	i.th.	B	
1	Cyclophosphamid	1000 mg/m²	500 ml NaCl 0,9%	i.v.	1h	
3-6,10-13	Cytarabin	75 mg/m²	250 ml NaCl 0,9%	i.v.	1h	

Achtung: Tag 1 (Blocktag 15) Liquorpunktion

Nach Reinduktion II bis Beginn Konsolidation III:
Erhaltungstherapie:
(Granulozyten > 1 500/µl, Thrombozyten > 100 000/µl, Hb > 10g/dl)

6-Mercaptopurin	60mg/m² p.o. 1-0-0-0 täglich
Methotrexat	20mg/m² i.v. 1x wöchentlich

Obligate Prä- und Begleitmedikation

Tag	zeitl. Ablauf	Substanz	Dosierung	Trägerlösung (ml)	Appl.	Inf.-dauer	Bemerkungen
1-14	0-1-0-0	Cotrimoxazol/Cotrim®forte	960 mg		p.o.		ab Tag 1; Mo, Mi, Fr; Infektionsprophylaxe; wenn Granulozyten <500/µl, dann täglich
1-14	1-1-1-1	Amphotericin B-Susp.	5 ml		p.o.		5 ml = 500 mg
1-14	1-0-0-0	Sucralfat/Ulcogant Btl.®	1 Btl.		p.o.		kontinuierlich bis Prednisolon ausgeschlichen
1	-15min	NaCl 0,9 %		1000 ml	i.v.	4h	
1	-15min	Dexamethason	8 mg		i.v.	B	
1	-15min	Granisetron/Kevatril®	1 mg		i.v.	B	
1	0, +4h, +8h	Mesna/Uromitexan®	200 mg/m²		i.v.	B	
2	1-0-0-1	Dexamethason	8 mg		p.o.		= Prophylaxe verzögerte Emesis
3-6,10-13	-15min	NaCl 0,9 %		500 ml	i.v.	2h	
3-6,10-13	-15min	Dexamethason	8 mg		i.v.	B	
3-6,10-13	-15min	Granisetron/Kevatril®	1 mg		i.v.	B	

Bedarfsmedikation: Granisetron/Kevatril®, Metoclopramid/Paspertin® Osteopenie-/porose -Prophylaxe mit Pamidronat 60mg i.v. alle 3 Monate
FN-Risiko: >20%
Kontrollen: Blutbild, Elektrolyte, Leberwerte, Gerinnung, Retentionswerte, eGFR, Harnsäure
Dosisreduktion: Tioguanin, Cyclophosphamid: Leber- und Nierenfunktionsstörung (Cyclophosphamid: siehe Dosismodifikationstabelle), bei Zytopenie Therapiepausen (keine Dosisreduktion); MTX: siehe Dosismodifikationstabelle
Infektionsprophylaxe: Amphotericin B (Ampho-Moronal®)-Suspension 5 ml 1-1-1-1
Literatur: Siehe aktuelle Therapieempfehlung der GMALL Studiengruppe: www.kompetenznetz-leukaemie.de

Kapitel 1 · Akute Leukämien

060101_0400-10 Konsolidierung IV: GMALL 07/2003 — Indikation: ALL — ICD-10: 91.0

Woche 36

Chemotherapie

Diese Zytostatikatherapie birgt letale Risiken und war Bestandteil der **GMALL 07/2003-Studie (www.kompetenznetz-leukaemie.de). Die Studie ist inzwischen geschlossen und wird als Registerstudie fortgeführt. Vor Beginn der Behandlung sollte unbedingt Kontakt zur Studienzentrale aufgenommen werden.** Die Anwendung darf nur durch erfahrene Onkologen und entsprechend ausgebildetes Pflegepersonal erfolgen. Das Protokoll muss im Einzelfall überprüft und der klinischen Situation angepasst werden.

Tag	Substanz	Dosierung	Trägerlösung (ml)	Appl.	Inf.-dauer	Bemerkungen
1,3,5	Cytarabin	1000 mg/m²	250 ml NaCl 0,9%	i.v.	3h	
6	Cytarabin	40 mg abs.	ad 2ml Aqua	i.th.	B	
6	Dexamethason	4 mg abs.	unverdünnt	i.th.	B	
6	Methotrexat	15 mg abs.	ad 3ml Aqua	i.th.	B	

Zwischen Konsolidation IV und V:
Erhaltungstherapie mit 6-Mercaptopurin/Methotrexat

Obligate Prä- und Begleitmedikation

Tag	zeitl. Ablauf	Substanz	Dosierung	Trägerlösung (ml)	Appl.	Inf.-dauer	Bemerkungen
1-7	0-1-0-0	Cotrimoxazol/Cotrim®forte	960 mg		p.o.		ab Tag 1; Mo, Mi, Fr; Infektionsprophylaxe
1-7	1-1-1-1	Amphotericin B-Susp.	5 ml		p.o.		5 ml = 500 mg
1,3,5	-15min	NaCl 0,9 %		2000 ml	i.v.	24h	
1,3,5	-15min	Dexamethason	8 mg		i.v.	15min	
1,3,5	-15min	Granisetron/Kevatril®	1 mg		i.v.	15min	
1-6	1-1-1-1-1-1	Dexa-Sine SE® Augentropfen	2 Trpf.		i.o.		Augentropfen 2-stündlich mit abwechselnd NaCl- und Dexamethason-AT
1-8	1-1-1-1-1-1	NaCl-Augentropfen (0,9%)	2 Trpf.		i.o.		Augentropfen 2-stündlich, bis d 6 mit abwechselnd NaCl- und Dexamethason-AT

Bedarfsmedikation: Metoclopramid/Paspertin®, Osteopenie/-porose -Prophylaxe mit Pamidronat 60mg i.v. alle 3 Monate
FN-Risiko: 10-20%
Kontrollen: Blutbild, Elektrolyte, Leberwerte, Gerinnung, Retentionswerte, eGFR, Diurese, Neurotoxizität
Dosisreduktion: bei cerebellären und zerebralen Symptomen, Exanthem, Bilirubin >3,0mg/dl, GOT-, AP-Anstieg: Cytarabin stoppen; bei Zytopenie Therapiepausen (keine Dosisreduktion); Dosisreduktion: Nieren-/Leberinsuffizienz (siehe Dosismodifikationstabelle)
Literatur: Siehe aktuelle Therapieempfehlung der GMALL Studiengruppe: www.kompetenznetz-leukaemie.de

---

060101_0400-11 Konsolidierung V: GMALL 07/2003 — Indikation: ALL — ICD-10: 91.0

Woche 41

Chemotherapie

Diese Zytostatikatherapie birgt letale Risiken und war Bestandteil der **GMALL 07/2003-Studie (www.kompetenznetz-leukaemie.de). Die Studie ist inzwischen geschlossen und wird als Registerstudie fortgeführt. Vor Beginn der Behandlung sollte unbedingt Kontakt zur Studienzentrale aufgenommen werden.** Die Anwendung darf nur durch erfahrene Onkologen und entsprechend ausgebildetes Pflegepersonal erfolgen. Das Protokoll muss im Einzelfall überprüft und der klinischen Situation angepasst werden.

Tag	Substanz	Dosierung	Trägerlösung (ml)	Appl.	Inf.-dauer	Bemerkungen
1	Cytarabin	40 mg abs.	ad 2ml Aqua	i.th.	B	
1	Dexamethason	4 mg abs.	unverdünnt	i.th.	B	
1	Methotrexat	15 mg abs.	ad 3ml Aqua	i.th.	B	
1	Cyclophosphamid	1000 mg/m²	500 ml NaCl 0,9%	i.v.	1h	
1	Cytarabin	500 mg/m²	250 ml NaCl 0,9%	i.v.	23h	

Tag 1: KMP und Remissionskontrolle (MRD-Bestimmung entfällt) | **Achtung:** nach Tag 1 Protokoll zur Prophylaxe verzögerter Emesis | Zwischen Konsolidation V und VI: **Erhaltungstherapie mit 6-Mercaptopurin/Methotrexat**

Obligate Prä- und Begleitmedikation

Tag	zeitl. Ablauf	Substanz	Dosierung	Trägerlösung (ml)	Appl.	Inf.-dauer	Bemerkungen
1	0-1-0-0	Cotrimoxazol/Cotrim®forte	960 mg		p.o.		ab Tag 1; Mo, Mi, Fr; Infektionsprophylaxe
1	1-1-1-1	Amphotericin B-Susp.	5 ml		p.o.		ab Tag 1; 5 ml = 500 mg
1	-	NaCl 0,9 %		2000 ml	i.v.	24h	kontinuierlich
1	-15min	Dexamethason	8 mg	100 ml NaCl 0,9%	i.v.	15min	15min vor Start Cytarabin
1	-15min	Granisetron/Kevatril®	1 mg		i.v.	B	
1	0, +4h, +8h	Mesna/Uromitexan®	200 mg/m²		i.v.	B	p.o. Gabe: 400 mg/m² 2h vor i.v.
1	+6h	Dexamethason	8 mg	100 ml NaCl 0,9%	i.v.	15min	6h nach Start Cytarabin
1	+12h	Dexamethason	8 mg	100 ml NaCl 0,9%	i.v.	15min	12h nach Start Cytarabin

Bedarfsmedikation: Metoclopramid/Paspertin®, Osteopenie/-porose -Prophylaxe mit Pamidronat 60mg i.v. alle 3 Monate
FN-Risiko: 10-20%
Kontrollen: Blutbild, Elektrolyte, Leberwerte, Gerinnung, Retentionswerte, eGFR, Neurotoxizität
Dosisreduktion: bei cerebellären Symptomen, Exanthem, Bilirubin >3,0mg/dl, GOT-, AP-Anstieg: Cytarabin stoppen; bei Zytopenie Therapiepausen (keine Dosisreduktion); bei Patienten über 50 Jahre Cyclophosphamid-Reduktion auf 650mg/m² möglich; bei Leber- u. Niereninsuffizienz: siehe Dosismodifikationstabelle
Literatur: Siehe aktuelle Therapieempfehlung der GMALL Studiengruppe: www.kompetenznetz-leukaemie.de

060101_0400-12 Erhaltungstherapie: GMALL 07/2003 Indikation: ALL ICD-10: 91.0

Chemotherapie

Diese Zytostatikatherapie birgt letale Risiken und war Bestandteil der **GMALL 07/2003-Studie (www.kompetenznetz-leukaemie.de). Die Studie ist inzwischen geschlossen und wird als Registerstudie fortgeführt. Vor Beginn der Behandlung sollte unbedingt Kontakt zur Studienzentrale aufgenommen werden.** Die Anwendung darf nur durch erfahrene Onkologen und entsprechend ausgebildetes Pflegepersonal erfolgen. Das Protokoll muss im Einzelfall überprüft und der klinischen Situation angepasst werden.

Tag	Substanz	Dosierung	Trägerlösung (ml)	Appl.	Inf.-dauer	Bemerkungen
1-28	Mercaptopurin	60 mg/m²		p.o.		morgens nüchtern, Tag 1-21 (Tag 22-28 optional); Gaben: 1-0-0-0
1,8,15,22	Methotrexat	20 mg/m²	unverdünnt	i.v.	B	Tag 22 optional

Therapiedurchführung:
- nach Reinduktion II und zwischen Konsolidationsblöcken III-VI. Nach Konsolidation VI bis zu einer Gesamtdauer von 2,5 Jahren.
- **Beginn:** Granulozyten >1 500/µl, Thrombozyten > 100 000/µl, Hb < 10g/dl
- während Konsolidationszyklen mit HD-MTX/PEG-Asparaginase: **nur** 6-Mercaptopurin
- Zytopenie unter Erhaltung: siehe aktuelle GMALL Therapieempfehlung

Obligate Prä- und Begleitmedikation

Tag	zeitl. Ablauf	Substanz	Dosierung	Trägerlösung (ml)	Appl.	Inf.-dauer	Bemerkungen
1-28	0-1-0-0	Cotrimoxazol/Cotrim®forte	960 mg		p.o.		ab Tag1 Mo,Mi,Fr
1-28	1-1-1-1	Amphotericin B-Susp.	5 ml		p.o.		5 ml = 500 mg
1,8,15,22	-15min	NaCl 0,9 %		500 ml	i.v.	1h	Tag 22 optional
1,8,15,22	-15min	Dexamethason	4 mg		i.v.	B	Tag 22 optional

Bedarfsmedikation:	Metoclopramid/Paspertin®
FN-Risiko:	FN-Risiko <10%--> je nach Risikoabwägung, siehe Kurzfassung Leitlinien G-CSF
Kontrollen:	Blutbild, Elektrolyte, Leberwerte, Gerinnung, Retentionswerte, eGFR, Harnsäure
Dosisreduktion:	wenn Allopurinol nötig, dann Mercaptopurin auf 1/3 der Dosis reduzieren (Potenzierung); bei Zytopenie Dosisreduktion: Leukozyten 3 000-2 000/µl oder Thrombozyten 100 000-150 000/µl: Mercaptopurin + MTX auf 66%; Leukozyten 2 000-1 500/µl oder Thrombozyten 50 000-100 000/µl: Mercaptopurin/MTX auf 50%; Leukozyten <1 500/µ oder Thrombozyten < 50 000/µl: Therapiepause
Literatur:	Siehe aktuelle Therapieempfehlung der GMALL Studiengruppe: www.kompetenznetz-leukaemie.de

060101_0400 Triple-Prophylaxe: GMALL 07/2003 Indikation: ALL ICD-10:C91.0

Woche 52

Chemotherapie

Diese Zytostatikatherapie birgt letale Risiken und war Bestandteil der **GMALL 07/2003-Studie (www.kompetenznetz-leukaemie.de). Die Studie ist inzwischen geschlossen und wird als Registerstudie fortgeführt. Vor Beginn der Behandlung sollte unbedingt Kontakt zur Studienzentrale aufgenommen werden.** Die Anwendung darf nur durch erfahrene Onkologen und entsprechend ausgebildetes Pflegepersonal erfolgen. Das Protokoll muss im Einzelfall überprüft und der klinischen Situation angepasst werden.

Tag	Substanz	Dosierung	Trägerlösung (ml)	Appl.	Inf.-dauer	Bemerkungen
1	Cytarabin	40 mg abs.	ad 2 ml Aqua	i.th.	B	
1	Dexamethason	4 mg abs.	unverdünnt	i.th.	B	
1	Methotrexat	15 mg abs.	ad 3 ml Aqua	i.th.	B	

Memo:
Methotrexat (MTX)-Konzentration sollte 5mg/ml nicht überschreiten: arachnoidale Reizung; ab kumulativer MTX- Dosis von 160mg steigt das Risiko einer Leukenzephalopathie, zuweilen werden zwischen 24-48h p.i. potentiell myelosuppressive MTX- Blutspiegel erreicht
Leukovorinrescue: routinemäßig nicht empfohlen; aber bei stark limitierter KM-Reserve oder vorbekannter systemischer Toxizität nach i.th. Applikation oder Niereninsuffizienz. Bei Dialyse-Patienten ist MTX kontraindiziert, Applikation alternativer liquorgängiger Substanzen erwägen. Transiente Paresen können sowohl unter MTX als auch unter Cytarabin auftreten.

Achtung: Inkompatibilität von Cytarabin und Methotrexat, daher in angegebener Reihenfolge applizieren

Bedarfsmedikation:	Leukovorinrescue bei Hochrisikopatient (siehe Memo-Kasten) in low dose (4x5mg/m²/d) für 72h und erst ab 24h p.i., da aktiver Leukovorinmetabolit liquorgängig
Kontrollen:	Blutbild, neurologischer Status mit Meningismuszeichen, Serum-MTX-Spiegel nur in Ausnahmefällen (siehe Memo-Kasten)
Literatur:	Siehe aktuelle Therapieempfehlung der GMALL Studiengruppe: www.kompetenznetz-leukaemie.de.

Kapitel 1 · Akute Leukämien

060101_0400-1-R Vorphase: GMALL 07/2003+Rituximab   Indikation: ALL (CD20+)   ICD-10: 91.0

Woche 1

Chemotherapie

Diese Zytostatikatherapie birgt letale Risiken und war Bestandteil der **GMALL 07/2003+Rituximab-Studie (www.kompetenznetz-leukaemie.de). Die Studie ist inzwischen geschlossen und wird als Registerstudie fortgeführt. Vor Beginn der Behandlung sollte unbedingt Kontakt zur Studienzentrale aufgenommen werden.** Die Anwendung darf nur durch erfahrene Onkologen und entsprechend ausgebildetes Pflegepersonal erfolgen. Das Protokoll muss im Einzelfall überprüft und der klinischen Situation angepasst werden.

Tag	Substanz	Dosierung	Trägerlösung (ml)	Appl.	Inf.-dauer	Bemerkungen
1-5	Dexamethason	3x 3.33 mg/m²		p.o.		verteilt auf 3 Einzeldosen, 10mg/m²; Gaben: 1-1-0-1
1	Methotrexat	15 mg abs.	ad 3 ml Aqua	i.th.	B	
3-5	Cyclophosphamid	200 mg/m²	250 ml NaCl 0,9%	i.v.	1h	Flüssigkeitsbilanzierung, Zufuhr min. 2l / 24h

BCR-ABL- und CD20-Status entscheiden über weitere Therapie: (Bei Verzögerung der Befunderstellung kann der Beginn von Induktionsphase I um max. 3 Tage verschoben werden)	
CD20+ > 20% und Standardrisiko	GMALL 07/2003 mit Rituximab
BCR-ABL+	GMALL 07/2003 mit Imatinib parallel zur Induktionstherapie
alle anderen ALL-Patienten	GMALL 07/2003

Tag 1:
Liquorpunktion: Verschiebung bei Thrombozyten < 20 000 trotz Substitution, manifestierten Gerinnungsstörungen, hoher Leukozyten-/Blastenzahl im peripheren Blutbild
Knochenmarkpunktion, Einsendung MRD

bei initialer Granulozytopenie < 500/µl: G-CSF 5µg/kg s.c. ab Tag 1

Obligate Prä- und Begleitmedikation

Tag	zeitl. Ablauf	Substanz	Dosierung	Trägerlösung (ml)	Appl.	Inf.-dauer	Bemerkungen
1-5	1-1-1-1	Amphotericin B-Susp./Ampho-Moronal®	500 mg		p.o.		+ Spülen mit Panthenol/Chlorhexidin
1-5	1-0-0-0	Sucralfat/Ulcogant Btl.®	1 Btl.		p.o.		
1-5	1-0-0-0	Allopurinol/Zyloric®	300 mg		p.o.		Dosis nach Harnsäurewert
1-5	0-1-0-0	Cotrimoxazol/Cotrim®forte	960 mg		p.o.		ab Tag 1 Mo,Mi,Fr
3-5	-30min	Metoclopramid/Paspertin®	50 mg		p.o.		oder i.v.
1-5	-	NaCl 0,9 %		3000 ml	i.v.	24h	kontinuierlich
1-5	-	NaHCO3 (8,4%)	40 ml	1000 ml Bewässerung	i.v.	24h	40 mval NaHCO3 8,4% pro 1000 ml Bewässerung; Ziel Urin-pH > 7,4
3-5	0, +4, +8	Mesna/Uromitexan®	40 mg/m²		i.v.	B	

Bedarfsmedikation: Allopurinol/Zyloric® nach Harnsäure; Alkalisierung; Metoclopramid/Paspertin® p.o. oder i.v., Menstruationsprophylaxe: Orgametril® (2x1Tbl) oder Primosiston® (2x1Tbl)
FN-Risiko: 10-20%
Kontrollen: 3x/Woche: Blutbild, taglich Gerinnungsparameter (Fibrinogen, TPZ, PTT), 2-3x/Woche ATIII-Spiegel, mindestens 1x/Woche: Serumtransaminasen, Serumamylase, Blutzucker, Elektrolyte, Kreatinin, Harnsäure, Urinstatus, EKG; Ausschluss dritter Raum, bei MTX-Überdosierung: Spülung Liquorraum
Dosisreduktion: siehe Dosismodifikationstabelle
Literatur: Siehe aktuelle Therapieempfehlung der GMALL Studiengruppe: www.kompetenznetz-leukaemie.de

---

060101_0400-2-R Induktion I: GMALL 07/2003+ Rituximab   Indikation: ALL (CD20+)   ICD-10: 91.0

Woche 1-3

Chemotherapie

Diese Zytostatikatherapie birgt letale Risiken und war Bestandteil der **GMALL 07/2003+Rituximab-Studie (www.kompetenznetz-leukaemie.de). Die Studie ist inzwischen geschlossen und wird als Registerstudie fortgeführt. Vor Beginn der Behandlung sollte unbedingt Kontakt zur Studienzentrale aufgenommen werden.** Die Anwendung darf nur durch erfahrene Onkologen und entsprechend ausgebildetes Pflegepersonal erfolgen. Das Protokoll muss im Einzelfall überprüft und der klinischen Situation angepasst werden.

Tag	Substanz	Dosierung	Trägerlösung (ml)	Appl.	Inf.-dauer	Bemerkungen
6	Rituximab	375 mg/m²	500 ml NaCl 0,9%	i.v.	initial 50mg/h	separater Zugang
7-8,14-17	Dexamethason	3x 3.33 mg/m²		p.o.		gesamt =10 mg/m², kein Ausschleichen, bei Entzugssymptomatik ggf. Fortsetzen in reduzierter Dosis; Gaben: 1-1-1-0
7,14,21	Vincristin	2 mg abs.	unverdünnt	i.v.	B	max. 2mg absolut
7-8,14-15	Daunorubicin	45 mg/m²	*100 ml NaCl 0,9%	i.v.	1h*	30mg/m² >55J, *über ZVK; bei peripherer Applikation: unverdünnte Gabe in B15min
21	PEG-Asparaginase/Oncaspar®	2000 U/m²	100 ml NaCl 0,9%	i.v.	2h	1000U/m²>55J, max. 1 Ampulle (entspr. 3750 U), Pharmakokinetik Tag 21, 27 und 33

Rituximab-Erstgabe bei Risikopatienten für ein **Cytokine-release-Syndrom**:
Tag 1: 200mg; **Tag 2:** Restmenge auf 375mg/m2, jeweils über **4h**
Folgeinfusionen laut Fachinformation

Rituximab- Info auf Kurvenblatt beachten

Patienten mit **initial Granulozyten < 500/µl** (bei Diagnose oder Tag 1-5):
bei CR/PR an Tag 12: **ggf.** Verschiebung der Therapie ab Tag 12 (Daunorubicin/Dexamethason/Vincristin) bis Granulozyten > 500/µl (maximal 1 Woche)
bei Therapieversagen/Progredienz: Therapiefortsetzung

Achtung:
- Strahlentherapie anmelden
- Knochenmarkpunktion: Tag 0 und Tag 11

PEG-Asparaginase-Monitoring:
Tag 21 (bzw. am Morgen nach 1. Applikation), Tag 27 und Tag 33

Obligate Prä- und Begleitmedikation

Tag	zeitl. Ablauf	Substanz	Dosierung	Trägerlösung (ml)	Appl.	Inf.-dauer	Bemerkungen
1-21	0-1-0-0	Cotrimoxazol/Bactrim® forte	960 mg		p.o.		Mo,Mi,Fr Infektionsprophylaxe
1-20	1-1-1-1	Amphotericin B-Susp./Ampho-Moronal®	5 ml		p.o.		5ml = 500mg; bis Granulozyten >500/µl
1-19	1-0-0-0	Sucralfat/Ulcogant Btl.®	1 Btl.		p.o.		
6	-1h	Paracetamol/Paracetamol ratio®	1000 mg		p.o.		
6	-30min	NaCl 0,9 %		500 ml	i.v.	*	*während der Chemogabe
6	-30 min	Clemastin/Tavegil®	2 mg		i.v.	15min	
6	-30min	Dexamethason	8 mg		i.v.	B	vor Rituximab-Erstgabe obligat; bei Folgegaben in Abhängigkeit von Verträglichkeit
6-8,14-15	1-0-0-0	Allopurinol/Zyloric®	300 mg		p.o.		Dosis nach Harnsäurewert
21	-15min	NaCl 0,9 %		500 ml	i.v.	2h	
7-8,14-15	-15min	NaCl 0,9 %		1000 ml	i.v.	4h	
21	1-1-1-0	Metoclopramid/Paspertin®/Gastrosil®	20 mg		p.o.		
7,14,21	1-0-1-0	Lactulose/Bifiteral®	10 mg		p.o.		Obstipationsprophylaxe
7-8,14-15	-15min	Granisetron/Kevatril®	3 mg		i.v.	B	
20	+4h	Metoclopramid/Paspertin®/Gastrosil®	50 mg		i.v.	B15min	
7-20	1-0-0-0	G-CSF/Neupogen®	5 µg/kg		s.c.		ab d7 5µg/kg (oder 150 µ/m²) tägl. bis Gran>1000/µl nach Nadir. Bei init. Granulozytopenie ab Tag 1

Bedarfsmedikation: Metoclopramid/Paspertin® p.o. oder i.v., Granisetron/Kevatril® i.v.; Heparin/Liquemin® 2 500-10 000IE i.v., Allopurinol/Zyloric®, Osteopenie/-porose -Prophylaxe mit Pamidronat 60mg i.v. alle 3 Monate
FN-Risiko: > 20 %--> Primärprophylaxe mit Filgrastim/Neupogen® oder Pegfilgrastim/Neulasta®, siehe Kurzfassung Leitlinien G-CSF
Kontrollen: Blutbild, **Asparaginase:** vor Therapie: Leber- und Gerinnungsparameter, täglich: Fibrinogen, AT III, TPZ, PTT, (D-Dimere), 1x/Woche: BZ-TP, Amylase, Transaminasen, Elektrolyte, Kreatinin, Harnsäure, Urinstatus,**Daunorubicin:** EKG/UKG (1. Gabe + Verlaufskontrollen), bei kardialer Vorerkrankung: Rücksprache mit Studienzentrale; **Rituximab:** cave: Cytokin-release-Syndrom; **Vincristin:** Neurotoxizität, 1x/Woche: Röntgen-Thorax
Dosisreduktion: **Asparaginase:** Fibrinogen < 80mg/dl oder AT III-Abfall < 70% -> FFP-Gabe; **KI:** Thromboseneigung, schwere Gerinnungsstörungen, schwere Blutungskomplikationen, Leberschädigung, Z.n. Pankreatitis **Daunorubicin:** DR auf 50% wenn Bilirubin > 2mg/dl, **KI:** Bilirubin > 5mg/dl; **Vincristin:** DR bei Neurotoxizität 50% bei ausgeprägten Parästhesien, Aussetzen bei Paresen/Ileussymptomatik, DR bei Leberinsuffizienz, **KI:** Bilirubin > 5mg/dl - außer bei Hämolyse; Details siehe aktuelle GMALL Therapieempfehlung; **Rituximab:** siehe aktuelle GMALL Therapieempfehlung
Cave: Abbruch bei Venenschmerz/-krampf, Rest der Lösung in andere große Vene
Summendosis: **Daunorubicin** > 550mg/m²: Gefahr der Kardiotoxizität
Literatur: Siehe aktuelle Therapieempfehlung der GMALL Studiengruppe: www.kompetenznetz-leukaemie.de

Teil I · Hämatologische Neoplasien

060101_0400-3-R Induktion II: GMALL 07/2003+Rituximab   Indikation: ALL (CD20+)   ICD-10: 91.0

Woche 4-7 (Wo 4: Tag 22-28, Wo 5: Tag 29-35, Wo 6: Tag 36-42, Wo 7: Tag 43-49)

Diese Zytostatikatherapie birgt letale Risiken und war Bestandteil der GMALL 07/2003+Rituximab-Studie (www.kompetenznetz-leukaemie.de). Die Studie ist inzwischen geschlossen und wird als Registerstudie fortgeführt. Vor Beginn der Behandlung sollte unbedingt Kontakt zur Studienzentrale aufgenommen werden. Die Anwendung darf nur durch erfahrene Onkologen und entsprechend ausgebildetes Pflegepersonal erfolgen. Das Protokoll muss im Einzelfall überprüft und der klinischen Situation angepasst werden.

Chemotherapie

Tag	Substanz	Dosierung	Trägerlösung (ml)	Appl.	Inf.-dauer	Bemerkungen
25	Rituximab	375 mg/m²	500 ml NaCl 0,9%	i.v.	initial 50ml/h	engmaschige Überwachung
28,35,42	Methotrexat	15 mg abs.	ad 3 ml Aqua	i.th.	B	Thrombozyten >20.000/µl
26,46	Cyclophosphamid	1000 mg/m²	500 ml NaCl 0,9%	i.v.	1h	Flüssigkeitsbilanzierung, Zufuhr + Diurese mindestens 2l/24h
33-53	Mercaptopurin	60 mg/m²		p.o.		1 Einzeldosis, morgens nüchtern; Gaben: 1-0-0-0
28-31,35-38,42-45	Cytarabin	75 mg/m²	250 ml NaCl 0,9%	i.v.	1h	

Rituximab- Info auf Kurvenblatt beachten   **Achtung:** nach Tagen 26 und 46 Protokoll zur Prophylaxe verzögerter Emesis (Rücksprache OA bzgl. Dexamethason)

Achtung:

Tag 26,46	Knochenmarkpunktion Einsendung MDR
Tag 26-46	ZNS-Bestrahlung mit 24Gy
Tag 28,35,42	Liquorpunktion

bei Zytopenie Therapieunterbrechung für alle Zytostatika und Fortsetzung der Bestrahlung (siehe aktuelle GMALL Therapieempfehlung)

Obligate Prä- und Begleitmedikation

Tag	zeitl. Ablauf	Substanz	Dosierung	Trägerlösung (ml)	Appl.	Inf.-dauer	Bemerkungen
26-46	morgens	G-CSF/Neupogen®	5 µg/kg		s.c.		ab d 26, bis Granulozyten > 1000/µl
25-45	1-1-1-1	Amphotericin B-Susp.	5 ml		p.o.		5 ml = 500 mg
25	1-0-0-0	Paracetamol/Paracetamol ratio®	1000 mg		p.o.		Gabe 1h vor Rituximab
25-45	0-1-0-0	Cotrimoxazol/Cotrim®forte	960 mg		p.o.		ab Tag 1; Mo,Mi,Fr Infektionsprophylaxe
25	-30min	NaCl 0,9 %		500 ml	i.v.	*	*während der Chemogabe
25	-30min	Clemastin/Tavegil®	2 mg		i.v.	15min	
25	-30min	Dexamethason	8 mg		i.v.	B	vor Rituximab-Erstgabe obligat; bei Folgegaben in Abhängigkeit von Verträglichkeit
26,46	-15min	NaCl 0,9 %		2000 ml	i.v.		min. 2000ml
26,46	-15min	Granisetron/Kevatril®	1 mg		i.v.	B	
28-31,35-38,42-45	-15min	NaCl 0,9 %		500 ml	i.v.	*	
28-31,35-38,42-45	-15min	Granisetron/Kevatril®	1 mg		i.v.	B	
26,46	-15min	Dexamethason	8 mg		i.v.	B	
26,46	0, +4h, +8h	Mesna/Uromitexan®	200 mg/m²		i.v.	B	

Bedarfsmedikation: Dexamethason/Fortecortin®, Metoclopramid/Paspertin®, Allopurinol/Zyloric® nach Harnsäure; Sucralfat/Ulcogant®, Orgametril® (2x1Tbl/d)oder Primoston® (2x1Tbl/d), Osteopenie/-porose - Prophylaxe mit Pamidronat 60mg i.v. alle 3 Monate

FN-Risiko: > 20%

Kontrollen: 3x/Woche: Blutbild, ATIII, täglich: Fibrinogen, TPZ, PTT; Asparaginase-Monitoring Tag 28, 34, mindestens 1x/Woche: Transaminasen, Amylase, Blutzucker, Elektrolyte, Kreatinin, Harnsäure, Urinstatus, EKG, Röntgen-Thorax; MTX-Überdosierung: Spülung Liquorraum, Rituximab: cave Cytokine-release-Syndrom

Dosisreduktion: 6-Mercaptopurin: wenn Allopurinol nötig, dann DR auf 1/3 (Potenzierung), TPMT-Mangel: DR auf 10%; Cytarabin bei Niereninsuffizienz

Therapieaufschub: schwere Organtoxizität, schwere Infektion oder Mukositis, Granulozyten < 200/µl, Thrombozyten < 20 000/µl; **Rituximab:** sofort bei Auftreten unerwünschter NW, nach Abklingen: Infusion mit 50% der Rate

Literatur: Siehe aktuelle Therapieempfehlung der GMALL Studiengruppe: www.kompetenznetz-leukaemie.de

---

060101_0400-4-R Konsolidierung I GMALL 07/2003+ Rituximab   Indikation: ALL (CD20+)   ICD-10: 91.0

Woche 11

Diese Zytostatikatherapie birgt letale Risiken und war Bestandteil der GMALL 07/2003+Rituximab-Studie (www.kompetenznetz-leukaemie.de). Die Studie ist inzwischen geschlossen und wird als Registerstudie fortgeführt. Vor Beginn der Behandlung sollte unbedingt Kontakt zur Studienzentrale aufgenommen werden. Die Anwendung darf nur durch erfahrene Onkologen und entsprechend ausgebildetes Pflegepersonal erfolgen. Das Protokoll muss im Einzelfall überprüft und der klinischen Situation angepasst werden.

Chemotherapie

Tag	Substanz	Dosierung	Trägerlösung (ml)	Appl.	Inf.-dauer	Bemerkungen
0	Rituximab	375 mg/m²	500 ml NaCl 0,9%	i.v.	initial 50mg/h	engmaschige Überwachung
1-5	Dexamethason	3x 3.33 mg/m²		p.o.		3 Einzeldosen: 3 X 3,33=10 mg/m²; Gaben: 1-1-1-0
1	Vindesin	3 mg/m²	ad 5 ml NaCl 0,9%	i.v.	B 3 min	max. 5mg abs.
1	Methotrexat	150 mg/m²	50 ml NaCl 0,9%	i.v.	30min	bei >55J insgesamt 1g/m²
1	Methotrexat	1350 mg/m²	450 ml NaCl 0,9%	i.v.	23h30min	bei >55J insgesamt 1g/m²
4-5	Etoposidphosphat	250 mg/m²	250 ml NaCl 0,9%	i.v.	1h	Menge entspr. Etoposidanteil
5	Cytarabin	2x 2 g/m²	250 ml NaCl 0,9%	i.v.	3h	jeweils alle 12h , Monitorüberw., bei >55J 2x1g/m²; Gaben: 0, +12h
12	Cytarabin	40 mg abs.	ad 2 ml Aqua	i.th.		
12	Dexamethason	4 mg abs.	unverdünnt	i.th.		
12	Methotrexat	15 mg abs.	ad 3 ml Aqua	i.th.		

Rituximab- Info auf Kurvenblatt beachten   MTX-Spiegelbestimmung und Leukovorin-Rescue gemäß LV Rescue Bogen für ALL   **Tag 1 (71):** Knochenmarkpunktion Messung MRD

Obligate Prä- und Begleitmedikation

Tag	zeitl. Ablauf	Substanz	Dosierung	Trägerlösung (ml)	Appl.	Inf.-dauer	Bemerkungen
1-12	1-1-1-1	Amphotericin B-Susp.	5 ml		p.o.		5 ml = 500 mg
0	-1h	Paracetamol/Paracetamol ratio®	1000 mg		p.o.		
0	-30min	NaCl 0,9 %		500 ml	i.v.	*	*während der Chemogabe
0	-30min	Clemastin/Tavegil®	2 mg		i.v.	15min	
0	-30min	Dexamethason	8 mg		i.v.	15min	vor Rituximab-Erstgabe obligat; bei Folgegaben in Abhängigkeit von Verträglichkeit
1-3	-2h	NaCl 0,9%		3000 ml	i.v.	24h	im Wechsel mit Glucose; mind. 3000ml/m² insg.
1-3	-2h	Glucose 5%		1000 ml	i.v.	24h	im Wechsel mit NaCl 0,9%; mind. 3000ml/m² insg.
1-3	-	KCl 7,45% (1mmol K+/ml)	20 ml	in Bewässerung	i.v.		20 ml pro 1000 ml Bewässerung; K+-Kontrollen
1-3	-	NaHCO3 (8,4%)	40 ml	in Bewässerung	i.v.		1ml=1mmol; 40 ml/1000 ml Bewäss. Ziel Urin-pH >7,4
1	+6h, +12h	Furosemid/Lasix®	40 mg abs.		i.v.	B	
2	-	Calciumfolinat/Leukovorin®	mg/m²		i.v.		s. Leukovorin-Rescue ALL-Prot.
5-7	-	NaCl 0,9 %		2000 ml	i.v.	24h	
1-5	1-0-0-0	Sucralfat/Ulcogant Btl.®	1 Btl.		p.o.		
1,4-5	-15min	Granisetron/Kevatril®	1 mg		i.v.	B	
1-12	0-1-0-0	Cotrimoxazol/Cotrim®forte	960 mg		p.o.		ab Tag 1; Mo, Mi, Fr; Infektionsprophylaxe
1-4	2-2-2-2	Natriumbicarbonat/Bicanorm®	1 g		p.o.		
4	-15min	NaCl 0,9 %		1000 ml	i.v.	12h	
5-6	1-1-1-1-1	Dexa-Sine SE® Augentropfen	2 Trpf.		i.o.		Augentrpf. 2-stündlich, abwechselnd NaCl- und Dexa
5-12	1-1-1-1-1	NaCl-Augentropfen (0,9%)	2 Trpf.		i.o.		d 5 und d 6 im Wechsel mit Dexamethason-AT
5	+11h45min	Granisetron/Kevatril®	1 mg		i.v.		
7-16	1-0-0-0	G-CSF/Neupogen®	5 µg/kg		s.c.		bis Granulozyten > 1000/µl an 2 Tagen

Bedarfsmedikation: Metoclopramid/Paspertin®, Natriumbicarbonat/Bicanorm®, Furosemid/Lasix® 20mg i.v.bei Gewichtszunahme > 1kg, Konjunktivitis: Vidisic® Gel/Bepanthen®-Augensalbe über 24h, Osteopenie/-porose -Prophylaxe mit Pamidronat 60mg i.v. alle 3 Monate

FN-Risiko: > 20%

Kontrollen: täglich: Kreatinin, GOT, GPT, Bilirubin, **3x/Woche:** Blutbild, **1x/Woche:** ATIII, Transaminasen, Amylase,Elektrolyte, BZ, Gerinnung, Harnsäure, Urinstatus, Flüssigkeitsbilanz, EKG, Ausschluß dritter Raum, Neurotoxizität, Konjunktivitis, MTX-Spiegel, **Rituximab:** cave Cytokine-release Syndrom; **Zytopenie:** 1x/Woche: Röntgen-Thorax

Dosisreduktion: bei Zytopenie Therapiepausen (keine Dosis-Reduktion); bei cerebellären & cerebralen Symptomen Therapie-Abbruch; MTX & Etoposidphosphat: DR bei Nieren- und Leberinsuffizienz, Vindesin: DR bei Leber- und Neurotoxizität (50% bei Parästhesien, Aussetzen bei Paresen/Ileussymptomen), bei Venenkrampf/-Schmerz: Injektionsabbruch und Rest in andere große Vene injizieren, HD-Cytarabin bei Niereninsuffizienz, Rituximab: bei NW Infusion unterbrechen, nach Abklingen: Wiederaufnahme: 50% der Rate

Therapieunterbrechung: **HD-Cytarabin:** therapierefraktäre Konjunktivitis, schwere allergische Reaktion, schwere neurologische Symptomatik, Transaminasen > 5-fach der Norm

Wechselwirkungen: Protonenpumpeninhibitoren (PPI) können die MTX-Ausscheidung verzögern und so zu erhöhtem MTX Plasmaspiegel führen, daher wird empfohlen, PPI 2 Tage vor bis 2 Tage nach der MTX-Gabe zu pausieren (ggf. durch H2-Blocker, Tepilta® ersetzen). Ebenfalls Vorsicht ist bei der gleichzeitigen Anwendung von MTX und NSAIDs oder Antibiotika (ß-Lactam-Antibiotika, Sulfonamide, Trimetoprim, Tetracycline, Ciprofloxacin) angezeigt.

Literatur: Siehe aktuelle Therapieempfehlung der GMALL Studiengruppe: www.kompetenznetz-leukaemie.de; Provencio M et al., Ann Oncol 2006; 17(6):1027-8

Kapitel 1 · Akute Leukämien

060101_0400-5-R Konsolidierung II, III, VI: GMALL 07/2003+ Rituximab

Indikation: ALL (CD20+) **ICD-10: 91.0**

ab Woche 16, 30, 46

Diese Zytostatikatherapie birgt letale Risiken und war Bestandteil der GMALL 07/2003+Rituximab-Studie (www.kompetenznetz-leukaemie.de). Die Studie ist inzwischen geschlossen und wird als Registerstudie fortgeführt. Vor Beginn der Behandlung sollte unbedingt Kontakt zur Studienzentrale aufgenommen werden. Die Anwendung darf nur durch erfahrene Onkologen und entsprechend ausgebildetes Pflegepersonal erfolgen. Das Protokoll muss im Einzelfall überprüft und der klinischen Situation angepasst werden.

Chemotherapie

Tag	Substanz	Dosierung	Trägerlösung (ml)	Appl.	Inf.-dauer	Bemerkungen
0	Rituximab	375 mg/m²	500 ml NaCl 0,9%	i.v.	initial 100mg/h	Engmaschige Überwachung
1-7,15-21	Mercaptopurin	60 mg/m²		p.o.		morgens nüchtern, ohne Milch; Gaben: 1-0-0-0
1,15	Methotrexat	150 mg/m²	50 ml NaCl 0,9%	i.v.	30min	>55J insgesamt 1g/m²
1,15	Methotrexat	1350 mg/m²	450 ml NaCl 0,9%	i.v.	23h30min	>55J insgesamt 1g/m²
2,16	PEG-Asparaginase/Oncaspar®	2000 U/m²	100 ml NaCl 0,9%	i.v.	2h	Überwachung während Infusion, >55J 1000 U/m²; max. Dosis 3750 U (entspr. 1 Ampulle)

Zwischen den Konsolidationsblöcken III-VI und nach Konsolidation VI Erhaltungstherapie bis zu einer Gesamtdauer von 2,5 Jahren (Granulozyten > 1 500/µl, Thrombozyten > 100 000/µl, Hb > 10g/dl)	
6-Mercaptopurin	60mg/m² p.o. 1-0-0-0 täglich
Methotrexat	20mg/m² i.v. 1x wöchentlich

Tag 1, Woche **16,30,52**	Knochenmarkpunktion, MRD-Bestimmung
Woche **46**	Knochenmarkpunktion
ab Woche **52**	Triple-Prophylaxe
nur in Woche **16,30**	Rituximab
Woche **16**	Liquorpunktion

MTX-Spiegelbestimmung und Leukovorin-Rescue gemäß LV Rescue Bogen für ALL | Rituximab- Info auf Kurvenblatt beachten | Asparaginase-Aktivitätsmessung: Tag 3, 9, (16), 17, 23, 30

Obligate Prä- und Begleitmedikation

Tag	zeitl. Ablauf	Substanz	Dosierung	Trägerlösung (ml)	Appl.	Inf.-dauer	Bemerkungen
0	1-0-0-0	Paracetamol/Paracetamol ratio®	1000 mg abs.		p.o.		Gabe 1h vor Rituximab
0	-30min	NaCl 0,9 %		500 ml	i.v.	*	*während der Rituximabgabe
0	-30min	Dexamethason	8 mg		i.v.	15min	vor Rituximab-Erstgabe obligat; bei Folgegaben in Abhängigkeit von Verträglichkeit
0	-30min	Clemastin/Tavegil®	2 mg		i.v.	15min	
1-2,15-16	1-1-1-1	Natriumbicarbonat/Bicanorm®	2 g		p.o.		
1-7,15-21	0-1-0-0	Cotrimoxazol/Bactrim® forte	960 mg		p.o.		ab Tag 1, Mo, Mi, Fr; Infektionsprophylaxe
1-7,15-21	1-1-1-1	Amphotericin B-Susp.	5 ml		p.o.		5 ml = 500 mg
1-3,15-17	-2h	NaCl 0,9%		3000 ml	i.v.	24h	Glc+NaCl über 24h im Wechsel; mind. 3000ml/m² insg.
1-3,15-17	-2h	Glucose 5%		1000 ml	i.v.	24h	Glc+NaCl über 24h im Wechsel
1-3,15-17	-	KCl 7,45%	20 ml	in je 1000 ml Bewässerung	i.v.		K+-Kontrollen
1-3,15-17	-	NaHCO3 (8,4%)	40 ml	in je 1000ml Bewässerung	i.v.		Ziel Urin-pH >7,4
1,15	-15min	Dexamethason	20 mg		i.v.	B	
1,15	-15min	Granisetron/Kevatril®	1 mg		i.v.	B	
1,15	+6h, +12h	Furosemid/Lasix®	40 mg		i.v.	B	

Bedarfsmedikation: Metoclopramid/Paspertin® p.o. oder i.v., Granisetron/Kevatril® i.v.; Osteopenie/-porose -Prophylaxe mit Pamidronat 60mg i.v. alle 3 Monate
FN-Risiko: > 20%
Kontrollen: 3x/Woche: BB, Asparaginase: vor Therapie: Leber- und Gerinnungsparameter, täglich: Fibrinogen, ATIII, TPZ, PTT, (D-Dimere), 2-3x/Woche: Spiegel, cave: Hyperglykämie, KI: Thromboseneigung, Gerinnungsstörungen, schwere Blutungskomplikationen, Leberschädigung, Z.n. Pankreatitis, cave: RR-Erhöhung (Blutungsgefahr); 6-MP: Leberwerte; MTX: täglich Kreatinin, Bilirubin, GOT, GPT, Neurotoxizität, Flüssigkeitsbilanzierung, Spiegel, Rituximab: cave Cytokine-Release-Syndrom; 1x/Woche: BZ-TP, Amylase, Transaminasen, Elektrolyte, Kreatinin
Dosisreduktion: **L-Asparaginase:** Fibrinogen < 80mg/dl/ATIII-Abfall > 70% -> FFP-Gabe, stoppen bei vorangegangen Komplikationen bei Gabe; **6-Mercaptopurin:** falls Allopurinol notwendig DR auf 1/3, TPMT-Mangel: DR auf 10%, **MTX:** DR bei Drittem Raum, Niereninsuffizienz abhängig von Serumkreatinin (siehe aktuelle GMALL Therapieempfehlung), Leberinsuffizienz; **Rituximab:** bei schweren NW Unterbrechung, nach Abklingen: Wiederaufnahme mit 50% der Rate
Wechselwirkungen: Protonenpumpeninhibitoren (PPI) können die MTX-Ausscheidung verzögern und so zu erhöhtem MTX Plasmaspiegel führen, daher wird empfohlen, PPI 2 Tage vor bis 2 Tage nach der MTX-Gabe zu pausieren (ggf. durch H2-Blocker, Tepilta® ersetzen). Ebenfalls Vorsicht ist bei der gleichzeitigen Anwendung von MTX und NSAIDs oder Antibiotika (ß-Lactam-Antibiotika, Sulfonamide, Trimetoprim, Tetracycline, Ciprofloxacin) angezeigt
Literatur: Siehe aktuelle Therapieempfehlung der GMALL Studiengruppe: www.kompetenznetz-leukaemie.de; Provencio M et al., Ann Oncol 2006; 17(6):1027-8

060101_0400-8-R Reinduktion I GMALL 07/2003+Rituximab

Indikation: ALL (CD20+) **ICD-10: 91.0**

Woche 22, 23

Diese Zytostatikatherapie birgt letale Risiken und war Bestandteil der GMALL 07/2003+Rituximab-Studie (www.kompetenznetz-leukaemie.de). Die Studie ist inzwischen geschlossen und wird als Registerstudie fortgeführt. Vor Beginn der Behandlung sollte unbedingt Kontakt zur Studienzentrale aufgenommen werden. Die Anwendung darf nur durch erfahrene Onkologen und entsprechend ausgebildetes Pflegepersonal erfolgen. Das Protokoll muss im Einzelfall überprüft und der klinischen Situation angepasst werden.

Chemotherapie

Tag	Substanz	Dosierung	Trägerlösung (ml)	Appl.	Inf.-dauer	Bemerkungen
0	Rituximab	375 mg/m²	500 ml NaCl 0,9%	i.v.	initial 50 mg/h	Engmaschige Überwachung
1	Cytarabin	40 mg abs.	ad 2 ml Aqua	i.th.	B	
1	Dexamethason	4 mg abs.	unverdünnt	i.th.	B	
1	Methotrexat	15 mg abs.	ad 3 ml Aqua	i.th.	B	
1-14	Prednisolon	3x 20 mg/m²		p.o.		3 Einzeldosen, insgesamt 10 mg/m2. Ausschl. in 3 Etappen alle 3d (1/2, 1/4, 1/8 d. Dosis); Gaben: 1-1-1-0
1,7	Vindesin	3 mg/m²	ad 5 ml NaCl 0,9%	i.v.	B	maximale Einzeldosis 5 mg
1,7	Doxorubicin	50 mg/m²	unverdünnt	i.v.	B15min	über ZVK: 1h

Rituximab- Info auf Kurvenblatt beachten	**Achtung:** Knochenmarkpunktion Tag 1: Proben zur MRD-Bestimmung einschicken (siehe aktuelle GMALL Therapieempfehlung)

Obligate Prä- und Begleitmedikation

Tag	zeitl. Ablauf	Substanz	Dosierung	Trägerlösung (ml)	Appl.	Inf.-dauer	Bemerkungen
0	-30min	NaCl 0,9 %		500 ml	i.v.		während der Chemogabe
0	1-0-0-0	Paracetamol/Paracetamol ratio®	1000 mg		p.o.		Gabe 1h vor Rituximab!
0	-30min	Clemastin/Tavegil®	2 mg		i.v.	15min	
0	-30min	Dexamethason	8 mg		i.v.		vor Rituximab-Erstgabe obligat; bei Folgegaben in Abhängigkeit von Verträglichkeit
1	-	Pamidronat/Aredia®	60 mg	500 ml NaCl 0,9%	i.v.	2-3h	
1,7	-15min	NaCl 0,9 %		1000 ml	i.v.	4h	
1,7	-15min	Granisetron/Kevatril®	1 mg		i.v.	B15min	
1-14	0-1-0-0	Cotrimoxazol/Cotrim®forte	960 mg		p.o.		kontinuierlich Mo,Mi,Fr ab d1
1-14	1-1-1-1	Amphotericin B-Susp.	5 ml		p.o.		5 ml = 500 mg
1-14	1-0-0-0	Sucralfat/Ulcogant Btl.®	1 Btl.		p.o.		ab Tag 1, bis Prednisolon ausgeschlichen

Bedarfsmedikation: Metoclopramid/Paspertin®; Allopurinol/Zyloric® Osteopenie/-porose -Prophylaxe mit Pamidronat 60mg i.v. alle 3 Monate
FN-Risiko: > 20% --> Primärprophylaxe mit Filgrastim/Neupogen® oder Pegfilgrastim/Neulasta®, siehe Kurzfassung Leitlinien G-CSF
Kontrollen: **3x/Woche:** BB, **1x/Woche:** ATIII, Transaminasen, Amylase, BZ, Elektrolyte, Gerinnung, Kreatinin, Harnsäure, Urinstatus, Zytopenie: 1x/Woche: Röntgen-Thorax; vor 1. Doxorubicingabe + Verlaufskontrolle: EKG/UKG, Neurotoxizität; **MTX-Überdosierung:** Spülung Liqorraum, **Rituximab:** cave Cytokine-release-Syndrom
Dosisreduktion: bei Zytopenie Therapiepausen(keine DR), **Doxorubicin:** DR bei Leberinsuffizienz um 50% bei Bilirubin > 2g/dl, KI bei Bilirubin > 5g/dl; **Vindesin:** DR um 50% bei ausgeprägter Parästhesien, Leberinsuffizienz; KI bei Paresen, Ileus; **Rituximab:** Unterbrechung bei schwerer NW, nach Abklingen: Wiederaufnahme mit 50% der Rate
Summendosis: Doxorubicin > 550mg/m²: Gefahr der Kardiotoxizität; Vindesin 5-20mg: Gefahr der Neurotoxizität
Literatur: Siehe aktuelle Therapieempfehlung der GMALL Studiengruppe: www.kompetenznetz-leukaemie.de; Provencio M et al., Ann Oncol 2006; 17(6):1027-8

060101_0400-9-R Reinduktion II: GMALL 07/2003+Rituximab Indikation: ALL (CD20+) ICD-10: 91.0

Woche 24, 25

Diese Zytostatikatherapie birgt letale Risiken und war Bestandteil der **GMALL 07/2003+Rituximab-Studie (www.kompetenznetz-leukaemie.de). Die Studie ist inzwischen geschlossen und wird als Registerstudie fortgeführt. Vor Beginn der Behandlung sollte unbedingt Kontakt zur Studienzentrale aufgenommen werden.** Die Anwendung darf nur durch erfahrene Onkologen und entsprechend ausgebildetes Pflegepersonal erfolgen. Das Protokoll muss im Einzelfall überprüft und der klinischen Situation angepasst werden.

Chemotherapie

Tag	Substanz	Dosierung	Trägerlösung (ml)	Appl.	Inf.-dauer	Bemerkungen
1-14	Tioguanin	60 mg/m²		p.o.		mit viel Flüssigkeit, bevorzugt nüchtern; Gaben: 1-0-0-0
1	Cytarabin	40 mg abs.	ad 2 ml Aqua	i.th.	B	
1	Dexamethason	4 mg abs.	unverdünnt	i.th.	B	
1	Methotrexat	15 mg abs.	ad 3 ml Aqua	i.th.	B	
1	Cyclophosphamid	1000 mg/m²	500 ml NaCl 0,9%	i.v.	1h	
3-6,10-13	Cytarabin	75 mg/m²	250 ml NaCl 0,9%	i.v.	1h	

Nach Reinduktion II bis Beginn Konsolidation III: Erhaltungstherapie: (Granulozyten > 1 500/µl, Thrombozyten > 100 000/µl, Hb > 10g/dl)		**Achtung:** Tag 1 (Blocktag 15) Liquorpunktion
6-Mercaptopurin	60mg/m² p.o. 1-0-0-0 täglich	
Methotrexat	20mg/m² i.v. 1x wöchentlich	

Obligate Prä- und Begleitmedikation

Tag	zeitl. Ablauf	Substanz	Dosierung	Trägerlösung (ml)	Appl.	Inf.-dauer	Bemerkungen
1-14	0-1-0-0	Cotrimoxazol/Cotrim®forte	960 mg		p.o.		ab Tag 1; Mo, Mi, Fr; Infektionsprophylaxe
1-14	1-0-0-0	Sucralfat/Ulcogant Btl.®	1 Btl.		p.o.		kontinuierlich bis Prednisolon ausgeschlichen
1-14	1-1-1-1	Amphotericin B-Susp.	5 ml		p.o.		5 ml = 500 mg
1	-15min	NaCl 0,9 %		1000 ml	i.v.	4h	
1	-15min	Dexamethason	8 mg		i.v.	B	
1	-15min	Granisetron/Kevatril®	1 mg		i.v.	B	
1	0, +4h, +8h	Mesna/Uromitexan®	200 mg/m²		i.v.	B	
2	1-0-0-1	Dexamethason	8 mg		p.o.		=Prophylaxe verz. Emesis
3-6,10-13	-15min	Dexamethason	8 mg		i.v.	B	
3-6,10-13	-15 min	Granisetron/Kevatril®	1 mg		i.v.	B	

Bedarfsmedikation: Granisetron/Kevatril®, Metoclopramid/Paspertin®, Osteopenie/-porose -Prophylaxe mit Pamidronat 60mg i.v. alle 3 Monate
FN-Risiko: > 20%
Kontrollen: **3x/Woche:** BB, **1x/Woche:** Transaminasen, Amylase, ATIII, Gerinnung, BZ, Elektrolyte, Kreatinin, Harnsäure, Urinstatus, EKG, Zytopenie: 1x/Woche Röntgen-Thorax
Dosisreduktion: **Tioguanin,Cyclophosphamid:** Leber- und Nierenfunktionsstörung (Cyclophosphamid: siehe Dosismodifikationstabelle), bei Zytopenie Therapiepausen (keine Dosisreduktion) **MTX:** siehe Dosismodifikationstabelle, Erhaltungstherapie: Dosisanpassung siehe Studienprotkoll S.40
Literatur: Siehe aktuelle Therapieempfehlung der GMALL Studiengruppe: www.kompetenznetz-leukaemie.de

---

060101_0400-10-R Konsolidierung IV: GMALL 07/2003+Rituximab Indikation: ALL (CD20+) ICD-10: 91.0

Woche 36

Diese Zytostatikatherapie birgt letale Risiken und war Bestandteil der **GMALL 07/2003+Rituximab-Studie (www.kompetenznetz-leukaemie.de). Die Studie ist inzwischen geschlossen und wird als Registerstudie fortgeführt. Vor Beginn der Behandlung sollte unbedingt Kontakt zur Studienzentrale aufgenommen werden.** Die Anwendung darf nur durch erfahrene Onkologen und entsprechend ausgebildetes Pflegepersonal erfolgen. Das Protokoll muss im Einzelfall überprüft und der klinischen Situation angepasst werden.

Chemotherapie

Tag	Substanz	Dosierung	Trägerlösung (ml)	Appl.	Inf.-dauer	Bemerkungen
0	Rituximab	375 mg/m²	500 ml NaCl 0,9%	i.v.	initial 50mg/h	engmaschige Überwachung
1,3,5	Cytarabin	1000 mg/m²	250 ml NaCl 0,9%	i.v.	3h	
6	Cytarabin	40 mg abs.	ad 2 ml Aqua	i.th.	B	
6	Dexamethason	4 mg abs.	unverdünnt	i.th.	B	
6	Methotrexat	15 mg abs.	ad 3 ml Aqua	i.th.	B	

Rituximab- Info auf Kurvenblatt beachten	Zwischen Konsolidation IV und V: **Erhaltungstherapie mit 6-Mercaptopurin/Methotrexat**

Obligate Prä- und Begleitmedikation

Tag	zeitl. Ablauf	Substanz	Dosierung	Trägerlösung (ml)	Appl.	Inf.-dauer	Bemerkungen
0	-30min	NaCl 0,9 %		500 ml	i.v.	*	*während der Rituximabgabe
0	-30min	Clemastin/Tavegil®	2 mg		i.v.	15min	
0	-30min	Dexamethason	8 mg		i.v.		vor Rituximab-Erstgabe obligat; bei Folgegaben in Abhängigkeit von Verträglichkeit
0	1-0-0-0	Paracetamol/Paracetamol ratio®	1000 mg		p.o.		Gabe 1h vor Rituximab
1,3,5	-15min	NaCl 0,9 %		2000 ml	i.v.	24hin	
1,3,5	-15min	Dexamethason	8 mg		i.v.	B	
1,3,5	-15min	Granisetron/Kevatril®	1 mg		i.v.	B	
1	0-1-0-0	Cotrimoxazol/Cotrim®forte	960 mg		p.o.		ab Tag 1; Mo,Mi;Fr Infektionsprophylaxe
1-7	1-1-1-1	Amphotericin B-Susp.	5 ml		p.o.		5 ml = 500 mg
1-6	1-1-1-1-1	Dexa-Sine SE® Augentropfen	2 Trpf.		i.o.		Augentropfen 2-stündlich mit abwechseln NaCl- und Dexamethason-AT
1-8	1-1-1-1-1	NaCl-Augentropfen (0,9%)	2 Trpf.		i.o.		bis Tag 6 im Wechsel mit Dexamethason-AT

Bedarfsmedikation: Metoclopramid/Paspertin®, Osteopenie/-porose -Prophylaxe mit Pamidronat 60mg i.v. alle 3 Monate
FN-Risiko: 10-20% --> je nach Risikoabwägung als Primärprophylaxe, bei FN im 1. Zyklus als Sekundärprophylaxe, siehe Kurzfassung Leitlinien G-CSF
Kontrollen: 3x/Woche: BB, 1x/Woche: ATIII, Transaminasen, Amylase, BZ, Elektrolyte, Kreatinin, Harnsäure, Urinstatus, Gerinnung, Diurese, Neurotoxizität; MTX-Überdosierung: Spülung Liquoraum, Rituximab: cave Cytokine-release-Syndrom
Dosisreduktion: **Cytarabin:** DR bei Niereninsuffizienz, stoppen falls Transaminasen > 5fach der Norm, schwere Konjunktivitis, schwere allergische Reaktion, schwere neurologische Symptomatik; bei Zytopenie Therapiepausen (keine Dosisreduktion); Dosisreduktion: Nieren-/Leberinsuffizienz (siehe Dosismodifikationstabelle), **Rituximab:** Unterbrechung bei schweren NW, Wiederaufnahme nach Abklingen mit 50% der Rate
Literatur: Siehe aktuelle Therapieempfehlung der GMALL Studiengruppe: www.kompetenznetz-leukaemie.de; Provencio M et al., Ann Oncol 2006; 17(6):1027-8

Kapitel 1 · Akute Leukämien

060101_0400-11-R Konsolidierung V: GMALL 07/2003+Rituximab   Indikation: ALL (CD20+)   ICD-10: 91.0

Woche 41

Diese Zytostatikatherapie birgt letale Risiken und war Bestandteil der **GMALL 07/2003+Rituximab-Studie (www.kompetenznetz-leukaemie.de). Die Studie ist inzwischen geschlossen und wird als Registerstudie fortgeführt. Vor Beginn der Behandlung sollte unbedingt Kontakt zur Studienzentrale aufgenommen werden.** Die Anwendung darf nur durch erfahrene Onkologen und entsprechend ausgebildetes Pflegepersonal erfolgen. Das Protokoll muss im Einzelfall überprüft und der klinischen Situation angepasst werden.

Chemotherapie

Tag	Substanz	Dosierung	Trägerlösung (ml)	Appl.	Inf.-dauer	Bemerkungen
0	Rituximab	375 mg/m²	500 ml NaCl 0,9%	i.v.	initial 50mg/h	engmaschige Überwachung
1	Cytarabin	40 mg abs.	ad 2 ml Aqua	i.th.	B	
1	Dexamethason	4 mg abs.	unverdünnt	i.th.	B	
1	Methotrexat	15 mg abs.	ad 3 ml Aqua	i.th.	B	
1	Cyclophosphamid	1000 mg/m²	500 ml NaCl 0,9%	i.v.	1h	Flüssigkeitsbilanzierung
1	Cytarabin	500 mg/m²	250 ml NaCl 0,9%	i.v.	24h	

Zwischen Konsolidation V und VI: **Erhaltungstherapie mit 6-Mercaptopurin/Methotrexat** | Rituximab- Info auf Kurvenblatt beachten | **Achtung:** nach Tag 1 Protokoll zur Prophylaxe verzögerter Emesis

Achtung:
Tag 1: Knochenmarkpunktion, Liquorpunktion

Obligate Prä- und Begleitmedikation

Tag	zeitl. Ablauf	Substanz	Dosierung	Trägerlösung (ml)	Appl.	Inf.-dauer	Bemerkungen
0	1-0-0-0	Paracetamol/Paracetamol ratio®	1000 mg		p.o.		Gabe 1h vor Rituximab
0	-30min	NaCl 0,9 %		500 ml	i.v.	*	*während der Rituximabgabe
0	-30min	Clemastin/Tavegil®	2 mg		i.v.	15min	
0	-30min	Dexamethason	8 mg		i.v.	B	vor Rituximab-Erstgabe obligat; bei Folgegaben in Abhängigkeit von Verträglichkeit
1-7	0-1-0-0	Cotrimoxazol/Cotrim®forte	960 mg		p.o.		Mo,Mi,Fr Infektionsprophylaxe
1-7	1-1-1-1	Amphotericin B-Susp.	5 ml		p.o.		5 ml = 500 mg
1	-	NaCl 0,9 %		2000 ml	i.v.	24h	kontinuierlich; Flüssigkeitszufuhr + Diurese, Minimum 2000 ml/24h
1	-15min	Dexamethason	20 mg	100 ml NaCl 0,9%	i.v.	15min	15min vor Start Cytarabin
1	-15min	Granisetron/Kevatril®	1 mg		i.v.	B	
1	0, +4h, +8h	Mesna/Uromitexan®	200 mg/m²		i.v.	B	

Bedarfsmedikation: Metoclopramid/Paspertin® Osteopenie/-porose -Prophylaxe mit Pamidronat 60mg i.v. alle 3 Monate
FN-Risiko: 10-20%--> je nach Risikoabwägung als Primärprophylaxe, bei FN im 1. Zyklus als Sekundärprophylaxe, siehe Kurzfassung Leitlinien G-CSF
Kontrollen: **3x/Woche:** BB, **1x/Woche:** ATIII, Transaminasen, Amylase, BZ, Elektrolyte, Kreatinin, Harnsäure, Urinstatus, Gerinnung, EKG; Neurotoxizität, Konjunktivitis, Flüssigkeitsbilanzierung, Diurese + Zufuhr mindestens 2l/24h; **MTX-Überdosierung:** Spülung Liquorraum; Zytopenie: 1/Woche: Röntgen-Thorax; **Rituximab:** cave Cytokine-release-Syndrom
Dosisreduktion: bei cerebellären Symptomen, Exanthem, Bilirubin > 3,0mg/dl; bei Zytopenie Therapiepausen (keine Dosisreduktion) bei Leber- und Niereninsuffizienz: siehe Dosismodifikationstabelle; **Cytarabin:** DR bei Niereninsuffizienz, stoppen bei schwerer Konjunktivitis, schwerer allergischer Reaktion, schwerer neurologischer Symptomatik, Transaminasen > 5-fach der Norm; **Rituximab:** Unterbrechung bei schweren Nebenwirkungen, Wiederaufnahme nach Abklingen mit 50% der Rate
Literatur: Siehe aktuelle Therapieempfehlung der GMALL Studiengruppe: www.kompetenznetz-leukaemie.de; Provencio M et al., Ann Oncol 2006; 17(6):1027-8

060101_0400-12-R Erhaltungstherapie: GMALL 07/2003+Rituximab   Indikation: ALL (CD20+)   ICD-10: 91.0

Diese Zytostatikatherapie birgt letale Risiken und war Bestandteil der **GMALL 07/2003+Rituximab-Studie (www.kompetenznetz-leukaemie.de). Die Studie ist inzwischen geschlossen und wird als Registerstudie fortgeführt. Vor Beginn der Behandlung sollte unbedingt Kontakt zur Studienzentrale aufgenommen werden.** Die Anwendung darf nur durch erfahrene Onkologen und entsprechend ausgebildetes Pflegepersonal erfolgen. Das Protokoll muss im Einzelfall überprüft und der klinischen Situation angepasst werden.

Chemotherapie

Tag	Substanz	Dosierung	Trägerlösung (ml)	Appl.	Inf.-dauer	Bemerkungen
1-28	Mercaptopurin	60 mg/m²		p.o.		morgens vor dem Essen, ohne Milch; Tag 22-28 optional; Gaben: 1-0-0-0
1,8,15,22	Methotrexat	20 mg/m²	unverdünnt	i.v.	B	Tag 22 optional

Therapiedurchführung:
- nach Reinduktion II und zwischen Konsolidationsblöcken III-VI. Nach Konsolidation VI bis zu einer Gesamtdauer von 2,5 Jahren.
- **Beginn:** Granulozyten >1 500/µl, Thrombozyten > 100 000/µl, Hb < 10g/dl
- während Konsolidationszyklen mit HD-MTX/PEG-Asparaginase: **nur** 6-Mercaptopurin
- Zytopenie unter Erhaltung: siehe aktuelle GMALL Therapieempfehlung

Obligate Prä- und Begleitmedikation

Tag	zeitl. Ablauf	Substanz	Dosierung	Trägerlösung (ml)	Appl.	Inf.-dauer	Bemerkungen
1-28	0-1-0-0	Cotrimoxazol/Cotrim®forte	960 mg abs.		p.o.		ab Tag 1; Mo,Mi;Fr Infektionsprophylaxe
1-28	1-1-1-1	Amphotericin B-Susp.	5 ml		p.o.		5 ml = 500 mg
1,8,15,22	-15min	NaCl 0,9 %		500 ml	i.v.	1h	
1,8,15,22	-15min	Dexamethason	4 mg abs.		i.v.	B	

Bedarfsmedikation: Metoclopramid/Paspertin® Osteopenie/-porose -Prophylaxe mit Pamidronat 60mg i.v. alle 3 Monate
FN-Risiko: < 10%
Kontrollen: Blutbild, Elektrolyte, Leberwerte, Gerinnung, Retentionswerte, eGFR, Harnsäure
Dosisreduktion: wenn Allopurinol nötig, dann 6-Mercaptopurin auf 1/3 der Dosis reduzieren (Potenzierung); bei Zytopenie Dosisreduktion: Leukozyten 3 000-2 000 oder Thrombozyten 100 000-150 000: 6-Mercaptopurin + Methotrexat auf 66%; Leukozyten 2 000-1 500 oder Thrombozyten 50 000-100 000: 6-Mercaptopurin/Methotrexat auf 50%; Leukozyten < 1 500 oder Thrombozyten < 50 000: Therapiepause
Literatur: Siehe aktuelle Therapieempfehlung der GMALL Studiengruppe: www.kompetenznetz-leukaemie.de.

060101_0400-R Triple Prophylaxe: GMALL 07/2003+Rituximab

Indikation: ALL (CD20+)
ICD-10: C91.0

Woche 52

Diese Zytostatikatherapie birgt letale Risiken und war Bestandteil der **GMALL 07/2003+Rituximab-Studie (www.kompetenznetz-leukaemie.de). Die Studie ist inzwischen geschlossen und wird als Registerstudie fortgeführt. Vor Beginn der Behandlung sollte unbedingt Kontakt zur Studienzentrale aufgenommen werden.** Die Anwendung darf nur durch erfahrene Onkologen und entsprechend ausgebildetes Pflegepersonal erfolgen. Das Protokoll muss im Einzelfall überprüft und der klinischen Situation angepasst werden.

Chemotherapie

Tag	Substanz	Dosierung	Trägerlösung (ml)	Appl.	Inf.-dauer	Bemerkungen
1	Cytarabin	40 mg abs.	ad 2 ml Aqua	i.th.	B	
1	Dexamethason	4 mg abs.	unverdünnt	i.th.	B	
1	Methotrexat	15 mg abs.	ad 3 ml Aqua	i.th.	B	

Memo:
Methotrexat (MTX)-Konzentration sollte 5mg/ml nicht überschreiten: arachnoidale Reizung; ab kumulativer MTX- Dosis von 160mg steigt das Risiko einer Leukenzephalopathie, zuweilen werden zwischen 24-48h p.i. potentiell myelosuppressive MTX- Blutspiegel erreicht
Leukovorinrescue: routinemäßig nicht empfohlen; aber bei stark limitierter KM-Reserve oder vorbekannter systemischer Toxizität nach i.th. Applikation oder Niereninsuffizienz. Bei Dialyse-Patienten ist MTX kontraindiziert, Applikation alternativer liquorgängiger Substanzen erwägen. Transiente Paresen können sowohl unter MTX als auch unter Cytarabin auftreten.

Achtung: Inkompatibilität von Cytarabin und Methotrexat, daher in angegebener Reihenfolge applizieren

Bedarfsmedikation: Leukovorinrescue bei Hochrisikopatient (siehe Memo-Kasten) in low dose (4x5mg/m²/d) für 72h und erst ab 24h p.i., da aktiver Leukovorinmetabolit liquorgängig
Kontrollen: Blutbild, neurologischer Status mit Meningismuszeichen, Serum-MTX-Spiegel nur in Ausnahmefällen (siehe Memo-Kasten)
Literatur: Siehe aktuelle Therapieempfehlung der GMALL Studiengruppe: www.kompetenznetz-leukaemie.de.

060102_15 ATO/ATRA for low and intermediate risk Induktion analog APL0406-Studie

Indikation: AML M3
ICD-10: C92.0

Chemotherapie

Diese Zytostatikatherapie birgt letale Risiken. Die Anwendung darf nur durch erfahrene internistische Onkologen und entsprechend ausgebildetes Pflegepersonal erfolgen. Das Protokoll muss im Einzelfall überprüft und der klinischen Situation angepasst werden.

Tag	Substanz	Dosierung	Trägerlösung (ml)	Appl.	Inf.-dauer	Bemerkungen
1-60	All-Trans-Retinsäure (ATRA)	2x 22.5 mg/m²		p.o.		45mg/m²/d verteilt auf zwei Einzeldosen, kontinuierlich; Gaben: 1-0-1-0
1-60	Arsentrioxid	0.15 mg/kg/d		i.v.	2h	Gabe bis CR max. 60d

Zyklusdiagramm	d1 w1	d8 w2	d15 w3	d22 w4	d29 w5	d36 w6	d43 w7	d50 w8	d57 w9
Tretinoin (ATRA) bis CR oder max. 60d	▮▮▮	▮▮▮	▮▮▮	▮▮▮	▮▮▮	▮▮▮	▮▮▮	▮▮▮	▮▮▮
Arsentrioxid (ATO) bis CR oder max. 60d	▮▮▮	▮▮▮	▮▮▮	▮▮▮	▮▮▮	▮▮▮	▮▮▮	▮▮▮	▮▮▮

CAVE: - **APL- Differenzierungssyndrom** bei ATRA- und ATO- Therapie möglich; bei ersten Anzeichen (z.B. unerklärbarem Fieber, Dyspnoe, Gewichtszunahme, unklare abnormale Thoraxauskultation/ radiologische Veränderungen): Dexamethason 10mg/d p.o. oder i.v., mindestens für 3d
- **Arsentrioxid verlängert die QT- Zeit;** Gefahr für torsades de pointes Tachykardie, AV- Block u.a.; keine Kombination mit Medikamenten, die auch die QT- Zeit verlängern (best. Antidepressiva, Makrolide, Antihistaminika, Chinolone etc.), Vorsicht bei Medikamenten, die zu Hypokal./Magn.-Ämie führen

Obligate Prä- und Begleitmedikation

Tag	zeitl. Ablauf	Substanz	Dosierung	Trägerlösung (ml)	Appl.	Inf.-dauer	Bemerkungen
1-60	-15min	NaCl 0,9 %	500 ml		i.v.	4h	
1-60		KCl 7,45% (1mmol K+/ml)	ml		i.v.		nach Kalium-Wert (Ref. bereich: 3,5-5,1mmol/L), in NaCl 0,9%
1-60		Magnesium Verla Injektions-lösung (3,15mmol Mg²+/10ml)	ml		i.v.		nach Magnesium-Wert (Ref. bereich: 0,66 - 0,99mmol/L), in NaCl 0,9%
1-60	-15min	Granisetron/Kevatril®	1 mg		i.v.	B	
1-60	1-0-0-0	Prednison/Decortin®	0.5 mg/kg		p.o.		bis Ende Induktion (bis max. Tag 60)

Bedarfsmedikation: Dexamethason/Fortecortin® 8mg, Metoclopramid/Paspertin® Tropfen
Dosisreduktion: ATRA: bei WBC > 10 000/µl oder Anzeichen für ATRA-Syndrom (Dyspnoe, Lungenifiltrat, Pleuraerguss, unerklärbares Nierenversagen: 10 mg/12h Dexamethason i.v. für mindestens 3 Tage, Stopp von ATRA bis zur klinischen Kontrolle (wenn schon 15d erhalten, muß ATRA nicht fortgesetzt werden), keine ATRA-Gabe bei: Triglyceriden – Transaminasen > 10fache des vortherapeutischen Wertes
Therapieabbruch: Arsentrioxid: Stopp bei QTc > 500ms, Synkope oder neu aufgetretenen Arrhythmien unter Therapie; Stopp bei jeglicher CTC-Toxikation durch Arsentrioxid ≥ 3; Nach Rückgang der Symptome: Wiederbeginn mit DR 50%, nach 3d Verträglichkeit Steigerung auf 100%
Erfolgsbeurteilung: Knochenmarksdiagnostik vor Therapiebeginn (bei ED), ggf. d30,45,60 (alle 15d) bis zur CR; vor und nach Therapie: KM-molekulare Diagnostik + Zytogenetik
Literatur: Lo-Coco F et al. N Engl J M 2013;369:111-21

Kapitel 1 · Akute Leukämien

060102_15 ATO/ATRA for low and intermediate risk Konsolidierung analog APL0406-Studie
Indikation: AML M3 **ICD-10:C92.0**

Chemotherapie
Diese Zytostatikatherapie birgt letale Risiken. Die Anwendung darf nur durch erfahrene internistische Onkologen und entsprechend ausgebildetes Pflegepersonal erfolgen. Das Protokoll muss im Einzelfall überprüft und der klinischen Situation angepasst werden.

Wo	Tag	Substanz	Dosierung	Trägerlösung (ml)	Appl.	Inf.-dauer	Bemerkungen
1-2,5-6,9-10, 13-14, 17-18, 21-22, 25-26	1-7	All-Trans-Retinsäure (ATRA)	2x 22.5 mg/m²		p.o.		45mg/m²/d verteilt auf zwei Einzeldosen, kontinuierlich (d1-7); Gaben: 1-0-1-0
1-4,9-12, 17-20, 25-28	1-5	Arsentrioxid	0.15 mg/kg/d		i.v.	2h	jeweils an 5 Tagen pro Woche

Am Ende der Konsolidierung KMP mit Beurteilung der molekularen Remission.

Zyklusdiagramm	w1-4	w5-8	w9-12	w13-16	w17-20	w21-24	w25-28
ATRA (d1-7) max. 7 Zyklen							
Arsentrioxid (d1-5) max. 4 Zyklen							

CAVE: - **APL- Differenzierungssyndrom** bei ATRA- und ATO- Therapie möglich; bei ersten Anzeichen (z.B. unerklärbarem Fieber, Dyspnoe, Gewichtszunahme, unklare abnormale Thoraxauskultation/ radiologische Veränderungen): Dexamethason 10mg/d p.o. oder i.v., mindestens für 3d
- **Arsentrioxid verlängert die QT- Zeit**; Gefahr für torsades de pointes Tachykardie, AV- Block u.a.; keine Kombination mit Medikamenten, die auch die QT- Zeit verlängern (best. Antidepressiva, Makrolide, Antihistaminika, Chinolone etc.), Vorsicht bei Medikamenten, die zu Hypokal./Magn.-Ämie führen

Obligate Prä- und Begleitmedikation

Wo	Tag	zeitl. Ablauf	Substanz	Dosierung	Trägerlösung (ml)	Appl.	Inf.-dauer	Bemerkungen
1-4,9-12, 17-20, 25-28	1-5	-15min	NaCl 0,9 %		500 ml	i.v.	4h	
1-4,9-12, 17-20, 25-28	1-5		Magnesium Verla Injektionslösung (3,15mmol Mg²⁺/10ml)	ml		i.v.		nach Magnesium-Wert (Ref. bereich: 0,66 - 0,99mmol/L), in NaCl 0,9%
1-4,9-12, 17-20, 25-28	1-5		KCl 7,45% (1mmol K+/ml)	ml		i.v.		nach Kalium-Wert (Ref. bereich: 3,5-5,1mmol/L), in NaCl 0,9%
1-4,9-12, 17-20, 25-28	1-5	-15min	Granisetron/Kevatril®	1 mg		i.v.		B

Bedarfsmedikation: Dexamethason/Fortecortin® 8mg, Metoclopramid/Paspertin® Tropfen
Dosisreduktion: ATRA: bei WBC > 10 000/µl oder Anzeichen für ATRA-Syndrom (Dyspnoe, Lungenifiltrate, Pleuraerguss, unerklärliches Nierenversagen): 10 mg/12h Dexamethason i.v. für mindestens 3 Tage, Stopp von ATRA bis zur klinische Kontrolle (wenn schon 15d erhalten, muß ATRA nicht fortgesetzt werden), keine ATRA-Gabe bei: Triglyceriden + Transaminasen > 10fache des vortherapeutischen Wertes
Therapieabbruch: Arsentrioxid: Stopp bei QTc> 500ms, Synkope oder neu aufgetretenen Arrhythmien unter Therapie; Stopp bei jeglichen CTC- Toxizitäten durch Arsentrioxid ≥3; Nach Rückgang der Symptome: Wiederbeginn mit DR 50%, nach 3d Verträglichkeit Steigerung auf 100%
Erfolgsbeurteilung: Knochenmarksdiagnostik vor Therapiebeginn (bei ED), ggf. d30,45,60 (alle 15d) bis zur CR; vor und nach Therapie: KM-molekulare Diagnostik + Zytogenetik
Wiederholung: ATRA maximal 7 Zyklen, ATO maximal 4 Zyklen
Literatur: Lo-Coco F et al. N Engl J M 2013;369:111-21

060102_15 ATRA/Ida for low and intermediate risk Induktion analog APL0406-Studie
Indikation: AML M3 **ICD-10:C92.0**

Chemotherapie
Diese Zytostatikatherapie birgt letale Risiken. Die Anwendung darf nur durch erfahrene internistische Onkologen und entsprechend ausgebildetes Pflegepersonal erfolgen. Das Protokoll muss im Einzelfall überprüft und der klinischen Situation angepasst werden.

Tag	Substanz	Dosierung	Trägerlösung (ml)	Appl.	Inf.-dauer	Bemerkungen
1-60	All-Trans-Retinsäure (ATRA)	2x 22.5 mg/m²		p.o.		45mg/m²/d verteilt auf zwei Einzeldosen, kontinuierlich; Gaben: 1-0-1-0
2,4,6,8	Idarubicin	12 mg/m²	100 ml NaCl 0,9%	i.v.	B20min	

Zyklusdiagramm	d1 w1	d8 w2	d15 w3	d22 w4	d29 w5	d36 w6	d43 w7	d50 w8	d57 w9
All-Trans-Retinsäure (ATRA) bis max. d60									
Idarubicin									

CAVE: - **APL- Differenzierungssyndrom** bei ATRA- Therapie möglich; bei ersten Anzeichen (z.B. unerklärbarem Fieber, Dyspnoe, Gewichtszunahme, unklare abnormale Thoraxauskultation/ radiologische Veränderungen): Dexamethason 10mg/d p.o. oder i.v., mindestens für 3d

Obligate Prä- und Begleitmedikation

Tag	zeitl. Ablauf	Substanz	Dosierung	Trägerlösung (ml)	Appl.	Inf.-dauer	Bemerkungen
2,4,6,8	-15min	NaCl 0,9 %		2000 ml	i.v.	24h	
2,4,6,8	-15min	Dexamethason	8 mg		i.v.		B
2,4,6,8	-15min	Granisetron/Kevatril®	1 mg		i.v.		B
2,4,6,8	1-1-1-1	Vidisept® Augentropfen	2 Trpf.		i.o.		
2,4,6,8	0-0-0-1	Sucralfat/Ulcogant Btl.®	1 Btl.		p.o.		
1-60	1-0-0-0	Prednison/Decortin®	0.5 mg/kg		p.o.		bis Ende Induktion (bis max. Tag 60)

Dosisreduktion: ATRA: bei WBC >10 000/µl oder Anzeichen für ATRA-Syndrom (Dyspnoe, Lungenifiltrate, Pleuraerguss, unerklärliches Nierenversagen): 10 mg/12h Dexamethason i.v. für mindestens 3 Tage, Stopp von ATRA bis zur klinische Kontrolle (wenn schon 15d erhalten, muß ATRA nicht fortgesetzt werden), keine ATRA-Gabe bei: Triglyceriden + Transaminasen > 10fache des vortherapeutischen Wertes; Anthracycline bei Leberfunktionsstörung,
Cave: kardiale Vorschädigung, siehe Dosismodifikationstabelle
Summendosis: Idarubicin > 120mg/m² i.v.: Gefahr der Kardiotoxizität
Erfolgsbeurteilung: Knochenmarksdiagnostik vor Therapiebeginn (bei ED), ggf. d30,45,60 (alle 15d) bis zur CR; vor und nach Therapie: KM-molekulare Diagnostik + Zytogenetik
Literatur: Lo-Coco F et al. N Engl J M 2013;369:111-21

060102_15 ATRA/Ida for low and intermediate risk Konsolidierung 1 analog APL0406-Studie

Indikation: AML M3

ICD-10:C92.0

Chemotherapie

Diese Zytostatikatherapie birgt letale Risiken. Die Anwendung darf nur durch erfahrene internistische Onkologen und entsprechend ausgebildetes Pflegepersonal erfolgen. Das Protokoll muss im Einzelfall überprüft und der klinischen Situation angepasst werden.

Tag	Substanz	Dosierung	Trägerlösung (ml)	Appl.	Inf.-dauer	Bemerkungen
1-15	All-Trans-Retinsäure (ATRA)	2x 22.5 mg/m²		p.o.		45mg/m²/d verteilt auf zwei Einzeldosen, kontinuierlich (d1-15); Gaben: 1-0-1-0
1-4	Idarubicin	5 mg/m²	100 ml NaCl 0,9%	i.v.	B20min	

CAVE: - APL- Differenzierungssyndrom bei ATRA- Therapie möglich; bei ersten Anzeichen (z.B. unerklärbarem Fieber, Dyspnoe, Gewichtszunahme, unklare abnormale Thoraxauskultation/ radiologische Veränderungen): Dexamethason 10mg/d p.o. oder i.v., mindestens für 3d

Zyklusdiagramm	d1 w1	d8 w2	d15 w3
Idarubicin			
Tretinoin (ATRA)			

Obligate Prä- und Begleitmedikation

Tag	zeitl. Ablauf	Substanz	Dosierung	Trägerlösung (ml)	Appl.	Inf.-dauer	Bemerkungen
1-4	-15min	NaCl 0,9 %		2000 ml	i.v.	24h	
1-4	-15min	Dexamethason	8 mg		i.v.		B
1-4	-15min	Granisetron/Kevatril®	1 mg		i.v.		B
1-4	1-1-1-1	Vidisept® Augentropfen	2 Trpf.		i.o.		
1-4	0-0-0-1	Sucralfat/Ulcogant Btl.®	1 Btl.		p.o.		

Dosisreduktion: **ATRA:** bei WBC >10 000/µl oder Anzeichen für ATRA-Syndrom (Dyspnoe, Lungenfiltrate, Pleuraerguss, unerkläliches Nierenversagen): 10mg/12h Dexamethason i.v. für mindestens 3 Tage, Stopp von ATRA bis zur klinischen Kontrolle (wenn schon 15d erhalten, muß ATRA nicht fortgesetzt werden), keine ATRA-Gabe bei: Triglyceriden + Transaminasen >10fache des vortherapeutischen Wertes; Anthracycline bei Leberfunktionsstörung, cave: kardiale Vorschädigung, siehe Dosismodifikationstabelle
Cave: kardiale Vorschädigung, siehe Dosismodifikationstabelle
Summendosis: Idarubicin >120mg/m² i.v.: Gefahr der Kardiotoxizität
Erfolgsbeurteilung: Knochenmarksdiagnostik vor Therapiebeginn (bei ED), ggf. d30,45,60 (alle 15d) bis zur CR; vor und nach Therapie: KM-molekulare Diagnostik + Zytogenetik
Literatur: Lo-Coco F et al. N Engl J M 2013;369:111-21

060102_15 ATRA/Mitoxantron for low and intermediate risk Konsolidierung 2 analog APL0406-Studie

Indikation: AML M3

ICD-10:C92.0

Chemotherapie

Diese Zytostatikatherapie birgt letale Risiken. Die Anwendung darf nur durch erfahrene internistische Onkologen und entsprechend ausgebildetes Pflegepersonal erfolgen. Das Protokoll muss im Einzelfall überprüft und der klinischen Situation angepasst werden.

Tag	Substanz	Dosierung	Trägerlösung (ml)	Appl.	Inf.-dauer	Bemerkungen
1-15	All-Trans-Retinsäure (ATRA)	2x 22.5 mg/m²		p.o.		45mg/m²/d verteilt auf zwei Einzeldosen; Gaben: 1-0-1-0
1-5	Mitoxantron	10 mg/m²	250 ml NaCl 0,9%	i.v.	30min	

CAVE: - APL- Differenzierungssyndrom bei ATRA- Therapie möglich; bei ersten Anzeichen (z.B. unerklärbarem Fieber, Dyspnoe, Gewichtszunahme, unklare abnormale Thoraxauskultation/ radiologische Veränderungen): Dexamethason 10mg/d p.o. oder i.v., mindestens für 3d

Zyklusdiagramm	d1 w1	d8 w2	d15 w3
Mitoxantron			
Tretinoin (ATRA)			

Obligate Prä- und Begleitmedikation

Tag	zeitl. Ablauf	Substanz	Dosierung	Trägerlösung (ml)	Appl.	Inf.-dauer	Bemerkungen
1-5	-15min	NaCl 0,9 %		2000 ml	i.v.	24h	
1-5	-15min	Dexamethason	8 mg		i.v.		B
1-5	1-1-1-1	Vidisept® Augentropfen	2 Trpf.		i.o.		
1-5	0-0-0-1	Sucralfat/Ulcogant Btl.®	1 Btl.		p.o.		

Bedarfsmedikation: Dexamethason/Fortecortin® 8mg, Metoclopramid/Paspertin® Trpf.
Dosisreduktion: **ATRA:** bei WBC >10 000/µl oder Anzeichen für ATRA-Syndrom (Dyspnoe, Lungenfiltrate, Pleuraerguss, unerklärliches Nierenversagen): 10mg/12h Dexamethason i.v. für mindestens 3 Tage, Stopp von ATRA bis zur klinischen Kontrolle (wenn schon 15d erhalten, muß ATRA nicht fortgesetzt werden), keine ATRA-Gabe bei: Triglyceriden + Transaminasen >10fache des vortherapeutischen Wertes; Anthracycline bei Leberfunktionsstörung
Cave: kardiale Vorschädigung, siehe Dosismodifikationstabelle
Summendosis: **Mitoxantron** >100mg/m²: Gefahr der Kardiotoxizität
Therapievoraussetzung: ANC > 1,5x10^9/L und Thrombozytenzahl >100x10^9/L.
Erfolgsbeurteilung: Knochenmarksdiagnostik vor Therapiebeginn (bei ED), gegebenenfalls d30,45,60 (alle 15d) bis zur CR; vor und nach Therapie: KM-molekulare Diagnostik + Zytogenetik
Literatur: Lo-Coco F et al. N Engl J M 2013;369:111-21

Kapitel 1 · Akute Leukämien

060102_15 ATRA/Ida for low and intermediate risk Konsolidierung 3 analog APL0406-Studie **Indikation: AML M3**   **ICD-10:C92.0**

Chemotherapie

Diese Zytostatikatherapie birgt letale Risiken. Die Anwendung darf nur durch erfahrene internistische Onkologen und entsprechend ausgebildetes Pflegepersonal erfolgen. Das Protokoll muss im Einzelfall überprüft und der klinischen Situation angepasst werden.

Tag	Substanz	Dosierung	Trägerlösung (ml)	Appl.	Inf.-dauer	Bemerkungen
1-15	All-Trans-Retinsäure (ATRA)	2x 22.5 mg/m²		p.o.		45mg/m²/d verteilt auf zwei Einzeldosen, kontinuierlich (d1-15); Gaben: 1-0-1-0
1	Idarubicin	12 mg/m²	100 ml NaCl 0,9%	i.v.	B20min	

CAVE: - APL- Differenzierungssyndrom bei ATRA- Therapie möglich; bei ersten Anzeichen (z.B. unerklärbarem Fieber, Dyspnoe, Gewichtszunahme, unklare abnormale Thoraxauskultation/ radiologische Veränderungen): Dexamethason 10mg/d p.o. oder i.v., mindestens für 3d

Zyklusdiagramm	d1 w1	d8 w2	d15 w3
Idarubicin	■		
Tretinoin (ATRA)	▨▨▨▨▨	▨▨▨▨▨	▨▨▨▨▨

Obligate Prä- und Begleitmedikation

Tag	zeitl. Ablauf	Substanz	Dosierung	Trägerlösung (ml)	Appl.	Inf.-dauer	Bemerkungen
1	-15min	NaCl 0,9 %		2000 ml	i.v.	24h	
1	-15min	Dexamethason	8 mg		i.v.	B	
1	-15min	Granisetron/Kevatril®	1 mg		i.v.	B	
1	1-1-1-1	Vidisept® Augentropfen	2 Trpf.		i.o.		
1	0-0-0-1	Sucralfat/Ulcogant Btl.®	1 Btl.		p.o.		

Bedarfsmedikation: Dexamethason/Fortecortin® 8mg, Metoclopramid/Paspertin® Trpf.
Dosisreduktion: ATRA: bei WBC >10 000/μl oder Anzeichen für ATRA-Syndrom (Dyspnoe, Lungenifiltrate, Pleuraerguss, unerklärliches Nierenversagen): 10mg/12h Dexamethason i.v. für mindestens 3 Tage, Stopp von ATRA bis zur klinischen Kontrolle (wenn schon 15d erhalten, muß ATRA nicht fortgesetzt werden), keine ATRA-Gabe bei: Triglyceriden + Transaminasen >10fache des vortherapeutischen Wertes; Anthracycline bei Leberfunktionsstörung
Cave: kardiale Vorschädigung, siehe Dosismodifikationstabelle
Summendosis: Idarubicin >120mg/m² i.v.: Gefahr der Kardiotoxizität
Therapievoraussetzung: ANC > 1,5x10⁹/L und Thrombozytenzahl >100x10⁹/L.
Erfolgsbeurteilung: Knochenmarksdiagnostik vor Therapiebeginn (bei ED), ggf. d30,45,60 (alle 15d) bis zur CR; vor und nach Therapie: KM-molekulare Diagnostik + Zytogenetik
Literatur: Lo-Coco F et al. N Engl J M 2013;369:111-21

060102_15 ATRA/MTX/6-Mercaptopurin for low and intermediate risk Erhaltung analog APL0406-Studie **Indikation: AML M3** **ICD-10:C92.0**

Chemotherapie

Diese Zytostatikatherapie birgt letale Risiken. Die Anwendung darf nur durch erfahrene internistische Onkologen und entsprechend ausgebildetes Pflegepersonal erfolgen. Das Protokoll muss im Einzelfall überprüft und der klinischen Situation angepasst werden.

Wo	Tag	Substanz	Dosierung	Trägerlösung (ml)	Appl.	Inf.-dauer	Bemerkungen
1-13	1	Methotrexat	15 mg/m²	unverdünnt	i.m.		1x wöchentlich
1-12	1-7	Mercaptopurin	50 mg/m²		p.o.		abends vor dem Essen, ohne Milch; Gaben: 0-0-1-0
13	1-6	Mercaptopurin	50 mg/m²		p.o.		abends vor dem Essen, ohne Milch; Gaben: 0-0-1-0
13	7	All-Trans-Retinsäure (ATRA)	2x 22.5 mg/m²		p.o.		45mg/m² verteilt auf zwei Einzeldosen; Gaben: 1-0-1-0
14-15	1-7	All-Trans-Retinsäure (ATRA)	2x 22.5 mg/m²		p.o.		45mg/m² verteilt auf zwei Einzeldosen; Gaben: 1-0-1-0

Verabreichung von ATRA alle 3 Monate d1-d15 für eine Gesamtdauer von 2Jahren, insgesamt 6 Zyklen. Die Kombination von MTX/6-MP wird 7x verabreicht. Pro Monat werden 30 Tage gerechnet ATRA- Gabe nach Ende MTX/6-MP; während ATRA-Gabe pausiert MTX/6-MP

CAVE: - APL- Differenzierungssyndrom bei ATRA- Therapie möglich; bei ersten Anzeichen (z.B. unerklärbarem Fieber, Dyspnoe, Gewichtszunahme, unklare abnormale Thoraxauskultation/ radiologische Veränderungen): Dexamethason 10mg/d p.o. oder i.v., mindestens für 3d

Therapieübersicht	Monat 1-3	Monat 4-6	Monat 7-9	Monat 10-12	Monat 13-15	Monat 16-18	Monat 19-21	Monat 22-24
All-Trans-Retinsäure (ATRA) d1-15, max. 6 Zyklen	■	■	■	■	■	■	■	■
Methotrexat wöchentlich, max. 7 Zyklen	▨▨	▨▨	▨▨	▨▨	▨▨	▨▨	▨▨	
Mercatopurin täglich, max. 7 Zyklen	▨▨	▨▨	▨▨	▨▨	▨▨	▨▨	▨▨	

Obligate Prä- und Begleitmedikation

Wo	Tag	zeitl. Ablauf	Substanz	Dosierung	Trägerlösung (ml)	Appl.	Inf.-dauer	Bemerkungen
1-15	1-7	0-1-0-0	Cotrimoxazol/Cotrim®forte	960 mg		p.o.		Infektionsprophylaxe: Montags, Mittwochs, Freitags

Bedarfsmedikation: Metoclopramid/Paspertin®
Kontrollen: Blutbild, Elektrolyte, Leberwerte, Gerinnung, Retentionswerte, Kreatinin-Clearance, Harnsäure
Dosisreduktion: wenn Allopurinol nötig, dann 6-Mercaptopurin auf 1/4 der Dosis reduzieren (Potenzierung); bei Zytopenie: bei Leukozyten 2,5-3,5 x 10⁹/L Dosisreduktion MTX und 6-MP auf 50% bei Leukozyten < 2,5 x 10⁹/L: Therapiepause.
Antibiotikaprophylaxe: bei Neutrophilen <500/μl: Colistinsulfat/Colistin® (95mg) (Granulozytopenie >10Tage), Amphotericin B/Ampho-Moronal® Susp. 5ml (1-1-1-1)
Wiederholung: ATRA alle 3 Mo d1-15 für Gesamtdauer von 2 Jahren, max. 6 Zyklen, MTX/6-MP max. 7 Zyklen, ATRA-Gabe nach Ende MTX/6-MP; während ATRA-Gabe pausiert MTX/6-MP
Literatur: Lo-Coco F et al. N Engl J M 2013;369:111-21

060102_0663 AMLSG 09-09 Studie Induktion Arm A-ICE   Indikation: AML   ICD-10: 92.0

Chemotherapie

Diese Zytostatikatherapie birgt letale Risiken und ist Bestandteil der **AMLSG 09-09**-Studie (www.kompetenznetz-leukaemie.de/content/aerzte/studien/studienregister/). Ein Studieneinschluss durch die mit der Studie betrauten Kollegen/Zentren sollte unbedingt angestrebt werden. Die Anwendung darf nur durch erfahrene Onkologen und entsprechend ausgebildetes Pflegepersonal erfolgen. Das Protokoll muss im Einzelfall überprüft und der klinischen Situation angepasst werden.

Tag	Substanz	Dosierung	Trägerlösung (ml)	Appl.	Inf.-dauer	Bemerkungen
1,3,5	Idarubicin	12 mg/m²		i.v.	B15min	DR > 60 J: nur c1+3; ab 2. Zyklus nur d1,d3: 10mg/m2
1,3	Etoposidphosphat	100 mg/m²	100 ml NaCl 0,9 %	i.v.	2h	DR > 60J: nur d1+3; ab 2. Zyklus nur d1d3; Menge entspricht Etoposidanteil
2	Etoposidphosphat	100 mg/m²	100 ml NaCl 0,9 %	i.v.	2h	DR > 60J: nur d1+3; ab Zyklus 2 alle Patienten nur d1+3; Menge entspricht Etoposidanteil
1-7	Cytarabin	100 mg/m²	250 ml NaCl 0,9 %	i.v.	24h	ab 2. Zyklus nur d1-d5
6-8	All-Trans-Retinsäure (ATRA)	3x 15 mg/m²		p.o.		45mg/m2/d verteilt auf 3 Einzeldosen, jeweils zu oder kurz nach den Mahlzeiten; Gaben: 1-1-1-0
9-21	All-Trans-Retinsäure (ATRA)	3x 5 mg/m²		p.o.		15mg/m2/d verteilt auf 3 Einzeldosen, jeweils zu oder kurz nach den Mahlzeiten; Gaben: 1-1-1-0

Zyklus 1	d1 w1	d8 w2	d15 w3	d22 w4		Zyklus 2	d1 w1	d8 w2	d15 w3	d22 w4	Inkompatibilität:
Idarubicin 12mg/m²	■				Wdh.	Idarubicin 10mg/m²	■				Idarubicin ↔ Heparin
Etoposid	■					Etoposid	■				
Cytarabin	■					Cytarabin	■				
All-Trans-Retinsäure (ATRA)		■	■			All-Trans-Retinsäure (ATRA)		■	■		

Absetzen von Tretinoin (ATRA) und Gabe von hochdosiertem **Dexamethason (10 mg/12h i.v.)** bei Leukozytenanstieg 10 000/µl vor oder während ATRA Gabe oder Anzeichen von **ATRA-Syndrom** (pulmonale Verschlechterung, unklares Nierenversagen)

Cave: Keine gleichzeitige Gabe von Etoposidphosphat und Natriumbicarbonat über den gleichen Zugang

Obligate Prä- und Begleitmedikation

Tag	zeitl. Ablauf	Substanz	Dosierung	Trägerlösung (ml)	Appl.	Inf.-dauer	Bemerkungen
1-7	kont.	NaCl 0,9 %		2000 ml	i.v.	24h	
1-7	kont.	Magnesium/Magnesium Verla®	ml		i.v.		in Bewässerung
1-7	kont.	KCl 7,45% Braun®	ml		i.v.		in Bewässerung
1-7	kont.	Heparin/Liquemin®	5000-15000 IE		i.v.	24h	bei ZVK; kurze Pause bei Idarubicingabe
1-7	-30min	Granisetron/Kevatril®	3 mg		i.v.	B	
1-28	0-1-0-0	Cotrimoxazol/Cotrim®forte	960 mg		p.o.		Montag, Mittwoch, Freitag

Bedarfsmedikation:	Antidiarrhoika, RBC und Thrombozyteninfusion, Antibiose, Antifungale Prophylaxe, Analgesie, Pantoprazol/ Pantozol®, Clemastin/Tavegil®,Dexamethason
FN-Risiko:	> 20%
Kontrollen:	siehe Studienprotokoll: Vitalfunktion, EOCGPS, Blutdruck,Temperatur, bukkaler Abstrich, Blutbild (inklusiv HB, RBC, PLT, WBC, Differentialblutbild),BUN ,Kreatinin, Albumin, Leberwerte (AST, ALT, Bilirubin, ALP), LDH,Urea,Elektrolyte (Na+, K+, Ca2+, Phosphat), Koagulation (PT, INR, aPTT), Urinanalyse (pH, Glucose, Protein),Knochenmarksaspirat, Diurese, Neurotoxizität, Plasmaaufbewahrung, Molekulargenetische Analyse, extramedulläre Erkrankung, Nebenwirkungen, Ko-Medikation, vor 1. Therapie: Echokardiographie oder MUGA, EKG, Röntgenthorax
Dosisreduktion:	**Idarubicin : Alter > 60Jahre: nur d1 + d3; Etoposid Alter > 60Jahre: nur d1 + d3**
Cave:	**Keine Azol-Prophylaxe parallel zur intensiven CTx (Wiederbeginn der antimykotischen Prophylaxe ggf. an Tag 8)**
Summendosis:	Idarubicin >120mg/m² i.v.: Gefahr der Kardiotoxität
Erfolgsbeurteilung:	siehe Studienprotokoll: Knochenmarksaspirat jeweils zwischen d22 u.29 der Induktionszyklen, CBC, Status der extramedullären Erkrankung
Wiederholung:	zwischen Tag 22 und 29; insgesamt 2 Induktions-Zyklen
Literatur:	Studienprotokoll AMLSG 09-09

060102_0663 AMLSG 09-09 Studie Konsolidierung I Arm AC   Indikation: AML   ICD-10: C92.0

Chemotherapie

Diese Zytostatikatherapie birgt letale Risiken und ist Bestandteil der **AMLSG 09-09**-Studie (www.kompetenznetz-leukaemie.de/content/aerzte/studien/studienregister/). Ein Studieneinschluss durch die mit der Studie betrauten Kollegen/Zentren sollte unbedingt angestrebt werden. Die Anwendung darf nur durch erfahrene Onkologen und entsprechend ausgebildetes Pflegepersonal erfolgen. Das Protokoll muss im Einzelfall überprüft und der klinischen Situation angepasst werden.

Tag	Substanz	Dosierung	Trägerlösung (ml)	Appl.	Inf.-dauer	Bemerkungen
1-3	Cytarabin	3 g/m²	250 ml NaCl 0,9%	i.v.	3h	alle 12h, DR > 60 Jahre: 2 x 1g/m2
1-3	Cytarabin	3 g/m²	250 ml NaCl 0,9%	i.v.	3h	DR > 60 Jahre: 2 x 1g/m2
4-21	All-Trans-Retinsäure (ATRA)	3x 5 mg/m²		p.o.		15mg/m2/d verteilt auf 3 Einzeldosen, jeweils zu oder kurz nach den Mahlzeiten; Gaben: 1-1-1-0

Zyklusdiagramm	d1 w1	d8 w2	d15 w3	d22 w4	d29 w5	
Cytarabin	■					Wdh.
All-Trans-Retinsäure (ATRA)	■	■	■			

Absetzen von Tretinoin (ATRA) und Gabe von hochdosiertem **Dexamethason (10 mg/12h i.v.)** bei Leukozytenanstieg 10 000/µl vor oder während ATRA Gabe oder Anzeichen von **ATRA-Syndrom** (pulmonale Verschlechterung, unklares Nierenversagen)

altersadaptierte Dosisreduktion Cytarabin:
> 60 Jahre: 1g/m2

Obligate Prä- und Begleitmedikation

Tag	zeitl. Ablauf	Substanz	Dosierung	Trägerlösung (ml)	Appl.	Inf.-dauer	Bemerkungen
1	1-0-0-0	Allopurinol/Zyloric®	300 mg		p.o.		weiter entspr. Harnsäure-Serumspiegel
1-35	0-1-0-0	Cotrimoxazol/Cotrim®forte	960 mg		p.o.		Mo,Mi,Fr
1-4	1-1-1-1	Dexa-Sine SE® Augentropfen	2 Trpf.		i.o.		alle 6 Stunden bis 24h nach Ende AraC-Therapie
1-3	kont.	NaCl 0,9 %		2000 ml	i.v.	24h	
1-3	kont.	Magnesium/Magnesium Verla® Injektionslösung	— ml		i.v.		in Hydrierung
1-3	kont.	KCl 7,45% Braun®	— ml		i.v.		in Hydrierung
1-3	kont.	Heparin/Heparin Braun®	5000-15000 IE		i.v.	24h	bei ZVK
1-3	-30 min, +11h30 min	Granisetron/Kevatril®	3 mg		i.v.	B	
5-9	1-1-1-1	Corneregel® Augentropfen	1 Trpf.		i.o.		alle 6 Stunden
10	1-0-0-0	Pegfilgrastim/Neulasta®	6 mg		s.c.		einmalige Gabe

Bedarfsmedikation:	Metoclopramid/Paspertin® p.o. oder i.v., Natriumbicarbonat/Bicanorm® 4x2g täglich p.o. oder NaHCO3 i.v.; Antidiarrhoika, RBC und Thrombozyteninfusion Antibiose, antifungale Prophylaxe, Analgesie, Paracetamol, Pantoprazol/Pantozol®
FN-Risiko:	> 20%
Kontrollen:	siehe Studienprotokoll: Vitalfunktion, EOCGPS, BD, Temperatur, Abstrich, Blutbild (inklusiv HB, RBC, PLT, WBC, BB diff.), BUN ,Kreatinin, Albumin, Leberwerte (AST, ALT, Bilirubin, ALP), LDH, Urea, Elektrolyte (Na+, K+, Ca2+, Phosphat), Koagulation (PT, INR, aPTT), Urinanalyse (pH, Glucose, Protein), Blutgase, Knochenmarksaspirat, Diurese, Neurotoxizität, ZNS und Lungenfunktion, Plasmaaufbewahrung, molekulargenetische Analyse, extramedulläre Erkrankung, Nebenwirkungen, Ko-Medikation
Dosisreduktion:	DR Cytarabin > 60 Jahre: 2 x 1g/m2
Erfolgsbeurteilung:	siehe Studienprotokoll: Knochenmarksuntersuchung jeweils zwischen d28 und d35 der Konsolidierungszyklen, CBC, Status der extramedullären Erkrankung
Wiederholung:	Tag 36; insgesamt 3 Konsolidierungs-Zyklen
Literatur:	Studienprotokoll AMLSG 09-09

Kapitel 1 · Akute Leukämien

060102_0663 AMLSG 09-09 Studie Konsolidierung II und III Arm AC Indikation: AML
ICD-10: C92.0

Chemotherapie

Diese Zytostatikatherapie birgt letale Risiken und ist Bestandteil der **AMLSG 09-09-Studie** (www.kompetenznetz-leukaemie.de/content/aerzte/studien/studienregister/). Ein Studieneinschluss durch die mit der Studie betrauten Kollegen/Zentren sollte unbedingt angestrebt werden. Die Anwendung darf nur durch erfahrene Onkologen und entsprechend ausgebildetes Pflegepersonal erfolgen. Das Protokoll muss im Einzelfall überprüft und der klinischen Situation angepasst werden.

Tag	Substanz	Dosierung	Trägerlösung (ml)	Appl.	Inf.-dauer	Bemerkungen
1-3	Cytarabin	3 g/m²	250 ml NaCl 0,9%	i.v.	3h	alle 12h, DR**: > 60 Jahre:2x1g/m2
1-3	Cytarabin	3 g/m²	250 ml NaCl 0,9%	i.v.	3h	DR**: > 60 Jahre 2x1g/m2
4-21	All-Trans-Retinsäure (ATRA)	3x 5 mg/m²		p.o.		15mg/m2/d verteilt auf 3 Einzeldosen, jeweils zu oder kurz nach den Mahlzeiten; Gaben: 1-1-1-0

Zyklusdiagramm	d1 w1	d8 w2	d15 w3	d22 w4	d29 w5	
Cytarabin	■					Wdh.
All-Trans-Retinsäure (ATRA)	░░	░░	░░			

Absetzen von Tretinoin (ATRA) und Gabe von hochdosiertem **Dexamethason (10 mg/12h i.v.)** bei Leukozytenanstieg 10 000/μl vor oder während ATRA Gabe oder Anzeichen von **ATRA-Syndrom** (pulmonale Verschlechterung, unklares Nierenversagen)

Obligate Prä- und Begleitmedikation

Tag	zeitl. Ablauf	Substanz	Dosierung	Trägerlösung (ml)	Appl.	Inf.-dauer	Bemerkungen
1	1-0-0-0	Allopurinol/Zyloric®	300 mg		p.o.		weiter entspr. Harnsäure-Serumspiegel
1-35	0-1-0-0	Cotrimoxazol/Cotrim®forte	960 mg		p.o.		Mo,Mi,Fr
1-4	1-1-1-1	Dexa-Sine SE® Augentropfen	2 Trpf.		i.o.		alle 6 Stunden bis 24h nach Ende AraC-Therapie
1-3	kont.	NaCl 0,9 %		2000 ml	i.v.	24h	
1-3	kont.	Magnesium/Magnesium Verla® Injektionslösung	__ ml		i.v.		in Hydrierung
1-3	kont.	KCl 7,45% Braun®	__ ml		i.v.		in Hydrierung
1-3	kont.	Heparin/Heparin Braun®	IE		i.v.	24h	5000-15000IE bei ZVK
1-3	-30 min, +11h30 min	Granisetron/Kevatril®	3 mg		i.v.	B	
5-9	1-1-1-1	Corneregel® Augentropfen	1 Trpf.		i.o.		alle 6 Stunden
10	1-0-0-0	Pegfilgrastim/Neulasta®	6 mg		s.c.		einmalige Gabe

Bedarfsmedikation: Metoclopramid/Paspertin® p.o. oder i.v., Natriumbicarbonat/Bicanorm® 4x2g täglich p.o. oder NaHCO₃ i.v.; Antidiarrhoika, RBC und Thrombozyteninfusion, Antibiose, Antifungale Prophylaxe, Analgesie, Paracetamol, Pantoprazol/Pantozol®
FN-Risiko: > 20%
Kontrollen: siehe Studienprotokoll: Vitalfunktion, EOCGPS, BD, Temperatur, Abstrich, Blutbild (inkl. HB, RBC, PLT, WBC, Differentialblutbild), BUN, Kreatinin, Albumin, Leberwerte (AST, ALT, Bilirubin, ALP), LDH, Urea, Elektrolyte (Na+, K+, Ca2+, Phosphat), Koagulation (PT, INR, aPTT), Urinanalyse (pH, Glucose, Protein), Blutgase, Knochenmarksaspirat, Diurese, Neurotoxizität, ZNS und Lungenfunktion, Plasmaaufbewahrung, molekulargenetische Analyse, extramedulläre Erkrankung, Nebenwirkungen, Ko-Medikation.
Dosisreduktion: DR Cytarabin > 60 Jahre: 2 x 1g/m²
Erfolgsbeurteilung: siehe Studienprotokoll: Knochenmarksuntersuchung jeweils zwischen d28 und d35 der Konsolidierungszyklen, CBC, Status der extramedullären Erkrankung
Wiederholung: Tag 36; insgesamt 3 Konsolidierungs-Zyklen
Literatur: Studienprotokoll AMLSG 09-09

060102_0659 AMLSG 11-08-Studie Induktion Indikation: CBF AML
ICD-10: C92.0

Chemotherapie

Diese Zytostatikatherapie birgt letale Risiken und ist Bestandteil der **AMLSG 11-08-Studie** (www.kompetenznetz-leukaemie.de/content/aerzte/studien/studienregister/). Ein Studieneinschluss durch die mit der Studie betrauten Kollegen/Zentren sollte unbedingt angestrebt werden. Die Anwendung darf nur durch erfahrene Onkologen und entsprechend ausgebildetes Pflegepersonal erfolgen. Das Protokoll muss im Einzelfall überprüft und der klinischen Situation angepasst werden.

Tag	Substanz	Dosierung	Trägerlösung (ml)	Appl.	Inf.-dauer	Bemerkungen
1-3	Daunorubicin	60 mg/m²		i.v.	B15min	unverdünnt
1-7	Cytarabin	200 mg/m²		i.v.	24h	
8-21	Dasatinib/Sprycel® (Studienmedikation)	100 mg abs.		p.o.		Morgens 2x50mg Kaps. Gaben: 1-0-0-0

Zyklusdiagramm	d1 w1	d8 w2	d15 w3	d22 w4
Daunorubicin	■			
Cytarabin	░░			
Dasatinib		░	░	░

Achtung:
Dasatinib ist ein kompetitiver inhibitor von CYP3A4 und wird über CYP3A4 abgebaut.
Potente CYP3A4-Inhibitoren (z.B. Grapefruit (-saft)) verboten (siehe Studienprotokoll).
Ausnahme: Azole und Makrolide
CYP3A4-Induktoren vermeiden -> Senkung des Dasatinib-Plasmaspiegels
Antikoagulantien sowie Medikation mit lang wirksamen Thromobozytenfunktionshemmern vermeiden
-> Auswaschperiode ≥ 7 Tage vor Start Dasatinib

Dasatinib Einnahmehinweis:
Kapseln morgens zum Frühstück mit einem Glas Wasser als Ganzes einnehmen

Achtung: Dasatinib
mögliche QT-Zeit-Verlängerung: Monitoring von K+ und Mg2+
Medikamente, die eine QT-Zeit-Verlängerung induzieren, verboten
-> Auswaschperiode > 7 Tage; EKG-Kontrolle (siehe Studienprotokoll).
erhöhtes Risiko für Perikard- und Pleuraergüsse

Obligate Prä- und Begleitmedikation

Tag	zeitl. Ablauf	Substanz	Dosierung	Trägerlösung (ml)	Appl.	Inf.-dauer	Bemerkungen
1-7	kontinuierlich	Heparin/Liquemin®	IE		i.v.	24h	nach ärztlicher Verordnung: 5000-15000 IE
1-7	-30min	NaCl 0,9 %		2000 ml	i.v.	24h	
1-7	-30min	Granisetron/Kevatril®	3 mg		i.v.	B	
1-28	0-1-0-0	Cotrimoxazol/Cotrim®forte	960 mg		i.v.		Mo,Mi,Fr

Bedarfsmedikation: Antidiarrhoika, Analgetika, Antibiotika, Antifungale Prophylaxe, Diuretika, Magnesium; RBC und Thrombozytentransfusion Metoclopramid/Paspertin®, Sucralfat/Ulcogant®
FN-Risiko: FN-Risiko >20%
Kontrollen: siehe Studienprotokoll: **wöchentlich:** Vitalfunktion, EOCG PS, Temperatur, Blutdruck, Puls, Schwangerschaftstest; **alle 2-3 Tage:** Blutbild (inkl. Hb, RBC, PLT, WBC), Differentialblutbild (an Evaluationstagen), BUN, Kreatinin eGFR, Flüssigkeitsbilanz, Albumin, AST, ALT, Gesamtbilirubin, ALP, LDH, Na+, K+, Ca2+,Mg2+, Phoshor, Serumharnsäure, Gerinnung (PT, APTT), Nebenwirkungen, Begleitmedikation Ende Induktion Echo oder MUGA Scan, EKG, bukkale Abstrich, Knochenmarksaspirat, Molekulargenetikanalyse,extramedulläre Erkrankung
Dosisreduktion: Bei hämatologischer Toxizität Grad 3-4 länger als bis Tag 35 nach Induktion anhaltend => kein Dasatinib in Folgezyklen => Bei Normalisierung der hämatologischen Toxizität Dauer (< 35d) => Dasatinib Erhaltung; Bei nicht-hämatologischer Toxizität Grad 3-4 (außer Fieber bei Neutropenie, Alopezie, Übelkeit) => kein Dasatinib in Folgezyklen => Therapiefortsetzung mit Dasatinib nach vollständiger Erholung wenn kein kausaler Zusammenhang zwischen Toxizität und Dasatinibtherapie nach vollständiger Erholung
Cave: **keine Paracetamol-Einnahme während Therapie mit Dasatinib**. Durch Hemmung der UDP-Glucuronosyltransferase- Aktivität Potenzierung der Paracetamol induzierten Lebertoxizität möglich. Erhebliche Lebertoxizität beschrieben. Lit. Ratain M.J. BJCP 2011 71; 6: 917-20.
Summendosis: Daunorubicin: Gefahr der Kardiotoxizität, maximale Summendosis 550mg/m²
Erfolgsbeurteilung: FBC, Knochenmarksaspirat, bei extramedullärer Erkrankung: klinische Untersuchung und/oder Bildgebung
Wiederholung: Bei ungenügendem Ansprechen: Tag 29 Durchführung eines 2. Induktionszyklus
Literatur: siehe Studienprotokoll AMLSG11-08; Stand 01.09.2010

060102_0659 AMLSG 11-08-Studie Konsolidierung   Indikation: CBF AML   ICD-10: 92.0

Chemotherapie

Diese Zytostatikatherapie birgt letale Risiken und ist Bestandteil der **AMLSG 11-08-Studie (www.kompetenznetz-leukaemie.de/content/aerzte/studien/studienregister/). Ein Studieneinschluss durch die mit der Studie betrauten Kollegen/Zentren sollte unbedingt angestrebt werden.** Die Anwendung darf nur durch erfahrene Onkologen und entsprechend ausgebildetes Pflegepersonal erfolgen. Das Protokoll muss im Einzelfall überprüft und der klinischen Situation angepasst werden.

Tag	Substanz	Dosierung	Trägerlösung (ml)	Appl.	Inf.-dauer	Bemerkungen
1,3,5	Cytarabin	2x 3 g/m²	250 ml	i.v.	3h	> 60 Jahre: DR auf 1g/m²; Gaben: 0, +12h
6-28	Dasatinib/Sprycel ® (Studienmedikation)	100 mg abs.		p.o.		Morgens 2x50mg Kaps. Gaben: 1-0-0-0

Achtung:
Dasatinib ist ein kompetitiver inhibitor von CYP3A4 und wird über CYP3A4 abgebaut.
Potente CYP3A4-Inhibitoren (z.B. Grapefruit (-saft)) verboten (siehe Studienprotokoll).
Ausnahme: Azole und Makrolide
CYP3A4-Induktoren vermeiden -> Senkung des Dasatinib-Plasmaspiegels
Antikoagulantien sowie Medikation mit lang wirksamen Thrombozytenfunktionshemmern vermeiden
-> Auswaschperiode ≥ 7 Tage vor Start Dasatinib

Achtung: Dasatinib
mögliche QT-Zeit-Verlängerung: Monitoring von K⁺ und Mg²⁺
Medikamente, die eine QT-Zeit-Verlängerung induzieren, verboten
-> Auswaschperiode > 7 Tage; EKG-Kontrolle (siehe Studienprotokoll).
erhöhtes Risiko für Perikard- und Pleuraergüsse

Dasatinib Einnahmehinweis:
Kapseln morgens zum Frühstück mit einem Glas Wasser als Ganzes einnehmen

Zyklusdiagramm	d1 w1	d8 w2	d15 w3	d22 w4	
Cytarabin	■■■				Wdh.
Dasatinib	▓▓▓	▓▓▓▓▓▓▓	▓▓▓▓▓▓▓	▓▓▓▓▓▓▓	

Obligate Prä- und Begleitmedikation

Tag	zeitl. Ablauf	Substanz	Dosierung	Trägerlösung (ml)	Appl.	Inf.-dauer	Bemerkungen
1	1-0-0-0	Allopurinol/Zyloric®	300 mg		p.o.		einmalige Gabe an d1 in Zyklus 1; weiter entsprechend Harnsäurespiegel
1,3,5	kontinuierlich	Heparin/Liquemin®	IE		i.v.	24h	nach ärztlicher Verordnung: 5000-15000 IE
1,3,5	-30min	NaCl 0,9 %		2000 ml	i.v.	24h	kontinuierlich
1,3,5	-30min, +11h30min	Granisetron/Kevatril®	3 mg		i.v.	B	
1-28	0-1-0-0	Cotrimoxazol/Cotrim®forte	960 mg		p.o.		Mo,Mi,Fr
7-11	1-1-1-1	Corneregel® Augentropfen	1 Trpf.		i.o.		alle 6 Stunden (Trpf. je Auge)
1-6	2-2-2-2	Dexa-Sine SE® Augentropfen	2 Trpf.		i.o.		alle 6 Stunden (Trpf. je Auge)

Bedarfsmedikation: Antidiarrhoika, Analgetika, Antibiotika, Antifungale Prophylaxe, Diuretika, Magnesium; RBC und Thrombozytentransfusion Metoclopramid/Paspertin®, Sucralfat/Ulcogant®
FN-Risiko: > 20%
Kontrollen: siehe Studienprotokoll: wöchentlich: Vitalfunktion, EOCG PS, Temperatur, Blutdruck, Puls, Schwangerschaftstest, alle 2-3 Tage: Blutbild (inkl. Hb, RBC, PLT, WBC), Differentialblutbild (an Evaluationstagen), BUN, Kreatinin eGFR, Flüssigkeitsbilanz, Alb. AST, ALT, Gesamtbilirubin, ALP, LDH, Na+, K+, Ca²⁺,Mg²⁺, Phoshor, Serum Harnsäure, Gerinnung (PT, APTT), Nebenwirkungen, Begleitmedikation. Ende Induktion Echo oder MUGA scan, EKG, ZNS und Lungenfunktion, Knochenmarksaspirat, Molekulargenetikanalyse,extramedulläre Erkrankung.
Dosisreduktion: **Dasatinib:** Bei hämatologischen Toxizitäten Grad 3-4 länger als bis Tag 35 nach Induktion anhaltend => kein Dasatinib in Folgezyklen => Bei Normalisierung der hämatologischen Toxizität Dauer (< 35d) => Dasatinib Erhaltung; Bei nicht-hämatologischen Toxizitäten Grad 3-4 (außer Fieber bei Neutropenie, Alopezie, Übelkeit) => kein Dasatinib in Folgezyklen => Therapiefortsetzung mit Dasatinib wenn kein kausaler Zusammenhang zwischen Toxizität und Dasatinibtherapie nach vollständiger Erholung. DR** **Cytarabin:** bei Patienten > 60 Jahre DR auf 2x1g/m²; Voraussetzung für Zyklusbeginn: ANC ≥ 1 000/μl, Thrombozyen ≥ 100 000/μl
Cave: **keine Paracetamol-Einnahme während Therapie mit Dasatinib.** Durch Hemmung der UDP-Glucuronosyltransferase- Aktivität Potenzierung der Paracetamol induzierten Lebertoxizität möglich. Erhebliche Lebertoxizität beschrieben. Lit. Ratain M.J. BJCP 2011 71; 6: 917-20.
Erfolgsbeurteilung: FBC, Knochenmarksaspirat, bei extramedullärer Erkrankung: klinische Untersuchung und/oder Bildgebung
Wiederholung: zwischen d29 und d35 für 4 Zyklen
Literatur: siehe Studienprotokoll AMLSG 11-08

060102_0659 AMLSG 11-08-Studie Erhaltung   Indikation: CBF AML   ICD-10: 92.0

Chemotherapie

Diese Zytostatikatherapie birgt letale Risiken und ist Bestandteil der **AMLSG 11-08-Studie (www.kompetenznetz-leukaemie.de/content/aerzte/studien/studienregister/). Ein Studieneinschluss durch die mit der Studie betrauten Kollegen/Zentren sollte unbedingt angestrebt werden.** Die Anwendung darf nur durch erfahrene Onkologen und entsprechend ausgebildetes Pflegepersonal erfolgen. Das Protokoll muss im Einzelfall überprüft und der klinischen Situation angepasst werden.

Tag	Substanz	Dosierung	Trägerlösung (ml)	Appl.	Inf.-dauer	Bemerkungen
1-28	Dasatinib/Sprycel ® (Studienmedikation)	100 mg abs.		p.o.		Morgens 2x50mg Kaps. kontinuierlich; Gaben: 1-0-0-0

Achtung:
Dasatinib ist ein kompetitiver inhibitor von CYP3A4 und wird über CYP3A4 abgebaut.
Potente CYP3A4-Inhibitoren (z.B. Grapefruit (-saft)) verboten (siehe Studienprotokoll).
Ausnahme: Azole und Makrolide
CYP3A4-Induktoren vermeiden -> Senkung des Dasatinib-Plasmaspiegels
Antikoagulantien sowie Medikation mit lang wirksamen Thrombozytenfunktionshemmern vermeiden
-> Auswaschperiode ≥ 7 Tage vor Start Dasatinib

Dasatinib Einnahmehinweis:
Kapseln morgens zum Frühstück mit einem Glas Wasser als Ganzes einnehmen

Achtung: Dasatinib
mögliche QT-Zeit-Verlängerung: Monitoring von K⁺ und Mg²⁺
Medikamente, die eine QT-Zeit-Verlängerung induzieren, verboten
-> Auswaschperiode > 7 Tage; EKG-Kontrolle (siehe Studienprotokoll).
erhöhtes Risiko für Perikard- und Pleuraergüsse

Bedarfsmedikation: Antiemese, Antidiarrhoika, Analgetika, Antibiotika, Antifungale Prophylaxe, Diuretika, Magnesium; RBC und Thrombozytentransfusion
FN-Risiko: < 10% --> je nach Risikoabwägung, siehe Kurzfassung Leitlinien G-CSF.
Kontrollen: siehe Studienprotokoll: alle 4 Wochen: Vitalfunktion, EOCG PS, Temperatur, Blutdruck, Puls, Blutbild (inkl. Hb, RBC, PLT, WBC), Differentialblutbild, BUN, Kreatinin, Alb. AST, ALT, Gesamtbilirubin, ALP, LDH, Na+, K+, Ca²⁺, Mg²⁺, Phoshor, Serum Harnsäure, Koagulation (PT, APTT), Urinanalyse (pH, Glucose, Protein), Schwangerschaftstest, 3-Monatlich: Knochenmarksaspirat, Molekulargenetikanalyse; Nebenwirkungen, Begleitmedikation, extramedulläre Erkrankung.
Dosisreduktion: siehe Studienprotokoll: bei hämatologischer und nicht-hämatologischer Toxizität ≥ Grad 2 Therapieunterbruch bis zur kompletten Erholung
Cave: **keine Paracetamol-Einnahme während Therapie mit Dasatinib.** Durch Hemmung der UDP-Glucuronosyltransferase- Aktivität Potenzierung der Paracetamol induzierten Lebertoxizität möglich. Erhebliche Lebertoxizität beschrieben. Lit. Ratain M.J. BJCP 2011 71; 6: 917-20.
Therapievoraussetzung: Beginn der Erhaltungstherapie zwischen 28 und 35 Tagen nach Start des letzten Zyklus der Konsolidierung und nach Erholung des Blutbilds: ANC ≥ 1 000/μl, Thrombozyten ≥ 100 000/μl
Erfolgsbeurteilung: FBC, Knochenmarksaspirat, bei extramedullärer Erkrankung: klinische Untersuchung und/oder Bildgebung
Wiederholung: kontinuierlich für 1 Jahr (oder bis Rezidiv)
Literatur: siehe Studienprotokoll AMLSG11-08

Kapitel 1 · Akute Leukämien

060102_0734 AMLSG 15-10 Studie Arm A-EC — Indikation: AML mit NPM1 Mutation — ICD-10: C 92.0

Chemotherapie

Diese Zytostatikatherapie birgt letale Risiken und ist Bestandteil der AMLSG 15-10-Studie (www.kompetenznetz-leukaemie.de/content/aerzte/studien/studienregister/). Ein Studieneinschluss durch die mit der Studie betrauten Kollegen/Zentren sollte unbedingt angestrebt werden. Die Anwendung darf nur durch erfahrene Onkologen und entsprechend ausgebildetes Pflegepersonal erfolgen. Das Protokoll muss im Einzelfall überprüft und der klinischen Situation angepasst werden.

Tag	Substanz	Dosierung	Trägerlösung (ml)	Appl.	Inf.-dauer	Bemerkungen
1-7	Cytarabin	20 mg abs.		s.c.		alle 12h
1-3	Etoposidphosphat	50 mg/m²	500 ml NaCl 0,9%	i.v.	24h	ab Zyklus 2: 100mg absolut p.o. pro Tag an Tagen 1-3, in Zyklus 1: 50mg/m2 i.v.
1-7	Cytarabin	20 mg abs.		s.c.		
8-28	All-Trans-Retinsäure (ATRA)	3x 15 mg/m²		p.o.		45mg/m2 aufgeteilt in 3 Einzeldosen, jeweils zu oder kurz nach den Mahlzeiten einzunehmen; Gaben: 1-1-1-0

Zyklusdiagramm	d1 w1	d8 w2	d15 w3	d22 w4	
Etoposid					Wdh.
Cytarabin					
All-Trans-Retinsäure (ATRA)					

Inkompatibilität:
Etoposid ↔ alkalische Lösungen
ggf. Bicarbonat-Gabe während Etoposid pausieren

Absetzen von Tretinoin (ATRA) und Gabe von hochdosiertem **Dexamethason (10 mg/12h i.v.)** bei Leukozytenanstieg 10 000/μl vor oder während ATRA Gabe oder Anzeichen von **ATRA-Syndrom** (pulmonale Verschlechterung, unklares Nierenversagen)

Obligate Prä- und Begleitmedikation

Tag	zeitl. Ablauf	Substanz	Dosierung	Trägerlösung (ml)	Appl.	Inf.-dauer	Bemerkungen
1-3	kontinuierlich	NaCl 0,9 %		2000 ml	i.v.	24h	nur in Zyklus 1
1-3	kontinuierlich	KCl 7,45%	ml		i.v.		1mmol/ml; in Bewässerung, Dosierung nach Wert; nur in Zyklus 1
1-3	kontinuierlich	Magnesium/Magnesium Verla® Injektionslösung	ml		i.v.		3,15mmol/10ml ; in Bewässerung, Dosierung nach Wert; nur in Zyklus 1
1-43	0-1-0-0	Cotrimoxazol/Cotrim®forte	960 mg		p.o.		Mo,Mi,Fr

Bedarfsmedikation: Antiemese (Granisetron), bei Thrombozyten > 50 000 LMWH s.c., Antidiarrhoika, RBC und Thrombozyteninfusion, Antibiose, Antifungale Prophylaxe, Analgesie, Corticosteroide, Antihistaminika, Sympathomimetika, Allopurinol, Pantoprazol
FN-Risiko: 10-20% -> je nach Risikoabwägung als Primärprophylaxe, bei FN im 1. Zyklus als Sekundärprophylaxe, siehe Kurzfassung Leitlinien G-CSF
Kontrollen: siehe Studienprotokoll: Vitalfunktion, bukkaler Abstrich, Blutbild (inkl. Hb, RBC, PLT, WBC, BB diff.), BUN, Kreatinin, Albumin, AST, ALT, AP, Bilirubin, ALP, LDH, Urea, Elektrolyte (Na$^+$, K$^+$, Ca^{2+}, Phosphat), Koagulation (PT, INR, aPTT), Knochenmarksaspirat, Morphologie, molekulargenetische Analyse, extramedulläre Erkrankung, Nebenwirkungen, Begleitmedikation, neurologische Funktion, Infusionsreaktionen
Dosisreduktion: keine vorgesehen
Erfolgsbeurteilung: siehe Studienprotokoll: Knochenmarksaspirat jeweils zwischen d29 und 43 , CBC, Status der extramedullären Erkrankung
Wiederholung: alle 29 -43 Tage; Maximal 6 Zyklen in Abwesenheit eines Leukämie-Progresses
Literatur: Studienprotokoll AMLSG 15-10

060102_0734 AMLSG 15-10 Studie Arm EC (Kontroll-Arm) — Indikation: AML mit NPM1 Mutation — ICD-10: C 92.0

Chemotherapie

Diese Zytostatikatherapie birgt letale Risiken und ist Bestandteil der AMLSG 15-10-Studie (www.kompetenznetz-leukaemie.de/content/aerzte/studien/studienregister/). Ein Studieneinschluss durch die mit der Studie betrauten Kollegen/Zentren sollte unbedingt angestrebt werden. Die Anwendung darf nur durch erfahrene Onkologen und entsprechend ausgebildetes Pflegepersonal erfolgen. Das Protokoll muss im Einzelfall überprüft und der klinischen Situation angepasst werden.

Tag	Substanz	Dosierung	Trägerlösung (ml)	Appl.	Inf.-dauer	Bemerkungen
1-7	Cytarabin	20 mg abs.		s.c.		alle 12h
1-3	Etoposidphosphat	50 mg/m²	500 ml NaCl 0,9%	i.v.	24h	ab Zyklus 2: 100mg absolut p.o. pro Tag an Tagen 1-3, in Zyklus 1: 50mg/m2 i.v.
1-7	Cytarabin	20 mg abs.		s.c.		

Zyklusdiagramm	d1 w1	d8 w2	d15 w3	d22 w4	
Etoposid					Wdh.
Cytarabin					

Cave: Keine gleichzeitige Gabe von Etoposidphosphat und Natriumbicarbonat über den gleichen Zugang

Obligate Prä- und Begleitmedikation

Tag	zeitl. Ablauf	Substanz	Dosierung	Trägerlösung (ml)	Appl.	Inf.-dauer	Bemerkungen
1-3	kontinuierlich	NaCl 0,9 %		2000 ml	i.v.	24h	nur in Zyklus 1
1-3	kontinuierlich	KCl 7,45%	ml		i.v.		1mmol/ml; in Bewässerung, Dosierung nach Wert; nur in Zyklus 1
1-3	kontinuierlich	Magnesium/Magnesium Verla® Injektionslösung	ml		i.v.		3,15mmol/10ml ; in Bewässerung, Dosierung nach Wert; nur in Zyklus 1
1-43	0-1-0-0	Cotrimoxazol/Cotrim®forte	960 mg		p.o.		Mo,Mi,Fr; Infektionsprophylaxe

Bedarfsmedikation: Antiemese (Granisetron), bei Thrombozyten > 50 000 LMWH s.c., Antidiarrhoika, RBC und Thrombozyteninfusion, Antibiose, Antifungale Prophylaxe, Analgesie, Corticosteroide, Antihistaminika, Sympathomimetika, Allopurinol, Pantoprazol
FN-Risiko: 10-20%-> je nach Risikoabwägung als Primärprophylaxe, bei FN im 1. Zyklus als Sekundärprophylaxe, siehe Kurzfassung Leitlinien G-CSF
Kontrollen: siehe Studienprotokoll: Vitalfunktion, bukkaler Abstrich, Blutbild (inkl. Hb, RBC, PLT, WBC, BB diff.) , BUN, Kreatinin, Albumin, AST, ALT, AP, Bilirubin, ALP, LDH, Urea, Elektrolyte (Na$^-$, K$^+$, Ca^{2+}, Phosphat), Koagulation (PT, INR, aPTT), Knochenmarksaspirat, Morphologie, molekulargenetische Analyse, extramedulläre Erkrankung, Nebenwirkungen, Begleitmedikation, neurologische Funktion, Infusionsreaktionen
Dosisreduktion: keine vorgesehen
Erfolgsbeurteilung: siehe Studienprotokoll: Knochenmarksaspirat jeweils zwischen d29 und 43 , CBC, Status der extramedullären Erkrankung
Wiederholung: alle 29 - 43 Tage; Maximal 6 Zyklen in Abwesenheit eines Leukämie-Progresses
Literatur: Studienprotokoll AMLSG 15-10

060102_0747 AMLSG 16-10 Studie Induktion   Indikation: AML mit FLT3-ITD   ICD-10: C92.0

Chemotherapie

Diese Zytostatikatherapie birgt letale Risiken und ist Bestandteil der **AMLSG 16-10-Studie** (www.kompetenznetz-leukaemie.de/content/aerzte/studien/studienregister/). **Ein Studieneinschluss durch die mit der Studie betrauten Kollegen/Zentren sollte unbedingt angestrebt werden.** Die Anwendung darf nur durch erfahrene Onkologen und entsprechend ausgebildetes Pflegepersonal erfolgen. Das Protokoll muss im Einzelfall überprüft und der klinischen Situation angepasst werden.

Tag	Substanz	Dosierung	Trägerlösung (ml)	Appl.	Inf.-dauer	Bemerkungen
1-3	Daunorubicin	60 mg/m²	250 ml NaCl 0,9%	i.v.	1h	
1-7	Cytarabin	200 mg/m²	250 ml NaCl 0,9%	i.v.	24h	
8-28	Midostaurin (Studienware)	2x 50 mg abs.		p.o.		ab Tag 8 bis 48h vor Beginn des nächsten Zyklus, verteilt auf 2 Einzeldosen pro Tag, 1Kapsel enthält 25mg, 2Kapseln jeweils zu den Mahlzeiten; Gaben: 1-0-1-0

Zyklusdiagramm (d1 w1, d8 w2, d15 w3, d22 w4): Daunorubicin, Cytarabin, Midostaurin

Achtung: mögliche QT-Zeit-Verlängerung mit Midostaurin: **Monitoring von K+ und Mg2+** gleichzeitig Gabe von Medikamenten, die eine QT-Zeit-Verlängerung induzieren, vermeiden

Achtung: Midostaurin ist ein CYP3A4-Substrat Wechselwirkung mit potenten CYP3A4-Inhibitoren beachten, besonders Azol-Antimykotika (pulmonale Toxizität)

Obligate Prä- und Begleitmedikation

Tag	zeitl. Ablauf	Substanz	Dosierung	Trägerlösung (ml)	Appl.	Inf.-dauer	Bemerkungen
1-7	-30min	NaCl 0,9 %		2000 ml	i.v.	24h	
1-7	-30min	Dexamethason	8 mg		i.v.	15 min	
1-7	-30min	Granisetron/Kevatril®	1 mg		i.v.	15min	
1-28	0-1-0-0	Cotrimoxazol/Cotrim®forte	960 mg		p.o.		Mo, Mi, Fr

Bedarfsmedikation: Antidiarrhoika, Analgetika, Antibiotika, Antimykotika (Prophylaxe + Therapie), Erythrozyten- und Thrombozytentransfusion, Magnesium, Metoclopramid, Sucralfat, Allopurinol, Diuretika
FN-Risiko: > 20%
Kontrollen: siehe Studienprotokoll: **wöchentlich:** Vitalzeichen, ECG, Blutbild (BUN, Kreatinin, AST, ALT, Gesamtbilirubin, ALP, LDH, Kalium, Natrium, Harnsäure); **alle 2-3 Tage und am Zyklusende:** Hämoglobin, RBC, PLT, WBC; Gerinnungsstatus (PT, aPTT, Fibrinogen), Nebenwirkungen, Begleitmedikation; Plasmaprobe an **Tag 15 und Zyklusende**: Urinanalyse, Zyklusende: ECG, extramedulläre Erkrankung, Differentialblutbild
Dosisreduktion: siehe Studienprotokoll: **Midostaurin:** bei wiederholtem Auftreten von Neutropenie/Thrombozytopenie nach d35: 50mg/1x täglich, bei QT-Zeit > 470ms und < 500ms: 50mg/1x täglich bis QT-Zeit < 470ms (dann Fortsetzen der Therapie mit bisheriger Dosis); **Daunorubicin:** Gesamtbilirubin Grad > 2 und < 3: 25% Dosisreduktion, Gesamtbilirubin > 3: 50% Dosisreduktion
Cave: Keine Paracetamol-Einnahme während Therapie mit Midostaurin. Durch Hemmung der UDP-Glucuronosyltransferase- Aktivität Potenzierung der Paracetamol induzierten Lebertoxizität möglich. Erhebliche Lebertoxizität beschrieben. Lit. Ratain M.J. BJCP 2011 71; 6: 917-20.
Summendosis: Daunorubicin: 550mg/m² Gefahr der Kardiotoxizität
Therapievoraussetzung: Voraussetzung für Konsolidierungstherapie: hämatologische Regeneration: Thrombozyten > 100 X 10⁹/l, Neutrophile > 1,0 x 10⁹/l
Therapieunterbrechung: siehe Studienprotokoll: **Midostaurin:** Neutropenie, Thrombozytopenie nach d35 Induktion > Grad4 bis Rückgang auf Grad < 3, Lungeninfiltrat Grad > 3 bis Grad < 1, QT-Zeit(Berechnung nach Bazett-Formel) > 500ms, nicht-hämatologische Toxizitäten Grad 3/4 bis Grad < 1
Therapieabbruch: siehe Studienprotokoll: QT-Zeit > 500ms und keine Korrektur auf < 470ms innerhalb von 3 Wochen möglich, Reexposition möglich wenn QT-Zeit < 470ms, bei Therapieunterbrechung Midostaurin > 28Tage
Erfolgsbeurteilung: d21-28: Knochenmarksaspirat, Blut- und Plasmaprobe
Wiederholung: Bei PR: d29-43; Bei CR, CRi: Therpaiefortführung d29-43 1. Konsolidierungszyklus
Literatur: Studienprotokoll AMLSG16-10

060102_0747 AMLSG 16-10 Studie Konsolidierung   Indikation: AML mit FLT3ITD   ICD-10: C92.0

Chemotherapie

Diese Zytostatikatherapie birgt letale Risiken und ist Bestandteil der **AMLSG 16-10-Studie** (www.kompetenznetz-leukaemie.de/content/aerzte/studien/studienregister/). **Ein Studieneinschluss durch die mit der Studie betrauten Kollegen/Zentren sollte unbedingt angestrebt werden.** Die Anwendung darf nur durch erfahrene Onkologen und entsprechend ausgebildetes Pflegepersonal erfolgen. Das Protokoll muss im Einzelfall überprüft und der klinischen Situation angepasst werden.

Tag	Substanz	Dosierung	Trägerlösung (ml)	Appl.	Inf.-dauer	Bemerkungen
1,3,5	Cytarabin	2x 3 g/m²		i.v.	3h	im Abstand von 12h, Gesamtdosis: 18g/m²; Patienten > 65 Jahre: 1g/m² alle 12h, Gesamtdosis: 6g/m²; Gaben: 0, +12h
6-26	Midostaurin (Studienware)	2x 50 mg abs.		p.o.		ab Tag 6 Einnahme bis 48h vor Beginn des nächsten Zyklus; verteilt auf 2Einzeldosen pro Tag, jeweils zu den Mahlzeiten; Gaben: 1-0-1-0

Cave- keine Paracetamol-Einnahme während Therapie mit Midostaurin. Durch Hemmung der UDP-Glucuronosyltransferase- Aktivität Potenzierung der Paracetamol induzierten Lebertoxizität möglich. Erhebliche Lebertoxizität beschrieben. Lit. Ratain M.J. BJCP 2011 71; 6: 917-20.

Achtung: mögliche QT-Zeit-Verlängerung mit Midostaurin: **Monitoring von K+ und Mg2+** gleichzeitig Gabe von Medikamenten, die eine QT-Zeit-Verlängerung induzieren, vermeiden

Achtung: Midostaurin ist ein CYP3A4-Substrat Wechselwirkung mit potenten CYP3A4-Inhibitoren beachten, besonders Azol-Antimykotika (pulmonale Toxizität)

Zyklusdiagramm (d1 w1, d8 w2, d15 w3, d22 w4): Cytarabin, Midostaurin; Wdh.

Obligate Prä- und Begleitmedikation

Tag	zeitl. Ablauf	Substanz	Dosierung	Trägerlösung (ml)	Appl.	Inf.-dauer	Bemerkungen
1,3,5	-30min	NaCl 0,9 %		2000 ml	i.v.	24h	
1,3,5	kont.	Heparin/Liquemin®	5000 IE		i.v.	24h	Dosierung: 5000-15000IE
1,3,5	-30min, +11h30min	Granisetron/Kevatril®	3 mg	100 ml NaCl 0,9%	i.v.	15min	
1-6	1-1-1-1	Dexa-Sine SE® Augentropfen	2 Trpf.		i.o.		beidseitig alle 6h bis 24h nach letzter Cytarabin-Gabe
7-11	1-1-1-1	Corneregel® Augentropfen	1 Trpf.		i.o.		
1-28	0-1-0-0	Cotrimoxazol/Cotrim®forte	960 mg		p.o.		Montag, Mittwoch, Freitag
12	1-0-0-0	Pegfilgrastim/Neulasta®	6 mg		s.c.		

Bedarfsmedikation: Antidiarrhoika, Analgetika, Antibiotika, Antimykotika (Prophylaxe + Therapie), Erythrozyten- und Thrombozytentransfusion, Allopurinol zur Tumorlyse-Prophylaxe
Kontrollen: siehe Studienprotokoll: **wöchentlich:** Vitalzeichen, ECG, Blutbild (BUN, Kreatinin, AST, ALT, Gesamtbilirubin, ALP, LDH, Kalium, Natrium, Harnsäure); **alle 2-3 Tage und am Zyklusende:** Hämoglobin, RBC, PLT, WBC; Gerinnungsstatus (PT, aPTT, Fibrinogen), Nebenwirkungen, Begleitmedikation; Plasmaprobe an **Tag 15 und Zyklusende**; Urinanalyse, Ende Konsolidierungszyklus: ECG, extramedulläre Erkrankung, Differentialblutbild
Dosisreduktion: siehe Studienprotokoll: **Midostaurin:** bei wiederholtem Auftreten von Neutropenie/Thrombozytopenie nach d35: 50mg/1xtäglich, bei QT-Zeit > 470ms und < 500ms: 50mg/1xtäglich bis QT-Zeit < 470ms (dann Fortsetzen der Therapie mit bisheriger Dosis), nach Therapieunterbrechung bei Cytarabin-bedingter Neurotoxizität Cytarabin 2g/m² (18-65 Jahre)
Cave: Cave- keine Paracetamol-Einnahme während Therapie mit Midostaurin. Durch Hemmung der UDP-Glucuronosyltransferase- Aktivität Potenzierung der Paracetamol induzierten Lebertoxizität möglich. Erhebliche Lebertoxizität beschrieben. Lit. Ratain M.J. BJCP 2011 71; 6: 917-20.
Therapievoraussetzung: hämatologische Regeneration: Thrombozyten > 100 x 10⁹/l, Neutrophile > 1,0 x 10⁹/l
Therapieunterbrechung: siehe Studienprotokoll: Midostaurin: Neutropenie, Thrombozytopenie nach d35 Induktion Grad >4 bis Rückgang auf Grad <3, Lungeninfiltrat Grad >3 bis Grad <1, QT-Zeit(Berechnung nach Bazett-Formel)>500ms, nicht-hämatologische Toxizitäten Grad 3/4 bis Grad <1, Cytarabin-bedingte Neurotoxizität Grad >2 Therapieunterbrechung für den aktuellen Zyklus -> wenn Rückgang auf Grad <1: Fortführung mit reduzierter Dosis
Therapieabbruch: siehe Studienprotokoll: QT-Zeit>500ms und keine Korrektur auf <470ms innerhalb von 3 Wochen möglich, Reexposition möglich wenn QT-Zeit<470ms, bei Therapieunterbrechung Midostaurin >28Tage, bei wiederholtem Auftreten von Cytarabin-bedingter Neurotoxizität auch nach Dosisreduktion Grad>2
Erfolgsbeurteilung: d35-42: Knochenmarksaspirat, Blut- und Plasmaprobe
Wiederholung: bei ungenügendem Ansprechen: d29 für 3 weitere Zyklen
Therapiefortführung: bei genügendem Ansprechen: Konditionierungsbehandlung vor HSCT
Literatur: Studienprotokoll AMLSG16-10, Fachinformation Cytarabin

Kapitel 1 · Akute Leukämien

060102_0750 AMLSG 17-10 (CIARA) Studie — Indikation: AML — ICD-10: C92.0

Chemotherapie

Diese Zytostatikatherapie birgt letale Risiken und ist Bestandteil der **AMLSG 17-10-Studie (CIARA-Studie) (www.kompetenznetz-leukaemie.de/content/aerzte/studien/studienregister/).**
Ein Studieneinschluss durch die mit der Studie betrauten Kollegen/Zentren sollte unbedingt angestrebt werden. Die Anwendung darf nur durch erfahrene Onkologen und entsprechend ausgebildetes Pflegepersonal erfolgen. Das Protokoll muss im Einzelfall überprüft und der klinischen Situation angepasst werden.

Tag	Substanz	Dosierung	Trägerlösung (ml)	Appl.	Inf.-dauer	Bemerkungen
1,3	Idarubicin	7.5 mg/m²	unverdünnt	i.v.	B 5-10min	Heparin pausieren; Patienten ≥ 60 Jahre: 6 mg/m²
1-5	Clofarabin/Evoltra® (Studienmedikation)	mg/m²	100 ml NaCl 0,9%	i.v.	1h	Level -1/ 1/ 2/ 3/ 4: 15/20/25/30/35mg/m2; 100-200 ml NaCl 0,9%
1-5	Cytarabin	750 mg/m²	250 ml NaCl 0,9%	i.v.	2h	

Obligate Prä- und Begleitmedikation

Tag	zeitl. Ablauf	Substanz	Dosierung	Trägerlösung (ml)	Appl.	Inf.-dauer	Bemerkungen
1-5	-30min	NaCl 0,9 %		1000 ml	i.v.	24h	
1-5	-30min	Heparin/Liquemin®	IE		i.v.	24h	5000-15000IE
1-5	-15min	Granisetron/Kevatril®	1 mg		i.v.	B	
1-5	-15min	Hydrocortison	100 mg		i.v.	24h	
1-5	1-1-1-1	Aciclovir/Zovirax®	200 mg		p.o.		
1-5	1-0-0-0	Levofloxacin/ Tavanic®	500 mg		p.o.		
1-5	1-0-0-0	Fluconazol/Diflucan®	200 mg		p.o.		
1-6	1-1-1-1	Dexa-Sine SE® Augentropfen	2 Trpf.		i.o.		alle 6 Stunden
7-12	1-1-1-1	Corneregel® Augentropfen	1 Trpf.		i.o.		alle 6 Stunden
1-28	0-1-0-0	Cotrimoxazol/Cotrim®forte	960 mg		p.o.		kontinuierlich; Mo+Mi+Fr
1-28	1-1-1-1	Amphotericin B-Susp./Ampho-Moronal®	100 mg		p.o.		100mg (1 Pipette à 1ml)
12-28	1-0-0-0	G-CSF/Neupogen®	5 µg/kg		s.c.		Ab Tag 12 möglich

Bedarfsmedikation: siehe Studienprotokoll: antivirale, antibakterielle und antifungale Prophylaxe, Analgesie,
Gabe von Erythropoese stimulierende Faktoren ist nicht erlaubt, Allopurinol/Zyloric®, Steroide, Diuretika und Albumin (bei SIRS/Capillary leak Syndrom)
Kontrollen: siehe Studienprotokoll: Vitalfunktion, Blutbild, Differential-Blutbild, Elektrolyte, BSA, Leberwerte, Retentionswerte, Herzfunktion (EKG; Echokardiographie vor Zyklus 1)
Dosisreduktion: Intrazyklus: Nicht-hämatologische Toxizität > G3: Clofarabin, Cytarabin und Idarubicin pausieren und fortsetzen bei Normalisierung oder Reduktion auf G1. Ausgefallene Dosen können bei Toxizität-Rückgang aufgeholt werden wenn die Dosisverzögerung < 48h beträgt mit Clofarabin-DR um 25% und Cytarabin-DR auf 500mg/m². DR gelten für den gesamten Zyklus. Keine Idarubicin-DR. Übelkeit, Erbrechen, Diarrhoe oder Mukositis > G3: Absetzen von Clofarabin nach klinischer Beurteilung. Bei Toxizität-Normalisierung oder Reduktion auf < G2 innerhalb von 48h, Fortsetzung der Therapie möglich.
Interzyklus: Klinisch relevante Infekte: eventuelle Verzögerung von Zyklus 2 bis zur Verbesserung der Infektzeichen nach adäquater Antibiose-Therapie (eventuell keine DR erforderlich, ATB-Prophylaxe wichtig). Nicht-infektiöse Toxizität G2: Verzögerung von Zyklus 2 und bei Toxizität-Reduktion auf < G1(vor d84), Fortsetzung der Therapie ohne DR. Bei Toxizität-Reduktion auf < G1 nach d84, keine Fortsetzung von Clofarabin möglich. Neurologische Toxizität > G2 in Zyklus 1: Bei Normalisierung oder Reduktion auf ≤ G1 bis d84, Fortsetzung mit Zyklus 2 Clofarabin-DR um 25% und Cytarabin auf 500mg/m². Nicht-infektiöse Toxizität G 3/4: Bei DLTs (siehe Studienprotokoll), kein Zyklus 2. Bei nicht-DLT, keine DR indiziert. Hämatologische Toxizität G 4: weiterbestehend nach d42 von Zyklus 1 -> KMP: Bei persistierender Leukämie, Zyklus 2 ohne DR. Bei hypoplastischem KM ohne Blasten (DLT), kein Zyklus 2; weiterbestehend bis d42 von Zyklus 2 -> KMP: Bei persistierender Leukämie, "off study". Bei CR, Konsolidierung. (Siehe Studienprotokoll)
Cave: Gleichzeitige Anwendung von Arzneimitteln mit renaler (e.g. Amphotericin B, Aciclovir)bzw. hepatischer (e.g. Voriconazol) Toxizität sollten an d1-5 vermieden werden (siehe Evoltra® FI)
Summendosis: Idarubicin > 120mg/m² i.v.: Gefahr der Kardiotoxizität
Bemerkungen: Vortherapie mit Hydroxyurea bei WBC >50x10³/µl
Erfolgsbeurteilung: KMP d15+22 von Zyklus 1; Nach hämatopoetischer Regeneration von Zyklus 2 oder d42 bei fehlender Regeneration
Wiederholung: d29 (bei Patienten mit hypoplastischem KM am d15/22 nicht früher; bei Pat. mit signifikant persistierender Leukämie Wiederholung nach klinischer Beurteilung); insgesamt 2 Induktionszyklen
Literatur: Siehe Studienprotokoll AMLSG 17-10

060102_11 analog AMLSG 07-04 Studie: Vorphase — Indikation: AML — ICD-10: 92.0

Chemotherapie

Diese Zytostatikatherapie birgt letale Risiken. Die Anwendung darf nur durch erfahrene internistische Onkologen und entsprechend ausgebildetes Pflegepersonal erfolgen. Das Protokoll muss im Einzelfall überprüft und der klinischen Situation angepasst werden.

Tag	Substanz	Dosierung	Trägerlösung (ml)	Appl.	Inf.-dauer	Bemerkungen
1	Cytarabin	100 mg/m²	250 ml NaCl 0,9%	i.v.	24h	sobald Leukozytenzahl unter 50.000 Beginn mit erstem Induktionszyklus Verkürzung AraC- Gabe in Induktion I um gegebene Tage im Rahmen der Vorphase

Inkompatibilität: Cytarabin ↔ Heparin

Obligate Prä- und Begleitmedikation

Tag	zeitl. Ablauf	Substanz	Dosierung	Trägerlösung (ml)	Appl.	Inf.-dauer	Bemerkungen
1	-15min	NaCl 0,9 %		2000 ml	i.v.	24h	ggf. Notfallleukapherese
1	-15min	KCl 7,45%	ml		i.v.		in Bewässerung, nach Wert
1	-15min	Magnesium Verla® 3,15 mmol	ml		i.v.		in Bewässerung, nach Wert
1	-15min	Granisetron/Kevatril®	3 mg		i.v.	B	

Bedarfsmedikation: Allopurinol/Zyloric® nach Harnsäure; Alkalisierung; Metoclopramid/Paspertin® p.o. oder i.v.
FN-Risiko: >10%
Kontrollen: Blutbild, Gerinnung, Elektrolyte, Retentionswerte, eGFR, Harnsäure, LDH, Flüssigkeitsbilanz, Leberwerte
Dosisreduktion: siehe Dosismodifikationstabelle
Literatur: Studienprotokoll AMLSG-07/04, www.uni-ulm.de/onkologie/AMLSG/index.html

060102_11 analog AMLSG 07-04 Studie Arm A: Induktion   *Indikation: AML*   ICD-10: 92.0

Chemotherapie

Diese Zytostatikatherapie birgt letale Risiken. Die Anwendung darf nur durch erfahrene internistische Onkologen und entsprechend ausgebildetes Pflegepersonal erfolgen. Das Protokoll muss im Einzelfall überprüft und der klinischen Situation angepasst werden.

Tag	Substanz	Dosierung	Trägerlösung (ml)	Appl.	Inf.-dauer	Bemerkungen
1,3,5	Idarubicin	12 mg/m²	100 ml NaCl 0,9%	i.v.	2h	2. Induktion: nur Tag 1,3
1-3	Etoposidphosphat	100 mg/m²	100 ml NaCl 0,9%	i.v.	1h	
1-7	Cytarabin	100 mg/m²	250 ml NaCl 0,9%	i.v.	22h	

An Tag 21 bzw. 28 Evaluation des 1. bzw 2. Induktionszyklus mit PB, Differenzial-PB, KM-Zytologie bzw. KM-Stanze und bei Vorliegen eines extramedullären Befalls vor Therapie eine Biopsie des entsprechenden Gewebes.

Inkompatibilitäten: Idarubicin ↔ Heparin; Cytarabin ↔ Heparin

Cave: Keine gleichzeitige Gabe von Etoposidphosphat und Natriumbicarbonat über den gleichen Zugang

Zyklusdiagramm: d1 w1, d8 w2, d15 w3, d22 w4 — Idarubicin (Ind. 2: ohne d5), Etoposid, Cytarabin; Wdh.

Obligate Prä- und Begleitmedikation

Tag	zeitl. Ablauf	Substanz	Dosierung	Trägerlösung (ml)	Appl.	Inf.-dauer	Bemerkungen
1-30	0-1-0-0	Cotrimoxazol/Cotrim®forte	960 mg		p.o.		Mo,Mi,Fr; Infektionsprophylaxe
1-7	kontinuierlich	Heparin/Liquemin®	5000-15000 IE abs.		i.v.	24h	bei ZVK
1-7	-15min	NaCl 0,9 %		2000 ml	i.v.	24h	kontinuierlich
1-7		Magnesium Verla Injektions-lösung (3,15mmol Mg²⁺/10ml)	ml		i.v.		nach Magnesium-Wert (Ref. bereich: 0,66 - 0,99mmol/L), in NaCl 0,9%
1-7		KCl 7,45% (1mmol K⁺/ml)	ml		i.v.		nach Kalium-Wert (Ref. bereich: 3,5-5,1mmol/L), in NaCl 0,9%
1-7	-15min	Granisetron/Kevatril®	3 mg		i.v.	B	

FN-Risiko: >20%-> Primärprophylaxe mit Filgrastim/Neupogen® oder Pegfilgrastim/Neulasta®, siehe Kurzfassung Leitlinien G-CSF
Kontrollen: Blutbild, Elektrolyte, Leberwerte, Diurese, Herzfunktion (Echokardiographie vor 1. Therapie), Neurotoxizität
Dosisreduktion: Anthracycline bei Leberfunktionsstörung
Cave: kardiale Vorschädigung, siehe Dosismodifikationstabelle
Summendosis: Idarubicin >120mg/m² i.v.: Gefahr der Kardiotoxizität
Wiederholung: zwischen Tag 22 und 29; Tag 15 Aplasiekontrolle mit BB, Differential-BB und KM-Zytologie
Literatur: Studienprotokoll zur Induktions- und Konsolidierungstherapie sowie Pegfilgrastim in der Konsolidierungstherapie bei jüngeren Patienten mit neu diagnostizierter AML; Universitätsklinikum Ulm, www.uni-ulm.de/onkologie/AMLSG/index.html

---

060102_11 analog AMLSG 07-04 Studie Arm A: Konsolidierung   *Indikation: AML*   ICD-10: 92.0

Chemotherapie

Diese Zytostatikatherapie birgt letale Risiken. Die Anwendung darf nur durch erfahrene internistische Onkologen und entsprechend ausgebildetes Pflegepersonal erfolgen. Das Protokoll muss im Einzelfall überprüft und der klinischen Situation angepasst werden.

Tag	Substanz	Dosierung	Trägerlösung (ml)	Appl.	Inf.-dauer	Bemerkungen
1,3,5	Cytarabin	2x 3 g/m²	250 ml NaCl 0,9%	i.v.	3h	alle 12h; Gaben: 0, +12h

Obligate Prä- und Begleitmedikation

Tag	zeitl. Ablauf	Substanz	Dosierung	Trägerlösung (ml)	Appl.	Inf.-dauer	Bemerkungen
1-30	0-0-1-0	Cotrimoxazol/Cotrim®forte	960 mg		p.o.		Mo, Mi, Fr; Infektionsprophylaxe
1	1-0-0-0	Allopurinol/Zyloric®	300 mg		p.o.		einmalige Gabe; weiter entsprechend Harnsäure-Serumspiegel
1,3,5	kontinuierlich	Heparin/Liquemin®	5000-15000 IE abs.		i.v.		bei ZVK
1,3,5	-15min	NaCl 0,9 %		2000 ml	i.v.	24h	kontinuierlich, mit Kalium und Magnesium Zusatz nach Spiegel
1,3,5		Magnesium Verla Injektions-lösung (3,15mmol Mg²⁺/10ml)	ml		i.v.		nach Magnesium-Wert (Ref. bereich: 0,66 - 0,99mmol/L), in NaCl 0,9%
1,3,5		KCl 7,45% (1mmol K⁺/ml)	ml		i.v.		nach Kalium-Wert (Ref. bereich: 3,5-5,1mmol/L), in NaCl 0,9%
1,3,5	-15min, +11h45min	Dexamethason	8 mg		i.v.	B	
1,3,5	-15min, +11h45min	Granisetron/Kevatril®	3 mg		i.v.	B	
1,3,5	1-1-1-1	Dexa-Sine SE® Augentropfen	2 Trpf.		i.o.		alle 6h, bis 24h nach Ende Cytarabin-Therapie, dann durch Corneregel Augentropfen ersetzen
10	1-0-0-0	Pegfilgrastim/Neulasta®	6 mg		s.c.		einmalige Gabe

Bedarfsmedikation: Metoclopramid/Paspertin® p.o. oder i.v., Natriumbicarbonat/Bicanorm® 4x2g tägl. p.o. oder $NaHCO_3$ i.v.
FN-Risiko: >20%
Kontrollen: Blutbild, Elektrolyte, Leberwerte, Diurese, Blutgase, Herzfunktion (Echokardiographie vor 1. Therapie), Neurotoxizität
Erfolgsbeurteilung: Evaluation zwischen Tag 36 und 43 des vorhergehenden Konsolidierungszyklus mit PB, Diff-PB und KM-Zytologie
Wiederholung: zwischen Tag 36 und 43
Literatur: Studienprotokoll zur Induktions- und Konsolidierungstherapie sowie Pegfilgrastim in der Konsolidierungstherapie bei jüngeren Patienten mit neu diagnostizierter AML; Universitätsklinikum Ulm, www.uni-ulm.de/onkologie/AMLSG/index.html

Kapitel 1 · Akute Leukämien

060102_01 S-HAM
Indikation: AML-Rezidiv
ICD-10: C92.0

Chemotherapie

Diese Zytostatikatherapie birgt letale Risiken. Die Anwendung darf nur durch erfahrene internistische Onkologen und entsprechend ausgebildetes Pflegepersonal erfolgen. Das Protokoll muss im Einzelfall überprüft und der klinischen Situation angepasst werden.

Tag	Substanz	Dosierung	Trägerlösung (ml)	Appl.	Inf.-dauer	Bemerkungen
1-2,8-9	Cytarabin	2x 1 g/m²	250 ml NaCl 0,9%	i.v.	3h	jeweils alle 12 Stunden; Gaben: 0, +12h
3-4,10-11	Mitoxantron	10 mg/m²	250 ml NaCl 0,9%	i.v.	30min	

Obligate Prä- und Begleitmedikation

Tag	zeitl. Ablauf	Substanz	Dosierung	Trägerlösung (ml)	Appl.	Inf.-dauer	Bemerkungen
1-2,8-9	1-1-1-1	Dexa-Sine SE® Augentropfen	1 Trpf.		i.o.		ab d3 bzw. ab d10 durch Corneregel® Augentropfen ersetzen
3,5-7,10,12-14	1-1-1-1	Corneregel® Augentropfen	1 Trpf.		i.o.		
4,11	1-1-1-1	Vidisept® Augentropfen	2 Trpf.		i.o.		
1-4,8-11	-	NaCl 0,9 %		2000 ml	i.v.	24h	kontinuierlich
1-4,8-11	-15min	Dexamethason	8 mg		i.v.	B	
1-2,8-9	-15min, +11h45min	Granisetron/Kevatril®	1 mg		i.v.	B	
1-2,8-9	+11h45min	Dexamethason	8 mg		i.v.	B	
1-30	0-1-0-0	Cotrimoxazol/Cotrim®forte	960 mg		p.o.		Mo, Mi, Fr; Infektionsprophylaxe
18-30	1-0-0-0	Filgrastim	5 µg/kg		s.c.		ab Tag 18 nach Aplasie-Kontrolle, bei Leukos <1000/µl bis >1000/µl

Bedarfsmedikation: Metoclopramid/Paspertin® p.o. oder i.v., Natriumbicarbonat/Bicanorm® 4x2g tägl. p.o. oder NaHCO₃ 200 mval i.v.
FN-Risiko: >20%-> Primärprophylaxe mit Filgrastim/Neupogen® oder Pegfilgrastim/Neulasta®, siehe Kurzfassung Leitlinien G-CSF
Kontrollen: Blutbild, Elektrolyte, Leberwerte, Retentionswerte, Diurese, Herzfunktion (Echokardiographie vor 1. Therapie), Neurotoxizität
Dosisreduktion: bei cerebralen Symptomen, Exanthem, Bilirubin >3,0 mg/dl, GOT-, AP-Anstieg: Cytarabin stoppen
Summendosis: Mitoxantron >100 mg/m²: Gefahr der Kardiotoxizität
Literatur: Kern W et al. Cancer. 1997; 79:59-68; Kern W et al. Ann Hematol. 1998; 77:115-122

060102_02 Ida/Ara 3+7 Induktion
Indikation: AML
ICD-10: 92.0

Chemotherapie

Diese Zytostatikatherapie birgt letale Risiken. Die Anwendung darf nur durch erfahrene internistische Onkologen und entsprechend ausgebildetes Pflegepersonal erfolgen. Das Protokoll muss im Einzelfall überprüft und der klinischen Situation angepasst werden.

Tag	Substanz	Dosierung	Trägerlösung (ml)	Appl.	Inf.-dauer	Bemerkungen
1-7	Cytarabin	100 mg/m²	250 ml NaCl 0,9%	i.v.	22h	
3-5	Idarubicin	12 mg/m²	100 ml NaCl 0,9%	i.v.	B15min	

Zyklusdiagramm: d1 w1, d8 w2, d15 w3, Wdh. — Cytarabin, Idarubicin
Inkompatibilität: Cytarabin ↔ Heparin

Obligate Prä- und Begleitmedikation

Tag	zeitl. Ablauf	Substanz	Dosierung	Trägerlösung (ml)	Appl.	Inf.-dauer	Bemerkungen
1-7	1-0-1-0	Dexamethason	8 mg		p.o.		
1-2,6-7	1-1-1-1	Metoclopramid/Paspertin®	30 mg		p.o.		
1-30	0-1-0-0	Cotrimoxazol/Cotrim®forte	960 mg		p.o.		Mo, Mi, Fr; Infektionsprophylaxe
1-7	-15min	NaCl 0,9 %		2000 ml	i.v.	24h	kontinuierlich
3-5	-15min	Granisetron/Kevatril®	1 mg		i.v.	B	Emesis: Dosiserhöhung auf 3mg
1-7	+22h	Heparin/Liquemin®	5000 IE		i.v.	24h	5 000-15 000IE; bei ZVK; kontinuierlich
14-30	1-0-0-0	Filgrastim	5 µg/kg		s.c.		1x täglich; ab Tag 14 nach Aplasie-Kontrolle, bei Leukos < 1 000/µl bis > 1 000/µl

Bedarfsmedikation: Metoclopramid/Paspertin® p.o. oder i.v., Natriumbicarbonat/Bicanorm® 4x2g täglich p.o. oder NaHCO₃ i.v.
FN-Risiko: > 20% --> Primärprophylaxe mit Filgrastim/Neupogen® oder Pegfilgrastim/Neulasta®, siehe Kurzfassung Leitlinien G-CSF
Kontrollen: Blutbild, Elektrolyte, Leberwerte, Diurese, Blutgase, Herzfunktion (Echokardiographie vor 1. Therapie), Neurotoxizität
Dosisreduktion: Anthracycline bei Leberfunktionsstörung
Cave: kardiale Vorschädigung, siehe Dosismodifikationstabelle
Summendosis: Idarubicin > 120mg/m² i.v.: Gefahr der Kardiotoxizität
Wiederholung: nach 3-4 Wochen (nach hämatopoetischer Regeneration Knochenmarkpunktion und Blutbild); 1 Woche nach Therapieende: Aplasiekontrolle
Literatur: Berman et al., Blood, 1991;77(8):1666-1674

060102_03 Ida/Ara hd 3+4 Konsolidierung

Indikation: AML **ICD-10: 92.0**

Chemotherapie

Diese Zytostatikatherapie birgt letale Risiken. Die Anwendung darf nur durch erfahrene internistische Onkologen und entsprechend ausgebildetes Pflegepersonal erfolgen. Das Protokoll muss im Einzelfall überprüft und der klinischen Situation angepasst werden.

Tag	Substanz	Dosierung	Trägerlösung (ml)	Appl.	Inf.-dauer	Bemerkungen
1	Cytarabin	2x 1 g/m²	250 ml NaCl 0,9%	i.v.	3h	alle 12 Stunden. Gaben: 0, +12h
2-4	Idarubicin	12 mg/m²	100 ml NaCl 0,9%	i.v.	B15min	
2-4	Cytarabin	2x 1 g/m²	250 ml NaCl 0,9%	i.v.	3h	alle 12 Stunden. Gaben: +15min, +12h15min

Zyklusdiagramm	d1 w1	d8 w2	d15 w3	
Cytarabin	▪▪▪▪			Wdh.
Idarubicin	▪▪▪			

Obligate Prä- und Begleitmedikation

Tag	zeitl. Ablauf	Substanz	Dosierung	Trägerlösung (ml)	Appl.	Inf.-dauer	Bemerkungen
1-5	1-1-1-1	Dexa-Sine SE® Augentropfen	2 Trpf.		i.o.		alle 6 Stunden
6-10	1-1-1-1	Corneregel® Augentropfen	1 Trpf.		i.o.		alle 6 Stunden
1-30	0-1-0-0	Cotrimoxazol/Cotrim®forte	960 mg		p.o.		Mo, Mi, Fr; Infektionsprophylaxe
1-5	-15min	NaCl 0,9 %		1000 ml	i.v.	24h	kontinuierlich
1-5	-15min	Heparin/Liquemin®	5000 IE		i.v.	24h	5000-15000IE; bei ZVK; kontinuierlich
1-4	-15min	Dexamethason	8 mg		i.v.	B	
1-4	-15min	Granisetron/Kevatril®	1 mg		i.v.	B	
1	+11h45min	Dexamethason	8 mg		i.v.	B	
1	+11h45min	Granisetron/Kevatril®	1 mg		i.v.	B	
2-4	+12h	Granisetron/Kevatril®	1 mg		i.v.	B	
2-4	+12h	Dexamethason	8 mg		i.v.	B	
11-30	1-0-0-0	Filgrastim	5 µg/kg		s.c.		1x täglich; ab Tag 11 nach Aplasie-Kontrolle, bei Leukos <1000/µl bis >1000/µl

Bedarfsmedikation: Metoclopramid/Paspertin® p.o. oder i.v., Natriumbicarbonat/Bicanorm® 4x2g täglich p.o. oder NaHCO₃ i.v.
FN-Risiko: > 20% --> Primärprophylaxe mit Filgrastim/Neupogen® oder Pegfilgrastim/Neulasta®, siehe Kurzfassung Leitlinien G-CSF
Kontrollen: Blutbild, Elektrolyte, Leberwerte, Diurese, Blutgase, Herzfunktion (Echokardiographie vor 1. Therapie), Neurotoxizität und Kleinhirn-Zeichen
Dosisreduktion: Anthracycline bei Leberfunktionsstörung, cave: kardiale Vorschädigung, bei cerebellären Symptomen, Exanthem, Bilirubin > 3,0mg/dl, GOT-, AP-Anstieg: Cytarabin stoppen; bei Zytopenie Therapiepausen (keine Dosisreduktion); siehe Dosismodifikationstabelle
Summendosis: Idarubicin >120mg/m² i.v.: Gefahr der Kardiotoxizität
Erfolgsbeurteilung: nach jedem Zyklus
Wiederholung: nach 3-4 Wochen (nach hämatopoetischer Regeneration Knochenmarkpunktion und Blutbild); bei Induktion: Aplasiekontrolle 1 Woche nach Ende
Literatur: Baer M et al., Semin Oncol, 1993;20(6):Suppl8

060102_05 MICE Induktion (61-80J.)

Indikation: AML **ICD-10: 92.0**

Chemotherapie

Diese Zytostatikatherapie birgt letale Risiken. Die Anwendung darf nur durch erfahrene internistische Onkologen und entsprechend ausgebildetes Pflegepersonal erfolgen. Das Protokoll muss im Einzelfall überprüft und der klinischen Situation angepasst werden.

Tag	Substanz	Dosierung	Trägerlösung (ml)	Appl.	Inf.-dauer	Bemerkungen
1,3,5	Mitoxantron	7 mg/m²	250 ml NaCl 0,9%	i.v.	30min	
1-3	Etoposidphosphat	100 mg/m²	100 ml NaCl 0,9%	i.v.	30min	
1-7	Cytarabin	100 mg/m²	250 ml NaCl 0,9%	i.v.	22h	

Cave: Keine gleichzeitige Gabe von Etoposidphosphat und Natriumbicarbonat über den gleichen Zugang

Zyklusdiagramm	d1 w1	d8 w2	d15 w3	d22 w4	
Mitoxantron	▪ ▪ ▪				Wdh.
Etoposidphosphat	▪▪▪				
Cytarabin	▪▪▪▪▪▪▪				

Inkompatibilitäten: Cytarabin ↔ Heparin; Mitoxantron ↔ Heparin

Obligate Prä- und Begleitmedikation

Tag	zeitl. Ablauf	Substanz	Dosierung	Trägerlösung (ml)	Appl.	Inf.-dauer	Bemerkungen
1-7	-	NaCl 0,9%		2000 ml	i.v.	24h	
1-7		KCl 7,45% (1mmol K+/ml)	ml		i.v.		nach Kalium-Wert (Ref. bereich: 3,5-5,1mmol/L), in NaCl 0,9%
1-7		Magnesium Verla Injektions-lösung (3,15mmol Mg²⁺/10ml)	ml		i.v.		nach Magnesium-Wert (Ref. bereich: 0,66 - 0,99mmol/L), in NaCl 0,9%
1-7	-15min	Granisetron/Kevatril®	1 mg		i.v.	B	
1-30	0-1-0-0	Cotrimoxazol/Cotrim®forte	960 mg		p.o.		Mo, Mi, Fr; Infektionsprophylaxe
15-30	1-0-0-0	Filgrastim	300 µg abs.		s.c.		<70kg; ab Tag 15 nach Aplasie-Kontrolle; bei Leukozyten<1 000/µl bis >1 000/µl
15-30	1-0-0-0	Filgrastim	480 µg abs.		s.c.		>70kg; ab Tag 15 nach Aplasie-Kontrolle, bei Leukozyten <1 000/µl bis >1 000/µl

Bedarfsmedikation: Metoclopramid/Paspertin® p.o. oder i.v., Allopurinol/Zyloric®, Dexamethason/Fortecortin® p.o. oder i.v. wenn möglich vermeiden wegen Aspergillosis
FN-Risiko: >20%-> Primärprophylaxe mit Filgrastim/Neupogen® oder Pegfilgrastim/Neulasta®, siehe Kurzfassung Leitlinien G-CSF
Kontrollen: Blutbild, Elektrolyte, Leberwerte, Diurese, Neurotoxizität, Retentionswerte, Herzfunktion (Echokardiographie vor 1. Therapie), eGFR
Dosisreduktion: keine Dosis Modifikation während der Induktions-Therapie
Summendosis: Mitoxantron >100 mg/m² : Gefahr der Kardiotoxizität
Wiederholung: Tag 29 (nach hämatopoetischer Regeneration Knochenmarkpunktion und Blutbild, Tag 8 und 29); 1 Woche nach Therapieende: Aplasiekontrolle
Literatur: Amadori et al. J Clin Oncol 2013.

Kapitel 1 · Akute Leukämien

060102_06 mini-ICE Konsolidierung (61-80J.) Indikation: AML ICD-10: 92.0

Chemotherapie

Diese Zytostatikatherapie birgt letale Risiken. Die Anwendung darf nur durch erfahrene internistische Onkologen und entsprechend ausgebildetes Pflegepersonal erfolgen. Das Protokoll muss im Einzelfall überprüft und der klinischen Situation angepasst werden.

Tag	Substanz	Dosierung	Trägerlösung (ml)	Appl.	Inf.-dauer	Bemerkungen
1,3,5	Idarubicin	8 mg/m²	unverdünnt	i.v.	B15min	
1-3	Etoposidphosphat	100 mg/m²	100 ml NaCl 0,9%	i.v.	30min	
1-5	Cytarabin	100 mg/m²	250 ml NaCl 0,9%	i.v.	22h	

Cave: Keine gleichzeitige Gabe von Etoposidphosphat und Natriumbicarbonat über den gleichen Zugang

Inkompatibilität: Cytarabin ↔ Heparin

Zyklusdiagramm d1 w1 | d8 w2 | d15 w3 | d22 w4 — Idarubicin, Etoposidphosphat, Cytarabin; Wdh.

Achtung: Antiemese: Dexamethason wenn möglich vermeiden (Aspergillusrisiko)
Infektionsprophylaxe: **ab Tag 1** Cotrimoxazol/Cotrim® forte 960mg p.o. 0-1-0-0 Mo, Mi, Fr
ab Tag 15: G-CSF 5µg/kg/d (unter 70kg: 300mg; >70kg: 480µg/d); bei Blastenpersistenz KEIN G-CSF

Obligate Prä- und Begleitmedikation

Tag	zeitl. Ablauf	Substanz	Dosierung	Trägerlösung (ml)	Appl.	Inf.-dauer	Bemerkungen
1-5	-15min	NaCl 0,9%		2000 ml	i.v.	24h	
1-5		KCl 7,45% (1mmol K+/ml)	ml		i.v.		nach Kalium-Wert (Ref. bereich: 3,5-5,1mmol/L), in NaCl 0,9%
1-5		Magnesium Verla Injektions-lösung (3,15mmol Mg²+/10ml)	ml		i.v.		nach Magnesium-Wert (Ref. bereich: 0,66 - 0,99mmol/L), in NaCl 0,9%
1-5	-15min	Granisetron/Kevatril®	1 mg abs.		i.v.	B	
1-30	0-1-0-0	Cotrimoxazol/Cotrim®forte	960 mg abs.		p.o.		Mo, Mi, Fr; Infektionsprophylaxe
15-30	1-0-0-0	Filgrastim	300 µg abs.		s.c.		<70kg; 1x täglich; ab Tag 15 nach Aplasie-Kontrolle, bei Leukozyten <1 000/µl bis >1 000/µl
15-30	1-0-0-0	Filgrastim	480 µg abs.		s.c.		>70kg; 1x täglich; ab Tag 15 nach Aplasie-Kontrolle, bei Leukozyten <1 000/µl bis >1 000/µl

Bedarfsmedikation: Metoclopramid/Paspertin® p.o. oder i.v., Allopurinol/Zyloric®, Dexamthason/Fortecortin® p.o. oder i.v. wenn möglich vermeiden wegen Aspergillosis
FN-Risiko: >20%-> Primärprophylaxe mit Filgrastim/Neupogen® oder Pegfilgrastim/Neulasta®, siehe Kurzfassung Leitlinien G-CSF
Kontrollen: Blutbild, Elektrolyte, Leberwerte, Diurese, Herzfunktion (Echokardiographie vor 1. Therapie), Neurotoxizität
Dosisreduktion: Anthracycline bei Leberfunktionsstörung
Cave: kardiale Vorschädigung, siehe Dosismodifikationstabelle
Summendosis: Idarubicin >120mg/m² i.v.: Gefahr der Kardiotoxizität
Wiederholung: Tag 29 (nach hämatopoetischer Regeneration Knochenmarkpunktion und Blutbild); 1 Woche nach Therapieende: Aplasiekontrolle
Literatur: Jehn et al. Blood. 2002; 100(Suppl. 1):859a

060102_09 Azacitidin (3x50mg/m2) Indikation: keine Blasten im peripheren Blut: AML-/MDS-Rezidiv nach fremdallogener PSZT ICD-10: C92.0; D46.9

Chemotherapie

Diese Zytostatikatherapie birgt letale Risiken. Die Anwendung darf nur durch erfahrene internistische Onkologen und entsprechend ausgebildetes Pflegepersonal erfolgen. Das Protokoll muss im Einzelfall überprüft und der klinischen Situation angepasst werden.

Tag	Substanz	Dosierung	Trägerlösung (ml)	Appl.	Inf.-dauer	Bemerkungen
1-3	Azacitidin	50 mg/m²		s.c.		

Bei KOF >2,0: Abrundung auf 100mg/d ist erlaubt **Azacitidin:** Auf lückenlose Kühlkette achten. Maximal 30min bei Raumtemperatur lagern. Maximal 4ml pro Injektionsort.

Zyklusdiagramm d1 w1 | d8 w2 | d15 w3 | d22 w4 — Azacitidin; Wdh.

Obligate Prä- und Begleitmedikation

Tag	zeitl. Ablauf	Substanz	Dosierung	Trägerlösung (ml)	Appl.	Inf.-dauer	Bemerkungen
1-3	1-0-0-0	Granisetron/Kevatril®	2 mg		p.o.		1 Stunde vor Azacitidin

Bedarfsmedikation: Metoclopramid/Paspertin® 50mg p.o. oder i.v.; Movicol®
FN-Risiko: <10%-> je nach Risikoabwägung, siehe Kurzfassung Leitlinien G-CSF
Kontrollen: Blutbild, Elektrolyte, Retentionswerte, Leberwerte
Dosisreduktion: bei Kreatinin- oder Harnstoffanstieg oder Reduktion des Bicarbonats: Therapiepause bis Wert vor Therapiebeginn erreicht, danach DR um 40%.
Antibiotikaprophylaxe: Bei WBC <2 000/µl oder ANC <500/µl: Cotrimoxazol/Cotrim®forte 960mg p.o. 1/2 - 0 - 0/d, Ciprofloxacin oder Norfloxacin
Erfolgsbeurteilung: KMP nach 2 und 4 Zyklen und bei V.a. Progress
Wiederholung: alle 4 Wochen bzw. nach Erreichen der initialen ANC mit Thrombozytenzahlen (ggf. Zuwarten bis Woche 8) Therapiefortführung solange stable disease (mindestens 4 Zyklen bzw. Ansprechen: CR, PR, ALE)
Literatur: Lübbert M, Bertz H et al. Bone Marrow Transplant. 2010 Apr; 45(4):627-32

060200_01 Azacitidin (7x75mg/m2)

Indikation: Myelodysplastisches Syndrom; AML bis 30% Blasten

ICD-10: D46.9; C92.0

Chemotherapie

Diese Zytostatikatherapie birgt letale Risiken. Die Anwendung darf nur durch erfahrene internistische Onkologen und entsprechend ausgebildetes Pflegepersonal erfolgen. Das Protokoll muss im Einzelfall überprüft und der klinischen Situation angepasst werden.

Tag	Substanz	Dosierung	Trägerlösung (ml)	Appl.	Inf.-dauer	Bemerkungen
1-7	Azacitidin	75 mg/m²		s.c.		Auf lückenlose Kühlkette achten. Max. 30min bei Raumtemp. lagern.

Zyklusdiagramm	d1 w1	d8 w2	d15 w3	d22 w4	
Azacytidin							Wdh.

Obligate Prä- und Begleitmedikation

Tag	zeitl. Ablauf	Substanz	Dosierung	Trägerlösung (ml)	Appl.	Inf.-dauer	Bemerkungen
1-7	-1h	Granisetron/Kevatril®	2 mg		p.o.		

Bedarfsmedikation: Metoclopramid/Paspertin® 50mg p.o. oder i.v., Movicol ®
FN-Risiko: < 10%
Kontrollen: Blutbild, Elektrolyte, Retentionswerte, Leberwerte
Dosisreduktion: bei Kreatinin- oder Harnstoffanstieg > 2-facher Ausgangswert oder Serumbicarbonat < 20mmol/l: Therapiepause bis Wert vor Therapiebeginn erreicht, danach Dosisreduktion um 50%. DR von Azacitidin bei hämatologischer Toxizität (ANC < 1 000/µl und/oder Thrombozyten < 20 000/µl) zum Zeitpunkt der geplanten Therapiefortführung
Antibiotikaprophylaxe: Bei WBC < 2 000/µl oder ANC < 500/µl:Cotrimoxazol 960mg p.o. 1/2 - 0 - 0/d, Ciprofloxacin oder Norfloxacin
Erfolgsbeurteilung: Erhöhung der Dosis auf 100mg/m² wenn nach 6 Zyklen kein Erfolg nachweisbar und nur Nausea und Erbrechen als Nebenwirkungen aufgetreten sind.
Wiederholung: alle 28d, Therapiefortführung solange der Patient profitiert.
Literatur: Silverman LR et al. J Clin Oncol. 2002 May 15;20(10):2429-40; Fenaux P et al. Lancet Oncol. 2009; 10(3):223-32; Silverman LR et al. ASH 2008; #227

060102_10 LD-AraC

Indikation: AML (nicht-intensive Therapie)

ICD-10:C92.0; D46.0

Chemotherapie

Diese Zytostatikatherapie birgt letale Risiken. Die Anwendung darf nur durch erfahrene internistische Onkologen und entsprechend ausgebildetes Pflegepersonal erfolgen. Das Protokoll muss im Einzelfall überprüft und der klinischen Situation angepasst werden.

Tag	Substanz	Dosierung	Trägerlösung (ml)	Appl.	Inf.-dauer	Bemerkungen
1-10	Cytarabin	2x 20.0 mg abs.	2 ml NaCl 0,9%	s.c.		Gaben: 0, +12h

Obligate Prä- und Begleitmedikation

Tag	zeitl. Ablauf	Substanz	Dosierung	Trägerlösung (ml)	Appl.	Inf.-dauer	Bemerkungen
1-30	0-1-0-0	Cotrimoxazol/Cotrim®forte	960 mg abs.		p.o.		Mo, Mi, Fr; ab Tag 1; Infektionsprophylaxe

Bedarfsmedikation: Metoclopramid/Paspertin® p.o. oder i.v., Natriumbicarbonat/Bicanorm® 4x2g täglich p.o. oder NaHCO3 200 ml i.v.
FN-Risiko: 10-20% --> je nach Risikoabwägung als Primärprophylaxe, bei FN im 1. Zyklus als Sekundärprophylaxe, siehe Kurzfassung Leitlinien G-CSF
Kontrollen: Blutbild, Elektrolyte, Leberwerte, Retentionswerte, Diurese, Herzfunktion (Echokardiographie vor 1. Therapie), Neurotoxizität
Dosisreduktion: bei zerebralen Symptomen, Exanthem, Bilirubin > 3,0 mg/dl, GOT-, AP-Anstieg: Cytarabin stoppen
Wiederholung: nach 4-6 Wochen; insgesamt 4 Zyklen
Literatur: Burnett et al.: Cancer 2007; 109(6):1114-24.

Kapitel 1 · Akute Leukämien

060102_12 Azacitidin + DLI Standard-dose 5x100mg/m²

Indikation: Blasten im peripheren Blut: Rezidiv AML/MDS/MPN nach allogener Tx

ICD-10: C92.0-94.2;D46.9

Chemotherapie

Diese Zytostatikatherapie birgt letale Risiken. Die Anwendung darf nur durch erfahrene internistische Onkologen und entsprechend ausgebildetes Pflegepersonal erfolgen. Das Protokoll muss im Einzelfall überprüft und der klinischen Situation angepasst werden.

Tag	Substanz	Dosierung	Trägerlösung (ml)	Appl.	Inf.-dauer	Bemerkungen
1-5	Azacitidin	100 mg/m²		s.c.		Auf lückenlose Kühlkette achten. Maximal 30min bei Raumtemp. lagern Max. 4ml pro Injektionsort.

Tag 12: Donor-Lymphozyten-Infusion (DLI)

DLI-Gabe	1. Dosis	2. Dosis	3. Dosis	4. Dosis
sibling donor	1×10^6 CD3/kg	2×10^6 CD3/kg	2×10^6 CD3/kg	5×10^6 CD3/kg
unrelated donor	$0{,}5 \times 10^6$ CD3/kg	1×10^6 CD3/kg	2×10^6 CD3/kg	5×10^6 CD3/kg

Zyklusdiagramm: d1 w1 | d8 w2 | d15 w3 | d22 w4 — Azacitidin; Donor-Lymphozyten-Infusion (DLI); Wdh.

Obligate Prä- und Begleitmedikation

Tag	zeitl. Ablauf	Substanz	Dosierung	Trägerlösung (ml)	Appl.	Inf.-dauer	Bemerkungen
1-28	0-1-0-0	Cotrimoxazol/Cotrim®forte	960 mg		p.o.		Mo, Mi, Fr
1-5	-1h	Granisetron/Kevatril®	2 mg		p.o.		

Bedarfsmedikation: Metoclopramid/Paspertin® p.o. oder i.v., Movicol®
FN-Risiko: < 10%
Kontrollen: Blutbild, Elektrolyte, Retentionswerte, Leberwerte
Dosisreduktion: bei Kreatinin- oder Harnstoffanstieg > 2-facher Ausgangswert oder Serumbicarbonat < 20mmol/l: Therapiepause bis Wert vor Therapiebeginn erreicht, danach Dosisreduktion um 50%.
DR von Azacitidin bei hämatologischer Toxizität (ANC < 1 000/µl und/oder Thrombozyten < 20 000/µl) zum Zeitpunkt der geplanten Therapiefortführung: Therapieaufschub maximal 4 Wochen. Bei fehlender Erholung innerhalb von 4 Wochen auf low-dose Schema reduzieren (100mg Azacitidin absolut Tag 1-3 + DLI, Protokoll Nr. 060102_12a)
Bemerkungen: Bei vorangegangener Therapie mit 2 Zyklen low-dose Azacitidin + DLI (Protokoll-Nummer 060102_12a) wird die Zykluszählung bei Zyklus 3 fortgesetzt
Erfolgsbeurteilung: KMP nach 2 und 4 Zyklen und bei Verdacht auf Progress
Wiederholung: Tag 29; bei Response nach Zyklus 4 Fortführung
Literatur: adaptiert nach Lübbert M et al. Bone Marrow Transplant. (2010) 45, 627-632; Czibere A et al. Bone Marrow Transplant. (2010) 45, 872-876; Schroeder T et al. Blood (ASH Annual Meeting Abstracts) 2011; 118: Abstract 656

060102_12a Azacitidin + DLI Low-dose 3x100mg abs.

Indikation: keine Blasten im peripheren Blut: Rezidiv AML/MDS/MPN nach allogener Tx

ICD-10: C92.0-94.2;D46.9

Chemotherapie

Diese Zytostatikatherapie birgt letale Risiken. Die Anwendung darf nur durch erfahrene internistische Onkologen und entsprechend ausgebildetes Pflegepersonal erfolgen. Das Protokoll muss im Einzelfall überprüft und der klinischen Situation angepasst werden.

Tag	Substanz	Dosierung	Trägerlösung (ml)	Appl.	Inf.-dauer	Bemerkungen
1-3	Azacitidin	100 mg abs.		s.c.		Auf lückenlose Kühlkette achten. Maximal 30min bei Raumtemp. lagern Max. 4ml pro Injektionsort.

Tag 10: Donor-Lymphozyten-Infusion (DLI)

DLI-Gabe	1. Dosis	2. Dosis	3. Dosis	4. Dosis
sibling donor	1×10^6 CD3/kg	2×10^6 CD3/kg	2×10^6 CD3/kg	5×10^6 CD3/kg
unrelated donor	$0{,}5 \times 10^6$ CD3/kg	1×10^6 CD3/kg	2×10^6 CD3/kg	5×10^6 CD3/kg

Zyklusdiagramm: d1 w1 | d8 w2 | d15 w3 — Azacitidin; Donor-Lymphozyten-Infusion (DLI); Wdh.

Obligate Prä- und Begleitmedikation

Tag	zeitl. Ablauf	Substanz	Dosierung	Trägerlösung (ml)	Appl.	Inf.-dauer	Bemerkungen
1-28	0-1-0-0	Cotrimoxazol/Cotrim®forte	960 mg		p.o.		Mo, Mi, Fr
1-3	-1h	Granisetron/Kevatril®	2 mg		p.o.		

Bedarfsmedikation: Metoclopramid/Paspertin® p.o. oder i.v., Movicol®
FN-Risiko: < 10%
Kontrollen: Blutbild, Elektrolyte, Retentionswerte, Leberwerte
Dosisreduktion: bei Kreatinin- oder Harnstoffanstieg > 2-facher Ausgangswert oder Serumbicarbonat < 20mmol/l: Therapiepause bis Wert vor Therapiebeginn erreicht, danach Dosisreduktion um 50%. Bei hämatologischer Toxizität (ANC < 1 000/µl und/oder Thrombozyten < 20 000/µl) zum Zeitpunkt der geplanten Therapiefortführung: keine Dosisreduktion, Therapieaufschub maximal 4 Wochen, falls keine Erholung innerhalb von 4 Wochen keine weitere Gabe von Azacitidin.
Dosissteigerung: **Zyklus 3-4: Bei guter Verträglichkeit Dosissteigerung auf Azacitidin Standard-dose (100mg/m² Tag 1-5, siehe Protokoll-Nummer 060102_12)**
Erfolgsbeurteilung: Knochenmarkpunktion nach 2 und 4 Zyklen und bei Verdacht auf Progress
Wiederholung: Tag 22. Ab Zyklus 3 bei guter Verträglichkeit Wechsel auf Azacitidin Standard-dose (5x100mg/m²)+ DLI (Protokoll Nr. 060102_12)
Literatur: adaptiert nach Lübbert M et al. Bone Marrow Transplantation (2010) 45, 627-632; Czibere A et al. Bone Marrow Transplantation (2010) 45, 872-876; Schroeder T et al. Blood (ASH Annual Meeting Abstracts) 2011; 118: Abstract 656

060102_14 Decitabin

Indikation: AML

ICD-10: C 92.0

Chemotherapie

Diese Zytostatikatherapie birgt letale Risiken. Die Anwendung darf nur durch erfahrene internistische Onkologen und entsprechend ausgebildetes Pflegepersonal erfolgen. Das Protokoll muss im Einzelfall überprüft und der klinischen Situation angepasst werden.

Tag	Substanz	Dosierung	Trägerlösung (ml)	Appl.	Inf.-dauer	Bemerkungen
1-5	Decitabine/DAC	20 mg/m²	250 ml NaCl 0,9%	i.v.	1h	Gesamtdosis prc Behandlungszyklus: max. 100mg/m2

Zyklusdiagramm	d1 w1	d8 w2	d15 w3	d22 w4	
Decitabine							Wdh.

Obligate Prä- und Begleitmedikation

Tag	zeitl. Ablauf	Substanz	Dosierung	Trägerlösung (ml)	Appl.	Inf.-dauer	Bemerkungen
1-5	-30min	NaCl 0,9 %		500 ml	i.v.	1h30min	

Bedarfsmedikation:	Antiemetika, Antiinfektiva, Hydroxyurea bei Leukozytose, Antibiotika und/oder Wachstumsfaktoren bei Neutropenie, Transfusionen bei Anämie oder Thrombozytopenie
Kontrollen:	Differentialblutbild einschliesslich Thrombozytenzahl, Serumchemie
Dosisreduktion:	ggf. Dosisverzögerung: siehe auch Therapieaufschub
Therapieaufschub:	bei durch Myelosuppression auftretende Komplikationen: Febrile Neutropenie, aktive virale, bakterielle oder Pilzinfektionen, Blutungen (gastrointestinal, urogenital, pulmonal mit Thrombozytenzahlen < 25 0000/µl oder Blutungen des ZNS)
Erfolgsbeurteilung:	Knochenmarkpunktion in größeren Abständen
Wiederholung:	Tag 29, bis Progression oder inakzeptable Toxizität
Literatur:	Kantarjian H.M. et al. J Clin Oncol. 2012;30(21):2670-7; Cashen et al. J Clin Oncol. 2010;28(4):556-61; Fachinformation Decitabine

Kapitel 2   Myelodysplastisches Syndrom (MDS)

060200_02 ATG + CSA   *Indikation: Myelodysplastisches Syndrom*   **ICD-10: D46.9**

Chemotherapie

Diese Zytostatikatherapie birgt letale Risiken. Die Anwendung darf nur durch erfahrene internistische Onkologen und entsprechend ausgebildetes Pflegepersonal erfolgen. Das Protokoll muss im Einzelfall überprüft und der klinischen Situation angepasst werden.

Tag	Substanz	Dosierung	Trägerlösung (ml)	Appl.	Inf.-dauer	Bemerkungen
6-20	Prednison/Decortin®	1 mg/kg/d		p.o.		Gaben: 1-0-0-0
21-25	Prednison/Decortin®	0.5 mg/kg/d		p.o.		Gaben: 1-0-0-0
1-5	Cyclosporin A/Sandimmun Optoral®	2x 2.5 mg/kg		p.o.		Gabe: 8 Uhr morgens und 20 Uhr abends; Dosisanpassung nach Spiegel, Weitergabe bis Tag 180; Gaben: 1-0-0-1
1-5	Prednisolon-21-hydrogensuccinat/Solu Decortin H®	100 mg abs.		i.v.		30min vor ATG
1-5	ATG-rabbit/Thymoglobuline® (Genzyme)	3.75 mg/kg	500 ml NaCl 0,9%	i.v.	12h	

Zielspiegel Cyclosporin A:
200-400ng/ml (polyclonal assay); 150-250ng/ml (monoclonal assay)
Ausschleichen ab Tag 180:
Reduktion um 50mg alle 4 Wochen (ausser: bei weiterem Anstieg der PB-Werte Cyclosporin A-Therapiefortführung möglich)

Obligate Prä- und Begleitmedikation

Tag	zeitl. Ablauf	Substanz	Dosierung	Trägerlösung (ml)	Appl.	Inf.-dauer	Bemerkungen
1-5	0-1-0-0	Cotrimoxazol/Cotrim®forte	960 mg		p.o.		Mo,Mi,Fr; d01-180
1-5	1-0-1-0	Aciclovir/Zovirax®	400 mg		p.o.		d01-180
1-5	1-0-0-0	Fluconazol/Diflucan®	400 mg		p.o.		1x/Woche d01-130
1-5	-30min	NaCl 0,9 %		1000 ml	i.v.	24h	
1-5	-30min	Clemastin/Tavegil®	2 mg		i.v.	B	
1-5	-30min, +6h, +12h	Ranitidin/Zantic®	50 mg		i.v.	B	d01-25

Bedarfsmedikation: Paracetamol 1 000mg p.o., Solu-Decortin® 100 mg i.v., Clemastin i.v., Ranitidin i.v., Lynestrenol/Orgametril®
FN-Risiko: <10%
Kontrollen: täglich Diffentialblutbild, d1-5 unter ATG, Elektrolyte insbesondere Mg^{2+}, Leberwerte, Gerinnung, Retentionswerte; LDH, CSA Spiegel initial wöchentlich, Klinik und Knochenmark nach Zeitplan siehe Studienprotokoll
Dosisreduktion: schwere anaphylaktische Reaktion: Stopp ATG und weitere Therapie nur CSA, sonst Administration von Steroiden, Flüssigkeit, Antihistaminika. Bei jeglicher Toxizität WHO Grad ≥ 2: Reduktion CSA um 25-50%
Erfolgsbeurteilung: 3. und 6. Monat; KMP vor Randomisation, 6., 12. Monat, danach jährlich bis Monat 60, Responsekriterien siehe Studienprotokoll
Ausschlußkriterien: MDS typ CMMoL und RAEBt, hämatologische/onkologische Vorerkrankungen außer nicht melanotischer Hautkrebs/Ca in situ Cervix, Z.n. Radio-/Chemotherapie, Serum-Kreatinin/Bilirubin >2,5x obere Norm, Herzinsuffizienz u.a. (siehe Protokoll)
Literatur: Stadler et al. Leukemia. 2004; 18:460; Passweg et al. J Clin Oncol. 2011; 29(3):303-9

Kapitel 3 Myeloproliferative Neoplasien (MPN)

060510_01 Low-dose Thalidomid/Prednison — Indikation: Osteomyelofibrose — ICD-10: D75.8

Chemotherapie

Diese Zytostatikatherapie birgt letale Risiken. Die Anwendung darf nur durch erfahrene internistische Onkologen und entsprechend ausgebildetes Pflegepersonal erfolgen. Das Protokoll muss im Einzelfall überprüft und der klinischen Situation angepasst werden.

Tag	Substanz	Dosierung	Trägerlösung (ml)	Appl.	Inf.-dauer	Bemerkungen
1-28	Prednison/Decortin®	0.5 mg/kg		p.o.		*Prednison/Decortin® -Dosierung: 1. Zyklus: 0,5 mg/kg/d, 2. Zyklus: 0,25 mg/kg/d, 3. Zyklus: 0,125 mg/kg/d; Gaben: 1-0-0-0
1-28	Thalidomid	50 mg abs.		p.o.		zur Nacht; Gaben: 0-0-0-1

Prednison-Dosierung:
1. Zyklus: 0,5 mg/kg/d
2. Zyklus: 0,25 mg/kg/d
3. Zyklus: 0,125 mg/kg/d

Obligate Prä- und Begleitmedikation

Tag	zeitl. Ablauf	Substanz	Dosierung	Trägerlösung (ml)	Appl.	Inf.-dauer	Bemerkungen
1-28	1-1-1-1	Amphotericin B-Susp./Ampho-Moronal®	100 mg abs.		p.o.		kontinuierlich; 1 Pipette à 1ml
1-28	0-1-0-0	Cotrimoxazol/Cotrim®forte	960 mg abs.		p.o.		Mo,Mi,Fr

Bedarfsmedikation: Metoclopramid/Paspertin® p.o., Pantoprazol/Pantozol® p.o., Obstipationsprophylaxe, ggf. bei Risikoprofil für TBVT prophylaktische Antikoagulation; ggf. Pilzprophylaxe
FN-Risiko: < 10% --> je nach Risikoabwägung, siehe Kurzfassung Leitlinien G-CSF.
Kontrollen: Blutbild, Elektrolyte, Blutzucker, Harnsäure, Kreatinin, Retentionswerte; bei MM: Cave: Thromboserisiko
Dosisreduktion: Nach Nebenwirkungsprofil Thalidomid, z.B. TBVT, PNP
Bemerkungen: Mögliche Therapiealternative: Lenalidomid d1-21 10mg/d (wenn aber Thrombozytenzahl < 100x10^9/L vor Therapiebeginn: 5mg/d Lenalidomid); Prednison (nur Z1-3) Z1: 30mg/d, Z2: 15mg/d, Z3: 15mg/d jeden 2. Tag; 28-Tage-Zyklus = 7d Therapiepause nach Lenalidomid d1-21; Lit: Jabbour E. et al, Blood. 2011; 118(4):899-902
Erfolgsbeurteilung: Blutbild: Anstieg Hb, Thrombozyten; Sono Milzgrösse
Wiederholung: Tag 29, nach 3 Zyklen bei Ansprechen für weitere 3 Zyklen (dann ohne Prednison)
Literatur: Mesa RA et al, Blood. 2003;101(7):2534-41

060510_03 Ruxolitinib — Indikation: Primäre Myelofibrose (PMF) — ICD-10: D47.1

Chemotherapie

Diese Zytostatikatherapie birgt letale Risiken. Die Anwendung darf nur durch erfahrene internistische Onkologen und entsprechend ausgebildetes Pflegepersonal erfolgen. Das Protokoll muss im Einzelfall überprüft und der klinischen Situation angepasst werden.

Tag	Substanz	Dosierung	Trägerlösung (ml)	Appl.	Inf.-dauer	Bemerkungen
1-28	Ruxolitinib	2x 20 mg		p.o.		Bei Ausgangs-Thrombozytenzahl >200.000/µl: Dosis 40 mg/Tag in zwei Einzeldosen im Abstand von ca. 12h; Gaben: 1-0-1-0
1-28	Ruxolitinib	2x 15 mg		p.o.		Bei Ausgangs-Thrombozytenzahl 100.000-200.000/µl: Dosis 30 mg/Tag in zwei Einzeldosen im Abstand von ca. 12h; Gaben: 1-0-1-0

Bei Komedikaiton mit **starken CYP3A4 Inhibitoren** (z.B. Clarithromycin, Itraconazol, Posaconazol, Voriconazol) oder **dualen Inhibitoren von CYP3A4 und CYP2C9** (z.B. Fluconazol) sollte die Dosis von Ruxolitinib **um 50% reduziert** werden (Gabe in zwei Einzeldosen).
Bei gleichzeitiger Anwendung wird eine häufigere **Überwachung der hämatologischen Parameter** (z.B. zweimal wöchentlich) empfohlen.

Kontrollen: großes BB/Diff BB vor Therapiebeginn, anschl. alle 2-4 Wochen bis zur Beendigung der Dosiseinstellung bzw. wenn klin. erforderlich. Milzgröße, Leber- und Nierenfunktion
Dosisreduktion: Thrombozyten 50 000-100 000/µl zu Therapiebeginn: Start mit 5 mg Ruxolitinib zweimal tägl. Bei Thrombozyten 50 000-100 000/µl im Therapieverlauf: ggf. Dosisreduktion. Bei Leberfunktionsstörungen oder schweren Nierenfunktionsstörungen (Kreatinin-Clearance <30 ml/min): DR um 50% (Gabe in zwei Einzeldosen); bei zunehmender Anämie ggf. DR auf 2x15 mg bis 2x10 mg
Dosissteigerung: Bei unzureichender Wirksamkeit und ausreichenden Thrombozyten- und Neutrophilenzahlen Steigerung um max. 5 mg zweimal täglich möglich, frühestens 4 Wochen nach Therapiebeginn. Maximale Dosis: 25 mg Ruxolitinib zweimal täglich.
Therapieunterbrechung: bei Thrombozyten < 50 000/µl oder ANC < 500/µl Therapieunterbrechung. Bei Anstieg über diese Werte Fortsetzung der Therapie mit 5 mg Ruxolitinib 2xtäglich, schrittweise Erhöhung der Dosis in ≥ 2-wöchigen Intervallen
Wechselwirkungen: Siehe Hinweiskasten zu Interaktionen mit starken CYP3A4 und dualen CYP3A4/CYP2C9 Inhibitoren. Keine Daten zur gleichzeitigen Anwendung von zytoreduktiven Therapien oder hämatopoetischen Wachstumsfaktoren.
Nebenwirkungen: Thrombozytopenie, Anämie, Neutropenie, Blutergüsse, Blutungen, Schwindel, Kopfschmerzen, Erhöhte Transaminasenwerte (ALT, AST), Hypercholesterinämie, Gewichtszunahme, Harnwegsinfektionen, Herpes zoster
Wiederholung: (d29) kontinuierlich. Beendigung der Therapie bei PD (25%ige Zunahme des Milzvolumens) oder nach 6 Monaten bei Nichtansprechen.
Literatur: Verstovsek S et al., N Engl J Med. 2012 Mar 1;366(9):799-807. Harrison C et al., N Engl J Med. 2012 Mar 1;366(9):787-98. Fachinformation Jakavi (Stand 08/12)

Kapitel 3 · Myeloproliferative Neoplasien (MPN)

060510_02 Imatinib		Indikation: CML; GIST				ICD-10: C92.10; C26.9
Chemotherapie		Diese Zytostatikatherapie birgt letale Risiken. Die Anwendung darf nur durch erfahrene internistische Onkologen und entsprechend ausgebildetes Pflegepersonal erfolgen. Das Protokoll muss im Einzelfall überprüft und der klinischen Situation angepasst werden.				
Tag	Substanz	Dosierung	Trägerlösung (ml)	Appl.	Inf.-dauer	Bemerkungen
1-28	Imatinib	400 mg abs.		p.o.		kontinuierlich, morgens nach dem Frühstück mit Wasser. Bei Unverträglichkeit auch Gabe abends (0-0-0-1) oder 200mg 2xtäglich (1-0-1-0) möglich; Gaben: 1-0-0-0

CAVE: Metabolismus über CYP3A4
Wirkungsverstärkung / erhöhtes Risiko für Nebenwirkungen durch CYP3A4-Inhibitoren:
z.B. Azol-Antimykotika, Cimetidin, Amiodaron, Erythromycin, Clarithromycin, Ciprofloxacin, Ritonavir, Sternfrucht, **Grapefruit (-saft)**
Verminderte Wirkung durch CYP3A4-Induktoren:
z.B. Glucocorticoide, Phenytoin, Carbamazepin, Rifampicin, **Johanniskraut**
Plasmakonzentrationserhöhung von:
HMG-CoA-Reduktase-Inhibitoren, Ciclosporin, Triazol-Benzodiazepine, Calcium-Antagonisten vom Dihydropyrimidintyp

Bedarfsmedikation:	Diuretika, G-CSF, Magnesium, Metoclopramid/Paspertin®, Allopurinol/Zyloric®
FN-Risiko:	< 10% --> je nach Risikoabwägung, siehe Kurzfassung Leitlinien G-CSF
Kontrollen:	Blutbild inklusiv Differentialblutbild, Nierenwerte, Transaminasen, Bilirubin gesamt, AP; regelmäßig Gewichtskontrolle
Dosisreduktion:	siehe Fachinformation und nach Rücksprache mit Hämatologen
Cave:	kardiale Funktionsstörungen, Leber- und Niereninsuffizienz; Flüssigkeitseinlagerungen.
	Keine Paracetamol-Einnahme während Therapie mit Imatinib. Durch Hemmung der UDP-Glucuronosyltransferase- Aktivität Potenzierung der Paracetamol induzierten Lebertoxizität möglich. Erhebliche Lebertoxizität beschrieben. Lit. Ratain M.J. BJCP 2011 71; 6: 917-20.
Dosissteigerung:	siehe Fachinformation und nach Rücksprache mit Hämatologen
Wechselwirkungen:	siehe Merkkasten und Fachinformation. Beeinflussung der Plasmakonzentration von: Warfarin, Paracetamol, Metoprolol, Levothyroxin
Erfolgsbeurteilung:	monatliche Kontrollen Differentialblutbild; KMP (Zytologie, Zytogenetik, Molekulargenetik) und/oder RQ-PCR (peripheres Blut); alle 3 Monate im 1. Jahr entsprechend ELN-Guidelines (Baccarani et al. Blood. 2013;122(6):872-84)
Wiederholung:	kontinuierlich bis PD
Literatur:	Druker BJ et al. NEJM 2006: 2408-17, Hochhaus A et al. Blood 2008 : 452

CML V- / TIGER Studie Nilotinib ± (PEG-) Interferon	060510_0771	Indikation: CML (BCR-ABL positiv)	ICD-10: C92.1

Diese Therapie birgt potentielle Risiken und ist Bestandteil der **CML-V-Studie. Ein Studieneinschluss durch die mit der Studie betrauten Kollegen/Zentren sollte angestrebt werden.** Die Anwendung darf nur durch erfahrene Hämatologen und entsprechend ausgebildetes Pflegepersonal erfolgen. Die Therapie muss im Einzelfall überprüft und der klinischen Situation angepasst werden.

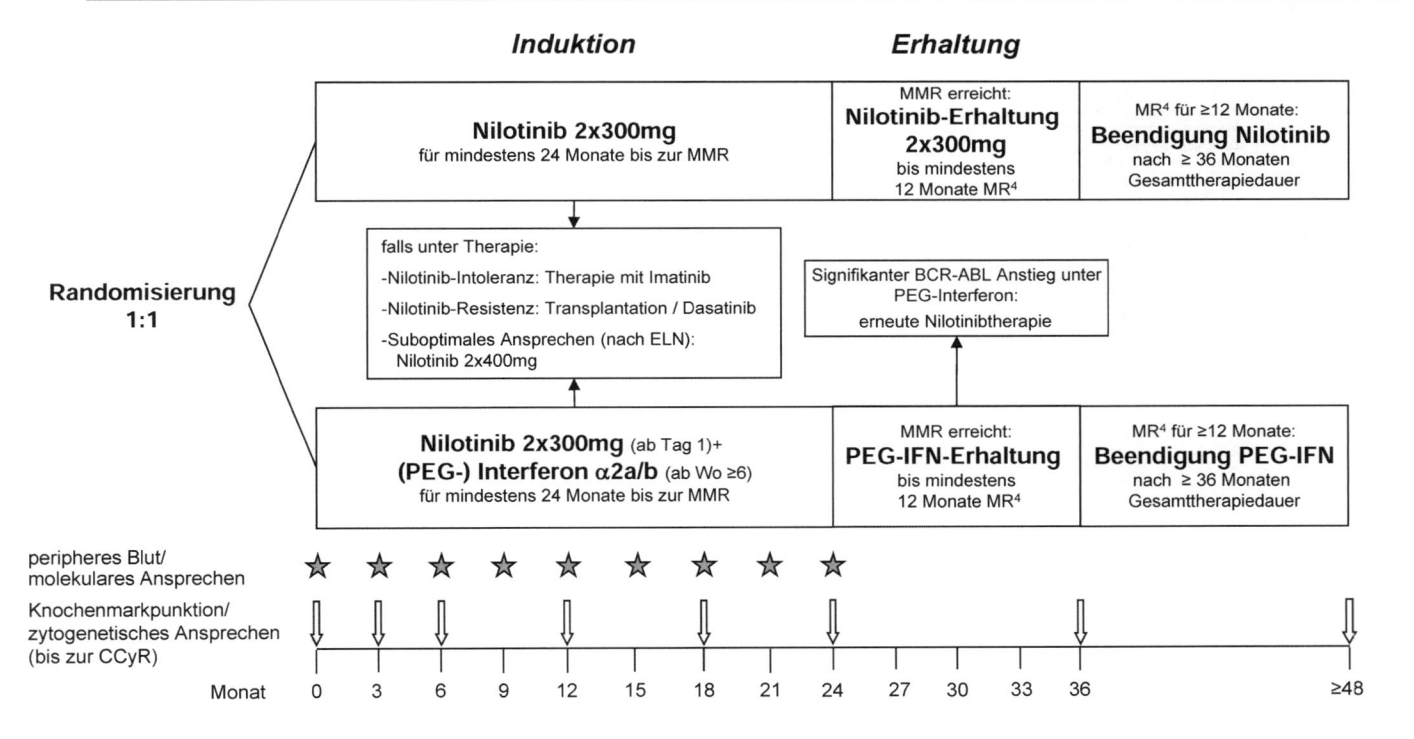

Induktion — *Erhaltung*

Randomisierung 1:1

- **Nilotinib 2x300mg** für mindestens 24 Monate bis zur MMR
  - MMR erreicht: **Nilotinib-Erhaltung 2x300mg** bis mindestens 12 Monate MR^4
  - MR^4 für ≥12 Monate: **Beendigung Nilotinib** nach ≥ 36 Monaten Gesamttherapiedauer

falls unter Therapie:
- Nilotinib-Intoleranz: Therapie mit Imatinib
- Nilotinib-Resistenz: Transplantation / Dasatinib
- Suboptimales Ansprechen (nach ELN): Nilotinib 2x400mg

Signifikanter BCR-ABL Anstieg unter PEG-Interferon: erneute Nilotinibtherapie

- **Nilotinib 2x300mg** (ab Tag 1)+ **(PEG-) Interferon α2a/b** (ab Wo ≥6) für mindestens 24 Monate bis zur MMR
  - MMR erreicht: **PEG-IFN-Erhaltung** bis mindestens 12 Monate MR^4
  - MR^4 für ≥12 Monate: **Beendigung PEG-IFN** nach ≥ 36 Monaten Gesamttherapiedauer

peripheres Blut/ molekulares Ansprechen

Knochenmarkpunktion/ zytogenetisches Ansprechen (bis zur CCyR)

Monat   0   3   6   9   12   15   18   21   24   27   30   33   36   ≥48

Anmerkung: MR^4 = BCR-ABL <0,01%

060510_04 Nilotinib — Indikation: CML — ICD-10: C92;10

Chemotherapie

Diese Zytostatikatherapie birgt letale Risiken. Die Anwendung darf nur durch erfahrene internistische Onkologen und entsprechend ausgebildetes Pflegepersonal erfolgen. Das Protokoll muss im Einzelfall überprüft und der klinischen Situation angepasst werden.

Tag	Substanz	Dosierung	Trägerlösung (ml)	Appl.	Inf.-dauer	Bemerkungen
1-28	Nilotinib	2x 300 mg abs.		p.o.		300mg morgens und abends (jeweils 2 Kapseln à 150 mg) im Abstand von ca. 12h. Einnahme nüchtern, mindestens 1h vor oder 2h nach einer Mahlzeit. Kapseln unzerkaut mit Wasser einnehmen; Gaben: 1-0-1-0

Achtung: Nilotinib wird über CYP3A4 abgebaut.
Starke CYP3A4 Inhibitoren vermeiden (z.B. Clarithromycin, Voriconazol, Erythromycin, Sternfrucht, Grapefruit).
Falls die Verwendung eines starken CYP3A4 Inhibitors notwendig ist, muss die Nilotinib-Therapie für diesem Zeitraum unterbrochen werden.
Starke CYP3A4 Induktoren vermeiden (z.B. Phenytoin, Rifampicin, Carbamazepin, Johanniskraut).
Wenn möglich durch andere Wirkstoffe mit gerigerem Potential zur zur CYP3A4-Induktoin ersetzen.
Nilotinib hemmt CYP3A4, CYP2C8, CYP2C9, CYP2D6 und UGT1A1. Bei Koadministration von Substraten dieser Isoenzyme (z.B. Benzodiazepine, Calcium-Antagonisten, manche Statine, Warfarin) Monitoring für mögliche Toxizität.

Achtung: mögliche QT-Zeit-Verlängerung
Monitoring von K^+ und Mg^{2+}
Vermeidung von / besondere Vorsicht bei Medikamenten, die eine QT-Zeit-Verlängerung induzieren (z.B. Amiodaron, Chinidin, Sotalol, Clarithromycin, Haloperidol)

Bedarfsmedikation:	Antidiarrhoika, Antiemese, Diurese bei Ödem, Blut- und Thrombozytentransfusionen, Allopurinol
Kontrollen:	BB (in den ersten zwei Monaten alle zwei Wochen, dann monatlich), Bilirubin, Lebertransaminasen, Serumlipase (monatlich bzw. wie klinisch angezeigt), EKG, Elektrolyte, Harnsäure
Dosisreduktion:	Erhöhte Serumlipase (Grad 3-4) oder Erhöhung von Bilirubin und Lebertransaminasen (Grad 3-4): Dosisreduktion auf 1x400 mg/Tag oder Therapieunterbrechung
Cave:	vorsichtige Anwendung bei Patienten mit unkontrollierten oder signifikanten Herzerkrankungen
Therapieunterbrechung:	Bei ANC <1000/µl und/oder Thrombozytenzahl < 50.000/µl: Therapieunterbrechung. Bei Anstieg über diese Werte innerhalb von 2 Wochen: Fortsetzung der Therapie mit der vorherigen Dosierung. Bei anhaltend niedrigen Werten evtl. Dosisreduktion auf 1x400mg/d. Bei mittelschweren und schweren nicht-hämatologischen Toxizitäten: Einnahme unterbrechen. Nach Abklingen Fortführung mit 1xtägl. 400 mg, ggf. Dosissteigerung auf 2x300 mg im Verlauf.
Nebenwirkungen:	Thrombozytopenie, Neutropenie, Anämie, QT-Verlängerung, Kopfschmerzen, Übelkeit, Obstipation, Diarrhö, Exanthem, Pruritus, Alopezie, Myalgie, Müdigkeit, peripheres Ödem
Bemerkungen:	Patienten, die keine Hartkapseln schlucken können: Inhalt mit einem TL Apfelmus / püriertem Apfel vermischen
Wiederholung:	(d29) kontinuierlich. Fortsetzung so lange, wie der Patient daraus therapeutischen Nutzen zieht.
Literatur:	Saglio G et al., N Engl J Med. 2010 Jun 17;362(24):2251-9. Branford S et al., J Clin Oncol. 2012 Dec 10;30(35):4323-9. Fachinformation Tasigna® (Stand 01/13)

060510_05 Dasatinib — Indikation: CML — ICD-10: C92.10

Chemotherapie

Diese Zytostatikatherapie birgt letale Risiken. Die Anwendung darf nur durch erfahrene internistische Onkologen und entsprechend ausgebildetes Pflegepersonal erfolgen. Das Protokoll muss im Einzelfall überprüft und der klinischen Situation angepasst werden.

Tag	Substanz	Dosierung	Trägerlösung (ml)	Appl.	Inf.-dauer	Bemerkungen
1-28	Dasatinib	100 mg abs.		p.o.		Einnahme unabhängig von den Mahlzeiten, entweder morgens oder abends; Gaben: 1-0-0-0

CAVE: Metabolismus über CYP3A4
Wirkungsverstärkung / erhöhtes Risiko für Nebenwirkungen durch CYP3A4-Inhibitoren:
z.B. Azol-Antimykotika, Cimetidin, Amiodaron, Erythromycin, Clarithromycin, Ciprofloxacin, Ritonavir, Sternfrucht, **Grapefruit (-saft)**
Verminderte Wirkung durch CYP3A4-Induktoren:
z.B. Glucocorticoide, Phenytoin, Carbamazepin, Rifampicin, **Johanniskraut**
Plasmakonzentrationserhöhung von:
HMG-CoA-Reduktase-Inhibitoren, Ciclosporin, Triazol-Benzodiazepine, Calcium-Antagonisten vom Dihydropyrimidintyp

Bedarfsmedikation:	Thrombozyten-, Erythrozytentransfusionen, Kortikoide und/oder Diuretika bei Pleuraerguss
Kontrollen:	Blutbild; Thorax-Röntgenkontrolle bei Symptomen, die auf Pleuraerguss hinweisen; zu Therapiebeginn: Symptome einer kardiopulmonalen Erkrankung, ggf. EKG; Elektrolyte (bes. Kalium, Magnesium); Symptome einer kardialen Dysfunktion; Flüssigkeitsretention und Dyspnoe (bes. bei Patienten > 65 Jahren)
Dosisreduktion:	**Chronische Phase der CML (Initialdosis 100mg):** Reduktion auf 80mg einmal täglich, falls erforderlich weitere Reduktion auf 50mg einmal täglich; **Akzelerierte Phase oder Blastenkrise der CML und Ph+ ALL (Initialdosis 140mg):** Reduktion auf 100mg einmal täglich, falls erforderlich weitere Reduktion auf 50mg einmal täglich
Cave:	Blutungsereignisse, Flüssigkeitsretention, pulmonale arterielle Hypertonie, QT-Verlängerung, kardiale Nebenwirkungen
Dosissteigerung:	Für Patienten, die auf empfohlene Initialdosis weder hämatologisch noch zytogenetisch ansprechen: **Chronische Phase der CML:** 140mg einmal täglich, **fortgeschrittene Stadien der CML oder bei Ph+ ALL:** 180mg einmal täglich; Therapiewechsel erwägen
Therapieunterbrechung:	**Myelosuppression:** siehe Fachinformation; **nicht-hämatologische Nebenwirkungen Grad 2:** Unterbrechung bis Rückgang, bei erstmaligem Auftreten ursprüngliche Dosis beibehalten, bei wiederholtem Auftreten Dosisreduktion; **nicht-hämatologische Nebenwirkungen Grad 3-4:** Unterbrechung bis Rückgang, danach ggf. Therapiefortsetzung mit Dosisreduktion; **Pleuraerguss:** Unterbrechung bis Besserung, bei erstmaligem Auftreten ursprüngliche Dosis beibehalten, bei wiederholtem Auftreten oder bei Grad 3/4 Dosisreduktion
Wechselwirkungen:	**keine gleichzeitige Anwendung von:** CYP3A4-Induktoren und -Inhibitoren bzw. von CYP3A4-Substraten, H_2-Antagonisten, Protonenpumpeninhibitoren; Einnahme von Aluminiumhydroxid/ Magnesiumhydroxid-Präparaten mit 2 Stunden Abstand zur Einnahme von Dasatinib, **Vorsicht bei gleichzeitiger Einnahme von:** thrombozytenfunktionshemmenden oder gerinnungshemmenden Arzneimitteln (Blutungsrisiko), Antiarrhythmika oder Arzneimittel, die das QT-Intervall verlängern, Therapie mit Anthrazyklinen
Wiederholung:	kontinuerlich bis Progression oder Auftreten von Unverträglichkeiten
Literatur:	Kantarjian et al. NEJM. 2010; 362(24):2260-70; Fachinformation Dasatinib

Kapitel 3 · Myeloproliferative Neoplasien (MPN)

060510_06 Bosutinib		**Indikation: CML**				*ICD-10: C92.10*
Chemotherapie		Diese Zytostatikatherapie birgt letale Risiken. Die Anwendung darf nur durch erfahrene internistische Onkologen und entsprechend ausgebildetes Pflegepersonal erfolgen. Das Protokoll muss im Einzelfall überprüft und der klinischen Situation angepasst werden.				
Tag	Substanz	Dosierung	Trägerlösung (ml)	Appl.	Inf.-dauer	Bemerkungen
1-28	Bosutinib	500 mg abs.		i.v.		einmal täglich zu einer Mahlzeit

---

CAVE: Metabolismus über CYP3A4
Wirkungsverstärkung / erhöhtes Risiko für Nebenwirkungen durch CYP3A4-Inhibitoren:
z.B. Azol-Antimykotika, Cimetidin, Amiodaron, Erythromycin, Clarithromycin, Ciprofloxacin, Ritonavir, Sternfrucht, **Grapefruit (-saft)**
Verminderte Wirkung durch CYP3A4-Induktoren:
z.B. Glucocorticoide, Phenytoin, Carbamazepin, Rifampicin, **Johanniskraut**
Plasmakonzentrationserhöhung von:
HMG-CoA-Reduktase-Inhibitoren, Ciclosporin, Triazol-Benzodiazepine, Calcium-Antagonisten vom Dihydropyrimidintyp

---

Bedarfsmedikation:	Antiemetika, Antidiarrhoika
Kontrollen:	Leberfunktion (Transaminasen), Blutbild (im 1. Behandlungszyklus wöchentlich, danach monatlich), Symptome einer Flüssigkeitsretention, Elektrolyte (bes. Kalium, Magnesium), EKG
Dosisreduktion:	Reduktion um jeweils 100mg bis 300mg abs.
Cave:	Leberfunktionsstörungen, Diarrhoe und Erbrechen, Flüssigkeitsretention (einschliesslich Perikarderguss, Pleuraerguss, Lungenödem), Erhöhung der Serumlipase, Erhöhung der Infektanfälligkeit, Proarrhythmisches Potential
Dosissteigerung:	kein komplettes hämatologisches Ansprechen nach 8 Wochen oder kein komplettes zytogenetisches Ansprechen nach 12 Wochen: Dosissteigerung auf **600mg einmal täglich**
Therapieunterbrechung:	**nicht-hämatologische Nebenwirkunen:** nach Abklingen Wiederaufnahme der Therapie mit 400mg einmal täglich, Erhöhung auf 500mg einmal täglich möglich nach klinischem Ermessen, Erhöhung der Lebertransaminasen um > 5 x ULN (upper limit of normal) Unterbrechung bis < 2,5 x ULN, dann Therapiefortsetzung mit 400mg einmal täglich (wenn kein Rückgang innerhalb von 4 Wochen: Therapieabbruch), Diarrhoe Grad 3-4 Unterbrechung bis Rückgang auf ≤ Grad 1, dann Therapiefortsetzung mit 400mg einmal täglich; Diarrhoe und Erbrechen: vorübergehende Unterbrechung, ggf mit nachfolgender Dosisreduktion, Erhöhung der Serumlipase; **Neutropenie und Thrombozytopenie:** Unterbrechung bis ANZ > 1,0 x 10^9/l und Thrombozyten > 50 x 10^9/l, bei Besserung innerhalb einer Woche Therapiefortsetzung in ursprünglicher Dosis, wenn keine Besserung innerhalb von 2 Wochen Therapiefortsetzung mit um 100 mg reduzierter Dosis, wiederholte Zytopenie: Dosisreduktion um 100mg nach Erholung
Therapieabbruch:	gleichzeitige Erhöhung der Transaminasen auf ≥ 3x ULN und Bilirubin auf > 2x ULN sowie alkalische Phosphatase um < 2x ULN
Wechselwirkungen:	**keine gleichzeitige Anwendung von:** Domperidon (QT-Zeit-Verlängerung, Torsade-de-pointes-Arrhythmien), CYP3A4-Inhibitoren und -Induktoren, keine Einnahme von Grapefruit-Produkten, möglichst keine gleichzeitige Anwendung von Protonenpumpenhemmern, Einnahme von Antacida mit zeitlichem Abstand von 2h, **Vorsicht bei gleichzeitiger Einnahme von:** Antiarrhythmika, Arzneimitteln, die das QT-Intervall verlängern und p-Glykoprotein-Substraten
Kontraindikation:	Leberinsuffizienz
Wiederholung:	kontinuierlich bis Progression oder Auftreten inakzeptabler Toxizitäten
Literatur:	Cortes J.E. et al. J Clin Oncol. 2012; 30:3486-3492; Fachinformation Bosutinib

Kapitel 4   Hodgkin-Lymphome

060400_0631 ABVD (HD16 Studie Arm A+B/Standard)   Indikation: Morbus Hodgkin   ICD-10: C81

Chemotherapie

Diese Zytostatikatherapie birgt letale Risiken und ist Bestandteil der **HD16-Studie (www.ghsg.org). Ein Studieneinschluss durch die mit der Studie betrauten Kollegen/Zentren sollte unbedingt angestrebt werden.** Die Anwendung darf nur durch erfahrene Onkologen und entsprechend ausgebildetes Pflegepersonal erfolgen. Das Protkoll muss im Einzelfall überprüft und der klinischen Situation angepasst werden.

Tag	Substanz	Dosierung	Trägerlösung (ml)	Appl.	Inf.-dauer	Bemerkungen
1,15	Doxorubicin	25 mg/m²	unverdünnt	i.v.	B15min	
1,15	Bleomycin	10 mg/m²	unverdünnt	i.v.	B5min	
1,15	Vinblastin	6 mg/m²	unverdünnt	i.v.	B10min	
1,15	Dacarbazin	375 mg/m²	500 ml NaCl 0,9%	i.v.	2h	absoluter Lichtschutz

Cave: Laut Studienprotokoll Körperoberfläche zur Dosisberechnung aller Substanzen maximal 2,1m²

Cave: Aprepitant ist moderater Inhibitor und Induktor von CYP3A4 (Wechselwirkungen beachten, s. Fachinformation)

Zyklusdiagramm: d1 w1 | d8 w2 | d15 w3 | d22 w4 — Doxorubicin, Bleomycin, Vinblastin, Dacarbazin — Wdh.

Obligate Prä- und Begleitmedikation

Tag	zeitl. Ablauf	Substanz	Dosierung	Trägerlösung (ml)	Appl.	Inf.-dauer	Bemerkungen
1,15	-1h	Aprepitant/Emend®	125 mg		p.o.		
1,15	-30min	NaCl 0,9 %		1000 ml	i.v.	3h30min	
1,15	-30min	Dexamethason	12 mg		i.v.	B	
1,15	-30min	Granisetron/Kevatril®	1 mg		i.v.	B	
1,15	-30min	Clemastin/Tavegil®	2 mg		i.v.	B	
2-3,16-17	1-0-0-0	Aprepitant/Emend®	80 mg		p.o.		
2-4,16-18	1-0-0-0	Dexamethason	8 mg		p.o.		

Bedarfsmedikation: Bei spastischer Phlebitis (DTIC) 5 000IE Heparin/Liquemin® in NaCl 0,9%, Granisetron/Kevatril® i.v.
FN-Risiko: 10-20% --> je nach Risikoabwägung als Primärprophylaxe, bei FN im 1. Zyklus als Sekundärprophylaxe, siehe Kurzfassung Leitlinien G-CSF
Kontrollen: siehe Studienprotokoll. 2x/Woche Blutbild, Kreatinin, Harnsäure, Leber- und Retentioswerte, Elektrolyte, Gerinnung
Dosisreduktion: Grenzwerte für planmäßige Therapie: Leukozyten ≥ 2 500/µl oder neutrophile Granulozyten ≥ 1 500/µl und Thrombozyten ≥ 80 000/µl an d15 bzw. d29. Bei niedrigeren Werten Kontrolle nach 3, 7, 10, 14d und Fortführung sobald Werte erreicht sind. Bei unzureichender Blutbilderholung nach Therapieaufschub > 2 Wochen: Doxorubicin, Vinblastin, Dacarbazin DR 25%. Bei schweren nichthämatologischen NW (WHO Grad 3/4) vollständige Erholung abwarten; falls keine Erholung innerhalb von 14d weitere Dosierung in Absprache mit Studienzentrale
Cave: Anthrazykline -> Gefahr der Kardiotoxizität, Herzecho; Bleomycin: Lungenfunktion vor Therapie. u. nach jedem 2. Zyklus sowie Rö-Th oder CT bei jedem Verdacht auf Pneumonitis/Lungenfibrose. Neurotoxizität.
Summendosis: **Doxorubicin:** Gefahr der Kardiotoxizität; max. Summendosis: 550mg/m²; **Bleomycin:** Gefahr der Lungenfibrose insbesondere ab Summendosis 400 mg abs.
Erfolgsbeurteilung: CT und FDG-PET nach Beendigung des zweiten Zyklus ABVD (nach Zyklus 2 Tag 22, optimal Tag 29-35), Restaging nach Strahlentherapie siehe Studienprotokoll
Wiederholung: Tag 29, zwei Zyklen insgesamt (Chemotherapie identisch für Arm A und B)
Literatur: Studienprotokoll HD16 der der Deutschen Hodgkin Studiengruppe

060400_04 BEACOPP-II-Basis   Indikation: Morbus Hodgkin   ICD-10: C81

Chemotherapie

Diese Zytostatikatherapie birgt letale Risiken. Die Anwendung darf nur durch erfahrene internistische Onkologen und entsprechend ausgebildetes Pflegepersonal erfolgen. Das Protokoll muss im Einzelfall überprüft und der klinischen Situation angepasst werden.

Tag	Substanz	Dosierung	Trägerlösung (ml)	Appl.	Inf.-dauer	Bemerkungen
1-7	Procarbazin	100 mg/m²		p.o.		Gaben: 1-0-0-0
1-14	Prednison/Decortin®	40 mg/m²		p.o.		Gaben: 1-0-0-0
1	Cyclophosphamid	650 mg/m²	500 ml NaCl 0,9%	i.v.	1h	
1	Doxorubicin	25 mg/m²	unverdünnt	i.v.	B15min	
1-3	Etoposidphosphat	100 mg/m²	100 ml NaCl 0,9%	i.v.	B15min	Menge entsprich: Etoposidanteil
8	Bleomycin	10 mg/m²	unverdünnt	i.v.	B15min	
8	Vincristin	1.4 mg/m²	unverdünnt	i.v.	B15min	max. 2mg abs.

An orale Flüssigkeitszufuhr gedacht? | **Cave: Keine gleichzeitige Gabe von Etoposidphosphat und Natriumbicarbonat über den gleichen Zugang**

Genauer Ablauf siehe auch **Übersichtsschema zur G-CSF-Gabe bei Mobilisierungsprotokollen** im Blauen Buch
(→ Teil 2 Standardisierte Vorgehensweisen → Anti-Tumor und Supportiv-Therapie → GCSF/EPO)

CTx mit FN-Risiko von 10-20%: Vorgehen bei der G-CSF-Gabe
- nach CTx: 1x tgl. 5µg/kg Filgrastim s.c. bei Leukozyten < 1 000/µl bis >1 000/µl
- Wenn unter Einbeziehung **individueller Risikofaktoren für den Patienten**
FN-Risiko ≥ 20% =>G-CSF-Primärprophylaxe erwägen/durchführen
- **Nach durchgemachter febriler Neutropenie**, in folgenden Zyklen => **G-CSF-Sekundärprophylaxe**

G-CSF-Primär- bzw. Sekundärprophylaxe:
Entweder **d4 (24h nach CTx)** einmal Pegfilgrastim/Neulasta® 6mg s.c.
Oder **ab d4 (24h nach CTx)** nach CTx Filgrastim/Neupogen® 5µg/kg/d s.c. bis zum Durchschreiten des Nadirs

Bei Stammzellmobilisierung:
Filgrastim-Gabe vor geplanter Leukapherese ab d9: 5µg/kgKG/d s.c. morgens (>70kg: 480µg,<70kg:300µg) bis Ende der Apherese.

Obligate Prä- und Begleitmedikation

Tag	zeitl. Ablauf	Substanz	Dosierung	Trägerlösung (ml)	Appl.	Inf.-dauer	Bemerkungen
0	-	Flüssigkeit oral	1000 ml		p.o.		1000-2000ml oral oder NaCl 0,9% i.v.
1-21	0-1-0-0	Cotrimoxazol/Bactrim® forte	960 mg		p.o.		Mo,Mi,Fr
1-15	0-0-1-0	Calciumcarbonat/Calcium-1000 Hexal®	1 Tabl.		p.o.		1 Brausetablette
1	-15min	NaCl 0,9 %		2000 ml	i.v.	3h	
2-3	-15min	NaCl 0,9 %		500 ml	i.v.	1h30min	
8	-15min	NaCl 0,9 %		250 ml	i.v.	30min	
1-3	-15min	Dexamethason	8 mg	100 ml NaCl 0,9%	i.v.	15min	
8	-15min	Clemastin/Tavegil®	2 mg		i.v.	B	vor Bleomycin
1	-15min	Granisetron/Kevatril®	1 mg		i.v.	B	bei Emesis Dosiserhöhung auf 3mg
1	0	Mesna/Uromitexan®	130 mg/m²		i.v.	B	
1	+2h, +6h	Mesna/Uromitexan®	260 mg/m²		p.o.		i.v. Gabe: 130mg/m² 2h später als p.o.
1	+4h	Dexamethason	8 mg	100 ml NaCl 0,9%	i.v.	15min	bzw. zu Hause p.o.
1-15	0-0-1-0	Sucralfat/Ulcogant Btl.®	1 Btl.		p.o.		

Bedarfsmedikation: Granisetron/Kevatril® 1mg i.v., Famotidin/Pepdul®
FN-Risiko: 10-20%-> je nach Risikoabwägung als Primärprophylaxe, bei FN im 1. Zyklus als Sekundärprophylaxe, siehe Kurzfassung Leitlinien G-CSF
Kontrollen: Herzfunktion, Bleomycin-> Lungenfunktion vor Therapie und nach jedem 2. Zyklus, BB, Elektrolyte, Gerinnung, Leber- und Retentionswerte, eGFR, Neurotoxizität
Dosisreduktion: siehe Dosismodifikationstabelle und Studienprotokoll HD12 (bei Tag 8 kann auch in der Neutropenie Bleomycin und Vincristin gegeben werden)
Cave: **Anthrazykline** ->Gefahr der Kardiotoxizität, Herzecho
Summendosis: **Doxorubicin:** Gefahr der Kardiotoxizität; maximale Summendosis: 550mg/m²; **Bleomycin:** Gefahr der Lungenfibrose insbsondere ab Summendosis 400 mg abs.
Bemerkungen: Basis-Protokoll wird nur noch im Rahmen des HD18-Protkolls bei zu großer Toxizität (Reduktion des BEACOPP-eskaliert Schemas) gegeben
Erfolgsbeurteilung: nach Studienprotokoll (HD18)
Wiederholung: Tag 22
Literatur: Studienprotokoll der Deutschen Hodgkin Lymphom Studiengruppe; Diehl V et al. NEJM. 2003; 348(24): 2386-95

Kapitel 4 · Hodgkin-Lymphome

060400_0633 BEACOPP eskaliert (HD18 Studie Arm A6,C,D/ Standard)

Indikation: Morbus Hodgkin
ICD-10: C81

Diese Zytostatikatherapie birgt letale Risiken und ist Bestandteil der **HD18-Studie (www.ghsg.org). Ein Studieneinschluss durch die mit der Studie betrauten Kollegen/Zentren sollte unbedingt angestrebt werden.** Die Anwendung darf nur durch erfahrene Onkologen und entsprechend ausgebildetes Pflegepersonal erfolgen. Das Protokoll muss im Einzelfall überprüft und der klinischen Situation angepasst werden.

Chemotherapie

Tag	Substanz	Dosierung	Trägerlösung (ml)	Appl.	Inf.-dauer	Bemerkungen
1-7	Procarbazin	100 mg/m²		p.o.		Gaben: 1-0-0-0
1-14	Prednison	40 mg/m²		p.o.		Gaben: 1-0-0-0
1	Cyclophosphamid	1250 mg/m²	NaCl 0,9%	i.v.	1h	
1	Doxorubicin	35 mg/m²	unverdünnt	i.v.	B15min	
1-3	Etoposidphosphat	200 mg/m²	250 ml NaCl 0,9%	i.v.	1h	Menge entspricht Etoposidanteil
8	Bleomycin	10 mg/m²	unverdünnt	i.v.	B5min	
8	Vincristin	1.4 mg/m²	unverdünnt	i.v.	B	max 2mg absolut

FN-Risiko >20 %:
entweder **d4 (24h nach CTx)** Primärprophylaxe mit Pegfilgrastim/Neulasta® 6mg s.c. einmalig
oder **ab d4 (24h nach CTx)** Filgrastim/Neupogen® 5µg/kg/d s.c. tägl. bis Durchschreiten des Nadir

Bei Stammzellmobilisierung:
Filgrastim-Gabe vor geplanter Leukapherese ab d9: 5µg/kgKG/d s.c. morgens (>70kg: 480µg, <70kg: 300µg) bis Ende der Apherese.

Cave: Aprepitant ist moderater Inhibitor und Induktor von CYP3A4 (Wechselwirkungen beachten, s. Fachinformation)

Pamidronat: 60mg in 500ml NaCl 0,9% über 2-3h i.v. einmalig zu Therapiebeginn, dann alle 3 Monate

Obligate Prä- und Begleitmedikation

Tag	zeitl. Ablauf	Substanz	Dosierung	Trägerlösung (ml)	Appl.	Inf.-dauer	Bemerkungen
0	1-0-0-0	Flüssigkeit oral	1000 ml		p.o.		1000-2000ml p.o. oder NaCl 0,9% i.v.
1	-1h	Aprepitant/Emend®	125 mg		p.o.		
2-3	-1h	Aprepitant/Emend®	80 mg		p.o.		
1	-15min	NaCl 0,9 %		2000 ml	i.v.	6-12h	
2-3,8	-15min	NaCl 0,9 %		500 ml	i.v.	1h	
1	-15min	Dexamethason	12 mg		i.v.	B	
2-3	-15min	Dexamethason	8 mg		i.v.	B	
1	-15min	Granisetron/Kevatril®	1 mg		p.o.		Bei Emesis Dosiserhöhung auf 3mg
1	0	Mesna/Uromitexan®	250 mg/m²		i.v.	B	oder p.o.: 500mg/m² 2h vor Cyclophosphamid
6-12	1-0-0-0	Levofloxacin/ Tavanic®	500 mg		p.o.		
1-21	0-1-0-0	Cotrimoxazol/Cotrim®forte	960 mg		p.o.		Mo-Mi-Fr
1	+2h, +6h	Mesna/Uromitexan®	500 mg/m²		p.o.		oder i.v.: 250mg/m² 4h u. 8h nach Cyclophosphamid
8	-15min	Clemastin/Tavegil®	2 mg		i.v.	B	
1-15	0-0-1-0	Sucralfat/Ulcogant Btl.®	1 Btl.		p.o.		
1-15	0-0-1-0	Calciumcarbonat	1000 mg		p.o.		

Bedarfsmedikation: Metoclopramid/Paspertin® p.o. oder i.v., Granisetron/Kevatril® i.v., Famotidin/Pepdul®, Allopurinol
FN-Risiko: 20%-> Primärprophylaxe mit Filgrastim/Neupogen® oder Pegfilgrastim/Neulasta®, siehe Kurzfassung Leitlinien G-CSF (obligat lt. Studienprotokoll)
Kontrollen: siehe Studienprotokoll. 2x/Woche Blutbild, Kreatinin, Harnsäure, Leber- und Retentionswerte, Elektrolyte, Gerinnung
Dosisreduktion: Grenzwerte für planmäßige Therapie: Leukozyten ≥ 2 500/µl oder neutrophile Granulozyten ≥ 1 500/µl und Thrombozyten ≥ 80 000/µl an d15 bzw. d29: Bei niedrigeren Werten Kontrolle nach 3, 7, 10, 14d und Fortführung sobald Werte erreicht sind. Bleomycin und Vincristin an Tag 8 können auch bei bestehender Neutropenie gegeben werden. Dosisreduktion bei unzureichender Blutbilderholung nach Therapieaufschub > 2 Wochen oder anderen toxischen Ereignissen CTC Grad 4 siehe Dosismodifikationstabelle Studienprotokoll HD18
Cave: **Anthrazykline:** Gefahr der Kardiotoxizität, Herzecho; **Bleomycin:** Lungenfunktion vor Therapie u. nach jedem 2. Zyklus sowie Röntgen-Thorax oder CT bei jedem Verdacht auf Pneumonitis/Lungenfibrose. Neurotoxizität.
Summendosis: **Doxorubicin:** Gefahr der Kardiotoxizität; max. Summendosis: 550mg/m²; **Bleomycin:** Gefahr der Lungenfibrose insbs. ab Summendosis 400mg abs.
Erfolgsbeurteilung: CT ab d14 und PET zwischen d17 und d21 von Zyklus 2; Zwischenstaging (CT und PET) nach Ende der Chemotherapie
Wiederholung: Tag 22 (Arm A6 und C: 6 Zyklen insgesamt; Arm D: 4 Zyklen insgesamt)
Literatur: Studienprotokoll (HD18) der Deutschen Hodgkin Studiengruppe; Diehl V et al. N Engl J Med. 2003; 348(24):2386-95

060400_02 Vinblastin

Indikation: Morbus Hodgkin
ICD-10: C81

Chemotherapie

Diese Zytostatikatherapie birgt letale Risiken. Die Anwendung darf nur durch erfahrene internistische Onkologen und entsprechend ausgebildetes Pflegepersonal erfolgen. Das Protokoll muss im Einzelfall überprüft und der klinischen Situation angepasst werden.

Tag	Substanz	Dosierung	Trägerlösung (ml)	Appl.	Inf.-dauer	Bemerkungen
1,8,15,22,29,36	Vinblastin	6 mg/m²	unverdünnt	i.v.	B1min	nur in laufende Infusion

Zyklusdiagramm	d1 w1	d8 w2	d15 w3	d22 w4	d29 w5	d36 w6	d43 w7	
Vinblastin								Wdh.

Obligate Prä- und Begleitmedikation

Tag	zeitl. Ablauf	Substanz	Dosierung	Trägerlösung (ml)	Appl.	Inf.-dauer	Bemerkungen
1,8,15,22,29,36	-15min	NaCl 0,9 %		500 ml	i.v.	1h	

Bedarfsmedikation: Metoclopramid/Paspertin® p.o. oder i.v., Dexamethason/Fortecortin® 4mg i.v.
FN-Risiko: <10%-> je nach Risikoabwägung, siehe Kurzfassung Leitlinien G-CSF
Kontrollen: Blutbild, Leberwerte, Neurotoxizität
Dosisreduktion: Bilirubin >3mg/dl: Vinblastin 25%, Bilirubin > 5mg/dl: Vinblastin meiden
Erfolgsbeurteilung: nach 6 Wochen
Wiederholung: Woche 8 oder entsprechend Myelosuppression
Literatur: Warren RD et al. Am J Hematol. 1978; 4(1):47-55

060400_03 PVAG

Indikation: Morbus Hodgkin (Pat.>60J) — ICD-10: C81

Chemotherapie

Diese Zytostatikatherapie birgt letale Risiken. Die Anwendung darf nur durch erfahrene internistische Onkologen und entsprechend ausgebildetes Pflegepersonal erfolgen. Das Protokoll muss im Einzelfall überprüft und der klinischen Situation angepasst werden.

Tag	Substanz	Dosierung	Trägerlösung (ml)	Appl.	Inf.-dauer	Bemerkungen
1-5	Prednison/Decortin®	40 mg/m²		p.o.		Gaben: 1-0-0-0
1	Doxorubicin	50 mg/m²	unverdünnt	i.v.	B15min	
1	Vinblastin	6 mg/m²	unverdünnt	i.v.	B15min	
1	Gemcitabin	800 mg/m²	250 ml NaCl 0,9%	i.v.	30min	

Zyklusdiagramm: d1 w1, d8 w2, d15 w3 — Wdh.
Prednison, Doxorubicin, Vinblastin, Gemcitabin

- entweder: 24h nach CTx — Pegfilgrastim/Neulasta® — 6mg — s.c.
- oder: d6 nach CTx — Filgrastim/Neupogen® — 5µg/kg/d — s.c. — bis Durchschreiten des Nadir

Obligate Prä- und Begleitmedikation

Tag	zeitl. Ablauf	Substanz	Dosierung	Trägerlösung (ml)	Appl.	Inf.-dauer	Bemerkungen
1	-15min	NaCl 0,9 %		1000 ml	i.v.	2h	
1	-15min, +4h, +8h	Dexamethason	8 mg	100 ml NaCl 0,9%	i.v.	15min	
1	-15min	Granisetron/Kevatril®	1 mg		i.v.	B	Bei Emesis: Dosiserhöhung auf 3mg
1-21	0-1-0-0	Cotrimoxazol/Bactrim® forte	960 mg		p.o.		Mo,Mi,Fr
1-5	0-0-0-1	Sucralfat/Ulcogant Btl.®	1 Btl.		p.o.		

Bedarfsmedikation: Metoclopramid/Paspertin® p.o. oder i.v., Granisetron/Kevatril®
FN-Risiko: >20%->Primärprophylaxe mit Filgrastin/Neupogen® oder Pegfilgrastim/Neulasta®
Kontrollen: Cave: Anthrazykline-> Gefahr der Kardiotoxizität (Herzecho), 2 x Woche BB; vor jedem Zyklus BB, Kreatinin, Harnsäure, Bilirubin, GOT, GPT, GGT; Lungenfunktion: bei initialem Staging, Ende der Therapie und 6 Wochen nach Ende der Therapie
Dosisreduktion: Hämatologische NW.: Leukozyten < 2 500/µl oder Thrombozyten < 80 000/µl keine Therapie, Kontrolle nach 3,7,10,14 Tg; Fortsetzung der Therapie nach Erreichen der Mindestwerte. Bei Therapieverzögerung < 2 Wochen keine Dosisreduktion; Bei Therapieverzögerung > 2 Wochen Fortsetzung der Therapie unter Weglassen von Prednisor und Reduktion der Chemomedikation um 25%. Nichthämatologische NW.: Dosisreduktion und Fortsetzung der Therapie nach RS mit OA.
Cave: Anthrazykline->Gefahr der Kardiotoxizität (Herzecho)
Bemerkungen: Bei exzellenter Verträglichkeit kann nach Blood 2011 eine Dosissteigerung von Gemcitabin auf 1 000mg/m² erwogen werden
Erfolgsbeurteilung: Zyklus 4 Tag 14 - 20,
Wiederholung: Tag 22
Literatur: adaptiert nach Böll B et al. Blood. 2011; 118(24): 6292-8

060400_06 Brentuximab vedotin

Indikation: Morbus Hodgkin; Hochmaligne T-Zell NHL — ICD-10: C81; C84.5

Chemotherapie

Diese Zytostatikatherapie birgt letale Risiken. Die Anwendung darf nur durch erfahrene internistische Onkologen und entsprechend ausgebildetes Pflegepersonal erfolgen. Das Protokoll muss im Einzelfall überprüft und der klinischen Situation angepasst werden.

Tag	Substanz	Dosierung	Trägerlösung (ml)	Appl.	Inf.-dauer	Bemerkungen
1	Brentuximab vedotin	1.8 mg/kg	250 ml NaCl 0,9%	i.v.	30min	max. 180mg

Zyklusdiagramm: d1 w1, d8 w2, d15 w3 — Wdh.
Brentuximab vedotin

Überwachung der Brentuximab vedotin Infusion:
RR, HF, Atemfrequenz, Temperatur, NOTFALLWAGEN bereithalten
Bei allergischer/anaphylaktischer Reaktion (Schüttelfrost, Fieber etc.): SOFORTIGER Infusionsstopp, evtl. Glucocortikoide, intensivmedizinische Maßnahmen
Bei Anaphylaxie: endgültiger Therapieabbruch
Bei sonstigen Infusionsreaktionen: Prämedikation mit Paracetamol, Antihistaminikum und/oder Glucocorticoid bei Folgegaben
CAVE Risikopatienten (max. Tumorlast, Herz-Kreislauf-/respirator. Erkrankungen, Antikörper-Unverträglichkeit):
Besondere Überwachung und ggf. adäquate supportive Maßnahmen wie z. B. Tumorlyseprophylaxe, Prämedikation um Infusionsreaktionen zu vermeiden

Obligate Prä- und Begleitmedikation

Tag	zeitl. Ablauf	Substanz	Dosierung	Trägerlösung (ml)	Appl.	Inf.-dauer	Bemerkungen
1	-1h	Paracetamol/Paracetamol ratio®	1000 mg		p.o.		
1	-30min	NaCl 0,9 %		500 ml	i.v.	1h	
1	-30min	Clemastin/Tavegil®	2 mg		i.v.	15min	

Bedarfsmedikation: Solu-Decortin® 50 mg i.v. vor und während Brentuximab; Bei erhöhtem Risiko für Tumorlysesyndrom (TLS) Allopurinol/Zyloric® nach Harnsäure, adäquate Hydrierung, Urin-Alkalisierung, Antiemese
FN-Risiko: < 10% ---> je nach Risikoabwägung, siehe Kurzfassung Leitlinien G-CSF
Kontrollen: TLS-Risiko, Harnsäure, Retentionswerte, Elektrolyte (u.a. K+, Mg2+, Ca2+, PO4 3-), während Infusion: Zeichen der Unverträglichkeit/Anaphylaxie, besonders bei Leukozyten > 50 000/µl, Neuropathie-Zeichen, Blutbild vor jeder Brentuximab-Gabe, Neurologische Funktion, **bei ZNS-Funktionsstörungen auf PML überprüfen.**
Nebenwirkungen (vor allem bei der gleichzeitigen Gabe von starken CYP3A4 Inhibitoren), Leberfunktion
Dosisreduktion: **Periphere Neuropathie:** Bei neu aufgetretener oder sich verschlimmernder Gad 2 oder 3 Neuropathie, Therapieaufschub bis Grad 1 oder Ausgangszustand, dann Therapiewiederaufnahme mit reduzierter Brentuximab vedotin Dosis: 1,2mg/kg. Bei einer Grad 4 peripheren Neuropathie -> Therapiestopp; **Neutropenie:** Bei Neutropenie Grad 3 oder 4 Therapieaufschub bis Rückgang auf ≤ Grad 2, G-CSF - Gabe bei Folgezyklen erwägen; Bei Wiederholter Grad 4 Neutropenie, trotz Gabe von G-CSF -> Therapieabbruch oder Dosisreduktion Brentuximab vedotin auf 1,2mg/kg
Cave: **von JC Virus Infektionen welche zu PML und Tod führten wurde bei mit Brentuximab vedotin behandelten Patienten berichtet**
Kontraindikation: Die gleichzeitige Anwendung von Brentuximab und Bleomycin ist wegen pulmonaler Toxizität kontraindiziert
Erfolgsbeurteilung: Bildgebung nach 4 Zyklen
Wiederholung: Tag 22; Bis max 16 Zyklen, PD oder inakzeptable Toxizität
Literatur: adaptiert nach Fanale MA et al. Clin Cancer Res. 2012; 18:248-255; Chen RW et al. ASCO. 2011; Abstract # 8031; Pro B et al. ASCO. 2011; Abstract # 8032.

Kapitel 5   Non-Hodgkin-Lymphome

060501_0461 R-CHOP/R-DHAP, MCL Younger (< 65 Jahre, nicht vorbehandelt), Studie ARM B

Indikation: Mantelzelllymphom
ICD-10: C83.1

Diese Zytostatikatherapie birgt letale Risiken und ist Bestandteil der **MCL-Younger-Studie (www.lymphome.de/Gruppen/GLSG/index.jsp). Ein Studieneinschluss durch die mit der Studie betrauten Kollegen/Zentren sollte unbedingt angestrebt werden.** Die Anwendung darf nur durch erfahrene Onkologen und entsprechend ausgebildetes Pflegepersonal erfolgen. Das Protokoll muss im Einzelfall überprüft und der klinischen Situation angepasst werden.

Chemotherapie

Tag	Substanz	Dosierung	Trägerlösung (ml)	Appl.	Inf.-dauer	Bemerkungen
0-4	Prednison/Decortin®	100 mg		p.o.		erste Gabe 1h vor Rituximab; Gaben: 1-0-0-0
21-25	Dexamethason	40 mg		i.v.	15min	auch p.o. möglich, erste Gabe 1h vor Rituximab
0,21	Rituximab	375 mg/m²	500 ml NaCl 0,9%	i.v.	initial 50mg/h	24-4h vor CHOP-21
1	Cyclophosphamid	750 mg/m²	500 ml NaCl 0,9%	i.v.	1h	
1	Doxorubicin	50 mg/m²	unverdünnt	i.v.	B15min	
1	Vincristin	1.4 mg/m²	unverdünnt	i.v.	B	max. 2mg abs.
22	Cisplatin	100 mg/m²	unverdünnt	i.v.	22h	
23	Cytarabin	2x 2 g/m²	250 ml NaCl 0,9%	i.v.	3h	in 12-stündigem Abstand; Gaben: 0, +12h

Rituximab- Info auf Kurvenblatt beachten | **Achtung:** hochprozentige Mannitol-Lösung kann auskristallisieren

Obligate Prä- und Begleitmedikation

Tag	zeitl. Ablauf	Substanz	Dosierung	Trägerlösung (ml)	Appl.	Inf.-dauer	Bemerkungen
0-43	1-1-1-1	Amphotericin B-Susp.	100 mg		p.o.		1 Pipette à 1ml
0-43	1-0-0-0	Cotrimoxazol/Cotrim®forte	480 mg		p.o.		außer an Tagen mit Cisplatin
0,21	1-0-0-0	Pantoprazol/Pantozol®	20 mg		p.o.		
0,21	1-0-0-0	Allopurinol/Zyloric®	300 mg		p.o.		
0,21	-1h	Paracetamol/Paracetamol ratio®	1000 mg		p.o.		
22	-12h	NaCl 0,9 %		1000 ml	i.v.	12h	
0,21	-30min	NaCl 0,9 %		500 ml	i.v.		während der Chemogabe
0,21	-30min	Clemastin/Tavegil®	2 mg	100 ml NaCl 0,9%	i.v.	15min	
1	-30min	NaCl 0,9 %		1000 ml	i.v.	2h	
1	-30min	Dexamethason	8 mg	100 ml NaCl 0,9%	i.v.	15min	
1	-30min	Granisetron/Kevatril®	1 mg	100 ml NaCl 0,9%	i.v.	15min	bei Emesis: Dosiserhöhung auf 3mg
1	0, +4h, +8h	Mesna/Uromitexan®	150 mg/m²		i.v.	B	p.o. Gabe: 300mg/m² 2h vor i.v.
1	0	NaCl 0,9 %		500 ml	i.v.		
1	+4h	Dexamethason	8 mg	100 ml Nacl 0,9%	i.v.	15min	bzw. zu Hause p.o.
22	-30min	Mannitol 10%/Osmosteril 10%®	1000 ml		i.v.	24h	30min vor Cisplatin
22	-30min	NaCl 0,9%		3000 ml	i.v.	24h	
22-23	-30min	Granisetron/Kevatril®	3 mg	100 ml NaCl 0,9 %	i.v.	15min	
22-25	1-1-1-0	Natriumbicarbonat/Bicanorm®	1 g		p.o.		
23-25	-30min	NaCl 0,9 %		2000 ml	i.v.	24h	
25-27	1-1-1-1	Corneregel® Augentropfen	1 Trpf.		i.o.		
23-25	1-1-1-1-1	Dexa-Sine SE® Augentropfen	2 Trpf.		i.o.		

Bedarfsmedikation: Metoclopramid/Paspertin® p.o./i.v., bei Unverträglichkeit Ersatz durch HT₃-Antagonisten; Pantoprazol/Pantozol® 40mg, Sucralfat/Ulcogant®, Ciprobay® 500mg bei Leukozyten < 1 000
FN-Risiko: > 20% --> Primärprophylaxe mit Filgrastim/Neupogen® oder Pegfilgrastim/Neulasta®, siehe Kurzfassung Leitlinien G-CSF
Kontrollen: Cave: Anthrazykline --> Gefahr der Kardiotoxizität, Herzecho. Blutbild, Elyte, BZ, Leber, Retentionswerte, Kreatinin-Clearance, Diurese, Neurotoxizität; Rituximab: Zeichen einer Unverträglichkeit
Dosisreduktion: Leukozyten < 3x10⁹/l, Thrombozyten < 100x10⁹/l: 1 Woche verschieben; ungenügende Erholung nach 1 Woche: siehe Protokoll
Cave: **Anthrazykline --> Gefahr der Kardiotoxizität, Herzecho.**
Summendosis: **Doxorubicin:** Gefahr der Kardiotoxizität; maximale Summendosis: 550mg/m²
Erfolgsbeurteilung: Staging nach 2 Zyklen R-CHOP/R-DHAP
Wiederholung: Tag 43
Literatur: Studienprotokoll "6xR-CHOP + auto TPX vs. 3x R-CHOP/3x R-DHAP", German Low Grade Lymphoma Study Group, Dr. Unterhalt, München 0 6/04; Provencio M et al., Ann Oncol 2006; 17(6):1027-8 Prof. Dr, M. Dreyling, München; europäisches MCL-Netzwerk, www.lymphome.de

---

060501_0461 TBI/ARAC/MEL MCL Younger-Studie Konditionierung Arm B

Indikation: Mantelzelllymphom
ICD-10: C83.1

Diese Zytostatikatherapie birgt letale Risiken und ist Bestandteil der **MCL-Younger-Studie (www.lymphome.de/Gruppen/GLSG/index.jsp). Ein Studieneinschluss durch die mit der Studie betrauten Kollegen/Zentren sollte unbedingt angestrebt werden.** Die Anwendung darf nur durch erfahrene Onkologen und entsprechend ausgebildetes Pflegepersonal erfolgen. Das Protokoll muss im Einzelfall überprüft und der klinischen Situation angepasst werden.

Chemotherapie

Tag	Substanz	Dosierung	Trägerlösung (ml)	Appl.	Inf.-dauer	Bemerkungen
-5	TBI/Ganzkörperbestrahlung	2 Gy		i.a.	3h	morgens
-7-(-6)	TBI/Ganzkörperbestrahlung	2x 2 Gy		i.a.	3h	morgens und nachmittags; Gaben: 0, +12h
-4-(-3)	Cytarabin	1.5 g/m²	250 ml NaCl 0,9%	i.v.	3h	in 12-stündigem Abstand
-4-(-3)	Cytarabin	1.5 g/m²	250 ml Nacl 0,9%	i.v.	3h	in 12-stündigem Abstand
-2	Melphalan	140 mg/m²	500 ml Nacl 0,9%	i.v.	30min	

Cave: Aprepitant ist moderater Inhibitor und Induktor von CYP3A4 (Wechselwirkungen beachten, s. Fachinformation)

Obligate Prä- und Begleitmedikation

Tag	zeitl. Ablauf	Substanz	Dosierung	Trägerlösung (ml)	Appl.	Inf.-dauer	Bemerkungen
-5	-	NaCl 0,9 %	1000 ml		i.v.	24h	
-4-(-2)	-	NaCl 0,9%	2000 ml		i.v.	24h	
-9-30	-	Heparin/Liquemin®	15000 IE abs.		i.v.	24h	VOD-Prophylaxe; ab Thrombozyten < 30 000 Reduktion auf 5 000IE/24h
-7-(-2)	-30min	Granisetron/Kevatril®	3 mg abs.	100 ml NaCl 0,9 %	i.v.	15min	
-7-(-3)	-30min	Dexamethason	8 mg abs.	100 ml NaCl 0,9 %	i.v.	15min	
-7-(-6)	+11h30min	Dexamethason	8 mg abs.	100 ml NaCl 0,9 %	i.v.	15min	
-7-(-6)	+11h30min	Granisetron/Kevatril®	3 mg abs.	100 ml NaCl 0,9 %	i.v.	15min	
-5	+12h	Dexamethason	8 mg abs.		i.v.	B	
-5	+12h	Granisetron/Kevatril®	3 mg abs.		i.v.	B	
-5	0-0-2-2	Natriumhydrogencarbonat/Kaiser Natron	1 g abs.		p.o.		
-8-(-2)	1-0-1-0	Cotrimoxazol/Cotrim®forte	960 mg		p.o.		absetzen, falls i.v. Antibiose
-7-(-2)	1-0-0-0	Fluconazol/Diflucan®	200 mg		p.o.		
-4-(-3)	1-1-1	Dexa-Sine SE® Augentropfen	2 Trpf.		i.o.		
-4-(-2)	2-2-2-2	Natriumhydrogencarbonat/Kaiser Natron	1 g abs.		p.o.		
-4-(-3)	+11h30min	Dexamethason	8 mg abs.	100 ml NaCl 0,9 %	i.v.	15min	
-4-(-3)	+11h30min	Granisetron/Kevatril®	3 mg abs.	100 ml NaCl 0,9 %	i.v.	15min	
-2	-60min	Aprepitant/Emend®	125 mg		p.o.		
-2	-30min	Dexamethason	12 mg		i.v.	15min	
-1-1	1-0-0-0	Dexamethason	8 mg		p.o.		
-2	0-1-0-0	Cotrimoxazol/Cotrim®forte	960 mg abs.		p.o.		ab stabilem Engraftment, Mo, Mi, Fr; PjP-Prophylaxe, bis CD4-Zellen > 200/µl

Bedarfsmedikation: Metoclopramid/Paspertin® p.o. oder i.v., Natriumbicarbonat/Bicanorm® 4x2g tägl. p.o. oder NaHCO₃ 200 ml i.v.
FN-Risiko: FN-Risiko > 20%
Kontrollen: Blutbild, Elektrolyte, Leberwerte, Retentionswerte, Diurese, Herzfunktion (Echokardiographie vor 1. Therapie), Neurotoxizität
Dosierung: bei cerebralen Symptomen, Exanthem, Bilirubin > 3,0 mg/dl, GOT-, AP-Anstieg: Cytarabin stoppen
Literatur: Studienprotokoll "6xR-CHOP + auto TPX vs. 3x R-CHOP/3x R-DHAP", German Low Grade Lymphoma Study Group; Provencio M et al. Ann Oncol. 2006; 17(6):1027-8; Prof. Dr. M. Dreyling; europäisches MCL-Netzwerk, www.lymphome.de

Kapitel 5 · Non-Hodgkin-Lymphome

060501_0504 Vorphase Flyer 6-6/6-4 Studie/Standard — Indikation: Lymphome — ICD-10: C82-C88

Chemotherapie

Diese Zytostatikatherapie birgt letale Risiken. Die Anwendung darf nur durch erfahrene internistische Onkologen und entsprechend ausgebildetes Pflegepersonal erfolgen. Das Protokoll muss im Einzelfall überprüft und der klinischen Situation angepasst werden.

Tag	Substanz	Dosierung	Trägerlösung (ml)	Appl.	Inf.-dauer	Bemerkungen
-6	Vincristin	1 mg abs.	unverdünnt	i.v.	B	einmalige Gabe; max. 2mg absolut
-6-0	Prednison/Decortin®	100 mg abs.		p.o.		morgens; Gaben: 1-0-0-0

Prophylaxe Tumorlyse-Syndrom:
mit **Allopurinol**-Gabe bereits vor Vorphase beginnen
auf ausreichend Flüssigkeitszufuhr achten

Cotrim-Prophylaxe:
Bis CD4-Zellen > 200/µl
Mo, Mi, Fr, Cotrimoxazol/Cotrim forte® p.o. 0-1-0-0

Cave: Mucositisprophylaxe

Bedarfsmedikation: Metoclopramid/Paspertin® p.o. oder i.v., bei Unverträglichkeit Ersatz durch HT3-Antagonisten; Pantoprazol/Patozol® 40mg, Sucralfat/Ulcogant®
FN-Risiko: < 10% --> je nach Risikoabwägung, siehe Kurzfassung Leitlinien G-CSF
Kontrollen: Blutbild, Elektrolyte, Leberwerte, Blutzucker, Blutdruck, Retentionswerte, Diurese, Neurotoxizität
Literatur: DSHNHL 2004-2 Studienprotokoll Therapie von Deutsche Studiengruppe Hochmaligne Non-Hodgkin-Lymphome, Prof. Dr. Pfreundschuh, Homburg; www.lymphome.de

---

060501_0504 Flyer 6-6/6-4 Studie CHOP21 Arm A Zyklus 1-6 — Indikation: hochmalignes NHL — ICD-10: C82-C88

Chemotherapie

Diese Zytostatikatherapie birgt letale Risiken und ist Bestandteil der **Flyer-Studie (www.lymphome.de/Gruppen/DSHNHL/Protokolle/index.jsp). Ein Studieneinschluss durch die mit der Studie betrauten Kollegen/Zentren sollte unbedingt angestrebt werden.** Die Anwendung darf nur durch erfahrene Onkologen und entsprechend ausgebildetes Pflegepersonal erfolgen. Das Protokoll muss im Einzelfall überprüft und der klinischen Situation angepasst werden.

Tag	Substanz	Dosierung	Trägerlösung (ml)	Appl.	Inf.-dauer	Bemerkungen
0	Rituximab	375 mg/m²	500 ml NaCl 0,9%	i.v.	initial 50mg/h	48-2h vor CHOP-21, Erstgabe min. 24 vor CHOP; siehe Memo
1-5	Prednison/Decortin®	100 mg abs.		p.o.		Ausschleichen: 50mg d6, 25mg d7, 12,5mg d8; Gaben: 1-0-0-0
1	Cyclophosphamid	750 mg/m²	500 ml NaCl 0,9%	i.v.	1h	
1	Doxorubicin	50 mg/m²	unverdünnt	i.v.	B15min	
1	Vincristin	1.4 mg/m²	unverdünnt	i.v.	B	max. 2mg absolut
6	Prednison/Decortin®	50 mg abs.		p.o.		Gaben: 1-0-0-0
7	Prednison/Decortin®	25 mg abs.		p.o.		Gaben: 1-0-0-0
8	Prednison/Decortin®	12.5 mg abs.		p.o.		Gaben: 1-0-0-0

Achtung:
Berechnung der Körperoberfläche erfolgt nach **Mosteller-Formel**:
(Größe (cm) x Gewicht (kg) / 3600)½
laut Studienprotokoll: Begrenzung der Körperoberfläche bei 2m²

Rituximab
bei initial guter Verträglichkeit:
verkürzte Infusionszeit möglich
20% der Dosis: 30min
80% der Dosis: 60min

Rituximab- Info auf Kurvenblatt beachten

Obligate Prä- und Begleitmedikation

Tag	zeitl. Ablauf	Substanz	Dosierung	Trägerlösung (ml)	Appl.	Inf.-dauer	Bemerkungen
0-21	1-1-1-1	Amphotericin B-Susp.	100 mg		p.o.		kontinuierlich; 1 Pipette à 1ml = 100mg
0-8	0-1-0-0	Cotrimoxazol/Bactrim® forte	960 mg abs.		p.o.		Mo, Mi, Fr
0	-30min	NaCl 0,9 %	500 ml		i.v.	*	*während der Chemogabe
0	-30min	Dexamethason	8 mg		i.v.	B	vor Rituximab-Erstgabe obligat; bei Folgegaben in Abhängigkeit von Verträglichkeit
0	-30min	Clemastin/Tavegil®	2 mg		i.v.	B	
0	1-0-0-0	Pantoprazol/Pantozol®	20 mg abs.		p.o.		
0	1-0-0-0	Allopurinol/Zyloric®	300 mg abs.		p.o.		
0	1-0-0-0	Paracetamol/Paracetamol ratio®	1000 mg abs.		p.o.		Gabe 1h vor Chemotherapie!
1	-15min	NaCl 0,9 %	1000 ml		i.v.	2h	
1	-15min	Dexamethason	8 mg abs.	100 ml NaCl 0,9%	i.v.	15min	oder zu Hause p.o.
1	-15min	Granisetron/Kevatril®	1 mg abs.		i.v.	B	
1	0, +4h	Mesna/Uromitexan®	150 mg/m²		i.v.	B	p.o.Gabe: 300mg/m² 2h vor i.v.
1	+4h	Dexamethason	8 mg abs.	100 ml NaCl 0,9%	i.v.	15min	bzw. zu Hause p.o.
1	+8h	Mesna/Uromitexan®	150 mg/m²		i.v.	B	p.o.Gabe: 300mg/m² 2h vor i.v..

Bedarfsmedikation: Metoclopramid/Paspertin® p.o./i.v.,bei Unverträglichkeit Ersatz durch HT3-Antagonisten; Pantoprazol/Pantozol® 40mg, Sucralfat/Ulcogant®, Ciprobay® 500mg bei Leukozyten < 1 000
FN-Risiko: > 20% --> Primärprophylaxe mit Filgrastim/Neupogen® oder Pegfilgrastim/Neulasta®, siehe Kurzfassung Leitlinien G-CSF
Kontrollen: Cave: 2x/Wo: Blutbild, Differentialblutbild, vor jedem Zyklus: Blutbild, LDH, GPT, AP, Bilirubin, Kreatinin, Elektrolyte, Neurotoxizität , Rituximab: cave Anaphylaxie, Echo nach 200/mg² Doxorubicin
Dosisreduktion: bei GFRa 10-50ml/min DR von Cyclophosphamid um 25%, bei GFR < 10ml/min DR Cyclophosphamid um 50% und Doxorubicin um 25%; Bei Bilirubin 1,5-3mg/dl DR Doxorubicin um 50%; bei Bilirubin > 3-5mg/dl: Cyclophosphamid DR um 25%; Bilirubin > 3mg/dl: Vincristin DR 50%; bei Verzögerung > 7 Tage siehe Protokoll
Summendosis: Doxorubicin: Gefahr der Kardiotoxizität; max. Summendosis: 550mg/m²
Erfolgsbeurteilung: Zwischenstaging nach 3 Zyklen
Wiederholung: Tag 22, Voraussetzung s. Protokoll, insgesamt 6 Zyklen
Literatur: DSHNHL 2004-2 Studienprotokoll der Deutschen Studiengruppe Hochmaligne Non-Hodgkin-Lymphome, Prof. Dr. Pfreundschuh, Homburg; www.lymphome.de

060501_0504 Flyer 6-6/6-4 Studie CHOP21 Arm B Zyklus 1-4 — Indikation: hochmalignes NHL — ICD-10: C82-C88

Diese Zytostatikatherapie birgt letale Risiken und ist Bestandteil der **Flyer-Studie (www.lymphome.de/Gruppen/DSHNHL/Protokolle/index.jsp). Ein Studieneinschluss durch die mit der Studie betrauten Kollegen/Zentren sollte unbedingt angestrebt werden.** Die Anwendung darf nur durch erfahrene Onkologen und entsprechend ausgebildetes Pflegepersonal erfolgen. Das Protokoll muss im Einzelfall überprüft und der klinischen Situation angepasst werden.

Chemotherapie

Tag	Substanz	Dosierung	Trägerlösung (ml)	Appl.	Inf.-dauer	Bemerkungen
0	Rituximab	375 mg/m²	500 ml NaCl 0,9%	i.v.	initial 50mg/h	24-4h vor CHOP-14; siehe Memo!
1-5	Prednison/Decortin®	100 mg abs.		p.o.		Ausschleichen: 50mg d6, 25mg d7, 12,5 d8; Gaben: 1-0-0-0
1	Cyclophosphamid	750 mg/m²	500 ml NaCl 0,9%	i.v.	1h	
1	Doxorubicin	50 mg/m²	unverdünnt	i.v.	B15min	
1	Vincristin	1.4 mg/m²	unverdünnt	i.v.	B	max. 2mg abs.
6	Prednison/Decortin®	50 mg abs.		p.o.		Gaben: 1-0-0-0
7	Prednison/Decortin®	25 mg abs.		p.o.		Gaben: 1-0-0-0
8	Prednison/Decortin®	12.5 mg abs.		p.o.		Gaben: 1-0-0-0

Achtung:
Berechnung der Körperoberfläche erfolgt nach **Mosteller-Formel**:
(Größe (cm) x Gewicht (kg) / 3600)½
laut Studienprotokoll: Begrenzung der Körperoberfläche bei 2m²

Rituximab
bei initial guter Verträglichkeit: verkürzte Infusionszeit möglich
20% der Dosis: 30min
80% der Dosis: 60min

Rituximab- Info auf Kurvenblatt beachten

Obligate Prä- und Begleitmedikation

Tag	zeitl. Ablauf	Substanz	Dosierung	Trägerlösung (ml)	Appl.	Inf.-dauer	Bemerkungen
0-21	1-1-1-1	Amphotericin B-Susp.	100 mg		p.o.		1 Pipette à 1ml = 100mg
0-8	0-1-0-0	Cotrimoxazol/Bactrim® forte	960 mg abs.		p.o.		Mo, Mi, Fr
0	-30min	NaCl 0,9 %	500 ml		i.v.	*	*während der Chemogabe
0	-30min	Dexamethason	8 mg abs.		i.v.	B	vor Rituximab-Erstgabe obligat; bei Folgegaben in Abhängigkeit vor Verträglichkeit
0	-30min	Clemastin/Tavegil®	2 mg		i.v.	B	
0	1-0-0-0	Pantoprazol/Pantozol®	20 mg abs.		p.o.		
0	1-0-0-0	Allopurinol/Zyloric®	300 mg abs.		p.o.		
1	-15min	NaCl 0,9 %		1000 ml	i.v.	2h	
1	-15min	Dexamethason	8 mg abs.	100 ml NCl 0,9%	i.v.	15min	bzw. zu Hause p o.
0	1-0-0-0	Paracetamol/Paracetamol ratio®	1000 mg abs.		p.o.		Gabe 1h vor Chemotherapie
1	-15min	Granisetron/Kevatril®	1 mg abs.		i.v.	B	
1	0, +4h, +8h	Mesna/Uromitexan®	150 mg/m²		i.v.	B	p.o. Gabe: 300mg/m² 2h vor i.v.
1	+4h	Dexamethason	8 mg abs.	100 ml NaCl 0,9%	i.v.	15min	bzw. zu Hause p o.

Bedarfsmedikation:	Metoclopramid/Paspertin® p.o./i.v., bei Unverträglichkeit Ersatz durch HT₃-Antagonisten; Pantoprazol/Pantozol® 40mg, Sucralfat/Ulcogant®, Ciprobay® 500mg bei Leukozyten < 1 000
FN-Risiko:	> 20% --> Primärprophylaxe mit Filgrastim/Neupogen® oder Pegfilgrastim/Neulasta®, siehe Kurzfassung Leitlinien G-CSF
Kontrollen:	Cave: 2x/Woche: Blutbild, Differentialblutbild, vor jedem Zyklus: Blutbild, LDH, GPT, AP, Bilirubin, Kreatinin, Elektrolyte, Neurotoxizität , Rituximab: cave Anaphylaxie, Echo nach 200/mg² Doxorubicin
Dosisreduktion:	bei GFR 10-50ml/min DR von Cyclophosphamid um 25%, bei GFR < 10ml/min DR Cyclophosphamid um 50% und Doxorubicin um 25%; Bei Bilirubin 1,5-3mg/dl DR Doxorubicin um 50%; bei Bilirubin > 3-5mg/dl: Cyclophosphamid DR um 25%; Bilirubin > 3mg/dl: Vincristin DR 50%; bei Verzögerung > 7 Tage siehe Protokoll
Summendosis:	Doxorubicin: Gefahr der Kardiotoxizität; max. Summendosis: 550mg/m²
Erfolgsbeurteilung:	Zwischenstaging nach 3 Zyklen
Wiederholung:	Tag 22, Voraussetzung s. Protokoll, insgesamt 6 Zyklen
Literatur:	DSHNHL 2004-2 Studienprotokoll der Deutschen Studiengruppe Hochmaligne Non-Hodgkin-Lymphome, Prof. Dr. Pfreundschuh, Homburg; www.lymphome.de

---

060501_0504 Flyer 6-6/6-4 Studie Rituximab Arm B Zyklus 5,6 — Indikation: hochmalignes NHL — ICD-10: C82-C88

Diese Zytostatikatherapie birgt letale Risiken und ist Bestandteil der **Flyer-Studie (www.lymphome.de/Gruppen/DSHNHL/Protokolle/index.jsp). Ein Studieneinschluss durch die mit der Studie betrauten Kollegen/Zentren sollte unbedingt angestrebt werden.** Die Anwendung darf nur durch erfahrene Onkologen und entsprechend ausgebildetes Pflegepersonal erfolgen. Das Protokoll muss im Einzelfall überprüft und der klinischen Situation angepasst werden.

Chemotherapie

Tag	Substanz	Dosierung	Trägerlösung (ml)	Appl.	Inf.-dauer	Bemerkungen
1	Rituximab	375 mg/m²	500 ml NaCl 0,9%	i.v.	initial 50mg/h	siehe Memo

Achtung:
Berechnung der Körperoberfläche erfolgt nach **Mosteller-Formel**:
(Größe (cm) x Gewicht (kg) / 3600)½
laut Studienprotokoll: Begrenzung der Körperoberfläche bei 2m²

Infusionsgeschwindigkeit Rituximab:
Erstgabe: beginnen mit **50mg/h** für 1 h; danach bei guter Verträglichkeit alle 30min um 50mg/h steigern bis max. 400mg/h
Folgegaben bei komplikationsfreier Erstgabe und nach Ausschluss Risikopatient: Gesamtdosis innerhalb 90min geben
Risikopatienten (max.Tumorlast, Herz-Kreislauf/resp. Erkrankungen, AK-Unverträglichkeit): beginnen mit **25mg/h** für 1h danach alle 30 min um 25mg/h bis max. 200mg/h steigern
Überwachung: erste Stunde alle 15min: RR, HF, Atemfrequenz, Temp., danach 1x/h; NOTFALLWAGEN bereithalten.
Bei allergischer/anaphylaktischer Reaktion (Schüttelfrost, Fieber etc.) SOFORTIGER Infusionsstopp, evtl. Glukokortikoide, intensivmed. Maßnahmen. Bei Symptombesserung langsame Wiederaufnahme: halbierte Inf.-geschwindigkeit der Erstgabe

Rituximab
bei initial guter Verträglichkeit: verkürzte Infusionszeit möglich
20% der Dosis: 30min
80% der Dosis: 60min

Obligate Prä- und Begleitmedikation

Tag	zeitl. Ablauf	Substanz	Dosierung	Trägerlösung (ml)	Appl.	Inf.-dauer	Bemerkungen
1	0-1-0-0	Cotrimoxazol/Bactrim® forte	960 mg abs.		p.o.		Mo, Mi, Fr
1	1-0-0-0	Pantoprazol/Pantozol®	20 mg abs.		p.o.		
1	1-0-0-0	Allopurinol/Zyloric®	300 mg abs.		p.o.		
1	1-0-0-0	Paracetamol/Paracetamol ratio®	1000 mg abs.		p.o.		Gabe 1h vor Chemotherapie
1	-30min	NaCl 0,9 %	500 ml		i.v.	*	*während der Chemogabe
1	-30min	Clemastin/Tavegil®	2 mg		i.v.		15min
1	-30min	Dexamethason	8 mg		i.v.	B	vor Rituximab-Erstgabe obligat; bei Folgegaben in Abhängigkeit von Verträglichkeit

Bedarfsmedikation:	Metoclopramid/Paspertin® p.o./i.v., bei Unverträglichkeit Ersatz durch HT₃-Antagonisten; Pantoprazol/Pantozol® 40mg, Sucralfat/Ulcogant®, Ciprobay® 500mg bei Leukozyten < 1 000
FN-Risiko:	> 20% --> Primärprophylaxe mit Filgrastim/Neupogen® oder Pegfilgrastim/Neulasta®, siehe Kurzfassung Leitlinien G-CSF
Kontrollen:	Cave: 2x/Woche: Blutbild, Differentialblutbild, Rituximab: cave Anaphylaxie
Dosisreduktion:	bei Verzögerung > 7 Tage siehe Protokoll
Summendosis:	Doxorubicin: Gefahr der Kardiotoxizität; max. Summendosis: 550mg/m²
Erfolgsbeurteilung:	nach 6. Zyklus
Wiederholung:	Tag 22, Voraussetzung siehe Protokoll, insgesamt 6 Zyklen
Literatur:	DSHNHL 2004-2 Studienprotokoll der Deutschen Studiengruppe Hochmaligne Non-Hodgkin-Lymphome, Prof. Dr. Pfreundschuh, Homburg; www.lymphome.de

Kapitel 5 · Non-Hodgkin-Lymphome

060501_0505 Unfolder 21/14-Studie Vorphase, (Pat. 18-60 Jahre) Indikation: hochmalignes NHL   ICD-10: C82-C88

Chemotherapie

Diese Zytostatikatherapie birgt letale Risiken und ist Bestandteil der **Unfolder-Studie (www.lymphome.de/Gruppen/DSHNHL/Protokolle/index.jsp). Ein Studieneinschluss durch die mit der Studie betrauten Kollegen/Zentren sollte unbedingt angestrebt werden.** Die Anwendung darf nur durch erfahrene Onkologen und entsprechend ausgebildetes Pflegepersonal erfolgen. Das Protokoll muss im Einzelfall überprüft und der klinischen Situation angepasst werden.

Tag	Substanz	Dosierung	Trägerlösung (ml)	Appl.	Inf.-dauer	Bemerkungen
-6-0	Prednison/Decortin®	100 mg abs.		p.o.		Gaben: 1-0-0-0
-6	Vincristin	1 mg abs.	unverdünnt	i.v.	B	einmalige Gabe; max. 2mg absolut

Cave: Mucositisprophylaxe

Obligate Prä- und Begleitmedikation

Tag	zeitl. Ablauf	Substanz	Dosierung	Trägerlösung (ml)	Appl.	Inf.-dauer	Bemerkungen
-6-0	0-1-0-0	Cotrimoxazol/Cotrim®forte	960 mg		p.o.		Mo,Mi,Fr bis Therapieende/o. CD4-Zellen>200/μl
-6-0	1-1-1-1	Amphotericin B-Susp./Ampho-Moronal®	100 mg		p.o.		1Pipette à 1ml = 100mg, Mukositisprophylaxe, kontinuerlich
-6	-15min	NaCl 0,9 %	1000 ml		i.v.	3h	

Bedarfsmedikation: Metoclopramid/Paspertin® p.o. oder i.v., bei Unverträglichkeit Ersatz durch HT₃-Antagonisten; Pantoprazol/Pantozol® 40mg, Sucralfat/Ulcogant®
FN-Risiko: < 10% --> je nach Risikoabwägung, siehe Kurzfassung Leitlinien G-CSF
Kontrollen: Blutbild, Elektrolyte, Leberwerte, Blutzucker, Blutdruck, Retentiosnwerte, Diurese, Neurotoxizität
Literatur: DSHNHL 2004-2 Studienprotokoll Therapie von Deutsche Studiengruppe Hochmaligne Non-Hodgkin-Lymphome, Prof. Dr. Pfreundschuh, Homburg; www.lymphome.de

060501_0505 Unfolder 21/14-Studie CHOP-21 Arm A Zyklus 1-6, (Pat. 18-60 Jahre)   Indikation: hochmalignes NHL   ICD-10: C82-C88

Chemotherapie

Diese Zytostatikatherapie birgt letale Risiken und ist Bestandteil der **Unfolder-Studie (www.lymphome.de/Gruppen/DSHNHL/Protokolle/index.jsp). Ein Studieneinschluss durch die mit der Studie betrauten Kollegen/Zentren sollte unbedingt angestrebt werden.** Die Anwendung darf nur durch erfahrene Onkologen und entsprechend ausgebildetes Pflegepersonal erfolgen. Das Protokoll muss im Einzelfall überprüft und der klinischen Situation angepasst werden.

Tag	Substanz	Dosierung	Trägerlösung (ml)	Appl.	Inf.-dauer	Bemerkungen
0	Rituximab	375 mg/m²	500 ml NaCl 0,9%	i.v.	initial 25mg/h	48-2h vor CHOP-21, Erstgabe min. 24h vor CHOP
1	Cyclophosphamid	750 mg/m²	500 ml NaCl 0,9%	i.v.	1h	
1	Doxorubicin	50 mg/m²	unverdünnt	i.v.	B15min	
1	Vincristin	1.4 mg/m²	unverdünnt	i.v.	B	max. 2mg absolut
1-5	Prednison/Decortin®	100 mg abs.		p.o.		Ausschleichen: 50mg d6, 25mg d7, 12,5mg d8 Gaben: 1-0-0-0
6	Prednison/Decortin®	50 mg abs.		p.o.		Gaben: 1-0-0-0
7	Prednison/Decortin®	25 mg abs.		p.o.		Gaben: 1-0-0-0
8	Prednison/Decortin®	12.5 mg abs.		p.o.		Gaben: 1-0-0-0

Infusionsgeschwindigkeit Rituximab:
Erstgabe: beginnen mit **50mg/h** für 1 h; danach bei guter Verträglichkeit alle 30min um 50mg/h steigern bis max. 400mg/h
Folgegaben bei komplikationsfreier Erstgabe und nach Ausschluss Risikopatient: Gesamtdosis innerhalb 90min geben
Risikopatienten (max.Tumorlast, Herz-Kreislauf/resp. Erkrankungen, AK-Unverträglichkeit): beginnen mit **25mg/h** für 1h danach alle 30 um 25mg/h bis max. 200mg/h steigern
Überwachung: erste Stunde alle 15min: RR, HF, Atemfrequenz, Temp., danach 1x/h; NOTFALLWAGEN bereithalten.
Bei allergischer/anaphylaktischer Reaktion (Schüttelfrost, Fieber etc.) SOFORTIGER Infusionsstopp, evtl. Glukokortikoide, intensivmed. Maßnahmen. Bei Symptombesserung langsame Wiederaufnahme: halbierte Inf.-geschwindigkeit der Erstgabe

Rituximab bei initial guter Verträglichkeit: verkürzte Infusionszeit möglich 20% der Dosis: 30min 80% der Dosis: 60min

Obligate Prä- und Begleitmedikation

Tag	zeitl. Ablauf	Substanz	Dosierung	Trägerlösung (ml)	Appl.	Inf.-dauer	Bemerkungen
0-21	1-1-1-1	Amphotericin B-Susp.	100 mg abs.		p.o.		1Pipette à 1ml = 100mg
0-21	0-1-0-0	Cotrimoxazol/Bactrim® forte	960 mg abs.		p.o.		Mo,Mi,Fr
0	1-0-0-0	Pantoprazol/Pantozol®	20 mg abs.		p.o.		
0	1-0-0-0	Allopurinol/Zyloric®	300 mg abs.		p.o.		
1	-15min	NaCl 0,9 %		1000 ml	i.v.	2h	
1	-15min, +4h	Dexamethason	8 mg abs.	100 ml NaCl 0,9%	i.v.	15min	bzw. zu Hause p.o.
0	-1h	Paracetamol/Paracetamol ratio®	1000 mg abs.		p.o.		Gabe 1h vor Chemotherapie
1	-15min	Granisetron/Kevatril®	1 mg abs.		i.v.	B	
0	-30min	NaCl 0,9 %	500 ml		i.v.		während der Chemogabe
0	-30min	Clemastin/Tavegil®	2 mg		i.v.	15min	
0	-30min	Dexamethason	8 mg		i.v.	15min	vor Rituximab-Erstgabe obligat; bei Folgegaben in Abhängigkeit von Verträglichkeit
1	0, +4h, +8h	Mesna/Uromitexan®	150 mg/m²		i.v.	B	p.o.Gabe: 300mg/m² 2h vor i.v.
4	1xtäglich	Filgrastim	5 μg/kg/d		s.c.		bei Bedarf, bei Leukozyten <1000/μl bis >1000/μl

Bedarfsmedikation: Metoclopramid p.o./i.v., bei Unverträglichkeit Ersatz durch HT₃-Antagonisten; Pantoprazol 40mg, Sucralfat, Ciprofloxacin 500mg bei Leukozyten < 1 000
FN-Risiko: > 20% --> Primärprophylaxe mit Filgrastim/Neupogen® oder Pegfilgrastim/Neulasta®, siehe Kurzfassung Leitlinien G-CSF
Kontrollen: 2x/Woche: Blutbild, Diffentialblutbild, vor jedem Zyklus: Blutbild, LDH, GPT, AP, Bilirubin, Kreatinin, Elektrolyte, Neurotoxizität; Rituximab: cave Anaphylaxie; Doxorubicin: Echo nach 200mg/m²
Dosisreduktion: bei Verzögerung > 7 Tage siehe Protokoll
Summendosis: Doxorubicin: Gefahr der Kardiotoxizität; maximale Summendosis: 550mg/m²
Erfolgsbeurteilung: Zwischenstaging nach 3 Zyklen
Wiederholung: Tag 22, Voraussetzung siehe Protokoll, insgesamt 6 Zyklen
Literatur: DSHNHL 2004-2 Studienprotokoll der Deutschen Studiengruppe Hochmaligne Non-Hodgkin-Lymphome, Prof. Dr. Pfreundschuh, Homburg; www.lymphome.de

060501_0505 Unfolder 21/14-Studie CHOP-14 Arm B, (Pat. 18-60 Jahre) **Indikation: hochmalignes NHL** *ICD-10: C82-C88*

Chemotherapie

Diese Zytostatikatherapie birgt letale Risiken und ist Bestandteil der **Unfolder-Studie (www.lymphome.de/Gruppen/DSHNHL/Protokolle/index.jsp). Ein Studieneinschluss durch die mit der Studie betrauten Kollegen/Zentren sollte unbedingt angestrebt werden.** Die Anwendung darf nur durch erfahrene Onkologen und entsprechend ausgebildetes Pflegepersonal erfolgen. Das Protokoll muss im Einzelfall überprüft und der klinischen Situation angepasst werden.

Tag	Substanz	Dosierung	Trägerlösung (ml)	Appl.	Inf.-dauer	Bemerkungen
0	Rituximab	375 mg/m²	500 ml NaCl 0,9%	i.v.	initial 25mg/h	24-4h vor CHOP-14; siehe Memo
1-5	Prednison/Decortin®	100 mg abs.		p.o.		Ausschleichen nach Tag 5; Gaben: 1-0-0-0
1	Cyclophosphamid	750 mg/m²	500 ml NaCl 0,9%	i.v.	1h	
1	Doxorubicin	50 mg/m²	unverdünnt	i.v.	B15min	
1	Vincristin	1.4 mg/m²	unverdünnt	i.v.	B	max. 2mg absolut
6	Prednison/Decortin®	50 mg abs.		p.o.		Gaben: 1-0-0-0
7	Prednison/Decortin®	25 mg abs.		p.o.		Gaben: 1-0-0-0
8	Prednison/Decortin®	12.5 mg abs.		p.o.		Gaben: 1-0-0-0

Infusionsgeschwindigkeit Rituximab:
Erstgabe: beginnen mit **50mg/h** für 1 h; danach bei guter Verträglichkeit alle 30min um 50mg/h steigern bis max. 400mg/h
Folgegaben bei komplikationsfreier Erstgabe und nach Ausschluss Risikopatient: Gesamtdosis innerhalb 90min geben
Risikopatienten (max.Tumorlast, Herz-Kreislauf/resp. Erkrankungen, AK-Unverträglichkeit): beginnen mit **25mg/h** für 1h danach alle 30 min um 25mg/h bis max. 200mg/h steigern
Überwachung: erste Stunde alle 15min: RR, HF, Atemfrequenz, Temp., danach 1x/h; NOTFALLWAGEN bereithalten.
Bei allergischer/anaphylaktischer Reaktion (Schüttelfrost, Fieber etc.) SOFORTIGER Infusionsstopp, evtl. Glukokortikoide, intensivmed. Maßnahmen. Bei Symptombesserung langsame Wiederaufnahme: halbierte Inf.-geschwindigkeit der Erstgabe

Rituximab
bei initial guter Verträglichkeit: verkürzte Infusionszeit möglich
20% der Dosis: 30min
80% der Dosis: 60min

Obligate Prä- und Begleitmedikation

Tag	zeitl. Ablauf	Substanz	Dosierung	Trägerlösung (ml)	Appl.	Inf.-dauer	Bemerkungen
0	-30min	NaCl 0,9 %	500 ml		i.v.		während der Chemogabe
0	-30min	Dexamethason	8 mg		i.v.	B	vor Rituximab-Erstgabe obligat; bei Folgegaben in Abhängigkeit von Verträglichkeit
0	-30min	Clemastin/Tavegil®	2 mg		i.v.	15min	
0-15	1-1-1-1	Amphotericin B-Susp.	100 mg		p.o.		1Pipette à 1ml = 100mg
0-15	1-0-1-0	Cotrimoxazol/Bactrim® forte	960 mg abs.		p.o.		Mo und Do
0	1-0-0-0	Pantoprazol/Pantozol®	20 mg abs.		p.o.		
0	1-0-0-0	Allopurinol/Zyloric®	300 mg abs.		p.o.		
1	-15min	NaCl 0,9 %		1000 ml	i.v.	2h	
1	-15min	Granisetron/Kevatril®	1 mg abs.		i.v.	B	
1	-15min, +4h	Dexamethason	8 mg abs.	100 ml NaCl 0,9%	i.v.	15min	bzw. zu Hause p.o.
0	1-0-0-0	Paracetamol/Paracetamol ratio®	1000 mg abs.		p.o.		Gabe 1h vor Chemotherapie
1	0	Mesna/Uromitexan®	150 mg/m²		i.v.	B	p.o. Gabe: 300mg/m² 2h vor i.v.
1	+2h, +6h	Mesna/Uromitexan®	300 mg/m²		p.o.		
4-13	1xtäglich	Filgrastim	5 µg/kg/d		s.c.		oder bis Leukozyten > 2 500/µl

Bedarfsmedikation: Metoclopramid/Paspertin® p.o./i.v., bei Unverträglichkeit Ersatz durch HT₃-Antagonisten; Pantoprazol/Pantozol® 40mg, Sucralfat/Ulcogant®, Ciprobay® 500mg bei Leukozyten < 1 000
FN-Risiko: > 20% --> Primärprophylaxe mit Filgrastim/Neupogen® oder Pegfilgrastim/Neulasta®, siehe Kurzfassung Leitlinien G-CSF
Kontrollen: Cave: 2x/Woche: BB, Differential-BB, vor jedem Zyklus: BB, LDH, GPT, AP, Bilirubin, Kreatinin, Elektrolyte, Neurotoxizität; Rituximab: cave Anaphylaxie; Doxorubicin: Echo nach 200mg/m²
Dosisreduktion: bei Verzögerung > 7 Tage siehe Protokoll
Summendosis: Doxorubicin: Gefahr der Kardiotoxizität; max. Summendosis: 550mg/m²
Erfolgsbeurteilung: Zwischenstaging nach 3 Zyklen
Wiederholung: Tag 15, Voraussetzung siehe Protokoll, insgesamt 6 Zyklen
Literatur: DSHNHL 2004-2 Studienprotokoll der Deutschen Studiengruppe Hochmaligne Non-Hodgkin-Lymphome, Prof. Dr. Pfreundschuh, Homburg; www.lymphome.de

Kapitel 5 · Non-Hodgkin-Lymphome

060501_0742 Optimal-Studie Induktion: Favourable Group Arm A (F-A) **Indikation: aggressives B-NHL (CD20+)** **ICD-10: C82-C88**

Chemotherapie

Diese Zytostatikatherapie birgt letale Risiken und ist Bestandteil der **Optimal-Studie (http://kml.clinicalsite.org/de/cat/511/trial/1538). Ein Studieneinschluss durch die mit der Studie betrauten Kollegen/Zentren sollte unbedingt angestrebt werden.** Die Anwendung darf nur durch erfahrene Onkologen und entsprechend ausgebildetes Pflegepersonal erfolgen. Das Protokoll muss im Einzelfall überprüft und der klinischen Situation angepasst werden.

Tag	Substanz	Dosierung	Trägerlösung (ml)	Appl.	Inf.-dauer	Bemerkungen
0,14,28,42	Rituximab	375 mg/m²	500 ml NaCl 0,9%	i.v.	50mg/h	Gabe erfolgt 2-48h vor CHOP
1,15,29,43	Cyclophosphamid	750 mg/m²	500 ml NaCl 0,9%	i.v.	1h	
1,15,29,43	Doxorubicin	50 mg/m²		i.v.	B	
1,15,29,43	Vincristin	1.4 mg/m²		i.v.	B	max. 2 mg abs.
1-5,15-19,29-33, 43-47	Prednison	100 mg abs.		p.o.		bei älteren Patienten ausschleichen, bei anhaltender Müdigkeit Hydrocortison-Substitution möglich; Gaben: 1-0-0-0

Zyklusdiagramm: w-1 d-6 | w1 d1 | w2 d8 | w3 d15 | w4 d22 | w5 d29 | w6 d36 | w7 d43
Rituximab / CHOP-14

Infusionsgeschwindigkeit Rituximab:
Erstgabe: beginnen mit **50mg/h** für 30min; danach bei guter Verträglichkeit alle 30min um 50mg/h steigern bis max. 400mg/h
Folgeangaben bei komplikationsfreier Erstgabe: Gesamtdosis innerhalb 90min geben
Überwachung: erste Stunde alle 15min: RR, HF, Atemfrequenz, Temp., danach 1x/h; NOTFALLWAGEN bereithalten
Bei allergischer/anaphylaktischer Reaktion (Schüttelfrost, Fieber etc.) SOFORTIGER Infusionsstopp, evtl. Glukokortikoide, intensivmed. Maßnahmen. Bei Symptombesserung: langsame Wiederaufnahme mit halbierter Inf.-geschwindigkeit der Erstgabe

Vorphase d -6 - 0 (kann je nach Tumorlast und Performancestatus verkürzt werden):
- Prednisolon 100mg p.o.
- Allopurinol-Gabe
- ausreichenden Hydrierung

Cave: Kombination Vincristin + Azole: **Neurotoxizität**

Prophylaxe für Patienten mit hohem Risiko für ZNS-Erkrankungen:
Hochdosis-MTX vor dem ersten und nach dem letzten CHOP-Zyklus eine zusätzliche Rituximab-Gabe erfolgt am Tag vor der ersten MTX-Gabe

Obligate Prä- und Begleitmedikation

Tag	zeitl. Ablauf	Substanz	Dosierung	Trägerlösung (ml)	Appl.	Inf.-dauer	Bemerkungen
0,14,28,42	-1h	Paracetamol/Paracetamol ratio®	1000 mg		p.o.		
0,14,28,42	-30min	NaCl 0,9 %		500 ml	i.v.		während der AK-Gabe
0,14,28,42	-30min	Clemastin/Tavegil®	2 mg		i.v.	15 min	
0,14,28,42	-30min	Dexamethason	8 mg		i.v.	15min	vor Rituximab-Erstgabe obligat; bei Folgegaben in Abhängigkeit von Verträglichkeit
1,15,29,43	-30min	NaCl 0,9 %		1000 ml	i.v.	2h	
1,15,29,43	-30min	Dexamethason	8 mg	100 ml NaCl 0,9%	i.v.	15min	
1,15,29,43	-30min	Granisetron/Kevatril®	1 mg	100 ml NaCl 0,9%	i.v.	15min	
1,15,29,43	0	Mesna/Uromitexan®	150 mg/m²		i.v.	B	bzw. p.o. 300mg/m² 2h vor, 2h und 6h nach Cyclophosphamid
1,15,29,43	+2h	Mesna/Uromitexan®	300 mg/m²		p.o.		alternativ i.v. 150mg/m2 bei +4h
1,15,29,43	+4h	Dexamethason	8 mg		p.o.		alternativ 8mg i.v.
1,15,29,43	+6h	Mesna/Uromitexan®	300 mg/m²		p.o.		alternativ i.v. 150mg/m2 bei +8h
1-49	1-0-1-0	Cotrimoxazol/Cotrim®forte	960 mg		p.o.		Sa und So; bis 4 Wochen nach Beginn des letzen CHOP-Zyklus
0-49	1-0-0-0	Allopurinol/Zyloric®	300 mg		p.o.		Beginn bereits vor Vorphase zur Hyperurikämie-Prophylaxe mindestens bis Ende des 1. CHOP-Zyklus bzw. in Abhängigkeit der Serumharnsäurespiegel
1-49	1-1-1-1	Aciclovir/Zovirax®	400 mg		p.o.		bis 4 Wochen nach Beginn des letzten CHOP-Zyklus
4,18,32,46	1-0-0-0	Pegfilgrastim/Neulasta®	6 mg		s.c.		
7-13,21-27,35-41, 49-55	1-0-1-0	Ciprofloxacin/Ciprobay®	500 mg		p.o.		Tag 7-13 nach jeder CHOP-Gabe (bis Leukocyten >1000/µl oder Neutrophile >500/µl)
7-49	1-1-1-1	Amphotericin B-Susp./Ampho-Moronal®	100 mg		p.o.		Suspension, nach jeder Mahlzeit ab Tag 7 nach jeder CHOP-Gabe bis Leukocyten >1000/µl oder Neutrophile >500/µl, 100mg = 1 Pipette à 1ml

Bedarfsmedikation: Antiemetika, Antimykotika, antiseptische Mundspüllösung (Hexoral®), Patienten mit HBV-Infektion: Lamivudin (100mg/d für ein Jahr), Gabapentin (bei neurophatischen Schmerzen), Macrogole (Obstipationsprophylaxe)
Kontrollen: körperliche Untersuchung, Blutbild, Kreatinin, Bilirubin, CRP
Dosisreduktion: siehe Studienprotokoll: moderate Niereninsuffizienz (GFR 10-50ml/min): Cyclophosphamid auf 75%, schwere Niereninsuffizienz (GFR <10ml/min): Cyclophosphamid auf 50%, Doxorubicin auf 75%, Leberfunktionsstörung: Doxorubicin um 50%, Cyclophosphamid um 25%, Vincristin um 50%, anhaltende nicht-hämatologische Vincristin-abhängige Toxizitäten Grad 2: Vincristin auf 50% (keine Reeskalation), bei Leukozyten<2000/mm³, Neutrophilen <1,0x10⁹/l und Thrombozyten <75000/mm³ nach d22, bei Verzögerung >7 Tage siehe Studienprotokoll
Summendosis: Doxorubicin: Gefahr der Kardiotoxizität; max. Summendosis: 550mg/m²
Erfolgsbeurteilung: Restaging Tag 19 oder 20 in CHOP-Zyklus 4 (FDG-PET)
Literatur: Studienprotokoll Optimal Studie

060501_0742 Optimal-Studie Induktion: Favourable Group Arm B (F-B)   **Indikation: aggressives B-NHL (CD20+)**   *ICD-10: C82-C88*

Chemotherapie

Diese Zytostatikatherapie birgt letale Risiken und ist Bestandteil der **Optimal-Studie (http://kml.clinicalsite.org/de/cat/511/trial/1538). Ein Studieneinschluss durch die mit der Studie betrauten Kollegen/Zentren sollte unbedingt angestrebt werden.** Die Anwendung darf nur durch erfahrene Onkologen und entsprechend ausgebildetes Pflegepersonal erfolgen. Das Protokoll muss im Einzelfall überprüft und der klinischen Situation angepasst werden.

Tag	Substanz	Dosierung	Trägerlösung (ml)	Appl.	Inf.-dauer	Bemerkungen
0,14,28,42	Rituximab	375 mg/m²	500 ml NaCl 0,9%	i.v.	initial 50mg/h	Gabe erfolgt 2-48h vor CHLIP
1,15,29,43	Cyclophosphamid	750 mg/m²	500 ml NaCl 0,9%	i.v.	1h	
1,15,29,43	Doxorubicin	50 mg/m²		i.v.	B	
1,15,29,43	Vincristin, liposomal (Studienmedikation)	2 mg/m²		i.v.	1h	
1-5,15-19,29-33, 43-47	Prednison	100 mg abs.		p.o.		bei älteren Patienten ausschleichen, bei anhaltender Müdigkeit Hydrocortison-Substitution möglich; Gaben: 1-0-0-0

Zyklusdiagramm	w-1 d-6	w1 d1	w2 d8	w3 d15	w4 d22	w5 d29	w6 d36	w7 d43
Rituximab		■			■		■	
CHLIP-14		▨			▨		▨	

Infusionsgeschwindigkeit Rituximab:
Erstgabe: beginnen mit **50mg/h** für 30min; danach bei guter Verträglichkeit alle 30min um 50mg/h steigern bis max. 400mg/h
Folgeangaben bei komplikationsfreier Erstgabe: Gesamtdosis innerhalb 90min geben
Überwachung: erste Stunde alle 15min: RR, HF, Atemfrequenz, Temp., danach 1x/h; NOTFALLWAGEN bereithalten
Bei allergischer/anaphylaktischer Reaktion (Schüttelfrost, Fieber etc.) SOFORTIGER Infusionsstopp, evtl. Glukokortikoide, intensivmed. Maßnahmen. Bei Symptombesserung: langsame Wiederaufnahme mit halbierter Inf.-geschwindigkeit der Erstgabe

Vorphase d -6 - 0 (kann je nach Tumorlast und Performancestatus verkürzt werden):
- Prednisolon 100mg p.o.
- Allopurinol-Gabe
- ausreichenden Hydrierung

Cave: Kombination Vincristin + Azole: **Neurotoxizität**

Prophylaxe für Patienten mit hohem Risiko für ZNS-Erkrankungen:
Hochdosis-MTX vor dem ersten und nach dem letzten CHOP-Zyklus eine zusätzliche Rituximab-Gabe erfolgt am Tag vor der ersten MTX-Gabe

Obligate Prä- und Begleitmedikation

Tag	zeitl. Ablauf	Substanz	Dosierung	Trägerlösung (ml)	Appl.	Inf.-dauer	Bemerkungen
0,14,28,42	-1h	Paracetamol/Paracetamol ratio®	1000 mg		p.o.		
0,14,28,42	-30min	NaCl 0,9 %		500 ml	i.v.		
0,14,28,42	-30min	Clemastin/Tavegil®	2 mg		i.v.	15 min	
0,14,28,42	-30min	Dexamethason	8 mg		i.v.	15min	vor Rituximab-Erstgabe obligat; bei Folgegaben in Abhängigkeit von Verträglichkeit
1,15,29,43	-30min	NaCl 0,9 %		1000 ml	i.v.	3h	
1,15,29,43	-30min	Dexamethason	8 mg	100 ml NaCl 0,9%	i.v.	15 min	
1,15,29,43	-30min	Granisetron/Kevatril®	1 mg	100 ml NaCl 0,9%	i.v.	15 min	
1,15,29,43	0	Mesna/Uromitexan®	150 mg/m²		i.v.	B	bzw. p.o. 300mg/m² 2h vor, 2h und 6h nach Cyclophosphamid
1,15,29,43	+2h	Mesna/Uromitexan®	300 mg/m²		p.o.		alternativ i.v. 150mg/m2 bei +4h
1,15,29,43	+4h	Dexamethason	8 mg		p.o.		alternativ 8mg i.v
1,15,29,43	+6h	Mesna/Uromitexan®	300 mg/m²		p.o.		alternativ i.v. 150mg/m2 bei +8h
1-49	1-0-1-0	Cotrimoxazol/Cotrim®forte	960 mg		p.o.		Sa und So; bis 4 Wochen nach Beginn des letzen CHLIP-Zyklus
0-49	1-0-0-0	Allopurinol/Zyloric®	300 mg		p.o.		Beginn bereits vor Vorphase zur Hyperurikämie-Prophylaxe mindestens bis Ende des 1. CHLIP-Zyklus bzw. in Abhängigkeit der Serumharnsäurespiegel
1-49	1-1-1-1	Aciclovir/Zovirax®	400 mg		p.o.		bis 4 Wochen nach Beginn des letzten CHLIP-Zyklus
4,18,32,46	1-0-0-0	Pegfilgrastim/Neulasta®	6 mg		s.c.		
7-13,21-27,35-41, 49-55	1-0-1-0	Ciprofloxacin/Ciprobay®	500 mg		p.o.		Tag 7-13 nach jeder CHLIP-Gabe (bis Leukozyten >1000/µl oder Neutrophile >500/µl)
7-49	1-1-1-1	Amphotericin B-Susp./Ampho-Moronal®	100 mg		p.o.		Suspension, nach jeder Mahlzeit ab Tag 7 nach jeder CHLIP-Gabe bis Leukocyten >1000/µl oder Neutrophile >500/µl, 100mg = 1 Pipette à 1ml

Bedarfsmedikation: Antiemetika, Antimykotika, antiseptische Mundspüllösung (Hexoral®), Patienten mit HBV-Infektion: Lamivudin (100mg/d für ein Jahr), Gabapentin (bei neuropathischen Schmerzen), Macrogole (Obstipationsprophylaxe)
Kontrollen: körperliche Untersuchung, Blutbild, Kreatinin, Bilirubin, CRP
Dosisreduktion: siehe Studienprotokoll: moderate Niereninsuffizienz (GFR 10-50ml/min): Cyclophosphamid auf 75%, schwere Niereninsuffizienz (GFR <10ml/min): Cyclophosphamid auf 50%, Doxorubicin auf 75%, Leberfunktionsstörung: Doxorubicin um 50%, Cyclophosphamid um 25%, Vincristin um 50%, anhaltende nicht-hämatologische Vincristin-abhängige Toxizitäten Grad 2: Vincristin auf 50% (keine Reeskalation), bei Leukozyten<2000/mm³, Neutrophilen <1,0x10⁹/l und Thrombozyten <75000/mm³ nach d22, bei Verzögerung >7 Tage siehe Studienprotokoll
Summendosis: Doxorubicin: Gefahr der Kardiotoxizität; max. Summendosis: 550mg/m²
Erfolgsbeurteilung: Restaging Tag 19 oder 20 in CHLIP-Zyklus 4 (FDG-PET)
Literatur: Studienprotokoll Optimal Studie

Kapitel 5 · Non-Hodgkin-Lymphome

060501_0742 Optimal Studie Konsolidierung: Favourable Group **Indikation: aggressives B-NHL (CD20+)** *ICD-10: C82-C88*
FDG-PET positiv Arm A (F-A)

Chemotherapie

Diese Zytostatikatherapie birgt letale Risiken und ist Bestandteil der **Optimal-Studie (http://kml.clinicalsite.org/de/cat/511/trial/1538). Ein Studieneinschluss durch die mit der Studie betrauten Kollegen/Zentren sollte unbedingt angestrebt werden.** Die Anwendung darf nur durch erfahrene Onkologen und entsprechend ausgebildetes Pflegepersonal erfolgen. Das Protokoll muss im Einzelfall überprüft und der klinischen Situation angepasst werden.

Wo	Tag	Substanz	Dosierung	Trägerlösung (ml)	Appl.	Inf.-dauer	Bemerkungen
9,11,13,15	7	Rituximab	375 mg/m²	500 ml NaCl 0,9%	i.v.	50mg/h	Gabe erfolgt 2-48h vor CHOP
10,12	1	Cyclophosphamid	750 mg/m²	500 ml NaCl 0,9%	i.v.	1h	
10,12	1	Doxorubicin	50 mg/m²		i.v.	B	
10,12	1	Vincristin	1.4 mg/m²		i.v.	B	max. 2 mg abs.
10,12	1-5	Prednison	100 mg abs.		p.o.		bei älteren Patienten ausschleichen, bei anhaltender Müdigkeit Hydrocortison-Substitution möglich; Gaben: 1-0-0-0

Zyklusdiagramm	d57 w9	d64 w10	d71 w11	d78 w12	d85 w13	d92 w14	d99 w15
Rituximab							
CHOP-14							

Therapieübersicht Konsolidierung Arm F-A:
Woche 9, Tag 7 = Protokolltag 63 (Rituximab)
Woche 10, Tag 1 = Protokolltag 64 (CHOP-14)
Woche 11, Tag 7 = Protokolltag 77 (Rituximab)
Woche 12, Tag 1 = Protokolltag 78 (CHOP-14)
Woche 13, Tag 7 = Protokolltag 91 (Rituximab)
Woche 15, Tag 7 = Protokolltag 105 (Rituximab)

Infusionsgeschwindigkeit Rituximab:
Erstgabe: beginnen mit **50mg/h** für 30min; danach bei guter Verträglichkeit alle 30min um 50mg/h steigern bis max. 400mg/h
Folgeangaben bei komplikationsfreier Erstgabe: Gesamtdosis innerhalb 90min geben
Überwachung: erste Stunde alle 15min: RR, HF, Atemfrequenz, Temp., danach 1x/h; NOTFALLWAGEN bereithalten
Bei allergischer/anaphylaktischer Reaktion (Schüttelfrost, Fieber etc.) SOFORTIGER Infusionsstopp, evtl. Glukokortikoide, intensivmed. Maßnahmen. Bei Symptombesserung: langsame Wiederaufnahme mit halbierter Inf.-geschwindigkeit der Erstgabe

Prophylaxe für Patienten mit hohem Risiko für ZNS-Erkrankungen:
Hochdosis-MTX vor dem ersten und nach dem letzten CHOP-Zyklus
eine zusätzliche Rituximab-Gabe erfolgt am Tag vor der ersten MTX-Gabe

Cave: Kombination Vincristin + Azole: **Neurotoxizität**

Obligate Prä- und Begleitmedikation

Wo	Tag	zeitl. Ablauf	Substanz	Dosierung	Trägerlösung (ml)	Appl.	Inf.-dauer	Bemerkungen
9,11,13,15	7	-1h	Paracetamol/Paracetamol ratio®	1000 mg		p.o.		
9,11,13,15	7	-30min	NaCl 0,9 %		500 ml	i.v.		während der AK-Gabe
9,11,13,15	7	-30min	Clemastin/Tavegil®	2 mg		i.v.	15 min	
9,11,13,15	7	-30min	Dexamethason	8 mg		i.v.	15min	vor Rituximab-Erstgabe obligat; bei Folgegaben in Abhängigkeit von Verträglichkeit
10,12	1	-30min	NaCl 0,9 %		1000 ml	i.v.	2h	
10,12	1	-30min	Dexamethason	8 mg	100 ml NaCl 0,9%	i.v.	15min	
10,12	1	-30min	Granisetron/Kevatril®	1 mg	100 ml NaCl 0,9%	i.v.	15min	
10,12	1	0	Mesna/Uromitexan®	150 mg/m²		i.v.	B	bzw. p.o. 300mg/m² 2h vor, 2h und 6h nach Cyclophosphamid
10,12	1	+2h	Mesna/Uromitexan®	300 mg/m²		p.o.		alternativ i.v. 150mg/m2 bei +4h
10,12	1	+4h	Dexamethason	8 mg		p.o.		alternativ 8mg i.v.
10,12	1	+6h	Mesna/Uromitexan®	300 mg/m²		p.o.		alternativ i.v. 150mg/m2 bei +8h
9-15	1-7	1-0-1-0	Cotrimoxazol/Cotrim®forte	960 mg		p.o.		Sa und So; bis 4 Wochen nach Beginn des letzen CHOP-Zyklus
9-15	1-7	1-0-0-0	Allopurinol/Zyloric®	300 mg		p.o.		Beginn bereits vor Vorphase zur Hyperurikämie-Prophylaxe mindestens bis Ende des 1. CHOP-Zyklus bzw. in Abhängigkeit der Serumharnsäurespiegel
9-15	1-7	1-1-1-1	Aciclovir/Zovirax®	400 mg		p.o.		bis 4 Wochen nach Beginn des letzten CHOP-Zyklus
10,12	4	1-0-0-0	Pegfilgrastim/Neulasta®	6 mg		s.c.		
11-13	7,1-6	1-0-1-0	Ciprofloxacin/Ciprobay®	500 mg		p.o.		Tag 7-13 nach jeder CHOP-Gabe (bis Leukocyten >1000/µl oder Neutrophile >500/µl)
11-13	7,1-6	1-1-1-1	Amphotericin B-Susp./Ampho-Moronal®	100 mg		p.o.		Suspension, nach jeder Mahlzeit ab Tag 7 nach jeder CHOP-Gabe bis Leukocyten >1000/µl oder Neutrophile >500/µl, 100mg = 1 Pipette à 1ml

Bedarfsmedikation: Antiemetika, Antimykotika, antiseptische Mundspüllösung (Hexoral®), Patienten mit HBV-Infektion: Lamivudin (100mg/d für ein Jahr), Gabapentin (bei neuropathischen Schmerzen), Macrogole (Obstipationsprophylaxe)
Kontrollen: körperliche Untersuchung, Blutbild, Kreatinin, Bilirubin, CRP
Dosisreduktion: siehe Studienprotokoll: moderate Niereninsuffizienz (GFR 10-50ml/min): Cyclophosphamid auf 75%, schwere Niereninsuffizienz (GFR <10ml/min): Cyclophosphamid auf 50%, Doxorubicin auf 75%, Leberfunktionsstörung: Doxorubicin um 50%, Cyclophosphamid um 25%, Vincristin um 50%, anhaltende nicht-hämatologische Vincristin-abhängige Toxizitäten Grad 2: Vincristin auf 50% (keine Reeskalation), bei Leukozyten<2000/mm³, Neutrophilen <1,0x10⁹/l und Thrombozyten <75000/mm³ nach d22, bei Verzögerung >7 Tage siehe Studienprotokoll
Summendosis: Doxorubicin: Gefahr der Kardiotoxizität; max. Summendosis: 550mg/m²
Erfolgsbeurteilung: 2 Monate nach Ende Bestrahlung (PET/CT) Restaging (RE 3)
Literatur: Studienprotokoll Optimal Studie

060501_0742 Optimal Studie Konsolidierung: Favourable Group — Indikation: aggressives B-NHL (CD20+) — ICD-10: C82-C88
FDG-PET positiv Arm B (F-B)

Chemotherapie

Diese Zytostatikatherapie birgt letale Risiken und ist Bestandteil der **Optimal-Studie (http://kml.clinicalsite.org/de/cat/511/trial/1538)**. Ein Studieneinschluss durch die mit der Studie betrauten **Kollegen/Zentren sollte unbedingt angestrebt werden**. Die Anwendung darf nur durch erfahrene Onkologen und entsprechend ausgebildetes Pflegepersonal erfolgen. Das Protokoll muss im Einzelfall überprüft und der klinischen Situation angepasst werden.

Wo	Tag	Substanz	Dosierung	Trägerlösung (ml)	Appl.	Inf.-dauer	Bemerkungen
9,11,13,15	7	Rituximab	375 mg/m²	500 ml NaCl 0,9%	i.v.	50mg/h	Gabe erfolgt 2-48h vor CHLIP
10,12	1	Cyclophosphamid	750 mg/m²	500 ml NaCl 0,9%	i.v.	1h	
10,12	1	Doxorubicin	50 mg/m²		i.v.	B	
10,12	1	Vincristin, liposomal (Studienmedikation)	2.0 mg/m²		i.v.	1h	
10,12	1-5	Prednison	100 mg abs.		p.o.		bei älteren Patienten ausschleichen, bei anhaltender Müdigkeit Hydrocortison-Substitution möglich; Gaben: 1-0-0-0

Zyklusdiagramm	d57 w9	d64 w10	d71 w11	d78 w12	d85 w13	d92 w14	d99 w15
Rituximab							
CHLIP-14							

Therapieübersicht Konsolidierung Arm F-B:
Woche 9, Tag 7 = Protokolltag 63 (Rituximab)
Woche 10, Tag 1 = Protokolltag 64 (CHLIP-14)
Woche 11, Tag 7 = Protokolltag 77 (Rituximab)
Woche 12, Tag 1 = Protokolltag 78 (CHLIP-14)
Woche 13, Tag 7 = Protokolltag 91 (Rituximab)
Woche 15, Tag 7 = Protokolltag 105 (Rituximab)

Infusionsgeschwindigkeit Rituximab:
Erstgabe: beginnen mit **50mg/h** für 30min; danach bei guter Verträglichkeit alle 30min um 50mg/h steigern bis max. 400mg/h
Folgeangaben bei komplikationsfreier Erstgabe: Gesamtdosis innerhalb 90min geben
Überwachung: erste Stunde alle 15min: RR, HF, Atemfrequenz, Temp., danach 1x/h; NOTFALLWAGEN bereithalten
Bei allergischer/anaphylaktischer Reaktion (Schüttelfrost, Fieber etc.) SOFORTIGER Infusionsstopp, evtl. Glukokortikoide, intensivmed. Maßnahmen. Bei Symptombesserung: langsame Wiederaufnahme mit halbierter Inf.-geschwindigkeit der Erstgabe

Prophylaxe für Patienten mit hohem Risiko für ZNS-Erkrankungen:
Hochdosis-MTX vor dem ersten und nach dem letzten CHOP-Zyklus
eine zusätzliche Rituximab-Gabe erfolgt am Tag vor der ersten MTX-Gabe

Cave: Kombination Vincristin + Azole: **Neurotoxizität**

Obligate Prä- und Begleitmedikation

Wo	Tag	zeitl. Ablauf	Substanz	Dosierung	Trägerlösung (ml)	Appl.	Inf.-dauer	Bemerkungen
9,11,13,15	7	-1h	Paracetamol/Paracetamol ratio®	1000 mg		p.o.		
9,11,13,15	7	-30min	NaCl 0,9 %		500 ml	i.v.		während der AK-Gabe
9,11,13,15	7	-30min	Clemastin/Tavegil®	2 mg		i.v.	15 min	
9,11,13,15	7	-30min	Dexamethason	8 mg		i.v.	15min	vor Rituximab-Erstgabe obligat; bei Folgegaben in Abhängigkeit von Verträglichkeit
10,12	1	-30min	NaCl 0,9 %		1000 ml	i.v.	3h	
10,12	1	-30min	Dexamethason	8 mg	100 ml NaCl 0,9%	i.v.	15min	
10,12	1	-30min	Granisetron/Kevatril®	1 mg	100 ml NaCl 0,9%	i.v.	15min	
10,12	1	0	Mesna/Uromitexan®	150 mg/m²		i.v.	B	bzw. p.o. 300mg/m² 2h vor, 2h und 6h nach Cyclophosphamid
10,12	1	+2h	Mesna/Uromitexan®	300 mg/m²		p.o.		alternativ i.v. 150mg/m2 bei +4h
10,12	1	+4h	Dexamethason	8 mg		p.o.		alternativ 8mg i.v.
10,12	1	+6h	Mesna/Uromitexan®	300 mg/m²		p.o.		alternativ i.v. 150mg/m2 bei +8h
9-15	1-7	1-0-1-0	Cotrimoxazol/Cotrim®forte	960 mg		p.o.		Sa und So; bis 4 Wochen nach Beginn des letzen CHLIP-Zyklus
9-15	1-7	1-0-0-0	Allopurinol/Zyloric®	300 mg		p.o.		Beginn bereits vor Vorphase zur Hyperurikämie-Prophylaxe mindestens bis Ende des 1. CHLIP-Zyklus bzw. in Abhängigkeit der Serumharnsäurespiegel
9-15	1-7	1-1-1-1	Aciclovir/Zovirax®	400 mg		p.o.		bis 4 Wochen nach Beginn des letzten CHLIP-Zyklus
10,12	4	1-0-0-0	Pegfilgrastim/Neulasta®	6 mg		s.c.		
11-13	7,1-6	1-0-1-0	Ciprofloxacin/Ciprobay®	500 mg		p.o.		Tag 7-13 nach jeder CHLIP-Gabe bis Leukocyten >1000/µl oder Neutrophile >500/µl
11-13	7,1-6	1-1-1-1	Amphotericin B-Susp./Ampho-Moronal®	100 mg		p.o.		Suspension, nach jeder Mahlzeit ab Tag 7 nach jeder CHLIP-Gabe bis Leukocyten >1000/µl oder Neutrophile >500/µl, 100mg = 1 Pipette à 1ml

Bedarfsmedikation: Antiemetika, Antimykotika, antiseptische Mundspüllösung (Hexoral®), Patienten mit HBV-Infektion: Lamivudin (100mg/d für ein Jahr), Gabapentin (bei neuropathischen Schmerzen), Macrogole (Obstipationsprophylaxe)
Kontrollen: körperliche Untersuchung, Blutbild, Kreatinin, Bilirubin, CRP
Dosisreduktion: siehe Studienprotokoll: moderate Niereninsuffizienz (GFR 10-50ml/min): Cyclophosphamid auf 75%, schwere Niereninsuffizienz (GFR <10ml/min): Cyclophosphamid auf 50%, Doxorubicin auf 75%, Leberfunktionsstörung: Doxorubicin um 50%, Cyclophosphamid um 25%, Vincristin um 50%, anhaltende nicht-hämatologische Vincristin-abhängige Toxizitäten Grad 2: Vincristin auf 50% (keine Reeskalation), bei Leukozyten<2000/mm³, Neutrophilen <1,0x10⁹/l und Thrombozyten <75000/mm³ nach d22, bei Verzögerung >7 Tage siehe Studienprotokoll
Summendosis: Doxorubicin: Gefahr der Kardiotoxizität; max. Summendosis: 550mg/m²
Erfolgsbeurteilung: 2 Monate nach Ende Bestrahlung (PET/CT) Restaging (RE 3)
Literatur: Studienprotokoll Optimal Studie

Kapitel 5 · Non-Hodgkin-Lymphome

060501_0742 Optimal Studie Konsolidierung: Favourable Group   **Indikation: aggressives B-NHL (CD20+)**   *ICD-10: C82-C88*
FDG-PET negativ Arm A/B (F-A/B)

Diese Zytostatikatherapie birgt letale Risiken und ist Bestandteil der **Optimal-Studie (http://kml.clinicalsite.org/de/cat/511/trial/1538). Ein Studieneinschluss durch die mit der Studie betrauten Kollegen/Zentren sollte unbedingt angestrebt werden.** Die Anwendung darf nur durch erfahrene Onkologen und entsprechend ausgebildetes Pflegepersonal erfolgen. Das Protokoll muss im Einzelfall überprüft und der klinischen Situation angepasst werden.

Chemotherapie

Wo	Tag	Substanz	Dosierung	Trägerlösung (ml)	Appl.	Inf.-dauer	Bemerkungen
9,11,13,15	7	Rituximab	375 mg/m²	500 ml NaCl 0,9%	i.v.	initial 50mg/h	siehe Memokasten

Zyklusdiagramm	d57 w9	d64 w10	d71 w11	d78 w12	d85 w13	d92 w14	d99 w15	Therapieübersicht Konsolidierung Arm F-A/F-B:
Rituximab								Woche 9, Tag 7 = Protokolltag 63 Woche 11, Tag 7 = Protokolltag 77 Woche 13, Tag 7 = Protokolltag 91 Woche 15, Tag 7 = Protokolltag 105

Begleitmedikation aus Induktionsphase bis 4 Wochen nach Ende der letzten CHOP-/CHLIP-Gabe fortführen:
- Aciclovir 400mg p.o. (1-0-0-0)
- Cotrim forte 960 mg p.o. (1-0-1-0; Sa, So)

Infusionsgeschwindigkeit Rituximab:
Erstgabe: beginnen mit **50mg/h** für 30min; danach bei guter Verträglichkeit alle 30min um 50mg/h steigern bis max. 400mg/h
Folgeangaben bei komplikationsfreier Erstgabe: Gesamtdosis innerhalb 90min geben
Überwachung: erste Stunde alle 15min: RR, HF, Atemfrequenz, Temp., danach 1x/h; NOTFALLWAGEN bereithalten
Bei allergischer/anaphylaktischer Reaktion (Schüttelfrost, Fieber etc.) SOFORTIGER Infusionsstopp, evtl. Glukokortikoide, intensivmed. Maßnahmen. Bei Symptombesserung: langsame Wiederaufnahme mit halbierter Inf.-geschwindigkeit der Erstgabe

Obligate Prä- und Begleitmedikation

Wo	Tag	zeitl. Ablauf	Substanz	Dosierung	Trägerlösung (ml)	Appl.	Inf.-dauer	Bemerkungen
9,11,13,15	7	-1h	Paracetamol/Paracetamol ratio®	1000 mg abs.		p.o.		Gabe 1h vor Rituximab
9,11,13,15	7	-30min	NaCl 0,9 %		500 ml	i.v.	*	*während AK-Gabe
9,11,13,15	7	-30min	Clemastin/Tavegil®	2 mg abs.		i.v.	B	
9,11,13,15	7	-30min	Dexamethason	8 mg		i.v.	B	vor Rituximab-Erstgabe obligat; bei Folgegaben in Abhängigkeit von Verträglichkeit

Bedarfsmedikation: Solu-Decortin 50 mg i.v. vor und während Rituximab; Patienten mit HBV-Infektion: Lamivudin (100mg/dl für ein Jahr), FN-Risiko <10% --> je nach Risikoabwägung, siehe Kurzfassung Leitlinien G-CSF
FN-Risiko: <10%--> je nach Risikoabwägung, siehe Kurzfassung Leitlinien G-CSF
Kontrollen: körperliche Untersuchung, Blutbild, Kreatinin, Bilirubin, CRP, während Infusion: Zeichen der Unverträglichkeit, besonsers bei Leukozyten >50000/µl, Harnsäure
Erfolgsbeurteilung: Follow up: 3 Monate nach Definitive Restaging
Literatur: Studienprotokoll Optimal Studie

060501_0742 Optimal-Studie Induktion: Less Favourable Group **Indikation: aggressives B-NHL (CD20+)**   **ICD-10: C82-C88**
Arm A (LF-A) RICOVER-Schema

Chemotherapie

Diese Zytostatikatherapie birgt letale Risiken und ist Bestandteil der **Optimal-Studie (http://kml.clinicalsite.org/de/cat/511/trial/1538). Ein Studieneinschluss durch die mit der Studie betrauten Kollegen/Zentren sollte unbedingt angestrebt werden.** Die Anwendung darf nur durch erfahrene Onkologen und entsprechend ausgebildetes Pflegepersonal erfolgen. Das Protokoll muss im Einzelfall überprüft und der klinischen Situation angepasst werden.

Tag	Substanz	Dosierung	Trägerlösung (ml)	Appl.	Inf.-dauer	Bemerkungen
0,14,28,42,56,70	Rituximab	375 mg/m²	500 ml NaCl 0,9%	i.v.	initial 50mg/h	Gabe erfolgt 2-48h vor CHOP
1,15,29,43,57,71	Cyclophosphamid	750 mg/m²	500 ml NaCl 0,9%	i.v.	1h	
1,15,29,43,57,71	Doxorubicin	50 mg/m²		i.v.	B	
1,15,29,43,57,71	Vincristin	1.4 mg/m²		i.v.	B	max. 2 mg abs.
1-5,15-19,29-33, 43-47, 57-61, 71-75	Prednison	100 mg abs.		p.o.		Gaben: 1-0-0-0

Zyklusdiagramm	w-1 d-6	w1 d1	w2 d8	w3 d15	w4 d22	w5 d29	w6 d36	w7 d43	w8 d50	w9 d57	w10 d64	w11 d71
Rituximab		■		■		■		■		■		■
CHOP-14		■		■		■		■		■		

Infusionsgeschwindigkeit Rituximab:
Erstgabe: beginnen mit **50mg/h** für 30min; danach bei guter Verträglichkeit alle 30min um 50mg/h steigern bis max. 400mg/h
Folgeangaben bei komplikationsfreier Erstgabe: Gesamtdosis innerhalb 90min geben
Überwachung: erste Stunde alle 15min: RR, HF, Atemfrequenz, Temp., danach 1x/h; NOTFALLWAGEN bereithalten
Bei allergischer/anaphylaktischer Reaktion (Schüttelfrost, Fieber etc.) SOFORTIGER Infusionsstopp, evtl. Glukokortikoide, intensivmed. Maßnahmen. Bei Symptombesserung: langsame Wiederaufnahme mit halbierter Inf.-geschwindigkeit der Erstgabe

Vorphase d -6 - 0 (kann je nach Tumorlast und Performancestatus verkürzt werden):
- Prednisolon 100mg p.o.
- Allopurinol-Gabe
- ausreichenden Hydrierung

Cave: Kombination Vincristin + Azole: **Neurotoxizität**

Prophylaxe für Patienten mit hohem Risiko für ZNS-Erkrankungen:
Hochdosis-MTX vor dem ersten und nach dem letzten CHOP-Zyklus
eine zusätzliche Rituximab-Gabe erfolgt am Tag vor der ersten MTX-Gabe

Obligate Prä- und Begleitmedikation

Tag	zeitl. Ablauf	Substanz	Dosierung	Trägerlösung (ml)	Appl.	Inf.-dauer	Bemerkungen
0,14,28,42,56,70	-1h	Paracetamol/Paracetamol ratio®	1000 mg		p.o.		
0,14,28,42,56,70	-30min	NaCl 0,9 %		500 ml	i.v.		während der AK-Gabe
0,14,28,42,56,70	-30min	Clemastin/Tavegil®	2 mg		i.v.	15 min	
0,14,28,42,56,70	-30min	Dexamethason	8 mg		i.v.	15min	vor Rituximab-Erstgabe obligat; bei Folgegaben in Abhängigkeit von Verträglichkeit
1,15,29,43,57,71	-30min	NaCl 0,9 %		1000 ml	i.v.	2h	
1,15,29,43,57,71	-30min	Dexamethason	8 mg	100 ml NaCl 0,9%	i.v.	15 min	
1,15,29,43,57,71	-30min	Granisetron/Kevatril®	1 mg	100 ml NaCl 0,9%	i.v.	15 min	
1,15,29,43,57,71	0	Mesna/Uromitexan®	150 mg/m²		i.v.	B	
1,15,29,43,57,71	+2h	Mesna/Uromitexan®	300 mg/m²		p.o.		alternativ i.v. 150mg/m2 bei +4h
1,15,29,43,57,71	+4h	Dexamethason	8 mg		p.o.		alternativ 8mg i.v.
1,15,29,43,57,71	+6h	Mesna/Uromitexan®	300 mg/m²		p.o.		alternativ i.v. 150mg/m2 bei +8h
1-77	1-0-1-0	Cotrimoxazol/Cotrim®forte	960 mg		p.o.		Sa und So; bis 4 Wochen nach Beginn des letzen CHOP-Zyklus
0-77	1-0-0-0	Allopurinol/Zyloric®	300 mg		p.o.		Beginn bereits vor Vorphase zur Hyperurikämie-Prophylaxe mindestens bis Ende des 1. CHOP-Zyklus bzw. in Abhängigkeit der Serumharnsäurespiegel
1-77	1-1-1-1	Aciclovir/Zovirax®	400 mg		p.o.		bis 4 Wochen nach Beginn des letzten CHOP-Zyklus
4,18,32,46,60,74	1-0-0-0	Pegfilgrastim/Neulasta®	6 mg		s.c.		
7-13,21-27,35-41, 49-55, 63-69, 77-83	1-0-1-0	Ciprofloxacin/Ciprobay®	500 mg		p.o.		Tag 7-13 nach jeder CHOP-Gabe (bis Leukocyten >1000/µl oder Neutrophile >500/µl)
7-77	1-1-1-1	Amphotericin B-Susp./Ampho-Moronal®	100 mg		p.o.		Suspension, nach jeder Mahlzeit ab Tag 7 nach jeder CHOP-Gabe bis Leukocyten >1000/µl oder Neutrophile >500/µl, 100mg = 1 Pipette à 1ml

Bedarfsmedikation:	Antiemetika, Antimykotika, antiseptische Mundspüllösung (Hexoral®), Patienten mit HBV-Infektion: Lamivudin (100mg/d für ein Jahr), Gabapentin (bei neuropathischen Schmerzen), Macrogole (Obstipationsprophylaxe)
Kontrollen:	körperliche Untersuchung, Blutbild, Kreatinin, Bilirubin, CR
Dosisreduktion:	siehe Studienprotokoll: moderate Niereninsuffizienz (GFR 10-50ml/min): Cyclophosphamid auf 75%, schwere Niereninsuffizienz (GFR <10ml/min): Cyclophosphamid auf 50%, Doxorubicin auf 75%, Leberfunktionsstörung: Doxorubicin um 50%, Cyclophosphamid um 25%, Vincristin um 50%, anhaltende nicht-hämatologische Vincristin-abhängige Toxizitäten Grad 2: Vincristin auf 50% (keine Reeskalation), bei Leukozyten <2000/mm³, Neutrophilen <1,0x10⁹/l und Thrombozyten <75000/mm³ nach d22, bei Verzögerung >7 Tage siehe Studienprotokoll
Summendosis:	Doxorubicin: Gefahr der Kardiotoxizität; max. Summendosis: 550mg/m²
Erfolgsbeurteilung:	Interim Restaging Tag 15 in CHOP-Zyklus 3, Restaging Tag 19 oder 20 in CHOP-Zyklus 6 (FDG-PET)
Literatur:	Studienprotokoll Optimal Studie

Kapitel 5 · Non-Hodgkin-Lymphome

060501_0742 Optimal-Studie Induktion: Less Favourable Group **Indikation: aggressives B-NHL (CD20+)** **ICD-10: C82-C88**
Arm B (LF-B) RICOVER-Schema

Chemotherapie

Diese Zytostatikatherapie birgt letale Risiken und ist Bestandteil der Optimal-Studie (http://kml.clinicalsite.org/de/cat/511/trial/1538). Ein Studieneinschluss durch die mit der Studie betrauten Kollegen/Zentren sollte unbedingt angestrebt werden. Die Anwendung darf nur durch erfahrene Onkologen und entsprechend ausgebildetes Pflegepersonal erfolgen. Das Protokoll muss im Einzelfall überprüft und der klinischen Situation angepasst werden.

Tag	Substanz	Dosierung	Trägerlösung (ml)	Appl.	Inf.-dauer	Bemerkungen
0,14,28,42,56,70	Rituximab	375 mg/m²	500 ml NaCl 0,9%	i.v.	initial 50mg/h	Gabe erfolgt 2-48h vor CHLIP
1,15,29,43,57,71	Cyclophosphamid	750 mg/m²	500 ml NaCl 0,9%	i.v.	1h	
1,15,29,43,57,71	Doxorubicin	50 mg/m²		i.v.	B	
1,15,29,43,57,71	Vincristin, liposomal (Studienmedikation)	2 mg/m²		i.v.	1h	
1-5,15-19,29-33, 43-47, 57-61, 71-75	Prednison	100 mg abs.		p.o.		bei älteren Patienten ausschleichen, bei anhaltender Müdigkeit Hydrocortison-Substitution möglich; Gaben: 1-0-0-0

Neulasta 6mg s.c. an den Tagen 04,18,32,46,60,74

Zyklusdiagramm	w-1 d-6	w1 d1	w2 d8	w3 d15	w4 d22	w5 d29	w6 d36	w7 d43	w8 d50	w9 d57	w10 d64	w11 d71
Rituximab		■			■		■		■		■		■
CHLIP-14		▨			▨		▨		▨		▨		▨

Infusionsgeschwindigkeit Rituximab:
Erstgabe: beginnen mit **50mg/h** für 30min; danach bei guter Verträglichkeit alle 30min um 50mg/h steigern bis max. 400mg/h
Folgeangaben bei komplikationsfreier Erstgabe: Gesamtdosis innerhalb 90min geben
Überwachung: erste Stunde alle 15min: RR, HF, Atemfrequenz, Temp., danach 1x/h; NOTFALLWAGEN bereithalten
Bei allergischer/anaphylaktischer Reaktion (Schüttelfrost, Fieber etc.) SOFORTIGER Infusionsstopp, evtl. Glukokortikoide, intensivmed. Maßnahmen. Bei Symptombesserung: langsame Wiederaufnahme mit halbierter Inf.-geschwindigkeit der Erstgabe

Vorphase d -6 - 0 (kann je nach Tumorlast und Performancestatus verkürzt werden):
- Prednisolon 100mg p.o.
- Allopurinol-Gabe
- ausreichenden Hydrierung

Cave: Kombination Vincristin + Azole: **Neurotoxizität**

Prophylaxe für Patienten mit hohem Risiko für ZNS-Erkrankungen:
Hochdosis-MTX vor dem ersten und nach dem letzten CHOP-Zyklus eine zusätzliche Rituximab-Gabe erfolgt am Tag vor der ersten MTX-Gabe

Obligate Prä- und Begleitmedikation

Tag	zeitl. Ablauf	Substanz	Dosierung	Trägerlösung (ml)	Appl.	Inf.-dauer	Bemerkungen
0,14,28,42,56,70	-1h	Paracetamol/Paracetamol ratio®	1000 mg		p.o.		
0,14,28,42,56,70	-30min	NaCl 0,9 %		500 ml	i.v.		
0,14,28,42,56,70	-30min	Clemastin/Tavegil®	2 mg		i.v.	15 min	
0,14,28,42,56,70	-30min	Dexamethason	8 mg		i.v.	15min	vor Rituximab-Erstgabe obligat; bei Folgegaben in Abhängigkeit von Verträglichkeit
1,15,29,43,57,71	-30min	NaCl 0,9 %		1000 ml	i.v.	3h	
1,15,29,43,57,71	-30min	Dexamethason	8 mg	100 ml NaCl 0,9%	i.v.	15 min	
1,15,29,43,57,71	-30min	Granisetron/Kevatril®	1 mg	100 ml NaCl 0,9%	i.v.	15 min	
1,15,29,43,57,71	0	Mesna/Uromitexan®	150 mg/m²		i.v.	B	bzw. p.o. 300mg/m² 2h vor, 2h und 6h nach Cyclophosphamid
1,15,29,43,57,71	+2h	Mesna/Uromitexan®	300 mg/m²		p.o.		alternativ i.v. 150mg/m2 bei +4h
1,15,29,43,57,71	+4h	Dexamethason	8 mg		p.o.		alternativ 8mg i.v.
1,15,29,43,57,71	+6h	Mesna/Uromitexan®	300 mg/m²		p.o.		alternativ i.v. 150mg/m2 bei +8h
0-77	1-0-1-0	Cotrimoxazol/Cotrim®forte	960 mg		p.o.		Sa und So; bis 4 Wochen nach Beginn des letzten CHLIP-Zyklus
-6-77	1-0-0-0	Allopurinol/Zyloric®	300 mg		p.o.		Beginn bereits vor Vorphase zur Hyperurikämie-Prophylaxe mindestens bis Ende des 1. CHLIP-Zyklus bzw. in Abhängigkeit der Serumharnsäurespiegel
0-77	1-1-1-1	Aciclovir/Zovirax®	400 mg		p.o.		bis 4 Wochen nach Beginn des letzten CHLIP-Zyklus
4,18,32,46,60,74	1-0-0-0	Pegfilgrastim/Neulasta®	6 mg		s.c.		
7-13,21-27,35-41, 49-55, 63-69, 77-83	1-0-1-0	Ciprofloxacin/Ciprobay®	500 mg		p.o.		Tag 7-13 nach jeder CHLIP-Gabe (bis Leukocyten >1000/µl oder Neutrophile >500/µl)
7-77	1-1-1-1	Amphotericin B-Susp./Ampho-Moronal®	100 mg		p.o.		Suspension, nach jeder Mahlzeit ab Tag 7 nach jeder CHLIP-Gabe bis Leukocyten >1000/µl oder Neutrophile >500/µl, 100mg = 1 Pipette à 1ml

Bedarfsmedikation: Antiemetika, Antimykotika, antiseptische Mundspüllösung (Hexoral®), Patienten mit HBV-Infektion: Lamivudin (100mg/d für ein Jahr), Gabapentin (bei neurophatischen Schmerzen), Macrogole (Obstipationsprophylaxe)
Kontrollen: körperliche Untersuchung, Blutbild, Kreatinin, Bilirubin, CR
Dosisreduktion: siehe Studienprotokoll: moderate Niereninsuffizienz (GFR 10-50ml/min): Cyclophosphamid auf 75%, schwere Niereninsuffizienz (GFR <10ml/min): Cyclophosphamid auf 50%, Doxorubicin auf 75%, Leberfunktionsstörung: Doxorubicin um 50%, Cyclophosphamid um 25%, Vincristin um 50%, anhaltende nicht-hämatologische Vincristin-abhängige Toxizitäten Grad 2: Vincristin auf 50% (keine Reeskalation), bei Leukozyten <2000/mm³, Neutrophilen <1,0x10⁹/l und Thrombozyten <75000/mm³ nach d22, bei Verzögerung >7 Tage siehe Studienprotokoll
Summendosis: Doxorubicin: Gefahr der Kardiotoxizität; max. Summendosis: 550mg/m²; Vincristin 5-20mg absolut: Gefahr der Neurotoxizität
Erfolgsbeurteilung: Interim Restaging Tag 15 in CHLIP-Zyklus 3, Restaging Tag 19 oder 20 in CHLIP-Zyklus 6 (FDG-PET)
Literatur: Studienprotokoll Optimal Studie

060501_0742 Optimal-Studie Induktion: Less Favourable Group **Indikation: aggressives B-NHL (CD20+)** **ICD-10: C82-C88**
Arm C (LF-C) OPTI-R-Schema

Chemotherapie

Diese Zytostatikatherapie birgt letale Risiken und ist Bestandteil der Optimal-Studie (http://kml.clinicalsite.org/de/cat/511/trial/1538). Ein Studieneinschluss durch die mit der Studie betrauten Kollegen/Zentren sollte unbedingt angestrebt werden. Die Anwendung darf nur durch erfahrene Onkologen und entsprechend ausgebildetes Pflegepersonal erfolgen. Das Protokoll muss im Einzelfall überprüft und der klinischen Situation angepasst werden.

Tag	Substanz	Dosierung	Trägerlösung (ml)	Appl.	Inf.-dauer	Bemerkungen
-4,-1,1,4,14, 28, 42, 56	Rituximab	375 mg/m²	500 ml NaCl 0,9%	i.v.	initial 50mg/h	Gabe erfolgt 2-48h vor CHOP
1,15,29,43,57,71	Cyclophosphamid	750 mg/m²	500 ml NaCl 0,9%	i.v.	1h	
1,15,29,43,57,71	Doxorubicin	50 mg/m²		i.v.	B	
1,15,29,43,57,71	Vincristin	1,4 mg/m²		i.v.	B	max. 2 mg abs.
1-5,15-19,29-33, 43-47, 57-61, 71-75	Prednison	100 mg abs.		p.o.		bei älteren Patienten ausschleichen, bei anhaltender Müdigkeit Hydrocortison-Substitution möglich; Gaben: 1-0-0-0

Zyklusdiagramm	w-1 d-6	w1 d1	w2 d8	w3 d15	w4 d22	w5 d29	w6 d36	w7 d43	w8 d50	w9 d57	w10 d64	w11 d71
Rituximab												
CHOP-14												

Infusionsgeschwindigkeit Rituximab:
Erstgabe: beginnen mit **50mg/h** für 30min; danach bei guter Verträglichkeit alle 30min um 50mg/h steigern bis max. 400mg/h
Folgeangaben bei komplikationsfreier Erstgabe: Gesamtdosis innerhalb 90min geben
Überwachung: erste Stunde alle 15min: RR, HF, Atemfrequenz, Temp., danach 1x/h; NOTFALLWAGEN bereithalten
Bei allergischer/anaphylaktischer Reaktion (Schüttelfrost, Fieber etc.) SOFORTIGER Infusionsstopp, evtl. Glukokortikoide, intensivmed. Maßnahmen. Bei Symptombesserung: langsame Wiederaufnahme mit halbierter Inf.-geschwindigkeit der Erstgabe

Vorphase d -6 - 0 (kann je nach Tumorlast und Performancestatus verkürzt werden):
- Prednisolon 100mg p.o.
- Allopurinol-Gabe
- ausreichenden Hydrierung

Prophylaxe für Patienten mit hohem Risiko für ZNS-Erkrankungen:
Hochdosis-MTX vor dem ersten und nach dem letzten CHOP-Zyklus
eine zusätzliche Rituximab-Gabe erfolgt am Tag vor der ersten MTX-Gabe

Obligate Prä- und Begleitmedikation

Tag	zeitl. Ablauf	Substanz	Dosierung	Trägerlösung (ml)	Appl.	Inf.-dauer	Bemerkungen
-4,-1,1,4,14,28,42,56	-1h	Paracetamol/Paracetamol ratio®	1000 mg		p.o.		
-4,-1,1,4,14,28,42,56	-30min	NaCl 0,9 %		1000 ml	i.v.	für Dauer von AK- und CTx-Gabe	
15,29,43,57,71	-30min	NaCl 0,9 %		1000 ml	i.v.	für Dauer von AK- und CTx-Gabe	
-4,-1,1,4,14,28,42,56	-30min	Clemastin/Tavegil®	2 mg		i.v.	15 min	
-4,-1,1,4,14,28,42,56	-30min	Dexamethason	8 mg		i.v.	15min	vor Rituximab-Erstgabe obligat; bei Folgegaben in Abhängigkeit von Verträglichkeit
1	1h30min nach Ende Rituximab	Dexamethason	8 mg	100 ml NaCl 0,9%	i.v.	15 min	
15,29,43,57,71	-30min	Dexamethason	8 mg	100 ml NaCl 0,9%	i.v.	15 min	
1	1h30min nach Ende Rituximab	Granisetron/Kevatril®	1 mg	100 ml NaCl 0,9%	i.v.	15 min	
15,29,43,57,71	-30min	Granisetron/Kevatril®	1 mg	100 ml NaCl 0,9%	i.v.	15 min	
1	2h nach Ende Rituximab	Mesna/Uromitexan®	150 mg/m²		i.v.	B	
15,29,43,57,71	0	Mesna/Uromitexan®	150 mg/m²		i.v.	B	bzw. p.o. 300mg/m² 2h vor Cyclophosphamid
1	4h nach Ende Rituximab	Mesna/Uromitexan®	300 mg/m²		p.o.		alternativ 150mg/m² i.v. 6h nach Ende Rituximab
15,29,43,57,71	+2h, +6h	Mesna/Uromitexan®	300 mg/m²		p.o.		alternativ 150mg/m² i.v. 4h und 8h nach Cyclophosphamid
1	6h nach Ende Rituximab	Dexamethason	8 mg		p.o.		
15,29,43,57,71	+4h	Dexamethason	8 mg		p.o.		
1	8h nach Ende Rituximab	Mesna/Uromitexan®	300 mg/m²		p.o.		alternativ 150mg/m² i.v. 10h nach Ende Rituximab
0-77	1-0-0-0	Allopurinol/Zyloric®	300 mg		p.o.		Beginn bereits vor Vorphase zur Hyperurikämie-Prophylaxe mindestens bis Ende des 1. Zyklus in Abhängigkeit der Serumharnsäurespiegel
1-77	1-1-1-1	Aciclovir/Zovirax®	400 mg		p.o.		
1-77	1-0-1-0	Cotrimoxazol/Cotrim®forte	960 mg		p.o.		Sa und So; bis 4 Wochen nach Beginn des letzten CHOP-Zyklus
7-77	1-1-1-1	Amphotericin B-Susp./Ampho-Moronal®	100 mg		p.o.		Suspension, nach jeder Mahlzeit ab Tag 7 nach jeder CHOP-Gabe bis Leukocyten >1000/µl oder Neutrophile >500/µl
4,18,32,46,60,74	1-0-0-0	Pegfilgrastim/Neulasta®	6 mg		s.c.		
7-13,21-27,35-41, 49-55, 63-69, 77-83	1-0-1-0	Ciprofloxacin/Ciprobay®	500 mg		p.o.		Tag 7-13 nach jeder CHOP-Gabe (bis Leukocyten >1000/µl oder Neutrophile >500/µl)

Bedarfsmedikation:	Antiemetika, Antimykotika, antiseptische Mundspüllösung (Hexoral®), Patienten mit HBV-Infektion: Lamivudin (100mg/d für ein Jahr), Gabapentin (bei neurophatischen Schmerzen), Macrogole (Obstipationsprophylaxe)
Kontrollen:	körperliche Untersuchung, Blutbild, Kreatinin, Bilirubin, CRP
Dosisreduktion:	siehe Studienprotokoll: moderate Niereninsuffizienz (GFR 10-50ml/min): Cyclophosphamid auf 75%, schwere Niereninsuffizienz (GFR <10ml/min): Cyclophosphamid auf 50%, Doxorubicin auf 75%, Leberfunktionsstörung: Doxorubicin um 50%, Cyclophosphamid um 25%, Vincristin um 50%, anhaltende nicht-hämatologische Vincristin-abhängige Toxizitäten Grad 2: Vincristin auf 50% (keine Reeskalation), bei Leukozyten<2000/mm³, Neutrophilen <1,0x10⁹/l und Thrombozyten <75000/mm³ nach d22, bei Verzögerung >7 Tage siehe Studienprotokoll
Summendosis:	Doxorubicin: Gefahr der Kardiotoxizität; max. Summendosis: 550mg/m²
Erfolgsbeurteilung:	Interim Restaging Tag 15 in CHOP-Zyklus 3, Restaging Tag 19 oder 20 in CHOP-Zyklus 6 (FDG-PET)
Literatur:	Studienprotokoll Optimal Studie

Kapitel 5 · Non-Hodgkin-Lymphome

060501_0742 Optimal-Studie Induktion: Less Favourable Group **Indikation: aggressives B-NHL (CD20+)** *ICD-10: C82-C88*
Arm D (LF-D) OPTI-R-Schema

Chemotherapie

Diese Zytostatikatherapie birgt letale Risiken und ist Bestandteil der **Optimal-Studie (http://kml.clinicalsite.org/de/cat/511/trial/1538). Ein Studieneinschluss durch die mit der Studie betrauten Kollegen/Zentren sollte unbedingt angestrebt werden.** Die Anwendung darf nur durch erfahrene Onkologen und entsprechend ausgebildetes Pflegepersonal erfolgen. Das Protokoll muss im Einzelfall überprüft und der klinischen Situation angepasst werden.

Tag	Substanz	Dosierung	Trägerlösung (ml)	Appl.	Inf.-dauer	Bemerkungen
-4,-1,1,4,14, 28, 42, 56	Rituximab	375 mg/m²	500 ml NaCl 0,9%	i.v.	initial 50mg/h	Gabe erfolgt 2-48h vor CHLIP
1,15,29,43,57,71	Cyclophosphamid	750 mg/m²	500 ml NaCl 0,9%	i.v.	1h	
1,15,29,43,57,71	Doxorubicin	50 mg/m²		i.v.	B	
1,15,29,43,57,71	Vincristin, liposomal (Studienmedikation)	2.0 mg/m²		i.v.	1h	
1-5,15-19,29-33, 43-47, 57-61, 71-75	Prednison	100 mg abs.		p.o.		bei älteren Patienten ausschleichen, bei anhaltender Müdigkeit Hydrocortison-Substitution möglich; Gaben: 1-0-0-0

Zyklusdiagramm	w-1 d-6	w1 d1	w2 d8	w3 d15	w4 d22	w5 d29	w6 d36	w7 d43	w8 d50	w9 d57	w10 d64	w11 d71
Rituximab												
CHLIP-14												

Infusionsgeschwindigkeit Rituximab:
Erstgabe: beginnen mit **50mg/h** für 30min; danach bei guter Verträglichkeit alle 30min um 50mg/h steigern bis max. 400mg/h
Folgeangaben bei komplikationsfreier Erstgabe: Gesamtdosis innerhalb 90min geben
Überwachung: erste Stunde alle 15min: RR, HF, Atemfrequenz, Temp., danach 1x/h; NOTFALLWAGEN bereithalten
Bei allergischer/anaphylaktischer Reaktion (Schüttelfrost, Fieber etc.) SOFORTIGER Infusionsstopp, evtl. Glukokortikoide, intensivmed. Maßnahmen. Bei Symptombesserung: langsame Wiederaufnahme mit halbierter Inf.-geschwindigkeit der Erstgabe

Vorphase d -6 - 0 (kann je nach Tumorlast und Performancestatus verkürzt werden):
- Prednisolon 100mg p.o.
- Allopurinol-Gabe
- ausreichenden Hydrierung

Cave: Kombination Vincristin + Azole: **Neurotoxizität**

Prophylaxe für Patienten mit hohem Risiko für ZNS-Erkrankungen:
Hochdosis-MTX vor dem ersten und nach dem letzten CHOP-Zyklus eine zusätzliche Rituximab-Gabe erfolgt am Tag vor der ersten MTX-Gabe

Obligate Prä- und Begleitmedikation

Tag	zeitl. Ablauf	Substanz	Dosierung	Trägerlösung (ml)	Appl.	Inf.-dauer	Bemerkungen
-4,-1,1,4,14,28,42,56	-1h	Paracetamol/Paracetamol ratio®	1000 mg		p.o.		
-4,-1,1,4,14,28,42,56	-30min	NaCl 0,9 %		500 ml	i.v.	während der AK-Gabe	
15,29,43,57,71	-30min	NaCl 0,9 %		1000 ml	i.v.	3h	
-4,-1,1,4,14,28,42,56	-30min	Clemastin/Tavegil®	2 mg		i.v.	15 min	
-4,-1,1,4,14,28,42,56	-30min	Dexamethason	8 mg		i.v.	15min	vor Rituximab-Erstgabe obligat; bei Folgegaben in Abhängigkeit von Verträglichkeit
1	1h30min nach Ende Rituximab	Dexamethason	8 mg	100 ml NaCl 0,9%	i.v.	15 min	
15,29,43,57,71	-30min	Dexamethason	8 mg	100 ml NaCl 0,9%	i.v.	15 min	
1	1h30min nach Ende Rituximab	Granisetron/Kevatril®	1 mg	100 ml NaCl 0,9%	i.v.	15 min	
15,29,43,57,71	-30min	Granisetron/Kevatril®	1 mg	100 ml NaCl 0,9%	i.v.	15 min	
1	2h nach Ende Rituximab	Mesna/Uromitexan®	150 mg/m²		i.v.	B	bzw. p.o. 300mg/m² 2h Cyclophosphamid
15,29,43,57,71	0	Mesna/Uromitexan®	150 mg/m²		i.v.	B	bzw. p.o. 300mg/m² 2h Cyclophosphamid
1	4h nach Ende Rituximab	Mesna/Uromitexan®	300 mg/m²		p.o.		alternativ 150mg/m² i.v. 6h nach Ende Rituximab
15,29,43,57,71	+2h, +6h	Mesna/Uromitexan®	300 mg/m²		p.o.		alternativ 150mg/m² i.v. 4h und 8h nach Cyclophosphamid
1	6h nach Ende Rituximab	Dexamethason	8 mg		p.o.		
15,29,43,57,71	+4h	Dexamethason	8 mg		p.o.		
1	8h nach Ende Rituximab	Mesna/Uromitexan®	300 mg/m²		p.o.		alternativ 150mg/m² i.v. 4h und 8h nach Cyclophosphamid
0-77	1-0-0-0	Allopurinol/Zyloric®	300 mg		p.o.		Beginn bereits vor Vorphase zur Hyperurikämie-Prophylaxe mindestens bis Ende des 1. CHLIP-Zyklus bzw. in Abhängigkeit der Serumharnsäurespiegel
1-77	1-1-1-1	Aciclovir/Zovirax®	400 mg		p.o.		
1-77	1-0-1-0	Cotrimoxazol/Cotrim®forte	960 mg		p.o.		Sa und So; bis 4 Wochen nach Beginn des letzen CHLIP-Zyklus
7-77	1-1-1-1	Amphotericin B-Susp./Ampho-Moronal®	100 mg		p.o.		Suspension, nach jeder Mahlzeit ab Tag 7 nach jeder CHLIP-Gabe bis Leukocyten >1000/μl oder Neutrophile >500/μl
4,18,32,46,60,74	1-0-0-0	Pegfilgrastim/Neulasta®	6 mg		s.c.		an Tag 4 nach jeder CHLIP-Gabe
7-13,21-27,35-41, 49-55, 63-69, 77-83	1-0-1-0	Ciprofloxacin/Ciprobay®	500 mg		p.o.		Tag 7-13 nach jeder CHLIP-Gabe (bis Leukocyten >1000/μl oder Neutrophile >500/μl)

Bedarfsmedikation:	Antiemetika, Antimykotika, antiseptische Mundspüllösung (Hexoral®), Patienten mit HBV-Infektion: Lamivudin (100mg/d für ein Jahr), Gabapentin (bei neuropathischen Schmerzen), Macrogole (Obstipationsprophylaxe)
Kontrollen:	körperliche Untersuchung, Blutbild, Kreatinin, Bilirubin, CRP
Dosisreduktion:	siehe Studienprotokoll: moderate Niereninsuffizienz (GFR 10-50ml/min): Cyclophosphamid auf 75%, schwere Niereninsuffizienz (GFR <10ml/min): Cyclophosphamid auf 50%, Doxorubicin auf 75%, Leberfunktionsstörung: Doxorubicin um 50%, Cyclophosphamid um 25%, Vincristin um 50%, anhaltende nicht-hämatologische Vincristin-abhängige Toxizitäten Grad 2: Vincristin auf 50% (keine Reeskalation), bei Leukozyten<2000/mm³, Neutrophilen <1,0x10⁹/l und Thrombozyten <75000/mm³ nach d22, bei Verzögerung >7 Tage siehe Studienprotokoll
Summendosis:	Doxorubicin: Gefahr der Kardiotoxizität; max. Summendosis: 550mg/m²
Erfolgsbeurteilung:	Interim Restaging Tag 15 in CHOP-Zyklus 3, Restaging Tag 19 oder 20 in CHOP-Zyklus 6 (FDG-PET)
Literatur:	Studienprotokoll Optimal Studie

060501_0742 Optimal Studie Konsolidierung: Less Favourable Group Arm A/B (LF-A/B) RICOVER-Schema

Indikation: aggressives B-NHL (CD20+)

ICD-10: C82-C88

Chemotherapie

Diese Zytostatikatherapie birgt letale Risiken und ist Bestandteil der **Optimal-Studie (http://kml.clinicalsite.org/de/cat/511/trial/1538). Ein Studieneinschluss durch die mit der Studie betrauten Kollegen/Zentren sollte unbedingt angestrebt werden.** Die Anwendung darf nur durch erfahrene Onkologen und entsprechend ausgebildetes Pflegepersonal erfolgen. Das Protokoll muss im Einzelfall überprüft und der klinischen Situation angepasst werden.

Wo	Tag	Substanz	Dosierung	Trägerlösung (ml)	Appl.	Inf.-dauer	Bemerkungen
12,14	7	Rituximab	375 mg/m²	500 ml NaCl 0,9%	i.v.	initial 50mg/h	siehe Memokasten

Zyklusdiagramm	d78 w12	d85 w13	d92 w14	Therapieübersicht Konsolidierung Arm LF-A/LF-B:
Rituximab	▯▯▯▯▯■	▯▯▯▯▯▯▯	▯▯▯▯▯▯■	Woche 12, Tag 7 = Protokolltag 84 Woche 14, Tag 7 = Protokolltag 98

Begleitmedikation aus Induktionsphase bis 4 Wochen nach Ende der letzten CHOP-/CHLIP-Gabe fortführen:
- Aciclovir 400mg p.o. (1-0-0-0)
- Cotrim forte 960 mg p.o. (1-0-1-0; Sa, So)

Infusionsgeschwindigkeit Rituximab:
Erstgabe: beginnen mit **50mg/h** für 30min; danach bei guter Verträglichkeit alle 30min um 50mg/h steigern bis max. 400mg/h
Folgeangaben bei komplikationsfreier Erstgabe: Gesamtdosis innerhalb 90min geben
Überwachung: erste Stunde alle 15min: RR, HF, Atemfrequenz, Temp., danach 1x/h; NOTFALLWAGEN bereithalten
Bei allergischer/anaphylaktischer Reaktion (Schüttelfrost, Fieber etc.) SOFORTIGER Infusionsstopp, evtl. Glukokortikoide, intensivmed. Maßnahmen. Bei Symptombesserung: langsame Wiederaufnahme mit halbierter Inf.-geschwindigkeit der Erstgabe

Obligate Prä- und Begleitmedikation

Wo	Tag	zeitl. Ablauf	Substanz	Dosierung	Trägerlösung (ml)	Appl.	Inf.-dauer	Bemerkungen
12,14	7	-1h	Paracetamol/Paracetamol ratio®	1000 mg abs.		p.o.		Gabe 1h vor Rituximab
12,14	7	-30min	NaCl 0,9 %		500 ml	i.v.	*	*während AK-Gabe
12,14	7	-30min	Clemastin/Tavegil®	2 mg abs.		i.v.	B	
12,14	7	-30min	Dexamethason	8 mg		i.v.	B	vor Rituximab-Erstgabe obligat; bei Folgegaben in Abhängigkeit von Verträglichkeit

Bedarfsmedikation:	Solu-Decortin 50 mg i.v. vor und während Rituximab; Patienten mit HBV-Infektion: Lamivudin (100mg/d für ein Jahr, FN-Risiko <10% --> je nach Risikoabwägung, siehe Kurzfassung Leitlinien G-CSF
FN-Risiko:	<10%--> je nach Risikoabwägung, siehe Kurzfassung Leitlinien G-CSF
Kontrollen:	körperliche Untersuchung, Blutbild, Kreatinin, Bilirubin, CRP, während Infusion: Zeichen der Unverträglichkeit, besonders bei Leukozyten >50000/µl, Harnsäure
Erfolgsbeurteilung:	bei FDG-PET positiv zusätzliches Restaging (RE3) 2 Monate nach Ende Bestrahlung, danach und bei FDG-PET negativ: Follow up
Literatur:	Studienprotokoll Optimal Studie

060501_0742 Optimal Studie Konsolidierung: Less Favourable Group Arm C/D (LF-C/D) OPTI-R-Schema

Indikation: aggressives B-NHL (CD20+)

ICD-10: C82-C88

Chemotherapie

Diese Zytostatikatherapie birgt letale Risiken und ist Bestandteil der **Optimal-Studie (http://kml.clinicalsite.org/de/cat/511/trial/1538). Ein Studieneinschluss durch die mit der Studie betrauten Kollegen/Zentren sollte unbedingt angestrebt werden.** Die Anwendung darf nur durch erfahrene Onkologen und entsprechend ausgebildetes Pflegepersonal erfolgen. Das Protokoll muss im Einzelfall überprüft und der klinischen Situation angepasst werden.

Wo	Tag	Substanz	Dosierung	Trägerlösung (ml)	Appl.	Inf.-dauer	Bemerkungen
13,18,25,34	7	Rituximab (Studienmedikation)	375 mg/m²	500 ml NaCl 0,9%	i.v.	initial 50mg/h	zusätzliche Information siehe Kurvenblatt

Therapieübersicht Konsolidierung Arm LF-C/LF-D:	Begleitmedikation aus Induktionsphase bis 4 Wochen nach Ende der letzten CHOP-/CHLIP-Gabe fortführen:
Woche 13, Tag 7 = Protokolltag 91 Woche 18, Tag 7 = Protokolltag 126 Woche 25, Tag 7 = Protokolltag 175 Woche 34, Tag 7 = Protokolltag 238	• Aciclovir 400mg p.o. (1-0-0-0) • Cotrim forte 960 mg p.o. (1-0-1-0; Sa, So)

Infusionsgeschwindigkeit Rituximab:
Erstgabe: beginnen mit **50mg/h** für 30min; danach bei guter Verträglichkeit alle 30min um 50mg/h steigern bis max. 400mg/h
Folgeangaben bei komplikationsfreier Erstgabe: Gesamtdosis innerhalb 90min geben
Überwachung: erste Stunde alle 15min: RR, HF, Atemfrequenz, Temp., danach 1x/h; NOTFALLWAGEN bereithalten
Bei allergischer/anaphylaktischer Reaktion (Schüttelfrost, Fieber etc.) SOFORTIGER Infusionsstopp, evtl. Glukokortikoide, intensivmed. Maßnahmen. Bei Symptombesserung: langsame Wiederaufnahme mit halbierter Inf.-geschwindigkeit der Erstgabe

Woche 13-23	d85 w13	d92 w14	d99 w15	d106 w16	d113 w17	d120 w18	d127 w19	d134 w20	d141 w21	d148 w22	d155 w23
Rituximab											

Woche 24-34	d162 w24	d169 w25	d176 w26	d183 w27	d190 w28	d197 w29	d204 w30	d211 w31	d218 w32	d225 w33	d232 w34
Rituximab											

Obligate Prä- und Begleitmedikation

Wo	Tag	zeitl. Ablauf	Substanz	Dosierung	Trägerlösung (ml)	Appl.	Inf.-dauer	Bemerkungen
13,18,25,34	7	-1h	Paracetamol/Paracetamol ratio®	1000 mg abs.		p.o.		Gabe 1h vor Rituximab
13,18,25,34	7	-30min	NaCl 0,9 %		500 ml	i.v.	*	*während AK-Gabe
13,18,25,34	7	-30min	Clemastin/Tavegil®	2 mg abs.		i.v.	B	
13,18,25,34	7	-30min	Dexamethason	8 mg		i.v.	B	vor Rituximab-Erstgabe obligat; bei Folgegaben in Abhängigkeit von Verträglichkeit

Bedarfsmedikation:	Solu-Decortin 50 mg i.v. vor und während Rituximab; Patienten mit HBV-Infektion: Lamivudin (100mg/d für ein Jahr), FN-Risiko <10% --> je nach Risikoabwägung, siehe Kurzfassung Leitlinien G-CSF
FN-Risiko:	<10%--> je nach Risikoabwägung, siehe Kurzfassung Leitlinien G-CSF
Kontrollen:	körperliche Untersuchung, Blutbild, Kreatinin, Bilirubin, CRP, während Infusion: Zeichen der Unverträglichkeit, besonders bei Leukozyten >50000/µl, Harnsäure
Erfolgsbeurteilung:	bei FDG-PET positiv zusätzliches Restaging (RE3) 2 Monate nach Ende Bestrahlung, danach und bei FDG-PET negativ: Follow up
Literatur:	Studienprotokoll Optimal Studie

Kapitel 5 · Non-Hodgkin-Lymphome

060502_01 Chlorambucil/Prednison ("Knospe") — Indikation: CLL; niedrigmalignes NHL — ICD-10:C82-C88

Chemotherapie

Diese Zytostatikatherapie birgt letale Risiken. Die Anwendung darf nur durch erfahrene internistische Onkologen und entsprechend ausgebildetes Pflegepersonal erfolgen. Das Protokoll muss im Einzelfall überprüft und der klinischen Situation angepasst werden.

Tag	Substanz	Dosierung	Trägerlösung (ml)	Appl.	Inf.-dauer	Bemerkungen
1	Prednison/Decortin®	75 mg abs.		p.o.		Gaben: 1-0-0-0
1	Chlorambucil	18 mg/m²		p.o.		Gaben: 1-0-0-0
2	Prednison/Decortin®	50 mg abs.		p.o.		Gaben: 1-0-0-0
3	Prednison/Decortin®	25 mg abs.		p.o.		Gaben: 1-0-0-0

Achtung: Chlorambucil: Dosissteigerung um 5mg/m² pro Zyklus je nach Verträglichkeit anstreben.

Zyklusdiagramm: d1 w1 / d8 w2 — Prednison 75mg abs, Prednison 50mg abs, Prednison 25mg abs, Chlorambucil — Wdh.

- Bedarfsmedikation: Metoclopramid/Paspertin® p.o. oder i.v., Sucralfat/Ulcogant®, Famotidin/Pepdul® mite 20mg abends
- FN-Risiko: <10%-> je nach Risikoabwägung, siehe Kurzfassung Leitlinien G-CSF
- Kontrollen: Blutbild, Elektrolyte, Blutzucker, Retentionswerte, Diurese, Herzfunktion
- Erfolgsbeurteilung: nach 2-3 Monaten
- Wiederholung: d15
- Literatur: Knospe WH et al. Cancer. 1974; 33:555-62.

060502_02 Fludarabin — Indikation: NHL; CLL — ICD-10: C82-C88

Chemotherapie

Diese Zytostatikatherapie birgt letale Risiken. Die Anwendung darf nur durch erfahrene internistische Onkologen und entsprechend ausgebildetes Pflegepersonal erfolgen. Das Protokoll muss im Einzelfall überprüft und der klinischen Situation angepasst werden.

Tag	Substanz	Dosierung	Trägerlösung (ml)	Appl.	Inf.-dauer	Bemerkungen
1-5	Fludarabin	25 mg/m²	250 ml NaCl 0,9%	i.v.	1h	

Zyklusdiagramm: d1 w1 / d8 w2 / d15 w3 / d22 w4 — Fludarabin — Wdh.

CTx mit FN-Risiko von 10-20%: Vorgehen bei der G-CSF-Gabe
- nach CTx: 1x tgl. 5µg/kg Filgrastim s.c. bei Leukozyten < 1 000/µl bis >1 000/µl
- Wenn unter Einbeziehung **individueller Risikofaktoren für den Patienten** **FN-Risiko ≥ 20%** =>G-CSF-Primärprophylaxe erwägen/durchführen.
- **Nach durchgemachter febriler Neutropenie**, in folgenden Zyklen => **G-CSF-Sekundärprophylaxe**

G-CSF-Primär- bzw. Sekundärprophylaxe:
Entweder 24h nach CTx einmal Pegfilgrastim/Neulasta® 6mg s.c. - **Oder**: d6 nach CTx Filgrastim/Neupogen® 5µg/kg/d s.c. bis zum Durchschreiten des Nadir

Obligate Prä- und Begleitmedikation

Tag	zeitl. Ablauf	Substanz	Dosierung	Trägerlösung (ml)	Appl.	Inf.-dauer	Bemerkungen
1-28	0-1-0-0	Cotrimoxazol/Bactrim® forte	960 mg		p.o.		Mo, Mi, Fr; bis CD4- Zellzahlen > 200/ µl
1-5	0	NaCl 0,9 %		500 ml	i.v.	1h	zur Chemotherapie

- Bedarfsmedikation: bei HSV- oder VZV-seropositiven Patienten: Prophylaxe mit Aciclovir/Zovirax® 2x200mg, Metoclopramid/Paspertin® p.o. oder i.v.
- FN-Risiko: 10-20%-> je nach Risikoabwägung als Primärprophylaxe, bei FN im 1. Zyklus als Sekundärprophylaxe, siehe Kurzfassung Leitlinien G-CSF
- Kontrollen: Blutbild, Elektrolyte, Retentionswerte, Leberwerte, Entzündungsparameter
- Erfolgsbeurteilung: nach 3 Zyklen
- Wiederholung: d29
- Literatur: Cheson BD et al. Semin Oncol. 1990; 17(5):1-71; Catovsky D et al. Lancet. 2007; 370:230-39.

060502_03 Fludarabin/Cyclophosphamid — Indikation: CLL/PLL/NHL — ICD-10: C82-C88

Chemotherapie

Diese Zytostatikatherapie birgt letale Risiken. Die Anwendung darf nur durch erfahrene internistische Onkologen und entsprechend ausgebildetes Pflegepersonal erfolgen. Das Protokoll muss im Einzelfall überprüft und der klinischen Situation angepasst werden.

Tag	Substanz	Dosierung	Trägerlösung (ml)	Appl.	Inf.-dauer	Bemerkungen
1-3	Fludarabin	25 mg/m²	250 ml NaCl 0,9%	i.v.	30min	
1-3	Cyclophosphamid	250 mg/m²	250 ml NaCl 0,9%	i.v.	1h	

Zyklusdiagramm: d1 w1 | d8 w2 | d15 w3 | d22 w4 — Wdh.
Fludarabin, Cyclophosphamid

CTx mit FN-Risiko von 10-20%: Vorgehen bei der G-CSF-Gabe
- nach CTx: 1x tgl. 5µg/kg Filgrastim s.c. bei Leukozyten < 1 000/µl bis >1 000/µl
- Wenn unter Einbeziehung **individueller Risikofaktoren für den Patienten** FN-Risiko ≥ **20%** =>**G-CSF-Primärprophylaxe** erwägen/durchführen.
- Nach durchgemachter febriler Neutropenie, in folgenden Zyklen => **G-CSF-Sekundärprophylaxe**

G-CSF-Primär- bzw. Sekundärprophylaxe:
Entweder 24h nach CTx einmal Pegfilgrastim/Neulasta® 6mg s.c.   - Oder:
d6 nach CTx Filgrastim/Neupogen® 5µg/kg/d s.c. bis zum Durchschreiten des Nadir

Obligate Prä- und Begleitmedikation

Tag	zeitl. Ablauf	Substanz	Dosierung	Trägerlösung (ml)	Appl.	Inf.-dauer	Bemerkungen
1-28	1-0-0-0	Allopurinol/Zyloric®	300 mg		p.o.		plus Hydratation bei V.a. Tumorlyse
1-28	0-1-0-0	Cotrimoxazol/Bactrim® forte	960 mg		p.o.		Mo, Mi, Fr; bis CD4- Zellzahlen > 200/µl
1-3	-15min	Dexamethason	4 mg		i.v.	B	
1-3	0	NaCl 0,9 %		1500 ml	i.v.	4h	

Bedarfsmedikation: G-CSF/Neupogen®, Metoclopramid/Paspertin® p.o./ i.v.;Granisetron/Kevatril® 1mg i.v., bei HSV- oder VZV-seropositiven Patienten: Prophylaxe mit Aciclovir/Zovirax® 2x200mg; Mesna/Uromitexan® bei Zystitis-Risiko (vgl. RB5 Kap. 3.2.)
FN-Risiko: 10 - 20% -> je nach Risikoabwägung als Primärprophylaxe, bei FN im 1. Zyklus als Sekundärprophylaxe, siehe Kurzfassung Leitlinien G-CSF
Kontrollen: Blutbild, Elektrolyte, Retentionswerte, Leberwerte, Entzündungsparameter
Dosisreduktion: bei Kreatinin 1,6-2mg/dl: Fludarabin 20mg/m², bei Kreatinin >2mg/dl Fludarabin 15mg/m²; bei Zystitis Grad 2-4 Cyclophosphamid 200mg/m²
Erfolgsbeurteilung: nach 3 Zyklen
Wiederholung: d29 sofern Neutrophile >1 500/µl und Thrombozyten >75 000/µl, maximal 6 Zyklen
Literatur: Catovsky D et al. Lancet. 2007; 370:230-39.

060502_06 FCR — Indikation: NHL (CLL/PLL) — ICD-10: C82-C88

Chemotherapie

Diese Zytostatikatherapie birgt letale Risiken. Die Anwendung darf nur durch erfahrene internistische Onkologen und entsprechend ausgebildetes Pflegepersonal erfolgen. Das Protokoll muss im Einzelfall überprüft und der klinischen Situation angepasst werden.

Tag	Substanz	Dosierung	Trägerlösung (ml)	Appl.	Inf.-dauer	Bemerkungen
0	Rituximab	375 mg/m²	500 ml NaCl 0,9%	i.v.	initial 50mg/h	ab Zyklus 2: 500mg/m²
1-3	Fludarabin	25 mg/m²	250 ml NaCl 0,9%	i.v.	30min	
1-3	Cyclophosphamid	250 mg/m²	250 ml NaCl 0,9%	i.v.	1h	

Zyklustag 00 | 1-27 — Wdh.
Rituximab 375mg/m2 (Zyklus 1), Rituximab 500mg/m2 (ab Zyklus 2), Fludarabin, Cyclophosphamid

Infusionsgeschwindigkeit Rituximab:
Erstgabe: beginnen mit **50mg/h** für 1 h; danach bei guter Verträglichkeit alle 30min um 50mg/h steigern bis max. 400mg/h
Folgegaben bei komplikationsfreier Erstgabe und nach Ausschluss Risikopatient: Gesamtdosis innerhalb 90min geben
Risikopatienten (max.Tumorlast, Herz-Kreislauf/resp. Erkrankungen, AK-Unverträglichkeit): beginnen mit **25mg/h** für 1h danach alle 30 min um 25mg/h bis max. 200mg/h steigern
Überwachung: erste Stunde alle 15min: RR, HF, Atemfrequenz, Temp., danach 1x/h; NOTFALLWAGEN bereithalten.
Bei allergischer/anaphylaktischer Reaktion (Schüttelfrost, Fieber etc.) SOFORTIGER Infusionsstopp, evtl. Glukokortikoide, intensivmed. Maßnahmen. Bei Symptombesserung langsame Wiederaufnahme: halbierte Inf.-geschwindigkeit der Erstgabe

CTx mit FN-Risiko von 10-20%: Vorgehen bei der G-CSF-Gabe
- nach CTx: 1x tgl. 5µg/kg Filgrastim s.c. bei Leukozyten < 1 000/µl bis >1 000/µl
- Wenn unter Einbeziehung **individueller Risikofaktoren für den Patienten** FN-Risiko ≥ **20%** =>**G-CSF-Primärprophylaxe** erwägen/durchführen.
- Nach durchgemachter febriler Neutropenie, in folgenden Zyklen => **G-CSF-Sekundärprophylaxe**

G-CSF-Primär- bzw. Sekundärprophylaxe:
Entweder 24h nach CTx einmal Pegfilgrastim/Neulasta® 6mg s.c.   - **Oder:**
d6 nach CTx Filgrastim/Neupogen® 5µg/kg/d s.c. bis zum Durchschreiten des Nadir

Obligate Prä- und Begleitmedikation

Tag	zeitl. Ablauf	Substanz	Dosierung	Trägerlösung (ml)	Appl.	Inf.-dauer	Bemerkungen
0	1-0-0-0	Omeprazol/Antra®	20 mg		p.o.		
0	1-0-0-0	Allopurinol/Zyloric®	300 mg		p.o.		
0	-1h	Paracetamol/Paracetamol ratio®	1000 mg		p.o.		
0	-30min	NaCl 0,9 %		500 ml	i.v.		während Rituximab
0	-30min	Dexamethason	8 mg		i.v.	B	vor Rituximab-Erstgabe obligat; bei Folgegaben in Abhängigkeit von Verträglichkeit
0	-30min	Clemastin/Tavegil®	2 mg		i.v.	15min	
1-3	-30min	NaCl 0,9 %		1500 ml	i.v.	4h	
1-3	-30min	Granisetron/Kevatril®	1 mg		i.v.	15min	
1-3	-30min	Dexamethason	8 mg		i.v.	B	
0-28	0-1-0-0	Cotrimoxazol/Cotrim®forte	960 mg		p.o.		Mo, Mi, Fr

Bedarfsmedikation: Metoclopramid p.o./i.v., Granisetron 1mg i.v., bei HZV-oder VZV-seropositiven Patienten: Prophylaxe mit Aciclovir 2x200 mg; Mesna bei Zystitis-Risiko (vgl. RB5 Kap. 3.2.)
FN-Risiko: 10-20%--> je nach Risikoabwägung als Primärprophylaxe, bei FN im 1. Zyklus als Sekundärprophylaxe, siehe Kurzfassung Leitlinien G-CSF
Kontrollen: **Blutbild**, Elektrolyte, Retentionswerte, Leberwerte, Entzündungsparameter
Dosisreduktion: bei Kreatinin 1,6-2mg/dl: Fludarabin 20mg/m², bei Krea >2mg/dl Fludarabin 15mg/m²; bei Zystitis Grad 2-4 Cyclophosphamid 200mg/m²
Erfolgsbeurteilung: nach 3 Zyklen
Wiederholung: d28 sofern Neutrophile >1 500/µl und Thrombozyten >75 000/µl; 6 Zyklen
Literatur: Hallek M et al. Lancet. 2010; 376:1164-74.

Kapitel 5 · Non-Hodgkin-Lymphome

060504_01 Cladribin (2-CDA) mono   Indikation: Indolente NHL   ICD-10: C91.4; C91.1;C91.3

Chemotherapie

Diese Zytostatikatherapie birgt letale Risiken. Die Anwendung darf nur durch erfahrene internistische Onkologen und entsprechend ausgebildetes Pflegepersonal erfolgen. Das Protokoll muss im Einzelfall überprüft und der klinischen Situation angepasst werden.

Tag	Substanz	Dosierung	Trägerlösung (ml)	Appl.	Inf.-dauer	Bemerkungen
1-5	Cladribin (2-CdA)	0.14 mg/kg	500 ml NaCl 0,9%	i.v.	2h	
1-5	Cladribin (2-CdA)	0.14 mg/kg	unverdünnt	s.c.	B	bei Haarzell- Leukämie alternativ

Zyklusdiagramm	d1 w1	d8 w2	d15 w3
Cladribin (Zyklus Wdh nicht standardmäßig)	▓▓▓		

Obligate Prä- und Begleitmedikation

Tag	zeitl. Ablauf	Substanz	Dosierung	Trägerlösung (ml)	Appl.	Inf.-dauer	Bemerkungen
1-21	0-1-0-0	Cotrimoxazol/Cotrim®forte	960 mg		p.o.		Montags, Mittwochs, Freitags
1-21	1-1-1-1	Aciclovir/Aciclovir ratio®	200 mg		p.o.		kontinuierlich

Bedarfsmedikation: Metoclopramid/ Paspertin® p.o. od. i.v.; Allopurinol p.o.
Kontrollen: Blutbild v.a. regelmäßig während der ersten 4-8 Wochen nach Therapiebeginn, Entzündungsparameter, Neurotoxizität, Retentionsparameter, Leberwerte
Dosisreduktion: Kontraindikation von Cladribin bei Patienten mit Kreatininclearance ≤50ml/min und/oder mit mäßiger bis schwerer Leberinsuffizienz
Wiederholung: **Standard nur 1 Zyklus bei Haarzell- Leukämie; evtl. Wiederholung nach Remissionskontrolle**
Literatur: von Rohr A et al. Ann Oncol. 2002; 13(10):1641-9; Guchelaar HJ et al. Ann Hematol. 1994; 69(5):223-230; Beutler E et al. Blood Cells. 1993; 19(3):559-568.

060504_02 Pentostatin   Indikation: Haarzell- Leukämie   ICD-10: C91.4

Chemotherapie

Diese Zytostatikatherapie birgt letale Risiken. Die Anwendung darf nur durch erfahrene internistische Onkologen und entsprechend ausgebildetes Pflegepersonal erfolgen. Das Protokoll muss im Einzelfall überprüft und der klinischen Situation angepasst werden.

Tag	Substanz	Dosierung	Trägerlösung (ml)	Appl.	Inf.-dauer	Bemerkungen
1	Pentostatin	4 mg/m²	500 ml NaCl 0,9%	i.v.	30min	

Zyklusdiagramm	d1 w1	d8 w2	
Pentostatin	▓		Wdh.

Obligate Prä- und Begleitmedikation

Tag	zeitl. Ablauf	Substanz	Dosierung	Trägerlösung (ml)	Appl.	Inf.-dauer	Bemerkungen
1	-30min	Glucose 5%		1500 ml	i.v.	1h30min	
1	-15min	Dexamethason	4 mg		i.v.	B	
1-14	0-1-0-0	Cotrimoxazol/Cotrim®forte	960 mg		p.o.		Montags, Mittwochs, Freitags
1-14	1-1-1-1	Aciclovir/Aciclovir ratio®	200 mg		p.o.		

Bedarfsmedikation: Paracetamol 500-1000mg p.o, Metoclopramid/Paspertin® p.o. oder i.v.
Kontrollen: Blutbild, Serum- Kreatinin, Kreatinin- Clearance, Harnstoff, Harnsäure, Leberwerte
Dosisreduktion: Bei Kreatinin- Clearance <60ml/min-> Absetzen; bei eingeschränkter Leberfunktion: Bilirubin 1,5-3mg/d oder AST 60-180U/l->DR auf 75%, Bilirubin 3-5mg/dl oder AST >180U/l-> DR auf 50%, Bilirubin >5mg/dl-> Absetzen; Therapieunterbrechung bei Neutrophilen <200/µl (bei Patienten mit Neutrophilen >500/µl vor Therapie)
Wechselwirkungen: Bei Kombination mit Fludarabin schwere pulmonale Toxizität möglich! Keine Kombination mit Cyclophosphamid
Wiederholung: Tag 15; 3-5 Zyklen
Literatur: Flinn IW et al. Blood. 2000; 96:2981-2986; Goodman GR et al. Curr Opin Hematol. 2003; 10:258-266; Maloisel F et al. Leukemia. 2003; 17:45-51; Else M et al. BJH. 2009; 145:733-40.

060501_18 PEP-C

Indikation: refraktäre NHL
ICD-10: C82- C85

Chemotherapie

Diese Zytostatikatherapie birgt letale Risiken. Die Anwendung darf nur durch erfahrene internistische Onkologen und entsprechend ausgebildetes Pflegepersonal erfolgen. Das Protokoll muss im Einzelfall überprüft und der klinischen Situation angepasst werden.

Tag	Substanz	Dosierung	Trägerlösung (ml)	Appl.	Inf.-dauer	Bemerkungen
1	Prednison/Decortin®	20 mg abs.		p.o.		kontinuierliche Gabe bis Leuk. <3,0x10^9/l, dann s. DR; Gaben: 1-0-0-0
1	Cyclophosphamid	50 mg abs.		p.o.		kontinuierliche Gabe bis Leuk. <3,0x10^9/l, dann s. DR; Gaben: 0-1-0-0
1	Etoposid/Vepesid® (oral / Kapseln)	50 mg abs.		p.o.		kontinuierliche Gabe bis Leuk. <3,0x10^9/l, dann s. DR; Gaben: 0-0-1-0
1	Procarbazin	50 mg abs.		p.o.		kontinuierliche Gabe bis Leuk. <3,0x10^9/l, dann s. DR; Gaben: 0-0-0-1

Achtung: bei Pat. 61-80J: CMV Prophylaxe (Aciclovir 4x200mg p.o.)

Obligate Prä- und Begleitmedikation

Tag	zeitl. Ablauf	Substanz	Dosierung	Trägerlösung (ml)	Appl.	Inf.-dauer	Bemerkungen
1	0-1-0-0	Cotrimoxazol/Bactrim® forte	960 mg		p.o.		Mo Mi Fr, bis 4 Wochen nach Therapieende
1	0-0-1-0	Omeprazol/Antra®	20 mg		p.o.		kontinuierliche Gabe
1	0-0-0-1	Ondansetron/Zofran®	4 mg		p.o.		kontinuierliche Gabe

Bedarfsmedikation: Metoclopramid/Paspertin® p.o. oder i.v., bei Unverträglichkeit Ersatz durch HT$_3$-Antagonisten; Famotidin/Pepdul® mite 20mg abends, Sucralfat/Ulcogant®, Pamidronat/Aredia®
Kontrollen: Blutbild, Elektrolyte, Blutzucker, Blutdruck, Retentionswerte, Diurese, Neurotoxizität
Dosierung: Therapiepause bis Durchschreiten des Nadirs. Anschließend patienten-individueller Zeitplan (Applikation variabel z.B. Gabe 2x/Woche, 5x/Woche, jeden 2. Tag) ohne Dosisreduktion der Zytostatika mit Zielwert der Leukozyten > 3,0x10^9/l
Erfolgsbeurteilung: alle 4 Wochen
Literatur: Coleman M et al. Leukemia & Lymphoma. 2008; 49:447-450; Coleman M et al. Cancer. 2008; 112:2228-32.

060501_11 Bendamustin

Indikation: NHL
ICD-10: C82-88

Chemotherapie

Diese Zytostatikatherapie birgt letale Risiken. Die Anwendung darf nur durch erfahrene internistische Onkologen und entsprechend ausgebildetes Pflegepersonal erfolgen. Das Protokoll muss im Einzelfall überprüft und der klinischen Situation angepasst werden.

Tag	Substanz	Dosierung	Trägerlösung (ml)	Appl.	Inf.-dauer	Bemerkungen
1-2	Bendamustin	100 mg/m²	500 ml NaCl 0,9%	i.v.	1h	mit anderen Lösungen inkompatibel

Zyklusdiagramm	d1 w1	d8 w2	d15 w3	d22 w4	
Bendamustin	▋				Wdh.

Obligate Prä- und Begleitmedikation

Tag	zeitl. Ablauf	Substanz	Dosierung	Trägerlösung (ml)	Appl.	Inf.-dauer	Bemerkungen
1-2	-30min	NaCl 0,9 %		1000 ml	i.v.	2h	
1-2	-30min	Dexamethason	8 mg		i.v.	B	
1-2	-30min	Granisetron/Kevatril®	1 mg		i.v.	B	
1-28	0-1-0-0	Cotrimoxazol/Cotrim®forte	960 mg		p.o.		Bei CD4-Zellzahlen < 200/µl PjP-Prophylaxe: Mo,Mi,Fr

Bedarfsmedikation: Metoclopramid/Paspertin® p.o. oder i.v., bei Unverträglichkeit HT$_3$-Antagonisten
FN-Risiko: 10-20% --> je nach Risikoabwägung als Primärprophylaxe, bei FN im 1. Zyklus als Sekundärprophylaxe, siehe Kurzfassung Leitlinien G-CSF
Kontrollen: Blutbild, Leber- und Nierenfunktion, Serumelektrolyte, Gesamteiweiß, Immunstatus
Dosisreduktion: Bei Auftreten einer hämatologischen Toxizität vom WHO-Grad IV (Granuzlozyten < 0,5/nl über 2 Tage und/oder Thrombozyten < 25/nl über 2 Tage): in den folgenden Zyklen die Dosis um 25% reduzieren auf 75mg/m² i.v. Tag 1 und 2. Diese Dosisreduzierungen gelten nicht bei Zytopenien infolge der Knochenmarkinfiltration
Therapievoraussetzung: Granulozyten mindestens 1 500/µl; CD4-Lymphozyten mindestens 100/µl und Thrombozyten mindestens 100 000/µl sowie GFR > 30 ml/min und Ausschluß schwerer Leberparenchymschäden
Erfolgsbeurteilung: frühestens nach 2 Zyklen; 4 Wochen nach Abschluß des letzten Zyklus erfolgt eine Knochenmarkpunktion
Wiederholung: Tag 29 bis zum Erreichen einer CR, 4 bis maximal 6 Zyklen. Bei Progredienz Therapieabbruch frühstens nach dem 2. Zyklus
Literatur: Knauf WU et al. J Clin Oncol. 2009; 27:4378-84; adaptiert nach: Friedberg JW et al. J Clin Oncol. 2008; 26:204-10; Kahl BS et al. Cancer. 2010; 116(1):106-14.

Kapitel 5 · Non-Hodgkin-Lymphome

060505_01 Rituximab mono — **Indikation: Indolente Lymphome** — **ICD-10: C82-C88**

Chemotherapie

Diese Zytostatikatherapie birgt letale Risiken. Die Anwendung darf nur durch erfahrene internistische Onkologen und entsprechend ausgebildetes Pflegepersonal erfolgen. Das Protokoll muss im Einzelfall überprüft und der klinischen Situation angepasst werden.

Tag	Substanz	Dosierung	Trägerlösung (ml)	Appl.	Inf.-dauer	Bemerkungen
1,8,15,22	Rituximab	375 mg/m²	500 ml NaCl 0,9%	i.v.	initial 50mg/h	siehe Memokasten

Infusionsgeschwindigkeit Rituximab:
Erstgabe: beginnen mit **50mg/h** für 1 h; danach bei guter Verträglichkeit alle 30min um 50mg/h steigern bis max. 400mg/h
Folgegaben bei komplikationsfreier Erstgabe und nach Ausschluss Risikopatient: Gesamtdosis innerhalb 90min geben
Risikopatienten (max.Tumorlast, Herz-Kreislauf/resp. Erkrankungen, AK-Unverträglichkeit): beginnen mit **25mg/h** für 1h danach alle 30 min um 25mg/h bis max. 200mg/h steigern
Überwachung: erste Stunde alle 15min: RR, HF, Atemfrequenz, Temp., danach 1x/h; NOTFALLWAGEN bereithalten.
Bei allergischer/anaphylaktischer Reaktion (Schüttelfrost, Fieber etc.) SOFORTIGER Infusionsstopp, evtl. Glukokortikoide, intensivmed. Maßnahmen. Bei Symptombesserung langsame Wiederaufnahme: halbierte Inf.-geschwindigkeit der Erstgabe

Rituximab bei initial guter Verträglichkeit: verkürzte Infusionszeit möglich
20% der Dosis: 30min
80% der Dosis: 60min

Zyklusdiagramm: d1 w1 | d8 w2 | d15 w3 | d22 w4 — Rituximab — Wdh.

Obligate Prä- und Begleitmedikation

Tag	zeitl. Ablauf	Substanz	Dosierung	Trägerlösung (ml)	Appl.	Inf.-dauer	Bemerkungen
1,8,15,22	-1h	Paracetamol/Paracetamol ratio®	1000 mg		p.o.		Gabe 1h vor Rituximab
1,8,15,22	-30min	NaCl 0,9 %		500 ml	i.v.	*	*während AK-Gabe
1,8,15,22	-30min	Clemastin/Tavegil®	2 mg		i.v.	B	
1,8,15,22	-30min	Dexamethason	8 mg		i.v.	B	vor Rituximab-Erstgabe obligat; bei Folgegaben in Abhängigkeit von Verträglichkeit

Bedarfsmedikation: Solu-Decortin 50 mg i.v.
FN-Risiko: <10%-> je nach Risikoabwägung, siehe Kurzfassung Leitlinien G-CSF
Kontrollen: Harnsäure, Retentionswerte; während Infusion: Zeichen der Unverträglichkeit/Anaphylaxie, besonders bei Leukozyten > 50 000/µl
Erfolgsbeurteilung: 5 Wochen nach Abschluß des ersten Zyklus (4 Gaben), also in Woche 9
Wiederholung: wöchentliche Gabe bzw. nach klinischem Verlauf
Literatur: Maloney DG et al. Blood. 1994; 84:2457-2466; Maloney DG et al. Blood. 1997; 90:2188-2195; Provencio M et al. Ann Oncol. 2006; 17(6):1027-8.

060501_17 R-Bendamustin — **Indikation: NHL; (Indolente) Lymphome** — **ICD-10: C82-88**

Chemotherapie

Diese Zytostatikatherapie birgt letale Risiken. Die Anwendung darf nur durch erfahrene internistische Onkologen und entsprechend ausgebildetes Pflegepersonal erfolgen. Das Protokoll muss im Einzelfall überprüft und der klinischen Situation angepasst werden.

Tag	Substanz	Dosierung	Trägerlösung (ml)	Appl.	Inf.-dauer	Bemerkungen
-6	Rituximab	375 mg/m²	500 ml NaCl 0,9%	i.v.	initial 50mg/h	nur Zyklus 1 (Vorphase); nur bei CD20-positivem NHL
0	Rituximab	375 mg/m²	500 ml NaCl 0,9%	i.v.	initial 50mg/h	nur bei CD20-positivem NHL
1-2	Bendamustin	90 mg/m²	500 ml NaCl 0,9%	i.v.	1h	mit anderen Lösungen inkompatibel

Zyklusdiagramm: w0 | d1 w1 | d8 w2 | d15 w3 | d22 w4 — Rituximab (nur Zyklus 1); Rituximab; Bendamustin — Wdh.

CTx mit FN-Risiko von 10-20%: Vorgehen bei der G-CSF-Gabe
- nach CTx: 1x tgl. 5µg/kg Filgrastim s.c. bei Leukozyten < 1 000/µl bis >1 000/µl
- Wenn unter Einbeziehung **individueller Risikofaktoren für den Patienten**
FN-Risiko ≥ 20% =>G-CSF-Primärprophylaxe erwägen/durchführen.
- **Nach durchgemachter febriler Neutropenie**, in folgenden Zyklen => G-CSF-Sekundärprophylaxe

G-CSF-Primär- bzw. Sekundärprophylaxe:
Entweder 24h nach CTx einmal Pegfilgrastim/Neulasta® 6mg s.c. — **Oder**: d6 nach CTx Filgrastim/Neupogen® 5µg/kg/d s.c. bis zum Durchschreiten des Nadir

Bendamustin-Dosis: Bei medizinisch weniger komorbiden Patienten + ED aggressives B-NHL sind auch Bendamustin-Dosen von 100-120mg/m² an d1 und d2 möglich

Infusionsgeschwindigkeit Rituximab:
Erstgabe: beginnen mit **50mg/h** für 1 h; danach bei guter Verträglichkeit alle 30min um 50mg/h steigern bis max. 400mg/h
Folgegaben bei komplikationsfreier Erstgabe und nach Ausschluss Risikopatient: Gesamtdosis innerhalb 90min geben
Risikopatienten (max.Tumorlast, Herz-Kreislauf/resp. Erkrankungen, AK-Unverträglichkeit): beginnen mit **25mg/h** für 1h danach alle 30 min um 25mg/h bis max. 200mg/h steigern
Überwachung: erste Stunde alle 15min: RR, HF, Atemfrequenz, Temp., danach 1x/h; NOTFALLWAGEN bereithalten.
Bei allergischer/anaphylaktischer Reaktion (Schüttelfrost, Fieber etc.) SOFORTIGER Infusionsstopp, evtl. Glukokortikoide, intensivmed. Maßnahmen. Bei Symptombesserung langsame Wiederaufnahme: halbierte Inf.-geschwindigkeit der Erstgabe

Obligate Prä- und Begleitmedikation

Tag	zeitl. Ablauf	Substanz	Dosierung	Trägerlösung (ml)	Appl.	Inf.-dauer	Bemerkungen
-6,0	-1h	Paracetamol/Paracetamol ratio®	1000 mg		p.o.		(d-6 nur Zyklus 1)
-6,0	-30min	NaCl 0,9 %		500 ml	i.v.		während der Rituximabgabe
-6,0	-30min	Clemastin/Tavegil®	2 mg		i.v.	B	(d-6 nur Zyklus 1)
-6,0	-30min	Dexamethason	8 mg		i.v.	B	vor Rituximab-Erstgabe obligat; bei Folgegaben in Abhängigkeit von Verträglichkeit
1-2	-30min	NaCl 0,9 %		1000 ml	i.v.	2h	
1-2	-30min	Dexamethason	8 mg		i.v.	B	
1-2	-30min	Granisetron/Kevatril®	1 mg		i.v.	B	
0-28	0-1-0-0	Cotrimoxazol/Cotrim®forte	960 mg		p.o.		Mo, Mi, Fr; bei CD4-Zellzahlen<200/µl PjP-Prophylaxe

Bedarfsmedikation: Metoclopramid/Paspertin® p.o. oder i.v., bei Unverträglichkeit HT₃-Antagonisten
FN-Risiko: 10-20%-> je nach Risikoabwägung als Primärprophylaxe, bei FN im 1. Zyklus als Sekundärprophylaxe,siehe Kurzfassung Leitlinien G-CSF
Kontrollen: Blutbild, Leber- und Nierenfunktion, Serumelektrolyte, Gesamteiweiß, Immunstatus
Dosisreduktion: Bei Auftreten einer hämatologischen Toxizität vom WHO-Grad IV (Granulozyten <0,5/nl über 2d und/oder Thrombozyten < 25/nl über 2d): in den folgenden Zyklen die Dosis um 25% reduzieren Tag 1 und 2. Diese Dosisreduktionen gelten nicht bei Zytopenien infolge der Knochenmarkinfiltration.
Therapievoraussetzung: Granulozyten mindestens 1 500/µl; CD4-Lymphozyten mindestens 100/µl und Thrombozyten mindestens 100 000/µl sowie GFR > 30 ml/min und Ausschluss schwerer Leberparenchymschäden
Erfolgsbeurteilung: nach 2 Zyklen
Wiederholung: R an d28, Bendamustin d29; **Anzahl Zyklen:** (4) - 6 bevorzugt
Literatur: Horn J et al. Annals of Hematology. 2012; 91:1579-1586; Rummel MJ et al. The Lancet.2013;381(9873):1203-10

060502_04 Alemtuzumab — Indikation: CLL — ICD-10: C91;1

Chemotherapie

Diese Zytostatikatherapie birgt letale Risiken. Die Anwendung darf nur durch erfahrene internistische Onkologen und entsprechend ausgebildetes Pflegepersonal erfolgen. Das Protokoll muss im Einzelfall überprüft und der klinischen Situation angepasst werden.

Wo	Tag	Substanz	Dosierung	Trägerlösung (ml)	Appl.	Inf.-dauer	Bemerkungen
1	1	Alemtuzumab	3 mg abs.		s.c.		
1	2	Alemtuzumab	10 mg abs.		s.c.		
1	3	Alemtuzumab	30 mg abs.		s.c.		
2-13	1,3,5	Alemtuzumab	30 mg abs.		s.c.		

Alemtuzumab Dosiseskalationstabelle

Woche 1, Tag 1	**3mg Alemtuzumab (Dosisstufe 1)**
bei guter Verträglichkeit, Tox. < CTC- Grad III weiter mit Dosisstufe 2	
Woche 1, Tag 2	**10mg Alemtuzumab (Dosisstufe 2)**
bei schlechter Verträglichkeit, Tox. ≥ CTC- Grad III zurück zu Dosisstufe 1, bei guter Verträglichkeit, Tox. < CTC- Grad III weiter mit Dosisstufe 3	
Woche 1, Tag 3	**30mg Alemtuzumab (Dosisstufe 3)**
bei schlechter Verträglichkeit, Tox. ≥ CTC- Grad III zurück zu 10mg Alemtuzumab, bei guter Verträglichkeit, Tox. < CTC- Grad III:	
insgesamt: 4-12 Wochen 30mg Alemtuzumab s.c. 3x pro Woche (Dosisstufe 3)	

Bei schweren Applikations- assoziierten NW > CTC- Grad III: erreichte Dosisstufe in je täglichen Abständen wiederholen.
Bei erheblichen Hautreaktionen auf s.c.-Gabe, trotz maximaler Prämedikation: Dosiseskalation durch i.v.- Gabe möglich (je als 2-stündige Infusion)

Obligate Prä- und Begleitmedikation

Wo	Tag	zeitl. Ablauf	Substanz	Dosierung	Trägerlösung (ml)	Appl.	Inf.-dauer	Bemerkungen
1-13	1-7	1-0-0-0	Allopurinol/Zyloric®	300 mg		p.o.		plus Hydratation bei V.a. Tumorlyse
2-13	1,3,5	0-1-0-0	Cotrimoxazol/Cotrim®forte	960 mg		p.o.		ab Tag 8, Mo, Mi, Fr, bis mind. 4 Monate nach Alemtuzumab- Therapie oder bis CD4>200/µl
2-13	1-7	1-1-1-1	Aciclovir/Aciclovir ratio®	200 mg		p.o.		ab Tag 8; bis mind. 4 Monate nach Alemtuzumab-Therapie oder bis CD4>200/µl
1	1-3	-30min	Paracetamol/Paracetamol ratio®	500 mg		p.o.		obligat während Dosiseskalation
2-13	1,3,5	-30min	Paracetamol/Paracetamol ratio®	500 mg		p.o.		Ausschleichen bei guter Verträglichkeit möglich
1	1-3	-30min	Clemastin/Tavegil®	2 mg		p.o.		obligat während Dosiseskalation
2-13	1,3,5	-30min	Clemastin/Tavegil®	2 mg		p.o.		Ausschleichen bei guter Verträglichkeit möglich
1	1-3	-30min	Prednisolon/Solu-DecortinH®	100 mg		i.v.	15min	bei schweren Applikations-assoz. NW während Dosiseskal.; keine dauerhafte Prämedikation!

Bedarfsmedikation: Bei Knochenschmerzen unter Filgrastim: Paracetamol 500mg p.o; Bei Patienten mit Infektneigung evtl. antifungale (z.B. AmphoMoronal®) und antibakterielle (z.B. Ciprofloxacin) Prophylaxe bei CMV- Reaktivierung: Ganciclovir (5mg/kg/d i.v.); Bei Transfusionsbedarf: bestrahlte Blutprodukte substituieren
FN-Risiko: 10-20%-> je nach Risikoabwägung als Primärprophylaxe, bei FN im 1.Zyklus als Sekundärprophylaxe, s. Kurzfassung Leitlinien G-CSF
Kontrollen: **wöchentlich**: Blutbild, Diff-BB, CMV- Virämie: pp56- EA Screening (i.v. CMV-DNA PCR (gewünscht; zwingend nach 4,8 und 12 Wo); **nach 4,8 und 12 Wo 30mg Alemtuzumab zusätzlich:** Quick, Elektrolyte, Nieren- u. Leberwerte, Oberbauchsonographie, Röntgen Thorax; KM Zytologie und Histologie wenn sinnvoll z.B. bei Zytopenie/Remission
Dosisreduktion: Hämatolog. Tox. Gr.IV (Thrombozyten <25 000µl, Neutrophile <250/µl, Hb <6,5g/dl): Bei 1. Auftreten Wiederbeginn Alemtuzumab nach Abklingen: 30mg; beim 2. Auftreten: 10mg; Eei Therapieunterbrechung >7d ->jew. erneute Dosiseskalation; Therapieabbruch bei 3. Auftreten od. schweren Infektionen od. bei symptomatischer CMV- Infektion. Nach Ausheilen u. wiederholt negativem CMV- Nachweis, evtl. Therapie- Wiederaufnahme
Cave: Zulassung für diese Indikation 2012 zurückgezogen; Verfügbarkeit: Firma Clinigen Tel: 069 2222 3413; Fax: 0800 589 2457; email: customer.services@clinigengroup.com
Erfolgsbeurteilung: Nach 4,8 und 12 Wochen Alemtuzumab 30mg
Wiederholung: Therapiedauer mindestens 4 Wochen bis maximal 12 Wochen mit Alemtuzumab 30mg
Literatur: Studienprotokoll; Keating MJ et al. Blood. 2002; 99(10):3554-61; Rai KR et al. J Clin Oncol. 2002; 20(18):3891-97.

060505_02 Zevalin + Rituximab — Indikation: Follikuläres Lymphom/Mantelzelllymphom — ICD-10: C83.1

Chemotherapie

Diese Zytostatikatherapie birgt letale Risiken. Die Anwendung darf nur durch erfahrene internistische Onkologen und entsprechend ausgebildetes Pflegepersonal erfolgen. Das Protokoll muss im Einzelfall überprüft und der klinischen Situation angepasst werden.

Tag	Substanz	Dosierung	Trägerlösung (ml)	Appl.	Inf.-dauer	Bemerkungen
1,8	Rituximab	250 mg/m²	500 ml NaCl 0,9 %	i.v.	initial 50mg/h	
8	90Y-Ibritumomab-Tiuxetan /Zevalin®	14.8 MBq/kg		i.v.	10min	direkt im Anschluss

Infusionsgeschwindigkeit Rituximab:
Erstgabe: beginnen mit **50mg/h** für 1 h; danach bei guter Verträglichkeit alle 30 min um 50mg/h steigern bis max. 400mg/h
Folgegaben bei komplikationsfreier Erstgabe und nach Ausschluss Risikopatient: Gesamtdosis innerhalb 90min geben
Risikopatienten (max.Tumorlast, Herz-Kreislauf/resp. Erkrankungen, AK-Unverträglichkeit): beginnen mit **25mg/h** für 1h danach alle 30 min um 25mg/h bis max. 200mg/h steigern
Überwachung: erste Stunde alle 15min: RR, HF, Atemfrequenz, Temp., danach 1x/h; NOTFALLWAGEN bereithalten.
Bei allergischer/anaphylaktischer Reaktion (Schüttelfrost, Fieber etc.) SOFORTIGER Infusionsstopp, evtl. Glukokortikoide, intensivmed. Maßnahmen. Bei Symptombesserung langsame Wiederaufnahme: halbierte Inf.-geschwindigkeit der Erstgabe

Rituximab bei initial guter Verträglichkeit: verkürzte Infusionszeit möglich 20% der Dosis: 30min / 80% der Dosis: 60min

Achtung: Kontraindikation bei Knochenmarkinfiltration > 25%

Obligate Prä- und Begleitmedikation

Tag	zeitl. Ablauf	Substanz	Dosierung	Trägerlösung (ml)	Appl.	Inf.-dauer	Bemerkungen
1,8	-1h	Paracetamol/Paracetamol ratio®	1000 mg abs.		p.o.		vor Rituximab-Gabe
1,8	-30min	Clemastin/Tavegil®	2 mg abs.		i.v.	B	vor Rituximab-Gabe
1,8	-30min	Dexamethason	8 mg		i.v.	15min	vor Rituximab-Erstgabe obligat; bei Folgegaben in Abhängigkeit von Verträglichkeit
1,8	0	NaCl 0,9 %		500 ml	i.v.		während der Chemogabe

Bedarfsmedikation: Solu-Decortin 50 mg i.v. vor und während Rituximab
FN-Risiko: < 10% --> je nach Risikoabwägung, siehe Kurzfassung Leitlinien G-CSF
Kontrollen: Blutbild, klinische Chemie, während der Gabe von Rituximab oder Zevalin Zeichen einer Unverträglichkeit/Anaphylaxie
Dosisreduktion: bei Thrombozyten < 150 000 oder bei Zustand nach autologer PBSZT DR von Zevalin 11,1MBq/kg (0,4mCi/kg)
Summendosis: Maximaldosis von Zevalin: 1184MBq, bei Thrombozyten 100 000-150 000/µl: 888MBq
Erfolgsbeurteilung: nach 6 Wochen und nach 3, 6, 9, 12 Monaten
Wiederholung: keine
Literatur: Wang M. JCO. 2009; 27(31):5213-8

Kapitel 5 · Non-Hodgkin-Lymphome

060501_02 CHOP-21 **Indikation: NHL** *ICD-10:C82-C88*

Chemotherapie

Diese Zytostatikatherapie birgt letale Risiken. Die Anwendung darf nur durch erfahrene internistische Onkologen und entsprechend ausgebildetes Pflegepersonal erfolgen. Das Protokoll muss im Einzelfall überprüft und der klinischen Situation angepasst werden.

Tag	Substanz	Dosierung	Trägerlösung (ml)	Appl.	Inf.-dauer	Bemerkungen
1-5	Prednison/Decortin®	100 mg abs.		p.o.		Gaben: 1-0-0-0
1	Cyclophosphamid	750 mg/m²	500 ml NaCl 0,9%	i.v.	1h	
1	Doxorubicin	50 mg/m²	unverdünnt	i.v.	B15min	
1	Vincristin	1,4 mg/m²	unverdünnt	i.v.	B	max. 2mg absolut

FN-Risiko >20 %:
entweder **d4** Primärprophylaxe mit Pegfilgrastim/Neulasta® 6mg s.c. einmalig
oder **ab d4** Filgrastim/Neupogen® 5µg/kg/d s.c. tägl. bis Durchschreiten des Nadir

Bei Stammzellmobilisierung:
Filgrastim-Gabe vor geplanter Leukapherese ab d6: 5µg/kgKG/d s.c. morgens (>70kg: 480µg,<70kg:300µg) bis Ende der Apherese.

Genauer Ablauf siehe auch **Übersichtsschema zur G-CSF-Gabe bei Mobilisierungsprotokollen** im Blauen Buch (→ Teil 2 Standardisierte Vorgehensweisen → Anti-Tumor und Supportiv-Therapie → GCSF/EPO)

Achtung: bei Pat. 61-80J: CMV Prophylaxe (Aciclovir 4x200mg p.o.)

Inkompatibilität: Doxorubicin ↔ Vincristin (y-site kompatibel)

Obligate Prä- und Begleitmedikation

Tag	zeitl. Ablauf	Substanz	Dosierung	Trägerlösung (ml)	Appl.	Inf.-dauer	Bemerkungen
1-21	0-1-0-0	Cotrimoxazol/Bactrim® forte	960 mg		p.o.		Mo, Mi, Fr, bis 4 Wochen nach letztem Zyklus/o. CD4-Zellzahlen>200/µl
1	-30min	NaCl 0,9 %		1000 ml	i.v.	2h	kontinuierlich
1	-30min	Dexamethason	8 mg	100 ml NaCl 0,9%	i.v.	15min	
1	-30min	Granisetron/Kevatril®	1 mg	100 ml NaCl 0,9 %	i.v.	15min	
1	0	Mesna/Uromitexan®	150 mg/m²		i.v.	B	
1	+2h, +6h	Mesna/Uromitexan®	300 mg/m²		p.o.		i.v. Gabe 150mg/m²: 2h später als oral
1	+4h	Dexamethason	8 mg		p.o.		

Bedarfsmedikation: Metoclopramid/Paspertin® p.o. oder i.v., bei Unverträglichkeit Ersatz durch HT₃-Antagonisten; Famotidin/Pepdul® mite 20mg abends, Sucralfat/Ulcogant®
FN-Risiko: >20%-> Primärprophylaxe mit Filgrastim/Neupogen® oder Pegfilgrastim/Neulasta®, siehe Kurzfassung Leitlinien G-CSF
Kontrollen: Herzfunktion, Blutbild, Elektrolyte, Blutzucker, Leberwerte, Retentionswerte, eGFR, Diurese, Neurotoxizität
Dosisreduktion: bei Leukozyten <1 000/µl und/oder Thrombozyten <75 000/µl an 2 Tagen DR des nächsten Zyklus wie folgt: 1.DR Doxorubicin 40mg/m², Cyclophosphamid 600 mg/m². Bei erneutem Unterschreiten der genannten Leukozyten- bzw. Thrombozytenzahlen weitere Dosisreduktion: 2. DR: Doxorubicin 30mg/m² und Cyclophosphamid 450 mg/m², 3. DR : Doxorubicin 20mg/m², Cyclophosphamid 300 mg/m²
Cave: Anthrazykline-> Gefahr der Kardiotoxizität, Herzecho.
Summendosis: **Doxorubicin:** Gefahr der Kardiotoxizität; maximale Summendosis: 550mg/m²
Erfolgsbeurteilung: nach 2 Zyklen
Wiederholung: d22
Literatur: McKelvey EM et al. Cancer. 1976; 38:1484-1493; Balducci L et al. Oncology (Hunting). 2000; 14:221-227.

060501_14 R-CHOP-21 **Indikation: hochmalignes NHL** *ICD-10: C82-C88*

Chemotherapie

Diese Zytostatikatherapie birgt letale Risiken. Die Anwendung darf nur durch erfahrene internistische Onkologen und entsprechend ausgebildetes Pflegepersonal erfolgen. Das Protokoll muss im Einzelfall überprüft und der klinischen Situation angepasst werden.

Tag	Substanz	Dosierung	Trägerlösung (ml)	Appl.	Inf.-dauer	Bemerkungen
0	Rituximab	375 mg/m²	500 ml NaCl 0,9%	i.v.	initial 50mg/h	24-4h vor CTx; nur bei CD20-positivem NHL
1-5	Prednison/Decortin®	100 mg abs.		p.o.		bei älteren Patienten ausschleichen; Gaben: 1-0-0-0
1	Cyclophosphamid	750 mg/m²	500 ml NaCl 0,9%	i.v.	1h	
1	Doxorubicin	50 mg/m²	unverdünnt	i.v.	B15min	
1	Vincristin	1,4 mg/m²	unverdünnt	i.v.	B	max. 2mg abs.

Infusionsgeschwindigkeit Rituximab:
Erstgabe: beginnen mit **50mg/h** für 1 h; danach bei guter Verträglichkeit alle 30min um 50mg/h steigern bis max. 400mg/h
Folgegaben bei komplikationsfreier Erstgabe und nach Ausschluss Risikopatient: Gesamtdosis innerhalb 90min geben
Risikopatienten (max.Tumorlast, Herz-Kreislauf/resp. Erkrankungen, AK-Unverträglichkeit): beginnen mit **25mg/h** für 1h danach alle 30 min um 25mg/h bis max. 200mg/h steigern
Überwachung: erste Stunde alle 15min: RR, HF, Atemfrequenz, Temp., danach 1x/h; NOTFALLWAGEN bereithalten.
Bei allergischer/anaphylaktischer Reaktion (Schüttelfrost, Fieber etc.) SOFORTIGER Infusionsstopp, evtl. Glukokortikoide, intensivmed. Maßnahmen. Bei Symptombesserung langsame Wiederaufnahme: halbierte Inf.-geschwindigkeit der Erstgabe

FN-Risiko >20 %: entweder **d4 post CTx** Primärprophylaxe mit Pegfilgrastim/Neulasta® 6mg s.c. einmalig
oder **ab d4 post CTx** Filgrastim/Neupogen® 5µg/kg/d s.c. tägl. bis Durchschreiten des Nadir

Achtung: bei Pat. 61-80J: CMV Prophylaxe (Aciclovir 4x200mg p.o.)

Obligate Prä- und Begleitmedikation

Tag	zeitl. Ablauf	Substanz	Dosierung	Trägerlösung (ml)	Appl.	Inf.-dauer	Bemerkungen
0-21	0-1-0-0	Cotrimoxazol/Bactrim® forte	960 mg		p.o.		Mo, Mi, Fr; bis Therapieende/o. CD4-Zellzahlen>200/µl
0	1-0-0-0	Pantoprazol/Pantozol®	20 mg		p.o.		
0	1-0-0-0	Allopurinol/Zyloric®	300 mg		p.o.		
0	-30min	NaCl 0,9 %		500 ml	i.v.		während der AK-Gabe
0	-30min	Clemastin/Tavegil®	2 mg		i.v.	15min	
0	-30min	Dexamethason	8 mg		i.v.	B	vor Rituximab-Erstgabe obligat; bei Folgegaben in Abhängigkeit von Verträglichkeit
1	-30min	NaCl 0,9 %		1000 ml	i.v.	2h	
1	-30min, +4h	Dexamethason	8 mg		i.v.	B	bzw. zu Hause p.o.
0	-1h	Paracetamol/Paracetamol ratio®	1000 mg		p.o.		
1	-30min	Granisetron/Kevatril®	1 mg	100 ml NaCl 0,9 %	i.v.	15min	
1	0	Mesna/Uromitexan®	150 mg/m²		i.v.	B	p.o. Gabe: 300mg/m² 2h vor i.v.
1	+2h, +6h	Mesna/Uromitexan®	300 mg/m²		p.o.		i.v. Gabe: 150mg/m² nach p.o.

Bedarfsmedikation: Metoclopramid/Paspertin® p.o./i.v., bei Unverträglichkeit Ersatz durch HT₃-Antagonisten; Pantoprazol/Pantozol® 40mg, Sucralfat/Ulcogant®, Ciprobay® 500mg bei Lc<1 000
FN-Risiko: >20%-> Primärprophylaxe mit Filgrastim/Neupogen® oder Pegfilgrastim/Neulasta®, siehe Kurzfassung Leitlinien G-CSF
Kontrollen: Herzecho., Blutbild, Elektrolyte, BZ, Leber, Retentionswerte, eGFR, Diurese, Neurotoxizität. Rituximab: Zeichen einer Unverträglichkeit/Anaphylaxie
Dosisreduktion: bei Verzögerung >7 Tage siehe Protokoll
Cave: Anthrazykline->Gefahr der Kardiotoxizität
Summendosis: **Doxorubicin:** Gefahr der Kardiotoxizität; maximale Summendosis: 550mg/m²
Erfolgsbeurteilung: Staging nach 4 Zyklen
Wiederholung: Tag 21
Literatur: Coiffier et al. NEJM. 2002; 346(4):235-42; Provencio M et al. Ann Oncol. 2006; 17(6):1027-81; Prof. Dr. Pfreudenschuh, Homburg 04/2001.

060501_12 CHOP-21 gesplittet

Indikation: NHL
ICD-10: C82-C88

Chemotherapie

Diese Zytostatikatherapie birgt letale Risiken. Die Anwendung darf nur durch erfahrene internistische Onkologen und entsprechend ausgebildetes Pflegepersonal erfolgen. Das Protokoll muss im Einzelfall überprüft und der klinischen Situation angepasst werden.

Tag	Substanz	Dosierung	Trägerlösung (ml)	Appl.	Inf.-dauer	Bemerkungen
1-5	Prednison/Decortin®	100 mg abs.		p.o.		Gaben: 1-0-0-0
2	Vincristin	1.4 mg/m²	unverdünnt	i.v.	B	max. 2mg abs.
4	Cyclophosphamid	750 mg/m²	500 ml NaCl 0,9%	i.v.	1h	
4	Doxorubicin	50 mg/m²	unverdünnt	i.v.	B15min	

Zyklusdiagramm d1 w1 / d8 w2 / d15 w3 — Vincristin, Cyclophosphamid, Doxorubicin, Prednison — Wdh.

Achtung: bei Pat. 61-80J: CMV Prophylaxe (Aciclovir 4x200mg p.o.)

Summendosis Doxorubicin: Gefahr der Kardiotoxizität; max. Summendosis: 550mg/m²

FN-Risiko >20 %: entweder **d4 post CTx** Primärprophylaxe mit Pegfilgrastim/Neulasta® 6mg s.c. einmalig oder **ab d4 post CTx** Filgrastim/Neupogen® 5µg/kg/d s.c. tägl. bis Durchschreiten des Nadir

Obligate Prä- und Begleitmedikation

Tag	zeitl. Ablauf	Substanz	Dosierung	Trägerlösung (ml)	Appl.	Inf.-dauer	Bemerkungen
1-21	0-1-0-0	Cotrimoxazol/Bactrim® forte	960 mg abs.		p.o.		Mo, Mi, Fr ; PjP-Prophylaxe, bis 4 Wo nach CTx o. bis CD4-Zellen> 200/µl
2	-30min	NaCl 0,9 %	500 ml		i.v.	1h	
4	-30min	NaCl 0,9 %	1000 ml		i.v.	2h	
4	-30min	Dexamethason	8 mg abs.	100 ml NaCl 0,9%	i.v.	15min	bzw. zu Hause p.o.
4	-30min	Granisetron/Kevatril®	1 mg	100 ml NaCl 0,9 %	i.v.	15min	
4	0	Mesna/Uromitexan®	150 mg/m²		i.v.	B	
4	+2h, +6h	Mesna/Uromitexan®	300 mg/m²		p.o.		i.v.Gabe:2h später als oral, 150mg/m²
4	+4h	Dexamethason	8 mg abs.		p.o.		bzw. zu Hause p.o.

Bedarfsmedikation: Metoclopramid/Paspertin® p.o. oder i.v., bei Unverträglichkeit Ersatz durch HT3-Antagonisten; Famotidin/Pepdul® mite 20mg abends, Sucralfat/Ulcogant®
Kontrollen: Cave: Anthrazykline --> Gefahr der Kardiotoxizität, Herzecho. Blutbild, Elektrolyte, BZ, Leberwerte, Retentionswerte, Kreatinin-Clearance, Diurese, Neurotoxizität
Dosisreduktion: bei Leukozyten < 1 000/µl u ./o. Thrombozyten < 75 000/µl an 2 Tagen DR des nächsten Zyklus wie folgt: 1.DR Doxorubicin 40mg/m², Cyclophosphamid 600 mg/m². Bei erneutem Unterschreiten der genannten Leuko- bzw. Thrombozytenzahlen weitere Dosisreduktion: 2. DR: Doxorubicin 30mg/m² und Cyclophosphamid 450 mg/m²; 3. DR : Doxorubicin 20mg/m², Cyclophosphamid 300 mg/m²
Erfolgsbeurteilung: nach 2 Zyklen
Wiederholung: Tag 22
Literatur: Hartmann F et al. Deutsches Ärzteblatt. 2002; 99(48):3254-64; Patte C et al. Blood. 2001; 97(11):3370-9; Reiter A et al. Blood. 1999; 94(10):3294-306.

060501_09 CHOP-14

Indikation: hochmalignes NHL
ICD-10: C82-C88

Chemotherapie

Diese Zytostatikatherapie birgt letale Risiken. Die Anwendung darf nur durch erfahrene internistische Onkologen und entsprechend ausgebildetes Pflegepersonal erfolgen. Das Protokoll muss im Einzelfall überprüft und der klinischen Situation angepasst werden.

Tag	Substanz	Dosierung	Trägerlösung (ml)	Appl.	Inf.-dauer	Bemerkungen
1-5	Prednison/Decortin®	100 mg abs.		p.o.		bei älteren Patienten ausschleichen; Gaben: 1-0-0-0
1	Cyclophosphamid	750 mg/m²	500 ml NaCl 0,9%	i.v.	1h	
1	Doxorubicin	50 mg/m²	unverdünnt	i.v.	B15min	
1	Vincristin	1.4 mg/m²	unverdünnt	i.v.	B	max. 2mg absolut

Summendosis Doxorubicin: Gefahr der Kardiotoxizität; max. Summendosis: 550mg/m²

Achtung: bei Pat. 61-80J: CMV Prophylaxe (Aciclovir 4x200mg p.o.)

Inkompatibilität: Doxorubicin ↔ Vincristin (y-site kompatibel)

FN-Risiko >20 %: entweder **d4 post CTx** Primärprophylaxe mit Pegfilgrastim/Neulasta® 6mg s.c. einmalig oder **ab d4 post CTx** Filgrastim/Neupogen® 5µg/kg/d s.c. tägl. bis Durchschreiten des Nadir

Zyklusdiagramm d1 w1 / d8 w2 — Cyclophosphamid, Doxorubicin, Vincristin, Prednsion — Wdh.

Obligate Prä- und Begleitmedikation

Tag	zeitl. Ablauf	Substanz	Dosierung	Trägerlösung (ml)	Appl.	Inf.-dauer	Bemerkungen
1-15	0-1-0-0	Cotrimoxazol/Bactrim® forte	960 mg		p.o.		Mo, Mi, Fr, PjP-Prophylaxe; bis 4 Wochen nach CTx/o. bis CD4-Zellzahl>200/µl
1	-30min	NaCl 0,9 %		1000 ml	i.v.	2h	kontinuierlich
1	-30min	Dexamethason	8 mg	100 ml NaCl 0,9%	i.v.	15min	
1	-30min	Granisetron/Kevatril®	1 mg	100 ml NaCl 0,9 %	i.v.	15min	
1	0	Mesna/Uromitexan®	150 mg/m²		i.v.	B	
1	+2h, +6h	Mesna/Uromitexan®	300 mg/m²		p.o.		i.v. Gabe: 150mg/m² 2h später als p.o.
1	+4h	Dexamethason	8 mg		p.o.		

Bedarfsmedikation: Metoclopramid/Paspertin® p.o./i.v.; Pantoprazol/Pantozol® 40mg, Sucralfat/Ulcogant®, Ciprobay® 500mg bei Lc<1 000
FN-Risiko: >20%-> Primärprophylaxe mit Filgrastim/Neupogen® oder Pegfilgrastim/Neulasta®, siehe Kurzfassung Leitlinien G-CSF
Kontrollen: Cave: Anthrazykline->Gefahr der Kardiotoxizität, Herzecho; Blutbild, Elektrolyte, BZ, Leberwerte, Retentionswerte, Kreatinin-Clearance, Diurese, Neurotoxizität
Dosisreduktion: bei Verzögerung > 7 Tage siehe Protokoll
Summendosis: **Doxorubicin:** Gefahr der Kardiotoxizität; max. Summendosis: 550mg/m²
Erfolgsbeurteilung: Staging nach 4 Zyklen
Wiederholung: Tag 15
Literatur: Pfreundschuh M et al. Blood. 2004; 104:634-41; Zwick et al. Annals of Oncol. 2011; 22:1872-1877.

Kapitel 5 · Non-Hodgkin-Lymphome

060501_05 R-CHOP-14 | **Indikation: hochmalignes NHL 61-80J** | **ICD-10: C82-C88**

Chemotherapie

Diese Zytostatikatherapie birgt letale Risiken. Die Anwendung darf nur durch erfahrene internistische Onkologen und entsprechend ausgebildetes Pflegepersonal erfolgen. Das Protokoll muss im Einzelfall überprüft und der klinischen Situation angepasst werden.

Tag	Substanz	Dosierung	Trägerlösung (ml)	Appl.	Inf.-dauer	Bemerkungen
0	Rituximab	375 mg/m²	500 ml NaCl 0,9%	i.v.	initial 50mg/h	24-4h vor CHOP-14; nur bei CD20-positivem NHL
1	Cyclophosphamid	750 mg/m²	500 ml NaCl 0,9%	i.v.	1h	
1	Doxorubicin	50 mg/m²	unverdünnt	i.v.	B15min	
1	Vincristin	1.4 mg/m²	unverdünnt	i.v.	B	max. 2mg abs.
1-5	Prednison/Decortin®	100 mg abs.			p.o.	bei älteren Pat. ausschleichen; Gaben: 1-0-0-0

Zyklustag	0	1	2	3	4	5	6	7	8	9	10	11	12	13	14	
Rituximab																Wdh.
Cyclophophamid																
Doxorubicin																
Vincristin																
Prednison																

Rituximab- Info auf Kurvenblatt beachten | **Achtung:** bei Pat. 61-80J: CMV Prophylaxe (Aciclovir 4x200mg p.o.)

FN-Risiko >20 %: entweder **d4 post CTx** Primärprophylaxe mit Pegfilgrastim/Neulasta® 6mg s.c. einmalig
oder **ab d4 post CTx** Filgrastim/Neupogen® 5µg/kg/d s.c. tägl. bis Durchschreiten des Nadir

Obligate Prä- und Begleitmedikation

Tag	zeitl. Ablauf	Substanz	Dosierung	Trägerlösung (ml)	Appl.	Inf.-dauer	Bemerkungen
0	1-0-0-0	Omeprazol/Antra®	20 mg abs.		p.o.		
1-15	0-1-0-0	Cotrimoxazol/Cotrim®forte	960 mg abs.		p.o.		Mo, Mi, Fr; PjP-Prophylaxe; bis 4 Wochen nach CTx/o. bis CD4-Zellzahl>200/µl
0	1-0-0-0	Allopurinol/Zyloric®	300 mg abs.		p.o.		
0	1-0-0-0	Paracetamol/Paracetamol ratio®	1000 mg abs.		p.o.		Gabe 1h vor Chemotherapie
1	-30min	NaCl 0,9 %		1000 ml	i.v.	2h	
0	-30min	NaCl 0,9 %		500 ml	i.v.	*	*während der Chemogabe
0	-30min	Clemastin/Tavegil®	2 mg abs.		i.v.	B	
0	-30min	Dexamethason	8 mg		i.v.	B	vor Rituximab-Erstgabe obligat; bei Folgegaben in Abhängigkeit von Verträglichkeit
1	-30min, +4h	Dexamethason	8 mg abs.	100 ml NaCl 0,9%	i.v.	15min	bzw. zu Hause p.o.
1	-30min	Granisetron/Kevatril®	1 mg abs.	100 ml NaCl 0,9 %	i.v.	15min	
1	0, +4h, +8h	Mesna/Uromitexan®	150 mg/m²		i.v.	B	p.o. Gabe: 300mg/m² 2h vor i.v.
4	1xtägl.	Filgrastim	5 µg/kg/d		s.c.		täglich fortführen bis zum Durchschreiten des Nadir

Bedarfsmedikation:	Metoclopramid/Paspertin® p.o./i.v., bei Unverträglichkeit Ersatz durch HT₃-Antagonisten; Pantoprazol/Pantozol® 40mg, Sucralfat/Ulcogant®
FN-Risiko:	> 20% --> Primärprophylaxe mit Filgrastim/Neupogen® oder Pegfilgrastim/Neulasta®, siehe Kurzfassung Leitlinien G-CSF
Kontrollen:	Blutbild, Elektrolyte, Blutzucker, Harnsäure, Retentionswerte, Kreatinin-Clearance, Herzfunktion, Neurotoxizität; während Rituximab: Zeichen einer Unverträglichkeit/Anaphylaxie
Dosisreduktion:	bei Verzögerung > 7 Tage siehe Protokoll
Summendosis:	**Doxorubicin:** Gefahr der Kardiotoxizität, max. Summendosis: 550mg/m²
Erfolgsbeurteilung:	Staging nach 4 Zyklen
Wiederholung:	Tag 15
Literatur:	Tirelli et al. J Clin Oncol. 1998; 16:27-34; Provencio M et al. Ann Oncol. 2006; 17(6):1027-8; Pfreundschuh M et al. Blood. 2009; 113(17):3896-902; Coiffier et al. NEJM. 2002; 346(4):235-42.

060501_19 (R)-CHOEP-14 | **Indikation: hochmalignes NHL (T-NHL; ALK+)** | **ICD-10: C82-C88**

Chemotherapie

Diese Zytostatikatherapie birgt letale Risiken. Die Anwendung darf nur durch erfahrene internistische Onkologen und entsprechend ausgebildetes Pflegepersonal erfolgen. Das Protokoll muss im Einzelfall überprüft und der klinischen Situation angepasst werden.

Tag	Substanz	Dosierung	Trägerlösung (ml)	Appl.	Inf.-dauer	Bemerkungen
0	Rituximab	375 mg/m²	500 ml NaCl 0,9%	i.v.	initial 50mg/h	24-4h vor CHOEP-14
1-5	Prednison/Decortin®	100 mg		p.o.		bei älteren Patienten ausschleichen; Gaben: morgens
1	Cyclophosphamid	750 mg/m²	500 ml NaCl 0,9%	i.v.	1h	
1	Doxorubicin	50 mg/m²	unverdünnt	i.v.	15 min	
1	Vincristin	1.4 mg/m²	unverdünnt	i.v.	B	max. 2mg abs.
1	Etoposidphosphat	100 mg/m²	250 ml NaCl 0,9%	i.v.	1h	auch p.o.-Gabe möglich Dosierung siehe Zusatzinformation
2-3	Etoposidphosphat	100 mg/m²	250 ml NaCl 0,9%	i.v.	1h	

Rituximab- Info auf Kurvenblatt beachten | **Achtung:** bei Pat. 61-80J: CMV Prophylaxe (Aciclovir 4x200mg p.o.) | **FN-Risiko >20 %:** entweder **d4 post CTx** Primärprophylaxe mit Pegfilgrastim/Neulasta® 6mg s.c. einmalig
oder **ab d4 post CTx** Filgrastim/Neupogen® 5µg/kg/d s.c. tägl. bis Durchschreiten des Nadir

Obligate Prä- und Begleitmedikation

Tag	zeitl. Ablauf	Substanz	Dosierung	Trägerlösung (ml)	Appl.	Inf.-dauer	Bemerkungen
0	-1h	Paracetamol/Paracetamol ratio®	1000 mg		p.o.		1h vor AK-Gabe
0	1-0-0-0	Omeprazol/Antra®	20 mg		p.o.		
0	1-0-0-0	Allopurinol/Zyloric®	300 mg		p.o.		
0	-30 min	NaCl 0,9 %		500 ml	i.v.		während AK-Gabe
0	-30 min	Clemastin/Tavegil®	2 mg		i.v.	15 min	
0	-30min	Dexamethason	8 mg		i.v.	B	vor Rituximab-Erstgabe obligat; bei Folgegaben in Abhängigkeit von Verträglichkeit
1	-1h	Aprepitant/Emend®	125 mg		p.o.		d1: 125 mg; d2-3: 80 mg p.o.
2-3	-1h	Aprepitant/Emend®	80 mg		p.o.		
1	-30 min	NaCl 0,9 %		1000 ml	i.v.	2h	
1	-30 min, +4h	Dexamethason	8 mg	100 ml NaCl 0,9%	i.v.	15 min	bzw. zu Hause p.o.
2-3	-30 min	NaCl 0,9 %		1000 ml	i.v.	2h	
1	0, +4h, +8h	Mesna/Uromitexan®	150 mg/m²		i.v.	B	p.o: 300mg/m2 2h vor i.v. Gabe
2-3	-30 min	Dexamethason	8 mg	100 ml	i.v.	15 min	
1-14	0-1-0-0	Cotrimoxazol/Cotrim®forte	960 mg		p.o.		Mo, Mi, Fr; bis CD4-Zellen >200/µl
4-13	1xtägl.	Filgrastim	5 µg/kg/d		s.c.		bis Durchschreiten des Nadir

Bedarfsmedikation:	Metoclopramid/Paspertin® p.o./i.v., bei Unverträglichkeit Ersatz durch HT₃-Antagonisten; Pantoprazol/Pantozol® 40mg, Sucralfat/Ulcogant®
FN-Risiko:	> 20% --> Primärprophylaxe mit Filgrastim/Neupogen® oder Pegfilgrastim/Neulasta®, siehe Kurzfassung Leitlinien G-CSF
Kontrollen:	Blutbild, Elektrolyte, Blutzucker, Harnsäure, Retentionswerte, eGFR, Herzfunktion, Neurotoxizität; während Rituximab: Zeichen einer Unverträglichkeit/Anaphylaxie
Dosisreduktion:	bei Verzögerung > 7 Tage siehe Protokoll; Etoposid Wechsel zu p.o. möglich (siehe Fachinformation: relative Bioverfügbarkeit Etoposid Kapseln ca. 50 %), p.o. Dosis entspricht 2 x i.v. Dosis (Cave individuelle Schwankungen bei Dosiseinstellung berücksichtigen)
Summendosis:	**Doxorubicin:** Gefahr der Kardiotoxizität, maximale Summendosis: 550mg/m²
Erfolgsbeurteilung:	Staging nach 4 Zyklen
Wiederholung:	Tag 15
Literatur:	Provencio M et al. Ann Oncol. 2006; 17(6):1027-8; Schmitz N et al. Blood. 2010; 116(18):3418-26; Pfreundschuh M et al. Blood. 2004; 104(3):626-633.

060501_08 DHAP

Indikation: NHL-Rezidiv

ICD-10: C82-C88

Chemotherapie

Diese Zytostatikatherapie birgt letale Risiken. Die Anwendung darf nur durch erfahrene internistische Onkologen und entsprechend ausgebildetes Pflegepersonal erfolgen. Das Protokoll muss im Einzelfall überprüft und der klinischen Situation angepasst werden.

Tag	Substanz	Dosierung	Trägerlösung (ml)	Appl.	Inf.-dauer	Bemerkungen
1-4	Dexamethason	40 mg abs.		i.v.	15min	auch p.o. möglich
1	Cisplatin	100 mg/m²	unverdünnt	i.v.	22h	
2	Cytarabin	2 g/m²	250 ml NaCl 0,9 %	i.v.	3h	
2	Cytarabin	2 g/m²	250 ml NaCl 0,9 %	i.v.	3h	in 12-stündigem Abstand

FN-Risiko >20 %:
entweder **d4** Primärprophylaxe mit Pegfilgrastim/Neulasta® 6mg s.c. einmalig
oder **ab d4** Filgrastim/Neupogen® 5µg/kg/d s.c. tägl. bis Durchschreiten des Nadir

Bei Stammzellmobilisierung:
Filgrastim-Gabe vor geplanter Leukapherese ab d7: 5µg/kgKG/d s.c. morgens
(>70kg: 480µg,<70kg:300µg) bis Ende der Apherese.

Achtung: bei Pat. 61-80J:
CMV Prophylaxe (Aciclovir 4x200mg p.o.)

Genauer Ablauf siehe auch **Übersichtsschema zur G-CSF-Gabe bei Mobilisierungsprotokollen** im Blauen Buch
(→ Teil 2 Standardisierte Vorgehensweisen → Anti-Tumor und Supportiv-Therapie → GCSF/EPO)

Cave: Aprepitant ist moderater Inhibitor und Induktor von CYP3A4 (Wechselwirkungen beachten, s. Fachinformation)

Achtung: hochprozentige Mannitol-Lösung kann auskristallisieren

Obligate Prä- und Begleitmedikation

Tag	zeitl. Ablauf	Substanz	Dosierung	Trägerlösung (ml)	Appl.	Inf.-dauer	Bemerkungen
0	-12h	NaCl 0,9 %		1000 ml	i.v.	12h	
2-4	0-1-0-0	Cotrimoxazol/Bactrim® forte	960 mg		p.o.		außer an Tagen mit Cisplatin; nur Mo, Mi, Fr, bis 4 Wochen nach Therapieende/o. CD4-Zellzahl>200/µl
1-4	1-1-1-0	Natriumbicarbonat/Bicanorm®	1 g		p.o.		
2-3	2-2-2-2	Dexa-Sine SE® Augentropfen	2 Trpf.		i.o.		
1	1-0-0-0	Aprepitant/Emend®	125 mg		p.o.		Gabe -1h vor Chemo
2-3	1-0-0-0	Aprepitant/Emend®	80 mg		p.o.		
1	-30min	NaCl 0,9 %		2500 ml	i.v.	24h	
1	-30min	Granisetron/Kevatril®	1 mg	100 ml NaCl 0,9 %	i.v.	15min	
1	-30min	Mannitol 10%/Osmosteril 10%®	250 ml		i.v.	15min	30min vor Cisplatin
2	-30min	NaCl 0,9 %		2000 ml	i.v.	24h	kontinuierlich
2	-30min	Granisetron/Kevatril®	1 mg	100 ml NaCl 0,9 %	i.v.	15min	
1	+8h, +16h, +22h	Mannitol 10%/Osmosteril 10%®	250 ml		i.v.	15min	
2	+11h30min	Granisetron/Kevatril®	1 mg		i.v.	15min	
4-6	1-1-1-1	Corneregel® Augentropfen	1 Trpf.		i.o.		Tag 4-6: Corneregel® Augentropfen alle 6h

Bedarfsmedikation:	Granisetron/Kevatril® i.v., Famotidin/Pepdul mite® 20mg abends, Sucralfat/Ulcogant®
FN-Risiko:	> 20% -> Primärprophylaxe mit Filgrastim/Neupogen® oder Pegfilgrastim/Neulasta®, siehe Kurzfassung Leitlinien G-CSF
Kontrollen:	Blutbild, Elektrolyte insbesondere Mg²⁺, BZ, Retentionswerte, Flüssigkeitsbilanz, Kreatinin-Clearance, Oto-/Neurotoxizität
Dosisreduktion:	Cisplatin bei Kreatinin-Clearance < 60ml/min meiden; siehe Dosismodifikationstabelle
Wiederholung:	Tag 22 oder 29
Literatur:	Velasquez WS et al. Blood. 1988; 71:117-22; Aprepitant: Fachinformation, Bokemeyer C. Arzneimitteltherapie. 2004; 22:129-35; MASCC Antiemetic-Guidelines, 2011, www.mascc.org

Kapitel 5 · Non-Hodgkin-Lymphome

060501_15 R-DHAP **Indikation: Lymphom-Rezidiv** **ICD-10: C81-88**

Chemotherapie

Diese Zytostatikatherapie birgt letale Risiken. Die Anwendung darf nur durch erfahrene internistische Onkologen und entsprechend ausgebildetes Pflegepersonal erfolgen. Das Protokoll muss im Einzelfall überprüft und der klinischen Situation angepasst werden.

Tag	Substanz	Dosierung	Trägerlösung (ml)	Appl.	Inf.-dauer	Bemerkungen
0	Rituximab	375 mg/m²	500 ml NaCl 0,9%	i.v.	initial 50mg/h	24h-4h vor CTx; nur bei CD20-positivem NHL
1-4	Dexamethason	40 mg abs.		i.v.	15min	od. p.o.
1	Cisplatin	100 mg/m²	250 ml NaCl 0,9%	i.v.	22h	
2	Cytarabin	2x 2000 mg/m²	250 ml NaCl 0,9%	i.v.	3h	in 12-stündigem Abstand; Gaben: 0, +12h

Cave: Aprepitant ist moderater Inhibitor und Induktor von CYP3A4 (Wechselwirkungen beachten, s. Fachinformation)

FN-Risiko >20 %:
entweder **d4** Primärprophylaxe mit Pegfilgrastim/Neulasta® 6mg s.c. einmalig
oder **ab d4** Filgrastim/Neupogen® 5µg/kg/d s.c. tägl. bis Durchschreiten des Nadir

Bei Stammzellmobilisierung:
Filgrastim-Gabe vor geplanter Leukapherese ab d7: 5µg/kgKG/d s.c. morgens (>70kg: 480µg, <70kg: 300µg) bis Ende der Apherese.

Achtung: bei Pat. 61-80J:
CMV Prophylaxe (Aciclovir 4x200mg p.o.)

Infusionsgeschwindigkeit Rituximab:
Erstgabe: beginnen mit **50mg/h** für 1 h; danach bei guter Verträglichkeit alle 30min um 50mg/h steigern bis max. 400mg/h
Folgegaben bei komplikationsfreier Erstgabe und nach Ausschluss Risikopatient: Gesamtdosis innerhalb 90min geben
Risikopatienten (max.Tumorlast, Herz-Kreislauf/resp. Erkrankungen, AK-Unverträglichkeit): beginnen mit **25mg/h** für 1h danach alle 30 min um 25mg/h bis max. 200mg/h steigern
Überwachung: erste Stunde alle 15min: RR, HF, Atemfrequenz, Temp., danach 1x/h; NOTFALLWAGEN bereithalten.
Bei allergischer/anaphylaktischer Reaktion (Schüttelfrost, Fieber etc.) SOFORTIGER Infusionsstopp, evtl. Glukokortikoide, intensivmed. Maßnahmen. Bei Symptombesserung langsame Wiederaufnahme: halbierte Inf.-geschwindigkeit der Erstgabe

Zyklustag (Wdh. nach Tag 21): Rituximab: Tag 0; Dexamethason: Tag 1-4; Cisplatin: Tag 1; Cytarabin: Tag 2

Obligate Prä- und Begleitmedikation

Tag	zeitl. Ablauf	Substanz	Dosierung	Trägerlösung (ml)	Appl.	Inf.-dauer	Bemerkungen
0	1-0-0-0	Pantoprazol/Pantozol®	20 mg		p.o.		
0	1-0-0-0	Allopurinol/Zyloric®	300 mg		p.o.		
0	1-0-0-0	Paracetamol/Paracetamol ratio®	1000 mg		p.o.		Gabe 1h vor Rituximab
0	-30min	NaCl 0,9 %		500 ml	i.v.		während Rituximab-Gabe
0	-30min	Dexamethason	8 mg		i.v.	B	vor Rituximab-Erstgabe obligat; bei Folgegaben in Abhängigkeit von Verträglichkeit
0	-30min	Clemastin/Tavegil®	2 mg	100 ml NaCl 0,9 %	i.v.	15min	vor Rituximab
1-4	1-1-1-0	Natriumbicarbonat/Bicanorm®	1 g		p.o.		bis einschliesslich Tag 4 weiterführen
1	-12h	NaCl 0,9 %		1000 ml	i.v.	12h	
1	1-0-0-0	Aprepitant/Emend®	125 mg		p.o.		Gabe 1h vor CTx, CYP3A4 WW beachten
1	-30min	NaCl 0,9%		3000 ml	i.v.	24h	
1	-30min, +8h, +16h, +22h	Mannitol 10%/Osmosteril 10%®	250 ml		i.v.	15min	Achtung: hochprozentige Mannitollösung kann auskristallisieren
1	-30min	Granisetron/Kevatril®	1 mg	100 ml NaCl 0,9 %	i.v.	15min	Bei Emesis: Dosiserhöhung auf 3mg
2-4	-30min	NaCl 0,9%		2000 ml	i.v.	24h	
2	-30min, +11h30min	Granisetron/Kevatril®	1 mg	100 ml NaCl 0,9 %	i.v.	15min	Bei Emesis: Dosiserhöhung auf 3mg
2-3	1-0-0-0	Aprepitant/Emend®	80 mg		p.o.		CYP3A4 WW beachten
2-22	0-1-0-0	Cotrimoxazol/Bactrim® forte	960 mg		p.o.		Mo, Mi, Fr PjP-Prophylaxe; außer an Cisplatin-Tagen; bis 4 Wo nach CTx o. bis CD4-Zellzahl>200/µl
2-3	1-1-1-1	Dexa-Sine SE® Augentropfen	2 Trpf.		i.o.		
4-6	1-1-1-1	Corneregel® Augentropfen	1 Trpf.		i.o.		

Bedarfsmedikation: Granisetron/Kevatril® i.v., Famotidin/Pepdul® mite 20mg abends, Sucralfat/Ulcogant®
FN-Risiko: >20%-> Primärprophylaxe mit Filgrastim/Neupogen® oder Pegfilgrastim/Neulasta®
Kontrollen: Blutbild, Elektrolyte insbesondere Mg²⁺, Blutzucker, Retentionswerte, Flüssigkeitsbilanz, eGFR, Oto-/Neurotoxizität
Dosisreduktion: Cisplatin bei Kreatinin-Clearance < 60ml/min meiden; siehe Dosismodifikationstabelle
Wiederholung: d 22
Literatur: Velasquez WS et al. Blood. 1988; 71:117-22; Aprepitant:Fachinformation, Bokemeyer C. Arzneimitteltherapie. 2004; 22:129-35; MASCC Antiemetic-Guidelines, 2013, www.mascc.org

060501_24 (R)-DHAOx

Indikation: Lymphom (Rezidiv/refraktär) **ICD-10: C81-88**

Chemotherapie

Diese Zytostatikatherapie birgt letale Risiken. Die Anwendung darf nur durch erfahrene internistische Onkologen und entsprechend ausgebildetes Pflegepersonal erfolgen. Das Protokoll muss im Einzelfall überprüft und der klinischen Situation angepasst werden.

Tag	Substanz	Dosierung	Trägerlösung (ml)	Appl.	Inf.-dauer	Bemerkungen
0	Rituximab	375 mg/m²	500 ml NaCl 0,9%	i.v.	initial 50mg/h	24h-4h vor CTx: nur bei CD20-positivem NHL
1-4	Dexamethason	40 mg abs.		i.v.	15min	od. p.o.
1	Oxaliplatin	130 mg/m²	250 ml Glucose 5%	i.v.	2h	inkompatibel mit NaCl
2	Cytarabin	2x 2000 mg/m²	250 ml NaCl 0,9%	i.v.	3h	in 12-stündigem Abstand; Gaben: 0, +12h

FN-Risiko >20 %:
entweder **d4** Primärprophylaxe mit Pegfilgrastim/Neulasta® 6mg s.c. einmalig oder **ab d4** Filgrastim/Neupogen® 5µg/kg/d s.c. tägl. bis Durchschreiten des Nadir

Bei Stammzellmobilisierung:
Filgrastim-Gabe vor geplanter Leukapherese ab d7: 5µg/kgKG/d s.c. morgens (>70kg: 480µg,<70kg:300µg) bis Ende der Apherese.

Zyklustag	0	1	2	3	4	5	6	7	8	9	10	11	12	13	14	15	16	17	18	19	20	21	
Rituximab	■																						Wdh.
Dexamethason		■	■	■	■																		
Oxaliplatin		■																					
Cytarabin			■																				

Rituximab- Info auf Kurvenblatt beachten

Obligate Prä- und Begleitmedikation

Tag	zeitl. Ablauf	Substanz	Dosierung	Trägerlösung (ml)	Appl.	Inf.-dauer	Bemerkungen
0	1-0-0-0	Pantoprazol/Pantozol®	20 mg		p.o.		
0-21	1-0-0-0	Allopurinol/Zyloric®	300 mg		p.o.		
0	1-0-0-0	Paracetamol/Paracetamol ratio®	1000 mg		p.o.		Gabe 1h vor Rituximab
0	-30min	NaCl 0,9 %		500 ml	i.v.		während Rituximab-Gabe
0	-30min	Dexamethason	8 mg		i.v.	B	vor Rituximab-Erstgabe obligat; bei Folgegaben in Abhängigkeit von Verträglichkeit
0	-30min	Clemastin/Tavegil®	2 mg	100 ml NaCl 0,9 %	i.v.	15min	vor Rituximab
1-4	1-1-1-0	Natriumbicarbonat/Bicanorm®	1 g		p.o.		bis einschliesslich Tag 4 weiterführen
1	-30min	Glucose 5%		1000 ml	i.v.	3h15min	
1	-30min	Granisetron/Kevatril®	1 mg	100 ml Glucose 5%	i.v.	15min	Bei Emesis: Dosiserhöhung auf 3mg
1	-20min, +2h20min	10ml Mg- Verla ® (3,15mmol Mg2+) + 10ml Ca- Braun ® (2,3mmol Ca2+)	ml	125 ml Glucose 5%	i.v.	20min	
2	-30min	NaCl 0,9%		2000 ml	i.v.	24h	
2	-30min, +11h30min	Granisetron/Kevatril®	1 mg	100 ml NaCl 0,9%	i.v.	15min	Bei Emesis: Dosiserhöhung auf 3mg
2-22	0-1-0-0	Cotrimoxazol/Bactrim® forte	960 mg		p.o.		Mo, Mi, Fr PCP-Prophylaxe; bis 4 Wo nach CTx oder bis CD4-Zellzah >200/µl
2-3	1-1-1-1	Dexa-Sine SE® Augentropfen	2 Trpf.		i.o.		
4-6	1-1-1-1	Corneregel® Augentropfen	1 Trpf.		i.o.		

Bedarfsmedikation: Granisetron/Kevatril® i.v., Famotidin/Pepdul® mite 20mg abends, Sucralfat/Ulcogant®, Aciclovir (individuelles Vorgehen: z.B. 3x 200 mg Mo, Mi, Fr)
FN-Risiko: > 20% -> Primärprophylaxe mit Filgrastim/Neupogen® oder Pegfilgrastim/Neulasta®
Kontrollen: Nierenfunktion, Neurotoxizität, großes Blutbild mit Differentialblutbild vor jedem Zyklus, Lungenfunktion, Leberfunktion
Cave: Oxaliplatin: allergische Reaktionen (auch Kreuzreaktionen mit anderen Platinverbindungen), periphere Neuropathie, Sehstörungen (insbesondere vorübergehender Sehverlust, reversibel nach Therapieunterbrechung)
Therapieaufschub: hämatologische Toxizität Grad 3: Aufschub bis Werte im Normalbereich
Kontraindikation: Oxaliplatin: Kreatinin-Clearance < 30 ml/min
Wiederholung: Tag 22 (2-6 Zyklen)
Literatur: Rigacci L et al. Cancer. 2010 Oct 1;116(19):4573-9

060501_01 VACOP-B (Woche 1,5,9)

Indikation: NHL **ICD-10: C85**

Chemotherapie

Diese Zytostatikatherapie birgt letale Risiken. Die Anwendung darf nur durch erfahrene internistische Onkologen und entsprechend ausgebildetes Pflegepersonal erfolgen. Das Protokoll muss im Einzelfall überprüft und der klinischen Situation angepasst werden.

Wo	Tag	Substanz	Dosierung	Trägerlösung (ml)	Appl.	Inf.-dauer	Bemerkungen
1	1-7	Prednison/Decortin®	75 mg abs.		p.o.		morgens, Achtung: bei KOF >1,6m² 100mg abs. Gaben: 1-0-0-0
1,5,9	1	Doxorubicin	50 mg/m²	unverdünnt	i.v.	B15min	
1,5,9	1	Cyclophosphamid	350 mg/m²	250 ml NaCl 0,9%	i.v.	1h	
5,9	1,3,5,7	Prednison/Decortin®	75 mg abs.		p.o.		morgens, Achtung bei KOF >1,6m² 100mg abs. Gaben: 1-0-0-0

Zyklusdiagramm	w1	w2	w3	w4	w5	w6	w7	w8	w9	w10	w11	w12	
Doxorubicin	■				■				■				Wdh.
Cyclophosphamid	■				■				■				
Vincristin		▨		▨		▨		▨		▨		▨	
Bleomycin			▨				▨				▨		
Etoposidphosphat i.v. d1													
Etoposid p.o. d2-3			▨				▨				▨		

Obligate Prä- und Begleitmedikation

Wo	Tag	zeitl. Ablauf	Substanz	Dosierung	Trägerlösung (ml)	Appl.	Inf.-dauer	Bemerkungen
1,5,9	1-7	0-1-0-0	Cotrimoxazol/Bactrim® forte	960 mg		p.o.		Mo, Mi, Fr
1,5,9	1	-30min	NaCl 0,9 %		1000 ml	i.v.	3h	
1,5,9	1	-30min	Dexamethason	8 mg	100 ml NaCl 0,9%	i.v.	15min	
1,5,9	1	-30min	Granisetron/Kevatril®	1 mg		i.v.	15min	
1,5,9	1	+15min	Mesna/Uromitexan®	70 mg/m²		i.v.	B	
1,5,9	1	+2h15min, +6h15min	Mesna/Uromitexan®	140 mg/m²		p.o.		Gabe i.v. 70mg/m² 2h später als p.o.

Bedarfsmedikation: Paspertin®, Pepdul mite® 20mg abends, Sucralfat/Ulcogant®
FN-Risiko: > 20% -> Primärprophylaxe mit Filgrastim/Neupogen® oder Pegfilgrastim/Neulasta® bei febriler Neutropenie im 1. Zyklus
Kontrollen: **Cave: Anthrazykline-> Gefahr der Kardiotoxizität, Herzecho. Bleomycin-> Lungenfunktion vor Therapie.** und nach jedem 2. Zkl. BB, Elektrolyte Gerinnung, Leber- und Retentionswerte, eGFR, Neurotoxizität
Dosisreduktion: siehe Dosismodifikationstabelle
Summendosis: **Doxorubicin:** Gefahr der Kardiotoxizität; max. Summendosis 550mg/m²
Erfolgsbeurteilung: Zwischenauswertung nach 6 Wochen
Wiederholung: alle 12 Wochen
Literatur: Connors JM et al. Ann Oncol. 1991; 2 Suppl 1:17-23; Raanani P. Leuk Res. 1998; 22:997-1002 und 1999; 23:I.

Kapitel 5 · Non-Hodgkin-Lymphome

060501_01 VACOP-B (Woche 2,4,6,8,10,12)   Indikation: NHL   ICD-10: C82-C88

Chemotherapie

Diese Zytostatikatherapie birgt letale Risiken. Die Anwendung darf nur durch erfahrene internistische Onkologen und entsprechend ausgebildetes Pflegepersonal erfolgen. Das Protokoll muss im Einzelfall überprüft und der klinischen Situation angepasst werden.

Wo	Tag	Substanz	Dosierung	Trägerlösung (ml)	Appl.	Inf.-dauer	Bemerkungen
2,4,6,8,10,12	1	Vincristin	1.2 mg/m²	unverdünnt	i.v.	B5min	max. 2mg absolut
2,4,6,8,10,12	1	Bleomycin	10 mg/m²	unverdünnt	i.v.	B5min	
2,4,6,8,10,12	1,3,5,7	Prednison/Decortin®	75 mg abs.		p.o.		morgens, Achtung bei KOF >1,6m² Prednison 100mg abs. Gaben: 1-0-0-0

Zyklusdiagramm	w1	w2	w3	w4	w5	w6	w7	w8	w9	w10	w11	w12	
Doxorubicin	■												Wdh.
Cyclophosphamid		■			■			■			■		
Vincristin		■	■		■	■		■	■		■	■	
Bleomycin			■			■			■			■	
Etoposidphosphat i.v. d1			■			■			■			■	
Etoposid p.o. d2-3			■			■			■			■	

Obligate Prä- und Begleitmedikation

Wo	Tag	zeitl. Ablauf	Substanz	Dosierung	Trägerlösung (ml)	Appl.	Inf.-dauer	Bemerkungen
2,4,6,8,10	1-7	0-1-0-0	Cotrimoxazol/Bactrim® forte	960 mg		p.o.		Mo., Mi., Fr.
2,4,6,8,10,12	1	-15min	NaCl 0,9 %		250 ml	i.v.	15min	
2,4,6,8,10,12	1	+15min	Clemastin/Tavegil®	2 mg		i.v.	B	

Bedarfsmedikation: Metoclopramid oder Granisetron, Pepdul mite® 20mg abends, Sucralfat, Hydrocortison (bei Überempfindlichkeitsreaktionen, z.B. 50-100mg, inklusive übliche Antianaphylaxiemedikation)
FN-Risiko: > 20% -> Primärprophylaxe mit Filgrastim/Neupogen® oder Pegfilgrastim/Neulasta® bei febriler Neutropenie im 1. Zyklus
Kontrollen: Blutbild, Elektrolyte, BZ, Leberwerte, Retentionswerte, eGFR, Bleomycin -> Lungenfunktion vor Therapie und nach jedem 2. Zyklus
Dosisreduktion: s. Dosismodifikationstabelle; wenn Vincristin oder Bleomycin wegen neurologischer oder pulmologischer Nebenwirkungen nicht möglich: Ersatz durch MTX 50mg absolut
Summendosis: Bleomycin 400 mg absolut: Gefahr der Pulmotoxizität
Wiederholung: alle 12 Wochen
Literatur: Connors JM et al. Ann Oncol. 1991; 2 Suppl 1:17-23; Raanani P. Leuk Res. 1998; 22:997-1002 und 1999; 23:l.

060501_01 VACOP-B (Woche 3,7,11)   Indikation: NHL   C82-88

Chemotherapie

Diese Zytostatikatherapie birgt letale Risiken. Die Anwendung darf nur durch erfahrene internistische Onkologen und entsprechend ausgebildetes Pflegepersonal erfolgen. Das Protokoll muss im Einzelfall überprüft und der klinischen Situation angepasst werden.

Wo	Tag	Substanz	Dosierung	Trägerlösung (ml)	Appl.	Inf.-dauer	Bemerkungen
3,7,11	1,3,5,7	Prednison/Decortin®	75 mg abs.		p.o.		morgens, Achtung, wenn KOF >1,6m² 100mg abs. Gaben: 1-0-0-0
3,7,11	1	Doxorubicin	50 mg/m²	unverdünnt	i.v.	B15min	
3,7,11	1	Etoposidphosphat	50 mg/m²	100 ml NaCl 0,9%	i.v.	30min	Menge entspr. Etoposidanteil
3,7,11	2-3	Etoposid/Vepesid® (oral / Kapseln)	100 mg/m²		p.o.		Gaben: 1-0-0-0

Zyklusdiagramm	w1	w2	w3	w4	w5	w6	w7	w8	w9	w10	w11	w12	
Doxorubicin	■						■				■		Wdh.
Cyclophosphamid													
Vincristin													
Bleomycin													
Etoposidphosphat i.v. d1			■				■				■		
Etoposid p.o. d2-3			■				■				■		

Cave: Keine gleichzeitige Gabe von Etoposidphosphat und Natriumbicarbonat über den gleichen Zugang

Obligate Prä- und Begleitmedikation

Wo	Tag	zeitl. Ablauf	Substanz	Dosierung	Trägerlösung (ml)	Appl.	Inf.-dauer	Bemerkungen
3,7,11	1-7	0-1-0-0	Cotrimoxazol/Bactrim® forte	960 mg		p.o.		Mo., Mi., Fr.
3,7,11	1	-30min	NaCl 0,9 %		500 ml	i.v.	3h	
3,7,11	1	-30min	Dexamethason	8 mg	100 ml NaCl 0,9%	i.v.	15min	
3,7,11	1	-30min	Granisetron/Kevatril®	1 mg	100 ml NaCl 0,9%	i.v.	15min	

Bedarfsmedikation: Metoclopramid/Paspertin® 50mg 2-3x/Tag, Pepdul mite® 20mg abends, Sucralfat/Ulcogant®
FN-Risiko: > 20% -> Primärprophylaxe mit Filgrastim/Neupogen® oder Pegfilgrastim/Neulasta® bei febriler Neutropenie im 1. Zyklus
Kontrollen: **Cave: Anthrazykline-->Gefahr der Kardiotoxizität**, Herzecho. BB, Elektrolyte Gerinnung, Leber- und Retentionswerte, eGFR, Neurotoxizität
Dosisreduktion: siehe Dosismodifikationstabelle
Summendosis: Doxorubicin: Gefahr der Kardiotoxizität; max. Summendosis 550mg/m²
Erfolgsbeurteilung: Zwischenauswertung nach 6 Wochen
Wiederholung: alle 12 Wochen
Literatur: Connors JM et al. Ann Oncol. 1991; 2 Suppl 1:17-23; Raanani P. Leuk Res. 1998; 22:997-1002 und 1999; 23:l.

060501_20 R+ICE **Indikation: NHL-Rezidiv (CD20+)** ICD-10: C82-C88

Chemotherapie

Diese Zytostatikatherapie birgt letale Risiken. Die Anwendung darf nur durch erfahrene internistische Onkologen und entsprechend ausgebildetes Pflegepersonal erfolgen. Das Protokoll muss im Einzelfall überprüft und der klinischen Situation angepasst werden.

Tag	Substanz	Dosierung	Trägerlösung (ml)	Appl.	Inf.-dauer	Bemerkungen
-2,1	Rituximab	375 mg/m²	500 ml NaCl 0,9%	i.v.	initial 50mg/h	Tag -2 nur Zyklus 1
1-3	Etoposidphosphat	100 mg/m²	100 ml NaCl 0,9%	i.v.	30min	Menge entspr. Etoposidanteil
2	Carboplatin	5 AUC	500 ml Glucose 5%	i.v.	1h	*max. 800mg; Dosis (mg) = AUC (mg/ml x min) x [GFR (ml/min)+25]
2	Ifosfamid	5000 mg/m²	500 ml NaCl 0,9%	i.v.	24h	

Rituximab- Info auf Kurvenblatt beachten

Inkompatibilität:
Carboplatin ↔ Mesna
Carboplatin ↔ NaHCO₃

Cave: Keine gleichzeitige Gabe von Etoposidphosphat und Natriumbicarbonat über den gleichen Zugang

FN-Risiko >20 %:
entweder **24h nach CTx** Primärprophylaxe mit Pegfilgrastim/Neulasta® 6mg s.c. einmalig
oder **ab d6** Filgrastim/Neupogen® 5µg/kg/d s.c. tägl. bis Durchschreiten des Nadir

Bei Stammzellmobilisierung:
Filgrastim-Gabe vor geplanter Leukapherese ab d8: 5µg/kgKG/d s.c. morgens (>70kg: 480µg,<70kg:300µg) bis Ende der Apherese.

Genauer Ablauf siehe auch **Übersichtsschema zur G-CSF-Gabe bei Mobilisierungsprotokollen** im Blauen Buch
(→ Teil 2 Standardisierte Vorgehensweisen → Anti-Tumor und Supportiv-Therapie → GCSF/EPO)

Obligate Prä- und Begleitmedikation

Tag	zeitl. Ablauf	Substanz	Dosierung	Trägerlösung (ml)	Appl.	Inf.-dauer	Bemerkungen
-2-21	0-1-0-0	Cotrimoxazol/Cotrim®forte	960 mg		p.o.		Montags, Mittwochs, Freitags
-2,1	1-0-0-0	Omeprazol/Antra®	20 mg		p.o.		
1,3	1-1-1-0	Natriumbicarbonat/Bicanorm®	1 g		p.o.		
2-4	kontinuierlich	NaCl 0,9 %		3000 ml	i.v.	24h	weiterführen
1	-	NaCl 0,9 %		2000 ml	i.v.	12h	Bewässerung nach Chemo;Vorbewässerung
-2,1	1-0-0-0	Allopurinol/Zyloric®	300 mg		p.o.		
1-4	-	Magnesium/Magnesium Verla®	20 ml	NaCl 0,9%	i.v.		(=6,3mmol); vor und zur Chemotherapie; in Bewässerung
2	-15min	Heparin/Liquemin®	15000 IE		i.v.	24h	kontinuierlich, red. bei Thromb. < 30000/µl
3	-30min	Dexamethason	8 mg	100 ml NaCl 0,9%	i.v.	15min	
-2,1	-1h	Paracetamol/Paracetamol ratio®	1000 mg		p.o.		Gabe 1h vor Chemo
2	-15min, +4h, +8h	Dexamethason	8 mg	100 ml NaCl 0,9%	i.v.	15min	
-2,1	-30min	Dexamethason	8 mg	100 ml NaCl 0,9%	i.v.	15min	vor Rituximab-Erstgabe obligat; bei Folgegaben in Abhängigkeit von Verträglichkeit
-2	-30min	NaCl 0,9 %		500 ml	i.v.	*	*während Rituximab
-2,1	-30min	Clemastin/Tavegil®	2 mg		i.v.	B	
-2,1	-15min	Granisetron/Kevatril®	1 mg		i.v.	B	
1	+5h	Dexamethason	8 mg	100 ml NaCl 0,9%	i.v.	15min	
2	+1h30min	Mesna/Uromitexan®	1000 mg/m²		i.v.	15min	
2	1h30min	NaHCO3 (8,4%)		100 ml	i.v.	24h	
2	+1h45min	Mesna/Uromitexan®	5000 mg/m²		i.v.	24h	
2	+25h45min	Mesna/Uromitexan®	2500 mg/m²		i.v.	6h	6-12h Infusionsdauer

Bedarfsmedikation: Metoclopramid/Paspertin®, Famotidin/Pepdul® mite, Sucralfat/Ulcogant®
FN-Risiko: > 20% -> Primärprophylaxe mit Filgrastim/Neupogen® oder Pegfilgrastim/Neulasta®, siehe Kurzfassung Leitlinien G-CSF
Kontrollen: Blutbild vor jedem Zyklus, Tag 7 und 14, Elektrolyte insbesondere Ca^{2+}, Mg^{2+}, Leberwerte, Retentionswerte, Kreatinin-Clearance, Flüssigkeitsbilanz, Oto-/Neurotoxizität
Dosisreduktion: siehe Literatur
Wiederholung: Tag 22 bei Neutrophile >1 000/µl und Thrombozyten > 50 000/µl
Literatur: Gisselbrecht C et al. J Clin Oncol. 2010; 28(27):4184-90.

Kapitel 5 · Non-Hodgkin-Lymphome

060501_21 R, R-MTX; DLBCL younger < 60J , high risk **Indikation: aggressives B-NHL** **ICD-10: C85.9**

Chemotherapie

Diese Zytostatikatherapie birgt letale Risiken. Die Anwendung darf nur durch erfahrene internistische Onkologen und entsprechend ausgebildetes Pflegepersonal erfolgen. Das Protokoll muss im Einzelfall überprüft und der klinischen Situation angepasst werden.

Tag	Substanz	Dosierung	Trägerlösung (ml)	Appl.	Inf.-dauer	Bemerkungen
0-1,4,8,15,22, 29, 47, 61, 75	Rituximab	375 mg/m²	500 ml NaCl 0,9%	i.v.	initial 50mg/h	siehe Memokasten
30,76	Methotrexat	3000 mg/m²		i.v.	4h	
31-35,77-81	Calciumfolinat/Leukovorin®	15 mg/m²		i.v.		alle 6h, erste Dosis i.v., dann i.v. oder p.o.;Beginn 24 h nach Start MTX
Tag 2, 16, 33 oder 34, 48, 62, 79 oder 80	CHOP-14 (siehe Protokoll 060501_09)					Bei den Therapieblöcken R-MTX-CHOP-14 in **Woche 5 und 12** erfolgt die Gabe von **CHOP 2 bis 3 Tage nach MTX in Abhängigkeit vom Verlauf des MTX-Spiegels**. Die R-CHOP-Folgegaben nach der 1. R-MTX-CHOP-Gabe erfolgen jeweils in 14-tägigem Abstand.

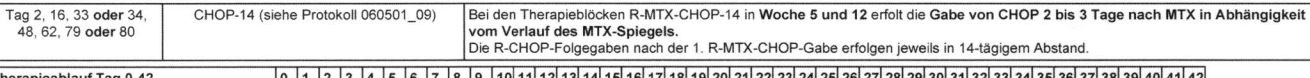

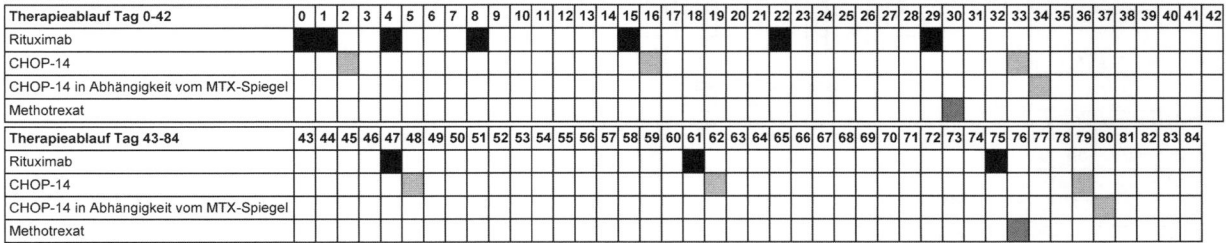

Therapieablauf Tag 0-42: 0-42 mit Rituximab an Tagen 0,1,4,8,15,22,29; CHOP-14 an Tag 2; CHOP-14 in Abhängigkeit vom MTX-Spiegel an Tagen 33-34; Methotrexat an Tag 30.

Therapieablauf Tag 43-84: Rituximab an Tagen 47, 61, 75; CHOP-14 an Tag 48; CHOP-14 in Abhängigkeit vom MTX-Spiegel an Tagen 79-80; Methotrexat an Tag 76.

Infusionsgeschwindigkeit Rituximab:
Erstgabe: beginnen mit **50mg/h** für 1 h; danach bei guter Verträglichkeit alle 30min um 50mg/h steigern bis max. 400mg/h
Folgegaben bei komplikationsfreier Erstgabe und nach Ausschluss Risikopatient: Gesamtdosis innerhalb 90min geben
Risikopatienten (max.Tumorlast, Herz-Kreislauf/resp. Erkrankungen, AK-Unverträglichkeit): beginnen mit **25mg/h** für 1h danach alle 30 min um 25mg/h bis max. 200mg/h steigern
Überwachung: erste Stunde alle 15min: RR, HF, Atemfrequenz, Temp., danach 1x/h; NOTFALLWAGEN bereithalten.
Bei allergischer/anaphylaktischer Reaktion (Schüttelfrost, Fieber etc.) SOFORTIGER Infusionsstopp, evtl. Glukokortikoide, intensivmed. Maßnahmen. Bei Symptombesserung langsame Wiederaufnahme: halbierte Inf.-geschwindigkeit der Erstgabe

Rituximab bei initial guter Verträglichkeit: verkürzte Infusionszeit möglich
20% der Dosis: 30min
80% der Dosis: 60min

Achtung: Betrifft Leukovorin-Rescue
Leukovorin alle 6h Dosierung nach Schema, erster Tag i.v.; Start 24h nach Beginn MTX-Infusion. Weiterführung des Leukovorin-Rescues **bis 6. Tag nach MTX.**
Bei **verzögerter MTX-Ausscheidung Verlängerung und Erhöhung** des Leukovorin-Rescues gemäß LV Rescue Bogen für ZNS-NHL
MTX-Spiegel: +4h (unmittelbar nach MTX-Ende), +24h (vor erster Rescue), dann tgl. morgens und abends

Achtung: Betrifft NaHCO3/Alkalisierung + Kontrolle
- Strikte Urinalkalisierung,
- bei Beginn der Urinalkalisierung erste 12h 4-6 stündlich venöse BGAs
- **Zielbereich Urin pH vor** Therapiestart **bis Ende** Leucovorinrescue: **7,4 - 8,5**
- unter Therapie pH-Kontrolle bei jeder Miktion (mindestens alle 8h)
- bei Urin-pH < 7,4 -> zusätzliche NaHCO3 Gabe, pH-Kontrolle siehe oben
- auf Urinausscheidung achten Ziel > 100ml/h, Bedarfsmedikation Furosemid/ Hydrierung
- Elektrolytkontrolle (Natrium, Kalium), Serumkreatinin, Harnstoff 24h und 48h nach Start MTX
- auf Bewässerung / Alkalisierung und entsprechendes Monitorisieren an Folgetagen achten.

Obligate Prä- und Begleitmedikation

Tag	zeitl. Ablauf	Substanz	Dosierung	Trägerlösung (ml)	Appl.	Inf.-dauer	Bemerkungen
0-81	0-1-0-0	Cotrimoxazol/Cotrim®forte	960 mg		p.o.		Mo, Mi, Fr; **jeweils Pause vom Tag der MTX-Gabe bis Ende LV-Rescue**
0-1,4,8,15,22,47,61	morgens	Pantoprazol/Pantozol®	20 mg		p.o.		keine Gabe 2 Tage vor- bis 2 Tage nach MTX
0-1,4,8,15,22,29	morgens	Allopurinol/Zyloric®	300 mg		p.o.		(R-CHOP Zyklus 1-3)
0-1,4,8,15,22,29, 47, 61, 75	-1h	Paracetamol/Paracetamol ratio®	1000 mg		p.o.		
0-1,4,8,15,22,29, 47, 61, 75	-30min	Clemastin/Tavegil®	2 mg		i.v.	15min	
0-1,4,8,15,22,29, 47, 61, 75	-30min	Dexamethason	8 mg		i.v.	B	vor Rituximab-Erstgabe obligat; bei Folgegaben in Abhängigkeit von Verträglichkeit
0-1,4,8,15,22,29, 47, 61, 75	-30min	NaCl 0,9 %		500 ml	i.v.	während Rituximab-Gabe	
30,76	1-1-1-1	Natriumbicarbonat/Bicanorm®	2 g		p.o.		
30,76	-3h	Natriumbicarbonat 8,4% (1mmol HCO3-/ml)	60 ml/m²	1000 ml NaCl 0,9%	i.v.	3h	Urin-pH-Wert muss >7,4 liegen
30,76	-15min	Dexamethason	8 mg		i.v.	B	
30,76	-15min	Granisetron/Kevatril®	1 mg		i.v.	B	
30-31,76-77	-15min	Natriumbicarbonat 8,4% (1mmol HCO3-/ml)	200 ml		i.v.	24h	Ziel: Urin pH=8
30-31,76-77	-15min	NaCl 0,9 %		2000 ml	i.v.	24h	im Wechsel mit Glucose 5%
30-31,76-77	-15min	Glucose 5%		1000 ml	i.v.	24h	im Wechsel mit NaCl 0,9%
30-31,76-77	-15min	KCl 7,45% (1mmol K+/ml)	ml		i.v.	24h	in Bewässerung, nach Wert
30,76	+6h	Furosemid/Lasix®	40 mg		i.v.	B	

Bedarfsmedikation: Solu-Decortin 50 mg i.v. vor u. während Rituximab;Kalium/Kalinor®.,NaHCO₃ 50 ml/2h Infusion, Metoclopramid/Paspertin®,Famotidin/Pepdul®
FN-Risiko: > 20% für R-MTX-CHOP14 Block -> Primärprophylaxe mit Filgrastim/Neupogen® oder Pegfilgrastim/Neulasta® im CHOP 14-Protokoll, siehe Kurzfassung Leitlinien G-CSF
Kontrollen: Ausschluß 3. Raum, Urin-pH > 7,4; Harnsäure, Retentionswerte, Blutbild, Elektrolyte, Leberwerte, eGFR; während Infusion: Zeichen der Unverträglichkeit/Anaphylaxie, besonders bei Leukozyten > 50 000/µl, Flüssigkeitsbilanz, MTX-Spiegel; Rescuebogen ZNS-NHL
Cave: **MTX-Interaktion:** keine nephro- und hepatotoxischen Medikamente
Wechselwirkungen: Protonenpumpeninhibitoren (PPI) können die MTX-Ausscheidung verzögern und so zu erhöhtem MTX Plasmaspiegel führen, daher wird empfohlen, PPI 2 Tage vor bis 2 Tage nach der MTX-Gabe zu pausieren (ggf. durch H₂-Blocker, Tepilta® ersetzen). Ebenfalls Vorsicht ist bei der gleichzeitigen Anwendung von MTX und NSAIDs oder Antibiotika (ß-Lactam-Antibiotika, Sulfonamide, Trimetoprim, Tetracycline, Ciprofloxacin) angezeigt.
Erfolgsbeurteilung: Staging nach 3 Zyklen R-CHOP
Literatur: Illerhaus G et al. Ann Oncol. 2009; 20:319-25.

060501_22 SMILE

Indikation: Extranodales NK/T-Zell-Lymphom; nasaler Typ   **ICD-10: C86**

Chemotherapie

Diese Zytostatikatherapie birgt letale Risiken. Die Anwendung darf nur durch erfahrene internistische Onkologen und entsprechend ausgebildetes Pflegepersonal erfolgen. Das Protokoll muss im Einzelfall überprüft und der klinischen Situation angepasst werden.

Tag	Substanz	Dosierung	Trägerlösung (ml)	Appl.	Inf.-dauer	Bemerkungen
1	Methotrexat	2000 mg/m²	500 ml NaCl 0,9%	i.v.	6h	
2-4	Dexamethason	40 mg abs.		i.v.	15min	oder oral morgens/bzw 1h vor restlicher CTx
2-4	Ifosfamid	1500 mg/m²	500 ml NaCl 0,9%	i.v.	1h	
2-4	Etoposidphosphat	100 mg/m²	250 ml NaCl 0,9%	i.v.	1h	Menge entspricht Etoposidanteil
8,10,12,14,16,18,20	L-Asparaginase (Escherichia coli)	6000 IE/m²	500 ml NaCl 0,9%	i.v.	2h	bei Erstgabe: 10% Testdosis (600 IE/m²) über 15min 1h v. Applikation der Restdosis (90%, 5 400 IE/m²)

Achtung: bei verzögerter MTX-Ausscheidung: Verlängerung und Erhöhung des Leukovorin-Rescues gemäß Leucovorin-Rescue-Bogen Leukovorin-Rescue-Bogen für SMILE HD MTX

Zyklusdiagramm	d1 w1	d8 w2	d15 w3	d22 w4	
Methotrexat	■				Wdh.
Ifosfamid	▨				
Dexamethason	▨				
Etoposid	▨				
L-Asparaginase		■■■	■■■	■	

an Tagen 2,3,4: 24h nach Ende Methotrexat: Calciumfolinat 15mg alle 6h i.v./p.o., erste Dosis i.v.   **ab Tag 6 post CTx:** 1x täglich Filgrastim/Neupogen® 5µg/kg/d s.c./i.v.

Obligate Prä- und Begleitmedikation

Tag	zeitl. Ablauf	Substanz	Dosierung	Trägerlösung (ml)	Appl.	Inf.-dauer	Bemerkungen
1-28	0-1-0-0	Cotrimoxazol/Cotrim®forte	960 mg		p.o.		Montag, Mittwoch, Freitag; jeweils Pause vom Tag der MTX-Gabe bis Ende LV-Rescue
1	1-1-1-1	Natriumbicarbonat/Bicanorm®	2 g		p.o.		
1	-3h15min	Natriumbicarbonat 8,4%	60 ml/m²	1000 ml NaCl 0,9%	i.v.	3h	1mmol HCO3-/ml; Urin-pH-Wert muss >7,4 liegen
1-4	-15min	NaCl 0,9 %		2000 ml	i.v.	24h	im Wechsel mit Glucose
1-4	-15min	Glucose 5%		1000 ml	i.v.		im Wechsel mit NaCl
1	-15min	KCl 7,45% (1mmol K+/ml)	ml		i.v.		in Bewässerung nach Wert
1-2	-15min	Natriumbicarbonat 8,4%	200 ml		i.v.	24h	1mmol HCO3-/ml; Urin-pH-Wert muss >7,4 liegen
8,10,12,14,16,18,20	-30min	NaCl 0,9 %		1000 ml	i.v.	3h	
1-4,8,10,12,14,16,18,20	-15min	Granisetron/Kevatril®	1 mg		i.v.		B
1,8,10,12,14,16,18,20	-15min	Dexamethason	8 mg		i.v.		B
1	+6h	Furosemid/Lasix®	40 mg		i.v.		B
2-4	0, +4h, +8h	Mesna/Uromitexan®	300 mg/m²		i.v.		B

Bedarfsmedikation: TLS-Prophylaxe: Allopurinol; Prednison 1mg/kg/d bei Unverträglichkeit Asparaginase, Antiemese, Antibiose, Loperamid, Antihistaminika, Pantoprazol (keine Gabe 2 Tage vor bis 2 Tage nach MTX), Antimykose, Plasmaersatz
FN-Risiko: > 20%
Kontrollen: Blutbild, Elektrolyte, Leberwerte, Bilirubin, Gerinnungsparameter (APTT,TPZ, Antithrombin und D-Dimer), Amylase und Lipase im Blut, Retentionswerte, eGFR, Flüssigkeitsbilanz, **Blutzucker**, Harnzucker, Protein, Ammoniak, Harnsäurewerte, Triglyceride, Cholesterin, Urinstatus und Sediment, neurologische Funktion, Blutdruck, Ausschluss dritter Raum, Urin pH, Neurotoxizität, MTX-Spiegel, Zeichen der Unverträglichkeit
Dosisreduktion: siehe Dosisreduktionstabelle/Fachinformationen; Thrombozytopenie Grad 4 nach Zyklus 1: DR MTX, Ifo, Etoposid auf 2/3; MTX Konz. > 1x10-7 mol/L 72h nach Gabe in Zyklus 1 DR Zyklus 2 auf 2/3; **Asparaginase:** bei Allergie/ Hypersensitivität Grad 1/2 DR auf 50% und ggf. Steroid-Begleittherapie, Therapieabbruch bei: Allergie, Hypersensitivität Grad3/4, Pankreatitis, Hypotonie, Grad 4 Thrombozytopenie, nichthämatolog. NW ≥ Grad 3 beim Auftreten von letzteren beiden im Zyklus 1 Therapiewiederaufnahme nach Abklingen der Symptome möglich; **Voraussetzungen für Start von Zyklus 2:** WBC > 2 000/µl, Thrombozyten > 100 000/µl, AST und ALT < 5x oberer Normalwert, totales Bilirubin < 2.0mg/dl, Serumkreatinin < 1,5mg/dL sowie keine weiteren Symptome/Komplikationen, die gegen eine Therapiefortführung sprechen.
Cave: MTX-Interaktion: keine nephro- u. hepatotoxischen Medikamente; **Ifosfamid:** wegen möglicher verminderter Wirksamkeit Grapefruit(saft) vermeiden
Erfolgsbeurteilung: innerhalb Woche 4-6 vom Zyklus 2
Wiederholung: Tag 29, 2 oder mehr Zyklen
Literatur: Yamaguchi M. et al., JCO. 2011; 29(33):4410-16

060501_23 AspaMetDex

Indikation: Extranodales NK/T-Zell-Lymphom; nasaler Typ   **ICD-10: C86**

Chemotherapie

Diese Zytostatikatherapie birgt letale Risiken. Die Anwendung darf nur durch erfahrene internistische Onkologen und entsprechend ausgebildetes Pflegepersonal erfolgen. Das Protokoll muss im Einzelfall überprüft und der klinischen Situation angepasst werden.

Tag	Substanz	Dosierung	Trägerlösung (ml)	Appl.	Inf.-dauer	Bemerkungen
1-4	Dexamethason	40 mg abs.		p.o.		morgens bzw 1h vor restlicher CTx; 20mg/d für Patienten > 70 Jahre; Gaben: 1-0-0-0
1	Methotrexat	3000 mg/m²	500 ml NaCl 0,9%	i.v.	6h	2g/m2 für Patienten > 70 Jahre
2,4,6,8	L-Asparaginase (Escherichia coli)	6000 IE/m²	500 ml NaCl 0,9%	i.v.	2h	bei Erstgabe: 10% Testdosis (600 IE/m²) über 15min 1h v. Appl. der Restdosis (90%, 5 400 IE/m²); bei Unverträglichkeit: Umstellung auf Erwinase möglich

Zyklusdiagramm	d1 w1	d8 w2	d15 w3	
Methotrexat	■			Wdh.
Dexamethason	▨▨▨			
L-Asparaginase	▨▨	▨		

Achtung: Betrifft Leukovorin-Rescue
Leukovorin alle 6h Dosierung nach Schema, erster Tag i.v.;Start 24h nach Beginn MTX-Infusion.
Weiterführung des Leukovorin-Rescues **bis 6. Tag nach MTX.**
Bei **verzögerter MTX-Ausscheidung** Verlängerung und Erhöhung des Leukovorin-Rescues gemäß LV Rescue Bogen für SMILE HD MTX
MTX-Spiegel: +6h (unmittelbar nach MTX-Ende), +24h (vor erster Rescue), dann tgl. morgens und abends

an Tagen 2,3,4: 24h nach Ende Methotrexat: Calciumfolinat 15mg alle 6h i.v./p.o., erste Dosis i.v.   **Tag 6:** Pegfilgrastim/Neulasta® 6mg s.c.

Obligate Prä- und Begleitmedikation

Tag	zeitl. Ablauf	Substanz	Dosierung	Trägerlösung (ml)	Appl.	Inf.-dauer	Bemerkungen
1-28	0-1-0-0	Cotrimoxazol/Cotrim®forte	960 mg		p.o.		Mo, Mi, Fr; jeweils Pause vom Tag der MTX-Gabe bis Ende LV-Rescue
1	1-1-1-1	Natriumbicarbonat/Bicanorm®	2 g		p.o.		
1	-3h15min	Natriumbicarbonat 8,4%	60 ml/m²	1000 ml NaCl 0,9%	i.v.	3h	1mmol HCO3-/ml; Urin-pH-Wert muss >7,4
1	-15min	NaCl 0,9 %		2000 ml	i.v.	24h	im Wechsel mit Glucose
1	-15min	Glucose 5%		1000 ml	i.v.		im Wechsel mit NaCL
2,4,6,8	-30min	NaCl 0,9 %		1000 ml	i.v.	3h	
1	-15min	KCl 7,45% (1mmol K+/ml)	ml		i.v.		in Bewässerung nach Wert
1-2	-15min	Natriumbicarbonat 8,4%	200 ml		i.v.	24h	1mmolHCO3/ml; Ziel: Urin pH=8
6,8	-15min	Dexamethason	8 mg		i.v.		B
1-2,4,6,8	-15min	Granisetron/Kevatril®	1 mg		i.v.		B
1	+6h	Furosemid/Lasix®	40 mg		i.v.		B
1-21	1-0-0-0	Aciclovir/Aciclovir ratio®	400 mg		p.o.		

Bedarfsmedikation: Allopurinol als TLS-Prophylaxe, Antihistaminika und Glucocorticoide bei Asparaginase-Unverträglichkeit, ATIII-Infusion, Fresh frozen plasma (Fibrinogen)
FN-Risiko: > 20% -> Primärprophylaxe mit Filgrastim/Neupogen® oder Pegfilgrastim/Neulasta®, siehe Kurzfassung Leitlinien G-CSF
Kontrollen: Elektrolyte, Nierenretentionswerte, Transaminasen, **Blutzucker**, Harnzucker, Protein, Diff.-BB, **Gerinnungsparameter** (APTT, TPZ, Antithrombin, Fibrinogen, D-Dimer), Amylase und Lipase im Blut, Leberenzyme, Bilirubin, Ammoniak, Harnsäurewerte, Triglyceride, Cholesterin, Urinstatus, Zeichen der Unverträglichkeit, Ausschluss 3. Raum, Urin-ph, Blutdruck, Neurotoxizität, MTX-Spiegel, Flüssigkeitsbilanz, Hepatitis-Serologie, Thorax-Röntgen
Dosisreduktion: MTX: Kreatinin-Clearance = 80ml/min 75% der Standarddosis, Kreatinin-Clearance = 60ml/min 63% der Standarddosis
Cave: MTX: keine nephro- und ototoxischen Substanzen; L-Asparaginase: allergische Reaktionen (Wahrscheinlichkeit steigt mit Anzahl der verabreichten Dosen), Antihistaminika, Glucocorticoide, kreislaufstabilisierende Substanzen bereithalten
Therapievoraussetzung: Voraussetzung für Start neuer Zyklus: Leukozyten 1 000-1 500/µl, Thrombozyten 50 000-100 000/µl
Therapieabbruch: Asparaginase: Pankreatitis, allergische Reaktionen (Umstellung auf Erwinase möglich); MTX: Kreatinin-Clearance < 60ml/min, ausgeprägte Leberfunktionsstörungen, Stomatitis und Ulcera des Magen-Darm-Trakts
Wechselwirkungen: Vorsicht bei gleichzeitiger Gabe von L-Asparaginase und Antikoagulantien, keine gleichzeitige Gabe von nichtsteroidalen Antiphlogistika, keine gleichzeitige Gabe von MTX und Protonenpumpenhemmern
Erfolgsbeurteilung: nach 3 Zyklen
Wiederholung: d 22 für 3-6 Zyklen
Literatur: Jaccard A et al. Blood. 2011; 117(6):1834-1839

Kapitel 5 · Non-Hodgkin-Lymphome

060507_0465 R- HD-MTX Freiburger-Studie Block1 (Gruppe A) Indikation: ZNS-NHL ICD-10:C85.9

Diese Zytostatikatherapie birgt letale Risiken und ist Bestandteil der **Freiburger-Studie (www.zns-lymphome.de)**. Ein Studieneinschluss durch die mit der Studie betrauten Kollegen/Zentren sollte unbedingt angestrebt werden. Die Anwendung darf nur durch erfahrene Onkologen und entsprechend ausgebildetes Pflegepersonal erfolgen. Das Protokoll muss im Einzelfall überprüft und der klinischen Situation angepasst werden.

Chemotherapie

Tag	Substanz	Dosierung	Trägerlösung (ml)	Appl.	Inf.-dauer	Bemerkungen
-7,0,10,20,30	Rituximab	375 mg/m²	500 ml NaCl 0,9%	i.v.	initial 50mg/h	Rituximab-Info auf Kurvenblatt beachten
1,11,21,31	Methotrexat	8000 mg/m²	1000 ml NaCl 0,9%	i.v.	4h	
2-6,12-16,22-26, 32-36	Calciumfolinat/Leukovorin®	15 mg/m²		p.o.		alle 6h, erste Dosis i.v.; Beginn 24h nach MTX, siehe Rescue-Protokoll; Gaben: nach Schema

Zyklustag: -7 bis 42 (Rituximab an Tag -7, 0, 10, 20, 30; Methotrexat an Tag 1, 11, 21, 31)

Vorphase mit Dexamethason 4 x 4 mg p.o./i.v. bei klinischer Indikation; bei MTX-Beginn langsam ausschleichen (über 6 Tage)

Achtung: Betrifft Leukovorin-Rescue
Leukovorin alle 6h Dosierung nach Schema, erster Tag i.v.; Start 24h nach Beginn MTX-Infusion. Weiterführung des Leukovorin-Rescues **bis 6. Tag nach MTX**.
Bei **verzögerter MTX-Ausscheidung Verlängerung und Erhöhung** des Leukovorin-Rescues gemäß LV Rescue Bogen für ZNS-NHL
MTX-Spiegel: +4h (unmittelbar nach MTX-Ende), +24h (vor erster Rescue), dann tgl. morgens und abends

1. Staging d18-20 (MRT):
bei PR/CR:
Therapiefortsetzung mit Tag 20 (Zyklus 2)
bei PD/SD ohne klinisches Ansprechen:
Therapiefortsetzung mit R-Cytarabin/Thiotepa
2. Staging d38-40 (vor R-Cytarabin/Thiotepa)

Obligate Prä- und Begleitmedikation

Tag	zeitl. Ablauf	Substanz	Dosierung	Trägerlösung (ml)	Appl.	Inf.-dauer	Bemerkungen
0,10,20,30	2-2-2-2	Natriumbicarbonat/Bicanorm®	2 g abs.		p.o.		
1,11,21,31	-3h	NaHCO3 (8,4%)	60 mval/m²	NaCl0,9% 1000 ml	i.v.	3h	Urin-pH- Wert muss > 7,4 liegen
1-2,11-12,21-22,31-32	-15min	NaCl 0,9%	2000 ml	mit KCl nach Kalium-Wert	i.v.	24h	im Wechsel mit Glucose, Ziel: Urin-pH=8
1-2,11-12,21-22,31-32	-15min	Glucose 5%	1000 ml		i.v.	24h	im Wechsel mit NaCl, Ziel: Urin-pH=8
1-2,11-12,21-22,31-32	-15min	NaHCO3 (8,4%)	200 mval		i.v.	24h	kontinuierlich
1,11,21,31	-15min	Dexamethason	8 mg		i.v.	15min	
1,11,21,31	-15min	Granisetron/Kevatril®	1 mg		i.v.	B	
-7,0,10,20,30	-1h	Paracetamol/Paracetamol ratio®	1000 mg		p.o.		
-7,0,10,20,30	-30 min	Clemastin/Tavegil®	2 mg		i.v.	B	
-7,0,10,20,30	-30min	Dexamethason	8 mg		i.v.	B	vor Rituximab-Erstgabe obligat; bei Folgegaben in Abhängigkeit von Verträglichkeit
-7,0,10,20,30	0	NaCl 0,9 %	500 ml		i.v.		während Chemogabe
1,11,21,31	+6h nach MTX	Furosemid/Lasix®	40 mg		i.v.	B	
-7-42	0-1-0-0	Cotrimoxazol/Cotrim®forte	960 mg abs.		p.o.		Mo,Mi,Fr; Kontinuierlich; jeweils Pause vom Tag der Methotrexat-Gabe bis Ende Leukovorin-Rescue

Bedarfsmedikation: Kalium/Kalinor®Drg., NaHCO3 50 mval/2h Infusion, Famotidin/Pepdul®, Furosemid/Lasix® 40 mg
Kontrollen: Vor Therapiebeginn diagnostisch Lumbalpunktion bei fehlendem Hirndruck; bei Liquorbefall: Kontrolle Tag 20 nach MTX i.v.-Gaben, Blutbild, Elektrolyte, Leberwerte, Retentionswerte, Kreatinin-Clearance, Flüssigkeitsbilanz, Ausschluß 3. Raum, Urin-pH > 7,4, MTX-Spiegel; Normwerte gemäß Rescuebogen
Dosisreduktion: Kontraindikation bei GFR < 50ml/min oder Kreatinin > 1,5 mg sowie bei Bilirubin > 2mg/dl
Wechselwirkungen: Protonenpumpeninhibitoren (PPI) können die MTX-Ausscheidung verzögern und so zu erhöhtem MTX Plasmaspiegel führen, daher wird empfohlen, PPI 2 Tage vor bis 2 Tage nach der MTX-Gabe zu pausieren (ggf. durch H2-Blocker, Tepilta® ersetzen). Vorsicht bei der gleichzeitigen Anwendung von MTX und Antibiotika (ß-Lactam-Antibiotika, Sulfonamide, Trimetoprim, Tetracycline, Ciprofloxacin) angezeigt. Keine gleichzeitige Anwendung von Aminoglykosiden oder NSAIDs mit MTX
Erfolgsbeurteilung: 1. Staging Tag 18-20; 2. Staging Tag 38-40 (vor R-Cytarabin/Thiotepa)
Wiederholung: bei PR/CR Fortsetzung mit Tag 21 (Zyklus 2)
Literatur: Freiburger ZNS-NHL-Studie, Amend.1; Illerhaus et al. J Clin Onc 2006; Stand 08/06; Illerhaus et al., Haematologica 2008

060507_0465 Cytarabin/Thiotepa Freiburger-Studie Block2 (Gruppe A+B) Indikation: ZNS-NHL ICD-10:C85.9

Diese Zytostatikatherapie birgt letale Risiken und ist Bestandteil der **Freiburger-Studie (www.zns-lymphome.de)**. Ein Studieneinschluss durch die mit der Studie betrauten Kollegen/Zentren sollte unbedingt angestrebt werden. Die Anwendung darf nur durch erfahrene Onkologen und entsprechend ausgebildetes Pflegepersonal erfolgen. Das Protokoll muss im Einzelfall überprüft und der klinischen Situation angepasst werden.

Chemotherapie

Tag	Substanz	Dosierung	Trägerlösung (ml)	Appl.	Inf.-dauer	Bemerkungen
-7,0,21	Rituximab	375 mg/m²	500 ml NaCl 0,9%	i.v.	initial 50mg/h	Tag -7 nur in Gruppe B
1-2,22-23	Cytarabin	3000 mg/m²	250 ml NaCl 0,9%	i.v.	3h	
2,23	Thiotepa	40 mg/m²	100 ml Glucose 5%	i.v.	1h	in Glucose5% 1ml/kgKG

Zyklustag: -7 bis 28 (Rituximab nur Gruppe B an Tag -7; Rituximab Gruppe A+B an Tag 0, 21; Cytarabin an Tag 1-2, 22-23; Thiotepa an Tag 2, 23)

3. Staging d18-20 (MRT):
bei PR/CR oder bei SD mit Rückgang der initialen neurologischen Symptomatik: Therapiefortsetzung mit 2. Zyklus Cytarabin/Thiotepa;
bei PD/SD ohne Rückgang der initialen neurologischen Symptomatik: Therapiefortsetzung mit HD-BCNU/Thiotepa
4. Staging d38-40

Memo: Thiotepa wird im Schweiß abgesondert. Zur Vermeidung einer toxisch bedingten Erythrodermie (besonders axillär und inguinal) häufig mit nassem Waschlappen abwaschen.

Filgrastim-Dosis vor geplanter Leukapherese 5µg/kgKG/d s.c. morgens (bis 70kg: 300µg; >70kg: 480µg) bis Ende der Apherese. Genauer Ablauf siehe auch **Übersichtsschema zur G-CSF-Gabe bei Mobilisierungsprotokollen** im Blauen Buch (->Teil 2 Standardisierte Vorgehensweisen-> Anti-Tumor und Supportiv-Therapie-> GCSF/EPO)

ab d12: Harvest — Therapieweiterführung mit Carmustin/Thiotepa 21 Tage nach letzter Cytarabin/Thiotepa-Gabe (= d43)

Obligate Prä- und Begleitmedikation

Tag	zeitl. Ablauf	Substanz	Dosierung	Trägerlösung (ml)	Appl.	Inf.-dauer	Bemerkungen
1-2,22-23	-30 min	NaCl 0,9 %	2000 ml		i.v.	24h	
1-2,22-23	-30 min	Dexamethason	8 mg		i.v.	15min	
1-2,22-23	-30 min	Granisetron/Kevatril®	1 mg		i.v.	B	
1-3,22-24	1-1-1-1	Dexa-Sine SE® Augentropfen	2 Trpf.		i.o.		alle 6h
4-8,25-29	1-1-1-1	Corneregel® Augentropfen	1 Trpf.		i.o.		alle 6h
7	morgens	Filgrastim	5 µg/kg		s.c.		ab Tag 7 bis Leukapherese-Ende
-7,0,21	-1h	Paracetamol/Paracetamol ratio®	1000 mg		p.o.		
-7,0,21	-30 min	NaCl 0,9 %	500 ml		i.v.		
-7,0,21	-30min	Clemastin/Tavegil®	2 mg		i.v.	B	
-7,0,21	-30min	Dexamethason	8 mg		i.v.	B	vor Rituximab-Erstgabe obligat; bei Folgegaben in Abhängigkeit von Verträglichkeit
27-31	morgens	Filgrastim	5 µg/kg		s.c.		bis WBC> 1000/µl
-7-49	0-1-0-0	Cotrimoxazol/Cotrim®forte	960 mg abs.		p.o.		Mo,Mi,Fr, Kontinuierlich

Bedarfsmedikation: Famotidin/Pepdul®
Kontrollen: Blutbild, Elektrolyte, Leberwerte, Retentionswerte
Dosisreduktion: GFR < 10ml/min relative Kontraindikation
Erfolgsbeurteilung: 3. Staging d18-20 (MRT); 4. Staging d38-40
Wiederholung: keine
Literatur: Freiburger ZNS-NHL-Studie, Amend.1; Illerhaus et al. J Clin Onc 2006; Stand 08/06; Illerhaus et al., Haematologica 2008

060507_0465 HD-BCNU /Thiotepa /Rituximab Freiburger Studie
Block3 (Gruppe A+B) **Indikation: ZNS-NHL** **ICD-10:C85.9**

Diese Zytostatikatherapie birgt letale Risiken und ist Bestandteil der **Freiburger-Studie (www.zns-lymphome.de). Ein Studieneinschluss durch die mi: der Studie betrauten Kollegen/Zentren sollte unbedingt angestrebt werden.** Die Anwendung darf nur durch erfahrene Onkologen und entsprechend ausgebildetes Pflegepersonal erfolgen. Das Protokoll muss im Einzelfall überprüft und der klinischen Situation angepasst werden.

Chemotherapie

Tag	Substanz	Dosierung	Trägerlösung (ml)	Appl.	Inf.-dauer	Bemerkungen
-7	Rituximab	375 mg/m²	500 ml NaCl 0,9%	i.v.	initial 50mg/h	entspricht Tag 42
-6	Carmustin (BCNU)	400 mg/m²	500 ml Glucose 5%	i.v.	1h	unter Lichtschutz; entspricht Tag 43
-5-(-4)	Thiotepa	2x 5 mg/kg	1 ml/kg Glucose 5%	i.v.	2h	12h Abstand zwischen den beiden Gaben; entspricht Tag 44,45; Gaben: 0, +12h

an Tag 0 (entspricht Tag 49):
periphere Stamzelltransplantation mit mind. 3 Tagen Abstand zur Thiotepa-Gabe

Memo: Thiotepa wird im Schweiß abgesondert. Zur Vermeidung einer toxisch bedingten Erythrodermie (besonders axillär und inguinal) häufig mit nassem Waschlappen abwaschen.

Zyklustag	-7	-6	-5	-4	-3	-2	-1	0
Rituximab	■							
Carmustin		■						
Thiotepa			■	■				
PBSCT								■

Obligate Prä- und Begleitmedikation

Tag	zeitl. Ablauf	Substanz	Dosierung	Trägerlösung (ml)	Appl.	Inf.-dauer	Bemerkungen
-6	-30min	NaCl 0,9 %	2000 ml		i.v.	24h	
-5-(-4)	-30min	NaCl 0,9 %	3000 ml		i.v.	24h	
-6-(-4)	-30min	Heparin/Liquemin®	15000 IE		i.v.	24h	
-6-(-4)	-30min	Granisetron/Kevatril®	1 mg		i.v.	B	
-6-(-4)	-30min	Dexamethason	8 mg		i.v.	15min	
4	morgens	Pegfilgrastim/Neulasta®	6 mg abs.		s.c.		
-7	-60min	Paracetamol/Paracetamol ratio®	1000 mg		p.o.		1h vor Chemo
-7	-30min	Clemastin/Tavegil®	2 mg		i.v.	B	
-7	-30min	Dexamethason	8 mg		i.v.	B	vor Rituximab-Erstgabe obligat; bei Folgegaben in Abhängigkeit von Verträglichkeit
0	1-1-1-1	Amphotericin B-Susp./Ampho-Moronal®	1 Pipette		p.o.		kontinuierlich
-7-49	0-1-0-0	Cotrimoxazol/Cotrim®forte	960 mg		p.o.		kontinuierlich (Mo,Mi,Fr)
-7	0	NaCl 0,9 %	500 ml		i.v.	-	während Chemogabe
-5-(-4)	+4h, +16h	Dexamethason	4 mg		i.v.	B	
-6	+4h, +8h	Dexamethason	8 mg		p.o.		
-5-(-4)	+11,5h	Granisetron/Kevatril®	1 mg		i.v.	B	
-5-(-4)	+11,5h	Dexamethason	8 mg		i.v.	15min	

Kontrollen: Blutbild, Elektrolyte, Leberwerte, Retentionswerte, Lungenfuktion mit CO-Diffusion, Herzecho
Dosisreduktion: GFR < 10 ml/min, Bilirubin > 2 mg/dl relative Kontraindikation
Summendosis: Carmustin: erhöhtes Risiko der pulmonalen Toxizität bei kumulativer Gesamtdosis > 1000 mg/m²
Erfolgsbeurteilung: Tag 30 nach PBSCT
Wiederholung: keine
Literatur: Freiburger ZNS-NHL-Studie, Amend. 1; Illerhaus et al. J Clin Onc 2006; Stand 08/0; Illerhaus et al., Haematologica 2008

Kapitel 5 · Non-Hodgkin-Lymphome

060507_0696 IELSG 32-Studie Induktion Arm A   **Indikation: ZNS-NHL**   *ICD-10: C85.9*

Chemotherapie

Diese Zytostatikatherapie birgt letale Risiken und ist Bestandteil der **IELSG 32-Studie (http://www.ielsg.org/)**. Ein Studieneinschluss durch die mit der Studie betrauten Kollegen/Zentren sollte **unbedingt angestrebt werden**. Die Anwendung darf nur durch erfahrene Onkologen und entsprechend ausgebildetes Pflegepersonal erfolgen. Das Protokoll muss im Einzelfall überprüft und der klinischen Situation angepasst werden.

Tag	Substanz	Dosierung	Trägerlösung (ml)	Appl.	Inf.-dauer	Bemerkungen
1	Methotrexat	500 mg/m²		i.v.	15min	*0,5g/m² in 15min., dann 3g/m² in 3h
1	Methotrexat	3000 mg/m²		i.v.	3h	
2-3	Cytarabin	2x 2000 mg/m²	250 ml NaCl 0,9%	i.v.	1h	im Abstand von 12h; Gaben: 0, +12h

Stammzellharvest nach 2. Induktions-Zyklus: mind. 5x10⁶ CD34⁺ Zellen/kgKG in mögl. wenigen Leukapheresesitzungen an aufeinanderfolgenden Tagen

Cave MTX-Interaktion: keine nephro- u. hepatotoxischen Medikamente

Zyklusdiagramm	d1 w1	d8 w2	d15 w3	
Methotrexat	▓			Wdh.
Cytarabin	▓			

Achtung: Betrifft Leukovorin-Rescue
Leukovorin alle 6h Dosierung nach Schema, erster Tag i.v.; Start 24h nach Beginn MTX-Infusion. Weiterführung des Leukovorin-Rescues **bis 6. Tag nach MTX**.
Bei **verzögerter MTX-Ausscheidung Verlängerung und Erhöhung** des Leukovorin-Rescues gemäß LV Rescue Bogen für ZNS-NHL
MTX-Spiegel: +3h15min (unmittelbar nach MTX-Ende), +24h (vor erster Rescue), dann tgl. morgens und abends

Achtung: Betrifft NaHCO3/Alkalisierung + Kontrolle
- Strikte Urinalkalisierung,
- bei Beginn der Urinalkalisierung erste 12h 4-6 stündlich venöse BGAs
- **Zielbereich Urin pH vor** Therapiestart **bis Ende** Leucovorinrescue: 7,4 - 8,5
- unter Therapie pH-Kontrolle bei jeder Miktion (mindestens alle 8h)
- bei Urin-pH < 7,4 -> zusätzliche NaHCO3 Gabe, pH-Kontrolle siehe oben
- auf Urinausscheidung achten Ziel > 100ml/h, Bedarfsmedikation Furosemid/ Hydrierung
- Elektrolytkontrolle (Natrium, Kalium), Serumkreatinin, Harnstoff 24h und 48h nach Start MTX
- auf Bewässerung / Alkalisierung und entsprechendes Monitorisieren an Folgetagen achten.

FN-Risiko >20 %:
entweder **24h nach CTx** Primärprophylaxe mit Pegfilgrastim/Neulasta® 6mg s.c. einmalig (**nicht im Zyklus 2, da SZ-Harvest**)
oder **ab d6** Filgrastim/Neupogen® 5µg/kg/d s.c. tägl. bis Durchschreiten des Nadir

Bei Stammzellmobilisierung:
Filgrastim-Gabe vor geplanter Leukapherese ab d9: 5µg/kgKG/d s.c. morgens (>70kg: 480µg,<70kg:300µg) bis Ende der Apherese.

Genauer Ablauf siehe auch **Übersichtsschema zur G-CSF-Gabe bei Mobilisierungsprotokollen** im Blauen Buch
(→ Teil 2 Standardisierte Vorgehensweisen → Anti-Tumor und Supportiv-Therapie → GCSF/EPO)

Obligate Prä- und Begleitmedikation

Tag	zeitl. Ablauf	Substanz	Dosierung	Trägerlösung (ml)	Appl.	Inf.-dauer	Bemerkungen
1	-24h	NaCl 0,9% + Glucose 5% (+20ml KCl 7,45%+100ml NaHCO3 8,4%)		3000 ml	i.v.	21h	im Wechsel; Ziel Urin pH 7,4-8,5; erste 12h 4-6stündlich Blutgasanalyse
1	-3h	NaCl 0,9% (+20ml KCl 7,45%+___ NaHCO3 8,4%)		500 ml	i.v.	2h	Ziel Urin pH 7,4-8,5; 2-4ml/kg NaHCO3 8,4%
1	-1h	NaCl 0,9 %		500 ml	i.v.	5h	
2-3	-30min	NaCl 0,9 %		2000 ml	i.v.	24h	kontinuierlich
1-3	-30min	Granisetron/Kevatril®	1 mg		i.v.	B	
1-3	-30min	Dexamethason	8 mg		i.v.	B	
1	+4h	NaCl 0,9% (+20ml KCl 7,45%+___ NaHCO3 8,4%)		2000 ml	i.v.	20h	Ziel Urin pH 7,4-8,5; 2-4ml/kg NaHCO3 8,4%
1	+6h	Furosemid/Lasix®	40 mg		i.v.	B	slow Bolus; Ziel: Urinausscheidung>100ml/h
2-3	+11h30min	Granisetron/Kevatril®	1 mg		i.v.	B	
2-3	+11h30min	Dexamethason	8 mg		i.v.	B	
2-4	1-1-1-1	Dexa-Sine SE® Augentropfen	2 Trpf.		i.o.		alle 6 Stunden
5-9	1-1-1-1	Corneregel® Augentropfen	1 Trpf.		i.o.		alle 6 Stunden
0-21	1-1-1-1	Aciclovir/Zovirax®	200 mg		p.o.		nur bei Auftreten von Mucositis >Grad 2
0-21	1-1-1-1	Amphotericin B-Susp.	100 mg		p.o.		
0-21	0-1-0-0	Cotrimoxazol/Cotrim®forte	960 mg		p.o.		Mo,Mi,Fr; Pause d1 bis Ende Leukovorin-Rescue

Bedarfsmedikation: Kalium/Kalinor®, NaHCO3 50 ml/2h Infusion, Metoclopramid/Paspertin®,Famotidin/Pepdul®, Analgesie, Antibiose, Allopurinol, Antikonvulsiva, Sedativa,
FN-Risiko: >20%--> Primärprophylaxe mit Filgrastim/Neupogen® oder Pegfilgrastim/Neulasta®, siehe Kurzfassung Leitlinien G-CSF
Kontrollen: s. Studienprotokoll: **Ausschluß 3. Raum**, Klinische Untersuchung, neurologische Untersuchung, PS, LDH, MRI, Urin-pH ≥8; Diurese >100ml/h f. HD MTX Administration, Harnsäure, Retentionswerte, Blutbild, Elektrolyte, Kreatinin, Leberwerte (inklusiv Bilirubin, ALP, AST,ALT), Kreatinin-Clearance, Flüssigkeitsbilanz, ZNS- und Lungenfunktion, MRT Gehirn, CMV-Reaktivierung, MTX-Spiegel; Rescuebogen; Neuropsychologische Evaluation, Untersuchung der Ziellläsionen, Nebenwirkungen, Ab Z2 d10: tägl. CD34+ Zellzahlbestimmung/µl
Dosisreduktion: s. Studienprotokoll: Bedingung f. Start eines Zyklus: ANC >1.200/mm³und Thrombozyten >90.000/mm³Bei Nadir Neutrophile <500/mm³ und/oder Thrombozytennadir < 25.000/mm³=> DRAraC im Folgezyklus um 25% d.h. 4. Dosis (2.Gabe am d3 weglassen). Non- hämatologische Toxizität ≥Grad 3: s. Dosismodifikationstabelle im Studienprotokoll
Wechselwirkungen: Protonenpumpeninhibitoren (PPI) können die MTX-Ausscheidung verzögern und so zu erhöhtem MTX Plasmaspiegel führen, daher wird empfohlen, PPI 2 Tage vor bis 2 Tage nach der MTX-Gabe zu pausieren (ggf. durch H2-Blocker, Tepilta® ersetzen). Ebenfalls Vorsicht ist bei der gleichzeitigen Anwendung von MTX und NSAIDs oder Antibiotika (ß-Lactam-Antibiotika, Sulfonamide, Trimetoprim, Tetracycline, Ciprofloxacin) angezeigt.
Erfolgsbeurteilung: Nach 2 bzw. 4 Zyklen (vor Beginn aller Zyklen empfohlen); Bildgebung
Wiederholung: d22; Nach 2. Zyklus Stammzellharvest, insgesamt maximal 4 Zyklen
Literatur: Studienprotokoll IELSG 32-Studie; http://www.ielsg.org/

060507_0696 IELSG 32-Studie Induktion Arm B   **Indikation: ZNS-NHL**   *ICD-10: C85.9*

Chemotherapie

Diese Zytostatikatherapie birgt letale Risiken und ist Bestandteil der **IELSG 32-Studie (http://www.ielsg.org/)**. Ein Studieneinschluss durch die mit der Studie betrauten Kollegen/Zentren sollte unbedingt angestrebt werden. Die Anwendung darf nur durch erfahrene Onkologen und entsprechend ausgebildetes Pflegepersonal erfolgen. Das Protokoll muss im Einzelfall überprüft und der klinischen Situation angepasst werden.

Tag	Substanz	Dosierung	Trägerlösung (ml)	Appl.	Inf.-dauer	Bemerkungen
-5	Rituximab	375 mg/m²	500 ml NaCl 0,9%	i.v.	initial 50mg/h	d16 z1-3 entspr. d-5 z2-4
0	Rituximab	375 mg/m²	500 ml NaCl 0,9%	i.v.	initial 50mg/h	
1	Methotrexat	500 mg/m²		i.v.	15min	*0,5g/m² in 15min., dann 3g/m² in 3h
1	Methotrexat	3000 mg/m²		i.v.	3h	
2-3	Cytarabin	2x 2000 mg/m²	250 ml NaCl 0,9%	i.v.	1h	im Abstand von 12h; Gaben: 0, +12h

Stammzellharvest nach 2. Induktions-Zyklus: mind. 5×10^6 CD34+ Zellen/kgKG in mögl. wenigen Leukapheresesitzungen an aufeinanderfolgenden Tagen

Cave MTX-Interaktion: keine nephro- u. hepatotoxischen Medikamente   Rituximab- Info auf Kurvenblatt beachten

Achtung: Betrifft Leukovorin-Rescue
Leukovorin alle 6h Dosierung nach Schema, erster Tag i.v.; Start 24h nach Beginn MTX-Infusion. Weiterführung des Leukovorin-Rescues **bis 6. Tag nach MTX.**
Bei **verzögerter MTX-Ausscheidung Verlängerung und Erhöhung** des Leukovorin-Rescues gemäß LV Rescue Bogen für ZNS-NHL
MTX-Spiegel: +3h15min (unmittelbar nach MTX-Ende), +24h (vor erster Rescue), dann tgl. morgens und abends

Achtung: Betrifft NaHCO3/Alkalisierung + Kontrolle
- Strikte Urinalkalisierung,
- bei Beginn der Urinalkalisierung erste 12h 4-6 stündlich venöse BGAs
- **Zielbereich Urin pH vor** Therapiestart **bis Ende** Leucovorinrescue: **7,4 - 8,5**
- unter Therapie pH-Kontrolle bei jeder Miktion (mindestens alle 8h)
- bei Urin-pH < 7,4 -> zusätzliche NaHCO3 Gabe, pH-Kontrolle siehe oben
- auf Urinausscheidung achten Ziel > 100ml/h, Bedarfsmedikation Furosemid/ Hydrierung
- Elektrolytkontrolle (Natrium, Kalium), Serumkreatinin, Harnstoff 24h und 48h nach Start MTX
- auf Bewässerung / Alkalisierung und entsprechendes Monitorisieren an Folgetagen achten.

Zyklustag	-6	-5	-4	-3	-2	-1	0	1	2	3	4	5	6	7	8	9	10	11	12	13	14	15	16	17	18	19	20	21	
Rituximab (d16 z1-3=d-5 z2-4)		■					■															■							Wdh.
Methotrexat								■																					
Cytarabin									■	■																			

FN-Risiko >20 %:
entweder **24h nach CTx** Primärprophylaxe mit Pegfilgrastim/Neulasta® 6mg s.c. einmalig **(nicht im Zyklus 2, da SZ-Harvest)**
oder **ab d6** Filgrastim/Neupogen® 5µg/kg/d s.c. tägl. bis Durchschreiten des Nadir

Bei Stammzellmobilisierung:
Filgrastim-Gabe vor geplanter Leukapherese ab d9: 5µg/kgKG/d s.c. morgens (>70kg: 480µg,<70kg:300µg) bis Ende der Apherese

Genauer Ablauf siehe auch **Übersichtsschema zur G-CSF-Gabe bei Mobilisierungsprotokollen** im Blauen Buch
(→ Teil 2 Standardisierte Vorgehensweisen → Anti-Tumor und Supportiv-Therapie → GCSF/EPO)

Obligate Prä- und Begleitmedikation

Tag	zeitl. Ablauf	Substanz	Dosierung	Trägerlösung (ml)	Appl.	Inf.-dauer	Bemerkungen
-5	-1h	Paracetamol/Paracetamol ratio®	1 g abs.		p.o.		
-5	-30min	NaCl 0,9 %		500 ml	i.v.		*während der Rituximab-Gabe
-5	-30min	Clemastin/Tavegil®	2 mg		i.v.	B	
-5	-30min	Dexamethason	8 mg		i.v.	B	vor Rituximab-Erstgabe obligat; bei Folgegaben in Abhängigkeit von Verträglichkeit
0	-1h	Paracetamol/Paracetamol ratio®	1 g abs.		p.o.		
0	-30min	NaCl 0,9 %		500 ml	i.v.		*während der Rituximab-Gabe
0	-30min	Clemastin/Tavegil®	2 mg		i.v.	B	
0	-30min	Dexamethason	8 mg		i.v.	B	vor Rituximab-Erstgabe obligat; bei Folgegaben in Abhängigkeit von Verträglichkeit
1	-24h vor Start Methotrexat	NaCl 0,9% + Glucose 5% (+20ml KCl 7,45%+100ml NaHCO3 8,4%)		3000 ml	i.v.	21h	im Wechsel; Ziel Urin pH 7,4-8,5
1	-3h	NaCl 0,9% (+20ml KCl 7,45%+___ NaHCO3 8,4%)		500 ml	i.v.	2h	Ziel Urin pH 7,4-8,5; 2-4ml/kg NaHCO3 8,4%
1	-1	NaCl 0,9 %		500 ml	i.v.	5h	
2-3	-30min	NaCl 0,9 %		2000 ml	i.v.	24h	kontinuierlich
1-3	-30min	Granisetron/Kevatril®	1 mg		i.v.	B	
1-3	-30min	Dexamethason	8 mg		i.v.	B	
1	+4h	NaCl 0,9% (+20ml KCl 7,45%+___ NaHCO3 8,4%)		2000 ml	i.v.	20h	Ziel Urin pH 7,4-8,5; 2-4ml/kg NaHCO3 8,4%
1	+6h	Furosemid/Lasix®	40 mg		i.v.	B	slow Bolus
2-3	+11h30min	Granisetron/Kevatril®	1 mg		i.v.	B	
2-3	+11h30min	Dexamethason	8 mg		i.v.	B	
2-4	1-1-1-1	Dexa-Sine SE® Augentropfen	2 Trpf.		i.o.		alle 6 Stunden
5-9	1-1-1-1	Corneregel® Augentropfen	1 Trpf.		i.o.		alle 6 Stunden
-5-21	1-1-1-1	Aciclovir/Zovirax®	200 mg		p.o.		nur bei Auftreten von Mucositis ≥Grad 2
-5-21	1-1-1-1	Amphotericin B-Susp./Ampho-Moronal®	100 mg		p.o.		
-5-21	0-1-0-0	Cotrimoxazol/Cotrim®forte	960 mg		p.o.		Mo,Mi,Fr; Pause d1 bis Ende Leukovorin-Rescue

Bedarfsmedikation: Kalium/Kalinor®.,NaHCO3 50 ml/2h Infusion, Metoclopramid/Paspertin®,Famotidin/Pepdul®, Analgesie, Antibiose, Allopurinol, Antikonvulsiva, Sedativa, Solu-Decortin 50mg i.v. vor und während Rituximab.

FN-Risiko: FN-Risiko >20%--> Primärprophylaxe mit Filgrastim/Neupogen® oder Pegfilgrastim/Neulasta®, siehe Kurzfassung Leitlinien G-CSF

Kontrollen: s. Studienprotokoll: **Ausschluß 3. Raum,** Klin. Untersuchung, neurolog. Untersuchung, PS, LDH, MRI, Urin-pH≥8; Diurese >100ml/h f. HD MTX Administration, Harnsäure, Retentionswerte, Blutbild, Elektrolyte, Kreatinin, Leberwerte (inkl. Bilirubin, AP, AST,ALT), Kreatinin-Clearance, Flüssigkeitsbilanz, ZNS- und Lungenfunktion, MTX-Spiegel;Rescuebogen; Neuropsychologische Evaluation, Zielläsionen, MRT Gehirn, CMV-Reaktivierung,Blutzucker, Nebenwirkungen, Ab Z2 d10: tägl. CD34+ Zellzahlbestimmung/µl, während Rituximab Infusion: Zeichen der Unverträglichkeit/Anaphylaxie

Dosisreduktion: s. Studienprotokoll: Bedingung f. Start eines Zyklus: ANC > 1.500/mm³ und Thrombozyten > 90.000/mm³ Bei Nadir Neutrophile <500/mm³ und/oder Thrombozytennadir < 25.000/mm³=> DR AraC im Folgezyklus um 25% d.h. 4. Dosis (2.Gabe am d3 weglassen). Non- hämatolog. Tox.≥Grad 3: s. Dosismodifikationstabelle im Studienprotokoll

Wechselwirkungen: Protonenpumpeninhibitoren (PPI) können die MTX-Ausscheidung verzögern und so zu erhöhtem MTX Plasmaspiegel führen, daher wird empfohlen, PPI 2 Tage vor bis 2 Tage nach der MTX-Gabe zu pausieren (ggf. durch H2-Blocker, Tepilta® ersetzen). Ebenfalls Vorsicht ist bei der gleichzeitigen Anwendung von MTX und NSAIDs oder Antibiotika (ß-Lactam-Antibiotika, Sulfonamide, Trimetoprim, Tetracycline, Ciprofloxacin) angezeigt.

Erfolgsbeurteilung: Nach 2 bzw. 4 Zyklen (vor Beginn aller Zyklen empfohlen); Bildgebung
Wiederholung: d22; Nach 2. Zyklus Stammzellharvest, insges. max.4 Zyklen
Literatur: Studienprotokoll IELSG 32-Studie; http://www.ielsg.org/

Kapitel 5 · Non-Hodgkin-Lymphome

060507_0696 IELSG 32-Studie Induktion Arm C **Indikation: ZNS-NHL** **ICD-10: C85.9**

Chemotherapie

Diese Zytostatikatherapie birgt letale Risiken und ist Bestandteil der **IELSG 32-Studie (http://www.ielsg.org/). Ein Studieneinschluss durch die mit der Studie betrauten Kollegen/Zentren sollte unbedingt angestrebt werden.** Die Anwendung darf nur durch erfahrene Onkologen und entsprechend ausgebildetes Pflegepersonal erfolgen. Das Protokoll muss im Einzelfall überprüft und der klinischen Situation angepasst werden.

Tag	Substanz	Dosierung	Trägerlösung (ml)	Appl.	Inf.-dauer	Bemerkungen
-5	Rituximab	375 mg/m²	500 ml NaCl 0,9%	i.v.	initial 50mg/h	d16 Z1-3 enspricht d-5 Z2-4
0	Rituximab	375 mg/m²	500 ml NaCl 0,9%	i.v.	initial 50mg/h	
1	Methotrexat	500 mg/m²		i.v.	15min	*0,5g/m² in 15min., dann 3g/m² in 3h
1	Methotrexat	3000 mg/m²		i.v.	3h	
2-3	Cytarabin	2x 2000 mg/m²	250 ml NaCl 0,9%	i.v.	1h	im Abstand von 12h; Gaben: 0, +12h
4	Thiotepa	30 mg/m²	100 ml Glucose 5%	i.v.	30min	

Stammzellharvest nach 2. Induktions-Zyklus: mind. 5x10⁶ CD34+ Zellen/kgKG in mögl. wenigen Leukapheresesitzungen an aufeinanderfolgenden Tagen

Cave MTX-Interaktion: keine nephro- u. hepatotoxischen Medikamente

Memo: Thiotepa wird im Schweiß abgesondert. Zur Vermeidung einer toxisch bedingten Erythrodermie (besonders axillär und inguinal) häufig mit nassem Waschlappen abwaschen (keine Seife bis einschl. am Tag nach der Thiotepa-Gabe)

Achtung: Betrifft NaHCO3/Alkalisierung + Kontrolle
- Strikte Urinalkalisierung,
- bei Beginn der Urinalkalisierung erste 12h 4-6 stündlich venöse BGAs
- **Zielbereich Urin pH vor** Therapiestart **bis Ende Leucovorinrescue: 7,4 - 8,5**
- unter Therapie pH-Kontrolle bei jeder Miktion (mindestens alle 8h)
- bei Urin-pH < 7,4 -> zusätzliche NaHCO3 Gabe, pH-Kontrolle siehe oben
- auf Urinausscheidung achten Ziel > 100ml/h, Bedarfsmedikation Furosemid/ Hydrierung
- Elektrolytkontrolle (Natrium, Kalium), Serumkreatinin, Harnstoff 24h und 48h nach Start MTX
- auf Bewässerung / Alkalisierung und entsprechendes Monitorisieren an Folgetagen achten.

Achtung: Betrifft Leukovorin-Rescue
Leukovorin alle 6h Dosierung nach Schema, erster Tag i.v.; Start 24h nach Beginn MTX-Infusion. Weiterführung des Leukovorin-Rescues **bis 6. Tag nach MTX.**
Bei **verzögerter MTX-Ausscheidung Verlängerung und Erhöhung** des Leukovorin-Rescues gemäß LV Rescue Bogen für ZNS-NHL
MTX-Spiegel: +3h15min (unmittelbar nach MTX-Ende), +24h (vor erster Rescue), dann tgl. morgens und abends

FN-Risiko >20 %:
entweder **24h nach CTx** Primärprophylaxe mit Pegfilgrastim/Neulasta® 6mg s.c. einmalig **(nicht im Zyklus 2, da SZ-Harvest)**
oder **ab d6** Filgrastim/Neupogen® 5µg/kg/d s.c. tägl. bis Durchschreiten des Nadir
Bei Stammzellmobilisierung:
Filgrastim-Gabe vor geplanter Leukapherese ab d9: 5µg/kgKG/d s.c. morgens (>70kg: 480µg,<70kg:300µg) bis Ende der Apherese.

Genauer Ablauf siehe auch **Übersichtsschema zur G-CSF-Gabe bei Mobilisierungsprotokollen** im Blauen Buch
(→ Teil 2 Standardisierte Vorgehensweisen → Anti-Tumor und Supportiv-Therapie → GCSF/EPO)

Zyklustag	-6	-5	-4	-3	-2	-1	0	1	2	3	4	5	6	7	8	9	10	11	12	13	14	15	16	17	18	19	20	21	
Rituximab (d16 z1-3=d-5 z2-4)		■					■															■							Wdh.
Methotrexat								■																					
Cytarabin									▨	▨																			
Thiotepa											▨																		

Obligate Prä- und Begleitmedikation

Tag	zeitl. Ablauf	Substanz	Dosierung	Trägerlösung (ml)	Appl.	Inf.-dauer	Bemerkungen
-5	-1h	Paracetamol/Paracetamol ratio®	1 g abs.		p.o.		
-5	-30min	NaCl 0,9 %		500 ml	i.v.	*	*während der Rituximab-Gabe
-5	-30min	Clemastin/Tavegil®	2 mg		i.v.	B	
-5	-30min	Dexamethason	8 mg		i.v.	B	vor Rituximab-Erstgabe obligat; bei Folgegaben in Abhängigkeit von Verträglichkeit
0	-1h	Paracetamol/Paracetamol ratio®	1 g abs.		p.o.		
0	-30min	NaCl 0,9 %		500 ml	i.v.	*	*während der Rituximab-Gabe
0	-30min	Clemastin/Tavegil®	2 mg		i.v.	B	
0	-30min	Dexamethason	8 mg		i.v.	B	vor Rituximab-Erstgabe obligat; bei Folgegaben in Abhängigkeit von Verträglichkeit
1	-24h vor Start Methotrexat	NaCl 0,9% + Glucose 5% (+20ml KCl 7,45%+100ml NaHCO₃ 8,4%)		3000 ml	i.v.	21h	im Wechsel; Ziel Urin pH 7,4-8,5
1	-3h	NaCl 0,9% (+20ml KCl 7,45%+___ NaHCO₃ 8,4%)		500 ml	i.v.	2h	Ziel Urin pH 7,4-8,5 ; 2-4ml/kg NaHCO₃ 8,4%
1	-1h	NaCl 0,9 %		500 ml	i.v.	5h	
2-4	-30min	NaCl 0,9 %		2000 ml	i.v.	24h	kontinuierlich
1-4	-30min	Granisetron/Kevatril®	1 mg		i.v.	B	
1-3	-30min	Dexamethason	8 mg		i.v.	B	
1	+4h	NaCl 0,9% (+20ml KCl 7,45%+___ NaHCO₃ 8,4%)		2000 ml	i.v.	20h	Ziel Urin pH 7,4-8,5 ; 2-4ml/kg NaHCO₃ 8,4%
1	+6h	Furosemid/Lasix®	40 mg		i.v.	B	slow Bolus
2-3	+11h30min	Granisetron/Kevatril®	1 mg		i.v.	B	
2-3	+11h30min	Dexamethason	8 mg		i.v.	B	
2-4	1-1-1-1	Dexa-Sine SE® Augentropfen	2 Trpf.		i.o.		alle 6 Stunden
5-9	1-1-1-1	Corneregel® Augentropfen	1 Trpf.		i.o.		alle 6 Stunden
-5-21	1-1-1-1	Aciclovir/Zovirax®	200 mg		p.o.		kontinuierlich, bei Auftreten von Mukositis Grad 2 oder grösser
-5-21	1-1-1-1	Amphotericin B-Susp./Ampho-Moronal®	100 mg		p.o.		
-5-21	0-1-0-0	Cotrimoxazol/Cotrim®forte	960 mg		p.o.		Mo,Mi,Fr; Pause d1 bis Ende Leukovorin-Rescue
6-21	0-0-0-0	Levofloxacin/ Tavanic®	500 mg		p.o.		ab d6 bis Durchschreiten des Nadir

Bedarfsmedikation:	Kalium/Kalinor®.,NaHCO₃ 50 ml/2h Infusion, Metoclopramid/Paspertin®,Famotidin/Pepdul® Analgesie, Antibiose, Allopurinol, Antikonvulsiva, Sedativa, Solu-Decortin 50mg i.v. vor und während Rituximab.
FN-Risiko:	>20%--> Primärprophylaxe mit Filgrastim/Neupogen® oder Pegfilgrastim/Neulasta®, siehe Kurzfassung Leitlinien G-CSF
Kontrollen:	s. Studienprotokoll: **Ausschluß 3. Raum**, Klinische Untersuchung, neurologische Untersuchung, PS, LDH, MRI, Urin-pH≥8; Diurese >100ml/h f. HD MTX Administration, Harnsäure, Retentionswerte, Blutbild, Elektrolyte, Kreatinin, Leberwerte (inklusiv Bilirubin, AP, AST,ALT), Kreatinin-Clearance, Flüssigkeitsbilanz, ZNS- und Lungenfunktion, MTX-Spiegel; Rescuebogen; Neuropsychologische Evaluation, Zielläsionen, MRT Gehirn, CMV-Reaktivierung, Blutzucker, Nebenwirkungen, Ab Z2 d10: täglich CD34+ Zellzahlbestimmung/µl, während Rituximab Infusion: Zeichen der Unverträglichkeit/Anaphylaxie
Dosisreduktion:	s. Studienprotokoll: Bedingung f. Start eines Zyklus: ANC >1.500/mm³ und Thrombozyten >90.000/mm³. Bei Nadir Neutrophile <500/mm³ und/oder Thrombozytennadir < 25.000/mm³ => DR AraC im Folgezyklus um 25% d.h. 4. Dosis (2.Gabe am d3 weglassen). Non- hämatologische Toxizität ≥Grad 3: s. Dosismodifikationstabelle im Studienprotokoll
Wechselwirkungen:	Protonenpumpeninhibitoren (PPI) können die MTX-Ausscheidung verzögern und so zu erhöhtem MTX Plasmaspiegel führen, daher wird empfohlen, PPI 2 Tage vor bis 2 Tage nach der MTX-Gabe zu pausieren (ggf. durch H2-Blocker, Tepilta® ersetzen). Ebenfalls Vorsicht ist bei der gleichzeitigen Anwendung von MTX und NSAIDs oder Antibiotika (ß-Lactam-Antibiotika, Sulfonamide, Trimetoprim, Tetracycline, Ciprofloxacin) angezeigt.
Erfolgsbeurteilung:	Nach 2 bzw. 4 Zyklen (vor Beginn aller Zyklen empfohlen); Bildgebung
Wiederholung:	d22; Nach 2. Zyklus Stammzellharvest, insgesamt maximal 4 Zyklen
Literatur:	Studienprotokoll IELSG 32-Studie; http://www.ielsg.org/

060507_0696 IELSG 32-Studie Konsolidierung Arm E   Indikation: ZNS-NHL   ICD-10: C85.9

Chemotherapie

Diese Zytostatikatherapie birgt letale Risiken und ist Bestandteil der **IELSG 32-Studie** (http://www.ielsg.org/). Ein Studieneinschluss durch die mit der Studie betrauten Kollegen/Zentren sollte **unbedingt angestrebt werden.** Die Anwendung darf nur durch erfahrene Onkologen und entsprechend ausgebildetes Pflegepersonal erfolgen. Das Protokoll muss im Einzelfall überprüft und der klinischen Situation angepasst werden.

Tag	Substanz	Dosierung	Trägerlösung (ml)	Appl.	Inf.-dauer	Bemerkungen
-6	Carmustin (BCNU)	400 mg/m²	500 ml Glucose 5%	i.v.	1h	unter Lichtschutz
-5-(-4)	Thiotepa	2x 5 mg/kg	Glucose 5%	i.v.	2h	12h Abstand zwischen beiden Gaben; Gaben: 0, +12h

Tag 0 periphere Stammzelltransplantation (≥ 5x10⁶ CD34⁺ Zellen/kgKG) | Heparin/VOD Prophylaxe bis Entlassung nach PBSZT; nicht bis Tag +30 nach PBSZT nötig, ausser länger erwägen bei Leberfunktionsstörung/Leberschaden | Fluconazol 200mg p.o. 1-0-0-0 ab Aufnahme kontinuierlich; Cotrimoxazol 960mg 0-1-0-0 Mo, Mi, Fr

Memo: Thiotepa wird im Schweiß abgesondert. Zur Vermeidung einer toxisch bedingten Erythrodermie (besonders axillär und inguinal) häufig mit nassem Waschlappen abwaschen (keine Seife bis einschl. am Tag nach der Thiotepa-Gabe)

Carmustin - Dosierung bei Übergewicht (hierzu Rücksprache mit Studienzentrale vornehmen!) auf idealisiertes Körpergewicht (**IBW**) beziehen damit die Körperoberfläche berechnen: Männer: IBW = 50,0kg + 2,3 x ((Größe in cm : 2,53) - 60)
Frauen: IBW = 45,5kg + 2,3 x ((Größe in cm : 2,53) - 60)
Bei **massivem Übergewicht (reales KG >15kg über IBW)**, gilt das angepaßte Körpergewicht:
AIBW: berechnetes IBW + 0,5 x (reales KG - berechn. IBW)
Wenn reales Körpergewicht (KG) < IBW gilt das reale Körpergewicht

Zyklustag	-6	-5	-4	-3	-2	-1	0	1	2	3	4	5	6	7
Carmustin	■													
Thiotepa		■	■											
autologe SZT							■							

Obligate Prä- und Begleitmedikation

Tag	zeitl. Ablauf	Substanz	Dosierung	Trägerlösung (ml)	Appl.	Inf.-dauer	Bemerkungen
-6	-30min	Glucose 5%	1000 ml		i.v.	12h	
-6-(-4)	-30min	Heparin/Liquemin®	15000 IE		i.v.	24h	kontinuierlich ab Tag -6; Reduktion bei Thrombozyten < 30 000/µl
-6	-30min	Dexamethason	20 mg		i.v.	B	
-6	-30min	Granisetron/Kevatril®	1 mg		i.v.	B	
-6	+11h30min	NaCl 0,9 %	1000 ml		i.v.	12h	
-5-(-4)	-30min	Glucose 5%	500 ml		i.v.	4h	
-5-(-4)	-30min, +11h30min	Granisetron/Kevatril®	1 mg		i.v.	B	
-5-(-4)	-30min, +4h, +11h30min, +16h	Dexamethason	8 mg		i.v.	B	
-5-(-4)	+3h30min, +15h30min	NaCl 0,9 %	1000 ml		i.v.	8h	
-5-(-4)	+11h30min	Glucose 5%	5 ml		i.v.	4h	
1-30	1-1-1-1	Aciclovir/Zovirax®	200 mg		p.o.		Infektionsprophylaxe; bis Tag 30
7-14	1-0-0-0	Filgrastim	5 µg/kg		s.c.		bis stabiles Engraftment: Leukozyten > 1 000/µl
7-14	1-0-0-0	Levofloxacin/ Tavanic®	500 mg		p.o.		bis zur möglichen i.v. Antibiose o. Engraftment

Bedarfsmedikation: Kalium/Kalinor®.,NaHCO₃ 50 ml/2h Infusion, Metoclopramid/Paspertin®,Famotidin/Pepdul®, Analgesie, Antibiose, Allopurinol, Antikonvulsiva,Dexamethason,Granisetron, Sedativa, Solu-Decortin 50mg i.v. vor und während Rituximab
FN-Risiko: FN-Risiko >20%--> Primärprophylaxe mit Filgrastim/Neupogen® oder Pegfilgrastim/Neulasta®, siehe Kurzfassung Leitlinien G-CSF
Kontrollen: s. Studienprotokoll: Klinische Untersuchung, neurologische Untersuchung, PS, LDH, MRI, Ausschluß 3. Raum, Harnsäure, Retentionswerte, Blutbild, Elektrolyte, Kreatinin, Leberwerte (inklusiv Bilirubin, AP, AST,ALT), Kreatinin-Clearance, Flüssigkeitsbilanz, ZNS- und Lungenfunktion; Neuropsychologische Evaluation, Untersuchung der Zielläsionen, MRT Gehirn, CMV-Reaktivierung, Blutzucker, Nebenwirkungen, Herzecho, Thorax- Röntgenaufnahmen, Lungenfunktion mit CO-Diffusion
Dosisreduktion: GFR <10 ml/min, Bilirubin >2 relative Kontraindikation -> Rücksprache Studienzentrale
Summendosis: Carmustion: erhöhtes Risiko der Toxizität bei kumulativer Geamtdosis >1 000mg/m²
Erfolgsbeurteilung: 30 und 90 Tage nach peripherer Stammzelltransplantation ; Bildgebung
Wiederholung: keine
Literatur: Studienprotokoll IELSG 32-Studie; http://www.ielsg.org/

060507_03 R-MP   Indikation: ZNS-NHL; Pat. >65J   ICD-10:C85.9

Chemotherapie

Diese Zytostatikatherapie birgt letale Risiken. Die Anwendung darf nur durch erfahrene internistische Onkologen und entsprechend ausgebildetes Pflegepersonal erfolgen. Das Protokoll muss im Einzelfall überprüft und der klinischen Situation angepasst werden.

Tag	Substanz	Dosierung	Trägerlösung (ml)	Appl.	Inf.-dauer	Bemerkungen
-6	Rituximab	375 mg/m²	500 ml NaCl 0,9%	i.v.	initial 50mg/h	Vorphase nur Zyklus 1
1,15,29	Rituximab	375 mg/m²	500 ml NaCl 0,9%	i.v.	initial 50mg/h	
2-11	Procarbazin	60 mg/m²		p.o.		Tag 2-11; Gaben: 1-0-0-0
2,16,30	Methotrexat	3000 mg/m²		i.v.	4h	
3-6,17-20,31-34	Calciumfolinat/Leukovorin®	4x 15 mg/m²		p.o.		alle 6h;1.Gabe i.v. 24h nach Start MTX; Gaben: 1-1-1-1

Zyklusdiagramm	w0	d1 w1	d8 w2	d15 w3	d22 w4	d29 w5	d36 w6	
Rituximab Vorphase (nur Z1)	■							Wdh.
Rituximab		■		■		■		
Procarbacin		░░	░					
Methotrexat		■		■		■		
Calciumfolinat		░		░		░		

Achtung: Betrifft Leukovorin-Rescue
Leukovorin alle 6h Dosierung nach Schema, erster Tag i.v.; Start 24h nach Beginn MTX-Infusion. Weiterführung des Leukovorin-Rescues **bis 6. Tag nach MTX.**
Bei verzögerter MTX-Ausscheidung Verlängerung und Erhöhung des Leukovorin-Rescues gemäß LV Rescue Bogen für ZNS-NHL
MTX-Spiegel: +4h (unmittelbar nach MTX-Ende), +24h (vor erster Rescue), dann tgl. morgens und abends

Obligate Prä- und Begleitmedikation

Tag	zeitl. Ablauf	Substanz	Dosierung	Trägerlösung (ml)	Appl.	Inf.-dauer	Bemerkungen
-6,1,15,29	-1h	Paracetamol/Paracetamol ratio®	1000 mg		p.o.		Gabe 1h vor Rituximab
-6,1,15,29	-30min	Clemastin/Tavegil®	2 mg		i.v.	B	
-6,1,15,29	-30min	Dexamethason	8 mg		i.v.	B	vor Rituximab-Erstgabe obligat; bei Folgegaben in Abhängigkeit von Verträglichkeit
-6,1,15,29	-30min	NaCl 0,9 %		500 ml	i.v.		während der Chemogabe
2,16,30	-3h15min	NaHCO3 (8,4%)	60 ml/m²	1000 ml NaCl 0,9%	i.v.	3h	1mmol/ml; Urin-pH-Wert muss >7,4 liegen
2,16,30	1-1-1-1	Natriumbicarbonat/Bicanorm®	2 g		p.o.		4x2g
2,16,30	-15min	Dexamethason	8 mg		i.v.	B	
2,16,30	-15min	Granisetron/Kevatril®	1 mg		i.v.	B	
2-3,16-17,30-31	-15min	NaHCO3 (8,4%)	200 ml		i.v.	24h	1mmol/ml; kontinuierlich; Ziel: Urin-pH = 8
2-3,16-17,30-31	-15min	NaCl 0,9%		2000 ml	i.v.	24h	Beutel im Wechsel mit Glucose 5% und KCl
2-3,16-17,30-31	-15min	Glucose 5%		1000 ml	i.v.	24h	Beutel im Wechsel mit NaCl 0,9% und KCl
2-3,16-17,30-31		KCl 7,45% (1mmol K+/ml)	ml	in Bewässerung	i.v.	24h	nach Kalium-Wert (Ref. bereich: 3,5-5,1mmol/L)
2,16,30	+6h	Furosemid/Lasix®	40 mg		i.v.		
-6-42	0-1-0-0	Cotrimoxazol/Cotrim®forte	960 mg		p.o.		Mo,Mi,Fr: jeweils Pause vom Tag der Methotrexat Gabe bis Ende Leukovorin-Rescue

Bedarfsmedikation: Solu-Decortin 50 mg i.v. vor und während Rituximab; Kalium/Kalinor®, NaHCO₃ 50 mmol/2h Infusion, Metoclopramid/Paspertin®, Famotidin/Pepdul®
FN-Risiko: 10-20% -> je nach Risikoabwägung als Primärprophylaxe, bei FN in 1. Zyklus als Sekundärprophylaxe, siehe Kurzfassung Leitlinien G-CSF
Kontrollen: Ausschluß 3. Raum, Urin-pH > 7,4, Harnsäure, Retentionswerte; Blutbild, Elektrolyte, Harnsäure, Kreatinin, Kreatinin-Clearance; während Infusion: Zeichen der Unverträglichkeit/Anaphylaxie besonders bei Leukozyten > 50 000/µl, Flüssigkeitsbilanz, MTX-Spiegel; Rescuebogen ZNS NHL
Wechselwirkungen: Protonenpumpeninhibitoren (PPI) können die MTX-Ausscheidung verzögern und so zu erhöhtem MTX Plasmaspiegel führen, daher wird empfohlen, PPI 2 Tage vor bis 2 Tage nach der MTX-Gabe zu pausieren (ggf. durch H₂-Blocker, Tepilta® ersetzen). Ebenfalls Vorsicht ist bei der gleichzeitigen Anwendung von MTX und NSAIDs oder Antibiotika (ß-Lactam-Antibiotika, Sulfonamide, Trimetoprim, Tetracycline, Ciprofloxacin) angezeigt
Erfolgsbeurteilung: Zwischenstaging d26, weitere Kontrollen nach jedem Zyklus, ggf. früher nach klinischem Verlauf
Wiederholung: bei Ansprechen (PR, CR) Wdh. d43
Literatur: Illerhaus G et al. Ann Oncol. 2009; 20(2):319-25; Fritsch K et al. Ann Oncol. 2011; 22(9):2080-5

Kapitel 5 · Non-Hodgkin-Lymphome

081000_06 PCV (Procarbazin/ Lomustin/ Vincristin)   Indikation: Oligodendrogliom; ZNS Lymphom   ICD-10: C 71; C85;7

Chemotherapie — Diese Zytostatikatherapie birgt letale Risiken. Die Anwendung darf nur durch erfahrene internistische Onkologen und entsprechend ausgebildetes Pflegepersonal erfolgen. Das Protokoll muss im Einzelfall überprüft und der klinischen Situation angepasst werden.

Tag	Substanz	Dosierung	Trägerlösung (ml)	Appl.	Inf.-dauer	Bemerkungen
1	Lomustin	110 mg/m²		p.o.		abendl. Einnahme bevorzugt, sonst 3h nach einer Mahlzeit; Gaben: 0-0-0-1
8-21	Procarbazin	60 mg/m²		p.o.		verfügbare Kapselstärke: 50mg; Gaben: 1-0-0-0
8,29	Vincristin	1.4 mg/m²	unverdünnt	i.v.	B	max 2mg abs.

Während der Procarbazin-Behandlung sollte auf die folgenden Substanzen verzichtet werden:
Alkohol (wegen möglichem Antabus-Syndrom, analog Disulfiram);
Tyraminhaltige Nahrungsmittel wie: Käse, Wein, Joghrt, Kaffee, Schwarzer Tee, Cola etc.
(Procarbazin ist ein schwacher Hemmstoff der MAO, Blutdruckkriesen möglich);
Medikamente die über die Monoaminooxidase metabolisiert werden (Sympathomimetika, SSRIs, TCADs etc.)

Zyklusdiagramm PCV Wdh. alle 6-8 Wochen	d1 w1	d8 w2	d15 w3	d22 w4	d29 w5	d36 w6
Lomustin	■					
Procarbazin		▨▨	▨▨			
Vincristin		■			■	

Obligate Prä- und Begleitmedikation

Tag	zeitl. Ablauf	Substanz	Dosierung	Trägerlösung (ml)	Appl.	Inf.-dauer	Bemerkungen
8,29	-15min	NaCl 0,9 %		500 ml	i.v.	1h	

Bedarfsmedikation:	während Lomustin bzw. Procarbazin -Therapie: Metoclopramid oder Granisetron; Kortikosteroide bei allergischen Reaktionen; Laxantien (Lactulose)
Kontrollen:	Blutbild, Leberfunktion, Nierenfunktion, Retentionswerte, Lungenfunktion, neurologische Funktion, Neurotoxizität
Dosisreduktion:	siehe Dosisreduktionstabelle
Summendosis:	**Lomustin:** bei >1 000mg/m² Summendosis Gefahr der Lungenfibrose
Therapieabbruch:	erwägen bei Leukozyten < 4 000/µl, Thrombozyten < 100 000/µl, Blutungen oder Blutungstendenz; ZNS-Symptome wie Parästhesien, Neuropathien oder Verwirrtheit; Überempfindlichkeitsreaktionen, Abdominelle Krämpfe oder Diarrhoe, Symptome einer Stomatitis; pulmponale Veränderungen im Sinne einer interstitiellen Pneumonie.
Erfolgsbeurteilung:	cMRT nach jedem Zyklus
Wiederholung:	alle 6-8 Wochen, je nach Lomustin-Nadir
Literatur:	Herrlinger U et al. Neurology. 2000; 54;1707-1708

060509_0640 DSMMXIII-Studie Arm A1   Indikation: Multiples Myelom   ICD-10: C90

Chemotherapie — Diese Zytostatikatherapie birgt letale Risiken und ist Bestandteil der **DSMMXIII-Studie** (http://www.lymphome.de/Gruppen/MMSG/). Ein Studieneinschluss durch die mit der Studie betrauten Kollegen/Zentren sollte unbedingt angestrebt werden. Die Anwendung darf nur durch erfahrene Onkologen und entsprechend ausgebildetes Pflegepersonal erfolgen. Das Protokoll muss im Einzelfall überprüft und der klinischen Situation angepasst werden.

Tag	Substanz	Dosierung	Trägerlösung (ml)	Appl.	Inf.-dauer	Bemerkungen
1-21	Lenalidomid (Studienmedikation)	25 mg		p.o.		Dosisreduktion (DR) siehe Memokasten und DR-Spalte; Gaben: 0-0-0-1
1,8,15,22	Dexamethason	40 mg		p.o.		Gaben: 1-0-0-0

Zyklusdiagramm	d1 w1	d8 w2	d15 w3	d22 w4	
Lenalidomid	▨▨▨	▨▨▨	▨▨▨		Wdh.
Dexamethason	■	■	■	■	

Arm A1: nach Zyklus 3:
Mobilisierung → Stammzellsammlung →
3-4 Wochen nach Start der Mobilisierung:
Fortführung Lenalidomid/Dexamethason

Dosisreduktion Lenalidomid: nur zu Beginn eines neuen Zyklus	
Nierenfunktion	Dosisanpassung
30 < Kreatinin-Clearance < 50 ml/min	10mg/d
Kreatinin-Clearance < 30 ml/min, Serum-Kreatinin ≤ 2,5mg/dl	15mg jeden 2.d
Kreatinin-Clearance < 30 ml/min, Serum-Kreatinin ≥ 2,5mg/dl	Verschiebung Start nächster Zyklus bis zur Verbesserung der Nierenfunktion
Berechnung der Kreatinin-Clearance über **MDRD-Formel**	
Achtung: einmal reduzierte Dosen können NICHT wieder erhöht werden	

Lenalidomid Einnahmehinweis:
Kapseln abends nüchtern oder zur Mahlzeit unzerkaut mit ausreichend Flüssigkeit einnehmen

Pamidronat 60mg i.v. alle 4 Wochen über 2-3h (Anfang mit Woche 3)

Obligate Prä- und Begleitmedikation

Tag	zeitl. Ablauf	Substanz	Dosierung	Trägerlösung (ml)	Appl.	Inf.-dauer	Bemerkungen
1-28	0-1-0-0	Cotrimoxazol/Cotrim®forte	960 mg		p.o.		Mo;Mi,Fr
1-28	1-0-0-0	Aciclovir/Zovirax®	400 mg		p.o.		Antiinfektive Prophylaxe fortsetzen bis 6 Monate nach Therapieende bzw. Regeneration der Hämatopoese und Immunfunktion
1-28	1-0-0-0	Enoxaparin/Clexane®	40 mg		s.c.		Zyklus 1-3. Nach Mobilisierung: Aspirin 100mg p.o. 1-0-0-0 bis Therapieende. Bei Risikofaktoren wie z.B. früherer TBVT, PE etc. Enoxaparin nach Mobilisierung weiterführen f. insges. 6 Monate von Therapiestart, dann weiter mit Aspirin

Bedarfsmedikation:	Pantoprazol/Pantozol® p.o., Obstipationsprophylaxe, Transfusionen, Blutprodukte, Antibiose, Antiemese
FN-Risiko:	< 10% --> je nach Risikoabwägung, siehe Kurzfassung Leitlinien G-CSF
Kontrollen:	(siehe Studienprotokoll) Vitalfunktion, körperliche Untersuchung, EOCG PS, EKG, Echokardiographie, Blutbild, Elektrolyte (inkl. Na⁺, K⁺, Ca²⁺), Leberwerte (inkl. GOT, GPT, γ GT, AP), LDH, Gesamtprotein, Albumin, ß2-Mikroglobulin,TSH, Urinanalyse, Blutzucker, Harnsäure, Harnstoff, Kreatinin, Retentionswerte, eGFR, Nebenwirkungen, Begleitmedikation, Compliance bei MM: Cave Tumorlysesyndrom, Thromboserisiko
Dosisreduktion:	siehe Studienprotokoll. **Kriterien für Start von neuem Zyklus** mit Lenalidomid: ANC ≥ 1.0 x 10⁹/L; Thrombozytenzahl ≥ 50 x 10⁹/L; Nierenfunktion siehe Tabelle; Allergische Reaktionen oder Sinusbradykardie bzw. andere kardiale Arrhythmie mit der Studienmedikation assoziiert Verbesserung auf ≤ Grad 1; Andere mit der Studienmedikation assoziierte NW Verbesserung auf ≤ Grad 2
Erfolgsbeurteilung:	inkl. Knochenmarksuntersuchung, in Abhängigkeit von MM-Typ: IgG, IgM, IgA, IgD, Protein Elektrophorese mit Quantifizierung von M-Protein, FLC, Immunofixation (Serum und Urin). Nach Zyklus 1, Mobilisierung, Zyklus 4 , end of Treatment, Follow up
Wiederholung:	Tag 29, bis PD oder für max. 5 Jahre
Literatur:	Studienprotokoll DSMMXIII-Studie, Stand 24.09.2009

060509_0640 DSMMXIII-Studie Arm A2 Zyklus 1-3 — Indikation: Multiples Myelom — ICD-10: C90

Diese Zytostatikatherapie birgt letale Risiken und ist Bestandteil der **DSMMXIII-Studie (http://www.lymphome.de/Gruppen/MMSG/). Ein Studieneinschluss durch die mit der Studie betrauten Kollegen/Zentren sollte unbedingt angestrebt werden.** Die Anwendung darf nur durch erfahrene Onkologen und entsprechend ausgebildetes Pflegepersonal erfolgen. Das Protokoll muss im Einzelfall überprüft und der klinischen Situation angepasst werden.

Chemotherapie

Tag	Substanz	Dosierung	Trägerlösung (ml)	Appl.	Inf.-dauer	Bemerkungen
1-21	Lenalidomid (Studienmedikation)	25 mg		p.o.		siehe auch Dosisreduktion (DR) Memokasten und DR-Spalte; Gaben: 0-0-0-1
1,8,15,22	Dexamethason	40 mg		p.o.		Gaben: 1-0-0-0

Zyklusdiagramm	d1 w1	d8 w2	d15 w3	d22 w4	
Lenalidomid	▓	▓	▓		Wdh.
Dexamethason	▓	▓	▓	▓	

Dosisreduktion Lenalidomid: nur zu Beginn eines neuen Zyklus

Nierenfunktion	Dosisanpassung
30 < Kreatinin-Clearance < 50 ml/min	10mg/d
Kreatinin-Clearance < 30 ml/min, Serum-Kreatinin ≤ 2,5mg/dl	15mg jeden 2.d
Kreatinin-Clearance < 30 ml/min, Serum-Kreatinin ≥ 2,5mg/dl	Verschiebung Start nächster Zyklus bis zur Verbesserung der Nierenfunktion

Berechnung der Kreatinin-Clearance über **MDRD-Formel**
Achtung: einmal reduzierte Dosen können NICHT wieder erhöht werden

Lenalidomid Einnahmehinweis: Kapseln abends nüchtern oder zur Mahlzeit unzerkaut mit ausreichend Flüssigkeit einnehmen

Pamidronat 60mg i.v. alle 4 Wochen über 2-3h (Anfang mit Woche 3)

Arm A2: nach Zyklus 3: Mobilisierung → Stammzellsammlung → 2 Zyklen high dose Melphalan + PBSCT → Lenalidomid-Erhaltung

Obligate Prä- und Begleitmedikation

Tag	zeitl. Ablauf	Substanz	Dosierung	Trägerlösung (ml)	Appl.	Inf.-dauer	Bemerkungen
1-28	0-1-0-0	Cotrimoxazol/Cotrim®forte	960 mg		p.o.		Mo,Mi,Fr
1-28	1-0-0-0	Aciclovir/Zovirax®	400 mg		p.o.		Antiinfektive Prophylaxe fortsetzen bis Regeneration der Hämatopoese und Immunfunktion nach Transplantation
1-28	1-0-0-0	Enoxaparin/Clexane®	40 mg		s.c.		

Bedarfsmedikation: Pantoprazol/Pantozol® p.o., Obstipationsprophylaxe, Transfusionen, Blutprodukte, Antibiose, Antiemese
FN-Risiko: < 10% --> je nach Risikoabwägung, siehe Kurzfassung Leitlinien G-CSF
Kontrollen: (siehe Studienprotokoll) Vitalfunktion, körperliche Untersuchung, EOCG PS, EKG, Echokardiographie, Blutbild, Elektrolyte (inkl. Na⁺, K⁺, Ca²⁺), Leberwerte (inkl. GOT, GPT, γ GT, AP), LDH, Gesamtprotein, Albumin, ß₂-Mikroglobulin, TSH, Urinanalyse, Blutzucker, Harnsäure, Harnstoff, Kreatinin, Retentionswerte, eGFR, Nebenwirkungen, Begleitmedikation, Compliance bei MM: Cave Tumorlysesyndrom, Thromboserisiko
Dosisreduktion: siehe Studienprotokoll. Kriterien für Start von neuem Zyklus</B> mit Lenalidomid: ANC ≥ 1.0 x 10⁹/L; Thrombozytenzahl ≥ 50 x 10⁹/L; Nierenfunktion siehe Tabelle; Allergische Reaktionen oder Sinusbradykardie bzw. andere kardiale Arrhythmie mit der Studienmedikation assoziiert Verbesserung auf ≤ Grad 1; Andere mit der Studienmedikation assoziierte NW Verbesserung auf ≤ Grad 2
Erfolgsbeurteilung: inklusive Knochenmarksuntersuchung, in Abhängigkeit von MM-Typ: IgG, IgM, IgA, IgD, Protein Elektrophorese mit Quantifizierung von M-Protein, FLC, Immunofixation (Serum u. Urin). Nach Z1, Mobilisierung, Melphalan Z1 u. Z2, Erhaltung, end of Treatment, Follow up
Wiederholung: Tag 29, für 3 Zyklen
Literatur: Studienprotokoll DSMMXIII-Studie, Stand 24.09.2009

060509_0640 DSMMXIII-Studie Arm A2 Lenalidomid-Erhaltung — Indikation: Multiples Myelom — ICD-10: C90

Diese Zytostatikatherapie birgt letale Risiken und ist Bestandteil der **DSMMXIII-Studie (http://www.lymphome.de/Gruppen/MMSG/). Ein Studieneinschluss durch die mit der Studie betrauten Kollegen/Zentren sollte unbedingt angestrebt werden.** Die Anwendung darf nur durch erfahrene Onkologen und entsprechend ausgebildetes Pflegepersonal erfolgen. Das Protokoll muss im Einzelfall überprüft und der klinischen Situation angepasst werden.

Chemotherapie

Tag	Substanz	Dosierung	Trägerlösung (ml)	Appl.	Inf.-dauer	Bemerkungen
1-28	Lenalidomid (Studienmedikation)	10 mg		p.o.		kontinuierlich, Dosisreduktion (DR) s. Memokasten und Sektion DR; Gaben: 0-0-0-1

Zyklusdiagramm	d1 w1	d8 w2	d15 w3	d22 w4	
Lenalidomid	▓	▓	▓	▓	Wdh.

Lenalidomid Einnahmehinweis: Kapseln abends nüchtern oder zur Mahlzeit unzerkaut mit ausreichend Flüssigkeit einnehmen

Dosisreduktion Lenalidomid: nur zu Beginn eines neuen Zyklus

Nierenfunktion	Dosisanpassung
30 < Kreatinin-Clearance < 50 ml/min	10mg/d
Kreatinin-Clearance < 30 ml/min, Serum-Kreatinin ≤ 2,5mg/dl	15mg jeden 2.d
Kreatinin-Clearance < 30 ml/min, Serum-Kreatinin ≥ 2,5mg/dl	Verschiebung Start nächster Zyklus bis zur Verbesserung der Nierenfunktion

Berechnung der Kreatinin-Clearance über **MDRD-Formel**
Achtung: einmal reduzierte Dosen können NICHT wieder erhöht werden

Bei erheblich Thromboembolie gefährdeten Patienten sollte eine ASS-Prophylaxe klinisch beurteilt und erwogen werden.

Obligate Prä- und Begleitmedikation

Tag	zeitl. Ablauf	Substanz	Dosierung	Trägerlösung (ml)	Appl.	Inf.-dauer	Bemerkungen
1-28	1-0-0-0	Aciclovir/Zovirax®	400 mg		p.o.		kontinuierlich, bis 6 Monate nach Therapieende in Abhängigkeit von Immunstatus

Bedarfsmedikation: Pantoprazol/Pantozol® p.o., Obstipationsprophylaxe, Transfusionen, Blutprodukte, Antibiose, Antiemese
FN-Risiko: < 10% --> je nach Risikoabwägung, siehe Kurzfassung Leitlinien G-CSF.
Kontrollen: (siehe Studienprotokoll) Vitalfunktion, körperliche Untersuchung, EOCG PS, EKG, Echokardiographie, Blutbild, Elektrolyte (inkl. Na⁺, K⁺, Ca²⁺), Leberwerte (inkl. GOT, GPT, γ GT, AP), LDH, Gesamtprotein, Albumin, ß₂-Mikroglobulin, TSH, Urinanalyse, Harnsäure, Harnstoff, Kreatinin, Retentionswerte, eGFR, Nebenwirkungen, Begleitmedikation, Compliance bei MM: Cave Tumorlysesyndrom, Thromboserisiko
Dosierung: siehe Studienprotokoll. **Kriterien für Start von neuem Zyklus** mit Lenalidomid: ANC ≥ 1.0 x 10⁹/L; Thrombozytenzahl ≥ 50 x 10⁹/L; Nierenfunktion siehe Tabelle; Allergische Reaktionen oder Sinusbradykardie bzw. andere kardiale Arrhythmie mit der Studienmedikation assoziiert Verbesserung auf ≤ Grad 1; Andere mit der Studienmedikation assoziierte NW Verbesserung auf ≤ Grad 2
Erfolgsbeurteilung: inkl. Knochenmarksuntersuchung, in Abhängigkeit von MM-Typ: IgG, IgM, IgA, IgD, Protein Elektrophorese mit Quantifizierung von M-Protein, FLC, Immunofixation (Serum u. Urin). Nach Z1, Mobilisierung, Melphalan Zyklus 1 und Zyklus 2, Erhaltung, end of Treatment, Follow up
Wiederholung: Tag 29, bis PD oder für max. 5 Jahre
Literatur: Studienprotokoll DSMMXIII-Studie, Stand 24.09.2009

Kapitel 5 · Non-Hodgkin-Lymphome

060509_0640 DSMMXIII-Studie PBSC-Mobilisierung   Indikation: Multiples Myelom   ICD-10: C90

Chemotherapie

Diese Zytostatikatherapie birgt letale Risiken und ist Bestandteil der **DSMMXIII-Studie (http://www.lymphome.de/Gruppen/MMSG/). Ein Studieneinschluss durch die mit der Studie betrauten Kollegen/Zentren sollte unbedingt angestrebt werden.** Die Anwendung darf nur durch erfahrene Onkologen und entsprechend ausgebildetes Pflegepersonal erfolgen. Das Protokoll muss im Einzelfall überprüft und der klinischen Situation angepasst werden.

Tag	Substanz	Dosierung	Trägerlösung (ml)	Appl.	Inf.-dauer	Bemerkungen
1-3	Etoposidphosphat	100 mg/m²	250 ml NaCl 0,9%	i.v.	1h	
1-2	Cyclophosphamid	1250 mg/m²	500 ml NaCl 0,9%	i.v.	1h	**

Tag 13-17: Harvest — Beginn der Mobilisierungstherapie an einem Mittwoch empfohlen, um Leukapharesebeginn an einem Montag zu ermöglichen. **Sammlung von mind. 6x 10⁶ CD34+-Zellen/kg KG**

bei Neutrophilen < 500/µl: **Infektionsprophylaxe:** Ciprofloxacin 250mg p.o. 1-0-1-0
Amphotericin B 100mg (1ml) p.o. 1-1-1-1

Zyklusdiagramm (d1 w1 / d8 w2 / d15 w3): Cyclophosphamid, Etoposidphosphat, Harvest

Kreatinin-Clearance und Cyclophosphamid/Etoposid-Dosis:

Wirkstoff	Kreatinin-Clearance	Dosis-Level
Cyclophosphamid	> 60 ml/min	100%
	10-60 ml/min	75%
	< 10 ml/min	50%
Etoposid	> 60 ml/min	100%
	10-60 ml/min	75%
	< 10 ml/min	50%

Obligate Prä- und Begleitmedikation

Tag	zeitl. Ablauf	Substanz	Dosierung	Trägerlösung (ml)	Appl.	Inf.-dauer	Bemerkungen
0-5	1-1-1-1	Natriumbicarbonat/Bicanorm®	2 g abs.		p.o.		4x2g; d0-d5
0-17	0-0-0-1	Ranitidin/Zantic®	150 mg		p.o.		bis Ende Harvest
1	-12h30min	NaCl 0,9 %		1000 ml	i.v.	12h	Vorlauf d0
1-2	-30min	NaCl 0,9%/Glucose5%		2000 ml	i.v.	24h	KCl -Zusatz nach Bedarf
3	-30min	NaCl 0,9 %		1000 ml	i.v.	24h	
0,3	-30min	Magnesium/Magnesium Verla®	10 ml		i.v.	24h	in Hydrierung; 3,15mmol Mg2+/l NaCl 0,9%
1-2	-30min	Magnesium/Magnesium Verla®	20 ml		i.v.	24h	in Hydrierung; 3,15mmol Mg2+/l NaCl 0,9%/Gluc 5%
1-2	-30min, +5h, +9h	Dexamethason	4 mg	100 ml NaCl 0,9%	i.v.	15min	
1-3	-30min	Granisetron/Kevatril®	1 mg	100 ml NaCl 0,9 %	i.v.	15min	bei Bedarf Dosiserhöhung auf 3mg
3	-30min	Dexamethason	8 mg	100 ml NaCl 0,9%	i.v.	15min	
1-2	-15min	Furosemid/Lasix®	20 mg		i.v.	B5min	
1-2	+1h, +5h, +9h	Mesna/Uromitexan®	312.5 mg/m²		i.v.	B	
3	+8h	Dexamethason	4 mg	100 ml NaCl 0,9%	i.v.	15min	
5-17	0-0-1-0	Lenograstim/Granocyte®	263 µg abs.		s.c.		bis Ende Harvest; alternativ: Filgrastim 5µg/kg

Bedarfsmedikation: Metoclopramid/Paspertin®, Dexamethason/Fortecortin®, Granisetron/Kevatril®, Bluttransfusionen, NaHCO₃ p.o. oder i.v., Allopurinol/Zyloric®
FN-Risiko: > 20%
Kontrollen: (siehe Studienprotokoll) Vitalfunktion, körperliche Untersuchung, EOCG PS, EKG, Echokardiographie, Blutbild, Elektrolyte (inkl. Na⁺, K⁺, Ca²⁺, Mg²⁺), Leberwerte (inkl. GOT, GPT, γ-GT, AP), LDH, Gesamtprotein, Albumin, ß₂-Mikroglobulin, TSH, Urinanalyse, Urin-pH, Diurese, Blutzucker, Harnsäure, Harnstoff, Kreatinin, Retentionswerte, eGFR, Neurotoxizität, Lungenfunktion, Nebenwirkungen, Begleitmedikation
Dosisreduktion: siehe Tabelle
Erfolgsbeurteilung: inkl. Knochenmarksuntersuchung, in Abhängigkeit von MM-Typ: IgG, IgM, IgA, IgD, Protein Elektrophorese mit Quantifizierung von M-Protein, FLC, Immunofixation (Serum und Urin)
Literatur: Studienprotokoll DSMMXIII-Studie, Stand 24.09.2009

060509_0740 DSMM XIV-Studie Induktion RAD-Arm   Indikation: Multiples Myelom   ICD-10: C90

Chemotherapie

Diese Zytostatikatherapie birgt letale Risiken und ist Bestandteil der **DSMM XIV-Studie (http://www.lymphome.de/Gruppen/MMSG). Ein Studieneinschluss durch die mit der Studie betrauten Kollegen/Zentren sollte unbedingt angestrebt werden.** Die Anwendung darf nur durch erfahrene Onkologen und entsprechend ausgebildetes Pflegepersonal erfolgen. Das Protokoll muss im Einzelfall überprüft und der klinischen Situation angepasst werden.

Tag	Substanz	Dosierung	Trägerlösung (ml)	Appl.	Inf.-dauer	Bemerkungen
1-21	Lenalidomid (Studienmedikation)	25 mg abs.		p.o.		Gaben: 0-0-0-1
1-4	Doxorubicin	9 mg/m²		i.v.	B	
1-4, 17-20	Dexamethason	40 mg abs.		p.o.		morgens; Gaben: 1-0-0-0

Zyklusdiagramm (d1 w1 / d8 w2 / d15 w3 / d22 w4): Lenalidomid, Dexamethason, Doxorubicin — Wdh.

Pamidronat 60mg i.v. alle 4 Wochen über 2-3h (Anfang mit Woche 3)

Obligate Prä- und Begleitmedikation

Tag	zeitl. Ablauf	Substanz	Dosierung	Trägerlösung (ml)	Appl.	Inf.-dauer	Bemerkungen
1-4	-30min	NaCl 0,9 %		500 ml	i.v.	1h	
1-4	-30min	Granisetron/Kevatril®	1 mg	100 ml NaCl 0,9%	i.v.	15 min	
1-28	1-0-0-0	Aciclovir/Zovirax®	400 mg		p.o.		Antiinfektive Prophylaxe fortsetzen bis Regeneration der Hämatopoese und Immunfunktion nach 2. Transplantation
1-28	0-1-0-0	Cotrimoxazol/Cotrim®forte	960 mg		p.o.		Mo, Mi, Fr; Antiinfektive Prophylaxe fortsetzen bis Regeneration der Hämatopoese und Immunfunktion nach 2. Transplantation
1-28	1-0-0-0	Enoxaparin/Clexane®	40 mg		s.c.		kontinuierlich für insgesamt 3 Monate, Monitoring des Serum-Kreatinins
5	1-0-0-0	Pegfilgrastim/Neulasta®	6 mg		s.c.		
1	-	Pamidronat/Aredia®	60 mg	500 ml NaCl 0,9%	i.v.	2-3h	Anfang mit Woche 3, alle 4 Wochen

Bedarfsmedikation: Pantoprazol, Metoclopramid, Loperamid, Elektrolyte, Insulin, orale Antihyperglykämika, Antibiotika, Antivirale Medikation, Antimykotika, Angaletika, rekombinantes Erythropoetin, Immunglobuline, Wachstumsfaktoren (inkl. GM-CFS)
Kontrollen: siehe Studienprotokoll: körperliche Untersuchung/Vitalzeichen (Blutdruck, Puls, Gewicht, Körpertemperatur), EKG (inkl. LVEF), Blutbild, Serumchemie, M-Protein (Serum, Urin), Serumimmunglobuline, Gerinnungsstatus, TSH, Kreatinin-Clearance (berechnet nach MDRD-Formel), 24h-Urin, Skelettstatus
Dosisreduktion: siehe Studienprotokoll: bei Kreatinin-Clearance (berechnet nach MDRD-Formel) < 50ml/min, Neutropenie Grad 4, Rash Grad 3, Thrombozytopenie < 30x10⁹/l, nicht hämatologische Toxizitäten ≥Grad 3, Diarrhoe Grad 2, Hyperglykämie Grad ≥3, Sinusbradykardie Grad 2, Neuropathie Grad 3, Verwirrung/Stimmungsschwankung
Summendosis: Doxorubicin max 550mg/m² (Kardiotoxizität)
Therapieabbruch: siehe Studienprotokoll: Rash Grad 4, Erythema multiforme ≥Grad 3, Pankreatitis ≥Grad3, Sinusbradykardie ≥Grad 3, Kardiomyopathie, Neuropathie Grad 4, Diarrhoe ≥Grad 3, Stomatitis Grad 4
Erfolgsbeurteilung: d92 (siehe Studienprotokoll: Knochenmarksbiopsie (Morphologie), Plasmacytoma Evaluation, MRD)
Wiederholung: d29 für 3 Zyklen; nachfolgende Therapiephase ab d92: Stammzellmobilisation (Cyclophosphamid Hochdosis)
Literatur: Studienprotokoll DSMM XIV

060509_0740 DSMM XIV-Studie Induktion VRD-Arm

Indikation: Multiples Myelom　　　**ICD-10: C90**

Diese Zytostatikatherapie birgt letale Risiken und ist Bestandteil der **DSMM XIV-Studie (http://www.lymphome.de/Gruppen/MMSG). Ein Studieneinschluss durch die mit der Studie betrauten Kollegen/Zentren sollte unbedingt angestrebt werden.** Die Anwendung darf nur durch erfahrene Onkologen und entsprechend ausgebildetes Pflegepersonal erfolgen. Das Protokoll muss im Einzelfall überprüft und der klinischen Situation angepasst werden.

Chemotherapie

Tag	Substanz	Dosierung	Trägerlösung (ml)	Appl.	Inf.-dauer	Bemerkungen
1-14	Lenalidomid (Studienmedikation)	25 mg abs.		p.o.		Gaben: 0-0-0-1
1,4,8,11	Bortezomib (Studienmedikation)	1.3 mg/m²		s.c.	B	
1-2,4-5,8-9,11-12	Dexamethason	20 mg abs.		p.o.		Gaben: 1-0-0-0

Zyklusdiagramm d1 w1 / d8 w2 / d15 w3 / Wdh.
Bortezomib / Dexamethason / Lenalidomid

Achtung: mindestens 72 h- Intervall zwischen 2 Bortezomib- Gaben

Patientenhinweis: potentielle Interaktion von grünem Tee und Bortezomib nicht ausgeschlossen: keine Einnahme von grünem Tee bzw. -Kapseln an Bortezomib-Tagen empfohlen, bzw. dieses ganz unter Bortezomib-Therapie vermeiden.

Pamidronat 60mg i.v. alle 4 Wochen über 2-3h (Anfang mit Woche 3)

Obligate Prä- und Begleitmedikation

Tag	zeitl. Ablauf	Substanz	Dosierung	Trägerlösung (ml)	Appl.	Inf.-dauer	Bemerkungen
1-21	1-0-0-0	Acetylsalicylsäure	100 mg		p.o.		für insgesamt 3 Monate
1-21	1-0-0-0	Aciclovir/Zovirax®	400 mg		p.o.		Antiinfektive Therapie fortsetzen bis Regeneration der Hämatopoese und Immunfunktion nach 2. Transplantation
1-21	0-1-0-0	Cotrimoxazol/Cotrim®forte	960 mg		p.o.		Mo, Mi, Fr; Antiinfektive Therapie fortsetzen bis Regeneration der Hämatopoese und Immunfunktion nach 2. Transplantation
1	-	Pamidronat/Aredia®	60 mg	500 ml NaCl 0,9%	i.v.	2-3h	Anfang mit Woche 3, alle 4 Wochen

Bedarfsmedikation: Omeprazol, Metoclopramid, Loperamid, Elektrolyte, Insulin, orale Antihyperglykämika,Bisphosphonate (Pamidronat), Antibiotika, Antivirustatika, Antimykctika, Angaletika, rekombinantes Erythropoetin, Immunglobuline, Wachstumsfaktoren (inkl. GM-CFS), FN-Risiko<10%-->je nach Risikoabwägung, siehe Kurzfassung Leitlinien G-CSF

Kontrollen: siehe Studienprotokoll: körperliche Untersuchung/Vitalzeichen (Blutdruck, Puls, Gewicht, Körpertemperatur), EKG (inkl. LVEF), Hämatologie, Serumchemie, M-Protein (Serum, Urin), Serumimmunglobuline, Gerinnungsstatus, TSH, Kreatinin-Clearance (berechnet nach MDRD-Formel), 24h-Urin, Skelettstatus

Dosisreduktion: siehe Studienprotokoll: bei Kreatinin-Clearance (berechnet nach MDRD-Formel)<50ml/min Hyperglykämie Grad>3, Neutropenie Grad 4, Thrombocytopenie <30x109/l, PNP Grad 2, Muskelschwäche, Diarrhoe Grad 2, Stomatitis, andere nicht-hämatologische Toxizitäten Grad>3, Serum-Bilirubin>1,2mg/dL

Therapieabbruch: siehe Studienprotokoll: Rash Grad 4, Erythema multiforme >Grad 3, Pankreatitis>Grad3, Sinusbradykardie ≥Grad 3, Kardiomyopathie, Neuropathie Grad 4, Diarrhoe ≥Grad 3, Stomatitis Grad 4, PNP Grad 4, Herpes zoster Reaktivierung ≥Grad3, Persistenz von Toxizitäten Grad2 über 2 Wochen

Erfolgsbeurteilung: d71 (Knochenmarksbiopsie (Morphologie), Plasmacytoma Evaluation, MRD, s. Studienprotokoll)

Wiederholung: d22 für 3 Zyklen nachgehende Therapiephase ab d71: Stammzellmobilisation (Cyclophosphamid Hochdosis)

Literatur: Studienprotokoll DSMM XIV

060509_0740 DSMM XIV-Studie PBSC- Mobilisierung

Indikation: PBSC- Mobilisierung (Multiples Myelom)　　　**ICD-10: C90**

Diese Zytostatikatherapie birgt letale Risiken und ist Bestandteil der **DSMM XIV-Studie (http://www.lymphome.de/Gruppen/MMSG). Ein Studieneinschluss durch die mit der Studie betrauten Kollegen/Zentren sollte unbedingt angestrebt werden.** Die Anwendung darf nur durch erfahrene Onkologen und entsprechend ausgebildetes Pflegepersonal erfolgen. Das Protokoll muss im Einzelfall überprüft und der klinischen Situation angepasst werden.

Chemotherapie

Tag	Substanz	Dosierung	Trägerlösung (ml)	Appl.	Inf.-dauer	Bemerkungen
1	Cyclophosphamid	2500 mg/m²	1000 ml NaCl 0,9%	i.v.	3h	Tag 1 findet 14 Tage nach 1. Restaging statt, d.h. Tag 106 (RAD-Arm) bzw. Tag 85 (VRD-Arm)

Filgrastim-Dosis vor geplanter Leukapherese 5μg/kgKG/d s.c. morgens (bis 70kg: 300μg; >70kg: 480μg) bis Ende der Apherese. Genauer Ablauf siehe auch **Übersichtsschema zur G-CSF-Gabe bei Mobilisierungsprotokollen** im Blauen Buch (->Teil 2 Standardisierte Vorgehensweisen-> Anti-Tumor und Supportiv-Therapie-> GCSF/EPO)

Obligate Prä- und Begleitmedikation

Tag	zeitl. Ablauf	Substanz	Dosierung	Trägerlösung (ml)	Appl.	Inf.-dauer	Bemerkungen
1	-24h	NaCl 0,9 %		1000 ml	i.v.	24h	am Vortag
0	1-1-1-1	Natriumbicarbonat/Bicanorm®	2 g abs.		p.o.		am Vortag
1	-1h	Aprepitant/Emend®	125 mg		p.o.		
1	-30min	NaCl 0,9 %		3000 ml	i.v.	24h	
1	-30min	Magnesium/Magnesium Verla® Injektionslösung		30 ml	i.v.	24h	in Hydrierung: 3,15mmol Mg2+/l NaCl 0,9%
1	-30min	Natriumbicarbonat	200 mmol		i.v.	24h	
1	-30min	Dexamethason	12 mg	100 ml NaCl 0,9%	i.v.	15min	
1	-30min	Granisetron/Kevatril®	1 mg	100 ml NaCl 0,9%	i.v.	15min	
1	-30min	Furosemid/Lasix®	20 mg		i.v.	B/5min	
1	0, +4h, +8h	Mesna/Uromitexan®	500 mg/m²		i.v.	B	
2-3	1-0-0-0	Aprepitant/Emend®	80 mg		p.o.		
2-4	1-0-0-0	Dexamethason	8 mg		p.o.		alternativ 4mg 1-0-1-0
6	tägl.	Filgrastim	5 μg/kg		s.c.		tägliche Gabe ab d6 bis Ende Harvest

Bedarfsmedikation: Metoclopramid/Paspertin®, Dexamethason/Fortecortin®, Granisetron/Kevatril®, NaHCO₃ p.o. oder i.v.

Kontrollen: siehe Studienprotokoll: körperliche Untersuchung, Vitalzeichen, Gewicht, Karnofskystatus, Röntgenbild (Thorax), Blutbild, Serumanalyse (inkl. Serum-Albumin), Nebenwirkungen, Begleitmedikation

Dosisreduktion: nicht vorgesehen

Cave: Beginn der Mobilisierungstherapie an einem Freitag empfohlen, um Leukapheresebeginn am Montag zu ermöglichen. Sammlung von 4x10⁶CD34+-Zellen/kg KG

Bemerkungen: Stationärer Aufenthalt notwendig bis Ende Leukapherese

Wiederholung: 2. Mobilisationsversuch nach 3-4 Wochen möglich, falls 1. Versuch scheitert

Literatur: Studienprotokoll DSMMXIV-Studie

Kapitel 5 · Non-Hodgkin-Lymphome

060509_0740 DSMM XIV-Studie Erhaltung Arm A,B,C **Indikation: Multiples Myelom** **ICD-10: C90**

Chemotherapie

Diese Zytostatikatherapie birgt letale Risiken und ist Bestandteil der **DSMM XIV-Studie (http://www.lymphome.de/Gruppen/MMSG). Ein Studieneinschluss durch die mit der Studie betrauten Kollegen/Zentren sollte unbedingt angestrebt werden.** Die Anwendung darf nur durch erfahrene Onkologen und entsprechend ausgebildetes Pflegepersonal erfolgen. Das Protokoll muss im Einzelfall überprüft und der klinischen Situation angepasst werden.

Tag	Substanz	Dosierung	Trägerlösung (ml)	Appl.	Inf.-dauer	Bemerkungen
1-28	Lenalidomid	10 mg		p.o.		kontinuierlich für 3 Jahre; Gaben: 0-0-0-1

Zyklustag 1–28, Lenalidomid, Wdh.

Obligate Prä- und Begleitmedikation

Tag	zeitl. Ablauf	Substanz	Dosierung	Trägerlösung (ml)	Appl.	Inf.-dauer	Bemerkungen
1-28	1-0-0-0	Acetylsalicylsäure	100 mg		p.o.		kontinuierlich
1-28	0-1-0-0	Cotrimoxazol/Cotrim®forte	960 mg		p.o.		Mo, Mi, Fr kontinuierliche Gabe
1-28	1-0-0-0	Aciclovir/Zovirax®	400 mg		p.o.		kontinuierlich, bis 6 Monate nach Therapieende in Abhängigkeit von Immunstatus

Bedarfsmedikation: Metoclopramid, Pantoprazol p.o., Obstipationsprophylaxe, ggf. bei Risikoprofil für TBVT prophylaktische Antikoagulation
Kontrollen: siehe Studienprotokoll: alle 28 Tage: körperliche Untersuchung, Vitalfunktion, Gewicht, Karnofsky-Status, FBC, Serumchemie inkl. Serum Albumin und Serum Proteinelektrophorese, Gerinnungsstatus (INR, PTT, Fibrinogen, ATIII), Proteinelektrophorese, Immunofixation, Serum Immunglobulin, Serum FLC Test, Nebenwirkungen, Dokumentation Begleittherapien
Dosisreduktion: siehe Studienprotokoll (S. 97): 2 Dosisreduktionsstufen sind erlaubt: Dosisstufe -1: Lenalidomid 5mg täglich; Dosisstufe -2: 5mg täglich für 21 Tage Zyklus-Wiederholung alle 28 Tage
Therapievoraussetzung: Beginn der Erhaltungstherapie: 10-18 Wochen nach Transplantation (ASZT)
Therapieunterbrechung: für maximal 4 Wochen erlaubt
Erfolgsbeurteilung: siehe Studienprotokoll: alle 3 Monate im ersten Jahr, danach alle 6 Monate
Wiederholung: d29, für 3 Jahre
Literatur: Knop S et al.. Blood 113 (18): 4137-43, 2009; siehe Studienprotokoll DSMMXIV

060509_0740 DSMM XIV-Studie Erhaltung Arm D **Indikation: Multiples Myelom** **ICD-10: C90**

Chemotherapie

Diese Zytostatikatherapie birgt letale Risiken und ist Bestandteil der **DSMM XIV-Studie (http://www.lymphome.de/Gruppen/MMSG). Ein Studieneinschluss durch die mit der Studie betrauten Kollegen/Zentren sollte unbedingt angestrebt werden.** Die Anwendung darf nur durch erfahrene Onkologen und entsprechend ausgebildetes Pflegepersonal erfolgen. Das Protokoll muss im Einzelfall überprüft und der klinischen Situation angepasst werden.

Tag	Substanz	Dosierung	Trägerlösung (ml)	Appl.	Inf.-dauer	Bemerkungen
1-21	Lenalidomid	2.5 mg		p.o.		bei guter Verträglichkeit ab Z2 Dosissteigerung auf 5mg/d; für 1 Jahr; Gaben: 0-0-0-1

Zyklustag 1–28, Lenalidomid, Wdh.

Obligate Prä- und Begleitmedikation

Tag	zeitl. Ablauf	Substanz	Dosierung	Trägerlösung (ml)	Appl.	Inf.-dauer	Bemerkungen
1-28	1-0-0-0	Acetylsalicylsäure	100 mg		p.o.		
1-28	0-1-0-0	Cotrimoxazol/Cotrim®forte	960 mg		p.o.		Mo, Mi, Fr kontinuierliche Gabe
1-28	1-0-0-0	Aciclovir/Zovirax®	400 mg		p.o.		kontinuierlich, bis 6 Monate nach Therapieende in Abhängigkeit von Immunstatus

Bedarfsmedikation: Metoclopramid, Pantoprazol p.o., Obstipationsprophylaxe, ggf. bei Risikoprofil für TBVT prophylaktische Antikoagulation
Kontrollen: s. Studienprotokoll: alle 28 Tage: körperliche Untersuchung, Vitalfunktion, Gewicht, Karnofsky-Status, FBC, Serumchemie inkl. Serum Albumin und Serum Proteinelektrophorese, Gerinnungsstatus (INR, PTT, Fibrinogen, ATIII), Proteinelektrophorese, Immunofixation, Serum Immunglobulin, Serum FLC Test, Nebenwirkungen, Dokumentation Begleittherapien
Therapievoraussetzung: Beginn der Erhaltungstherapie 14-26 Wochen nach Transplantation (allo-SZT)
Erfolgsbeurteilung: siehe Studienprotokoll: alle 3 Monate
Wiederholung: d29, für 1 Jahr
Literatur: Knop S et al.. Blood 113 (18): 4137-43, 2009; siehe Studienprotokoll DSMMXIV

060509_0658 VBDD-Studie Level +2 — Indikation: Multiples Myelom — ICD-10: C90

Chemotherapie

Diese Zytostatikatherapie birgt letale Risiken und ist Bestandteil der **VBDD-Studie**. Ein Studieneinschluss durch die mit der Studie betrauten Kollegen/Zentren sollte unbedingt angestrebt werden. Die Anwendung darf nur durch erfahrene Onkologen und entsprechend ausgebildetes Pflegepersonal erfolgen. Das Protokoll muss im Einzelfall überprüft und der klinischen Situation angepasst werden.

Tag	Substanz	Dosierung	Trägerlösung (ml)	Appl.	Inf.-dauer	Bemerkungen
1,8,15,22	Dexamethason	40 mg abs.		p.o.		an Tagen 1,8,15 und 22, mindestens 1h vor CTx; 20mg abs. ab Zyklus 2; Gaben: 1-0-0-0
1-4,8-11,15-18	Vorinostat (Studienmedikation)	300 mg abs.		p.o.		ca. 30min nach dem Frühstück; Trinkmenge mindestens 2 Liter/Tag; Medikamentenausgabe von der Apotheke nur an Tag 1/Zyklus; Gaben: 1-0-0-0
1,8	Doxorubicin	9 mg/m²		i.v.	B15min	
1,8,15	Bortezomib (Studienmedikation)	1.3 mg/m²		i.v.	B	unverdünnt; alternativ s.c.

Dosisreduktion Bortezomib	
hämatologische Toxizität (insbesondere Thrombopenie)	**Neuropathie**
Grad1/2: keine Dosisreduktion (DR)	**Grad 1:** keine DR
	Grad 1+Schmerzen oder **Gr 2:** DR 1mg/m²
Grad 3: keine DR, ggf. Transfusion, Behandlungsrisiko abwägen	**Grad 2+Schmerzen** oder **Gr 3:** Pause, dann 0,7mg/m² u. 1x wöchentlich
Grad 4: Pause, Beginn mit 25% DR nach Erholung	**Grad 4:** Abbruch

Zyklusdiagramm	d1 w1	d8 w2	d15 w3	d22 w4	
Vorinostat	■	■	■		Wdh.
Bortezomib					
Doxorubicin					
Dexamethason					

Folgenden Substanzen sollten wegen möglicher Interaktion mit Bortezomib vermieden werden: Grapefruit (-saft), Johanniskraut, Vitamin C (-Produkte), Grüner Tee

Vorinostat:
Monitoring von PT und INR bei Patienten mit Kumarinderivat-Therapie
Vorsicht bei kongenitaler QT-Verlängerung und gleichzeitiger Anwendung QT-verlängernder Substanzen
Keine gleichzeitige Anwendung anderer HDAC-Inhibitoren (z.B. Valproat)
→ erhöhtes GI-Blutungs- und Thrombozytopenie-Risiko
Auf ausreichend Hydrierung achten: Trinkmenge mindestens 2l/Tag

Pamidronat 60mg i.v. alle 4 Wochen über 2-3h (Anfang mit Woche 3)

Obligate Prä- und Begleitmedikation

Tag	zeitl. Ablauf	Substanz	Dosierung	Trägerlösung (ml)	Appl.	Inf.-dauer	Bemerkungen
1,8	-30min	NaCl 0,9 %		250 ml	i.v.	1h	
1,8	-30min	Granisetron/Kevatril®	1 mg		i.v.	15min	
1-28	1-0-0-0	Pantoprazol/Pantozol®	20 mg		p.o.		kontinuierlich
1-28	1-0-0-0	Aciclovir/Aciclovir ratio®	400 mg		p.o.		kontinuierlich
1-28	1-0-0-0	Cotrimoxazol/Cotrim®forte	960 mg		p.o.		Montag, Mittwoch, Freitag
1-28	1-0-0-0	Enoxaparin/Clexane®	20 mg		s.c.		wenn kein TEE: Ab Zyklus 4 durch Aspirin 100mg/d ersetzen

Bedarfsmedikation: Loperamid/ImodiumN®, Elektrolyt und Flüssigkeitsersatz; Granisetron/Kevatril®, Sucralfat/Ulcogant®, Metoclopramid/Paspertin® p.o. oder i.v.; Antipyretika, Antihistaminika, Analgetika, Antibiose, Blutprodukte, Thrombozyteninfusion, Allopurinol/Zyloric® nach Harnsäure.
FN-Risiko: 10-20% -> Sekundärprophylaxe mit Filgrastim/Neupogen® ab Zyklus 2 bei klinischer Indikation
Kontrollen: siehe Studienprotokoll: QOL, BB, Koagulation, Elektrolyte (inkl.Na+, K+, Mg²⁺, Ca²⁺), Retentionswerte, Kreatinin, Harnsäure, Leberwerte, ALT, Gesamtbilirubin, Gesamtprotein, Albumin, Paraproteindiagnostik (Serum, Urin), TTP-Analyse, körperliche Untersuchung, PS, Blutzucker, HbA1c , EKG (QT-Intervall), funktioneller Status, Karnofsky Index , Vitalfunktion, SAEs, Biomarker, Translationsstudien, LDH, Knochenmarkaspiration und Biopsie, IgG,A, M, ß2-MG, TSH, pro B-Typ natriuretisches Peptid, Proteinelektrophorese + Immunfixation, Scores, NW, Begleitmedikation
Dosisreduktion: siehe Studienprotokoll
Summendosis: Doxorubicin: Gefahr der Kardiotoxizität; max. Summendosis: 550mg/m²
Erfolgsbeurteilung: siehe Studienprotokoll
Wiederholung: d29, 6 Zyklen
Literatur: Studienprotokoll VBDD-Studie

060509_15 Melphalan/ Prednison/ Thalidomid — Indikation: Multiples Myelom — ICD-10: C90

Chemotherapie

Diese Zytostatikatherapie birgt letale Risiken. Die Anwendung darf nur durch erfahrene internistische Onkologen und entsprechend ausgebildetes Pflegepersonal erfolgen. Das Protokoll muss im Einzelfall überprüft und der klinischen Situation angepasst werden.

Wo	Tag	Substanz	Dosierung	Trägerlösung (ml)	Appl.	Inf.-dauer	Bemerkungen
1	1-4	Melphalan	0.25 mg/kg		p.o.		nüchtern; Tbl.à 2mg, DR beachten; Gaben: 1-0-0-0
1	1-4	Prednison/Decortin®	2 mg/kg		p.o.		postprandial; Gaben: 1-0-0-0
1-6	1-7	Thalidomid	50 mg		p.o.		kontinuierliche Gabe bis PD; Kps. à 50mg; DR beachten; Gaben: 0-0-0-1

Pamidronat 60mg i.v. alle 4 Wochen über 2-3h (Anfang mit Woche 3) | **Cave:** Mucositisprophylaxe | **Dosissteigerung Thalidomid:** Steigerung alle 2 Wochen um 50mg bis 100mg/d (ggf. bei guter Verträglichkeit bis 200mg/d) | **Achtung:** Flüssigkeitszufuhr >2000ml p.o. täglich

Thalidomid: täglich abends, fortlaufende Gabe

Zyklusdiagramm	d1 w1	d8 w2	d15 w3	d22 w4	d29 w5	d36 w6	
Melphalan	■						Wdh.
Prednison	■						
Thalidomid	■	■	■	■	■	■	

Obligate Prä- und Begleitmedikation

Wo	Tag	zeitl. Ablauf	Substanz	Dosierung	Trägerlösung (ml)	Appl.	Inf.-dauer	Bemerkungen
1-6	1-7	0-1-0-0	Cotrimoxazol/Cotrim®forte	960 mg		p.o.		Mo,Mi,Fr während MP-Gabe
1-6	1-7	1-0-0	Enoxaparin/Clexane®	20 mg		s.c.		kontinuierlich

Bedarfsmedikation: Metoclopramid/Paspertin® p.o. oder i.v.; Allopurinol/Zyloric® nach Harnsäure, Sucralfat/Ulcogant®
FN-Risiko: <10%-> je nach Risikoabwägung, siehe Kurzfassung Leitlinien G-CSF.
Kontrollen: Blutbild, Elektrolyte insbesondere Ca²⁺, Blutzucker, Retentionswerte, Kreatinin-Clearance, Proteine im Serum und im Urin, Blut-pH
Dosisreduktion: **Thalidomid**-Dosis reduzieren um 50% bei nicht-hämatologischen NW Grad II, absetzen bei nicht-hämatologischen NW Grad III, Reduktion auf 50mg/d bei peripherer Neuropathie Grad II; Bei 75-85 Jahren bis 100mg, > 85 Jahre bis 50mg; **Melphalan:** bei 75-85 Jahren 0,18mg/kg KG/d, > 85 Jahre 0,13mg/kg KG/d.
Erfolgsbeurteilung: nach 2-3 Zyklen, angestrebte Zykluszahl:12 (n. Facon)
Wiederholung: Melphalan und Prednison nach Leukozytenregeneration (alle 6 Wochen); Thalidomid kontinuierliche Gabe
Literatur: Facon et al. Lancet. 2007; 370:1209-1218; Palumbo et al. Lancet. 2006; 367:825-831.

Kapitel 5 · Non-Hodgkin-Lymphome

060509_16 Melphalan/Prednison/Bortezomib (MPV) "Standard"   Indikation: Multiples Myelom   ICD-10: C90

Chemotherapie

Diese Zytostatikatherapie birgt letale Risiken. Die Anwendung darf nur durch erfahrene internistische Onkologen und entsprechend ausgebildetes Pflegepersonal erfolgen. Das Protokoll muss im Einzelfall überprüft und der klinischen Situation angepasst werden.

Wo	Tag	Substanz	Dosierung	Trägerlösung (ml)	Appl.	Inf.-dauer	Bemerkungen
1	1-4	Melphalan	9 mg/m²		p.o.		Zyklus 1-9, morgens nüchtern; Gaben: 1-0-0-0
1	1-4	Prednison/Decortin®	60 mg/m²		p.o.		Zyklus 1-9, morgens postprandial; Gaben: 1-0-0-0
1-2,4-5	1,4	Bortezomib	1.3 mg/m²	unverdünnt	i.v.	B	Zyklus 1-4, Tag 1,4,8,11,22,25,29,32; für Zyklus 5-9 Tag 1,8,22,29

Patientenhinweis: potentielle Interaktion von grünem Tee und Bortezomib nicht ausgeschlossen: keine Einnahme von grünem Tee bzw. -Kapseln an Bortezomib-Tagen empfohlen, bzw. dieses ganz unter Bortezomib-Therapie vermeiden.

Achtung: mindestens 72 h- Intervall zwischen 2 Bortezomib- Gaben

Pamidronat 60mg i.v. alle 4 Wochen über 2-3h (Anfang mit Woche 3)

Zyklusdiagramm	d1 w1	d8 w2	d15 w3	d22 w4	d29 w5	d36 w6	
Melphalan							Wdh.
Prednison							
Bortezomib (Zyklus 1-4)							
Bortezomib (Zyklus 5-9)							

Obligate Prä- und Begleitmedikation

Wo	Tag	zeitl. Ablauf	Substanz	Dosierung	Trägerlösung (ml)	Appl.	Inf.-dauer	Bemerkungen
1-6	1-7	1-0-0-0	Aciclovir/Zovirax®	400 mg		p.o.		täglich

Bedarfsmedikation: Loperamid/ImodiumN®, Pantoprazol/Pantozol®, Sucralfat/Ulcogant®, Metoclopramid/Paspertin®, Allopurinol/Zyloric® nach Harnsäure bei erhöhtem Risiko für Tumorlysesyndrom

FN-Risiko: <10%--> je nach Risikoabwägung, siehe Kurzfassung Leitlinien G-CSF

Kontrollen: PB vor Bortezomib- Gabe, **d1 u. 22 jedes Zyklus:** Na⁺, K⁺, Cl⁻, Phosphat, Ca²⁺; Retentionswerte, Glucose, Bilirubin, GOT, GPT, AP, LDH, Albumin. Bei sekretorischem MM (positive Immunofixation bei Screening): quantitative Serum- Immunglobulin- Bestimmung, SPEP(Serum-Elektrophorese), UPEP (24h- Urin) durch zentrales Labor, bei negativem M- Protein in SPEP oder UPEP Serum- u. Urin- Immunofixation (zentrales Labor)u. ggf. KMP zur CR- Bestätigung

Dosisreduktion: **Melphalan:** 0,25 mg/kg KG/d, > 75-85J.: 0,18 mg/kg KG/d, >85J.: 0,13 mg/kg KG/d; **Bortezomib:** 75-85J. 1x/Woche, über 85J. 2x/Monat; Zyklusverschiebung um 1 (maximal 3) Woche bei: Thrombozyten <80 000/µl, Hb <8g/dl, ANC <1 000/µl, nicht hämatologischer Toxizität > CTC Gr.2; bei Bortezomib- bedingter Neurotoxizität: nur Verschiebung von Bortezomib; **hämatologische Toxizität:** 1.Bortezomib: Gabe auslassen bei Thrombozyten <30 000/µl, Hb <8g/dl, ANC <750/µl; bei ausgelassenen Gaben >2 (Zykl.1-4) od. >1 (Zykl. 5-9) in vorherigem Zyklen; bei erneuter Toxizität: Vorgehen wie oben mit DR auf 0,7mg/m²; 2. Melphalan: DR 25% bei vorheriger Neutropenie/Thrombopenie CTC Gr. 4(>5d); bei Wdh: DR 50%; **nicht- hämatologische Toxizität** CTC Gr. >3/4 in vorherigem Zyklus: DR Bortezomib auf 1,0mg/m², bei Wdh. auf 0,7mg/m²; Melphalan DR 25%, bei Wdh. DR 50%; Prednison: DR 25% nur bei Corticoid CTC Gr.3/4, bei Wdh. DR50%; bei Serum-Kreatinin >2mg/dl: DR 25% Melphalan, keine DR Bortezomib/ Prednison; Bortezomib bedingte Neurotoxizität: DR ab CTC Gr. 2 für PNP oder neuropatische Schmerzen

Wiederholung: d 43 (Woche 7); maximal 9 Zyklen

Literatur: Mateos MV et al. Blood. 2006; 108:2165-2172; San Miguel JF et al. NEJM. 2008; 359:906-17; Palumbo A et al. GIMEMA ASH. 2006; 12/2008 (650)

060509_16a Melphalan/Prednison/Bortezomib (MPV) "adaptiert"   Indikation: Multiples Myelom   ICD-10: C90

Chemotherapie

Diese Zytostatikatherapie birgt letale Risiken. Die Anwendung darf nur durch erfahrene internistische Onkologen und entsprechend ausgebildetes Pflegepersonal erfolgen. Das Protokoll muss im Einzelfall überprüft und der klinischen Situation angepasst werden.

Wo	Tag	Substanz	Dosierung	Trägerlösung (ml)	Appl.	Inf.-dauer	Bemerkungen
1	1-4	Melphalan	9 mg/m²		p.o.		morgens nüchtern, Zyklus 1-9; Gaben: 1-0-0-0
1	1-4	Prednison/Decortin®	60 mg/m²		p.o.		morgens postprandial, Zyklus 1-9; Gaben: 1-0-0-0
1-2,4-5	1	Bortezomib	1.3 mg/m²	unverdünnt	i.v.	B	Zyklus 1-9: Tag 1,8,22,29

Zyklusdiagramm	d1 w1	d8 w2	d15 w3	d22 w4	d29 w5	d36 w6	
Melphalan							Wdh.
Prednison							
Bortezomib							

Patientenhinweis: potentielle Interaktion von grünem Tee und Bortezomib nicht ausgeschlossen: keine Einnahme von grünem Tee bzw. -Kapseln an Bortezomib-Tagen empfohlen, bzw. dieses ganz unter Bortezomib-Therapie vermeiden.

Achtung: mindestens 72 h- Intervall zwischen 2 Bortezomib- Gaben

Pamidronat 60mg i.v. alle 4 Wochen über 2-3h (Anfang mit Woche 3)

Obligate Prä- und Begleitmedikation

Wo	Tag	zeitl. Ablauf	Substanz	Dosierung	Trägerlösung (ml)	Appl.	Inf.-dauer	Bemerkungen
1-6	1-7	1-0-0-0	Aciclovir/Aciclovir ratio®	400 mg		p.o.		Zyklus 1-9, täglich

Bedarfsmedikation: Loperamid/ImodiumN®, Pantoprazol/Pantozol®, Sucralfat/Ulcogant®, Metoclopramid/Paspertin®, Allopurinol/Zyloric® nach Harnsäure bei erhöhtem Risiko für Tumorlysesyndrom

FN-Risiko: < 10 %--> je nach Risikoabwägung, siehe Kurzfassung Leitlinien G-CSF

Kontrollen: Peripheres Blutbild vor Bortezomib-Gabe, **d1 und 22 jedes Zyklus:** Na⁺, K⁺, Cl⁻, Phosphat, Ca²⁺; Retentionswerte, Glucose, Bilirubin, GOT, GPT, AP, LDH, Albumin. Bei sekretorischem MM (positive Immunofixation bei Screening): quantitative Serum- Immunglobulin-Bestimmung, SPEP(Serum-Elektrophorese), UPEP (24h- Urin), bei negativem M- Protein in SPEP oder UPEP Serum- und Urin- Immunofixation und ggf. KMP zur CR-Bestätigung

Dosisreduktion: **Melphalan:** bei 60-75 Jahren: 0,25 mg/kg KG/d, > 75-85 Jahren: 0,18 mg/kg KG/d, > 85 Jahren: 0,13 mg/kg KG/d; **Bortezomib:** über 85 Jahre 2x/Monat; Zyklusverschiebung um 1 (max. 3) Wochen bei: Thrombozyten < 80 000/µl, Hb < 8g/dl, ANC < 1 000/µl, nichthämtologische Toxizitäten > CTC Gr. 2; bei Bortezomib-bedingter Neurotoxizität: nur Verschiebung von Bortezomib; **hämatologische Toxizitäten:** 1.Bortezomib: Gabe auslassen bei Thrombozyten < 30 000/µl, Hb < 8g/dl, ANC < 750/µl; bei ausgelassenen Gaben > 2 (Zyklus 1-4) oder > 1 (Zyklus 5-9) in vorherigen Zyklen: DR auf 1,0mg/m² in folgenden Zyklen; bei erneuter Toxizität: Vorgehen wie oben mit DR auf 0,7mg/m²; 2. Melphalan: DR 25% bei vorheriger Neutropenie/Thrombopenie CTC Gr. 4(> 5d); bei Wiederholung: DR 50%; **nicht- hämatologische Toxizität** CTC Gr. > 3/4 in vorherigem Zyklus: DR Bortezomib auf 1,0mg/m², bei Wiederholung auf 0,7mg/m²; Melphalan DR 25%, bei Wiederholung DR 50%; Prednison: DR 25% nur bei Cortic. CTC Gr. 3/4, bei Wiederholung DR 50%; bei Serum-Kreatinin > 2mg/dl: DR 25% Melphalan, keine DR Bortezomib/ Prednison; Bortezomib bedingte Neurotoxizität.: DR ab CTC Gr. 2 für PNP oder neuropathische Schmerzen

Wiederholung: d 43 (Woche 7); maximal 9 Zyklen

Literatur: Mateos MV et al. Blood, 2006, 108: 2165-2172; Palumbo A et al. Blood 112:652, 2008, Mateos MV et al. Blood 112: 651, 2008

060509_23 MPR Induktion — Indikation: Multiples Myelom — ICD-10: C90

Chemotherapie

Diese Zytostatikatherapie birgt letale Risiken. Die Anwendung darf nur durch erfahrene internistische Onkologen und entsprechend ausgebildetes Pflegepersonal erfolgen. Das Protokoll muss im Einzelfall überprüft und der klinischen Situation angepasst werden.

Tag	Substanz	Dosierung	Trägerlösung (ml)	Appl.	Inf.-dauer	Bemerkungen
1-4	Prednison/Decortin®	2 mg/kg/d		p.o.		Gaben: 1-0-0-0
1-4	Melphalan	0.18 mg/kg/d		p.o.		morgens nüchtern; Gaben: 1-0-0-0
1-21	Lenalidomid	10 mg abs.		p.o.		Gaben: 0-0-0-1

Zyklusdiagramm	d1 w1	d8 w2	d15 w3	d22 w4	
Melphalan	■				Wdh.
Prednison	■				
Lenalidomid	■■■■■■■■■■■■■■■■■■■■■				

Pamidronat 60mg i.v. alle 4 Wochen über 2-3h (Anfang mit Woche 3)

Obligate Prä- und Begleitmedikation

Tag	zeitl. Ablauf	Substanz	Dosierung	Trägerlösung (ml)	Appl.	Inf.-dauer	Bemerkungen
1-28	0-1-0-0	Cotrimoxazol/Cotrim®forte	960 mg		p.o.		Montags, Mittwochs, Freitags
1-28	1-0-0-0	ASS	100 mg		p.o.		
1-28	1-0-0-0	Aciclovir/Zovirax®	400 mg		p.o.		kontinuierlich

Bedarfsmedikation: Metoclopramid/Paspertin® p.o., Pantoprazol/Pantozol® p.o., Obstipationsprophylaxe
FN-Risiko: 10-20% --> je nach Risikoabwägung als Primärprophylaxe, bei FN im 1. Zyklus als Sekundärprophylaxe, siehe Kurzfassung Leitlinien G-CSF
Dosisreduktion: Siehe Dosismodifikationstabelle
Erfolgsbeurteilung: nach 9 Zyklen
Wiederholung: d29, insgesamt bis zu 9 Zyklen
Literatur: Palumbo A et al. N Engl J Med 2012;366:1759-69

060509_23 MPR Lenalidomid-Erhaltung — Indikation: Multiples Myelom — ICD-10: C90

Chemotherapie

Diese Zytostatikatherapie birgt letale Risiken. Die Anwendung darf nur durch erfahrene internistische Onkologen und entsprechend ausgebildetes Pflegepersonal erfolgen. Das Protokoll muss im Einzelfall überprüft und der klinischen Situation angepasst werden.

Tag	Substanz	Dosierung	Trägerlösung (ml)	Appl.	Inf.-dauer	Bemerkungen
1-21	Lenalidomid	10 mg abs.		p.o.		Gaben: 0-0-0-1

Zyklusdiagramm	d1 w1	d8 w2	d15 w3	d22 w4	
Lenalidomid	■■■■■■■■■■■■■■■■■■■■■				Wdh.

Pamidronat 60mg i.v. alle 4 Wochen über 2-3h (Anfang mit Woche 3)

Obligate Prä- und Begleitmedikation

Tag	zeitl. Ablauf	Substanz	Dosierung	Trägerlösung (ml)	Appl.	Inf.-dauer	Bemerkungen
1-28	0-1-0-0	Cotrimoxazol/Cotrim®forte	960 mg		p.o.		Mo,Mi,Fr
1-28	1-0-0-0	ASS	100 mg		p.o.		
1-21	1-0-0-0	Aciclovir/Zovirax®	400 mg		p.o.		kontinuierlich

Bedarfsmedikation: Metoclopramid/Paspertin® p.o., Pantoprazol/Pantozol® p.o., Obstipationsprophylaxe
FN-Risiko: 10-20% --> je nach Risikoabwägung als Primärprophylaxe, bei FN im 1. Zyklus als Sekundärprophylaxe, siehe Kurzfassung Leitlinien G-CSF
Dosisreduktion: Siehe Dosismodifikationstabelle
Wiederholung: d29, bis PD
Literatur: Palumbo A et al. Blood (ASH Annual Meeting Abstracts), Nov. 2011; 118: Abstract 475

Kapitel 5 · Non-Hodgkin-Lymphome

060509_10 Bortezomib Zyklus 1-8   *Indikation: Multiples Myelom*   **ICD-10: C90**

Chemotherapie

Diese Zytostatikatherapie birgt letale Risiken. Die Anwendung darf nur durch erfahrene internistische Onkologen und entsprechend ausgebildetes Pflegepersonal erfolgen. Das Protokoll muss im Einzelfall überprüft und der klinischen Situation angepasst werden.

Tag	Substanz	Dosierung	Trägerlösung (ml)	Appl.	Inf.-dauer	Bemerkungen
1,4,8,11	Bortezomib	1.3 mg/m²	unverdünnt	i.v.	B	DR*, Zyklus 1-8, Induktionstherapie

Zyklusdiagramm | d1 w1 | d8 w2 | d15 w3 | | **Zyklusdiagramm** | d1 w1 | d8 w2 | d15 w3 | d22 w4 | d29 w5 |
Bortezomib (Zyklus 1-8) ▮▮▮▮▮▮▮▮▮▮▮▮▮▮▮ Wdh.   Bortezomib (Zyklus 9-11) ▮▮▮▮▮▮ ▮▮▮▮▮▮ ▮▮▮▮▮▮ ▮▮▮▮▮▮ Wdh.

Dosisreduktion Bortezomib

hämatologische Toxizität (insbesondere Thrombopenie)	Neuropathie
Grad 1/2: keine Dosisreduktion (DR)	**Grad 1:** keine DR
	Grad 1+Schmerzen oder **Gr 2:** DR 1mg/m²
Grad 3: keine DR, ggf. Transfusion, Behandlungsrisiko abwägen	**Grad 2+Schmerzen** oder **Gr 3:** Pause, dann 0,7mg/m² u. 1x wöchentlich
Grad 4: Pause, Beginn mit 25% DR nach Erholung	**Grad 4:** Abbruch

Achtung: mindestens 72 h-Intervall zwischen 2 Bortezomib-Gaben

Patientenhinweis: potentielle Interaktion von grünem Tee und Bortezomib nicht ausgeschlossen: keine Einnahme von grünem Tee bzw. -Kapseln an Bortezomib-Tagen empfohlen, bzw. dieses ganz unter Bortezomib-Therapie vermeiden.

Obligate Prä- und Begleitmedikation

Tag	zeitl. Ablauf	Substanz	Dosierung	Trägerlösung (ml)	Appl.	Inf.-dauer	Bemerkungen
1-35	1-0-0-0	Aciclovir/Zovirax®	400 mg		p.o.		kontinuierlich
1	-	Pamidronat/Aredia®	60 mg abs.	500 ml NaCl 0,9%	i.v.	2-3h	ab Woche 3; alle 4 Wochen; Zyklus 1-11

Bedarfsmedikation: Loperamid/ImodiumN®, Famotidin/Pepdul®, Sucralfat/Ulcogant®
FN-Risiko: < 10% --> je nach Risikoabwägung, siehe Kurzfassung Leitlinien G-CSF
Kontrollen: Blutbild, Klinische Chemie, TTP-Analyse, Pariser Schema (Woche 12 + 30), Karnofsky, HbA1c/CRP (Wochen 9,18,27), Neurotoxizität, > Grad 3 Infektion, KMP, Paraproteindiagnostik (Serum und Urin)
Dosisreduktion: * 60-75 Jahre 2x/Woche, 75-85 Jahre 1x/Woche, > 85 Jahre 2x/Monat, siehe Kasten/Fachinfo
Wiederholung: d22
Literatur: Richardson PG et al., N Engl J Med. 2005 Jun 16; 352(24): 2487-98, Lonial et al., Blood. 2005 Dec 1;106(12):3777-84.

060509_10 Bortezomib Zyklus 9-11   *Indikation: Multiples Myelom*   **ICD-10: C90**

Chemotherapie

Diese Zytostatikatherapie birgt letale Risiken. Die Anwendung darf nur durch erfahrene internistische Onkologen und entsprechend ausgebildetes Pflegepersonal erfolgen. Das Protokoll muss im Einzelfall überprüft und der klinischen Situation angepasst werden.

Tag	Substanz	Dosierung	Trägerlösung (ml)	Appl.	Inf.-dauer	Bemerkungen
1,8,15,22	Bortezomib	1.3 mg/m²	unverdünnt	i.v.	B	DR*, Zyklus 9-11, Erhaltungstherapie

Zyklusdiagramm | d1 w1 | d8 w2 | d15 w3 | | **Zyklusdiagramm** | d1 w1 | d8 w2 | d15 w3 | d22 w4 | d29 w5 |
Bortezomib (Zyklus 1-8) ▮▮▮▮▮▮▮▮▮▮▮▮▮▮▮ Wdh.   Bortezomib (Zyklus 9-11) ▮▮▮▮▮▮ ▮▮▮▮▮▮ ▮▮▮▮▮▮ ▮▮▮▮▮▮ Wdh.

Dosisreduktion Bortezomib

hämatologische Toxizität (insbesondere Thrombopenie)	Neuropathie
Grad 1/2: keine Dosisreduktion (DR)	**Grad 1:** keine DR
	Grad 1+Schmerzen oder **Gr 2:** DR 1mg/m²
Grad 3: keine DR, ggf. Transfusion, Behandlungsrisiko abwägen	**Grad 2+Schmerzen** oder **Gr 3:** Pause, dann 0,7mg/m² u. 1x wöchentlich
Grad 4: Pause, Beginn mit 25% DR nach Erholung	**Grad 4:** Abbruch

Achtung: mindestens 72 h-Intervall zwischen 2 Bortezomib-Gaben

Patientenhinweis: potentielle Interaktion von grünem Tee und Bortezomib nicht ausgeschlossen: keine Einnahme von grünem Tee bzw. -Kapseln an Bortezomib-Tagen empfohlen, bzw. dieses ganz unter Bortezomib-Therapie vermeiden.

Obligate Prä- und Begleitmedikation

Tag	zeitl. Ablauf	Substanz	Dosierung	Trägerlösung (ml)	Appl.	Inf.-dauer	Bemerkungen
1-35	1-0-0-0	Aciclovir/Zovirax®	400 mg		p.o.		kontinuierlich
1	-	Pamidronat/Aredia®	60 mg abs.	500 ml NaCl 0,9%	i.v.	2-3h	ab Woche 3; alle 4 Wochen; Zyklus 1-11

Bedarfsmedikation: Loperamid/ImodiumN®, Famotidin/Pepdul®, Sucralfat/Ulcogant®
FN-Risiko: < 10% --> je nach Risikoabwägung, siehe Kurzfassung Leitlinien G-CSF
Kontrollen: Blutbild, Klinische Chemie, TTP-Analyse, Pariser Schema (Woche 12 + 30), Karnofsky, HbA1c/CRP (Wochen 9,18,27), Neurotoxizität, > Grad 3 Infektion, KMP, Paraproteindiagnostik (Serum und Urin)
Dosisreduktion: * 60-75 Jahre 2x/Woche, 75-85 Jahre 1x/Woche, > 85 Jahre 2x/Monat, siehe Kasten/Fachinfo
Wiederholung: d36
Literatur: Richardson PG et al., N Engl J Med. 2005 Jun 16; 352(24): 2487-98, Lonial et al., Blood. 2005 Dec 1;106(12):3777-84.

060509_28 Bortezomib subcutan (mit/ohne Dexamethason)   Indikation: Multiples Myelom   ICD-10: C90

Chemotherapie

Diese Zytostatikatherapie birgt letale Risiken. Die Anwendung darf nur durch erfahrene internistische Onkologen und entsprechend ausgebildetes Pflegepersonal erfolgen. Das Protokoll muss im Einzelfall überprüft und der klinischen Situation angepasst werden.

Tag	Substanz	Dosierung	Trägerlösung (ml)	Appl.	Inf.-dauer	Bemerkungen
1,4,8,11	Bortezomib	1.3 mg/m²		s.c.	B	bei Alter >75 Jahren Dosisreduktion
1-4,9-12,17-20	Dexamethason	*		p.o.		Dexamethasongabe nur bei ärztlicher Anordnung *20-40mg; Alternativ an d1,8,15,22 (Wdh d29); Gaben: 1-0-0-0

Dosisreduktion Bortezomib

hämatologische Toxizität (insbesondere Thrombopenie)	Neuropathie
Grad1/2: keine Dosisreduktion (DR)	Grad 1: keine DR
	Grad 1+Schmerzen oder Gr 2: DR 1mg/m²
Grad 3: keine DR, ggf. Transfusion, Behandlungsrisiko abwägen	Grad 2+Schmerzen oder Gr 3: Pause, dann 0,7mg/m² u. 1x wöchentlich
Grad 4: Pause, Beginn mit 25% DR nach Erholung	Grad 4: Abbruch

Zyklusdiagramm: d1 w1, d8 w2, d15 w3 — Bortezomib, Wdh.

Achtung: mindestens 72 h- Intervall zwischen 2 Bortezomib- Gaben

Patientenhinweis: potentielle Interaktion von grünem Tee und Bortezomib nicht ausgeschlossen: keine Einnahme von grünem Tee bzw. -Kapseln an Bortezomib-Tagen empfohlen, bzw. dieses ganz unter Bortezomib-Therapie vermeiden.

Pamidronat 60mg i.v. alle 4 Wochen über 2-3h (Anfang mit Woche 3)

Obligate Prä- und Begleitmedikation

Tag	zeitl. Ablauf	Substanz	Dosierung	Trägerlösung (ml)	Appl.	Inf.-dauer	Bemerkungen
1-21	1-0-0-0	Aciclovir/Aciclovir ratio®	400 mg		p.o.		kontinuierlich
1-21	0-1-0-0	Cotrimoxazol/Cotrim®forte	960 mg		p.o.		bei Dexamethasongabe; Montag, Mittwoch, Freitag

Bedarfsmedikation: Loperamid/ImodiumN®, Pantoprazol/Pantozol®, Sucralfat/Ulcogant®
FN-Risiko: < 10% --> je nach Risikoabwägung, siehe Kurzfassung Leitlinien G-CSF
Kontrollen: Blutbild, Klinische Chemie, TTP-Analyse, Pariser Schema, Karnofsky Performance Status, Paraproteindiagnostik (Serum und Urin), Neurotoxizität, > Grad 3 Infektion
Dosisreduktion: siehe Fachinformationen, Bortezomib: > 75 Jahre nur d1, d8, siehe Merkkasten; Dexamethason: > 80 Jahre 10mg abs/d
Bemerkungen: signifikante Reduktion der PNP °2-4 im Vergleich zur i.v. Gabe; s.c. Injektion an wechselnden Injektionsstellen des Abdomens/der Oberschenkel.
Protokoll mit und ohne Dexamethason möglich in Abhängigkeit von ärztlicher Anordnung: Dexamethason Tage 1-4,9-12,17-20 oder alternativ 1,8,15,22
Erfolgsbeurteilung: Verlauf von M-Protein und Immunfixation, KMP bei CR erwägen.
Wiederholung: d 21, 8 Zyklen, je nach Ansprechen/Verträglichkeit. Ab 2. Zyklus Bortezomibgabe auch d1,8,15,22 mögl., Wdh d29* (*bisher keine Studienergebnisse vorliegend)
Literatur: Moreau et al., Lancet Oncol. 2011; 12:431-40

060509_12 BD (Bortezomib/Dexamethason) Zyklus 1-8   Indikation: Multiples Myelom   ICD-10: C90

Chemotherapie

Diese Zytostatikatherapie birgt letale Risiken. Die Anwendung darf nur durch erfahrene internistische Onkologen und entsprechend ausgebildetes Pflegepersonal erfolgen. Das Protokoll muss im Einzelfall überprüft und der klinischen Situation angepasst werden.

Tag	Substanz	Dosierung	Trägerlösung (ml)	Appl.	Inf.-dauer	Bemerkungen
1,4,8,11	Bortezomib	1.3 mg/m²	unverdünnt	i.v.	B	Zyklus 1-8, DR*
1-2,4-5,8-9,11-12	Dexamethason	20 mg abs.		p.o.		Zyklus 1-8, DR**; Gaben: 1-0-0-0

Dosisreduktion Bortezomib

hämatologische Toxizität (insbesondere Thrombopenie)	Neuropathie
Grad1/2: keine Dosisreduktion (DR)	Grad 1: keine DR
	Grad 1+Schmerzen oder Gr 2: DR 1mg/m²
Grad 3: keine DR, ggf. Transfusion, Behandlungsrisiko abwägen	Grad 2+Schmerzen oder Gr 3: Pause, dann 0,7mg/m² u. 1x wöchentlich
Grad 4: Pause, Beginn mit 25% DR nach Erholung	Grad 4: Abbruch

Achtung: mindestens 72 h- Intervall zwischen 2 Bortezomib- Gaben

Da die Bortezomib-Gabe 1x/Woche zu geringeren PNP-Raten führt und dadurch höhere Therapiegesamtdosen möglich sind, ist nach dem 1. Zyklus (d1,4,8 und 11) die Bortezomib-Gabe an d1 und d8 ab Zyklus 2 zu prüfen. (siehe Protokoll 060509_12b bD) Bei hohem Therapiedruck ist die Bortezomib-Gabe 2x/Woche zu favorisieren.

Patientenhinweis: potentielle Interaktion von grünem Tee und Bortezomib nicht ausgeschlossen: keine Einnahme von grünem Tee bzw. -Kapseln an Bortezomib-Tagen empfohlen, bzw. dieses ganz unter Bortezomib-Therapie vermeiden.

Zyklus 1-8: d1 w1, d8 w2, d15 w3 — Bortezomib, Dexamethason, Wdh.

Zyklus 9-11: d1 w1, d8 w2, d15 w3, d22 w4, d29 w5 — Bortezomib, Dexamethason, Wdh.

Obligate Prä- und Begleitmedikation

Tag	zeitl. Ablauf	Substanz	Dosierung	Trägerlösung (ml)	Appl.	Inf.-dauer	Bemerkungen
1-21	0-1-0-0	Cotrimoxazol/Cotrim®forte	960 mg		p.o.		Mo,Mi,Fr
1-21	1-0-0-0	Aciclovir/Aciclovir ratio®	400 mg		p.o.		kontinuierlich
1	-	Pamidronat/Aredia®	60 mg	500 ml NaCl 0,9%	i.v.	2-3h	ab Woche 3, alle 4 Wochen

Bedarfsmedikation: Loperamid/ImodiumN®, Granisetron/Kevatril®, Sucralfat/Ulcogant®
FN-Risiko: < 10% --> je nach Risikoabwägung, siehe Kurzfassung Leitlinien G-CSF
Kontrollen: Peripheres Blutbild, Elektrolyte, Retentionswerte, Harnsäure, Leberwerte, Gesamtprotein, Albumin, Paraproteindiagnostik
Dosisreduktion: 60 - 75 Jahre 2x/Woche, 75 - 85 Jahre 1x/Woche, > 85 Jahre 2x/Monat; > 85 Jahre 10mg abs./d. DR Bortezomib: siehe auch Memokasten/Fachinformation
Wiederholung: Tag 21 bei Zyklus 1 - 8; Tag 35 bei Zyklus 9 - 11
Literatur: Richardson et al. NEJM 2003; 348:2609-2617, Richardson et al. NEJM 2005; 352:24872498

Kapitel 5 · Non-Hodgkin-Lymphome

060509_12 BD (Bortezomib/Dexamethason) Zyklus 9-11 **Indikation: Multiples Myelom** *ICD-10: C90*

Chemotherapie

Diese Zytostatikatherapie birgt letale Risiken. Die Anwendung darf nur durch erfahrene internistische Onkologen und entsprechend ausgebildetes Pflegepersonal erfolgen. Das Protokoll muss im Einzelfall überprüft und der klinischen Situation angepasst werden.

Tag	Substanz	Dosierung	Trägerlösung (ml)	Appl.	Inf.-dauer	Bemerkungen
1,8,15,22	Bortezomib	1.3 mg/m²	unverdünnt	i.v.	B	Zyklus 9-11, DR*
1-2,8-9,15-16,22-23	Dexamethason	20 mg abs.		p.o.		Zyklus 9-11, DR**; Gaben: 1-0-0-0

Patientenhinweis: potentielle Interaktion von grünem Tee und Bortezomib nicht ausgeschlossen: keine Einnahme von grünem Tee bzw. -Kapseln an Bortezomib-Tagen empfohlen, bzw. dieses ganz unter Bortezomib-Therapie vermeiden.	Achtung: mindestens 72 h- Intervall zwischen 2 Bortezomib- Gaben

Dosisreduktion Bortezomib	
hämatologische Toxizität (insbesondere Thrombopenie)	Neuropathie
Grad1/2: keine Dosisreduktion (DR)	**Grad 1:** keine DR
	Grad 1+Schmerzen oder **Gr 2:** DR 1mg/m²
Grad 3: keine DR, ggf. Transfusion, Behandlungsrisiko abwägen	**Grad 2+Schmerzen** oder **Gr 3:** Pause, dann 0,7mg/m² u. 1x wöchentlich
Grad 4: Pause, Beginn mit 25% DR nach Erholung	**Grad 4:** Abbruch

Zyklus 9-11	d1 w1	d8 w2	d15 w3	d22 w4	d29 w5	
Bortezomib						Wdh.
Dexamethason						

Obligate Prä- und Begleitmedikation

Tag	zeitl. Ablauf	Substanz	Dosierung	Trägerlösung (ml)	Appl.	Inf.-dauer	Bemerkungen
1-35	0-1-0-0	Cotrimoxazol/Cotrim®forte	960 mg abs.		p.o.		Mo,Mi,Fr
1-35	1-0-0-0	Aciclovir/Aciclovir ratio®	400 mg		p.o.		kontinuierlich
1	-	Pamidronat/Aredia®	60 mg abs.	500 ml NaCl 0,9%	i.v.	2-3h	ab Woche 3, alle 4 Wochen

Bedarfsmedikation:	Loperamid/ImodiumN®, Granisetron/Kevatril®, Sucralfat/Ulcogant®
FN-Risiko:	< 10% --> je nach Risikoabwägung, siehe Kurzfassung Leitlinien G-CSF
Kontrollen:	Periphers Blutbild, Elektrolyte, Retentionswerte, Harnsäure, Leberwerte, Gesamtprotein, Albumin, Paraproteindiagnostik
Dosisreduktion:	* > 85 Jahre 2x/Monat; ** > 85 Jahre 10mg abs./d. DR Bortezomib: siehe auch Kasten/Fachinfo
Wiederholung:	Tag 21 bei Zyklus 1-8; Tag 35 bei Zyklus 9-11
Literatur:	Richardson et al. NEJM 2003; 348:2609-2617, Richardson et al. NEJM 2005; 352:2487-2498

060509_12b bD (Bortezomib/Dexamethason) Zyklus 1 **Indikation: Multiples Myelom** *ICD-10: C90*

Chemotherapie

Diese Zytostatikatherapie birgt letale Risiken. Die Anwendung darf nur durch erfahrene internistische Onkologen und entsprechend ausgebildetes Pflegepersonal erfolgen. Das Protokoll muss im Einzelfall überprüft und der klinischen Situation angepasst werden.

Tag	Substanz	Dosierung	Trägerlösung (ml)	Appl.	Inf.-dauer	Bemerkungen
1,4,8,11	Bortezomib	1.3 mg/m²	unverdünnt	i.v.	B	Zyklus 1, siehe Dosisreduktion
1-2,4-5,8-9,11-12	Dexamethason	20 mg abs.		p.o.		Zyklus 1, siehe Dosisreduktion; Gaben: 1-0-0-0

Zyklus 1	d1 w1	d8 w2	d15 w3	Achtung: mindestens 72 h- Intervall zwischen 2 Bortezomib- Gaben
Bortezomib				
Dexamethason				

Dosisreduktion Bortezomib	
hämatologische Toxizität (insbesondere Thrombopenie)	Neuropathie
Grad1/2: keine Dosisreduktion (DR)	**Grad 1:** keine DR
	Grad 1+Schmerzen oder **Gr 2:** DR 1mg/m²
Grad 3: keine DR, ggf. Transfusion, Behandlungsrisiko abwägen	**Grad 2+Schmerzen** oder **Gr 3:** Pause, dann 0,7mg/m² u. 1x wöchentlich
Grad 4: Pause, Beginn mit 25% DR nach Erholung	**Grad 4:** Abbruch

Patientenhinweis: potentielle Interaktion von grünem Tee und Bortezomib nicht ausgeschlossen: keine Einnahme von grünem Tee bzw. -Kapseln an Bortezomib-Tagen empfohlen, bzw. dieses ganz unter Bortezomib-Therapie vermeiden.	**Pamidronat** 60mg i.v. alle 4 Wochen über 2-3h (Anfang mit Woche 3)

Obligate Prä- und Begleitmedikation

Tag	zeitl. Ablauf	Substanz	Dosierung	Trägerlösung (ml)	Appl.	Inf.-dauer	Bemerkungen
1-21	1-0-1-0	Cotrimoxazol/Cotrim®forte	960 mg		p.o.		Montags und Donnerstags
1-21	1-0-0-0	Aciclovir/Aciclovir ratio®	400 mg		p.o.		kontinuierlich
1	-	Pamidronat/Aredia®	60 mg	500 ml NaCl 0,9%	i.v.	2-3h	ab Woche 3, alle 4 Wochen

Bedarfsmedikation:	Loperamid/ImodiumN®, Granisetron/Kevatril®, Sucralfat/Ulcogant®
FN-Risiko:	< 10% --> je nach Risikoabwägung, siehe Kurzfassung Leitlinien G-CSF
Kontrollen:	Peripheres Blutbild, Elektrolyte, Retentionswerte, Harnsäure, Leberwerte, Gesamtprotein, Albumin, Paraproteindiagnostik
Dosisreduktion:	**Bortezomib:** 75-85 Jahre 1x/Woche, > 85 Jahre 2x/Monat, siehe auch Kasten/Fachinfo; **Dexamethason:** > 85 Jahre 10mg abs./d
Wiederholung:	Tag 21 bei Zyklus 1-8
Literatur:	Richardson et al. NEJM 2003; 348:2609-2617, Richardson et al. NEJM 2005; 352:2487-2498

060509_12b bD (Bortezomib/Dexamethason) ab Zyklus 2 — Indikation: Multiples Myelom — ICD-10: C90

Chemotherapie

Diese Zytostatikatherapie birgt letale Risiken. Die Anwendung darf nur durch erfahrene internistische Onkologen und entsprechend ausgebildetes Pflegepersonal erfolgen. Das Protokoll muss im Einzelfall überprüft und der klinischen Situation angepasst werden.

Tag	Substanz	Dosierung	Trägerlösung (ml)	Appl.	Inf.-dauer	Bemerkungen
1,8	Bortezomib	1.3 mg/m²	unverdünnt	i.v.	B	ab Zyklus 2, siehe Dosisreduktion
1-2,8-9	Dexamethason	20 mg abs.		p.o.		ab Zyklus 2, siehe Dosisreduktion; Gaben: 1-0-0-0

ab Zyklus 2	d1 w1	d8 w2	d15 w3	
Bortezomib	■	■		Wdh.
Dexamethason	■■	■■		

Dosisreduktion Bortezomib	
hämatologische Toxizität (insbesondere Thrombopenie)	Neuropathie
Grad1/2: keine Dosisreduktion (DR)	**Grad 1:** keine DR
	Grad 1+Schmerzen oder Gr 2: DR 1mg/m²
Grad 3: keine DR, ggf. Transfusion, Behandlungsrisiko abwägen	**Grad 2+Schmerzen oder Gr 3:** Pause, dann 0,7mg/m² u. 1x wöchentlich
Grad 4: Pause, Beginn mit 25% DR nach Erholung	**Grad 4:** Abbruch

Patientenhinweis: potentielle Interaktion von grünem Tee und Bortezomib nicht ausgeschlossen: keine Einnahme von grünem Tee bzw. -Kapseln an Bortezomib-Tagen empfohlen, bzw. dieses ganz unter Bortezomib-Therapie vermeiden.

Pamidronat 60mg i.v. alle 4 Wochen über 2-3h (Anfang mit Woche 3)

Obligate Prä- und Begleitmedikation

Tag	zeitl. Ablauf	Substanz	Dosierung	Trägerlösung (ml)	Appl.	Inf.-dauer	Bemerkungen
1-21	1-0-1-0	Cotrimoxazol/Cotrim®forte	960 mg		p.o.		Montags und Donnerstags
1-21	1-0-0-0	Aciclovir/Aciclovir ratio®	400 mg		p.o.		kontinuierlich
1	-	Pamidronat/Aredia®	60 mg	500 ml NaCl 0,9%	i.v.	2-3h	ab Woche 3, alle 4 Wochen

Bedarfsmedikation: Loperamid/ImodiumN®, Granisetron/Kevatril®, Sucralfat/Ulcogant®
FN-Risiko: < 10% --> je nach Risikoabwägung, siehe Kurzfassung Leitlinien G-CSF
Kontrollen: Peripheres Blutbild, Elektrolyte, Retentionswerte, Harnsäure, Leberwerte, Gesamtprotein, Albumin, Paraproteindiagnostik
Dosisreduktion: **Bortezomib:** > 85 Jahre 2x/Monat, siehe auch Kasten/Fachinfo; **Dexamethason:** > 85 Jahre 10mg abs./d
Wiederholung: Tag 21 bei Zyklus 1-8
Literatur: Richardson et al. NEJM 2003; 348:2609-2617, Richardson et al. NEJM 2005; 352:2487-2498

060509_22 VCD i.v. (Bortezomib 2x/Woche/Cyclophosphamid/Dexamethason) — Indikation: Induktion Multiples Myelom — ICD-10: C90

Chemotherapie

Diese Zytostatikatherapie birgt letale Risiken. Die Anwendung darf nur durch erfahrene internistische Onkologen und entsprechend ausgebildetes Pflegepersonal erfolgen. Das Protokoll muss im Einzelfall überprüft und der klinischen Situation angepasst werden.

Tag	Substanz	Dosierung	Trägerlösung (ml)	Appl.	Inf.-dauer	Bemerkungen
1,4,8,11	Bortezomib	1.3 mg/m²	unverdünnt	i.v.	B	
1	Cyclophosphamid	900 mg/m²	500 ml NaCl 0,9%	i.v.	3h	
1-2,4-5,8-9,11-12	Dexamethason	20 mg abs.		p.o.		an Tag 1: 1h vor CTx; oral oder parenteral; Gaben: 1-0-0-0

Dosisreduktion Bortezomib		CTx mit FN-Risiko von 10-20%: Vorgehen bei der G-CSF-Gabe
hämatologische Toxizität (insbesondere Thrombopenie)	Neuropathie	- nach CTx: 1x tgl. 5µg/kg Filgrastim s.c. bei Leukozyten < 1 000/µl bis >1 000/µl
Grad1/2: keine Dosisreduktion (DR)	**Grad 1:** keine DR	- Wenn unter Einbeziehung **individueller Risikofaktoren für den Patienten** **FN-Risiko ≥ 20%** =>G-CSF-Primärprophylaxe erwägen/durchführen.
	Grad 1+Schmerzen oder Gr 2: DR 1mg/m²	- **Nach durchgemachter febriler Neutropenie**, in folgenden Zyklen => G-CSF-Sekundärprophylaxe
Grad 3: keine DR, ggf. Transfusion, Behandlungsrisiko abwägen	**Grad 2+Schmerzen oder Gr 3:** Pause, dann 0,7mg/m² u. 1x wöchentlich	**G-CSF-Primär- bzw. Sekundärprophylaxe:** **Entweder** 24h nach CTx einmal Pegfilgrastim/Neulasta® 6mg s.c. - **Oder:**
Grad 4: Pause, Beginn mit 25% DR nach Erholung	**Grad 4:** Abbruch	d6 nach CTx Filgrastim/Neupogen® 5µg/kg/d s.c. bis zum Durchschreiten des Nadir

Achtung: mindestens 72 h- Intervall zwischen 2 Bortezomib- Gaben	Da die Bortezomib-Gabe 1x/Woche zu geringeren PNP-Raten führt und dadurch höhere Therapiegesamtdosen möglich sind, ist die Bortezomib-Gabe an d1, 8 und 15 zu prüfen. (siehe Protokoll 060509_22 vCD i.v.) Bei hohem Therapiedruck ist die Bortezomib-Gabe 2x/Woche zu favorisieren.	Achtung: Antikonzeption ir gebärfähigem Alter Spermienkryokonservierung bei Kinderwunsch

Auf ausreichende Diurese achten: mindestens 3l an Tag 1	Zyklusdiagramm	d1 w1	d8 w2	d15 w3	
	Bortezomib				Wdh.
	Dexamethason				
	Cyclophosphamid				

Pamidronat 60mg i.v. alle 4 Wochen über 2-3h (Anfang mit Woche 3)

Obligate Prä- und Begleitmedikation

Tag	zeitl. Ablauf	Substanz	Dosierung	Trägerlösung (ml)	Appl.	Inf.-dauer	Bemerkungen
1	-15min	NaCl 0,9 %		1000 ml	i.v.	5h	
1	-15min	Granisetron/Kevatril®	1 mg		i.v.	B	
1	+15min	Mesna/Uromitexan®	180 mg/m²		i.v.	B	
1	+2h15min, +6h15min	Mesna/Uromitexan®	360 mg/m²		p.o.		alternativ Mesna i.v. 180mg/m2 2h später als p.o.
1-21	0-1-0-0	Cotrimoxazol/Cotrim®forte	960 mg		p.o.		Mo,Mi,Fr
1-21	1-0-0-0	Aciclovir/Zovirax®	400 mg		p.o.		kontinuierliche Gabe

Bedarfsmedikation: Loperamid/ImodiumN®, Granisetron/Kevatril®, Sucralfat/Ulcogant®, Erythropoetin (Epoetin alfa), G-CSF (5µg/kg)
FN-Risiko: 10-20% --> je nach Risikoabwägung als Primärprophylaxe, bei FN im 1. Zyklus als Sekundärprophylaxe, siehe Kurzfassung Leitlinien G-CSF
Kontrollen: Peripheres Blutbild, Elektrolyte, Retentionswerte, Harnsäure, Leberwerte: GOT,GPT, g-GT,AP, Gesamtprotein, Albumin, Paraproteindiagnostik, siehe Studienprotokoll, TTP-Analyse, Karnofsky, körperliche Untersuchung
Dosisreduktion: siehe Dosismodifikationstabelle Blaues Buch
Wiederholung: Tag 22; als Induktionstherapie vor ASZT: 3 Zyklen; als Rezidivprotokoll je nach Ansprechen und Verträglichkeit: (4-)6 Zyklen
Literatur: M. Kropff et al., Brit. J. Haematol. 138:330-337;2007; analog Studienprotokoll der DSMMXIa-Studie

Kapitel 5 · Non-Hodgkin-Lymphome

060509_22v vCD i.v. (Bortezomib/Cyclophosphamid/Dexamethason)
Indikation: Induktion Multiples Myelom   **ICD-10: C90**

Chemotherapie

Diese Zytostatikatherapie birgt letale Risiken. Die Anwendung darf nur durch erfahrene internistische Onkologen und entsprechend ausgebildetes Pflegepersonal erfolgen. Das Protokoll muss im Einzelfall überprüft und der klinischen Situation angepasst werden.

Tag	Substanz	Dosierung	Trägerlösung (ml)	Appl.	Inf.-dauer	Bemerkungen
1,8,15	Bortezomib	1.3 mg/m²	unverdünnt	i.v.	B	
1	Cyclophosphamid	900 mg/m²	500 ml NaCl 0,9%	i.v.	1h	
1,8,15	Dexamethason	40 mg abs.		p.o.		1h vor CTx; oral oder parenteral; Gaben: 1-0-0-0

Zyklusdiagramm	d1 w1	d8 w2	d15 w3	
Bortezomib	▮	▮	▮	Wdh.
Dexamethason	▮	▮	▮	
Cyclophosphamid	▮			

Achtung: mindestens 72 h- Intervall zwischen 2 Bortezomib- Gaben

Achtung: Antikonzeption in gebärfähigem Alter Spermienkryokonservierung bei Kinderwunsch

Auf ausreichende Diurese achten: mindestens 3l an Tag 1

CTx mit FN-Risiko von 10-20%: Vorgehen bei der G-CSF-Gabe
- nach CTx: 1x tgl. 5µg/kg Filgrastim s.c. bei Leukozyten < 1 000/µl bis >1 000/µl
- Wenn unter Einbeziehung **individueller Risikofaktoren für den Patienten**
FN-Risiko ≥ 20% =>G-CSF-Primärprophylaxe erwägen/durchführen.
- **Nach durchgemachter febriler Neutropenie**, in folgenden Zyklen => G-CSF-Sekundärprophylaxe

G-CSF-Primär- bzw. Sekundärprophylaxe:
Entweder 24h nach CTx einmal Pegfilgrastim/Neulasta® 6mg s.c. - **Oder:** d6 nach CTx Filgrastim/Neupogen® 5µg/kg/d s.c. bis zum Durchschreiten des Nadir

Pamidronat 60mg i.v. alle 4 Wochen über 2-3h (Anfang mit Woche 3)

Obligate Prä- und Begleitmedikation

Tag	zeitl. Ablauf	Substanz	Dosierung	Trägerlösung (ml)	Appl.	Inf.-dauer	Bemerkungen
1	-15min	NaCl 0,9 %		1000 ml	i.v.	5h	
1	-15min	Granisetron/Kevatril®	1 mg		i.v.	B	
1	+15min	Mesna/Uromitexan®	180 mg/m²		i.v.	B	
1	+2h15min, +6h15min	Mesna/Uromitexan®	360 mg/m²		p.o.		
1-21	0-1-0-0	Cotrimoxazol/Cotrim®forte	960 mg		p.o.		Mo,Mi,Fr
1-21	1-0-0-0	Aciclovir/Zovirax®	400 mg		p.o.		kontinuierliche Gabe

Bedarfsmedikation: Loperamid/ImodiumN®, Granisetron/Kevatril®, Sucralfat/Ulcogant®, Erythropoetin (Epoetin alfa), G-CSF (5µg/kg)
FN-Risiko: 10-20% --> je nach Risikoabwägung als Primärprophylaxe, bei FN im 1. Zyklus als Sekundärprophylaxe, siehe Kurzfassung Leitlinien G-CSF
Kontrollen: Peripheres Blutbild, Elektrolyte, Retentionswerte, Harnsäure, Leberwerte: GOT,GPT, g-GT,AP, Gesamteiweiß, Albumin, Paraproteindiagnostik, siehe Studienprotokoll, TTP-Analyse, Karnofsky, körperliche Untersuchung
Dosisreduktion: siehe Dosismodifikationstabelle Blaues Buch
Bemerkungen: Bei Therapiedruck = hohe Myelomlast (z.B. Niereninsuffizienz): Bortezomib-Gabe 2x/Woche an d1,4,8,11 erwägen
Wiederholung: Tag 22; als Induktionstherapie vor ASZT: 3 Zyklen; als Rezidivprotokoll je nach Ansprechen und Verträglichkeit: (4-) 6 Zyklen
Literatur: adaptiert nach Palumbo A.,N Engl J Med 2011; 364:1046-1060; Palumbo, A. Mina R. / Blood Reviews 27 (2013) 133#142

060509_11 vCD p.o.
Indikation: Multiples Myelom   **ICD-10: C90**

Chemotherapie

Diese Zytostatikatherapie birgt letale Risiken. Die Anwendung darf nur durch erfahrene internistische Onkologen und entsprechend ausgebildetes Pflegepersonal erfolgen. Das Protokoll muss im Einzelfall überprüft und der klinischen Situation angepasst werden.

Tag	Substanz	Dosierung	Trägerlösung (ml)	Appl.	Inf.-dauer	Bemerkungen
1,8,15	Bortezomib	1.3 mg/m²	unverdünnt	i.v.	B	
1,8,15	Dexamethason	40 mg abs.		p.o.		Gaben: 1-0-0-0
1-21	Cyclophosphamid	50 mg abs.		p.o.		Gaben: 1-0-0-0

Zyklusdiagramm	d1 w1	d8 w2	d15 w3	
Bortezomib	▮	▮	▮	Wdh.
Dexamethason	▮	▮	▮	
Cyclophosphamid	▮▮▮▮▮▮▮	▮▮▮▮▮▮▮	▮▮▮▮▮▮▮	

Dosisreduktion Bortezomib

hämatologische Toxizität (insbesondere Thrombopenie)	Neuropathie
Grad 1/2: keine Dosisreduktion (DR)	**Grad 1:** keine DR
	Grad 1+Schmerzen oder **Gr 2:** DR 1mg/m²
Grad 3: keine DR, ggf. Transfusion, Behandlungsrisiko abwägen	**Grad 2+Schmerzen** oder **Gr 3:** Pause, dann 0,7mg/m² u. 1x wöchentlich
Grad 4: Pause, Beginn mit 25% DR nach Erholung	**Grad 4:** Abbruch

Patientenhinweis: potentielle Interaktion von grünem Tee und Bortezomib nicht ausgeschlossen: keine Einnahme von grünem Tee bzw. -Kapseln an Bortezomib-Tagen empfohlen, bzw. dieses ganz unter Bortezomib-Therapie vermeiden.

Achtung: mindestens 72 h- Intervall zwischen 2 Bortezomib- Gaben

Pamidronat 60mg i.v. alle 4 Wochen über 2-3h (Anfang mit Woche 3)

Obligate Prä- und Begleitmedikation

Tag	zeitl. Ablauf	Substanz	Dosierung	Trägerlösung (ml)	Appl.	Inf.-dauer	Bemerkungen
1-21	0-1-0-0	Cotrimoxazol/Cotrim®forte	960 mg		p.o.		Mo,Mi,Fr
1-21	1-0-0-0	Aciclovir/Aciclovir ratio®	400 mg		p.o.		
1	-	Pamidronat/Aredia®	60 mg	500 ml NaCl 0,9%	i.v.	2-3h	ab Woche 3; alle 4 Wochen; Zyklus 1-11

Bedarfsmedikation: Loperamid/ImodiumN®, Granisetron/Kevatril®, Sucralfat/Ulcogant®
FN-Risiko: < 10% --> je nach Risikoabwägung, siehe Kurzfassung Leitlinien G-CSF
Kontrollen: Peripheres Blutbild, Elektrolyte, Retentionswerte, Harnsäure, Leberwerte, Gesamteiweiß, Albumin, Paraproteindiagnostik (Serum, Urin)
Dosisreduktion: **Bortezomib:** > 85 Jahre 2x/Monat, siehe auch Memokasten/Fachinfo; **Dexamethason:** > 75 Jahre 20mg abs./d, > 85 Jahre 10mg abs./d; **Cyclophosphamid:** auf 50% bei wiederholter Toxizität reduzieren
Bemerkungen: Bei Therapiedruck = hohe Myelomlast (z.B. Niereninsuffizienz): Bortezomib-Gabe 2x/Woche an d1,4,8,11 erwägen
Wiederholung: Tag 22 Zyklus 1-11
Literatur: adaptiert nach Palumbo A.,N Engl J Med 2011; 364:1046-1060; Palumbo, A. Mina R. / Blood Reviews 27 (2013) 133#142

060509_18 Bortezomib/Melphalan/Prednison/Thalidomid   *Indikation: Multiples Myelom*   ICD-10: C90

Chemotherapie

Diese Zytostatikatherapie birgt letale Risiken. Die Anwendung darf nur durch erfahrene internistische Onkologen und entsprechend ausgebildetes Pflegepersonal erfolgen. Das Protokoll muss im Einzelfall überprüft und der klinischen Situation angepasst werden.

Tag	Substanz	Dosierung	Trägerlösung (ml)	Appl.	Inf.-dauer	Bemerkungen
1-35	Thalidomid	50 mg abs.		p.o.		kontinuierlich; Gaben: 0-0-0-1
1-5	Melphalan	6 mg/m²		p.o.		Tag 1-5; nüchtern, morgens; Gaben: 1-0-0-0
1-5	Prednison/Decortin®	60 mg/m²		p.o.		Tag 1-5; postprandial; Gaben: 1-0-0-0
1,8,15,22	Bortezomib	1.3 mg/m²		i.v.	B	

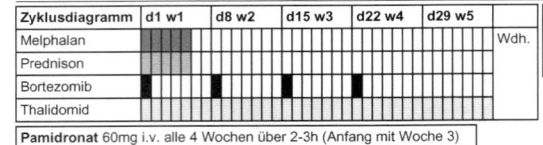

Zyklusdiagramm	d1 w1	d8 w2	d15 w3	d22 w4	d29 w5	
Melphalan	▓					Wdh.
Prednison	▓					
Bortezomib	▓	▓	▓	▓		
Thalidomid	▓	▓	▓	▓	▓	

Patientenhinweis: potentielle Interaktion von grünem Tee und Bortezomib nicht ausgeschlossen: keine Einnahme von grünem Tee bzw. -Kapseln an Bortezomib-Tagen empfohlen, bzw. dieses ganz unter Bortezomib-Therapie vermeiden.

Pamidronat 60mg i.v. alle 4 Wochen über 2-3h (Anfang mit Woche 3)

Obligate Prä- und Begleitmedikation

Tag	zeitl. Ablauf	Substanz	Dosierung	Trägerlösung (ml)	Appl.	Inf.-dauer	Bemerkungen
1-35	1-0-0-0	Aciclovir/Zovirax®	400 mg		p.o.		kontinuierlich
1-35	1-0-0-0	Enoxaparin/Clexane®	20 mg		s.c.		subcutan, kontinuierlich
1	-	Pamidronat/Aredia®	60 mg	500 ml NaCl 0,9%	i.v.	2-3h	ab Woche 3 alle 4 Wochen

Bedarfsmedikation: Metoclopramid/Paspertin® p.o. oder i.v.; Allopurinol/Zyloric® nach Harnsäure, Sucralfat/Ulcogant®
FN-Risiko: < 10% --> je nach Risikoabwägung, siehe Kurzfassung Leitlinien G-CSF
Kontrollen: Blutbild, Elektrolyte insbesondere Ca^{2+}, Blutzucker, Retentionswerte, Kreatinin-Clearance, Proteine (Serum und Urin), Blut-pH
Erfolgsbeurteilung: nach 2 Zyklen
Wiederholung: d36, insgesamt 6 Zyklen
Literatur: Palumbo A. et al. Bortezomib, Melphalan, Prednisone and Thalidomide for Relapsed Multiple Myeloma, Blood 2007; 109 (7): 2767-72

060509_19 Bortezomib/pegyliert-liposomales Doxorubicin   *Indikation: Multiples Myelom*   ICD-10: C90

Chemotherapie

Diese Zytostatikatherapie birgt letale Risiken. Die Anwendung darf nur durch erfahrene internistische Onkologen und entsprechend ausgebildetes Pflegepersonal erfolgen. Das Protokoll muss im Einzelfall überprüft und der klinischen Situation angepasst werden.

Tag	Substanz	Dosierung	Trägerlösung (ml)	Appl.	Inf.-dauer	Bemerkungen
1,4,8,11	Bortezomib	1.3 mg/m²	unverdünnt	i.v.	B	siehe Dosisreduktion
4	Doxorubicin PEG-liposomal/Caelyx®	30 mg/m²	Glucose 5%	i.v.	1h	siehe Dosisreduktion; Infusomat mit Glucose 5% füllen

Zyklusdiagramm	d1 w1	d8 w2	d15 w3	
pegyliert-liposomales Doxorubicin	▓			Wdh.
Bortezomib	▓	▓		

Dosisreduktion Bortezomib

hämatologische Toxizität (insbesondere Thrombopenie)	Neuropathie
Grad 1/2: keine Dosisreduktion (DR)	**Grad 1:** keine DR
	Grad 1+Schmerzen oder **Gr 2**: DR 1mg/m²
Grad 3: keine DR, ggf. Transfusion, Behandlungsrisiko abwägen	**Grad 2+Schmerzen** oder **Gr 3**: Pause, dann 0,7mg/m² u. 1x wöchentlich
Grad 4: Pause, Beginn mit 25% DR nach Erholung	**Grad 4:** Abbruch

Achtung: mindestens 72 h- Intervall zwischen 2 Bortezomib- Gaben

Patientenhinweis: potentielle Interaktion von grünem Tee und Bortezomib nicht ausgeschlossen: keine Einnahme von grünem Tee bzw. -Kapseln an Bortezomib-Tagen empfohlen, bzw. dieses ganz unter Bortezomib-Therapie vermeiden.

Pamidronat 60mg i.v. alle 4 Wochen über 2-3h (Anfang mit Woche 3)

Obligate Prä- und Begleitmedikation

Tag	zeitl. Ablauf	Substanz	Dosierung	Trägerlösung (ml)	Appl.	Inf.-dauer	Bemerkungen
1-21	1-0-0-0	Aciclovir/Zovirax®	400 mg		p.o.		kontinuierlich
1	-	Pamidronat/Aredia®	60 mg	500 ml NaCl 0,9%	i.v.	2-3h	alle 4 Wochen, Anfang mit Woche 3
4	+15min	Glucose 5%		250 ml	i.v.	2h	
4	+30min	Granisetron/Kevatril®	1 mg		i.v.	B	
5-6	1-0-1-0	Dexamethason	4 mg		p.o.		
4	+30min	Dexamethason	20 mg	100 ml Glucose 5%	i.v.	15min	
4	+30min	Clemastin/Tavegil®	2 mg		i.v.	B	
4	+30min	Ranitidin/Zantic®	50 mg		i.v.	B	

Bedarfsmedikation: Metoclopramid/Paspertin® p.o. oder i.v., Dexamethason/Fortecortin® i.v., Vitamin B6 100 mg 3x1Tbl, Loperamid/ImodiumN®, Famotidin/Pepdul®, Sucralfat/Ulcogant®
FN-Risiko: < 10% --> je nach Risikoabwägung, siehe Kurzfassung Leitlinien G-CSF
Kontrollen: Peripheres Blutbild wöchentlich, Differentialblutbild, Leberwerte, Elektrolyte, Retentionswerte, Urin-Stix, EKG 2d vor nächster Caelyx®-Gabe, Herzecho vor Therapiebeginn + nach jeder 3. Caelyx®-Gabe, TTP-Analyse, Pariser Schema, Karnofsky
Dosisreduktion: **Bortezomib:** 75-85 Jahre 1x/Woche, über 85 Jahre 2x/Monat; siehe Dosismodifikationstabelle; **Liposomales Doxorubicin:** 75-80 Jahre 20 mg/m², > 80 Jahre 10mg/m²
Erfolgsbeurteilung: alle 2 Zyklen
Wiederholung: d22, 8 Zyklen
Literatur: Orlowski RZ et al. J Clin Oncol 2007; 25: 3892-3901

Kapitel 5 · Non-Hodgkin-Lymphome

060509_20 BDD "Standard" (bei jüngeren, physisch fitten Patienten)
Indikation: Multiples Myelom
ICD-10: C90

Chemotherapie

Diese Zytostatikatherapie birgt letale Risiken. Die Anwendung darf nur durch erfahrene internistische Onkologen und entsprechend ausgebildetes Pflegepersonal erfolgen. Das Protokoll muss im Einzelfall überprüft und der klinischen Situation angepasst werden.

Tag	Substanz	Dosierung	Trägerlösung (ml)	Appl.	Inf.-dauer	Bemerkungen
1,4,8,11	Dexamethason	40 mg abs.		p.o.		DR**, 20 mg abs. ab 2.Zyklus; Gabe mindestens 1h vor CTx; Gaben: 1-0-0-0
1,4,8,11	Doxorubicin	9 mg/m²		i.v.	B15min	
1,4,8,11	Bortezomib	1 mg/m²	unverdünnt	i.v.	B	DR*

Zyklusdiagramm: Bortezomib, Dexamethason, Doxorubicin (d1 w1, d8 w2, d15 w3), Wdh.

Achtung: mindestens 72 h- Intervall zwischen 2 Bortezomib- Gaben

Dosisreduktion Bortezomib

hämatologische Toxizität (insbesondere Thrombopenie)	Neuropathie
Grad1/2: keine Dosisreduktion (DR)	**Grad 1:** keine DR
	Grad 1+Schmerzen oder **Gr 2:** DR 1mg/m²
Grad 3: keine DR, ggf. Transfusion, Behandlungsrisiko abwägen	**Grad 2+Schmerzen** oder **Gr 3:** Pause, dann 0,7mg/m² u. 1x wöchentlich
Grad 4: Pause, Beginn mit 25% DR nach Erholung	**Grad 4:** Abbruch

Patientenhinweis: potentielle Interaktion von grünem Tee und Bortezomib nicht ausgeschlossen: keine Einnahme von grünem Tee bzw. -Kapseln an Bortezomib-Tagen empfohlen, bzw. dieses ganz unter Bortezomib-Therapie vermeiden.

Da die Bortezomib-Gabe 1x/Woche zu geringeren PNP-Raten führt und dadurch höhere Therapiegesamtdosen möglich sind, ist nach dem 1. Zyklus (d1,4,8 und 11) die Bortezomib-Gabe an d1 und d8 ab Zyklus 2 zu prüfen. (siehe Protokoll 060509_20b bDD Standard). Bei hohem Therapiedruck ist die Bortezomib-Gabe 2x/Woche zu favorisieren.

Pamidronat 60mg i.v. alle 4 Wochen über 2-3h (Anfang mit Woche 3)

Obligate Prä- und Begleitmedikation

Tag	zeitl. Ablauf	Substanz	Dosierung	Trägerlösung (ml)	Appl.	Inf.-dauer	Bemerkungen
1-21	1-0-0-0	Aciclovir/Zovirax®	400 mg		p.o.		kontinuierliche Gabe
1-21	0-1-0-0	Cotrimoxazol/Cotrim®forte	960 mg		p.o.		Mo,Mi,Fr Infektionsprophylaxe
1	-	Pamidronat/Aredia®	60 mg	500 ml NaCl 0,9%	i.v.	2-3h	ab Woche 3, alle 4 Wochen
1,4,8,11	-30min	NaCl 0,9 %		250 ml	i.v.	1h	
1,4,8,11	-30min	Granisetron/Kevatril®	1 mg	100 ml NaCl 0,9 %	i.v.	15min	

Bedarfsmedikation: Loperamid/ImodiumN®, Granisetron/Kevatril®, Sucralfat/Ulcogant®
FN-Risiko: < 10% --> je nach Risikoabwägung, siehe Kurzfassung Leitlinien G-CSF
Kontrollen: Peripheres Blutbild, Elektrolyte, Retentionswerte, Harnsäure, Leberwerte, Gesamtprotein, Albumin, Paraproteindiagnostik (Serum, Urin)
Dosisreduktion: * 60-75 Jahre 2x/Woche, 75-85 Jahre 1x/Woche, über 85 Jahre 2x/Monat; ** 40mg abs/d bei 60-75 Jahre, 20mg abs/d > 75-85 Jahre, 10mg abs/d > 85 Jahre; Bortezomib siehe Memokasten/Fachinformation
Summendosis: Doxorubicin: Gefahr der Kardiotoxizität; maximale Summendosis: 550mg/m²
Wiederholung: d22; bei gutem Ansprechen Bortezomib ab 2. Zyklus ggf. d1 und d8, Dexamethason ab 2. Zyklus 20mg abs., insg. mindestens 6-8Zyklen
Literatur: adaptiert nach Ludwig H et al. JCO 28 (30): 4635-41, 2010

060509_20b bDD "Standard" (bei jüngeren, physisch fitten Patienten) 1. Zyklus
Indikation: Multiples Myelom
ICD-10: C90

Chemotherapie

Diese Zytostatikatherapie birgt letale Risiken. Die Anwendung darf nur durch erfahrene internistische Onkologen und entsprechend ausgebildetes Pflegepersonal erfolgen. Das Protokoll muss im Einzelfall überprüft und der klinischen Situation angepasst werden.

Tag	Substanz	Dosierung	Trägerlösung (ml)	Appl.	Inf.-dauer	Bemerkungen
1,4,8,11	Dexamethason	40 mg abs.		p.o.		mindestens 1h vor CTx; Dosisreduktion beachten, 20 mg abs. ab 2.Zyklus; Gaben: 1-0-0-0
1,4,8,11	Doxorubicin	9 mg/m²		i.v.	B15min	
1,4,8,11	Bortezomib	1 mg/m²	unverdünnt	i.v.	B	Dosisreduktion beachten

Zyklus 1: Bortezomib, Doxorubicin, Dexamethason (d1 w1, d8 w2, d15 w3)
ab Zyklus 2: Bortezomib, Doxorubicin, Dexamethason (d1 w1, d8 w2, d15 w3), Wdh.

Dosisreduktion Bortezomib

hämatologische Toxizität (insbesondere Thrombopenie)	Neuropathie
Grad1/2: keine Dosisreduktion (DR)	**Grad 1:** keine DR
	Grad 1+Schmerzen oder **Gr 2:** DR 1mg/m²
Grad 3: keine DR, ggf. Transfusion, Behandlungsrisiko abwägen	**Grad 2+Schmerzen** oder **Gr 3:** Pause, dann 0,7mg/m² u. 1x wöchentlich
Grad 4: Pause, Beginn mit 25% DR nach Erholung	**Grad 4:** Abbruch

Patientenhinweis: potentielle Interaktion von grünem Tee und Bortezomib nicht ausgeschlossen: keine Einnahme von grünem Tee bzw. -Kapseln an Bortezomib-Tagen empfohlen, bzw. dieses ganz unter Bortezomib-Therapie vermeiden.

Achtung: mindestens 72 h- Intervall zwischen 2 Bortezomib- Gaben

Ab Zyklus 2: Dexamethason **20mg abs** p.o.
Pamidronat 60mg i.v. alle 4 Wochen über 2-3h (Anfang mit Woche 3)

Obligate Prä- und Begleitmedikation

Tag	zeitl. Ablauf	Substanz	Dosierung	Trägerlösung (ml)	Appl.	Inf.-dauer	Bemerkungen
1-21	1-0-0-0	Aciclovir/Zovirax®	400 mg		p.o.		kontinuierliche Gabe
1-21	0-1-0-0	Cotrimoxazol/Cotrim®forte	960 mg		p.o.		Mo,Mi,Fr, Infektionsprophylaxe
1	-	Pamidronat/Aredia®	60 mg	500 ml NaCl 0,9%	i.v.	2-3h	ab Woche 3, alle 4 Wochen
1,4,8,11	-30min	NaCl 0,9 %		250 ml	i.v.	1h	
1,4,8,11	-30min	Granisetron/Kevatril®	1 mg	100 ml NaCl 0,9 %	i.v.	15min	

Bedarfsmedikation: Loperamid/ImodiumN®, Granisetron/Kevatril®, Sucralfat/Ulcogant®
FN-Risiko: < 10% --> je nach Risikoabwägung, siehe Kurzfassung Leitlinien G-CSF
Kontrollen: Peripheres Blutbild, Elektrolyte, Retentionswerte, Harnsäure, Leberwerte, Gesamtprotein, Albumin, Paraproteindiagnostik (Serum, Urin)
Dosisreduktion: **Bortezomib:** 60-75 Jahre 2x/Woche, 75-85 Jahre 1x/Woche, über 85 Jahre 2x/Monat, siehe Kasten/Fachinfo; **Dexamethason:** 60-75 Jahre 40mg abs/d, > 75-85 Jahre 20mg abs/d, > 85 Jahre 10mg abs/d
Summendosis: Doxorubicin: Gefahr der Kardiotoxizität; max. Summendosis: 550mg/m²
Wiederholung: d22; bei gutem Ansprechen Bortezomib ab 2. Zyklus ggf. d1 und d8, Dexamethason ab 2. Zyklus 20mg abs., insg. mindestens 6-8Zyklen
Literatur: adaptiert nach Ludwig H et al. JCO 28 (30): 4635-41, 2010

060509_20b bDD "Standard" (bei jüngeren, physisch fitten Patienten) ab 2. Zyklus

Indikation: Multiples Myelom　　**ICD-10: C90.0**

Chemotherapie

Diese Zytostatikatherapie birgt letale Risiken. Die Anwendung darf nur durch erfahrene internistische Onkologen und entsprechend ausgebildetes Pflegepersonal erfolgen. Das Protokoll muss im Einzelfall überprüft und der klinischen Situation angepasst werden.

Tag	Substanz	Dosierung	Trägerlösung (ml)	Appl.	Inf.-dauer	Bemerkungen
1,4,8,11	Dexamethason	20 mg abs.		p.o.		mindestens 1h vor CTx; 20 mg abs. ab 2.Zyklus, Dosisreduktion beachten; Gaben: 1-0-0-0
1,4,8,11	Doxorubicin	9 mg/m²		i.v.	B15min	
1,8	Bortezomib	1 mg/m²	unverdünnt	i.v.	B	Dosisreduktion beachten

ab Zyklus 2 | d1 w1 | d8 w2 | d15 w3 | Wdh.
Bortezomib / Doxorubicin / Dexamethason

Dosisreduktion Bortezomib

hämatologische Toxizität (insbesondere Thrombopenie)	Neuropathie
Grad 1/2: keine Dosisreduktion (DR)	**Grad 1:** keine DR
	Grad 1+Schmerzen oder **Gr 2:** DR 1mg/m²
Grad 3: keine DR, ggf. Transfusion, Behandlungsrisiko abwägen	**Grad 2+Schmerzen** oder **Gr 3:** Pause, dann 0,7mg/m² u. 1x wöchentlich
Grad 4: Pause, Beginn mit 25% DR nach Erholung	**Grad 4:** Abbruch

Achtung: mindestens 72 h- Intervall zwischen 2 Bortezomib- Gaben

Patientenhinweis: potentielle Interaktion von grünem Tee und Bortezomib nicht ausgeschlossen: keine Einnahme von grünem Tee bzw. -Kapseln an Bortezomib-Tagen empfohlen, bzw. dieses ganz unter Bortezomib-Therapie vermeiden.

Ab Zyklus 2: Dexamethason 20mg abs p.o.

Pamidronat 60mg i.v. alle 4 Wochen über 2-3h (Anfang mit Woche 3)

Obligate Prä- und Begleitmedikation

Tag	zeitl. Ablauf	Substanz	Dosierung	Trägerlösung (ml)	Appl.	Inf.-dauer	Bemerkungen
1-21	1-0-0-0	Aciclovir/Zovirax®	400 mg		p.o.		kontinuierliche Gabe
1-21	0-1-0-0	Cotrimoxazol/Bactrim® forte	960 mg abs.		p.o.		Mo,Mi,Fr, Infektionsprophylaxe
1,4,8,11	-30min	NaCl 0,9 %		250 ml	i.v.	1h	
1,4,8,11	-30min	Granisetron/Kevatril®	1 mg		i.v.	B	

Bedarfsmedikation: Loperamid/ImodiumN®, Granisetron/Kevatril®, Sucralfat/Ulcogant®
FN-Risiko: < 10% --> je nach Risikoabwägung, siehe Kurzfassung Leitlinien G-CSF
Kontrollen: Peripheres Blutbild, Elektrolyte, Retentionswerte, Harnsäure, Leberwerte, Gesamtprotein, Albumin, Paraproteindiagnostik (Serum, Urin)
Dosisreduktion: **Bortezomib:** 60-75 Jahre 2x/Woche, 75-85 Jahre 1x/Woche, über 85 Jahre 2/Monat, siehe Kasten/Fachinfo; **Dexamethason:** 60-75 Jahre 40mg abs/d, > 75-85 Jahre 20mg abs/d, >85 Jahre 10mg abs/d
Summendosis: Doxorubicin: Gefahr der Kardiotoxizität; max. Summendosis: 550mg/m²
Wiederholung: d22; mindestens 6-8Zyklen
Literatur: adaptiert nach Ludwig H et al. JCO 28 (30): 4635-41, 2010

060509_20a BDD "adaptiert" (bei älteren z.B. >75J, komorbiden Patienten)

Indikation: Multiples Myelom　　**ICD-10: C90**

Chemotherapie

Diese Zytostatikatherapie birgt letale Risiken. Die Anwendung darf nur durch erfahrene internistische Onkologen und entsprechend ausgebildetes Pflegepersonal erfolgen. Das Protokoll muss im Einzelfall überprüft und der klinischen Situation angepasst werden.

Tag	Substanz	Dosierung	Trägerlösung (ml)	Appl.	Inf.-dauer	Bemerkungen
1,4,8,11	Dexamethason	40 mg abs.		p.o.		mindestens 1h vor CTx; DR**, 20 mg abs. ab 2.Zyklus; Gaben: 1-0-0-0
1,4	Doxorubicin	9 mg/m²		i.v.	B15min	
1,4,8,11	Bortezomib	1 mg/m²	unverdünnt	i.v.	B	DR*

Zyklusdiagramm | d1 w1 | d8 w2 | d15 w3 | Wdh.
Bortezomib / Dexamethason / Doxorubicin

Dosisreduktion Bortezomib

hämatologische Toxizität (insbesondere Thrombopenie)	Neuropathie
Grad 1/2: keine Dosisreduktion (DR)	**Grad 1:** keine DR
	Grad 1+Schmerzen oder **Gr 2:** DR 1mg/m²
Grad 3: keine DR, ggf. Transfusion, Behandlungsrisiko abwägen	**Grad 2+Schmerzen** oder **Gr 3:** Pause, dann 0,7mg/m² u. 1x wöchentlich
Grad 4: Pause, Beginn mit 25% DR nach Erholung	**Grad 4:** Abbruch

Achtung: mindestens 72 h- Intervall zwischen 2 Bortezomib- Gaben

Patientenhinweis: potentielle Interaktion von grünem Tee und Bortezomib nicht ausgeschlossen: keine Einnahme von grünem Tee bzw. -Kapseln an Bortezomib-Tagen empfohlen, bzw. dieses ganz unter Bortezomib-Therapie vermeiden.

Pamidronat 60mg i.v. alle 4 Wochen über 2-3h (Anfang mit Woche 3)

Da die Bortezomib-Gabe 1x/Woche zu geringeren PNP-Raten führt und dadurch höhere Therapiegesamtdosen möglich sind, ist nach dem 1. Zyklus (d1,4,8 und 11) die Bortezomib-Gabe an d1 und d8 ab Zyklus 2 zu prüfen. (siehe Protokoll 060509_20ab bDD) Bei hohem Therapiedruck ist die Bortezomib-Gabe 2x/Woche zu favorisieren.

Ab Zyklus 2: Dexamethason 20mg abs p.o.

Obligate Prä- und Begleitmedikation

Tag	zeitl. Ablauf	Substanz	Dosierung	Trägerlösung (ml)	Appl.	Inf.-dauer	Bemerkungen
1-21	1-0-0-0	Aciclovir/Zovirax®	400 mg		p.o.		kontinuierliche Gabe
1-21	0-1-0-0	Cotrimoxazol/Cotrim®forte	960 mg		p.o.		Mo,Mi,Fr, Infektionsprophylaxe
1	-	Pamidronat/Aredia®	60 mg	500 ml NaCl 0,9%	i.v.	2-3h	ab Woche 3, alle 4 Wochen
1,4	-30min	NaCl 0,9 %		250 ml	i.v.	1h	
1,4	-30min	Granisetron/Kevatril®	1 mg	100 ml NaCl 0,9 %	i.v.	15min	

Bedarfsmedikation: Loperamid/ImodiumN®, Granisetron/Kevatril®, Sucralfat/Ulcogant®
FN-Risiko: < 10% --> je nach Risikoabwägung, siehe Kurzfassung Leitlinien G-CSF
Kontrollen: Peripheres Blutbild, Elektrolyte, Retentionswerte, Harnsäure, Leberwerte, Gesamtprotein, Albumin, Paraproteindiagnostik (Serum, Urin)
Dosisreduktion: **Bortezomib:** 60-75 Jahre 2x/Woche, 75-85 Jahre 1x/Woche, über 85 Jahre 2x/Monat, siehe Kasten/Fachinfo; **Dexamethason:** 60-75 Jahre 40mg abs/d, > 75-85 Jahre 20mg abs/d, > 85 Jahre 10mg abs/d
Summendosis: Doxorubicin: Gefahr der Kardiotoxizität; max. Summendosis: 550mg/m²
Wiederholung: d22; bei gutem Ansprechen Bortezomib ab 2. Zyklus ggf. d1 und d8, Dexamethason ab 2. Zyklus 20mg abs., insg. mindestens 6-8Zyklen
Literatur: adaptiert nach Ludwig H et al. JCO 28 (30): 4635-41, 2010

Kapitel 5 · Non-Hodgkin-Lymphome

060509_20ab bDD "adaptiert" (bei älteren z.B. > 75J, komorbiden Patienten) 1. Zyklus
Indikation: Multiples Myelom
ICD-10: C90

Chemotherapie
Diese Zytostatikatherapie birgt letale Risiken. Die Anwendung darf nur durch erfahrene internistische Onkologen und entsprechend ausgebildetes Pflegepersonal erfolgen. Das Protokoll muss im Einzelfall überprüft und der klinischen Situation angepasst werden.

Tag	Substanz	Dosierung	Trägerlösung (ml)	Appl.	Inf.-dauer	Bemerkungen
1,4,8,11	Dexamethason	40 mg abs.		p.o.		mindestens 1h vor CTx, Dosisreduktion beachten, 20 mg abs. ab 2.Zyklus; Gaben: 1-0-0-0
1,4	Doxorubicin	9 mg/m²		i.v.	B15min	
1,4,8,11	Bortezomib	1 mg/m²	unverdünnt	i.v.	B	Dosisreduktion beachten

Zyklus 1: d1 w1 | d8 w2 | d15 w3 — Bortezomib, Doxorubicin, Dexamethason

Pamidronat 60mg i.v. alle 4 Wochen über 2-3h (Anfang mit Woche 3)

ab Zyklus 2: d1 w1 | d8 w2 | d15 w3 — Bortezomib, Doxorubicin, Dexamethason, Wdh.

Achtung: mindestens 72 h- Intervall zwischen 2 Bortezomib- Gaben

Patientenhinweis: potentielle Interaktion von grünem Tee und Bortezomib nicht ausgeschlossen: keine Einnahme von grünem Tee bzw. -Kapseln an Bortezomib-Tagen empfohlen, bzw. dieses ganz unter Bortezomib-Therapie vermeiden.

Dosisreduktion Bortezomib

hämatologische Toxizität (insbesondere Thrombopenie)	Neuropathie
Grad1/2: keine Dosisreduktion (DR)	Grad 1: keine DR
	Grad 1+Schmerzen oder Gr 2: DR 1mg/m²
Grad 3: keine DR, ggf. Transfusion, Behandlungsrisiko abwägen	Grad 2+Schmerzen oder Gr 3: Pause, dann 0,7mg/m² u. 1x wöchentlich
Grad 4: Pause, Beginn mit 25% DR nach Erholung	Grad 4: Abbruch

Ab Zyklus 2: Dexamethason 20mg abs p.o.

Obligate Prä- und Begleitmedikation

Tag	zeitl. Ablauf	Substanz	Dosierung	Trägerlösung (ml)	Appl.	Inf.-dauer	Bemerkungen
1-21	1-0-0-0	Aciclovir/Zovirax®	400 mg		p.o.		kontinuierliche Gabe
1-21	0-1-0-0	Cotrimoxazol/Cotrim®forte	960 mg		p.o.		Mo,Mi,Fr, Infektionsprophylaxe
1	-	Pamidronat/Aredia®	60 mg	500 ml NaCl 0,9%	i.v.	2-3h	ab Woche 3, alle 4 Wochen
1,4	-30min	NaCl 0,9 %		250 ml	i.v.	1h	
1,4	-30min	Granisetron/Kevatril®	1 mg	100 ml NaCl 0,9 %	i.v.	15min	

Bedarfsmedikation: Loperamid/ImodiumN®, Granisetron/Kevatril®, Sucralfat/Ulcogant®
FN-Risiko: < 10% --> je nach Risikoabwägung, siehe Kurzfassung Leitlinien G-CSF
Kontrollen: Peripheres Blutbild, Elektrolyte, Retentionswerte, Harnsäure, Leberwerte, Gesamtprotein, Albumin, Paraproteindiagnostik (Serum, Urin)
Dosisreduktion: **Bortezomib:** 60-75 Jahre 2x/Woche, 75-85 Jahre 1x/Woche, über 85 Jahre 2x/Monat, siehe Kasten/Fachinfo; **Dexamethason:** 60-75 Jahre 40mg abs/d, > 75-85 Jahre 20mg abs/d, > 85 Jahre 10mg abs/d
Summendosis: Doxorubicin: Gefahr der Kardiotoxizität; max. Summendosis: 550mg/m²
Wiederholung: d22; bei gutem Ansprechen Bortezomib ab 2. Zyklus ggf. d1 und d8, Dexamethason ab 2. Zyklus 20mg abs., insg. mindestens 6-8Zyklen
Literatur: adaptiert nach Ludwig H et al. JCO 28 (30): 4635-41, 2010

060509_20ab bDD "adaptiert" (bei älteren z.B. >75J, komorbiden Patienten) ab 2. Zyklus
Indikation: Multiples Myelom
ICD-10: C90.0

Chemotherapie
Diese Zytostatikatherapie birgt letale Risiken. Die Anwendung darf nur durch erfahrene internistische Onkologen und entsprechend ausgebildetes Pflegepersonal erfolgen. Das Protokoll muss im Einzelfall überprüft und der klinischen Situation angepasst werden.

Tag	Substanz	Dosierung	Trägerlösung (ml)	Appl.	Inf.-dauer	Bemerkungen
1,8	Dexamethason	20 mg abs.		p.o.		mindestens 1h vor CTx; 20 mg abs. ab 2.Zyklus, Dosisreduktion beachten; Gaben: 1-0-0-0
1,8	Doxorubicin	9 mg/m²		i.v.	B15min	
1,8	Bortezomib	1 mg/m²	unverdünnt	i.v.	B	Dosisreduktion beachten

ab Zyklus 2: d1 w1 | d8 w2 | d15 w3 — Bortezomib, Doxorubicin, Dexamethason, Wdh.

Dosisreduktion Bortezomib

hämatologische Toxizität (insbesondere Thrombopenie)	Neuropathie
Grad1/2: keine Dosisreduktion (DR)	Grad 1: keine DR
	Grad 1+Schmerzen oder Gr 2: DR 1mg/m²
Grad 3: keine DR, ggf. Transfusion, Behandlungsrisiko abwägen	Grad 2+Schmerzen oder Gr 3: Pause, dann 0,7mg/m² u. 1x wöchentlich
Grad 4: Pause, Beginn mit 25% DR nach Erholung	Grad 4: Abbruch

Patientenhinweis: potentielle Interaktion von grünem Tee und Bortezomib nicht ausgeschlossen: keine Einnahme von grünem Tee bzw. -Kapseln an Bortezomib-Tagen empfohlen, bzw. dieses ganz unter Bortezomib-Therapie vermeiden.

Pamidronat 60mg i.v. alle 4 Wochen über 2-3h (Anfang mit Woche 3)

Ab Zyklus 2: Dexamethason 20mg abs p.o.

Obligate Prä- und Begleitmedikation

Tag	zeitl. Ablauf	Substanz	Dosierung	Trägerlösung (ml)	Appl.	Inf.-dauer	Bemerkungen
1-21	1-0-0-0	Aciclovir/Zovirax®	400 mg		p.o.		kontinuierliche Gabe
1-21	0-1-0-0	Cotrimoxazol/Cotrim®forte	960 mg		p.o.		Mo,Mi,Fr, Infektionsprophylaxe
1,8	-15min	NaCl 0,9 %		250 ml	i.v.	1h	
1,8	-15min	Granisetron/Kevatril®	1 mg		i.v.	B	

Bedarfsmedikation: Loperamid/ImodiumN®, Granisetron/Kevatril®, Sucralfat/Ulcogant®
FN-Risiko: < 10% --> je nach Risikoabwägung, siehe Kurzfassung Leitlinien G-CSF
Kontrollen: Peripheres Blutbild, Elektrolyte, Retentionswerte, Harnsäure, Leberwerte, Gesamtprotein, Albumin, Paraproteindiagnostik (Serum, Urin)
Dosisreduktion: **Bortezomib:** 60-75 Jahre 2x/Woche, 75-85 Jahre 1x/Woche, über 85 Jahre 2x/Monat, siehe Kasten Fachinfo; **Dexamethason:** 60-75 Jahre 40mg abs/d, > 75-85 Jahre 20mg abs/d, > 85 Jahre 10mg abs/d
Summendosis: Doxorubicin: Gefahr der Kardiotoxizität; max. Summendosis: 550mg/m²
Wiederholung: d22; insg. mindestens 6-8Zyklen
Literatur: adaptiert nach Ludwig H et al. JCO 28 (30): 4635-41, 2010

060509_21 Bortezomib/Lenalidomid/Dexamethason — Indikation: Multiples Myelom — ICD-10: C90

Chemotherapie

Diese Zytostatikatherapie birgt letale Risiken. Die Anwendung darf nur durch erfahrene internistische Onkologen und entsprechend ausgebildetes Pflegepersonal erfolgen. Das Protokoll muss im Einzelfall überprüft und der klinischen Situation angepasst werden.

Tag	Substanz	Dosierung	Trägerlösung (ml)	Appl.	Inf.-dauer	Bemerkungen
1,4,8,11	Bortezomib	1 mg/m²	unverdünnt	i.v.	B	siehe Dosisreduktion
1-14	Lenalidomid	15 mg abs.		p.o.		siehe Dosisreduktion; kontinuierliche Gabe d1-14; Gaben: 0-0-0-1
1-2,4-5,8-9,11-12	Dexamethason	40 mg abs.		p.o.		siehe Dosisreduktion, ab Zyklus 2 nur noch 20mg; Gaben: 1-0-0-0

Zyklusdiagramm: d1 w1 / d8 w2 / d15 w3 — Bortezomib, Dexamethason, Lenalidomid — Wdh.

Dosisreduktion Bortezomib

hämatologische Toxizität (insbesondere Thrombopenie)	Neuropathie
Grad 1/2: keine Dosisreduktion (DR)	**Grad 1:** keine DR
	Grad 1+Schmerzen oder **Gr 2:** DR 1mg/m²
Grad 3: keine DR, ggf. Transfusion, Behandlungsrisiko abwägen	**Grad 2+Schmerzen** oder **Gr 3:** Pause, dann 0,7mg/m² u. 1x wöchentlich
Grad 4: Pause, Beginn mit 25% DR nach Erholung	**Grad 4:** Abbruch

Patientenhinweis: potentielle Interaktion von grünem Tee und Bortezomib nicht ausgeschlossen: keine Einnahme von grünem Tee bzw. -Kapseln an Bortezomib-Tagen empfohlen, bzw. dieses ganz unter Bortezomib-Therapie vermeiden.

Achtung: mindestens 72 h- Intervall zwischen 2 Bortezomib- Gaben

Pamidronat 60mg i.v. alle 4 Wochen über 2-3h (Anfang mit Woche 3)

Obligate Prä- und Begleitmedikation

Tag	zeitl. Ablauf	Substanz	Dosierung	Trägerlösung (ml)	Appl.	Inf.-dauer	Bemerkungen
1-21	1-0-0-0	ASS	100 mg		p.o.		kontinuierlich
1-21	1-0-0-0	Aciclovir/Zovirax®	400 mg		p.o.		kontinuierlich
1-21	0-1-0-0	Cotrimoxazol/Cotrim®forte	960 mg		p.o.		Mo,Mi,Fr kontinuierlich
1	-	Pamidronat/Aredia®	60 mg		i.v.	2-3h	alle 4 Wochen, Anfang mit Woche 3

Bedarfsmedikation: Loperamid/ImodiumN®, Granisetron/Kevatril®, Sucralfat/Ulcogant®, Metoclopramid/Paspertin®, Obstipationsprophylaxe, ggf. bei Risikoprofil für TBVT prophylaktische Antikoagulation
FN-Risiko: < 10% --> je nach Risikoabwägung, siehe Kurzfassung Leitlinien G-CSF
Kontrollen: Peripheres Blutbild, Elektrolyte, Retentionswerte, Harnsäure, Leberwerte, Gesamtprotein, Albumin, Paraproteindiagnostik (Serum, Urin)
Dosisreduktion: **Bortezomib:** > 75-85 Jahre 1x/Woche, über 85 Jahre 2x/Monat; **Dexamethason:** 20mg abs/d bei >75-85 Jahre, 10mg abs/d > 85 Jahre; **Lenalidomid** über 85 Jahre 10mg; Bortezomib; siehe Kasten/Fachinformation nach Nebenwirkungsprofil Lenalidomid
Wiederholung: Tag 22, max. 8 Zyklen
Literatur: Richardson PG et al. Blood. 2010;116(5):679-86, Richardson PG et al. J Clin Oncol. 2009;27(34):5713-9, Kumar S et al. Blood. 2012;119(19):4375-82

060509_21a Bortezomib/Lenalidomid/Dexamethason-Erhaltung — Indikation: Multiples Myelom — ICD-10: C90

Chemotherapie

Diese Zytostatikatherapie birgt letale Risiken. Die Anwendung darf nur durch erfahrene internistische Onkologen und entsprechend ausgebildetes Pflegepersonal erfolgen. Das Protokoll muss im Einzelfall überprüft und der klinischen Situation angepasst werden.

Tag	Substanz	Dosierung	Trägerlösung (ml)	Appl.	Inf.-dauer	Bemerkungen
1,8	Bortezomib	1 mg/m²	unverdünnt	i.v.	B	*
1-14	Lenalidomid	15 mg abs.		p.o.		*; Gaben: 0-0-0-*
1-2,8-9	Dexamethason	10 mg abs.		p.o.		Gaben: 1-0-0-0

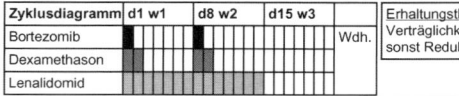

Zyklusdiagramm: d1 w1 / d8 w2 / d15 w3 — Bortezomib, Dexamethason, Lenalidomid — Wdh.

Erhaltungstherapie: Dosis des 8. Bortezomib/Lenalidomid/Dexamethason-Zyklus bei guter Verträglichkeit; sonst Reduktion auf **Bortezomib 0,7mg/m²** und **Lenalidomid 10mg**

Dosisreduktion Bortezomib

hämatologische Toxizität (insbesondere Thrombopenie)	Neuropathie
Grad 1/2: keine Dosisreduktion (DR)	**Grad 1:** keine DR
	Grad 1+Schmerzen oder **Gr 2:** DR 1mg/m²
Grad 3: keine DR, ggf. Transfusion, Behandlungsrisiko abwägen	**Grad 2+Schmerzen** oder **Gr 3:** Pause, dann 0,7mg/m² u. 1x wöchentlich
Grad 4: Pause, Beginn mit 25% DR nach Erholung	**Grad 4:** Abbruch

Pamidronat 60mg i.v. alle 4 Wochen über 2-3h (Anfang mit Woche 3)

Patientenhinweis: potentielle Interaktion von grünem Tee und Bortezomib nicht ausgeschlossen: keine Einnahme von grünem Tee bzw. -Kapseln an Bortezomib-Tagen empfohlen, bzw. dieses ganz unter Bortezomib-Therapie vermeiden.

Obligate Prä- und Begleitmedikation

Tag	zeitl. Ablauf	Substanz	Dosierung	Trägerlösung (ml)	Appl.	Inf.-dauer	Bemerkungen
1-21	1-0-0-0	ASS	100 mg		p.o.		kontinuierlich
1-21	1-0-0-0	Aciclovir/Zovirax®	400 mg		p.o.		kontinuierlich
1-21	0-1-0-0	Cotrimoxazol/Cotrim®forte	960 mg		p.o.		Mo,Mi,Fr kontinuierlich
1	-	Pamidronat/Aredia®	60 mg		i.v.	2-3h	alle 4 Wochen, Anfang mit Woche 3

Bedarfsmedikation: Loperamid/ImodiumN®, Granisetron/Kevatril®, Sucralfat/Ulcogant®, Metoclopramid/Paspertin® p.o., Obstipationsprophylaxe, ggf. bei Risikoprofil für TBVT prophylaktische Antikoagulation
FN-Risiko: < 10% --> je nach Risikoabwägung, siehe Kurzfassung Leitlinien G-CSF
Kontrollen: Peripheres Blutbild, Elektrolyte, Retentionswerte, Harnsäure, Leberwerte, Gesamtprotein, Albumin, Paraproteindiagnostik (Serum, Urin)
Dosisreduktion: **Bortezomib:** über 85 Jahre 2x/Monat; **Lenalidomid:** über 85 Jahre 10mg; Bortezomib siehe Kasten/Fachinfo. nach Nebenwirkungsprofil Lenalidomid
Wiederholung: Tag 22, bis PD
Literatur: Richardson PG et al. Blood. 2010;116(5):679-86, Richardson PG et al. J Clin Oncol. 2009;27(34):5713-9, Kumar S et al. Blood. 2012;119(19):4375-82

Kapitel 5 · Non-Hodgkin-Lymphome

060509_26 Bortezomib Erhaltung — Indikation: Multiples Myelom — ICD-10: C90

Chemotherapie

Diese Zytostatikatherapie birgt letale Risiken. Die Anwendung darf nur durch erfahrene internistische Onkologen und entsprechend ausgebildetes Pflegepersonal erfolgen. Das Protokoll muss im Einzelfall überprüft und der klinischen Situation angepasst werden.

Tag	Substanz	Dosierung	Trägerlösung (ml)	Appl.	Inf.-dauer	Bemerkungen
1,15	Bortezomib	1.3 mg/m²		s.c.	B	

Dosisreduktion Bortezomib

hämatologische Toxizität (insbesondere Thrombopenie)	Neuropathie
Grad 1/2: keine Dosisreduktion (DR)	Grad 1: keine DR
	Grad 1+Schmerzen oder Gr 2: DR 1mg/m²
Grad 3: keine DR, ggf. Transfusion, Behandlungsrisiko abwägen	Grad 2+Schmerzen oder Gr 3: Pause, dann 0,7mg/m² u. 1x wöchentlich
Grad 4: Pause, Beginn mit 25% DR nach Erholung	Grad 4: Abbruch

Achtung: mindestens 72 h- Intervall zwischen 2 Bortezomib- Gaben

Zyklustag	1	2	3	4	5	6	7	8	9	10	11	12	13	14	15	16	17	18	19	20	21	22	23	24	25	26	27	28	
Bortezomib	■														■														Wdh.

Obligate Prä- und Begleitmedikation

Tag	zeitl. Ablauf	Substanz	Dosierung	Trägerlösung (ml)	Appl.	Inf.-dauer	Bemerkungen
1-28	1-0-0-0	Aciclovir/Zovirax®	400 mg		p.o.		kontinuierlich

Bedarfsmedikation:	Loperamid/Imodium N®, Famotidin/Pepdul®, Sucralfat/Ulcogant®
FN-Risiko:	< 10% --> je nach Risikoabwägung, siehe Kurzfassung Leitlinien G-CSF
Kontrollen:	Blutbild, Klinische Chemie, TTP-Analyse, Pariser Schema, Karnofsky Performance Status, Paraproteindiagnostik (Serum und Urin), Neurotoxizität, > Grad 3 Infektion
Dosisreduktion:	bei Auftreten hämatologischer und nicht hämatologischer Toxizität sowie peripherer sensorischer Neuropathie und neuropatischen Schmerzen siehe Kasten und Fachinformation Bortezomib
Erfolgsbeurteilung:	Verlauf von M-Protein und Immunfixation, KMP bei CR erwägen.
Wiederholung:	d 29, bis best response bzw. Krankheitskonsolidierung; ab Zyklus 3 Gabe nur an d1 (1 x pro Monat) möglich
Literatur:	in Analogie zu: Sonneveld P et al. J Clin Oncol. 2012; 30(24):2946-55, Moreau P et al. Blood. 2012; 120(5):947-59

060509_07 Low-dose Thalidomid / Dexamethason — Indikation: Multiples Myelom — ICD-10: C90

Chemotherapie

Diese Zytostatikatherapie birgt letale Risiken. Die Anwendung darf nur durch erfahrene internistische Onkologen und entsprechend ausgebildetes Pflegepersonal erfolgen. Das Protokoll muss im Einzelfall überprüft und der klinischen Situation angepasst werden.

Tag	Substanz	Dosierung	Trägerlösung (ml)	Appl.	Inf.-dauer	Bemerkungen
1-4,9-12,17-20	Dexamethason	20 mg abs.		p.o.		Dexamethason Zyklus2 nur d1-4, DR**; Gaben: 1-0-0-0
1-29	Thalidomid	50 mg abs.		p.o.		kontinuierlich, zu Nacht, * Dosissteigerung Thalidomid: Steigerung alle 2 Wochen um 50mg bis max. 400mg/d (beste mittlere Verträglichkeit liegt bei 200mg/d), DR*; Gaben: 0-0-0-1

Zyklustag	1	2	3	4	5	6	7	8	9	10	11	12	13	14	15	16	17	18	19	20	21	22	23	24	25	26	27	28	29	
Dexamethason Zyklus 1 + 3	■	■	■	■					■	■	■	■					■	■	■	■										Wdh.
Dexamethason Zyklus 2	■	■	■	■																										
Thalidomid kontinuierlich	■	■	■	■	■	■	■	■	■	■	■	■	■	■	■	■	■	■	■	■	■	■	■	■	■	■	■	■	■	

Obligate Prä- und Begleitmedikation

Tag	zeitl. Ablauf	Substanz	Dosierung	Trägerlösung (ml)	Appl.	Inf.-dauer	Bemerkungen
1-29	0-1-0-0	Cotrimoxazol/Cotrim®forte	960 mg abs.		p.o.		Mo,Mi,Fr
1-29	1-0-0-0	Enoxaparin/Clexane®	20 mg		s.c.		kontinuierlich

Bedarfsmedikation:	Metoclopramid/Paspertin® p.o., Pantoprazol/Pantozol® p.o., Obstipationsprophylaxe, ggf. bei Risikoprofil für TBVT prophylaktische Antikoagulation; ggf. Pilzprophylaxe
FN-Risiko:	< 10% --> je nach Risikoabwägung, siehe Kurzfassung Leitlinien G-CSF
Kontrollen:	Blutbild, Elektrolyte, Blutzucker, Harnsäure, Kreatinin, Retentionswerte; bei MM: Cave Tumorlysesyndrom, Thromboserisiko
Dosisreduktion:	* bei 60-75 Jahren 200mg, 75-85 Jahren 100mg, > 85 Jahre 50mg maximal; ** > 85 Jahre 10mg abs./d; nach Nebenwirkungsprofil Thalidomid, z.B. TBVT, PNP
Erfolgsbeurteilung:	nach 3 Zyklen
Wiederholung:	kontinuierliche Gabe von Thalidomid, Dexamethason entsprechend obigem Zyklusdiagramm mit Zyklusbeginn an Tag 30
Literatur:	analog: Weber et al, J Clin Oncol. 2003 Jan 1;21(1):16-9; Rajkumar et al, J Clin Oncol. 2002 Nov 1;20(21):4319-23; Singhal et al. N Engl J Med;341(21):1565-71

060509_17 Low-dose Thalidomid /Prednisolon (jeden 2. Tag) — Indikation: Multiples Myelom — ICD-10: C90

Chemotherapie

Diese Zytostatikatherapie birgt letale Risiken. Die Anwendung darf nur durch erfahrene internistische Onkologen und entsprechend ausgebildetes Pflegepersonal erfolgen. Das Protokoll muss im Einzelfall überprüft und der klinischen Situation angepasst werden.

Tag	Substanz	Dosierung	Trägerlösung (ml)	Appl.	Inf.-dauer	Bemerkungen
2,4,6,8,10,12, 14,16,18,20, 22,24,26,28	Prednisolon/Decortin®H	50 mg abs.		p.o.		jeden 2. Tag; Gaben: 1-0-0-0
1-28	Thalidomid	50 mg abs.		p.o.		DR*, Dosissteigerung alle 2 Wochen beachten; kontinuierlich; Gaben: 0-0-0-1

Thalidomid Dosissteigerung:
Steigerung alle 2 Wochen um 50mg bis max. 200mg/d (beste mittlere Verträglichkeit liegt bei 100mg/d)

Obligate Prä- und Begleitmedikation

Tag	zeitl. Ablauf	Substanz	Dosierung	Trägerlösung (ml)	Appl.	Inf.-dauer	Bemerkungen
1-29	0-1-0-0	Cotrimoxazol/Cotrim®forte	960 mg		p.o.		Mo,Mi,Fr
1-29	1-0-0-0	Enoxaparin/Clexane®	20 mg		s.c.		kontinuierlich

Bedarfsmedikation: Metoclopramid/Paspertin® p.o., Pantoprazol/Pantozol® p.o., Obstipationsprophylaxe, ggf. bei Risikoprofil für TBVT prophylaktische Antikoagulation; ggf. Pilzprophylaxe
FN-Risiko: < 10% --> je nach Risikoabwägung, siehe Kurzfassung Leitlinien G-CSF
Kontrollen: Blutbild, Elektrolyte, Blutzucker, Harnsäure, Kreatinin, Retentionswerte, eGFR; bei MM: Cave Tumorlysesyndrom, Thromboserisiko
Dosisreduktion: * bei 60-75 Jahren 200mg, 75-85 Jahre 100mg, > 85 Jahre 50mg max.; Nach Nebenwirkungsprofil Thalidomid, z.B. TBVT, PNP
Erfolgsbeurteilung: nach 3 Zyklen
Wiederholung: kontinuierliche Gabe von Thalidomid, Prednisolon jeden 2. Tag (mind. Therapiedauer: 12 Monate)
Literatur: Spencer A et al.; Blood 2006; 108 (11): 55

060509_08 CTD (Cyclophosphamid/Thalidomid/Dexamethason) — Indikation: Multiples Myelom — ICD-10: C90

Chemotherapie

Diese Zytostatikatherapie birgt letale Risiken. Die Anwendung darf nur durch erfahrene internistische Onkologen und entsprechend ausgebildetes Pflegepersonal erfolgen. Das Protokoll muss im Einzelfall überprüft und der klinischen Situation angepasst werden.

Tag	Substanz	Dosierung	Trägerlösung (ml)	Appl.	Inf.-dauer	Bemerkungen
1-28	Thalidomid	50 mg abs.		p.o.		DR*; Gaben: 0-0-0-1
1-5	Cyclophosphamid	150 mg/m²		p.o.		siehe Memokasten; Einnahme nach den Mahlzeiten; Gaben: 1-0-0-0
1-5,15-19	Dexamethason	20 mg abs.		p.o.		siehe Memokasten, DR**; Einnahme nach den Mahlzeiten; Gaben: 1-0-0-0

Dosissteigerung:
Thalidomid: Steigerung alle 2 Wochen um 50 mg bis max. 200 mg/d
Cyclophosphamid: Bei unzureichendem Ansprechen Steigerung auf 2x 150 mg/d

Obligate Prä- und Begleitmedikation

Tag	zeitl. Ablauf	Substanz	Dosierung	Trägerlösung (ml)	Appl.	Inf.-dauer	Bemerkungen
1-28	1-0-0-0	Enoxaparin/Clexane®	20 mg		s.c.		
1-28	0-1-0-0	Cotrimoxazol/Cotrim®forte	960 mg		p.o.		Mo,Mi,Fr

Bedarfsmedikation: Metoclopramid/Paspertin® p.o., Pantoprazol/Pantozol® p.o., Obstipationsprophylaxe, ggf. bei Risikoprofil für TBVT prophylaktische Antikoagulation; ggf. Pilzprophylaxe
FN-Risiko: < 10% --> je nach Risikoabwägung, siehe Kurzfassung Leitlinien G-CSF
Kontrollen: Blutbild, Elektrolyte, Blutzucker, Harnsäure, Kreatinin, Retentionswerte, eGFR; bei MM: Cave Tumorlysesyndrom, Thromboserisiko
Dosisreduktion: * bei 60-75 Jahren 200mg, 75-85 Jahre 100mg, > 85 Jahre 50mg maximal; ** > 85 Jahre 10mg abs./d
Nach NW-Profil Thalidomid, z.B. TBVT, PNP
Wiederholung: alle 28 Tage, insgesamt 3-6 Zyklen
Literatur: adaptiert von Dimopoulos A. et al. Hematol J. 5:112-7, 2004; Zemanova M et al. Neoplasma 55: 345-9, 2008; Morgan G.J. et al. Blood 118 (5) : 1231-8, 2011

Kapitel 5 · Non-Hodgkin-Lymphome

060509_14 Lenalidomid/ Dexamethason
Indikation: Multiples Myelom　　　ICD-10: C90

RD (Rezidivtherapie s. Kommentar # auch zu Rd)

Diese Zytostatikatherapie birgt letale Risiken. Die Anwendung darf nur durch erfahrene internistische Onkologen und entsprechend ausgebildetes Pflegepersonal erfolgen. Das Protokoll muss im Einzelfall überprüft und der klinischen Situation angepasst werden.

Chemotherapie

Tag	Substanz	Dosierung	Trägerlösung (ml)	Appl.	Inf.-dauer	Bemerkungen
1-21	Lenalidomid	25 mg abs.		p.o.		DR*; Gaben: 0-0-0-1
1-4,9-12,17-20	Dexamethason	40 mg abs.		p.o.		#,Zyklus 1-4, ab Zyklus 5 siehe Diagramm, DR**; Gaben: 1-0-0-0

analog Rajkumar S.V. et al. Lancet Oncol 11: 29-37, 2010: Dexamethason 40mg d1,8,15,22, d.h. 1/4 der Dexamethasondosis kann bei erstdiagnostizierten MM-Patienten als **Rd-Erstlinientherapie** appliziert werden, da damit ein besseres OS (p=0,0002) und weniger ≥G3 NW (p=0,0001) beobachtet werden. Bei **Rezidivpatienten** mag aufgrund einer höheren Myelomlast bzw. Myelomresistenz **RD** günstiger sein.

Dosisreduktion Lenalidomid	
Nierenfunktion (Kreatinin Clearance)	**Dosisanpassung**
30 < Krea.-Cl < 50 ml/min	10mg/d,*
Krea.-Cl < 30 ml/min, keine Dialyse erforderlich	15mg jeden 2.d, **
Krea.-Cl < 30 ml/min, Dialyse erforderlich	5mg/d, an Dialysetagen Gabe nach Dialyse
* Erhöhung der Dosis nach 2 Zyklen auf 15mg/d bei Nicht-Ansprechen auf Behandlung und guter Verträglichkeit ** Erhöhung der Dosis auf 10mg/d bei guter Verträglichkeit	

Zyklusdiagramm	d1 w1	d8 w2	d15 w3	d22 w4	
Lenalidomid					Wdh.
Dexamethason (Zyklus 1-4)					
Dexamethason (ab Zyklus 5)					

Obligate Prä- und Begleitmedikation

Tag	zeitl. Ablauf	Substanz	Dosierung	Trägerlösung (ml)	Appl.	Inf.-dauer	Bemerkungen
1-28	0-1-0-0	Cotrimoxazol/Cotrim®forte	960 mg		p.o.		Mo,Mi,Fr
1-28	1-0-0-0	ASS	100 mg		p.o.		
1-28	1-0-0-0	Aciclovir/Zovirax®	400 mg		p.o.		kontinuierlich

Bedarfsmedikation: Metoclopramid/Paspertin® p.o., Pantoprazol/Pantozol® p.o., Obstipationsprophylaxe, ggf. bei Risikoprofil für TBVT prophylakt. Antikoagulation
FN-Risiko: <10%-> je nach Risikoabwägung, siehe Kurzfassung Leitlinien G-CSF
Kontrollen: Zyklus 1+2 wöchentlich: Blutbild, Elektrolyte, Blutzucker, Harnsäure, Kreatinin, Retentionswerte; bei MM: Cave Tumorlysesyndrom, Thromboserisiko
Dosisreduktion: *Lenalidomid: bei 75-85J. 15mg, >85J. 10mg. **Dexamethason: bei 75-85J. 20mg abs/d, >85J. 10mg abs/d; siehe NW-Profil Lenalidomid Kasten/Fachinfo
Erfolgsbeurteilung: nach 2 Zyklen
Wiederholung: d29
Literatur: Weber DM et al. N Engl J Med. 2007; 357:2133-42; Dimopoulos M et al. N Engl J Med. 2007; 357:2123-32; Rajkumar S.V. et al. Lancet Oncol. 2010; 11:29-37

060509_24 RCD (Lenalidomid/Cyclophosphamid(oral)/ Dexamethason)
Indikation: Multiples Myelom　　　ICD-10: 90.0

Diese Zytostatikatherapie birgt letale Risiken. Die Anwendung darf nur durch erfahrene internistische Onkologen und entsprechend ausgebildetes Pflegepersonal erfolgen. Das Protokoll muss im Einzelfall überprüft und der klinischen Situation angepasst werden.

Chemotherapie

Tag	Substanz	Dosierung	Trägerlösung (ml)	Appl.	Inf.-dauer	Bemerkungen
1,8,15	Dexamethason	20 mg abs.		p.o.		Gaben: 1-0-0-0
1-21	Cyclophosphamid	50 mg abs.		p.o.		ausreichende Hydrierung; Gaben: 1-0-0-0
1-21	Lenalidomid	10 mg abs.		p.o.		Kapseln unzerkaut mit Wasser einzunehmen; Gaben: 0-0-0-1

Pamidronat 60mg i.v. alle 4 Wochen über 2-3h (Anfang mit Woche 3)

Zyklusdiagramm	d1 w1	d8 w2	d15 w3	d22 w4	
Lenalidomid					Wdh.
Cyclophosphamid (oral)					
Dexamethason					

Obligate Prä- und Begleitmedikation

Tag	zeitl. Ablauf	Substanz	Dosierung	Trägerlösung (ml)	Appl.	Inf.-dauer	Bemerkungen
1-28	1-0-0-0	Acetylsalicylsäure	100 mg		p.o.		kontinuierlich
1-28	0-1-0-0	Cotrimoxazol/Cotrim®forte	960 mg		p.o.		Mo,Mi,Fr
1-28	1-0-0-0	Aciclovir/Zovirax®	400 mg		p.o.		kontinuierlich

Bedarfsmedikation: Loperamid/ImodiumN®, Granisetron/Kevatril®, Sucralfat/Ulcogant®, Obstipationsprophylaxe, ggf. bei Risikoprofil für TBVT prophylaktische Antikoagulation
FN-Risiko: < 10% --> je nach Risikoabwägung, siehe Kurzfassung Leitlinien G-CSF
Kontrollen: Peripheres Blutbild, Elektrolyte, Kreatinin, Retentionswerte, eGFR, Diurese, Urinsedimentskontrolle, Harnsäure, Leberwerte, Gesamtprotein, Albumin, Paraproteindiagnostik (Serum, Urin), Blutzucker, Schilddrüsenfunktion; bei MM Cave: Tumorlysesyndrom, Thromboserisiko
Dosisreduktion: **Cyclophosphamid** auf 50% bei wiederholter Toxizität reduzieren, bei GFR < 10ml/min Cyclophosphamid Dosisreduktion (DR) um 50%; DR um 25% bei Serumbilirubinwerten zwischen 3.1 und 5mg/100ml **Dexamethason:** bei Patienten > 85 Jahre max. 10mg abs./d **Lenalidomid:** Clcr < 30ml/min & keine Dialyse erforderlich 15mg jeden 2. Tag (bei Verträglichkeit Erhöhung auf 10mg/d mögl.) ; Clcr<30ml/min & Dialyse erforderlich 5mg/d an Dialysetagen nach Dialyse
Cave: während der Cyclophosphamid-Behandlung sollte auf Alkohol und Grapefruit (-saft) verzichtet werden
Dosissteigerung: Bei nicht-oder inadäquatem Ansprechen auf 2 Zyklen RCD => Dosiserhöhung auf Lenalidomid 25mg d1-21 (Voraussetzung: Kreatinin clearance > 50ml/min und Alter < 75 Jahre; bei 75-80 Jahre und/ oder bei 30 ≤ Crcl < 50ml/min max 15mg/d) ; Dosiserhöhung Cyclophosphamid auch auf 2g absolut i.v. d1 möglich - Cave Neutropenie in 38%
Erfolgsbeurteilung: nach 2 Zyklen
Wiederholung: Tag 29; 6 bis 9 Zyklen
Literatur: adaptiert nach: Morgan G.J. et al. BJH 137: 268-269; 2007

060509_24a RCD (Lenalidomid/Cyclophosphamid(i.v.)/Dexamethason

Indikation: Multiples Myelom **ICD-10: 90.0**

Chemotherapie

Diese Zytostatikatherapie birgt letale Risiken. Die Anwendung darf nur durch erfahrene internistische Onkologen und entsprechend ausgebildetes Pflegepersonal erfolgen. Das Protokoll muss im Einzelfall überprüft und der klinischen Situation angepasst werden.

Tag	Substanz	Dosierung	Trägerlösung (ml)	Appl.	Inf.-dauer	Bemerkungen
1,8,15	Dexamethason	20 mg abs.		p.o.		
1	Cyclophosphamid	1000 mg abs.		i.v.	1h	wichtig:ausreichende Hydrierung
1-21	Lenalidomid	10 mg abs.		p.o.		Kapseln unzerkaut mit Wasser einzunehmen; Gaben: 0-0-0-1

Zyklusdiagramm	d1 w1	d8 w2	d15 w3	d22 w4	
Cyclophosphamid (i.v.)					Wdh.
Dexamethason					
Lenalidomid					

Pamidronat 60mg i.v. alle 4 Wochen über 2-3h (Anfang mit Woche 3)

Obligate Prä- und Begleitmedikation

Tag	zeitl. Ablauf	Substanz	Dosierung	Trägerlösung (ml)	Appl.	Inf.-dauer	Bemerkungen
1	-30 min	NaCl 0,9 %		1000 ml	i.v.	2h	
1	-30 min	Granisetron/Kevatril®	1 mg		i.v.	B	
1	0	Mesna/Uromitexan®	200 mg abs.		i.v.	B	oder 400mg abs. p.o. 2h vor Cyclophos.
1	+2h, +6h	Mesna/Uromitexan®	400 mg abs.		p.o.		oder 200mg abs. i.v. 4h u. 8h nach Cyclophos.
1-28	1-0-0-0	Acetylsalicylsäure	100 mg		p.o.		kontinuierlich
1-28	0-1-0-0	Cotrimoxazol/Cotrim®forte	960 mg		p.o.		Mo,Mi,Fr
1-28	1-0-0-0	Aciclovir/Zovirax®	400 mg		p.o.		kontinuierlich

Bedarfsmedikation:	Loperamid/ImodiumN®, Granisetron/Kevatril®, Sucralfat/Ulcogant®, Obstipationsprophylaxe, ggf. bei Risikoprofil für TBVT prophylaktische Antikoagulation
FN-Risiko:	< 10% --> je nach Risikoabwägung, siehe Kurzfassung Leitlinien G-CSF
Kontrollen:	Peripheres Blutbild, Elektrolyte, Kreatinin, Retentionswerte, eGFR, Diurese, Urinsedimentskontrolle, Harnsäure, Leberwerte, Gesamtprotein, Albumin, Paraproteindiagnostik (Serum, Urin), Blutzucker, Schilddrüsenfunktion; bei MM Cave: Tumorlysesyndrom, Thromboserisiko
Dosisreduktion:	**Cyclophosphamid** auf 50% bei wiederholter Toxizität reduzieren, bei GFR<10ml/min Cyclophosphamid Dosisreduktion (DR) um 50%; DR um 25% bei Serumbilirubinwerten zwischen 3.1 und 5mg/100ml. **Dexamethason**: bei Patienten > 85 Jahre max. 10mg abs./d **Lenalidomid**: Clcr < 30ml/min & keine Dialyse erforderlich 15mg jeden 2. Tag (bei Verträglichkeit Erhöhung auf 10mg/d mögl.) ; Clcr < 30ml/min & Dialyse erforderlich 5mg/d an Dialysetagen nach Dialyse
Dosissteigerung:	Bei nicht-oder inadäquatem Ansprechen auf 2 Zyklen RCD => Dosiserhöhung auf Lenalidomid 25mg d1-21 (Voraussetzung: Kreatinin clearance > 50ml/min und Alter < 75 Jahre; bei 75-80 Jahre und/ oder bei 30 ≤ Crcl < 50ml/min max 15mg/d) ; Dosiserhöhung Cyclophosphamid auch auf 2g absolut i.v. d1 möglich - Cave Neutropenie in 38%
Erfolgsbeurteilung:	nach 2 Zyklen
Wiederholung:	Tag 29; 6 bis 9 Zyklen
Literatur:	adaptiert nach: Morgan G.J. et al. BJH 137: 268-269; 2007

060509_01 Melphalan/Prednison ("Alexanian")

Indikation: Multiples Myelom **ICD-10: C90**

Chemotherapie

Diese Zytostatikatherapie birgt letale Risiken. Die Anwendung darf nur durch erfahrene internistische Onkologen und entsprechend ausgebildetes Pflegepersonal erfolgen. Das Protokoll muss im Einzelfall überprüft und der klinischen Situation angepasst werden.

Tag	Substanz	Dosierung	Trägerlösung (ml)	Appl.	Inf.-dauer	Bemerkungen
1-4	Melphalan	0.25 mg/kg		p.o.		nüchtern, DR*; Gaben: 1-0-0-0
1-4	Prednison/Decortin®	60 mg/m²		p.o.		postprandial; Gaben: 1-0-0-0

Cave: Mucositisprophylaxe | Flüssigkeitszufuhr 2 Liter/Tag p.o. | Pamidronat 60mg i.v. alle 4 Wochen über 2-3h (Anfang mit Woche 3)

Obligate Prä- und Begleitmedikation

Tag	zeitl. Ablauf	Substanz	Dosierung	Trägerlösung (ml)	Appl.	Inf.-dauer	Bemerkungen
1	1-0-0-0	Pamidronat/Aredia®	60 mg		i.v.	2-3h	alle 4 Wochen Anfang mit Woche 3

Bedarfsmedikation:	Metoclopramid/Paspertin® p.o. oder i.v.; Allopurinol/Zyloric® nach Harnsäure, Sucralfat/Ulcogant®
FN-Risiko:	< 10% --> je nach Risikoabwägung, siehe Kurzfassung Leitlinien G-CSF
Kontrollen:	Blutbild, Elektrolyte insbesondere Ca^{2+}, Blutzucker, Retentionswerte, eGFR
Dosisreduktion:	* bei 60-75 Jahre: 0,25 mg/kg KG d1-4, > 75-85 Jahre: 0,18 mg/kg KG d1-4, > 85 Jahre: 0,13 mg/kg KG d1-4; siehe Dosismodifikationstabelle
Erfolgsbeurteilung:	nach 3 Zyklen
Wiederholung:	alle 4 Wochen, Dosissteigerung von Melphalan um 20% je nach Wirkung und Nebenwirkungen möglich, ggf. i.v.-Gabe
Literatur:	Alexanian R et al., JAMA, 1969;208:1680-1685

Kapitel 5 · Non-Hodgkin-Lymphome

060509_03 Melphalan i.v. — Indikation: Multiples Myelom — ICD-10: C90

Chemotherapie

Diese Zytostatikatherapie birgt letale Risiken. Die Anwendung darf nur durch erfahrene internistische Onkologen und entsprechend ausgebildetes Pflegepersonal erfolgen. Das Protokoll muss im Einzelfall überprüft und der klinischen Situation angepasst werden.

Tag	Substanz	Dosierung	Trägerlösung (ml)	Appl.	Inf.-dauer	Bemerkungen
1	Melphalan	16 mg/m²	100 ml NaCl 0,9%	i.v.	10min	Inkompatibilität mit Glucose

Obligate Prä- und Begleitmedikation

Tag	zeitl. Ablauf	Substanz	Dosierung	Trägerlösung (ml)	Appl.	Inf.-dauer	Bemerkungen
1	-15min	NaCl 0,9 %		500 ml	i.v.	30min	
1	-15min	Dexamethason	8 mg		i.v.	B	

Bedarfsmedikation: Metoclopramid/Paspertin® Tropfen p.o.
FN-Risiko: < 10% --> je nach Risikoabwägung, siehe Kurzfassung Leitlinien G-CSF
Kontrollen: Blutbild 1-2x/Woche
Dosisreduktion: bei Kreatinin-Clearance < 60ml/min um 50%, bei Kreatinin-Clearance < 25ml/min um 75%. Dosis an Blutbild anpassen (Ziel-Leukopenie: 2 000 Leukozyten/µl, sonst Dosissteigerung)
Erfolgsbeurteilung: nach 2 Zyklen
Wiederholung: je nach Blutbild alle 4-6 Wochen
Literatur: Cornwell GG et al., Cancer Treat Rep, 1982;66(3):475-81

060509_25 Bendamustin Prednisolon Thalidomid — Indikation: Multiples Myelom — ICD-10: C90

Chemotherapie

Diese Zytostatikatherapie birgt letale Risiken. Die Anwendung darf nur durch erfahrene internistische Onkologen und entsprechend ausgebildetes Pflegepersonal erfolgen. Das Protokoll muss im Einzelfall überprüft und der klinischen Situation angepasst werden.

Tag	Substanz	Dosierung	Trägerlösung (ml)	Appl.	Inf.-dauer	Bemerkungen
1,8,15,22	Prednisolon/Decortin®H	100 mg abs.		p.o.		Gaben: 1-0-0-0
1-28	Thalidomid	100 mg abs.		p.o.		kontinuierlich;s. Dosisreduktion; Gaben: 0-0-0-1
1,8,15	Bendamustin	60 mg/m²	500 ml NaCl 0,9 %	i.v.	1h	mit anderen Lösungsmitteln inkompatibel

Zyklusdiagramm: d1 w1, d8 w2, d15 w3, d22 w4 — Wdh.
- Bendamustin
- Prednisolon
- Thalidomid

CTx mit FN-Risiko von 10-20%: Vorgehen bei der G-CSF-Gabe
- nach CTx: 1x tgl. 5µg/kg Filgrastim s.c. bei Leukozyten < 1 000/µl bis >1 000/µl
- Wenn unter Einbeziehung **individueller Risikofaktoren für den Patienten** FN-Risiko ≥ 20% =>G-CSF-Primärprophylaxe erwägen/durchführen.
- **Nach durchgemachter febriler Neutropenie**, in folgenden Zyklen => G-CSF-Sekundärprophylaxe

G-CSF-Primär- bzw. Sekundärprophylaxe:
Entweder 24h nach CTx einmal Pegfilgrastim/Neulasta® 6mg s.c. - **Oder:** d6 nach CTx Filgrastim/Neupogen® 5µg/kg/d s.c. bis zum Durchschreiten des Nadir

Obligate Prä- und Begleitmedikation

Tag	zeitl. Ablauf	Substanz	Dosierung	Trägerlösung (ml)	Appl.	Inf.-dauer	Bemerkungen
1,8,15	-30min	NaCl 0,9 %		1000 ml	i.v.	2h	
1,8,15	-30min	Granisetron/Kevatril®	1 mg		i.v.	B	
1-28	0-1-0-0	Cotrimoxazol/Cotrim®forte	960 mg		p.o.		Mo,Mi,Fr
1-28	1-0-0-0	ASS	100 mg		p.o.		kontinuierlich

Bedarfsmedikation: Metoclopramid/Paspertin® p.o., Pantoprazol/Pantozol® p.o., Obstipationsprophylaxe, ggf. bei Risikoprofil für TBVT prophylaktische Antikoagulation; ggf. Pilzprophylaxe
FN-Risiko: 10-20% --> je nach Risikoabwägung als Primärprophylaxe, bei FN in 1. Zyklus als Sekundärprophylaxe, siehe Kurzfassung Leitlinien G-CSF
Kontrollen: Blutbild, Elektrolyte, Blutzucker, Harnsäure, Kreatinin, Retentionswerte, eGFR, Leberfunktion, Gesamteiweiß, Immunstatus, Flüssigkeitsbilanz, Periphere Neuropathie, Puls (Bradykardierisiko durch Thalidomid), Hautreaktionen, Synkope, Somnolenz; bei MM: Cave Tumorlysesyndrom, Thromboserisiko
Dosisreduktion: **Thalidomid** bei > 85 Jahren 50 mg maximal; Nach NW-Profil Thalidomid, z.B. TBVT, PNP; Bei Patienten mit 30-70% Myelombefall der Leber und moderat verminderter Funktion der Leber (Serum Bilirubin 1,2-3,0 mg/dl) DR **Bendamustin** auf 50%; Bei Leuko- und/oder Thrombozyten von ≤ 3 000/µl bzw. ≤ 75 000/µl Therapieunterbruch bzw. kein Therapiebeginn. Voraussetzung für Therapiefortsetzung Bendamustin Leukozyten ≥ 4 000/µl und Thrombozyten ≥ 100 000/µl; siehe auch Fachinformationen
Erfolgsbeurteilung: nach Zyklus 2, dann nach jedem Zyklus durch Immunfixation, Myelomprotein in Serum und Urin, Grad der Infiltration des Knochenmarks mit Plasmazellen
Wiederholung: Tag 29, Zyklenzahl: 6 (oder bis Maximal-Response + 2 Zyklen, DLT oder PD)
Literatur: adaptiert nach Pönisch W. et al.; BJH 2008; 143:191-200

060509_27 Bendamustin/Bortezomib/Prednisolon (±Thalidomid)   Indikation: Multiples Myelom   ICD-10: C90

Chemotherapie

Diese Zytostatikatherapie birgt letale Risiken. Die Anwendung darf nur durch erfahrene internistische Onkologen und entsprechend ausgebildetes Pflegepersonal erfolgen. Das Protokoll muss im Einzelfall überprüft und der klinischen Situation angepasst werden.

Tag	Substanz	Dosierung	Trägerlösung (ml)	Appl.	Inf.-dauer	Bemerkungen
1,8,15,22	Bortezomib	1.3 mg/m²		i.v.	B	unverdünnt
1	Bendamustin	60 mg/m²	500 ml NaCl 0,9%	i.v.	1h	
2	Bendamustin	60 mg/m²	500 ml NaCl 0,9%	i.v.	1h	alternativ an d1 und d8 (oder d1, d8, d15)
1,8,15,22	Prednisolon/Decortin®H	100 mg abs.		p.o.		Gaben: 1-0-0-0

Zyklusdiagramm: d1 w1, d8 w2, d15 w3, d22 w4, d29 w5 — Bortezomib, Bendamustin, Prednisolon, optional: 4-er Kombination mit Thalidomid. Wdh.

Pamidronat 60mg i.v. alle 4 Wochen über 2-3h (Anfang mit Woche 3)

CTx mit FN-Risiko von 10-20%: Vorgehen bei der G-CSF-Gabe
- nach CTx: 1x tgl. 5µg/kg Filgrastim s.c. bei Leukozyten < 1 000/µl bis >1 000/µl
- Wenn unter Einbeziehung **individueller Risikofaktoren für den Patienten FN-Risiko ≥ 20% =>G-CSF-Primärprophylaxe** erwägen/durchführen.
- **Nach durchgemachter febriler Neutropenie**, in folgenden Zyklen => G-CSF-Sekundärprophylaxe

G-CSF-Primär- bzw. Sekundärprophylaxe:
Entweder 24h nach CTx einmal Pegfilgrastim/Neulasta® 6mg s.c. - **Oder:** d6 nach CTx Filgrastim/Neupogen® 5µg/kg/d s.c. bis zum Durchschreiten des Nadir

Dosisreduktion Bortezomib

hämatologische Toxizität (insbesondere Thrombopenie)	Neuropathie
Grad1/2: keine Dosisreduktion (DR)	Grad 1: keine DR
	Grad 1+Schmerzen oder Gr 2: DR 1mg/m²
Grad 3: keine DR, ggf. Transfusion, Behandlungsrisiko abwägen	Grad 2+Schmerzen oder Gr 3: Pause, dann 0,7mg/m² u. 1x wöchentlich
Grad 4: Pause, Beginn mit 25% DR nach Erholung	Grad 4: Abbruch

Patientenhinweis: potentielle Interaktion von grünem Tee und Bortezomib nicht ausgeschlossen: keine Einnahme von grünem Tee bzw. -Kapseln an Bortezomib-Tagen empfohlen, bzw. dieses ganz unter Bortezomib-Therapie vermeiden.

Achtung: mindestens 72 h- Intervall zwischen 2 Bortezomib- Gaben

Obligate Prä- und Begleitmedikation

Tag	zeitl. Ablauf	Substanz	Dosierung	Trägerlösung (ml)	Appl.	Inf.-dauer	Bemerkungen
1-2	-30min	NaCl 0,9 %		1000 ml	i.v.	2h	
1-2	-30min	Granisetron/Kevatril®	1 mg		i.v.	B	
1-35	0-1-0-0	Cotrimoxazol/Cotrim®forte	960 mg		p.o.		Mo,Mi,Fr
1-35	1-0-0-0	Aciclovir/Aciclovir ratio®	400 mg		p.o.		

Bedarfsmedikation: Metoclopramid/Paspertin® p.o., Pantoprazol/Pantozol® p.o., Loperamid/ImodiumN®; ggf. Pilzprophylaxe
FN-Risiko: 10-20% --> je nach Risikoabwägung als Primärprophylaxe, bei FN im 1. Zyklus als Sekundärprophylaxe, siehe Kurzfassung Leitlinien G-CSF
Kontrollen: Blutbild, Elektrolyte, Blutzucker, Harnsäure, Kreatinin, Retentionswerte, eGFR, Leberfunktion, Albumin, Gesamteiweiß, Immunstatus, Flüssigkeitsbilanz, Periphere Neuropathie, Hautreaktionen, Paraproteindiagnostik (Serum und Urin), Blutdruck, Neurotoxizität
Dosisreduktion: Bei Patienten mit 30-70% Myelombefall der Leber und moderat verminderter Funktion der Leber (Serum Bilirubin 1,2-3,0mg/dl)Dosisreduktion Bendamustin auf 50%; Bei Leukozyten und/oder Thrombozyten von ≤ 3000/µl bzw. ≤ 75 000/µl Therapieunterbruch bzw. kein Therapiebeginn. Voraussetzung für Therapiefortsetzung Bendamustin: Leukzyten ≥ 4 000/µl und Thrombozyten ≥ 100 000/µl siehe auch jeweilige Fachinformationen
Erfolgsbeurteilung: nach Zyklus 2, dann nach jedem Zyklus durch Immunfixation Myelomprotein in Serum und Urin, Grad der Infiltration des Knochenmarks mit Plasmazellen
Wiederholung: Tag 36, Zyklenzahl: 6-8 (oder bis Maximal-Response + 2 Zyklen, DLT oder PD)
Literatur: adaptiert nach Fenk R. et al., Leuk Lymphoma 2007; 48(12):2345-51

060509_02 HD-Dexamethason   Indikation: Multiples Myelom   ICD-10: C90

Chemotherapie

Diese Zytostatikatherapie birgt letale Risiken. Die Anwendung darf nur durch erfahrene internistische Onkologen und entsprechend ausgebildetes Pflegepersonal erfolgen. Das Protokoll muss im Einzelfall überprüft und der klinischen Situation angepasst werden.

Tag	Substanz	Dosierung	Trägerlösung (ml)	Appl.	Inf.-dauer	Bemerkungen
1-4,9-12,17-20	Dexamethason	20 mg/m²		p.o.		DR*; Gaben: 1-0-0-0

Besonders bei Hyperkalzämie oder Panzytopenie sowie bei gleichzeitiger Radiatio: Optionen zur Hochdosistherapie abklären

Pamidronat 60mg i.v. alle 4 Wochen über 2-3h (Anfang mit Woche 3)

Obligate Prä- und Begleitmedikation

Tag	zeitl. Ablauf	Substanz	Dosierung	Trägerlösung (ml)	Appl.	Inf.-dauer	Bemerkungen
1-35	0-1-0-0	Cotrimoxazol/Cotrim®forte	960 mg		p.o.		Mo,Mi,Fr bis Therapieende
1-7	0-0-1-0	Allopurinol/Zyloric®	100 mg		p.o.		nach dem Essen
1-4	2-2-2-0	Natriumbicarbonat/Bicanorm®	2 g		p.o.		2x1g Tabletten pro Gabe
1-35	1-1-1-1	Amphotericin B-Susp./Ampho-Moronal®	100 mg		p.o.		1Pipette à 1ml = 100mg; kontinuierlich
1	1-0-0-0	Pamidronat/Aredia®	60 mg	500 ml NaCl 0,9%	i.v.	2-3h	alle 4 Wochen, Anfang mit Woche 3

Bedarfsmedikation: Famotidin/Pepdul®
Kontrollen: Blutbild, Elektrolyte, Blutzucker, Blutdruckmonitoring, Diurese, psychischer Status
Dosisreduktion: * maximal 40mg abs/d bei 60-75 Jahren, 20mg abs/d > 75-85 Jahren, 10mg abs/d > 85 Jahren Dosisanpassung bei Nebenwirkungen: Diabetes, Hypertonie, psychische Veränderungen, **ggf. Intervall verlängern**
Erfolgsbeurteilung: nach 6 Wochen
Wiederholung: nach 14 Tagen Pause (Tag 35), dann Dosis entsprechend Nebenwirkungen gegebenenfalls um 20-40% reduzieren.
Literatur: Alexanian R et al., Blood, 1992;80:887-890

Kapitel 5 · Non-Hodgkin-Lymphome

060509_09 HD-Dexa/Interferon-alpha± Induktion **Indikation: Systemische Amyloidose** **ICD-10: E85**

Chemotherapie

Diese Zytostatikatherapie birgt letale Risiken. Die Anwendung darf nur durch erfahrene internistische Onkologen und entsprechend ausgebildetes Pflegepersonal erfolgen. Das Protokoll muss im Einzelfall überprüft und der klinischen Situation angepasst werden.

Tag	Substanz	Dosierung	Trägerlösung (ml)	Appl.	Inf.-dauer	Bemerkungen
1-4,9-12,17-20	Dexamethason	40 mg abs.		p.o.		Induktion für 3 Zyklen, DR*; Gaben: 1-0-0-0

Zyklusdiagramm	d1 w1	d8 w2	d15 w3	d22 w4	d29 w5	
Dexamethason (für 3 Zyklen)	▮▮▮▮	▮▮▮▮	▮▮▮▮	▮▮▮▮		Wdh.

Obligate Prä- und Begleitmedikation

Tag	zeitl. Ablauf	Substanz	Dosierung	Trägerlösung (ml)	Appl.	Inf.-dauer	Bemerkungen
1-35	0-1-0-0	Cotrimoxazol/Cotrim®forte	960 mg		p.o.		Mo,Mi,Fr; bis Ende Erhaltung
1-35	1-1-1-1	Amphotericin B-Susp./Ampho-Moronal®	100 mg		p.o.		1 Pipette à 1ml = 100mg; kontinuierlich; bis Ende Erhaltung I

Bedarfsmedikation:	ggf. Allopurinol/Zyloric®, Osteopenie/-porose -Prophylaxe mit Pamidronat 60mg i.v. alle 3 Monate, bei Osteolysen ggf. 1x/Monat.
Kontrollen:	(Siehe auch Fachinformation) Labor: Blutbild, Leber- und Nierenfunktionsparameter, Blutzucker, Lipidspiegel, Serumprotein; Auge: Untersuchung vor Beginn, reglmässige Kontrollen, bei zunehmden ophtalmologischen Nebenwirkungen Therapie abbrechen; ZNS Nebenwirkungen: (Depression, Suizid); Herz: Herzecho, reglmässig EKG; Lunge: bei Husten oder Dyspnoe Rö-Thorax. Bei Ödemen und Überwässerung Dosisreduktion.
Dosisreduktion:	* 20mg abs/d bei > 75-85 Jahre, 10mg abs/d > 85 Jahre (Siehe auch Fachinformation) Patienten > 70 Jahre Initialdosis Dexamethason 20mg, Steigerung in Zyklus 2, wenn möglich; Dosisreduktion bei hämatologischen Nebenwirkungen: Leukozyten < 1 500/µl, Granulozyten < 1 000/µl, Thrombzyten < 100 000/µl; Abbrechen der Therapie bei Leukozyten < 1 200/µl, Netropenie < 750/µl, Thrombopenie < 70 000/µl .
Erfolgsbeurteilung:	analog Plasmozytom/Amyloidose Verlaufsparametern
Wiederholung:	Induktion: Wiederholung Tag 35 Dauer: 3 Zyklen
Literatur:	Dhodapkar et al., Blood, 104(12):3520-6, 2004; Fachinformation Dexamethason

---

060509_09 HD-Dexa/Interferon-alpha Erhaltung I **Indikation: Systemische Amyloidose** **ICD-10: E85**

Chemotherapie

Diese Zytostatikatherapie birgt letale Risiken. Die Anwendung darf nur durch erfahrene internistische Onkologen und entsprechend ausgebildetes Pflegepersonal erfolgen. Das Protokoll muss im Einzelfall überprüft und der klinischen Situation angepasst werden.

Wo	Tag	Substanz	Dosierung	Trägerlösung (ml)	Appl.	Inf.-dauer	Bemerkungen
1	1-4	Dexamethason	40 mg abs.		p.o.		Erhaltung I für 2 Jahre; Gaben: 1-0-0-0
1-4	1,3,5	Interferon-2b/IntronA®	5 Mio IE abs.		s.c.		3x pro Woche

Zyklusdiagramm	d1 w1	d8 w2	d15 w3	d22 w4	
Dexamethason (Erhaltung I für 2 Jahre)	▮▮▮▮				Wdh.
Interferon alpha-2b (Erhaltung I für 2 Jahre)	▮▮▮	▮▮▮	▮▮▮	▮▮▮	

Obligate Prä- und Begleitmedikation

Wo	Tag	zeitl. Ablauf	Substanz	Dosierung	Trägerlösung (ml)	Appl.	Inf.-dauer	Bemerkungen
0	1-28	0-1-0-0	Cotrimoxazol/Cotrim®forte	960 mg		p.o.		Mo,Mi,Fr; bis Ende Erhaltung
0	1-28	1-1-1-1	Amphotericin B-Susp./Ampho-Moronal®	100 mg		p.o.		1 Pipette à 1ml = 100mg; kontinuierlich; bis Ende Erhaltung I
1-4	1-7	1-1-1-0	Paracetamol/Paracetamol ratio®	1000 mg		p.o.		täglich alle 8h; wenn möglich nach Woche 2 absetzen

Bedarfsmedikation:	ggf. Allopurinol/Zyloric®, Osteopenie/-porose -Prophylaxe mit Pamidronat 60mg i.v. alle 3 Monate, bei Osteolysen ggf. 1x/Monat.
Kontrollen:	(Siehe auch Fachinformation) Labor: Blutbild, Leber- und Nierenfunktionsparameter, Blutzucker, Lipidspiegel, Serumprotein; Auge: Untersuchung vor Beginn, reglmässige Kontrollen, bei zunehmden ophtalmologischen Nebenwirkungen Therapie abbrechen; ZNS Nebenwirkungen: (Depression, Suizid); Herz: Herzecho, reglmässig EKG; Lunge: bei Husten oder Dyspnoe Rö-Thorax. Bei Ödemen und Überwässerung Dosisreduktion.
Dosisreduktion:	* 20mg abs/d bei > 75-85 Jahre, 10mg abs/d > 85 Jahre (siehe auch Fachinformation) ; Dosisreduktion bei hämatologischen Nebenwirkungen: Leukozyten < 1 500/µl, Granulozyten < 1 000/µl, Thrombzyten < 100 000/µl, Abbrechen der Therapie bei Leukozyten < 1 200/µl, Neutropenie < 750/µl, Thrombopenie < 70 000/µl
Erfolgsbeurteilung:	analog Plasmozytom/Amyloidose Verlaufsparametern
Wiederholung:	Erhaltung I: Wiederholung alle 4 Wochen Dauer: 2 Jahre
Literatur:	Dhodapkar et al., Blood, 104(12):3520-6, 2004; Fachinformation Dexamethason

060509_09 HD-Dexa/Interferon-alpha Erhaltung II   Indikation: Systemische Amyloidose   *ICD-10: E85*

Chemotherapie

Diese Zytostatikatherapie birgt letale Risiken. Die Anwendung darf nur durch erfahrene internistische Onkologen und entsprechend ausgebildetes Pflegepersonal erfolgen. Das Protokoll muss im Einzelfall überprüft und der klinischen Situation angepasst werden.

Tag	Substanz	Dosierung	Trägerlösung (ml)	Appl.	Inf.-dauer	Bemerkungen
1,3,5	Interferon-2b/IntronA®	5 Mio IE abs.		s.c.		Erhaltung II für 3 Jahre, 3x pro Woche, Woche 1-n

Zyklusdiagramm	d1 w1			
Interferon alpha-2b (für 3 Jahre)	▓ ▓ ▓		Wdh.	

Obligate Prä- und Begleitmedikation

Tag	zeitl. Ablauf	Substanz	Dosierung	Trägerlösung (ml)	Appl.	Inf.-dauer	Bemerkungen
1,3,5	-2h	Paracetamol/Paracetamol ratio®	1000 mg abs.		p.o.		
1,3,5	+6h, +14h	Paracetamol/Paracetamol ratio®	1000 mg abs.		p.o.		ggf.

Bedarfsmedikation:	ggf. Allopurinol/Zyloric®, Osteopenie/-porose -Prophylaxe mit Pamidronat 60mg i.v. alle 3 Monate, bei Osteolysen ggf. 1x/Monat.
Kontrollen:	(Siehe auch Fachinformation) Labor: Blutbild, Leber- und Nierenfunktionsparameter, Blutzucker, Lipidspiegel, Serumprotein; Auge: Untersuchung vor Beginn, reglmässige Kontrollen, bei zunehmden ophtalmologischen Nebenwirkungen Therapie abbrechen; ZNS Nebenwirkungen: (Depression, Suizid); Herz: Herzecho, regelmässig EKG; Lunge: bei Husten oder Dyspnoe Rö-Thorax. Bei Ödemen und Überwässerung Dosisreduktion.
Dosisreduktion:	Dosisreduktion bei hämatologischen Nebenwirkungen: Leukozyten < 1 500/µl, Granulozyten < 1 000/µl, Thrombzyten < 100 000/µl, Abrechen der Therapie bei Leukozyten < 1 200/µl, Neutropenie < 750/µl, Thrombopenie < 70 000/µl
Erfolgsbeurteilung:	analog Plasmozytom/Amyloidose Verlaufsparametern
Wiederholung:	Erhaltung II: Dauer: 3 Jahre.
Literatur:	Dhodapkar et al., Blood, 104(12):3520-6, 2004; Fachinformation Interferon-α

060509_13 Melphalan/Dexamethason (Palladini Protokoll)   Indikation: Amyloidose   *ICD-10: E85*

Chemotherapie

Diese Zytostatikatherapie birgt letale Risiken. Die Anwendung darf nur durch erfahrene internistische Onkologen und entsprechend ausgebildetes Pflegepersonal erfolgen. Das Protokoll muss im Einzelfall überprüft und der klinischen Situation angepasst werden.

Tag	Substanz	Dosierung	Trägerlösung (ml)	Appl.	Inf.-dauer	Bemerkungen
1-4	Melphalan	0.22 mg/kg		p.o.		morgens nüchtern; DR*; Gaben: 1-0-0-0
1-4	Dexamethason	40 mg abs.		p.o.		morgens postprandial; DR**; Gaben: 1-0-0-0

Zyklusdiagramm	d1 w1	d8 w2	d15 w3	d22 w4		Achtung: Flüssigkeitszufuhr >2000ml p.o. täglich
Melphalan	▓▓▓	▓▓▓▓▓	▓▓▓▓▓	▓▓▓▓▓	Wdh.	
Dexamethason	▓▓▓					

Obligate Prä- und Begleitmedikation

Tag	zeitl. Ablauf	Substanz	Dosierung	Trägerlösung (ml)	Appl.	Inf.-dauer	Bemerkungen
1-28	0-1-0-0	Cotrimoxazol/Cotrim®forte	960 mg abs.		p.o.		Mo,Mi,Fr; bis Therapieende
1-4	2-2-2-0	Natriumbicarbonat/Bicanorm®	1 g		p.o.		
15	1-0-0-0	Pamidronat/Aredia®	60 mg abs.	500 ml NaCl 0,9%	i.v.	2-3h	alle 4 Wochen, mit Woche 3 beginnend

Bedarfsmedikation:	Metoclopramid/Paspertin® p.o. oder i.v.; Allopurinol/Zyloric® nach Harnsäure, Sucralfat/Ulcogant®
FN-Risiko:	< 10% --> je nach Risikoabwägung, siehe Kurzfassung Leitlinien G-CSF
Kontrollen:	Blutbild, Elektrolyte insbesondere Ca^{2+}, Blutzucker, Retentionswerte, Kreatinin-Clearance, Erfolgskontrolle alle 3 Monaten
Dosisreduktion:	* bei 75-85 Jahren 0,18mg/kg KG d1-4, > 85 Jahre 0,13mg/kg KG d1-4. ** bei 75-85 Jahren 20mg abs/d, > 85 Jahre 10mg abs/d. Melphalan siehe Dosismodifikationstabelle; Dexamethason: Dosisanpassung bei Nebenwirkungen: Diabetes, Hypertonie, psychische Veränderungen, gegebenenfalls Intervall verlängern.
Wiederholung:	d 29, maximal 9 Zyklen bei Patienten mit hämatologischem Ansprechen, Beendigung nach kompletter hämatologischer Response
Literatur:	Palladini et al. Association of melphalan and high-dose dexamethasone is effective and well tolerated in tolerated in patients with AL (primary) amyloidosis who are ineligible for stem cell transplantation. Blood 2004;103:2936-2938

Kapitel 5 · Non-Hodgkin-Lymphome

060509_29 VCD Amyloidose — **Indikation: AL Amyloidose** — **ICD-10: E85**

Chemotherapie

Diese Zytostatikatherapie birgt letale Risiken. Die Anwendung darf nur durch erfahrene internistische Onkologen und entsprechend ausgebildetes Pflegepersonal erfolgen. Das Protokoll muss im Einzelfall überprüft und der klinischen Situation angepasst werden.

Tag	Substanz	Dosierung	Trägerlösung (ml)	Appl.	Inf.-dauer	Bemerkungen
1,8,15	Cyclophosphamid	350 mg/m²		p.o.		vor dem Frühstück mit ausreichend Flüssigkeit, auf regelmäßige Blasenentleerung achten. Auch als i.v. Gabe möglich; Gaben: 1-0-0-0
1,8,15,22	Dexamethason	40 mg abs.		p.o.		nach dem Frühstück; Gaben: 1-0-0-0
1,8,15	Bortezomib	1.3 mg/m²	unverdünnt	i.v.	B	auch als s.c. Gabe möglich

Flüssigkeitszufuhr 2 Liter/Tag p.o.	**Pamidronat** 60mg i.v. alle 4 Wochen über 2-3h (Anfang mit Woche 3)	Patientenhinweis: potentielle Interaktion von grünem Tee und Bortezomib nicht ausgeschlossen: keine Einnahme von grünem Tee bzw. -Kapseln an Bortezomib-Tagen empfohlen, bzw. dieses ganz unter Bortezomib-Therapie vermeiden.

Achtung:
Antikonzeption in gebärfähigem Alter
Spermienkryokonservierung bei Kinderwunsch

Dosisreduktion Bortezomib	
hämatologische Toxizität (insbesondere Thrombopenie)	Neuropathie
Grad1/2: keine Dosisreduktion (DR)	**Grad 1:** keine DR
	Grad 1+Schmerzen oder **Gr 2:** DR 1mg/m²
Grad 3: keine DR, ggf. Transfusion, Behandlungsrisiko abwägen	**Grad 2+Schmerzen** oder **Gr 3:** Pause, dann 0,7mg/m² u. 1x wöchentlich
Grad 4: Pause, Beginn mit 25% DR nach Erholung	**Grad 4:** Abbruch

Zyklusdiagramm	d1 w1	d8 w2	d15 w3	d22 w4	
Bortezomib	■	■	■		Wdh.
Dexamethason	■	■	■	■	
Cyclophosphamid	■	■	■		

Obligate Prä- und Begleitmedikation

Tag	zeitl. Ablauf	Substanz	Dosierung	Trägerlösung (ml)	Appl.	Inf.-dauer	Bemerkungen
1,8,15	1-0-0-0	Granisetron/Kevatril®	2 mg		p.o.		1h vor Cyclophosphamid
1-28	1-0-0-0	Aciclovir/Zovirax®	400 mg		p.o.		kontinuierlich
1-28	0-1-0-0	Cotrimoxazol/Cotrim®forte	960 mg		p.o.		Montag, Mittwoch, Freitag

Bedarfsmedikation: Loperamid/ImodiumN®, Granisetron/Kevatril®, Sucralfat/Ulcogant®, Pantoprazol/Pantozol®, Erythropoetin (Epoetin alfa)
FN-Risiko: 10-20% --> je nach Risikoabwägung als Primärprophylaxe, bei FN im 1. Zyklus als Sekundärprophylaxe, siehe Kurzfassung Leitlinien G-CSF
Kontrollen: Peripheres Blutbild, Elektrolyte (inklusiv Na+, K+, Ca²⁺, Mg²⁺), Retentionswerte, Harnsäure, Leberwerte: GOT, GPT, gamma-GT, AP, Gesamtprotein, Albumin, Paraproteindiagnostik, Blutzucker, Blutdruck,
Neurotoxizität, TTP-Analyse, Urinsedimentkontrolle, ausreichende Diurese, periphere Neuropathie, EKG
Dosisreduktion: siehe auch Dosismodifikationstabelle; **Bortezomib:** siehe Memokasten, > 85 Jahre 2x/Monat; **Dexamethason:** > 75 Jahre DR auf 20mg; **Cyclophosphamid:** 65-75 Jahre DR auf 300mg/m², > 75 Jahre DR auf 50mg/d d1-21 oder 50mg/d jeden 2.Tag d1-21
Cave: **Grapefruitsaft vermeiden**
Erfolgsbeurteilung: analog Plasmozytom/Amyloidose Verlaufsparametern
Wiederholung: Tag 29; 6 - 8 Zyklen
Literatur: adaptiert nach: JR Mikhael et al. Blood 119 (19) : 4391-4; 2012; CP. Venner et al. Blood 119 (19): 4387-90; 2012

Kapitel 6   Aplastische Anämien

070200_01 CyA/horse ALG/Prednisolon

Indikation: Schwere aplastische Anämie

ICD-10: D61.9

Chemotherapie

Diese Zytostatikatherapie birgt letale Risiken. Die Anwendung darf nur durch erfahrene internistische Onkologen und entsprechend ausgebildetes Pflegepersonal erfolgen. Das Protokoll muss im Einzelfall überprüft und der klinischen Situation angepasst werden.

Wo	Tag	Substanz	Dosierung	Trägerlösung (ml)	Appl.	Inf.-dauer	Bemerkungen
1-25	1-7	Cyclosporin A/Sandimmun Optoral®	2x 5 mg/kg		p.o.		Zielspiegel: 200-400ng/ml; Achtung: Ciclosporinspiegel kann durch Noxafil verändert werden; 2x5mg/kg; Gaben: 8 Uhr, 20 Uhr
1	1-4	Methylprednisolon/Urbason®	100 mg abs.		i.v.	30min	30min von ALG
1	1-4	horse ALG (ATGAM® Pharmacia)	40 mg/kg	500 ml NaCl 0,9%	i.v.	12h	Prick-Test empfohlen vor Erstgabe. Gabe über Inlinefilter
1	5-7	Methylprednisolon/Urbason®	1 mg/kg		p.o.		Protokolltag 05-14; Gaben: 1-0-0-0
2	1-7	Methylprednisolon/Urbason®	1 mg/kg		p.o.		Protokolltag 05-14; Gaben: 1-0-0-0
3-4	1,7,3-7	Methylprednisolon/Urbason®	1 mg/kg		p.o.		ausschleichend bis 0 mg/kg; Gaben: 1-0-0-0

Obligate Prä- und Begleitmedikation

Wo	Tag	zeitl. Ablauf	Substanz	Dosierung	Trägerlösung (ml)	Appl.	Inf.-dauer	Bemerkungen
1-4	1-7	1-1-1-1	Amphotericin B-Susp./Ampho-Moronal®	100 mg		p.o.		kontinuierlich; 1Pipette à 1ml = 100mg
1	1-4	-30min	NaCl 0,9 %		1000 ml	i.v.	24h	
1-4	1-7	0-1-0-0	Cotrimoxazol/Cotrim®forte	960 mg		p.o.		Montags, Mittwochs, Freitags; kontinuierlich
1-4	1,3,5	1-1-1-0	Aciclovir/Zovirax®	200 mg		p.o.		3x/Woche kontinuierlich
1-4	1-7	1-1-1-0	Posaconazol/Noxafil®	200 mg		p.o.		kontinuierlich
1-4	1-7	1-0-0-0	Levofloxacin/ Tavanic®	500 mg		p.o.		kontinuierlich
1	1-4	-15min	Clemastin/Tavegil®	2 mg		i.v.	B	
1	1-4	-15min	Famotidin/Pepdul® mite	40 mg		i.v.	B	

Bedarfsmedikation:	Paracetamol 1000mg p.o., Solu-Decortin® 100 mg i.v., Lynestrenol/Orgametril®, G-CSF/Neupogen®
Kontrollen:	Blutbild, Elektrolyte insb. Mg²⁺, Leberwerte, Gerinnung, Retentionswerte; LDH bei CyA-Einstellung und unter ATG täglich, bei stabilen CyA-spiegel 1x/Woche
Cave:	Austestung von ALG vor Gabe: Intracutantest: mit 0.1ml einer Verdünnung von 1:1 000 (entspr. 5µg horse ALG) intradermal -> Beobachtung alle 15-20min in der ersten Stunde empfohlen
Wechselwirkungen:	**Achtung: Ciclosporinspiegel kann durch Posaconazol verändert werden**
Erfolgsbeurteilung:	Knochenmarkpunktion vor Therapiebeginn sowie an Tag 42 und Tag 90
Wiederholung:	keine Angabe
Ausschlußkriterien:	Malignome, Lithium, schwere Organstörungen wie Herzinsuffizienz NYHA III-IV
Literatur:	Scheinberg P et al. NEJM. 2011; 365(5):430-8.

Kapitel 7 Paroxysmale nächtliche Hämoglobinurie

070201_01 Eculizumab Induktion (Woche 1-4)

Indikation: PNH **ICD-10:D59.5**

Chemotherapie

Diese Zytostatikatherapie birgt letale Risiken. Die Anwendung darf nur durch erfahrene internistische Onkologen und entsprechend ausgebildetes Pflegepersonal erfolgen. Das Protokoll muss im Einzelfall überprüft und der klinischen Situation angepasst werden.

Tag	Substanz	Dosierung	Trägerlösung (ml)	Appl.	Inf.-dauer	Bemerkungen
1,8,15,22	Eculizumab	600 mg abs.	ad 120 ml NaCl 0,9%	i.v.	40min	Endkonzentration 5mg/ml

Zyklusdiagramm	d1 w1	d8 w2	d15 w3	d22 w4	2 Wochen vor Therapiebeginn:
Eculizumab	▮▯▯▯▯▯▯	▮▯▯▯▯▯▯	▮▯▯▯▯▯▯	▮▯▯▯▯▯▯	**Meningokokken-Impfung** empfohlen

Bedarfsmedikation:	Metoclopramid/Paspertin® p.o. oder i.v., bei Unverträglichkeit Ersatz durch 5-HT$_3$-Antagonisten; Loperamid/Imodium®
FN-Risiko:	< 10 %--> je nach Risikoabwägung, siehe Kurzfassung Leitlinien G-CSF.
Kontrollen:	Periphers Blutbild, Elektrolyte, Retentionswerte, LDH
Nebenwirkungen:	Kopfschmerzen, Übelkeit, grippeähnliche Symptome
Erfolgsbeurteilung:	52 Wo
Literatur:	Hillmen et al. NEJM. 2006; 355(12):1233-1243.

070201_01 Eculizumab Erhaltung

Indikation: PNH **ICD-10:D59.5**

Chemotherapie

Diese Zytostatikatherapie birgt letale Risiken. Die Anwendung darf nur durch erfahrene internistische Onkologen und entsprechend ausgebildetes Pflegepersonal erfolgen. Das Protokoll muss im Einzelfall überprüft und der klinischen Situation angepasst werden.

Tag	Substanz	Dosierung	Trägerlösung (ml)	Appl.	Inf.-dauer	Bemerkungen
1	Eculizumab	900 mg abs.	ad 180 ml NaCl 0,9%	i.v.	40min	alle 14 Tage; Endkonzentration 5mg/ml

Zyklusdiagramm	d1 w1	d8 w2	
Eculizumab	▮▯▯▯▯▯▯	▯▯▯▯▯▯▯	Wdh.

Bedarfsmedikation:	Metoclopramid/Paspertin® p.o. oder i.v., bei Unverträglichkeit Ersatz durch 5-HT$_3$-Antagonisten; Loperamid/Imodium®
FN-Risiko:	< 10% --> je nach Risikoabwägung, siehe Kurzfassung Leitlinien G-CSF.
Kontrollen:	Peripheres Blutbild, Elektrolyte, Retentionswerte, LDH
Nebenwirkungen:	Kopfschmerzen, Übelkeit, grippeähnliche Symptome
Erfolgsbeurteilung:	52 Wo
Literatur:	Hillmen et al. NEJM. 2006; 355(12):1233-1243.

Kapitel 8 Immunthrombozytopenie

999999_05 Romiplostim

Indikation: chronische ITP　　　　**ICD-10: D69.3**

Chemotherapie

Diese Zytostatikatherapie birgt letale Risiken. Die Anwendung darf nur durch erfahrene internistische Onkologen und entsprechend ausgebildetes Pflegepersonal erfolgen. Das Protokoll muss im Einzelfall überprüft und der klinischen Situation angepasst werden.

Tag	Substanz	Dosierung	Trägerlösung (ml)	Appl.	Inf.-dauer	Bemerkungen
1	Romiplostim	1 µg/kg	aqua ad inj.	s.c.		Dosiserhöhung um 1µg/kg pro Woche in Abhängigkeit der Thrombozytenzahl; maximale Dosis 10µg/kg

Zyklusdiagramm	d1 w1		
Romiplostim	▮		Wdh.

Dosisanpassung für Romiplostim:

Thrombozytenzahl (x 10⁹/l)	Maßnahme
< 50	Erhöhung der wöchentlichen Dosis um 1µg/kg
> 150 während 2 aufeinander folgenden Wochen	Reduktion der wöchentlichen Dosis um 1µg/kg
> 250	Therapieunterbrechung, wöchentliche Bestimmung der Thrombozytenzahl. Sobald Thrombozytenzahl < 150 x 10⁹/l: Therapiefortsetzung mit einer um 1µg/kg verminderten wöchentlichen Dosis
Bei abruptem Abfall der Thrombozytenzahl < 50 x 10⁹/l nach Absetzen oder Dosisreduktion (interindividuelles Ansprechen) können nach ärztlichem Ermessen höhere Grenzwerte für Dosisreduktion (200 x 10⁹/l) und Therpaieunterbrechung (400 x 10⁹/l) in Betracht gezogen werden.	
Maximaldosis: 10µg/kg	

Bedarfsmedikation: Notfall-Therapien zur Steigerung der Thrombozytenzahl: Thrombozytentransfusion, Kortikosteroide, IVIG, Anti-D-Immunglobuline.

Kontrollen: **vor Therapiebeginn:** Knochenmarkpunktion; **während Therapie:** Thrombozytenzahl, Untersuchung auf morphologische Zellabnormalitäten mittels peripheren Blutausstriches und grossen Blutbildes (CBC), Nierenfunktion, Leberfunktion, ggf. Knochenmarkpunktion (insbesondere bei Patienten > 60 Jahre oder abnormen Zeichen, wie erhöhte peripherer Zellzahl/Blasten.

Cave: Romiplostim sollte **nicht** bei Patienten mit **mäßiger bis schwerer Leberfunktionsstörung** (Child-Pugh-Klassifikation ≥7) angewendet werden, es sei denn, der erwartete Nutzen übersteigt das bekannte Risiko einer Pfortaderthrombose. Therapie mit Romiplostim nur nach strenger Nutzen-/Risiko-Bewertung und unter engmaschiger Überwachung der Thrombozytenzahl, um das Risiko thromboembolischer Komplikationen zu minimieren. Siehe auch Fachinformation.

Erfolgsbeurteilung: wöchentlich bis Thrombozytenzahlen stabil für mindestens 4 Wochen ohne Dosisanpassung, dann monatlich

Wiederholung: wöchentlich bzw. nach klinischem Verlauf

Indikation: **Romiplostim:** Positives Nutzen-Risiko-Verhältnis ist nur für **immun-(idiopatische) thrombozytopenische Purpura (ITP-)assoziierte Thrombozytopenie** nachgewiesen; darf nicht bei anderen Erkrankungen, die mit einer Thrombozytopenie einhergehen, angewendet werden. **Diagnose MDS muss ausgeschlossen sein.** Siehe auch Fachinformation.

Literatur: Fachinformation Romiplostim/Nplate®: Stand August 2011

999999_09 Eltrombopag

Indikation: chronische ITP　　　　**ICD-10: D69.3**

Chemotherapie

Diese Zytostatikatherapie birgt letale Risiken. Die Anwendung darf nur durch erfahrene internistische Onkologen und entsprechend ausgebildetes Pflegepersonal erfolgen. Das Protokoll muss im Einzelfall überprüft und der klinischen Situation angepasst werden.

Tag	Substanz	Dosierung	Trägerlösung (ml)	Appl.	Inf.-dauer	Bemerkungen
1-28	Eltrombopag	50 mg		p.o.		Dosierung und Therapiedauer erfolgt individuell auf Basis der Thrombozytenzahl; Gaben: 1-0-0-0

Eltrombopag Einnahmehinweis:	**Cave:**
Einnahme mit mindestens 4h Abstand zur Einnahme von Mitteln, wie Antazida, Milchprodukte (oder andere kalziumhaltige Nahrungsmittel) oder Mineralergänzungsmitteln, die polyvalente Kationen (z.B. Eisen, Zink, Kalzium, Magnesium, Aluminium und Selen) enthalten	Eltrombopag sollte nicht bei Patienten mit **Leberfunktionsstörung** (Child-Pugh-Klassifikation ≥ 5) angewendet werden, es sei denn der erwartete Nutzen übersteigt das bekannte Risiko einer Pfortaderthrombose → strenge Nutzen-Risiko-Bewertung; falls Gabe für notwendig erachtet wird: Startdosis 25mg/d; nach Therapiebeginn 3 Wochen abwarten, bevor Dosis erhöht wird; Siehe auch Fachinformation

Dosisanpassung für Eltrombopag:

Thrombozytenzahl (x 10⁹/l)	Maßnahme
< 50 nach mindestens 2 Behandlungswochen	Erhöhung der Tagesdosis um 25mg auf ein Maximum von 75mg/Tag
≥ 50 bis ≤ 150	Gabe der niedrigsten noch wirksamen Dosis um eine Thrombozytenzahl aufrecht zu erhalten, bei der Blutungen verhindert/ reduziert werden
> 150 bis ≤ 250	Reduktion der Tagesdosis um 25mg; nach 2 Wochen erneute Überprüfung der Wirkung, ggf. weitere Dosisanpassung
> 250	Therapieunterbrechung, Bestimmung der Thrombozytenzahl 2x/Woche Sobald Thrombozytenzahl < 100 x 10⁹/l: Therapiefortsetzung mit einer um 25mg reduzierten Dosis
Maximaldosis: 75mg/d	

Kontrollen: großes Blutbild einschliesslich Thrombozytenzahl und peripherem Blutausstrich: wöchentlich bis Stabilisierung der Thrombozytenzahl (≥ 50 000/µl) über mindestens 4 Wochen, danach monatliche Kontrolle; Leberwerte: ALAT, ASAT und Bilirubin zu Behandlungsbeginn, alle 2 Wochen während der Dosiseinstellungsphase, monatlich nach Festlegung einer stabilen Dosis; Kataraktentstehung

Dosierung: individulle Dosisanpassung zur Aufrechterhaltung der Thrombozytenwerte oberhalb der Risikoschwelle für Blutungen (> 50 000/µl); empfohlene Anfangsdosis 50mg; max. Tagesdosis 75mg; niedrigste wirksame Dosis verwenden, um Thrombozytenzahl wie klinisch indiziert aufrecht zu erhalten

Dosisreduktion: Patienten ostasiatischer Abstammung, Patienten mit Leberfunktionsstörung: Startdosis 25mg/Tag

Cave: Hepatotoxizitätsrisiko, thrombotische/thromboembolische Komplikationen, Blutungen nach Absetzen von Eltrombopag, Retikulinbildung im Knochenmark und Risiko einer Knochenmarkfibrose, Progression vorbestehender myelodysplastischer Syndrome, Katarakte, Verlust des Ansprechens auf Eltrombopag möglich

Therapieabbruch: wenn die Thrombozytenzahl nach 4-wöchiger Behandlung mit 1xtäglich 75mg nicht auf einen Wert ansteigt, der ausreichend hoch ist, um klinisch bedeutsame Blutungen zu vermeiden

Wechselwirkungen: HMG-CoA-Reduktasehemmer: erhöhte Plasmaspiegel für Statine möglich (außer Atorvastatin, Fluvastatin) -> reduzierte Dosis der Statine und sorgfältige Überwachung auf Statin-Nebenwirkungen; Vorsicht bei gleichzeitiger Anwendung von OATP1B1- und BCRP-Substraten (z.B. Methotrexat, Topotecan); gemeinsame Gabe von Lopinavir/Ritonavir kann zu Verringerung der Eltrombopag-Konzentration führen; bei gleichzeitiger Einnahme von anderen Arzneimitteln zur ITP-Behandlung (Kortikosteroide, Danazol und/oder Azathioprin, i.v. Immunglobulin, Anti-D-Immunglobulin): Kontrolle der Thrombozytenzahl

Therapiedauer: bis Thrombozytenzahl ≥ 50 000/µl erreicht und aufrecht erhalten wird

Literatur: Bussel J B et al, N Engl J Med 2007;357:2237-47; Fachinformation Eltrombopag

Teil II   Solide Tumoren

Kapitel 9   Kopf-Hals Tumoren – 121

Kapitel 10   Thorakale Tumoren – 129

Kapitel 11   Gastrointestinale Tumoren – 141

Kapitel 12   Gynäkologische Tumoren – 161

Kapitel 13   Urogenitaltumoren – 187

Kapitel 14   Hauttumoren – 199

Kapitel 15   Sarkome – 205

Kapitel 16   ZNS Tumoren – 213

Kapitel 17   Unbekannter Primärtumor – 217

Kapitel 9   Kopf-Hals Tumoren

Teil II · Solide Tumoren

080100_06 Docetaxel/Cisplatin

Indikation: Kopf- /Hals-Tumoren (Plattenepitel-Ca) **ICD-10: C00-14/C30-C32**

Chemotherapie

Diese Zytostatikatherapie birgt letale Risiken. Die Anwendung darf nur durch erfahrene internistische Onkologen und entsprechend ausgebildetes Pflegepersonal erfolgen. Das Protokoll muss im Einzelfall überprüft und der klinischen Situation angepasst werden.

Tag	Substanz	Dosierung	Trägerlösung (ml)	Appl.	Inf.-dauer	Bemerkungen
1	Docetaxel	75 mg/m²	250 ml NaCl 0,9%	i.v.	1h	
1	Cisplatin	75 mg/m²	250 ml NaCl 0,9%	i.v.	1h	

Docetaxel während der ersten 5 min sehr langsam einlaufen lassen. Bei 1.-2. Infusion engmaschig Blutdruck und Puls kontrollieren (Anaphylaxie-Gefahr)

Cave: Aprepitant ist moderater Inhibitor und Induktor von CYP3A4 (Wechselwirkungen beachten, s. Fachinformation)

CTx mit FN-Risiko von 10-20%: Vorgehen bei der G-CSF-Gabe
- nach CTx: 1x tgl. 5µg/kg Filgrastim s.c. bei Leukozyten < 1 000/µl bis >1 000/µl
- Wenn unter Einbeziehung **individueller Risikofaktoren für den Patienten**
FN-Risiko ≥ 20% =>G-CSF-Primärprophylaxe erwägen/durchführen.
- **Nach durchgemachter febriler Neutropenie**, in folgenden Zyklen => G-CSF-Sekundärprophylaxe

G-CSF-Primär- bzw. Sekundärprophylaxe:
Entweder 24h nach CTx einmal Pegfilgrastim/Neulasta® 6mg s.c. **- Oder:**
d6 nach CTx Filgrastim/Neupogen® 5µg/kg/d s.c. bis zum Durchschreiten des Nadir

Zyklusdiagramm: Docetaxel d1 w1, Cisplatin d1 w1; d8 w2, d15 w3, Wdh.

Obligate Prä- und Begleitmedikation

Tag	zeitl. Ablauf	Substanz	Dosierung	Trägerlösung (ml)	Appl.	Inf.-dauer	Bemerkungen
0	1-0-1-0	Dexamethason	8 mg		p.o.		
1	-1h	Aprepitant/Emend®	125 mg		p.o.		
1	-30min	NaCl 0,9%		3000 ml	i.v.	6-8h	
1	-30min	Dexamethason	12 mg		i.v.		
1	-30min	Granisetron/Kevatril®	1 mg		i.v.	B	
1	-15min	Clemastin/Tavegil®	2 mg		i.v.	B	
1	-15min	Ranitidin/Zantic®	50 mg		i.v.	B	
1	+1h, +3h	Mannitol 10%/Osmosteril 10%®	250 ml		i.v.	15min	
1	abends	Dexamethason	8 mg		p.o.		
2	1-0-1-0	Dexamethason	8 mg		p.o.		
2-3	1-0-0-0	Aprepitant/Emend®	80 mg		p.o.		
3-4	1-0-0-0	Dexamethason	8 mg		p.o.		

FN-Risiko: 10-20% -> je nach Risikoabwägung als Primärprophylaxe, bei FN im 1. Zyklus als Sekundärprophylaxe, siehe Kurzfassung Leitlinien G-CSF
Kontrollen: Blutbild, Elektrolyte insbesondere Ca²⁺, Retentionswerte, eGFR, Eiweiß, Albumin, Bilirubin, Leberwerte, Oto-/Neurotoxizität, Gewicht
Dosisreduktion: Bei Neutropenie < 500/µl über mehr als 7 Tage und/oder bei febriler Neutropenie oder bei Thrombopenie < 25 000/µl: Docetaxel-Dosisreduktion um 20%. Bei Neutropenie < 1 500/µl und/oder Thrombopenie < 100 000/µl: maximale Zyklusverschiebung um 2 Wochen. Bei Leberwerterhöhung: ggf. Docetaxel-Dosisreduktion um 20%. Bei Diarrhoe oder Stomatitis Grad 3: Docetaxel-Dosisreduktion um 20%. Bei Serum-Kreatinin ≥ Grad 2 (> 1,5x Normalwert): Kreatinin-Clearance (=CCL) vor jedem Zyklus, bei CCL < 60ml/min und ≥ 40ml/min: Cisplatin-Dosisreduktion um 50% - bei fehlender Erholung und bei CCL < 40ml/min: keine Cisplatin-Gabe im folgenden Zyklus. Bei Grad 2 Neuropathie: Cisplatin-Dosisreduktion um 20% im folgenden Zyklus, bei CCL < 60ml/min und ≥ 40ml/min: Cisplatin-Dosisreduktion um 50% - bei fehlender Erholung und bei CCL < 40ml/min: keine Cisplatin-Gabe im folgenden Zyklus.
Erfolgsbeurteilung: nach Zyklen 2, 4 und 6 neurologische Untersuchung, radiologische Tumormessung
Wiederholung: Tag 21
Literatur: Dreyfuss A et al. J Clin Oncol. 1996; 14:1672-1678; analog internem Studienprotokoll 104, Arm C; Aprepitant: Fachinformation, Bokemeyer C. Arzneimitteltherapie. 2004; 22:129-35; Navari RM. Cancer Invest. 2004; 22(4):569-76; MASCC Antiemetic-Guidelines, 2013, www.mascc.org

---

080100_07 Docetaxel/Cisplatin/Fluorouracil (TPF)

Indikation: Kopf-/ Hals-Tumoren (Plattenepithel-Ca) **ICD-10: C00-14/C30-C32**

Chemotherapie

Diese Zytostatikatherapie birgt letale Risiken. Die Anwendung darf nur durch erfahrene internistische Onkologen und entsprechend ausgebildetes Pflegepersonal erfolgen. Das Protokoll muss im Einzelfall überprüft und der klinischen Situation angepasst werden.

Tag	Substanz	Dosierung	Trägerlösung (ml)	Appl.	Inf.-dauer	Bemerkungen
1	Docetaxel	75 mg/m²	250 ml NaCl 0,9%	i.v.	1h	
1	Cisplatin	75 mg/m²	250 ml NaCl 0,9%	i.v.	1h	
1	Fluorouracil (5-FU)	3750 mg/m²	500 ml Nacl 0,9%	i.v.	120h	5d Pumpe

Zyklusdiagramm: Docetaxel, Cisplatin, 5-FU; d1 w1, d8 w2, d15 w3, Wdh.

Inkompatibilitäten:
Cisplatin ↔ NaHCO₃
y-site-Kompatibilität bei
Cisplatin ↔ 5-FU

Cave: Aprepitant ist moderater Inhibitor und Induktor von CYP3A4 (Wechselwirkungen beachten, s. Fachinformation)

entweder	24h nach CTx	Pegfilgrastim/Neulasta®	6mg	s.c.
oder	d6 nach CTx	Filgrastim/Neupogen®	5µg/kg/d	s.c. bis Durchschreiten des Nadir

Obligate Prä- und Begleitmedikation

Tag	zeitl. Ablauf	Substanz	Dosierung	Trägerlösung (ml)	Appl.	Inf.-dauer	Bemerkungen
0	1-0-1-0	Dexamethason	8 mg		p.o.		2x 8mg Dexamethason p.o.
1	-1h	Aprepitant/Emend®	125 mg		p.o.		
1	-30min	NaCl 0,9%		3000 ml	i.v.	6-8h	
1	-30min	Dexamethason	12 mg		i.v.	B	
1	-30min	Granisetron/Kevatril®	1 mg		i.v.	B	
1	-15min	Clemastin/Tavegil®	2 mg		i.v.	B	
1	-15min	Ranitidin/Zantic®	50 mg		i.v.	B	
1	+1h	Mannitol 10%/Osmosteril 10%®	250 ml		i.v.	15min	30min vor Cisplatin-Gabe
1	+3h	Mannitol 10%/Osmosteril 10%®	250 ml		i.v.	15min	
1	abends	Dexamethason	8 mg		p.o.		
5-15	1-0-1-0	Ciprofloxacin/Ciprobay®	250 mg		p.o.		vor+ während d. Zytopenie
2	1-0-1-0	Dexamethason	8 mg		p.o.		morgens
2-3	1-0-0-0	Aprepitant/Emend®	80 mg		p.o.		morgens; CAVE: siehe Memo
3-4	1-0-0-0	Dexamethason	8 mg		p.o.		morgens

Bedarfsmedikation: Granisetron/Kevatril® 1mg i.v.; Loperamid/ Imodium®
FN-Risiko: > 20% ---> Primärprophylaxe mit Filgrastim/Neupogen® oder Pegfilgrastim/Neulasta®, siehe Kurzfassung
Kontrollen: Blutbild, Elektrolyte insbesondere Ca²⁺, Retentionswerte, eGFR, Eiweiß, Albumin, Bilirubin, Leberwerte, Oto-/Neurotoxizität, Gewicht
Dosisreduktion: Bei Neutropenie < 500/µl über mehr als 7 Tage und/oder bei febriler Neutropenie oder bei Thrombozytopenie < 25 000/µl: Docetaxel-DR um 20%. Bei Neutropenenie < 1 500/µl und/oder Thrombozytopenie < 100 000/µl: maximale Zyklusverschiebung um 2 Wochen. Bei Leberwerterhöhung: ggf. Docetaxel-DR um 20%. Bei Diarrhoe oder Stomatitis Grad 3: Docetaxel-DR um 20%. Bei eGFR < 60ml/min und ≥ 40ml/min: Cisplatin-DR um 50% bei fehlender Erholung und bei eGFR < 40ml/min: keine Cisplatin-Gabe im folgenden Zyklus. Bei Grad 2 Neuropathie: Cisplatin-DR um 20%.
Erfolgsbeurteilung: nach Zyklus 2, 4 und 6 neurologische Untersuchung, radiologische Tumormessung
Wiederholung: Tag 21
Literatur: Vermorken JB et al. NEJM. 2007; 357(17):1695-704; Aprepitant: Fachinformation, Bokemeyer C. Arzneimitteltherapie. 2004; 22:129-35; MASCC Antiemetic-Guidelines, 2011, www.mascc.org

Kapitel 9 · Kopf-Hals Tumoren

080100_09 Docetaxel wöchentlich **Indikation: Kopf-/ Hals-Tumoren (Plattenepithel- Ca); NSCLC** **ICD-10: C14; C34**

Chemotherapie

Diese Zytostatikatherapie birgt letale Risiken. Die Anwendung darf nur durch erfahrene internistische Onkologen und entsprechend ausgebildetes Pflegepersonal erfolgen. Das Protokoll muss im Einzelfall überprüft und der klinischen Situation angepasst werden.

Tag	Substanz	Dosierung	Trägerlösung (ml)	Appl.	Inf.-dauer	Bemerkungen
1,8,15,22	Docetaxel	30 mg/m²	*100 ml NaCl 0,9%	i.v.	1h	* (max. Konz. 0,74 mg/ml)

Zyklusdiagramm: d1 w1 | d8 w2 | d15 w3 | d22 w4 | d29 w5 — Docetaxel — Wdh.

Obligate Prä- und Begleitmedikation

Tag	zeitl. Ablauf	Substanz	Dosierung	Trägerlösung (ml)	Appl.	Inf.-dauer	Bemerkungen
0,7,14,21	0-0-1-0	Dexamethason	8 mg		p.o.		
1,8,15,22	-30min	NaCl 0,9 %		500 ml	i.v.	1h30min	
1,8,15,22	-30min	Dexamethason	8 mg	100 ml NaCl 0,9%	i.v.	15min	an 8mg Dexamethason 0-0-1 am Vortag gedacht?
1,8,15,22	-30min	Clemastin/Tavegil®	2 mg		i.v.		B
1,8,15,22	-30min	Ranitidin/Zantic®	50 mg		i.v.		B
1,8,15,22	abends	Dexamethason	8 mg		p.o.		

Bedarfsmedikation: Metoclopramid/Paspertin® p.o. oder i.v. Dexamethason/Fortecortin® 8mg i.v./p.o.
FN-Risiko: 10-20% --> je nach Risikoabwägung als Primärprophylaxe, bei FN im 1. Zyklus als Sekundärprophylaxe, siehe Kurzfassung Leitlinien G-CSF
Kontrollen: Blutbild, Klinische Chemie, Elektrolyte, Retentionswerte, Leberwerte
Dosisreduktion: bei Grad IV Neutropenie > 5d, febriler Neutropenie, Thrombozytopenie Grad 4, schweren Hautreaktionen oder Grad III-IV nichthämatologische Toxizität: nach 1. Toxizität 2 Wochen Pause, dann 55 mg/m²; bei persistierender > Grad III Neuropathie, Grad IV Hypertonie, Bilirubinerhöhung, AP > 2,5fach und SGOT (AST) oder SGPT (ALT) > 1,5fach über normal oder schon vorheriger Dosisreduktion: Behandlungsabbruch
Nebenwirkungen: Myelotoxizität, Neuropathie, Hauttoxizität, Flüssigkeitsretention, allergische Reaktionen, Übelkeit/Erbrechen, cave: Paravasate
Erfolgsbeurteilung: nach jedem Zyklus
Wiederholung: d36, maximal 6 Zyklen
Literatur: Hitt R et al. Cancer. 2006; 106:106-111.

080100_04 5-FU/Cisplatin **Indikation: Kopf-/ Hals-Tumoren (Plattenepithel-Ca); Ösophagus-Ca** **ICD-10: C14; C15**

Chemotherapie

Diese Zytostatikatherapie birgt letale Risiken. Die Anwendung darf nur durch erfahrene internistische Onkologen und entsprechend ausgebildetes Pflegepersonal erfolgen. Das Protokoll muss im Einzelfall überprüft und der klinischen Situation angepasst werden.

Tag	Substanz	Dosierung	Trägerlösung (ml)	Appl.	Inf.-dauer	Bemerkungen
1	Cisplatin	100 mg/m²	250 ml NaCl 0,9%	i.v.	1h	y-site kompatibel mit 5-FU
1-5	Fluorouracil (5-FU)	1000 mg/m²	250 ml NaCl 0,9%	i.v.	24h	y-site kompatibel mit Cisplatin

Zyklusdiagramm: d1 w1 | d8 w2 | d15 w3 — Cisplatin, 5-FU — Wdh.

Schwerwiegende Wechselwirkung: keine Gabe von Brivudin/Zostex® zusammen mit 5-Fluorouracil inkl. topischer Präparate und Prodrugs (Efudix, Capecitabin, Floxuridin, Tegafur). Durch Hemmung der Dihydropyrimidindehydrogenase, Akkumulation und verstärkte Toxizität von 5-FU, letale Folgen möglich. Mindestens 4 Wochen zeitlicher Abstand, ggf. Bestimmung der DPD-Aktivität.

Inkompatibilitäten: Cisplatin↔ Mesna; Cisplatin↔ NaHCO₃

Cave: Aprepitant ist moderater Inhibitor und Induktor von CYP3A4 (Wechselwirkungen beachten, s. Fachinformation)

Obligate Prä- und Begleitmedikation

Tag	zeitl. Ablauf	Substanz	Dosierung	Trägerlösung (ml)	Appl.	Inf.-dauer	Bemerkungen
1	-3h	NaCl 0,9 %		1500 ml	i.v.	3h	
1	-1h	Aprepitant/Emend®	125 mg		p.o.		
1	-30min	Dexamethason	12 mg		i.v.	15min	
2-3	-1h	Aprepitant/Emend®	80 mg		p.o.		
2-4	-30min	Dexamethason	8 mg		i.v.	15min	oder p.o.
1	-30min, +1h30min	Mannitol 10%/Osmosteril 10%®		250 ml	i.v.	15min	
1	-30min	Granisetron/Kevatril®	1 mg		i.v.		B
1	0	NaCl 0,9 %		3000 ml	i.v.	24h	

FN-Risiko: < 10% -->Risikoprofil siehe Kurzfassung Leitlinien zur G-CSF-Behandlung: Pegfilgrastim/Neulasta®, Filgrastim/Neupogen® je nach Risikoabwägung
Kontrollen: Blutbild, Elektrolyte insbesondere Ca²⁺, Retentionswerte, eGFR, Eiweiß, Albumin, Bilirubin, Leberwerte, Oto-/Neurotoxizität, Gewicht
Dosisreduktion: Bei Neutropenie < 1 500/μl und/oder Thrombopenie < 100 000/μl an Tag 21: maximale Zyklusverschiebung um 2 Wochen. Bei Diarrhoe ≥ Grad 3 oder Stomatitis Grad 3: 5-FU-Dosisreduktion um 20%. Bei Serum-Kreatinin ≥ Grad 2 (> 1,5x Normalwert): Kreatinin-Clearance (=CCL) vor jedem Zyklus, bei CCL < 60ml/min und ≥ 40ml/min: Cisplatin-Dosisreduktion um 50% - bei fehlender Erholung und bei CCL < 40ml/min: keine Cisplatin-Gabe im folgenden Zyklus.
Erfolgsbeurteilung: nach Zyklus 2, 4 und 6 neurologische Untersuchung, radiologische Tumormessung
Wiederholung: Tag 22
Literatur: Andreadis C et al. Oral Oncol. 2003; 39(4):380-5; Aprepitant: Fachinformation, Bokemeyer C. Arzneimitteltherapie. 2004; 22:129-35; MASCC Antiemetic-Guidelines, 2011, www.mascc.org

080100_01 5-FU/Carboplatin

Indikation: Kopf-/ Hals-Tumoren; Ösophaguskarzinom (Plattenepithelkarzinom)
ICD-10: C00-C14; C15; C30-C32

Chemotherapie

Diese Zytostatikatherapie birgt letale Risiken. Die Anwendung darf nur durch erfahrene internistische Onkologen und entsprechend ausgebildetes Pflegepersonal erfolgen. Das Protokoll muss im Einzelfall überprüft und der klinischen Situation angepasst werden.

Tag	Substanz	Dosierung	Trägerlösung (ml)	Appl.	Inf.-dauer	Bemerkungen
1	Carboplatin	6 AUC	500 ml Glucose 5%	i.v.	1h	Dosis (mg) = AUC (mg/ml x min) x [GFR (ml/min)+25]
1-5	Fluorouracil (5-FU)	1000 mg/m²	250 ml NaCl 0,9%	i.v.	4h	(ggf. amb. 24h über Baxter-Pumpen)

Dosierungsempfehlung für Carboplatin nach AUC:

Klinische Situation	Ziel-AUC (mg/ml x min)
Carboplatin Monotherapie, keine Vorbehandlung	5-7
Carboplatin Monotherapie, myelosuppressive Vorbehandlung	4-6
Kombinationsbehandlung mit Carboplatin in Standarddosierung keine Vorbehandlung	4-6

Nach vorangegangener Bestrahlung Dosisreduktion Fluorouracil auf 50%

Trinkmenge mindestens 2 Liter/Tag

Schwerwiegende Wechselwirkung: keine Gabe von Brivudin/Zostex® zusammen mit 5-Fluorouracil inkl. topischer Präparate und Prodrugs (Efudix, Capecitabin, Floxuridin, Tegafur). Durch Hemmung der Dihydropyrimidindehydrogenase, Akkumulation und verstärkte Toxizität von 5-FU, letale Folgen möglich. Mindestens 4 Wochen zeitlicher Abstand, ggf. Bestimmung der DPD-Aktivität.

Inkompatibilitäten:
Fluorouracil ↔ Carboplatin
Fluorouracil ↔ Metoclopramid
y-site kompatibel:
Fluorouracil ↔ Kaliumchlorid

Zyklusdiagramm d1 w1 | d8 w2 | d15 w3 | Wdh.
Carboplatin
5-FU

Obligate Prä- und Begleitmedikation

Tag	zeitl. Ablauf	Substanz	Dosierung	Trägerlösung (ml)	Appl.	Inf.-dauer	Bemerkungen
1	-15min	NaCl 0,9 %		2000 ml	i.v.	5h30min	ggf. Laufzeit bei ambulanter Applikation anpassen
1	-15min	Dexamethason	8 mg	100 ml NaCl 0,9%	i.v.	15min	
1	-15min	Granisetron/Kevatril®	1 mg		i.v.	B	
2-5	0	NaCl 0,9 %		500 ml	i.v.	4h	
2-5	1-0-1-0	Metoclopramid/Paspertin®	50 mg		p.o.		

Bedarfsmedikation: Metoclopramid/Paspertin® p.o. oder i.v., bei Unverträglichkeit Ersatz durch HT₃-Antagonist bzw. an Tagen 2-5 durch Dexamethason/Fortecortin® 8mg
FN-Risiko: < 10% -> G-CSF-Gabe je nach Risikoabwägung, siehe Kurzfassung Leitlinien G-CSF.
Kontrollen: Blutbild, Elektrolyte insbesondere Mg²⁺, Leberwerte, Retentionswerte, eGFR, Oto-/Neurotoxizität
Dosisreduktion: 5-FU 50% nach vorangegangener Bestrahlung; bei Bilirubin-Anstieg siehe Dosismodifikationstabelle; Carboplatin 80% bei Thrombozyten < 50 000/μl.
Erfolgsbeurteilung: nach 2, 4 oder 6 Zyklen
Wiederholung: Tag 22 oder 29
Literatur: Kaasa S et al. Eur J Cancer. 1991; 27:576-579; Jassem J et al. Cancer Chemother Pharmacol. 1993; 31:489-494.

080100_11 Cetuximab Monotherapie

Indikation: Kopf-/Hals-Tumoren (non-nasopharyngeal); Haut-Tumoren (Plattenepithel-Ca)
ICD-10: C00-C14; C30-C32; C44

Chemotherapie

Diese Zytostatikatherapie birgt letale Risiken. Die Anwendung darf nur durch erfahrene internistische Onkologen und entsprechend ausgebildetes Pflegepersonal erfolgen. Das Protokoll muss im Einzelfall überprüft und der klinischen Situation angepasst werden.

Tag	Substanz	Dosierung	Trägerlösung (ml)	Appl.	Inf.-dauer	Bemerkungen
1	Cetuximab	400 mg/m²	unverdünnt	i.v.	s.u.	Erstgabe mit 400 mg/m², danach Erhaltungsdosis mit 250 mg/m²; Infusionsgeschwindigkeit siehe Memokasten

Zyklusdiagramm d1 w1
Cetuximab | Wdh.

Infusionsgeschwindigkeit Cetuximab: mild bis moderate allerg. Reaktion in 12-19% beschrieben, meist (ca. 90%) bei Erstgabe.
Erstgabe (loading Dose: 400mg/m², nach CTx): beginnen mit **50mg/h** für 1 h; danach bei guter Verträglichkeit alle 30min um 50mg/h steigern bis max. 400mg/h
Folgegaben (ab d8: Erhaltungsdosis 250mg/m², vor CTx) bei komplikationsfreier Erstgabe und nach Ausschluss Risikopatient: Gesamtdosis innerhalb 60min geben
Maximale Infusionsrate 2ml/min=10mg/min (Cetuximab Konzentration: 5mg/ml); bei guter Verträglichkeit nach Loading-Dose evtl. Reduktion der Prämed.
Risikopatienten (max.Tumorlast, Herz-Kreislauf/resp. Erkrankungen, AK-Unverträglichkeit): beginnen mit **25mg/h** für 1h danach alle 30 min um 25mg/h, bis max. 200mg/h steigern.
Überwachung: erste Stunde alle 15min: RR, HF, Atemfrequenz, Temp.; danach 1x/h; NOTFALLWAGEN bereithalten
Cave: Bei **allergischer/anaphylaktischer Reaktion** (Schüttelfrost, Fieber etc.) SOFORTIGER Infusionsstop, Gabe von Glukokortikoiden, Flüssigkeit, Tavegil, Ranitidin, intensiv-medizinischer Maßnahmen.
Bei SCHWERER Symptomatik: kein Rechallenge. Symptombesserung: langsame Wiederaufnahme mit halbierter Infusionsgeschwindigkeit der Erstgabe

Cetuximab:
Erstgabe: "loading dose" 400mg/m² Laufzeit siehe Kurvenblatt, nach der Ctx, ab d8 250mg/m.² Erhaltungsdosis über 1h vor der Ctx
max. Infusionsrate **2ml/min**=10mg/min (5mg/ml).
Cave: allergische/anaphylaktische Reaktion
bei guter Verträglichkeit nach Loading-Dose evtl. Reduktion der Prämedikation

Cave: Die Therapie mit Cetuximab kann zu einem Magnesium-Wasting-Syndrom führen

Hinweis zum Einsatz von Cetuximab bei Haut-Tumoren:
Eine randomisierte Phase-III-Studie, die den Einsatz von Cetuximab bei Haut-Tumoren untermauert, steht noch aus. Da die Indikation nicht zugelassen, sollte vor Therapiebeginn Rückfrage bei Krankenkassen betr. Kostenerstattung erfolgen.

Obligate Prä- und Begleitmedikation

Tag	zeitl. Ablauf	Substanz	Dosierung	Trägerlösung (ml)	Appl.	Inf.-dauer	Bemerkungen
1	-1h	Paracetamol/Paracetamol ratio®	1000 mg		p.o.		nur bei Cetuximab-Erstgabe
1	-30min	NaCl 0,9 %		1000 ml	i.v.	5h	
1	-30min	Ranitidin/Zantic®	50 mg		i.v.	B	nur bei Cetuximab-Erstgabe
1	-30min	Prednison/Decortin®	50 mg		i.v.	15min	nur bei Cetuximab-Erstgabe
1	-30min	Clemastin/Tavegil®	2 mg		i.v.	B	

Bedarfsmedikation: Elektrolytersatz, Flüssigkeitsersatz, Loperamid, Hautpflege: pH-neutrale Bade- und Duschmittel/Shampoo, Sonnenexposition vermeiden, hoher Lichtschutzfaktor verwenden, bei Akne: keine Aknetherapeutika, sondern prophylaktische Gabe von oralen Tetrazyklinen (6-8 Wochen) oder topische Anwendung einer feuchtigkeitsspendenden 1% Hydrocortisoncreme und andere Maßnahmen in Rücksprache mit dem Hautarzt
FN-Risiko: < 10% --> Risikoprofil siehe Kurzfassung Leitlinien zur G-CSF-Behandlung
Kontrollen: Blutbild, Elektrolyte insbesondere Mg²⁺, Leberwerte, Nierenfunktion, Retentionswerte, eGFR, Lungenfunktion, EKG (cave bei begleitender Verabreichung kardiotoxischer Substanzen wie z.B. Fluoropyrimidine)
Dosisreduktion: siehe Fachinformation: Auftreten von schwerwiegenden Hautreaktionen ≥ Grad 3 Behandlungsunterbruch bis Rückbildung auf Grad 2, bei wiederholtem Auftreten von schwerwiegenden Hautreaktionen Dosisreduktion auf 200mg/m² nach dem zweiten Auftreten und auf 150mg/m² nach dem dritten Auftreten; Bei 4. Auftreten oder zuvor, wenn keine Rückbildung auf Grad 2 erfolgt -> Therapieabbruch.
Erfolgsbeurteilung: alle 6 Wochen Bildgebung
Wiederholung: Tag 8, bis PD, Verschlechterung des klinischen Zustandes oder Toxizität
Literatur: Vermorken JB et al. J Clin Oncol. 2007; 25(16):2171-77; Maubec E et al. J Clin Oncol. 2011; 29(25):3419-26; Fachinformation Cetuximab.

Kapitel 9 · Kopf-Hals Tumoren

080100_08 Cetuximab/Fluorouracil/Cisplatin

Indikation: Kopf-/Hals-Tumoren (Plattenepithel-Ca/ non-nasopharyngeal)

ICD-10:C14; C30- C32

Chemotherapie

Diese Zytostatikatherapie birgt letale Risiken. Die Anwendung darf nur durch erfahrene internistische Onkologen und entsprechend ausgebildetes Pflegepersonal erfolgen. Das Protokoll muss im Einzelfall überprüft und der klinischen Situation angepasst werden.

Tag	Substanz	Dosierung	Trägerlösung (ml)	Appl.	Inf.-dauer	Bemerkungen
1	Cisplatin	100 mg/m²	unverdünnt	i.v.	1h	
1	Cetuximab	400 mg/m²	unverdünnt	i.v.	s.u.	Erstgabe mit 400 mg/m², danach Erhaltungsdosis mit 250 mg/m²
8,15	Cetuximab	250 mg/m²	unverdünnt	i.v.	1h	
1	Fluorouracil (5-FU)	1000 mg/m²		i.v.	24h	
2-4	Fluorouracil (5-FU)	1000 mg/m²	250 ml NaCl 0,9%	i.v.	24h	

Cetuximab- Info auf Kurvenblatt beachten | **Cave: Aprepitant ist moderater Inhibitor und Induktor von CYP3A4 (Wechselwirkungen beachten, s. Fachinformation)**

Cetuximab:
Erstgabe: "loading dose" 400mg/m² Laufzeit siehe Kurvenblatt, nach der Ctx, ab d8 250mg/m.² Erhaltungsdosis über 1h vor der Ctx
max. Infusionsrate **2ml/min**=10mg/min (5mg/ml).
Cave: allergische/anaphylaktische Reaktion
bei guter Verträglichkeit nach Loading-Dose evtl. Reduktion der Prämedikation

Cave: Die Therapie mit Cetuximab kann zu einem Magnesium-Wasting-Syndrom führen

Inkompatibilitäten:
Cisplatin ↔ NaHCO₃
y-site-Kompatibilität bei
Cisplatin ↔ 5-FU

Schwerwiegende Wechselwirkung:
keine Gabe von Brivudin/Zostex® zusammen mit 5-Fluorouracil inkl. topischer Präparate und Prodrugs (Efudix, Capecitabin, Floxuridin, Tegafur). Durch Hemmung der Dihydropyrimidindehydrogenase, Akkumulation und verstärkte Toxizität von 5-FU, letale Folgen möglich. Mindestens 4 Wochen zeitlicher Abstand, ggf. Bestimmung der DPD-Aktivität.

Zyklusdiagramm d1 w1 | d8 w2 | d15 w3 — Cetuximab / Cisplatin / 5-FU | Wdh.

Obligate Prä- und Begleitmedikation

Tag	zeitl. Ablauf	Substanz	Dosierung	Trägerlösung (ml)	Appl.	Inf.-dauer	Bemerkungen
1	-1h	Aprepitant/Emend®	125 mg		p.o.		
1	-1h	NaCl 0,9%		3000 ml	i.v.	6-8h	
1	-30min	Dexamethason	12 mg		i.v.	15min	
1	-30 min	Granisetron/Kevatril®	1 mg	100 ml NaCl 0,9 %	i.v.	15min	
1	-30min, +1h30 min	Mannitol 10%/Osmosteril 10%®	250 ml		i.v.	15min	
1	+1h	Paracetamol/Paracetamol ratio®	1 g		p.o.		nur bei Cetuximab-Erstgabe
1	+1h30min	Ranitidin/Zantic®	50 mg		i.v.	B	nur bei Cetuximab-Erstgabe
1	+1h30min	Prednison/Decortin®	50 mg		i.v.	15min	nur bei Cetuximab-Erstgabe
1	+1h30min	Clemastin/Tavegil®	2 mg	100 ml NaCl 0,9 %	i.v.	15min	
8,15	-30min	NaCl 0,9 %		500 ml	i.v.	1h30min	
8,15	-30 min	Clemastin/Tavegil®	2 mg	100 ml NaCl 0,9 %	i.v.	15min	
8,15	-30min	Dexamethason	4 mg	100 ml NaCl 0,9 %	i.v.	15min	
2-3	-30min	Aprepitant/Emend®	80 mg		p.o.		
2-4	-30min	Dexamethason	8 mg		i.v.	15min	

Bedarfsmedikation: Cetuximab: Hautpflege: pH-neutrale Bade- und Duschmittel/Shampoo, Sonnenexposition vermeiden, hoher Lichtschutzfaktor verwenden, bei Akne: keine Aknetherapeutika, sondern prophylaktische Gabe von oralen Tetrazyklinen (6-8 Wochen) oder topische Anwendung einer feuchtigkeitsspendenden 1% Hydrocortisoncreme und andere Maßnahmen in Rücksprache mit dem Hautarzt

FN-Risiko: < 10% --> je nach Risikoabwägung, siehe Kurzfassung Leitlinien G-CSF.

Kontrollen: Blutbild, Elektrolyte insb. Ca²⁺, Retentionswerte, eGFR, Eiweiß, Albumin, Bilirubin, Leberwerte, Oto-/Neurotoxizität, Gewicht

Dosisreduktion: Bei Neutropenie < 1 500/µl und/oder Thrombopenie < 100 000/µl an Tag 21: maximale Zyklusverschiebung um 2 Wochen. Bei Diarrhoe ≥ Grad 3 oder Stomatitis Grad 3: 5-FU-Dosisreduktion um 20%. Bei Serum-Kreatinin ≥ Grad 2 (> 1,5x Normalwert): Kreatinin-Clearance (=CCL) vor jedem Zyklus, bei CCL < 60ml/min und ≥ 40ml/min: Cisplatin-Dosisreduktion um 50% - bei fehlender Erholung und bei CCL < 40ml/min: keine Cisplatin-Gabe im folgenden Zyklus.

Erfolgsbeurteilung: nach Zyklen 2, 4 und 6 neurologische Untersuchung, radiologische Tumormessung

Wiederholung: Tag 22, max. 6 Zyklen

Literatur: Andreadis C et al. Oral Oncol. 2003; 39(4):380-5; Vermorken JB et al. N Engl J Med. 2008; 359:1116-27; Aprepitant: Fachinformation, Bokemeyer C. Arzneimitteltherapie. 2004; 22:129-35; MASCC Antiemetic-Guidelines, 2011, www.mascc.org

080100_08 Cetuximab/Fluorouracil/Carboplatin

Indikation: Kopf-/Hals-Tumoren (Plattenepithel-Ca/ non-nasopharyngeal)

ICD-10: C14; C30- C32

Chemotherapie

Diese Zytostatikatherapie birgt letale Risiken. Die Anwendung darf nur durch erfahrene internistische Onkologen und entsprechend ausgebildetes Pflegepersonal erfolgen. Das Protokoll muss im Einzelfall überprüft und der klinischen Situation angepasst werden.

Tag	Substanz	Dosierung	Trägerlösung (ml)	Appl.	Inf.-dauer	Bemerkungen
1	Carboplatin	5 AUC	500 ml Glucose 5%	i.v.	1h	Dosis (mg) = AUC (mg/ml x min) x [GFR (ml/min) + 25]
1	Cetuximab	400 mg/m²	unverdünnt	i.v.	s.u.	Erstgabe mit 400 mg/m², danach Erhaltungsdosis mit 250 mg/m²
1-4	Fluorouracil (5-FU)	1000 mg/m²	250 ml NaCl 0,9%	i.v.	24h	
8,15	Cetuximab	250 mg/m²	unverdünnt	i.v.	1h	

Zyklusdiagramm: d1w1, d8w2, d15w3, Wdh d22-29 — Cetuximab, Carboplatin, Fluorouracil

Dosierungsempfehlung für Carboplatin nach AUC:

Klinische Situation	Ziel-AUC (mg/ml x min)
Carboplatin Monotherapie, keine Vorbehandlung	5-7
Carboplatin Monotherapie, myelosuppressive Vorbehandlung	4-6
Kombinationsbehandlung mit Carboplatin in Standarddosierung keine Vorbehandlung	4-6

Schwerwiegende Wechselwirkung: keine Gabe von Brivudin/Zostex® zusammen mit 5-Fluorouracil inkl. topischer Präparate und Prodrugs (Efudix, Capecitabin, Floxuridin, Tegafur). Durch Hemmung der Dihydropyrimidindehydrogenase, Akkumulation und verstärkte Toxizität von 5-FU, letale Folgen möglich. Mindestens 4 Wochen zeitlicher Abstand, ggf. Bestimmung der DPD-Aktivität.

Inkompatibilitäten: Fluorouracil ↔ Carboplatin; Fluorouracil ↔ Metoclopramid y-site kompatibel; Fluorouracil ↔ Kaliumchlorid

Cave: Die Therapie mit Cetuximab kann zu einem Magnesium-Wasting-Syndrom führen

Nach vorangegangener Bestrahlung **Dosisreduktion** Fluorouracil auf 50%

Trinkmenge mindestens 2 Liter/Tag | **Cetuximab- Info auf Kurvenblatt beachten** | **Kontrollen:** eGFR vor Therapie Gewicht tgl.

Obligate Prä- und Begleitmedikation

Tag	zeitl. Ablauf	Substanz	Dosierung	Trägerlösung (ml)	Appl.	Inf.-dauer	Bemerkungen
1	-30min	NaCl 0,9 %		2000 ml	i.v.	7h	
1	-30min	Dexamethason	8 mg	100 ml NaCl 0,9%	i.v.	15min	
1	-30min	Granisetron/Kevatril®	1 mg		i.v.	15min	
8,15	-30 min	NaCl 0,9 %		500 ml	i.v.	1h30min	
8,15	-30 min	Clemastin/Tavegil®	2 mg	100 ml NaCl 0,9%	i.v.	15min	
8,15	-30min	Dexamethason	4 mg	100 ml NaCl 0,9%	i.v.	15min	
1	+1h	Paracetamol/Paracetamol ratio®	1 g		p.o.		nur bei Cetuximab-Erstgabe
1	+1h30min	Ranitidin/Zantic®	50 mg		i.v.	B	nur bei Cetuximab-Erstgabe
1	+1h30min	Prednison/Decortin®	50 mg		i.v.	15min	nur bei Cetuximab-Erstgabe
1	+1h30min	Clemastin/Tavegil®	2 mg	100 ml NaCl 0,9%	i.v.	15min	

Bedarfsmedikation: Metoclopramid/Paspertin® p.o. oder i.v., bei Unverträglichkeit Ersatz durch 5-HT₃-Antagonist bzw. an Tagen 2-5 durch Dexamethason/Fortecortin® 8mg; Cetuximab: Hautpflege: pH-neutrale Bade- und Duschmittel/Shampoo, Sonnenexposition vermeiden, hoher Lichtschutzfaktor verwenden, bei Akne: keine Aknetherapeutika, sondern prophylaktische Gabe von oralen Tetrazyklinen (6-8 Wochen) oder topische Anwendung einer feuchtigkeitsspendenden 1% Hydrocortisoncreme und andere Maßnahmen in Rücksprache mit dem Hautarzt

FN-Risiko: < 10% --> Risikoprofil siehe Kurzfassung Leitlinien zur G-CSF-Behandlung: Pegfilgrastim/Neulasta®. Filgrastim/Neupogen® je nach Risikoabwägung.

Kontrollen: Blutbild, Elektrolyte insbesondere Mg²⁺, Leberwerte, Retentionswerte, eGFR, Oto-/Neurotoxizität

Dosisreduktion: 5-FU: 50% nach vorangegangener Bestrahlung; bei Bilirubin-Anstieg siehe Dosismodifikationstabelle; Carboplatin 80% bei Thrombozyten < 50 000/µl

Erfolgsbeurteilung: nach 2, 4 und 6 Zyklen; radiologische Tumormessung

Wiederholung: Tag 22 oder 29, max. 6 Zyklen

Literatur: Vermorken JB et al. N Engl J Med. 2008; 359:1116-27; Kaasa S et al. Eur J Cancer. 1991; 27:576-579; Jassem J et al. Cancer Chemother Pharmacol. 1993; 31:489-494.

080100_03 Paclitaxel wöchentlich

Indikation: Kopf-/Hals-Ca; Ovarial-Ca; Mamma-Ca; NSCLC; Urothel-Ca; Ösophagus-Ca

ICD-10: C50; C34; C56; C00-14/C30-C32; C67; C15

Chemotherapie

Diese Zytostatikatherapie birgt letale Risiken. Die Anwendung darf nur durch erfahrene internistische Onkologen und entsprechend ausgebildetes Pflegepersonal erfolgen. Das Protokoll muss im Einzelfall überprüft und der klinischen Situation angepasst werden.

Tag	Substanz	Dosierung	Trägerlösung (ml)	Appl.	Inf.-dauer	Bemerkungen
1,8,15,22,29,36	Paclitaxel	80 mg/m²	500 ml NaCl 0,9%	i.v.	1h	PVC-freies Infusionssystem

CTx mit FN-Risiko von 10-20%: Vorgehen bei der G-CSF-Gabe
- nach CTx: 1x tgl. 5µg/kg Filgrastim s.c. bei Leukozyten < 1 000/µl bis >1 000/µl
- Wenn unter Einbeziehung **individueller Risikofaktoren für den Patienten**
FN-Risiko ≥ 20% =>G-CSF-Primärprophylaxe erwägen/durchführen.
- **Nach durchgemachter febriler Neutropenie**, in folgenden Zyklen => G-CSF-Sekundärprophylaxe

G-CSF-Primär- bzw. Sekundärprophylaxe:
Entweder 24h nach CTx einmal Pegfilgrastim/Neulasta® 6mg s.c. - **Oder:** d6 nach CTx Filgrastim/Neupogen® 5µg/kg/d s.c. bis zum Durchschreiten des Nadir

Zyklusdiagramm: d1 w1, d8 w2, d15 w3, d22 w4, d29 w5, d36 w6, Wdh. — Paclitaxel wöchentlich

Obligate Prä- und Begleitmedikation

Tag	zeitl. Ablauf	Substanz	Dosierung	Trägerlösung (ml)	Appl.	Inf.-dauer	Bemerkungen
1,8,15,22,29,36	-30min	NaCl 0,9 %		500 ml	i.v.	2h	
1,8,15,22,29,36	-30min	Dexamethason	20 mg	100 ml NaCl 0,9 %	i.v.	15min	
1,8,15,22,29,36	-30min	Clemastin/Tavegil®	2 mg		i.v.	B	
1,8,15,22,29,36	-30min	Ranitidin/Zantic®	50 mg		i.v.	B	

Bedarfsmedikation: Dexamethason/Fortecortin® i.v. oder Metoclopramid/Paspertin® p.o. oder i.v.,

FN-Risiko: 10-20% --> je nach Risikoabwägung als Primärprophylaxe, bei FN im 1. Zyklus als Sekundärprophylaxe, siehe Kurzfassung Leitlinien G-CSF

Kontrollen: Blutbild, Elektrolyte insbesondere Mg²⁺, Retentionswerte, aP, SGOT, SGPT, Klinisch: insbesondere Polyneuropathie

Dosisreduktion: um 25% bei Leukopenie Grad IV (< 1 000/µl) oder febriler Neutropenie, um 25% bei Thrombopenie Grad IV (< 10 000/µl), um 25% bei Polyneuropathie 4-6

Therapieaufschub: bei Leukozyten < 1 500/µl oder Thrombozyten < 75 000/µl

Erfolgsbeurteilung: nach jedem Zyklus

Wiederholung: d43

Literatur: Perez EA et al. J Clin Oncol. 2001; 19:4216-23; Vaughn DJ et al. J Clin Oncol. 2002; 20:937-40; Sikov WM et al. ASCO 2002, Abstract 134.

Kapitel 9 · Kopf-Hals Tumoren

080202_02 Paclitaxel wöchentlich/Carboplatin

Indikation: Nicht-kleinzelliges Bronchialkarzinom (NSCLC); Kopf-Hals-Tumore

ICD-10: C34: C00-14/C30-C32

Chemotherapie

Diese Zytostatikatherapie birgt letale Risiken. Die Anwendung darf nur durch erfahrene internistische Onkologen und entsprechend ausgebildetes Pflegepersonal erfolgen. Das Protokoll muss im Einzelfall überprüft und der klinischen Situation angepasst werden.

Tag	Substanz	Dosierung	Trägerlösung (ml)	Appl.	Inf.-dauer	Bemerkungen
1,8,15	Paclitaxel	100 mg/m²	500 ml NaCl 0,9%	i.v.	3 h	PVC-freies Infusionssystem
1	Carboplatin	6 AUC	500 ml Glucose 5%	i.v.	1h	Dosis (mg) = AUC (mg/ml x min) x [GFR (ml/min)+25]

Zyklusdiagramm: Paclitaxel d1 w1, d8 w2, d15 w3, d22 w4 Wdh.; Carboplatin d1

Dosierungsempfehlung für Carboplatin nach AUC:	
Klinische Situation	Ziel-AUC (mg/ml x min)
Carboplatin Monotherapie, keine Vorbehandlung	5-7
Carboplatin Monotherapie, myelosuppressive Vorbehandlung	4-6
Kombinationsbehandlung mit Carboplatin in Standarddosierung keine Vorbehandlung	4-6

ab Tag 6 post CTx: 1x täglich Filgrastim/Neupogen® 5μg/kg/d s.c./i.v.

Obligate Prä- und Begleitmedikation

Tag	zeitl. Ablauf	Substanz	Dosierung	Trägerlösung (ml)	Appl.	Inf.-dauer	Bemerkungen
1	-30min	NaCl 0,9 %		2000 ml	i.v.	5h	nur über IVAC
8,15	-30min	NaCl 0,9 %		500 ml	i.v.	5h	nur über IVAC
1,8,15	-30min	Dexamethason	20 mg		i.v.		B
1,8,15	-30min	Clemastin/Tavegil®	2 mg		i.v.		B
1,8,15	-30min	Ranitidin/Zantic®	50 mg		i.v.		B
1	-30min	Granisetron/Kevatril®	1 mg		i.v.		B
15	ab d6 post CTx	Filgrastim	5 μg/kg/d		s.c.		bis Durchschreiten des Nadir

Bedarfsmedikation: Metoclopramid/Paspertin® p.o. oder i.v., Granisetron/Kevatril® i.v.
FN-Risiko: > 20% --> Primärprophylaxe mit Filgrastim/Neupogen® oder Pegfilgrastim/Neulasta®, siehe Kurzfassung Leitlinien G-CSF
Kontrollen: Blutbild, Elektrolyte insbesondere Mg²⁺, Retentionswerte, Kreatinin-Clearance, AP, SGOT, SGPT, Klinisch: insbesondere Polyneuropathie, Oto-/Neurotoxizität
Dosisreduktion: Taxol: um 25% bei Leukopenie Grad IV (< 1 000/μl) oder febriler Neutropenie, um 25% bei Thrombopenie Grad IV (< 10 000/ul), um 25% bei Polyneuropathie 4-6
Therapieaufschub: Taxol: bei Leukozyten < 1 500/μl oder Thrombozyten < 75 000/μl (Kontrolle 2 mal wöchentlich). Therapie absetzen bei Allergie gegen Polyoxyethylen-3,5-Rizinusöl
Erfolgsbeurteilung: nach 2 Zyklen
Wiederholung: alle 4 Wochen
Literatur: Belani CP et al. J Clin Oncol. 2003; 21(15):2933-9; Schiller JH et al. N Engl J Med. 2002; 346(2):92-98.

080401_08 Vinorelbin

Indikation: Mamma-Ca; NSCLC; Tumoren von Kopf- und Hals; Ösophagus-Ca; Mesotheliom

ICD-10: C50; C34; C00-14/C30-C32; C15

Chemotherapie

Diese Zytostatikatherapie birgt letale Risiken. Die Anwendung darf nur durch erfahrene internistische Onkologen und entsprechend ausgebildetes Pflegepersonal erfolgen. Das Protokoll muss im Einzelfall überprüft und der klinischen Situation angepasst werden.

Tag	Substanz	Dosierung	Trägerlösung (ml)	Appl.	Inf.-dauer	Bemerkungen
1,8,15,22,29,36	Vinorelbin	30 mg/m²	100 ml NaCl 0,9%	i.v.	10 min	

Zyklusdiagramm: Vinorelbin d1 w1, d8 w2, d15 w3, d22 w4, d29 w5, d36 w6 Wdh.

Obligate Prä- und Begleitmedikation

Tag	zeitl. Ablauf	Substanz	Dosierung	Trägerlösung (ml)	Appl.	Inf.-dauer	Bemerkungen
1,8,15,22,29,36	-15min	NaCl 0,9 %		500 ml	i.v.	1h	
1,8,15,22,29,36	-15min	Dexamethason	8 mg	100 ml NaCl 0,9%	i.v.	15min	

Bedarfsmedikation: Metoclopramid/Paspertin® p.o. oder i.v., bei Unverträglichkeit Ersatz durch HT₃-Antagonisten
FN-Risiko: < 10% --> je nach Risikoabwägung, siehe Kurzfassung Leitlinien G-CSF
Kontrollen: Blutbild, Elektrolyte, Retentionswerte, Leberwerte
Dosisreduktion: Bilirubin 2,5-5mg/dl: 50%; Bilirubin 5-10mg/dl: 25%; Bilirubin > 10mg/dl: kontraindiziert, siehe Dosismodifikationstabelle
Nebenwirkungen: Myelotoxizität, periphere und autonome Neurotoxozität, selten allergische Reaktionen/Übelkeit/Erbrechen, Obstipation, Cave: Paravasate
Erfolgsbeurteilung: 2 Wochen nach Beendigung eines Zyklus
Therapiedauer: bei Ansprechen des Tumors Therapie weitere 3 Monate fortsetzen
Wiederholung: wöchentlich (bei Granulozyten < 1 500/μl Therapie verschieben)
Literatur: Fumoleau P et al. J Clin Oncol. 1993; 11:1245-52; Rossi A et al. Anticancer Res. 2003; 23:1657-64; Gridelli C et al. Lung Cancer. 2002; 38:37-41.

Kapitel 10 Thorakale Tumoren

080201_02 Cisplatin/ Etoposid

Indikation: Kleinzelliges Bronchialkarzinom (SCLC) ICD-10: C34

Chemotherapie

Diese Zytostatikatherapie birgt letale Risiken. Die Anwendung darf nur durch erfahrene internistische Onkologen und entsprechend ausgebildetes Pflegepersonal erfolgen. Das Protokoll muss im Einzelfall überprüft und der klinischen Situation angepasst werden.

Tag	Substanz	Dosierung	Trägerlösung (ml)	Appl.	Inf.-dauer	Bemerkungen
1	Cisplatin	75 mg/m²	250 ml NaCl 0,9%	i.v.	1h	
1-3	Etoposidphosphat	100 mg/m²	100 ml NaCl 0,9%	i.v.	30min	ab 200mg in 250ml NaCl 0,9%; Menge entspr. Etoposidanteil

Zyklusdiagramm: d1 w1, d8 w2, d15 w3 — Cisplatin, Etoposidphosphat, Wdh.

Cave: Aprepitant ist moderater Inhibitor und Induktor von CYP3A4 (Wechselwirkungen beachten, s. Fachinformation)

		Substanz	Dosierung		Appl.	Bemerkungen
entweder	24h nach CTx	Pegfilgrastim/Neulasta®	6mg		s.c.	
oder	d6 nach CTx	Filgrastim/Neupogen®	5µg/kg/d		s.c.	bis Durchschreiten des Nadir

Cave: Keine gleichzeitige Gabe von Etoposidphosphat und Natriumbicarbonat über den gleichen Zugang

Obligate Prä- und Begleitmedikation

Tag	zeitl. Ablauf	Substanz	Dosierung	Trägerlösung (ml)	Appl.	Inf.-dauer	Bemerkungen
1	1-0-0-0	Aprepitant/Emend®	125 mg		p.o.		Gabe 1h vor CTx
1	-30min	NaCl 0,9 %		3000 ml	i.v.	6-8h	
1	-30min	Dexamethason	12 mg		i.v.	B	
1	-30min	Granisetron/Kevatril®	1 mg		i.v.	B	bei Emesis Dosiserhöhung auf 3mg
1	-30min	Mannitol 10%/Osmosteril 10%®	250 ml		i.v.	15min	30min vor Cisplatin
1	+1h30min	Mannitol 10%/Osmosteril 10%®	250 ml		i.v.	15min	nach Cisplatin
2-3	1-0-0-0	Aprepitant/Emend®	80 mg		p.o.		
2-3	-30min	NaCl 0,9 %		1000 ml	i.v.	2h	
2-3	-30min	Granisetron/Kevatril®	1 mg		i.v.	B	bei Emesis Dosiserhöhung auf 3mg
2-4	-30min	Dexamethason	8 mg		i.v.	15min	

Bedarfsmedikation: Metoclopramid, Dexamethason/Fortecortin®, Granisetron/Kevatril®, Famotidin/Pepdul®
FN-Risiko: >20%--> Primärprophylaxe mit Filgrastim/Neupogen® oder Pegfilgrastim/Neulasta®
Kontrollen: Blutbild, Elektrolyte, Retentionswerte, Kreatinin-Clearance, Flüssigkeitsbilanz, Neurotoxizität
Dosisreduktion: Cisplatin bei Kreatinin-Clearance <60ml/min. sind die Richtlinien zur Dosisreduktion zu beachten; Kreatinin-Clearance =40-60ml/min ist die Dosisreduktion gemäß Protokoll durchzuführen; Kreatinin-Clearance <40 ml/min. auf Carboplatin (AUC 5) umzustellen (siehe Dosismodifikationstabelle)
Erfolgsbeurteilung: vor Zyklus 3 und 5; Applikation des nächsten Chemotherapiezyklus, wenn keine Anzeichen einer Tumorprogression. Bei Patienten mit PD wird EpiCO empfohlen
Wiederholung: alle 21 Tage, 6 Zyklen
Literatur: Sundstrom S et al. J Clin Oncol. 2002; 20(24):4665-72.

080201_03 Carboplatin/Etoposid

Indikation: Kleinzelliges Bronchialkarzinom (SCLC) ICD-10: C34

Chemotherapie

Diese Zytostatikatherapie birgt letale Risiken. Die Anwendung darf nur durch erfahrene internistische Onkologen und entsprechend ausgebildetes Pflegepersonal erfolgen. Das Protokoll muss im Einzelfall überprüft und der klinischen Situation angepasst werden.

Tag	Substanz	Dosierung	Trägerlösung (ml)	Appl.	Inf.-dauer	Bemerkungen
1	Carboplatin	6 AUC	500 ml Glucose 5%	i.v.	30min	
1-3	Etoposidphosphat	120 mg/m²	100 ml NaCl 0,9%	i.v.	1h	ab 200mg in 250ml NaCl 0,9%; Menge entspr. Etoposidanteil

Zyklusdiagramm: d1 w1, d8 w2, d15 w3 — Carboplatin, Etoposidphosphat, Wdh.

Cave: Keine gleichzeitige Gabe von Etoposidphosphat und Natriumbicarbonat über den gleichen Zugang

CTx mit FN-Risiko von 10-20%: Vorgehen bei der G-CSF-Gabe
- nach CTx: 1x tgl. 5µg/kg Filgrastim s.c. bei Leukozyten < 1 000/µl bis >1 000/µl
- Wenn unter Einbeziehung **individueller Risikofaktoren für den Patienten**
FN-Risiko ≥ 20% => G-CSF-Primärprophylaxe erwägen/durchführen.
- **Nach durchgemachter febriler Neutropenie**, in folgenden Zyklen => **G-CSF-Sekundärprophylaxe**

G-CSF-Primär- bzw. Sekundärprophylaxe:
Entweder 24h nach CTx einmal Pegfilgrastim/Neulasta® 6mg s.c. - **Oder**: d6 nach CTx Filgrastim/Neupogen® 5µg/kg/d s.c. bis zum Durchschreiten des Nadir

Dosierungsempfehlung für Carboplatin nach AUC:

Klinische Situation	Ziel-AUC (mg/ml x min)
Carboplatin Monotherapie, keine Vorbehandlung	5-7
Carboplatin Monotherapie, myelosuppressive Vorbehandlung	4-6
Kombinationsbehandlung mit Carboplatin in Standarddosierung keine Vorbehandlung	4-6

Obligate Prä- und Begleitmedikation

Tag	zeitl. Ablauf	Substanz	Dosierung	Trägerlösung (ml)	Appl.	Inf.-dauer	Bemerkungen
1-3	-15min	NaCl 0,9 %		1000 ml	i.v.	2h	
1-3	-15min	Dexamethason	8 mg		i.v.	15min	
1	-15min	Granisetron/Kevatril®	1 mg		i.v.	B	
1	+4h	Dexamethason	8 mg		i.v.	15min	bzw. zu Hause p.o.

Bedarfsmedikation: Metoclopramid/Paspertin® p.o. oder i.v., bei Unverträglichkeit ev. Ersatz durch HT3-Antagonisten
FN-Risiko: 10-20%-> je nach Risikoabwägung als Primärprophylaxe, bei FN im 1. Zyklus als Sekundärprophylaxe, siehe Kurzfassung Leitlinien G-CSF
Kontrollen: Blutbild, Elektrolyte insbesondere Mg^{2+}, Retentionswerte, vor Therapie Kreatinin-Clearance, Oto-/Neurotoxizität
Dosisreduktion: siehe Dosismodifikationstabelle; Etoposid Wechsel zu p.o. möglich (s. Fachinfo.: relative Bioverfügbarkeit Etoposid Kapseln ca.50%), p.o. Dosis entspricht 2 x i.v. Dosis (Cave individuelle Schwankungen bei Dosiseinstellung berücksichtigen)
Erfolgsbeurteilung: nach 2 Zyklen
Wiederholung: Tag 22
Literatur: Heckmayr M et al. Pneumologie. 1990; 44(1):256-257; Gatzemeier U et al. Pneumologie. 1990; 44(1):584-585
Goeckenjan G et al. Pneumologie. 2010; 64, Supplement 2:e1-e164; Hermes A et al. J Clin Oncol. 2008; 26(26): 4261-7; Skarlos DV et al. Ann Oncol. 1994; 5(7):601-7.

Kapitel 10 · Thorakale Tumoren

080201_01 Epi CO — Indikation: SCLC — ICD-10: C34

Chemotherapie

Diese Zytostatikatherapie birgt letale Risiken. Die Anwendung darf nur durch erfahrene internistische Onkologen und entsprechend ausgebildetes Pflegepersonal erfolgen. Das Protokoll muss im Einzelfall überprüft und der klinischen Situation angepasst werden.

Tag	Substanz	Dosierung	Trägerlösung (ml)	Appl.	Inf.-dauer	Bemerkungen
1	Vincristin	1.4 mg/m²	unverdünnt	i.v.	B	max. 2mg abs.
1	Epirubicin	70 mg/m²	unverdünnt	i.v.	B15min	
1	Cyclophosphamid	1000 mg/m²	500 ml NaCl 0,9%	i.v.	1h	

Zyklusdiagramm	d1 w1	d8 w2	d15 w3		
Vincristin	■			Wdh.	
Epirubicin	■				
Cyclophosphamid	■■■■■				

entweder	24h nach CTx	Pegfilgrastim/Neulasta®	6mg	s.c.
oder	d6 nach CTx	Filgrastim/Neupogen®	5µg/kg/d	s.c. bis Durchschreiten des Nadir

Obligate Prä- und Begleitmedikation

Tag	zeitl. Ablauf	Substanz	Dosierung	Trägerlösung (ml)	Appl.	Inf.-dauer	Bemerkungen
1	-15min	NaCl 0,9 %		1000 ml	i.v.	2h	
1	-15min	Dexamethason	20 mg		i.v.	15min	
1	-15min	Granisetron/Kevatril®	1 mg		i.v.	B	
1	+30min	Mesna/Uromitexan®	200 mg/m²		i.v.	B	p.o. Gabe: 400mg/m² 2h vor i.v.
1	+2h45min, +6h45min	Mesna/Uromitexan®	400 mg/m²		p.o.		i.v. Gabe: 200mg/m² 2h nach p.o.

Bedarfsmedikation: Metoclopramid/Paspertin® p.o. oder i.v., bei Unverträglichkeit Ersatz duch HT₃-Antagonisten
FN-Risiko: >20%-> Primärprophylaxe mit Filgrastim/Neupogen® oder Pegfilgrastim/Neulasta®, siehe Kurzfassung Leitlinien G-CSF
Kontrollen: Cave: Anthrazykline-->Gefahr der Kardiotoxizität, auf Herzfunktion achten. Blutbild, Elektrolyte, Leberwerte, Diurese, Herzfunktion, Neurotoxizität
Dosisreduktion: siehe Dosismodifikationstabelle
Summendosis: Epirubicin: Gefahr der Kardiotoxizität; maximale Summendosis: 1000mg/m²
Erfolgsbeurteilung: nach jedem 2. Zyklus
Wiederholung: Tag 22
Literatur: Drings P et al. Onkologie. 1986; 9(1):14-20.

080201_05 Topotecan — Indikation: SCLC — ICD-10: C34

Chemotherapie

Diese Zytostatikatherapie birgt letale Risiken. Die Anwendung darf nur durch erfahrene internistische Onkologen und entsprechend ausgebildetes Pflegepersonal erfolgen. Das Protokoll muss im Einzelfall überprüft und der klinischen Situation angepasst werden.

Tag	Substanz	Dosierung	Trägerlösung (ml)	Appl.	Inf.-dauer	Bemerkungen
1-5	Topotecan	1.5 mg/m²	100 ml NaCl 0,9%	i.v.	30min	siehe Dosissteigerung und Dosisreduktion

Zyklusdiagramm	d1 w1	d8 w2	d15 w3	
Topotecan	■■■■■			Wdh.

entweder	24h nach CTx	Pegfilgrastim/Neulasta®	6mg	s.c.
oder	d6 nach CTx	Filgrastim/Neupogen®	5µg/kg/d	s.c. bis Durchschreiten des Nadir

Obligate Prä- und Begleitmedikation

Tag	zeitl. Ablauf	Substanz	Dosierung	Trägerlösung (ml)	Appl.	Inf.-dauer	Bemerkungen
1-5	-15min	NaCl 0,9 %		500 ml	i.v.	1h	
1-5	-15min	Dexamethason	8 mg		i.v.	B	

Bedarfsmedikation: Granisetron/Kevatril®, Loperamid/Imodium®
FN-Risiko: >20% -> Primärprophylaxe mit Filgrastim/Neupogen® oder Pegfilgrastim/Neulasta®, siehe Kurzfassung Leitlinien G-CSF
Kontrollen: PB (bei Beginn d. Therapie Neutrophile>1 500/µl, Thrombozyten>100 000/µl), Elektrolyte; Kreatinin-Clearance (bei GFR ≤40-20ml/min Topotecan-DR auf 50%, GFR<20ml/min Kontraindikation); Leberwerte (bis Bilirubin 10mg/dl keine Dosisreduktion erforderlich)
Dosierung: Topotecan-Gabe auch oral möglich: d1-d5 jeweils 2,3mg/m²/d (verfügbare Kapselstärken Hycamtin® 0,25mg und 1mg)
Dosisreduktion: bei schwerer Thrombozytopenie, Neutropenie oder Anämie (Grad IV) im nächsten Zyklus Dosis auf 1,25mg/m² pro Tag reduzieren, falls erforderlich, weiter auf 1,0 mg/m² pro Tag Topotecan oral: 1,9mg/m²/d, falls erforderlich, weiter auf 1,5 mg/m²/d hier auch DR bei Diarrhoe ab Grad 2-3
Dosissteigerung: in Abhängigkeit von Wirkung und Nebenwirkung nach 1. Zyklus möglich: 2mg/m² bis maximal 3mg/m²; Bei Topotecan p.o. : 2,7mg/m² bis maximal 3,1mg/m²
Nebenwirkungen: s. Fachinformation und Literatur: Hämatologische NW, Alopezie, Übelkeit, Dyspnoe, Fatigue, Asthenie, Fieber. Bei p.o. Topotecan etwas stärker ausgeprägte GI-NW wie Diarrhoe (Grad 3/4: 8% vs. 3%), Anorexie (5 vs. 3%)
Erfolgsbeurteilung: nach 2 Zyklen
Wiederholung: Tag 22
Literatur: Kudelka AP et al. J Clin Oncol. 1996; 14:1552-7; Eckardt JR et al. J Clin Oncol. 2007; 25(15):2086-92.

080201_06 Lomustin

Indikation: *Hirntumore; Hauttumore; Morbus Hodgkin; Kleinzelliges Bronchialkarzinom (SCLC)*

ICD-10: C71; C43-44; C81; C34

Chemotherapie

Diese Zytostatikatherapie birgt letale Risiken. Die Anwendung darf nur durch erfahrene internistische Onkologen und entsprechend ausgebildetes Pflegepersonal erfolgen. Das Protokoll muss im Einzelfall überprüft und der klinischen Situation angepasst werden.

Tag	Substanz	Dosierung	Trägerlösung (ml)	Appl.	Inf.-dauer	Bemerkungen
1	Lomustin	70 mg/m²		p.o.		CAVE: Einmalige Gabe alle 6 Wochen; abendliche Einnahme bevorzugt, sonst 3 h nach einer Mahlzeit; Gaben: 0-0-1-0

Zyklusdiagramm	d1 w1	d8 w2	d15 w3	d22 w4	d29 w5	d36 w6	
Lomustin	▮						Wdh.

Trinkmenge mindestens 2 Liter/Tag

Cave: Mucositisprophylaxe

Therapiebeginn mit 70mg/m²; bei guter Verträglichkeit Steigerung bis auf 100mg/m²

- **Bedarfsmedikation:** Metoclopramid/Paspertin® p.o. oder i.v.; Allopurinol/Zyloric® nach Harnsäure, Sucralfat/Ulcogant®
- **FN-Risiko:** < 10% --> Risikoprofil siehe Kurzfassung Leitlinien zur G-CSF-Behandlung: Pegfilgrastim/Neulasta®, Filgrastim/Neupogen® je nach Risikoabwägung
- **Kontrollen:** Blutbild (verzögerte Knochenmarkssuppression nach 4 - 6 Wochen), Elektrolyte, Leberfunktion, Retentionswerte, Kreatinin-Clearance, Neurostatus
- **Dosisreduktion:** siehe Dosismodifikationstabelle
- **Cave:** **Einmalige Lomustin-Gabe alle 6 Wochen**
- **Summendosis:** bei > 1 000 mg/m² Summendosis Gefahr der Lungenfibrose, Nierenschädigung; Cave: in Kombination mit Strahlentherapie Gefahr der irreversiblen Sehnervschädigung
- **Erfolgsbeurteilung:** nach Klinik, nach 2 - 4 Zyklen
- **Wiederholung:** alle 6 Wochen
- **Literatur:** Ramirez G et al. Cancer Chemother Rep. 1972; 56(6):787-90.

080201_04 Lomustin/MTX

Indikation: *Kleinzelliges Bronchialkarzinom (SCLC)*

ICD-10: C34

Chemotherapie

Diese Zytostatikatherapie birgt letale Risiken. Die Anwendung darf nur durch erfahrene internistische Onkologen und entsprechend ausgebildetes Pflegepersonal erfolgen. Das Protokoll muss im Einzelfall überprüft und der klinischen Situation angepasst werden.

Tag	Substanz	Dosierung	Trägerlösung (ml)	Appl.	Inf.-dauer	Bemerkungen
1	Methotrexat	50 mg/m²		p.o.		Tabletten à 2,5 mg und 10 mg; Gaben: 1-0-0-0
1	Lomustin	75 mg/m²		p.o.		Einmalige Lomustin-Gabe nur an Tag 1; Tabletten à 40 mg; Gaben: 1-0-0-0

Lomustin: Einmalige Gabe nur an Tag 1 nüchtern mit Flüssigkeit einnehmen 2h Abstand zu Nahrungs- und Flüssigkeitsaufnahme

Cave: Mucositisprophylaxe

Obligate Prä- und Begleitmedikation

Tag	zeitl. Ablauf	Substanz	Dosierung	Trägerlösung (ml)	Appl.	Inf.-dauer	Bemerkungen
1	1-1-1-1	Amphotericin B-Susp./Ampho-Moronal®	1 ml		p.o.		100mg (1 Pipette a 1ml) kontinuierlich fortführen
1	1-0-0-0	Dexamethason	8 mg abs.		p.o.		Gabe 1h vor Chemotherapie
1	1-0-0-0	Granisetron/Kevatril®	2 mg		p.o.		Gabe 1h vor Chemotherapie

- **Bedarfsmedikation:** Metoclopramid/Paspertin® p.o. oder i.v., Granisetron/Kevatril® i.v.
- **FN-Risiko:** < 10% --> je nach Risikoabwägung, siehe Kurzfassung Leitlinien G-CSF
- **Kontrollen:** Blutbild, Elektrolyte, Leberwerte, Retentionswerte
- **Dosisreduktion:** bei reduzierter Knochenmark-Reserve: 120mg Lomustin absolut (Gesamtdosis)
- **Cave:** **Einmalige Lomustin-Gabe nur an Tag 1**
- **Summendosis:** nicht bekannt
- **Erfolgsbeurteilung:** nach 2 Zyklen
- **Wiederholung:** Tag 29, eventuell bei anhaltender Zytopenie nach 6 Wochen
- **Literatur:** Internes Protokoll

Kapitel 10 · Thorakale Tumoren

080202_08 Vinorelbin/Cisplatin

Indikation: Nicht-kleinzelliges Bronchialkarzinom (NSCLC): adjuvante Therapie IIA-IIIA

ICD-10: C34

Chemotherapie

Diese Zytostatikatherapie birgt letale Risiken. Die Anwendung darf nur durch erfahrene internistische Onkologen und entsprechend ausgebildetes Pflegepersonal erfolgen. Das Protokoll muss im Einzelfall überprüft und der klinischen Situation angepasst werden.

Tag	Substanz	Dosierung	Trägerlösung (ml)	Appl.	Inf.-dauer	Bemerkungen
1,8,15,22	Vinorelbin	25 mg/m²	100 ml NaCl 0,9%	i.v.	10min	
1,8	Cisplatin	50 mg/m²	250 ml NaCl 0,9%	i.v.	1h	

Zyklusdiagramm	d1 w1	d8 w2	d15 w3	d22 w4	
Cisplatin	■	■			Wdh.
Vinorelbin	■	■	■	■	

Cave: Aprepitant ist moderater Inhibitor und Induktor von CYP3A4 (Wechselwirkungen beachten, s. Fachinformation)

CTx mit FN-Risiko von 10-20%: Vorgehen bei der G-CSF-Gabe
- nach CTx: 1x tgl. 5µg/kg Filgrastim s.c. bei Leukozyten < 1 000/µl bis >1 000/µl
- Wenn unter Einbeziehung **individueller Risikofaktoren für den Patienten**
FN-Risiko ≥ 20% =>G-CSF-Primärprophylaxe erwägen/durchführen
- **Nach durchgemachter febriler Neutropenie**, in folgenden Zyklen => G-CSF-Sekundärprophylaxe

G-CSF-Primär- bzw. Sekundärprophylaxe:
Entweder 24h nach CTx einmal Pegfilgrastim/Neulasta® 6mg s.c.   **- Oder:**
d6 nach CTx Filgrastim/Neupogen® 5µg/kg/d s.c. bis zum Durchschreiten des Nadir

Obligate Prä- und Begleitmedikation

Tag	zeitl. Ablauf	Substanz	Dosierung	Trägerlösung (ml)	Appl.	Inf.-dauer	Bemerkungen
1,8	-1h	Aprepitant/Emend®	125 mg		p.o.		Gabe 1h vor CTx
2-3,9-10	1-0-0-0	Aprepitant/Emend®	80 mg		p.o.		
15,22	-15min	NaCl 0,9 %		500 ml	i.v.	2h	
1,8	-15min	NaCl 0,9 %		3000 ml	i.v.	6-8h	
2-4,9-11	1-0-0-0	Dexamethason	8 mg		p.o.		
1,8	-15min	Dexamethason	12 mg		i.v.		B
15,22	-15min	Dexamethason	8 mg		i.v.		B
1,8	-15min	Granisetron/Kevatril®	1 mg		i.v.		B bei Emesis Dosiserhöhung auf 3mg
1,8	+10 min	Mannitol 10%/Osmosteril 10%®	250 ml		i.v.	15min	30min vor Cisplatin
1,8	+2h10min	Mannitol 10%/Osmosteril 10%®	250 ml		i.v.	15min	30min nach Cisplatin

Bedarfsmedikation: Granisetron/Kevatril® i.v. oder p.o., Dexamethason/Fortecortin® 8mg, Metoclopramid/Paspertin® p.o. oder i.v.
FN-Risiko: 10-20% --> je nach Risikoabwägung als Primärprophylaxe, bei FN im 1. Zyklus als Sekundärprophylaxe, siehe Kurzfassung Leitlinien G-CSF
Kontrollen: Blutbild, Elektrolyte insbesondere Mg²⁺, Retentionswerte (insbesondere Kreatinin), Kreatinin-Clearance, Diurese
Dosisreduktion: Cisplatin und Vinorelbin siehe Dosismodifikationstabelle
Erfolgsbeurteilung: Nach Ende der adjuvanten Therapie
Wiederholung: Tag 29. Die Therapie wird nach 4 Zyklen oder bei Auftreten unzumutbarer Toxizität beendet.
Literatur: Pisters KM et al. J Clin Oncol. 2007; 25(34):5506-18.

080202_03 Gemcitabin/Cisplatin

Indikation: Nicht-kleinzelliges Bronchialkarzinom (NSCLC); Pleuramesotheliom; Urothelkarzinom

ICD-10: C34; C45; C67

Chemotherapie

Diese Zytostatikatherapie birgt letale Risiken. Die Anwendung darf nur durch erfahrene internistische Onkologen und entsprechend ausgebildetes Pflegepersonal erfolgen. Das Protokoll muss im Einzelfall überprüft und der klinischen Situation angepasst werden.

Tag	Substanz	Dosierung	Trägerlösung (ml)	Appl.	Inf.-dauer	Bemerkungen
1,8	Gemcitabin	1000 mg/m²	250 ml NaCl 0,9%	i.v.	30min	
1	Cisplatin	70 mg/m²	250 ml NaCl 0,9%	i.v.	1h	

Zyklusdiagramm	d1 w1	d8 w2	d15 w3	
Gemcitabin	■	■		Wdh.
Cisplatin	■			

Cave: Aprepitant ist moderater Inhibitor und Induktor von CYP3A4 (Wechselwirkungen beachten, s. Fachinformation)

Obligate Prä- und Begleitmedikation

Tag	zeitl. Ablauf	Substanz	Dosierung	Trägerlösung (ml)	Appl.	Inf.-dauer	Bemerkungen
1	-1h	Aprepitant/Emend®	125 mg		p.o.		Gabe 1h vor CTx
2-3	1-0-0-0	Aprepitant/Emend®	80 mg		p.o.		
8	-15min	NaCl 0,9 %		500 ml	i.v.	1h	
1	-15min	NaCl 0,9 %		3000 ml	i.v.	6-8h	
2-4	1-0-0-0	Dexamethason	8 mg		p.o.		
8	-15min	Dexamethason	8 mg		i.v.		B
1	-15min	Granisetron/Kevatril®	1 mg		i.v.		B
1	-15min	Dexamethason	12 mg		i.v.		B
1	+30min, +2h30min	Mannitol 10%/Osmosteril 10%®	250 ml		i.v.	15min	

Bedarfsmedikation: Granisetron/Kevatril® i.v. oder p.o., Dexamethason/Fortecortin® 8mg
FN-Risiko: <10%--> je nach Risikoabwägung, siehe Kurzfassung Leitlinien G-CSF
Kontrollen: Blutbild, Elektrolyte insbesondere Mg²⁺, Retentionswerte, eGFR, Diurese.
Dosisreduktion: Cisplatin bei Kreatinin-Clearance <60ml/min meiden, s.a. Dosismodifikationstabelle Leukozyten <2 000/µl o. Thrombozyten <75 000/µl: Therapiepause. Andere Toxizitäten: WHO 3°(nicht Erbrechen o. Haarausfall): DR um 50% oder Therapiepause.
Erfolgsbeurteilung: nach 2 Zyklen
Wiederholung: Tag 22
Literatur: Sandler AB et al. J Clin Oncol. 2000; 18:122-30; Schiller JH et al. N Engl J Med. 2002; 346:92-8 (NSCLC); Nowak AK et al. Br J Cancer. 2002; 87:491-6 (Pleuramesotheliom); Philip PA et al. Cancer. 2001; 92:569-77 (Pankreaskarzinom); von der Maase H et al. J Clin Oncol. 2000; 18:3068-77(Urothelkarzinom); Aprepitant: Fachinformation, Bokemeyer C. Arzneimitteltherapie. 2004; 22:129-35; MASCC Anitemetic-Guidelines, 2013, www.mascc.org

080202_10 Gemcitabin/Carboplatin

Indikation: NSCLC

ICD-10: C34

Chemotherapie

Diese Zytostatikatherapie birgt letale Risiken. Die Anwendung darf nur durch erfahrene internistische Onkologen und entsprechend ausgebildetes Pflegepersonal erfolgen. Das Protokoll muss im Einzelfall überprüft und der klinischen Situation angepasst werden.

Tag	Substanz	Dosierung	Trägerlösung (ml)	Appl.	Inf.-dauer	Bemerkungen
1,8	Gemcitabin	1000 mg/m²		i.v.	30min	
1	Carboplatin	5 AUC	500 ml Glucose 5%	i.v.	30min	

Zyklusdiagramm	d1 w1	d8 w2	d15 w3		Dosierungsempfehlung für Carboplatin nach AUC:	
Gemcitabin	▮▮▮▮▮	▮▮▮▮▮	▮▮▮▮▮	Wdh.	**Klinische Situation**	**Ziel-AUC (mg/ml x min)**
Carboplatin	▮▮▮▮▮	▮▮▮▮▮	▮▮▮▮▮		Carboplatin Monotherapie, keine Vorbehandlung	5-7
					Carboplatin Monotherapie, myelosuppressive Vorbehandlung	4-6
					Kombinationsbehandlung mit Carboplatin in Standarddosierung keine Vorbehandlung	4-6

Obligate Prä- und Begleitmedikation

Tag	zeitl. Ablauf	Substanz	Dosierung	Trägerlösung (ml)	Appl.	Inf.-dauer	Bemerkungen
1	-15min	NaCl 0,9 %		1000 ml	i.v.	2h	
8	-15min	NaCl 0,9 %		1000 ml	i.v.	1h	
1,8	-15min	Dexamethason	8 mg		i.v.		B
1,8	-15min	Granisetron/Kevatril®	1 mg		i.v.		B

Bedarfsmedikation: Metoclopramid/Paspertin® p.o. oder i.v., bei Unverträglichkeit Odansetron/Zofran® i.v. oder p.o., Dexamethason/Fortecortin® 8mg, Paracetamol 500mg, Transfusionen
FN-Risiko: < 10% --> je nach Risikoabwägung, siehe Kurzfassung Leitlinien G-CSF
Kontrollen: d1: körperliche Untersuchung, Peripheres Blutbild, Differentialblutbild, Natrium, Kalium, Calcium, Phosphat, Kreatinin, eGFR, GOT, GPT, AP, Bilirubin, Albumin; d8: Peripheres Blutbild, Differentialblutbild; Woche 3, Zyklus 2, 4, 6: CT
Dosisreduktion: siehe Dosismodifikationstabelle
Erfolgsbeurteilung: alle 2 Zyklen
Wiederholung: d22
Literatur: Zatloukal P, Petruzelka L. Lung Cancer. 2002 Nov; 38 Suppl 2:S33-6; Helbekkmo N et al. Br J Cancer. 2007 Aug 6; 97(3):283-9.

080202_01 Vinorelbin/Carboplatin

Indikation: Nicht-kleinzelliges Bronchialkarzinom (NSCLC)

ICD-10: C34

Chemotherapie

Diese Zytostatikatherapie birgt letale Risiken. Die Anwendung darf nur durch erfahrene internistische Onkologen und entsprechend ausgebildetes Pflegepersonal erfolgen. Das Protokoll muss im Einzelfall überprüft und der klinischen Situation angepasst werden.

Tag	Substanz	Dosierung	Trägerlösung (ml)	Appl.	Inf.-dauer	Bemerkungen
1,8,15	Vinorelbin	25 mg/m²	100 ml NaCl 0,9%	i.v.	10min	
1	Carboplatin	6 AUC	500 ml Glucose 5%	i.v.	1h	Dosis (mg) = AUC (mg/ml x min) x [GFR (ml/min)+25]

Zyklusdiagramm	d1 w1	d8 w2	d15 w3	d22 w4		Dosierungsempfehlung für Carboplatin nach AUC:	
Vinorelbin	▮	▮	▮		Wdh.	**Klinische Situation**	**Ziel-AUC (mg/ml x min)**
Carboplatin	▮					Carboplatin Monotherapie, keine Vorbehandlung	5-7
						Carboplatin Monotherapie, myelosuppressive Vorbehandlung	4-6
						Kombinationsbehandlung mit Carboplatin in Standarddosierung keine Vorbehandlung	4-6

Achtung: bei Patienten >70 Jahre und KI <70%: Monotherapie, keine Kombinationstherapie

Obligate Prä- und Begleitmedikation

Tag	zeitl. Ablauf	Substanz	Dosierung	Trägerlösung (ml)	Appl.	Inf.-dauer	Bemerkungen
1	-15min	NaCl 0,9 %		1000 ml	i.v.	2h	
1	-15min	Dexamethason	8 mg abs.		i.v.		B15min
1	-15min	Granisetron/Kevatril®	1 mg abs.		i.v.		B
1	+4h	Dexamethason	8 mg abs.		p.o.		
2-3	1-0-0-0	Dexamethason	8 mg abs.		p.o.		
8,15	-30min	Dexamethason	8 mg abs.		i.v.		
8,15	-30min	NaCl 0,9 %		500 ml	i.v.	1h	

Bedarfsmedikation: Metoclopramid/Paspertin® p.o. oder i.v., Laxantien
FN-Risiko: < 10% --> je nach Risikoabwägung, siehe Kurzfassung Leitlinien G-CSF
Kontrollen: Blutbild, Elektrolyte insbesondere Mg²⁺, Retentionswerte, Leberwerte, Kreatinin-Clearance, Oto-/Neurotoxizität, Darmmotilität
Dosisreduktion: Bilirubin 2,5-5mg/dl: 50%; Bilirubin 5-10mg/dl: 25%; Bilirubin > 10mg/dl: kontraindiziert; Absetzen bei Leukozyten < 1 500/µl; siehe Dosismodifikationstabelle bei Leukozyten < 1 500/µl, Thrombozyten < 50 000/µl nach dem 1. Zyklus: Vinorelbin DR auf 20mg/m²
Erfolgsbeurteilung: nach 2 Zyklen
Wiederholung: Tag 29
Literatur: in Anlehnung an Jacoulet P et al. Lung Cancer. 1995; 12:247-57; Agnelli G et al. Blood. 2008; 112:6.

Kapitel 10 · Thorakale Tumoren

080202_07 Paclitaxel/Carboplatin

Indikation: Nicht-kleinzelliges Bronchialkarzinom (NSCLC) **ICD-10: C34**

Chemotherapie

Diese Zytostatikatherapie birgt letale Risiken. Die Anwendung darf nur durch erfahrene internistische Onkologen und entsprechend ausgebildetes Pflegepersonal erfolgen. Das Protokoll muss im Einzelfall überprüft und der klinischen Situation angepasst werden.

Tag	Substanz	Dosierung	Trägerlösung (ml)	Appl.	Inf.-dauer	Bemerkungen
1	Paclitaxel	200 mg/m²	500 ml NaCl 0,9%	i.v.	3h	PVC-freies Infusionssystem
1	Carboplatin	6 AUC	500 ml Glucose 5%	i.v.	1h	Dosis(mg) = AUC(mg/ml x min) x [GFR (ml/min) + 25]

Dosierungsempfehlung für Carboplatin nach AUC:	
Klinische Situation	**Ziel-AUC (mg/ml x min)**
Carboplatin Monotherapie, keine Vorbehandlung	5-7
Carboplatin Monotherapie, myelosuppressive Vorbehandlung	4-6
Kombinationsbehandlung mit Carboplatin in Standarddosierung keine Vorbehandlung	4-6

CTx mit FN-Risiko von 10-20%: Vorgehen bei der G-CSF-Gabe
- nach CTx: 1x tgl. 5µg/kg Filgrastim s.c. bei Leukozyten < 1 000/µl bis >1 000/µl
- Wenn unter Einbeziehung **individueller Risikofaktoren für den Patienten FN-Risiko ≥ 20% =>G-CSF-Primärprophylaxe** erwägen/durchführen.
- **Nach durchgemachter febriler Neutropenie**, in folgenden Zyklen => **G-CSF-Sekundärprophylaxe**

G-CSF-Primär- bzw. Sekundärprophylaxe:
Entweder 24h nach CTx einmal Pegfilgrastim/Neulasta® 6mg s.c.   - **Oder**:
d6 nach CTx Filgrastim/Neupogen® 5µg/kg/d s.c. bis zum Durchschreiten des Nadir

Zyklusdiagramm	d1 w1	d8 w2	d15 w3	
Paclitaxel	■			Wdh.
Carboplatin	■			

Obligate Prä- und Begleitmedikation

Tag	zeitl. Ablauf	Substanz	Dosierung	Trägerlösung (ml)	Appl.	Inf.-dauer	Bemerkungen
1	-30min	NaCl 0,9 %		2000 ml	i.v.	5h	nur über IVAC
1	-30min	Dexamethason	20 mg		i.v.	B	
1	-30min	Clemastin/Tavegil®	2 mg		i.v.	B	
1	-30min	Ranitidin/Zantic®	50 mg		i.v.	B	
1	-30min	Granisetron/Kevatril®	1 mg		i.v.	B	bei Emesis: Dosiserhöhung auf 3mg

Bedarfsmedikation: Metoclopramid/Paspertin® p.o. oder i.v., Granisetron/Kevatril® i.v.
FN-Risiko: 10-20%-> je nach Risikoabwägung als Primärprophylaxe, bei FN im 1. Zyklus als Sekundärprophylaxe, siehe Kurzfassung Leitlinien G-CSF
Kontrollen: Blutbild, Elektrolyte insb. Mg²⁺, Retentionswerte, eGFR, AP, SGOT, SGPT, Klinisch: insbesondere Polyneuropathie, Oto-/Neurotoxizität
Dosisreduktion: Taxol: um 25% bei Leukopenie Grad IV (<1 000/µl) oder febriler Neutropenie, um 25% bei Thrombopenie Grad IV (<10 000/µl), um 25% bei Polyneuropathie 4-6
Therapieaufschub: Taxol: bei Leukozyten < 1 500/µl oder Thrombozyten < 75 000/µl (Kontrolle 2 mal wöchentlich). Therapie absetzen bei Allergie gegen Polyoxyethylen-3,5-Rizinusöl
Erfolgsbeurteilung: nach 2 Zyklen
Wiederholung: alle 3 Wochen
Literatur: Greco FA et al. Cancer. 2001; 92(8):2142-7.

080203_04 Pemetrexed/Cisplatin

Indikation: Pleuramesotheliom; Nicht-kleinzelliges Bronchialkarzinom (NSCLC) außer Plattenepithel-Ca **ICD-10: C45; C34**

Chemotherapie

Diese Zytostatikatherapie birgt letale Risiken. Die Anwendung darf nur durch erfahrene internistische Onkologen und entsprechend ausgebildetes Pflegepersonal erfolgen. Das Protokoll muss im Einzelfall überprüft und der klinischen Situation angepasst werden.

Tag	Substanz	Dosierung	Trägerlösung (ml)	Appl.	Inf.-dauer	Bemerkungen
1	Pemetrexed	500 mg/m²	100 ml NaCl 0,9%	i.v.	10min	Nach Verdünnung in 100ml NaCl 24h haltbar
1	Cisplatin	75 mg/m²	250 ml NaCl 0,9%	i.v.	1h	

Folsäure (Multibionta®forte) : 500µg/d kontinuierlich ab Tag -7; Keine zusätzliche Gabe zu der im Protokoll angegebene Dosis, da Wirkungseinschränkung von Pemetrexed möglich.

Vitamin B12: Eine Woche vor 1. Pemetrexed-Gabe, dann alle 9 Wochen Applikation von 1000µg Vitamin B12 (B12-Vicotrat®) i.m.

Vorsicht bei gleichzeitiger Gabe von **hohen Dosen NSAIDs und Acetylsalicylsäure** und Pemetrexed
→ verringerter Pemetrexed-Ausscheidung möglich; Cave Nebenwirkungen
Bei leichter bis mittlerer Niereninsuffizienz (Kreatinin-Clearance 45-79ml/min) Gabe von NSAR/Salicylaten
2 Tage vor bis 2 Tage nach Pemetrexed-Applikation aussetzen

Cave: Aprepitant ist moderater Inhibitor und Induktor von CYP3A4 (Wechselwirkungen beachten, s. Fachinformation)

Zyklusdiagramm	d1 w1	d8 w2	d15 w3	
Pemetrexed	■			Wdh.
Cisplatin	■			

Obligate Prä- und Begleitmedikation

Tag	zeitl. Ablauf	Substanz	Dosierung	Trägerlösung (ml)	Appl.	Inf.-dauer	Bemerkungen
-7-21	1-0-0-0	Folsäure/Multibionta® forte	500 µg		p.o.		kontinuierlich bis 3 Wochen nach Therapieende; Beginn 5-7 Tage vor 1. Pemetrexed-Gabe; 500µg Folsäure
-7	-	Vitamin B12/B12-Vicotrat®	1000 µg		i.m.		eine Woche vor 1. Pemetrexed-Gabe, dann alle 9 Wochen bis 3 Wo nachTherapieende
0	1-0-1-0	Dexamethason	4 mg		p.o.		am Vortag
1	-1h	Aprepitant/Emend®	125 mg		p.o.		Gabe 1h vor Chemo
1	-15min	NaCl 0,9 %		3000 ml	i.v.	8h	
1	-15min	Dexamethason	12 mg		i.v.	B	
1	-15min	Granisetron/Kevatril®	1 mg		i.v.	B	
1	+15min	Mannitol 10%/Osmosteril 10%®	250 ml		i.v.	15min	30min vor Cisplatin
1	+2h15min	Mannitol 10%/Osmosteril 10%®	250 ml		i.v.	15min	30min nach Cisplatin
2-4	1-0-0-0	Dexamethason	8 mg		p.o.		morgens
2-3	1-0-0-0	Aprepitant/Emend®	80 mg		p.o.		morgens

Bedarfsmedikation: Granisetron/Kevatril® p.o od. i.v.; Gabe von NSAR/Salicylaten 2 Tage vor bis 2 Tage nach Pemetrexed- Applikation aussetzen; Leukovorin- Rescue (Dosis siehe Protokoll) bei: Leukopenie CTC Grad 4, Thrombozytopenie Grad 4 oder Grad 3 mit Blutungen und bei Mucositis Grad 3/4
FN-Risiko: <10%-> je nach Risikoabwägung, siehe Kurzfassung Leitlinien G-CSF
Kontrollen: innerhalb 3d vor Zyklus und an Tag 7 oder 8: Hb, Blutbild, Bilirubin, AP, GOT, GPT, Serum- Kreatinin; Kreatinin- Clearance (CCL) innerhalb 3d vor Zyklus; Radiologie: CT oder MRT nach jedem 2. Zyklus
Dosisreduktion: bei Toxizität vorhergehender Zyklen DR bis Therapieende: Hämatologische: DR 25% bei 1. Neutrophilen-Nadir <1 000/µl mit Fieber ≥38,5°C; 2. Neutrophilen- Nadir < 500/µl + Thrombozyten-Nadir ≥50 000/µl; 3. Thrombozyten-Nadir < 50 000/µl ohne Blutung; DR 50% bei Thrombozyten- Nadir < 50 000/µl mit Blutung; Mucositis: DR 50% Pemetrexed bei CTC Gr. 3-4; Neurotoxizität: DR 50% Cisplatin bei CTC Gr. 2; sonstige nichthämatologische Toxizität: DR 25% Pemetrexed bei Krankenhaus-pflichtiger Diarrhoe (Grad 3), DR 25% beide Substanzen bei sonstigen CTC Gr. 3-4
Therapieabbruch: CCL< 45ml/min, Neurotoxizität CTC Gr. 3-4; sonstige CTC Gr. 3-4 Toxizitäten nach zweimaliger DR (außer Transaminasenerhöhung).
Erfolgsbeurteilung: nach jedem 2. Zyklus mit gleicher Methode wie bei Basis-Untersuchung (CT od. MRT); bei Response muss innerhalb von 4-6 Wochen eine Bestätigungsuntersuchung durchgeführt werden
Wiederholung: Tag 22; Maximal 6 Zyklen; Zyklusbeginn nur bei Neutrophilen >1 500/µl und Thrombozyten >100 000/µl
Literatur: Munoz A et al. NEJM. 2006; 354(3):305-7.

080202_11 Pemetrexed/Carboplatin

Indikation: Pleuramesotheliom; Nicht-kleinzelliges Bronchialkarzinom (NSCLC) außer Plattenepithel-Ca

ICD-10: C45; C34

Chemotherapie

Diese Zytostatikatherapie birgt letale Risiken. Die Anwendung darf nur durch erfahrene internistische Onkologen und entsprechend ausgebildetes Pflegepersonal erfolgen. Das Protokoll muss im Einzelfall überprüft und der klinischen Situation angepasst werden.

Tag	Substanz	Dosierung	Trägerlösung (ml)	Appl.	Inf.-dauer	Bemerkungen
1	Pemetrexed	500 mg/m²	100 ml NaCl 0,9 %	i.v.	10min	
1	Carboplatin	5 AUC	500 ml Glucose 5%	i.v.	30min	Dosis (mg) = AUC (mg/ml x min) x [GFR (ml/min)+25]; nach Pemetrexed-Gabe

Zyklusdiagramm: d1 w1, d8 w2, d15 w3 — Pemetrexed / Carboplatin — Wdh.

Dosierungsempfehlung für Carboplatin nach AUC:

Klinische Situation	Ziel-AUC (mg/ml x min)
Carboplatin Monotherapie, keine Vorbehandlung	5-7
Carboplatin Monotherapie, myelosuppressive Vorbehandlung	4-6
Kombinationsbehandlung mit Carboplatin in Standarddosierung keine Vorbehandlung	4-6

Folsäure (Multibionta®forte): 500µg/d kontinuierlich ab Tag -7; Keine zusätzliche Gabe zu der im Protokoll angegebenen Dosis, da Wirkungseinschränkung von Pemetrexed möglich.

Vitamin B12: Eine Woche vor 1. Pemetrexed-Gabe, dann alle 9 Wochen Applikation von 1000µg Vitamin B12 (B12-Vicotrat®) i.m.

Vorsicht bei gleichzeitiger Gabe von **hohen Dosen NSAIDs und Acetylsalicylsäure** und Pemetrexed
→ verringerter Pemetrexed-Ausscheidung möglich; Cave Nebenwirkungen
Bei leichter bis mittlerer Niereninsuffizienz (Kreatinin-Clearance 45-79ml/min) Gabe von NSAR/Salicylaten
2 Tage vor bis 2 Tage nach Pemetrexed-Applikation aussetzen

Obligate Prä- und Begleitmedikation

Tag	zeitl. Ablauf	Substanz	Dosierung	Trägerlösung (ml)	Appl.	Inf.-dauer	Bemerkungen
-7-22	1-0-0-0	Folsäure/Multibionta® forte	500 µg		p.o.		Beginn: 1-2 Wochen vor CTx, kontinuierliche Einnahme (bis zu 3 Wochen nach letzter Pemetrexed Gabe)
-7	alle 9 Wochen	Vitamin B12	1000 µg		i.m.		Beginn 1 Woche vor Pemetrexed-Gabe, dann alle 9 Wochen (bis zu 3 Wochen nach letzter Pemetrexed-Gabe)
0,2	1-0-1	Dexamethason	4 mg		p.o.		alle 12h (24h vor und nach Pemetrexed)
1	-30min	NaCl 0,9 %		1000 ml	i.v.	2h	
1	-30min	Granisetron/Kevatril®	1 mg		i.v.	B	
1	-30min	Dexamethason	4 mg		i.v.	B	an Dexamethason 4mg 1-0-1 am Vortag gedacht ?
1	abends	Dexamethason	4 mg		p.o.		

Bedarfsmedikation: antiemetische Begleitmedikation möglich (z.B.Kevatril®), Bei Diarrhoe Bewässerung, Immodium®; bei Leuko-/Thrombozytopenie Grad 4: Leukovorin
FN-Risiko: < 10% --> je nach Risikoabwägung, siehe Kurzfassung Leitlinien G-CSF.
Kontrollen: Blutbild, Elektrolyte, Leberwerte, Serum-Kreatinin, LDH
Dosisreduktion: Neutrophile müssen ≥ 1,5 x10⁹/l und Thrombozyten ≥ 100 x10⁹/l bei Therapiebeginn sein; bei hämatologischen Komplikationen: Thrombozytennadir ≥ 50 x10⁹/l und Leukozytennadir < 0,5 x10⁹/l: DR auf 75%; Thrombozytennadir < 50 x10⁹/l: DR auf 50%; Mucositis: DR 50% Pemetrexed bei CTC Grad 3-4; nicht-hämatologische Toxizitäten DR 25% Pemetrexed bei Krankenhauspflichtiger Diarrhoe, DR 25% für Pemetrexed und Carboplatin bei sonstigen Toxizitäten CTC Grad 3-4
Cave: **Gabe von NSAR/Salicylaten 2 Tage vor bis 2 Tage nach Pemetrexed-Applikation aussetzen**
Therapieabbruch: Kreatinin- Clearance < 45ml/min, Neurotoxizität CTC Grad 3-4; sonstige Toxizitäten CTC Grad 3-4 nach zweimaliger DR (außer Transaminasenerhöhung)
Erfolgsbeurteilung: alle 6 Wochen
Wiederholung: d22, max. 6 Zyklen
Literatur: Smit EF et al. J Clin Oncol. 2009; 27:2038-2045; Gronberg BH et al. J Clin Oncol. 2009; 27:1-8.

080202_09 Pemetrexed

Indikation: Nicht-kleinzelliges Bronchialkarzinom (NSCLC) außer Plattenepithelkarzinom; Pleuramesotheliom

ICD-10: C34

Chemotherapie

Diese Zytostatikatherapie birgt letale Risiken. Die Anwendung darf nur durch erfahrene internistische Onkologen und entsprechend ausgebildetes Pflegepersonal erfolgen. Das Protokoll muss im Einzelfall überprüft und der klinischen Situation angepasst werden.

Tag	Substanz	Dosierung	Trägerlösung (ml)	Appl.	Inf.-dauer	Bemerkungen
1	Pemetrexed	500 mg/m²	100 ml NaCl 0,9%	i.v.	10min	Nach Verdünnung in 100ml NaCl 24h haltbar

Zyklusdiagramm: d1 w1, d8 w2, d15 w3 — Pemetrexed — Wdh.

Folsäure (Multibionta®forte): 500µg/d kontinuierlich ab Tag -7; Keine zusätzliche Gabe zu der im Protokoll angegebenen Dosis, da Wirkungseinschränkung von Pemetrexed möglich.

Vitamin B12: Eine Woche vor 1. Pemetrexed-Gabe, dann alle 9 Wochen Applikation von 1000µg Vitamin B12 (B12-Vicotrat®) i.m.

Vorsicht bei gleichzeitiger Gabe von **hohen Dosen NSAIDs und Acetylsalicylsäure** und Pemetrexed
→ verringerter Pemetrexed-Ausscheidung möglich; Cave Nebenwirkungen
Bei leichter bis mittlerer Niereninsuffizienz (Kreatinin-Clearance 45-79ml/min) Gabe von NSAR/Salicylaten
2 Tage vor bis 2 Tage nach Pemetrexed-Applikation aussetzen

Obligate Prä- und Begleitmedikation

Tag	zeitl. Ablauf	Substanz	Dosierung	Trägerlösung (ml)	Appl.	Inf.-dauer	Bemerkungen
-7-21	1-0-0-0	Folsäure/Multibionta® forte	500 µg		p.o.		kontinuierlich; Beginn 5-7 Tage vor 1. Pemetrexed-Gabe; 500µg Folsäure
-7	-	Vitamin B12/B12-Vicotrat®	1000 µg		i.m.		eine Woche vor 1. Pemetrexed-Gabe, dann alle 9 Wochen
0-2	1-0-1-0	Dexamethason	4 mg		p.o.		von Tag 0-2
1	-30min	NaCl 0,9 %		500 ml	i.v.	1h	

Bedarfsmedikation: Bei Diarrhoe Bewässerung, Loperamid; bei Leuko-/Thrombozytopenie Grad 4: Leukovorin (Dosis siehe Protokoll)
FN-Risiko: < 10% --> je nach Risikoabwägung, siehe Kurzfassung Leitlinien G-CSF.
Kontrollen: Hämoglobin, Hämatokrit, Leukozyten, Lymphozyten, Thrombozyten, Neutrophile, Natrium, Kalium, gesamt-Billirubin, AP, GPT, GOT, Serum-Kreatinin, LDH
Dosisreduktion: Thrombozytennadir ≥50x10⁹/l und Leukozytennadir <0,5x10⁹/l: DR auf 75%; Thrombozytennadir <50x10⁹/l: DR auf 50%
Erfolgsbeurteilung: jeden 2.-3. Zyklus
Wiederholung: alle 21 Tage, Leukozyten müssen ≥1,5x10⁹/l, Thrombozyten ≥100x10⁹/l sein
Literatur: De Marinis et al. Oncology. 2004; 18(13 Suppl 8):38-42; Ardizzoni et al. J Chemother. 2004; 16(4):104-7.

Kapitel 10 · Thorakale Tumoren

080202_06 Docetaxel 3-wöchentlich (NSCLC) **Indikation: Nicht-kleinzelliges Bronchialkarzinom (NSCLC)** *ICD-10: C34*

Chemotherapie — Diese Zytostatikatherapie birgt letale Risiken. Die Anwendung darf nur durch erfahrene internistische Onkologen und entsprechend ausgebildetes Pflegepersonal erfolgen. Das Protokoll muss im Einzelfall überprüft und der klinischen Situation angepasst werden.

Tag	Substanz	Dosierung	Trägerlösung (ml)	Appl.	Inf.-dauer	Bemerkungen
1	Docetaxel	75 mg/m²	250 ml NaCl 0,9%	i.v.	1h	wenn Dosis > 200mg: Volumen Trägerlösung erhöhen (max. Konz. 0,74 mg/ml)

CTx mit FN-Risiko von 10-20%: Vorgehen bei der G-CSF-Gabe
- nach CTx: 1x tgl. 5µg/kg Filgrastim s.c. bei Leukozyten < 1 000/µl bis >1 000/µl
- Wenn unter Einbeziehung **individueller Risikofaktoren für den Patienten**
FN-Risiko ≥ 20% =>**G-CSF-Primärprophylaxe** erwägen/durchführen.
- **Nach durchgemachter febriler Neutropenie**, in folgenden Zyklen => **G-CSF-Sekundärprophylaxe**
G-CSF-Primär- bzw. Sekundärprophylaxe:
Entweder 24h nach CTx einmal Pegfilgrastim/Neulasta® 6mg s.c. - **Oder:** d6 nach CTx Filgrastim/Neupogen® 5µg/kg/d s.c. bis zum Durchschreiten des Nadir

Zyklusdiagramm	d1 w1	d8 w2	d15 w3	
Docetaxel	▮▮▮▮▮▮▮▮▮▮▮▮▮▮▮▮▮▮▮▮▮			Wdh.

Obligate Prä- und Begleitmedikation

Tag	zeitl. Ablauf	Substanz	Dosierung	Trägerlösung (ml)	Appl.	Inf.-dauer	Bemerkungen
0,2	1-0-1-0	Dexamethason	8 mg		p.o.		
1	-30min	NaCl 0,9 %		500 ml	i.v.	1h30min	
1	-30min	Dexamethason	8 mg	100 ml NaCl 0,9%	i.v.	15min	
1	-30min	Clemastin/Tavegil®	2 mg		i.v.	B	
1	-30min	Ranitidin/Zantic®	50 mg		i.v.	B	
1	0-0-1-0	Dexamethason	8 mg		p.o.		

Bedarfsmedikation:	Metoclopramid/Paspertin® p.o. oder i.v. Dexamethason/Fortecortin® 8mg i.v./p.o.
FN-Risiko:	10-20%--> je nach Risikoabwägung als Primärprophylaxe, bei FN im 1. Zyklus als Sekundärprophylaxe, siehe Kurzfassung Leitlinien G-CSF
Kontrollen:	Blutbild, Klinische Chemie, Elektrolyte, Retentionswerte, Leberwerte
Dosisreduktion:	bei Grad IV Neutropenie >7d, febriler Neutropenie, schweren Hautreaktionen oder Grad III- IV nichthämatologischer Toxizität: nach 1. Auftreten 2 Wochen Pause, dann DR auf 55mg/m²; bei persistierender > Grad III peripherer Neuropathie, Grad IV Hypertonie, Bilirubinerhöhung, AP >2,5fach und SGOT (AST) oder SGPT (ALT) >1,5fach über normal oder schon vorheriger Dosisreduktion: Behandlungsabbruch
Nebenwirkungen:	Myelotoxizität, Neuropathie, Hauttoxizität, Flüssigkeitsretention, allergische Reaktionen, Übelkeit/Erbrechen, Cave: Paravasate
Erfolgsbeurteilung:	jeder 2.-3. Zyklus
Wiederholung:	Tag 22
Literatur:	Fossella FV et al. J Clin Oncol. 2000; 18(12):2354-62; Quoix E et al. Ann Oncol. 2004; 15(1):38-44.

080307_01 Gemcitabin **Indikation: Nicht-kleinzelliges Bronchialkarzinom (NSCLC); Pankreas-Ca; Urothelkarzinom** *ICD-10: C34; C25; C67*

Chemotherapie — Diese Zytostatikatherapie birgt letale Risiken. Die Anwendung darf nur durch erfahrene internistische Onkologen und entsprechend ausgebildetes Pflegepersonal erfolgen. Das Protokoll muss im Einzelfall überprüft und der klinischen Situation angepasst werden.

Tag	Substanz	Dosierung	Trägerlösung (ml)	Appl.	Inf.-dauer	Bemerkungen
1,8,15	Gemcitabin	1000 mg/m²	250 ml NaCl 0,9%	i.v.	30 min	

Zyklusdiagramm	d1 w1	d8 w2	d15 w3	d22 w4	
Gemcitabin	▮	▮	▮		Wdh.

Obligate Prä- und Begleitmedikation

Tag	zeitl. Ablauf	Substanz	Dosierung	Trägerlösung (ml)	Appl.	Inf.-dauer	Bemerkungen
1,8,15	-15min	NaCl 0,9 %		500 ml	i.v.	1h	
1,8,15	-15min	Dexamethason	8 mg abs.		i.v.	B	

Bedarfsmedikation:	Metoclopramid/Paspertin® p.o. oder i.v., Paracetamol p.o.
FN-Risiko:	<10%-> je nach Risikoabwägung, siehe Kurzfassung Leitlinien G-CSF.
Kontrollen:	Blutbild, Leber- und Nierenwerte
Dosisreduktion:	Leukozyten 500-1 000/µl oder Thrombozyten 50 000-100 000/µl: 75%;Leukozyten <500/µl oder Thrombozyten < 50 000/µl: Therapieaufschub; Initiale Hyperbilirubinämie >2mg/dl: 80%
Nebenwirkungen:	Myelosuppression, reversible Lebertoxizität, selten renale Störungen, Übelkeit/Erbrechen, erkältungsähnliche Symptome, Ödeme
Wiederholung:	Tag 29 (3 Wochen Therapie, 1 Woche Pause); Absetzen bei Tumorprogression
Literatur:	Carmichael J et al. Brit J Cancer. 1996; 73(1):101-105; Casper ES et al. Invest New Drugs. 1994; 12(1):29-34; Venook AP et al. J Clin Oncol. 2000; 18: 2780-2787; Gillenwater et al. Clin Lung Cancer. 2000; 2(2):133-8; Louvert et al. J Clin Oncol. 2005; 23:3509-16.

080202_14 Erlotinib

Indikation: nicht-kleinzelliges Bronchialkarzinom (NSCLC) Stadium IV

ICD-10: C34

Chemotherapie

Diese Zytostatikatherapie birgt letale Risiken. Die Anwendung darf nur durch erfahrene internistische Onkologen und entsprechend ausgebildetes Pflegepersonal erfolgen. Das Protokoll muss im Einzelfall überprüft und der klinischen Situation angepasst werden.

Tag	Substanz	Dosierung	Trägerlösung (ml)	Appl.	Inf.-dauer	Bemerkungen
1-28	Erlotinib	150 mg		p.o.		mind. 1h vor oder 2h nach einer Mahlzeit; Gaben: 1-0-0-0

CAVE: Metabolismus über CYP3A4
Wirkungsverstärkung / erhöhtes Risiko für Nebenwirkungen durch CYP3A4-Inhibitoren:
z.B. Azol-Antimykotika, Cimetidin, Amiodaron, Erythromycin, Clarithromycin, Ciprofloxacin, Ritonavir, Sternfrucht, **Grapefruit (-saft)**
Verminderte Wirkung durch CYP3A4-Induktoren:
z.B. Glucocorticoide, Phenytoin, Carbamazepin, Rifampicin, **Johanniskraut**
Plasmakonzentrationserhöhung von:
HMG-CoA-Reduktase-Inhibitoren, Ciclosporin, Triazol-Benzodiazepine, Calcium-Antagonisten vom Dihydropyrimidintyp

Zyklusdiagramm	d1 w1	d8 w2	d15 w3	d22 w4	
Erlotinib	|||||||||	|||||||	|||||||	|||||||	Wdh.

Erlotinib Indikation:
bei EGFR-Mutation als Erstlinie
bei EGFR-Mutation unbekannt oder Wildtyp als Zweitlinie (nicht Plattenepithelkarzinom)

Bedarfsmedikation:	Diarrhoe: Loperamid p.o., Elektrolyt- und Flüssigkeitsersatz; akneartige Hautausschläge: topische/orale Antibiotika/Glucocorticoide, Sonnenschutz (UV-Strahlung meiden, hoher Lichtschutzfaktor), gute Hautpflege
Kontrollen:	Nierenfunktion, Elektrolyte (insbesondere Kalium), Leberfunktion, Augenuntersuchung (Anzeichen/Symptome Keratitis), Prothrombinzeit oder INR bei gleichzeitiger Anwendung von Antikoagulantien auf Cumarinbasis
Dosisreduktion:	bei Diarrhoe: schrittweise Reduktion um 50mg, falls klinsch indiziert; bei gleichzeitiger Anwendung von starken CYP1A2-Inhibitoren (z.B. Ciprofloxacin); bei gleichzeitiger Anwendung von starken CYP3A4-Inhibitoren (siehe Memokasten), nach Therapieunterbrechung auf Grund Toxizität Therapiewiederaufnahme mit reduzierter Dosis
Cave:	**Rauchen:** erniedrigte Plasmaspiegel von Erlotinib bei Rauchern im Vergleich zu Nichtrauchern, Rauchen sollte eingestellt werden; erhöhtes Risiko für **Magen-Darm-Perforation** (besonders bei gleichzeitiger Anwendung antiangiogenetischer Arzneimittel, Kortikosteroide, nicht-steroidale Antiphlogistika und/oder Taxan-basierter Chemotherapie oder Patienten mit peptischen Ulzerationen oder Divertikulose in der Vorgeschichte); bullöse oder schuppenden **Hauterkrankungen; Augenerkrankungen** (Keratits);
Dosissteigerung:	bei gleichzeitiger Anwendung von CYP3A4-Induktoren: Erhöhung auf 300mg möglich unter engmaschiger Überwachung der Verträglichkeit (einschliesslich Nieren- und Leberfunktion, Serumelektrolyte), bei guter Verträglichkeit über 2 Wochen ggf. weitere Erhöhung auf 450 mg möglich
Therapieunterbrechung:	progrediente Lungensymptome (Husten, Dyspnoe)/ interstitielle Lungenerkrankung, schwerwiegende Dehydrierung infolge Diarrhoe/Übelkeit/Appetitverlust/Erbrechen, schwerwiegende Veränderung der Leberfunktion, bullöse oder schuppende Hauterkrankungen, ulzerative Keratitis
Wechselwirkungen:	**starke CYP3A4-Inhibitoren und -Induktoren** vermeiden (falls nicht möglich ggf. Dosisanpassung für Erlotinib), **starke CYP1A2-Inhibitoren** vermeiden (ggf. Dosisanpassung), Nikotin (Rauchen vermeiden), **Antikoagulantien auf Cumarinbasis** einschliesslich Warfarin: erhöhtes Blutungsrisiko => Prothrombinzeit und INR überwachen; **Substanzen, die pH-Wert des oberen Gastrointestinaltrakts verändern:** keine gleichzeitige Anwendung von Protonenpumpenhemmern, gleichzeitige Anwendung von H$_2$-Antagonisten und Antazida vermeiden (falls Einsatz notwendig: Einnahme mindestens 4h vor oder 2h (für Antazida) bzw. mindestens 2h vor oder 10h (für H$_2$-Antagonisten) nach Erlotinib; **Statine:** erhöhtes Rhabdomyolyse-Risiko möglich; Vorsicht bei gleichzeitiger Anwendung von **p-Glykoprotein-Inhibitoren**
Wiederholung:	Tag 29 (kontinuierlich) bis Progression
Literatur:	Shepherd FA et al. N Engl J Med 2005;353:123-32; Fachinformation Erlotinib

080202_12 Gefitinib

Indikation: Nicht-kleinzelliges Bronchialkarzinom (NSCLC)

ICD-10: C34

Chemotherapie

Diese Zytostatikatherapie birgt letale Risiken. Die Anwendung darf nur durch erfahrene internistische Onkologen und entsprechend ausgebildetes Pflegepersonal erfolgen. Das Protokoll muss im Einzelfall überprüft und der klinischen Situation angepasst werden.

Tag	Substanz	Dosierung	Trägerlösung (ml)	Appl.	Inf.-dauer	Bemerkungen
1-28	Gefitinib	250 mg abs.		p.o.		kontinuierlich, unabhängig von Mahlzeiten; Gaben: 1-0-0-0

CAVE: Metabolismus über CYP3A4
Wirkungsverstärkung / erhöhtes Risiko für Nebenwirkungen durch CYP3A4-Inhibitoren:
z.B. Azol-Antimykotika, Cimetidin, Amiodaron, Erythromycin, Clarithromycin, Ciprofloxacin, Ritonavir, Sternfrucht, **Grapefruit (-saft)**
Verminderte Wirkung durch CYP3A4-Induktoren:
z.B. Glucocorticoide, Phenytoin, Carbamazepin, Rifampicin, **Johanniskraut**
Plasmakonzentrationserhöhung von:
HMG-CoA-Reduktase-Inhibitoren, Ciclosporin, Triazol-Benzodiazepine, Calcium-Antagonisten vom Dihydropyrimidintyp

Bedarfsmedikation:	Diarrhoe: Loperamid p.o., Elektrolytersatz; Hautreaktionen: topische/orale Antihistaminika und Corticosteroide
FN-Risiko:	<10%--> je nach Risikoabwägung, siehe Kurzfassung Leitlinien G-CSF
Kontrollen:	regelmäßige Leberfunktionstests (ALT, AST, Bilirubin)
Therapievoraussetzung:	aktivierende Mutationen der EGFR-TK
Therapieunterbrechung:	bei starken Nebenwirkungen wie Diarrhö oder Hautreaktionen ggf. Unterbrechung bis zu 14 Tagen
Therapieabbruch:	bei Interstitieller Lungenerkrankung (ILD) und schwerwiegenden Verschlechterungen der Leberfunktion
Wechselwirkungen:	Metabolismus über CYP3A4 --> siehe Hinweiskasten. Erhöhte Blutungsneigung in Kombination mit Warfarin --> engmaschige Kontrolle, Verminderte Wirksamkeit durch Begleitmedikamente, die den pH-Wert im Magen erhöhen (PPI, H2-Antihistaminika, Antazida)
Nebenwirkungen:	Interstitielle Lungenerkrankung (ILD) bei 1,3% der Patienten
Wiederholung:	kontinuierlich
Literatur:	Gridelli C et al., Lung Cancer. 2011;72(1):3-8, Fachinformation Iressa® Stand 04/12

Kapitel 10 · Thorakale Tumoren

080202_13 Crizotinib

Indikation: Nicht-kleinzelliges Bronchialkarzinom (NSCLC) fortgeschritten oder metastasiert; ALK-positiv

ICD-10: C34

Chemotherapie

Diese Zytostatikatherapie birgt letale Risiken. Die Anwendung darf nur durch erfahrene internistische Onkologen und entsprechend ausgebildetes Pflegepersonal erfolgen. Das Protokoll muss im Einzelfall überprüft und der klinischen Situation angepasst werden.

Tag	Substanz	Dosierung	Trägerlösung (ml)	Appl.	Inf.-dauer	Bemerkungen
1-28	Crizotinib	2x 250 mg		p.o.		Kapseln als Ganzes schlucken; Gaben: 1-0-1-0

Zyklusdiagramm: Crizotinib: d1 w1, d8 w2, d15 w3, d22 w4, Wdh.

CAVE: Metabolismus über CYP3A4
Wirkungsverstärkung / erhöhtes Risiko für Nebenwirkungen durch CYP3A4-Inhibitoren:
z.B. Azol-Antimykotika, Cimetidin, Amiodaron, Erythromycin, Clarithromycin, Ciprofloxacin, Ritonavir, Sternfrucht, **Grapefruit (-saft)**
Verminderte Wirkung durch CYP3A4-Induktoren:
z.B. Glucocorticoide, Phenytoin, Carbamazepin, Rifampicin, **Johanniskraut**
Plasmakonzentrationserhöhung von:
HMG-CoA-Reduktase-Inhibitoren, Ciclosporin, Triazol-Benzodiazepine, Calcium-Antagonisten vom Dihydropyrimidintyp

FN-Risiko:	< 10% --> je nach Risikoabwägung, siehe Kurzfassung Leitlinien G-CSF
Kontrollen:	monatlich (bzw. wie klinisch indiziert): Differentialblutbild, Leberfunktionstest (ALT); Pneumonitis-Symptome; EKG und Elektrolyte bei Patienten mit Herzinsuffizienz, Bradyarryhthmie, Elektrolytabnormalitäten und Patienten, die QT-Zeit-verlängernde Substanzen einnehmen; ophthalmologische Kontrollen
Dosisreduktion:	zunächst Reduktion auf **200mg/2x täglich**, falls weitere Reduktion erforderlich auf **250mg/1x täglich**
Cave:	Hepatotoxizität, Sehstörungen (Auftreten innerhalb 2 Wochen nach Therapiebeginn), Pneumonitis (Auftreten innerhalb 2 Monate nach Therapiebeginn), QT-Zeit-Verlängerung
Therapieunterbrechung:	**Hämatologische Toxizitäten:** Grad 3: absetzen bis zur Erholung auf Grad $\leq$ 2, dann Wiederaufnahme mit gleichem Dosierungsschema; Grad 4: absetzen bis zur Erholung auf Grad $\leq$ 2, dann Wiederaufnahme mit 2x täglich 200mg; bei Wiederauftreten absetzen bis zur Erholung auf Grad $\leq$ 2, dann Wiederaufnahme mit 1x täglich 250mg; **Nicht-hämatologische Toxizitäten:** Anstieg von ALT oder AST Grad 3 oder 4 und Gesamtbilirubin $\leq$ Grad 1: absetzen bis zur Erholung auf Grad $\leq$ 1 oder Ausgangswert, dann Wiederaufnahme mit 2x täglich 200mg, bei Wiederauftreten: absetzen bis zur Erholung auf Grad $\leq$ 1, dann Wiederaufnahme mit 1x täglich 250mg ; QT-Zeit-Verlängerung Grad 3: absetzen bis zur Erholung auf Grad $\leq$ 1, dann Wiederaufnahme mit 2x täglich 200mg
Therapieabbruch:	ALT- oder AST-Anstieg Grad 2,3 oder 4 und gleichzeitiger Gesamtbilirubin-Anstieg Grad 2,3 oder 4 (bei Abwesenheit von Cholestase oder Hämolyse), Pneumonitis jeglichen Grades, QT-Zeit-Verlängerung Grad 4, bei Wiederauftreten von hämatologischen Toxizitäten Grad 4 nach Reduktion auf 1x täglich 250mg
Wechselwirkungen:	starke CYP3A4-Inhibitoren und -Induktoren vermeiden, klinische Überwachung bei gleichzeitiger Anwendung mit Arzneimitteln, die P-Glykoprotein-Substrate sind (Digoxin, Colchicin, Pravastatin), da deren therapeutische Wirkung und Nebenwirkungen verstärkt werden, Überwachung bei gleichzeitiger Anwendung von Substanzen, die das QT-Intervall verlängern, Vorsicht bei gleichzeitiger Anwendung von Bradykardie-auslösenden Substanzen
Wiederholung:	kontinuierlich bis Progression oder Auftreten inakzeptabler Toxizitäten
Literatur:	Shaw AT et al. Lancet Oncol. 2011 Oct;12(11):1004-12, Expert Rev Anticancer Ther. 2012 Feb;12(2):151-62, Fachinformation Crizotinib

---

080204_01 PAC

Indikation: Thymus-Ca

ICD-10: C37

Chemotherapie

Diese Zytostatikatherapie birgt letale Risiken. Die Anwendung darf nur durch erfahrene internistische Onkologen und entsprechend ausgebildetes Pflegepersonal erfolgen. Das Protokoll muss im Einzelfall überprüft und der klinischen Situation angepasst werden.

Tag	Substanz	Dosierung	Trägerlösung (ml)	Appl.	Inf.-dauer	Bemerkungen
1	Doxorubicin	50 mg/m²	unverdünnt	i.v.	B15min	
1	Cisplatin	50 mg/m²	250 ml NaCl 0,9%	i.v.	1h	
1	Cyclophosphamid	500 mg/m²	250 ml NaCl 0,9%	i.v.	1h	

Zyklusdiagramm: Doxorubicin, Cisplatin, Cyclophosphamid: d1 w1, d8 w2, d15 w3, Wdh.

Cave: Aprepitant ist moderater Inhibitor und Induktor von CYP3A4 (Wechselwirkungen beachten, s. Fachinformation)

entweder	24h nach CTx	Pegfilgrastim/Neulasta®	6mg	s.c.
oder	d6 nach CTx	Filgrastim/Neupogen®	5µg/kg/d	s.c. bis Durchschreiten des Nadir

Inkompatibilitäten:
Cisplatin ↔ Mesna
Cisplatin ↔ NaHCO3
Mg²⁺ ↔ NaHCO3

Obligate Prä- und Begleitmedikation

Tag	zeitl. Ablauf	Substanz	Dosierung	Trägerlösung (ml)	Appl.	Inf.-dauer	Bemerkungen
-1-1	1-1-1-1	Natriumbicarbonat/Bicanorm®	2 g		p.o.		
1	-60min	Aprepitant/Emend®	125 mg		p.o.		
1	-30min	NaCl 0,9 %		3000 ml	i.v.	24h	
1	-	Magnesium/Magnesium Verla®	20 ml	in Bewässerung	i.v.	24 h	3,15mmol Magnesium /10ml Ampulle; (Ref. bereich: 0,66 - 0,99mmol/L)
1	-30min	Dexamethason	12 mg	100 ml NaCl 0,9%	i.v.	15min	
1	-30min	Granisetron/Kevatril®	1 mg		i.v.	B	
1	+15min, +2h15min	Mannitol 10%/Osmosteril 10%®	250 ml		i.v.	15min	
1	+2h30min	Mesna/Uromitexan®	100 mg/m²		i.v.	B	
1	+4h30min, +8h30min	Mesna/Uromitexan®	200 mg/m²		p.o.		i.v. Gabe: 100mg/m² 2h später als p.o.
2-4	1-0-1-0	Dexamethason	8 mg		p.o.		
2-3	1-0-0-0	Aprepitant/Emend®	80 mg		p.o.		

Bedarfsmedikation:	Metoclopramid/Paspertin® p.o. oder i.v., bei Unverträglichkeit Ersatz durch HT₃-Antagonisten, Flüssigkeitsaufnahme mindestens 2l/Tag
FN-Risiko:	>20%--> Primärprophylaxe mit Filgrastim/Neupogen® oder Pegfilgrastim/Neulasta®, siehe Kurzfassung Leitlinien G-CSF
Kontrollen:	Herzfunktion, Blutbild, Elektrolyte insbesondere Mg²⁺, Retentionswerte, Leberwerte, Diurese.
Dosisreduktion:	Cisplatin bei Kreatinin-Clearance < 60 ml/min meiden, siehe Dosismodifikationstabelle
Cave:	Anthrazykline -> Gefahr der Kardiotoxizität, auf Herzfunktion achten (Herzecho)
Summendosis:	Doxorubicin: Gefahr der Kardiotoxizität; max. Summendosis: 550mg/m²
Wiederholung:	d22
Literatur:	Loehrer PJ Sr. et al. J Clin Oncol. 1997; 15(9):3093-9.

Kapitel 11 Gastrointestinale Tumoren

080301_01 Rx/5-FU/Cisplatin ("Naunheim")

Indikation: Ösophagus-Ca

ICD-10: C15

Chemotherapie

Diese Zytostatikatherapie birgt letale Risiken. Die Anwendung darf nur durch erfahrene internistische Onkologen und entsprechend ausgebildetes Pflegepersonal erfolgen. Das Protokoll muss im Einzelfall überprüft und der klinischen Situation angepasst werden.

Wo	Tag	Substanz	Dosierung	Trägerlösung (ml)	Appl.	Inf.-dauer	Bemerkungen
1,4	1-5	Cisplatin	20 mg/m²	250 ml NaCl 0,9%	i.v.	1h	
1,4	1-5	Fluorouracil (5-FU)	500 mg/m²	250 ml NaCl 0,9%	i.v.	20h	ZVK empfohlen
2-3,5	1-5	Fluorouracil (5-FU)	500 mg/m²	250 ml NaCl 0,9%	i.v.	20h	ZVK empfohlen

Woche 1-5, Tag 1-5: +RT 1,8 Gy/Tag (Gesamtdosis: 45Gy)

Cave: Aprepitant ist moderater Inhibitor und Induktor von CYP3A4 (Wechselwirkungen beachten, s. Fachinformation)

$T_1N_0M_0$	primär Operation	pT>1 pN>0	postop. RCT I				
$T_1N_1M_0$ od. $T_{2-4}N_{0-1}M_0$	prä-Op. RCT I	präop. Restaging (Chir. Klinik) wie Eingangsstaging	PR, CR	Operabilität +	Op	R 0	Beob.
				Operabilität +	Op	R 1,2	RCT II
			NC, MR, PD	Operabilität +	Op	R 0,1,2	RCT II
				Operabilität -	RCT II		
M_{LYN} u./o.M_1	5-FU/Carbo/Plt. od. Taxol ± 5-FU						

Woche:	1	2	3	4	5	
RCT I jew. d1-5	Radiochemotherapie (RCT) I, jeweils d1-d5					Restaginig I +chir. Konsil weitere Therapie s. Diagramm OP oder RCT II
5-Fluorouracil	X	X	X	X	X	
Cisplatin	X				X	
RT 45Gy (1,8Gy/d)	X	X	X	X	X	
Woche:	6	7				RTI + RTII = 59,4 Gy
RCT II	Radiochemotherapie (RCT) II					
5-FU 500mg/m²	d1-5	d1-3				
Cisplatin 20mg/m²		d1-3				
RT 14,4Gy (1,8Gy/d; 8d)	d1-5	d1-3				

Obligate Prä- und Begleitmedikation

Wo	Tag	zeitl. Ablauf	Substanz	Dosierung	Trägerlösung (ml)	Appl.	Inf.-dauer	Bemerkungen
2-3,5	1-5	1-0-0-0	Metoclopramid/Paspertin®	50 mg		p.o.		Gabe 30min vor Bestrahlung; außer d1 in Wo 2+5
1,4	1	1-0-0-0	Aprepitant/Emend®	125 mg		p.o.		1h vor Chemo
1,4	2-5	1-0-0-0	Aprepitant/Emend®	80 mg		p.o.		1h vor Chemo
1,4	6-7	1-0-0-0	Aprepitant/Emend®	80 mg		p.o.		siehe Memo
1,4	1-5	-	NaCl 0,9 %		2000 ml	i.v.	24h	
2-3,5	1-5	-	NaCl 0,9 %		1000 ml	i.v.	24h	
1,4	1	-30min	Dexamethason	12 mg		i.v.		
1,4	2-5	-30min	Dexamethason	8 mg		i.v.		
1,4	6-8	1-0-0-0	Dexamethason	8 mg abs.		p.o.		
1,4	1-5	-30min	Granisetron/Kevatril®	1 mg		i.v.	B	
1,4	1-5	-30min, +1h30min	Mannitol 10%/Osmosteril 10%®	250 ml		i.v.	15min	30min vor und 30min nach Cisplatin

Bedarfsmedikation: Dexamethason/Fortecortin® 8mg + Granisetron/Kevatril® 1mg i.v.; bei 5-FU Wo 2,3 u. 5: Alizaprid/Vergentan® oder Metoclopramid/Paspertin®
Kontrollen: Blutbild, Elektrolyte insb. Mg²⁺, Retentionswerte, Kreatinin-Clearance, Diurese, Oto-/Neurotoxizität
Dosisreduktion: 5-Fluorouracil bei Bilirubin > 5mg/dl meiden; Cisplatin bei Kreatinin-Clearance < 60ml/min meiden; siehe auch Dosismodifikationstabelle
Erfolgsbeurteilung: nach vollständigem Zyklus (=nach 5 Wochen)
Wiederholung: 5 Wochen Chemotherapie in Kombination mit RT 1,8Gy/d d1-5 (Wo1-5, geplante Ges.dosis: 45Gy), Therapiepause, Restaging, wenn möglich anschließende OP
Literatur: Naunheim KS et al. J Thorac Cardiovasc Surg. 1992; 103:887-895; Aprepitant: Fachinformation, Bokemeyer C. Arzneimitteltherapie. 2004; 22:129-35; MASCC Antiemetic-Guidelines, 2013; www.mascc.org; Navari RM. Cancer Invest. 2004; 22(4):569-76.

080401_07 Docetaxel 3-wöchentlich

Indikation: Mamma-Ca; Ösophagus-Ca

ICD-10: C50; C15

Chemotherapie

Diese Zytostatikatherapie birgt letale Risiken. Die Anwendung darf nur durch erfahrene internistische Onkologen und entsprechend ausgebildetes Pflegepersonal erfolgen. Das Protokoll muss im Einzelfall überprüft und der klinischen Situation angepasst werden.

Tag	Substanz	Dosierung	Trägerlösung (ml)	Appl.	Inf.-dauer	Bemerkungen
1	Docetaxel	100 mg/m²	250 ml NaCl 0,9%	i.v.	1h	

Zyklusdiagramm	d1 w1	d8 w2	d15 w3		
Docetaxel	■				Wdh.

CTx mit FN-Risiko von 10-20%: Vorgehen bei der G-CSF-Gabe
- nach CTx: 1x tgl. 5µg/kg Filgrastim s.c. bei Leukozyten < 1 000/µl bis >1 000/µl
- Wenn unter Einbeziehung **individueller Risikofaktoren für den Patienten**
FN-Risiko ≥ 20% =>G-CSF-Primärprophylaxe erwägen/durchführen.
- **Nach durchgemachter febriler Neutropenie**, in folgenden Zyklen => G-CSF-Sekundärprophylaxe

G-CSF-Primär- bzw. Sekundärprophylaxe:
Entweder 24h nach CTx einmal Pegfilgrastim/Neulasta® 6mg s.c. - **Oder:** d6 nach CTx Filgrastim/Neupogen® 5µg/kg/d s.c. bis zum Durchschreiten des Nadir

Obligate Prä- und Begleitmedikation

Tag	zeitl. Ablauf	Substanz	Dosierung	Trägerlösung (ml)	Appl.	Inf.-dauer	Bemerkungen
1	-24h,-12h	Dexamethason	8 mg		p.o.		Achtung: Prämecikation an d0
1	-30min	NaCl 0,9 %		500 ml	i.v.	2h	
1	-30min	Dexamethason	8 mg		i.v.	15min	
1	-30min	Granisetron/Kevatril®	1 mg		i.v.	B	
1	-30min	Clemastin/Tavegil®	2 mg		i.v.	B	
1	-30min	Ranitidin/Zantic®	50 mg		i.v.	B	
1	0-0-1-0	Dexamethason	8 mg		p.o.		
2	1-0-1-0	Dexamethason	8 mg		p.o.		

Bedarfsmedikation: Metoclopramid/Paspertin® Trpf., Dimenhydrinat/Vomex A® Supp., Ibuprofen 400mg Tbl., Macrogol+div.Salze/Movicol®, Natriumpicosulfat/Laxoberal® Trpf.
FN-Risiko: 10-20% => G-CSF-Gabe je nach Risikoabwägung als Primärprophylaxe, bei Zustand nach FN in den folgenden Zyklen als Sekundärprophylaxe, siehe Leitlinien zur Behandlung mit G-CSF
Emetogenes Potential: Niedrigrisiko 10-30% => keine Standardprophylaxe der verzögerten Emesis, siehe Kurzfassung der Leitlinien
Kontrollen: **wöchentlich:** Blutbild (Nadir: Tag 8-14); **vor CTx:** Blutbild, Urin -Stix, Bilirubin, Alkalische Phosphatase, GOT, GPT, G-GT
Dosisreduktion: Siehe auch Fachinformationen und Dosisreduktionstabelle. Bei Neutrophile < 500/µl länger als 1 Woche, verminderter Leberfunktion, schweren Hautveränderungen, schwerer peripherer Neuropathie Dosisreduktion um 25% auf 75mg/m², bei Stomatitis Grad 3-4 Dosisreduktion um 40% auf 60 mg/m², siehe auch Fachinformation
Nebenwirkungen: Myelotoxizität, Neuropathie, Hauttoxizität, Flüssigkeitsretention, allergische Reaktionen, Übelkeit/Erbrechen, cave: Paravasate
Erfolgsbeurteilung: nach 3 Zyklen
Wiederholung: d22
Literatur: Harvey V et al. J Clin Oncol. 2009; 24:4963-4970.

080302_07 FLOT

Indikation: Magen-Ca (Pat.> 65 J.); Adeno-Ca des ösophagocardialen Übergangs (Pat.> 65 J.)
ICD-10: C15/C16

Chemotherapie

Diese Zytostatikatherapie birgt letale Risiken. Die Anwendung darf nur durch erfahrene internistische Onkologen und entsprechend ausgebildetes Pflegepersonal erfolgen. Das Protokoll muss im Einzelfall überprüft und der klinischen Situation angepasst werden.

Tag	Substanz	Dosierung	Trägerlösung (ml)	Appl.	Inf.-dauer	Bemerkungen
1	Docetaxel	50 mg/m²	NaCl 0,9% 250* ml	i.v.	1h	*wenn Dosis < 80 mg; 100 ml Trägervolumen
1	Oxaliplatin	85 mg/m²	500 ml Glucose 5%	i.v.	2h	Inkompatibilität mit NaCl
1	Calciumfolinat/Leukovorin®	200 mg/m²	NaCl 0,9% 250 ml	i.v.	30min	
1	Fluorouracil (5-FU)	2600 mg/m²	NaCl 0,9% 500 ml	i.v.	24h	ambulant i.v. Pumpe

Schwerwiegende Wechselwirkung: keine Gabe von Brivudin/Zostex® zusammen mit 5-Fluorouracil inkl. topischer Präparate und Prodrugs (Efudix, Capecitabin, Floxuridin, Tegafur). Durch Hemmung der Dihydropyrimidindehydrogenase, Akkumulation und verstärkte Toxizität von 5-FU, letale Folgen möglich. Mindestens 4 Wochen zeitlicher Abstand, ggf. Bestimmung der DPD-Aktivität.

Zyklusdiagramm: d1 w1 / d8 w2 — Docetaxel, Oxaliplatin, Calciumfolinat, Fluorouracil — Wdh.

Cave: Keine Gabe von Mg-u. Ca bei Therapie mit Digitalis, Thiazid- Diuretika, Hypercalzämie/Hypermagnesiämie
Inkompatibilitäten: Oxaliplatin <> NaCl 0.9%

Obligate Prä- und Begleitmedikation

Tag	zeitl. Ablauf	Substanz	Dosierung	Trägerlösung (ml)	Appl.	Inf.-dauer	Bemerkungen
0	1-0-1-0	Dexamethason	8 mg		p.o.		
1	-30min	NaCl 0,9 %		500 ml	i.v.	1h30min	
1	-30min	Dexamethason	8 mg	100 ml NaCl 0,9 %	i.v.	15min	
1	-30min	Granisetron/Kevatril®	1 mg		i.v.	15min	
1	-30min	Clemastin/Tavegil®	2 mg		i.v.	15min	
1	-30 min	Ranitidin/Zantic®	50 mg		i.v.	15min	
1	+1h	Glucose 5%		500 ml	i.v.	3h	
1	+1h, +3h50min	10ml Mg- Verla10% (3,15mmol)®+ 10ml Ca- Braun 10%®		Glucose 5% 125 ml	i.v.	20min	siehe Kasten
1	+3h50min	Glucose 5%		100 ml	i.v.	1h	
1	abends	Dexamethason	8 mg		p.o.		
5-9	nach CTx 1x/d	Filgrastim	5 µg/kg		s.c.		febrile Neutropenie, bei Leukozyten <1 000/µl bis >1000/µl und je nach Risikoabwägung
2	1-0-1-0	Dexamethason	8 mg		p.o.		

FN-Risiko: 10-20%-> je nach Risikoabwägung als Primärprophylaxe, bei FN im 1. Zyklus als Sekundärprophylaxe, siehe Kurzfassung Leitlinien G-CSF
Kontrollen: Blutbild, Elektrolyte, Leberwerte, Retentionswerte, Haptoglobin
Dosisreduktion: Dosisreduktion 5-FU um 25% bei Mukositis > Grad 3/Diarrhoe. Dosisreduktion Oxaliplatin bei FN um 25%. Weitere Dosisreduktionen siehe Studienprotokoll
Erfolgsbeurteilung: nach 4 Zyklen
Wiederholung: d15, insgesamt 12 Zyklen
Literatur: Al-Batran SE et al. Annals of Oncol. 2008; 19:1882-1887.

080304_06 FOLFIRI

Indikation: Kolorektales-Ca; Magen-Ca; Pankreas-Ca
ICD-10: C18/C19; C16; C25

Chemotherapie

Diese Zytostatikatherapie birgt letale Risiken. Die Anwendung darf nur durch erfahrene internistische Onkologen und entsprechend ausgebildetes Pflegepersonal erfolgen. Das Protokoll muss im Einzelfall überprüft und der klinischen Situation angepasst werden.

Tag	Substanz	Dosierung	Trägerlösung (ml)	Appl.	Inf.-dauer	Bemerkungen
1	Irinotecan	180 mg/m²	250 ml NaCl 0,9%	i.v.	1h30min	
1	Calciumfolinat/Leukovorin®	400 mg/m²	100 ml NaCl 0,9%	i.v.	30min	
1	Fluorouracil (5-FU)	400 mg/m²	unverdünnt	i.v.	B	
1	Fluorouracil (5-FU)	2400 mg/m²	500 ml NaCl 0,9%	i.v.	48h	Dosissteigerung bis 3 000 mg/m² möglich, bei guter Verträglichkeit in Vorzyklen Steigerung der 5-FU-Dosis auf 3g/m² ab Zyklus 5.

Zyklusdiagramm: d1 w1 / d8 w2 — Irinotecan, Calciumfolinat, Fluorouracil Bolus, Fluorouracil (48h Dauerinfusion) — Wdh.

Achtung: Gabe von Filgrastim/Neupogen® 5µg/kg/d s.c.
1. nach CTx: 1x tgl. bei Leukozyten < 1 000/µl bis > 1 000/µl
2. Primärprophylaxe ab d6 post CTx wenn nach Risikoabwägung FN-Risiko > 20%
3. Sekundärprophylaxe: nach durchgemachter Neutropenie in vorangegangenen Zyklen prophylaktische Gabe in den Folgezyklen

Schwerwiegende Wechselwirkung: keine Gabe von Brivudin/Zostex® zusammen mit 5-Fluorouracil inkl. topischer Präparate und Prodrugs (Efudix, Capecitabin, Floxuridin, Tegafur). Durch Hemmung der Dihydropyrimidindehydrogenase, Akkumulation und verstärkte Toxizität von 5-FU, letale Folgen möglich. Mindestens 4 Wochen zeitlicher Abstand, ggf. Bestimmung der DPD-Aktivität.

Obligate Prä- und Begleitmedikation

Tag	zeitl. Ablauf	Substanz	Dosierung	Trägerlösung (ml)	Appl.	Inf.-dauer	Bemerkungen
1	-30min	NaCl 0,9 %		1000 ml	i.v.	2h45min	
1	-30min	Dexamethason	8 mg	100 ml NaCl 0,9%	i.v.	15min	
1	-30min	Granisetron/Kevatril®	1 mg	100 ml NaCl 0,9%	i.v.	15min	

Bedarfsmedikation: Loperamid dem/der Patient/in mitgeben! Bei frühcholinergem Syndrom Atropin 0,25mg 1x s.c.
FN-Risiko: FN-Risiko 10-20%-> je nach Risikoabwägung G-CSF als Primärprophylaxe, bei FN im 1. Zyklus als Sekundärprophylaxe, siehe Kurzfassung Leitlinien G-CSF
Kontrollen: Bilirubin, Leberwerte, eGFR, Differentialblutbild, Gerinnungsstatus
Dosisreduktion: wenn Neutrophile <500/µl oder Neutrophile <1 000/µl+Fieber dann 20% Reduktion. *Bei guter Verträglichkeit in Vorzyklen Steigerung der 5-FU-Dosis auf 3g/m² ab Zyklus 5.
Therapieaufschub: wenn Neutrophile <500/µl oder Neutrophile <1 000/µl+Fieber dann 20% Reduktion
Erfolgsbeurteilung: alle 8 Wochen
Wiederholung: d15
Literatur: Tournigand C et al. J Clin Oncol. 2004; 22:229-237; André T et al. Eur J Cancer. 1999; 35:1333-47; Moehler M et al. Br J Cancer. 2005; 92:2122-8.

080302_08 Trastuzumab/Cisplatin/5-Fluorouracil (ambulant) Indikation: Magen-Ca   ICD-10: C16

Chemotherapie

Diese Zytostatikatherapie birgt letale Risiken. Die Anwendung darf nur durch erfahrene internistische Onkologen und entsprechend ausgebildetes Pflegepersonal erfolgen. Das Protokoll muss im Einzelfall überprüft und der klinischen Situation angepasst werden.

Tag	Substanz	Dosierung	Trägerlösung (ml)	Appl.	Inf.-dauer	Bemerkungen
1	Trastuzumab	6 mg/kg	250 ml NaCl 0,9%	i.v.	30min	bei Erstgabe oder nach Intervallverlängerung >1 Woche: Initialdosis 8mg/kg über 1h30min
1	Cisplatin	80 mg/m²	250 ml NaCl 0,9%	i.v.	2h	
1	Fluorouracil (5-FU)	4000 mg/m²	500 ml NaCl 0,9%	i.v.	120h	5-Tagespumpe (800mg/m2/d)

Indikation Trastuzumab: HER2- neu Überexpression nach immunhistochemischem Nachweis durch a) DAKO-Score 3+ oder b) DAKO-Score 2+ und FISH +.
Cave: Kardiotoxizität (insbesondere in Kombination mit Anthrazyklinen), **Anaphylaxie, Polyneuropathie, KM-Toxizität**

CAVE Trastuzumab:
Bei der 1. Applikation muss der Patient wegen der Möglichkeit einer verzögerten Infusionsreaktion **nach Therapiebeginn 4-6h nachbeobachtet** werden.
Anaphylaxie-Gefahr, besonders bei der 1. Applikation: **Notfallwagen/-koffer** muss greifbar sein, ggf. nach Behandlungsstandard für Anaphylaxie verfahren.

CTx mit FN-Risiko von 10-20%: Vorgehen bei der G-CSF-Gabe
- nach CTx: 1x tgl. 5µg/kg Filgrastim s.c. bei Leukozyten < 1 000/µl bis >1 000/µl
- Wenn unter Einbeziehung **individueller Risikofaktoren für den Patienten**
FN-Risiko ≥ 20% =>G-CSF-Primärprophylaxe erwägen/durchführen.
- **Nach durchgemachter febriler Neutropenie**, in folgenden Zyklen => **G-CSF-Sekundärprophylaxe**

G-CSF-Primär- bzw. Sekundärprophylaxe:
Entweder 24h nach CTx einmal Pegfilgrastim/Neulasta® 6mg s.c. **- Oder:** d6 nach CTx Filgrastim/Neupogen® 5µg/kg/d s.c. bis zum Durchschreiten des Nadir

Zyklusdiagramm: d1 w1 / d8 w2 / d15 w3 — Trastuzumab, Cisplatin, 5-Fluorouracil (5-Tagespumpe). Wdh.

Obligate Prä- und Begleitmedikation

Tag	zeitl. Ablauf	Substanz	Dosierung	Trägerlösung (ml)	Appl.	Inf.-dauer	Bemerkungen
1	-30min	Aprepitant/Emend®	125 mg		p.o.		
1	-30min	NaCl 0,9 %		3000 ml	i.v.	8h	
1	-30min	Dexamethason	12 mg		i.v.	15min	
1	-30min	Granisetron/Kevatril®	1 mg		i.v.	B	
1	+1h, +4h	Mannit 10%/Osmosteril® 10%		250 ml	i.v.	15min	
2-4	1-0-0-0	Dexamethason	8 mg		p.o.		
2-3	1-0-0-0	Aprepitant/Emend®	80 mg		p.o.		

Bedarfsmedikation: Dexamethason/Fortecortin®,Granisetron/Kevatril® oder Metoclopramid/Paspertin®, Loperamid/Imodium®
FN-Risiko: 10-20% => G-CSF-Gabe je nach Risikoabwägung als Primärprophylaxe, bei Zustand nach FN in den folgenden Zyklen als Sekundärprophylaxe, siehe Leitlinien zur Behandlung mit G-CSF
Emetogenes Potential: Hochrisiko > 90% => Prophylaxe der verzögerten Emesis 3-4 Tage, siehe Kurzfassung der Leitlinien + Protokoll
Kontrollen: **wöchentlich:** Blutbild(BB); **vor Zyklusbeginn:** BB, Bilirubin, GOT, GPT, G-GPT, AP, Kreatinin ,Urin-Stix, Na+, K+, Mg2+, Ca2+ , EKG, Oto-/Neurotoxizität; **vor Therapie und alle 3 Monate:** EKG, Herzecho
Dosisreduktion: Siehe auch Fachinformationen/ Dosisreduktionstabelle. **Cisplatin:** bei Nierenfunktionsstörungen strenge Nutzen-Risiko-Abwägung, bei Serumkreatinin > 2mg/dl absolute KI. **5-Fluorouracil(5-FU):** nach Therapieunterbrechung wegen hämatologischer Toxizität; Bilirubin > 5mg/dl relative KI.
Therapieunterbrechung: **5-FU:** Thrombozytopenie Grad >3,Leukozytopenie Grad > 3, Diarrhoe, kardio-, neurotoxische Störungen, Stomatitis, gastrointestinale Blutungen/Ulzerationen
Therapieabbruch: **Trastuzumab:** bei linksventrikulärer EF um 10 % niedriger als Ausgangswert oder bei linksventrikulärer EF < 50%, siehe Fachinformation
Wechselwirkungen: **5-FU:** Keine Anwendung zusammen mit Brivudin/Zostex®(und Analoga). Durch Hemmung der Dihydropyrimidindehydrogenase(DPD) Akkumulation und **verstärkte Toxizität von 5-FU, letale Folgen möglich. Mindestens 4 Wochen zeitlichen Abstand,** ggf. Bestimmung der DPD-Aktivität. **Cisplatin:** keine Komedikation von nephro- oder ototoxischen Substanzen: z.B. Aminglykoside, **Schleifendiuretika.** Kumulative Neuro- und Ototoxität. **Trastuzumab:** keine Kombination mit Anthracyclinen (Kardiotoxizität).
Wiederholung: Tag 22; 6 Zyklen, danach Trastuzumab Erhaltung 3-wöchentlich bis Progress
Literatur: Bang Y-J et al. Lancet. 2010; 376:687-97.

080302_10 Trastuzumab/Cisplatin/5-Fluorouracil (stationär) Indikation: Magen-Ca   ICD-10: C16

Chemotherapie

Diese Zytostatikatherapie birgt letale Risiken. Die Anwendung darf nur durch erfahrene internistische Onkologen und entsprechend ausgebildetes Pflegepersonal erfolgen. Das Protokoll muss im Einzelfall überprüft und der klinischen Situation angepasst werden.

Tag	Substanz	Dosierung	Trägerlösung (ml)	Appl.	Inf.-dauer	Bemerkungen
1	Trastuzumab	6 mg/kg	250 ml NaCl 0,9%	i.v.	30min	Erstgabe, bzw. Intervallverlängerung > 1 Woche: 8mg/kg über 1h30min
1	Cisplatin	80 mg/m²	250 ml NaCl 0,9%	i.v.	2h	
1-5	Fluorouracil (5-FU)	800 mg/m²	250 ml NaCl 0,9%	i.v.	24h	

CTx mit FN-Risiko von 10-20%: Vorgehen bei der G-CSF-Gabe
- nach CTx: 1x tgl. 5µg/kg Filgrastim s.c. bei Leukozyten < 1 000/µl bis >1 000/µl
- Wenn unter Einbeziehung **individueller Risikofaktoren für den Patienten**
FN-Risiko ≥ 20% =>**G-CSF-Primärprophylaxe** erwägen/durchführen.
- **Nach durchgemachter febriler Neutropenie**, in folgenden Zyklen => **G-CSF-Sekundärprophylaxe**

G-CSF-Primär- bzw. Sekundärprophylaxe:
Entweder 24h nach CTx einmal Pegfilgrastim/Neulasta® 6mg s.c. **- Oder:** d6 nach CTx Filgrastim/Neupogen® 5µg/kg/d s.c. bis zum Durchschreiten des Nadir

Indikation Trastuzumab: HER2- neu Überexpression nach immunhistochemischem Nachweis durch a) DAKO-Score 3+ oder b) DAKO-Score 2+ und FISH +.
Cave: Kardiotoxizität (insbesondere in Kombination mit Anthrazyklinen), **Anaphylaxie, Polyneuropathie, KM-Toxizität**

Trastuzumab:
Zu Therapiebeginn oder nach Intervallverlängerung >1 Woche: **Initialdosis 8mg/kg über 1h30min**

Zyklusdiagramm: d1 w1 / d8 w2 / d15 w3 — Trastuzumab, Cisplatin, 5-Fluorouracil. Wdh.

Schwerwiegende Wechselwirkung: keine Gabe von Brivudin/Zostex® zusammen mit 5-Fluorouracil inkl. topischer Präparate und Prodrugs (Efudix, Capecitabin, Floxuridin, Tegafur). Durch Hemmung der Dihydropyrimidindehydrogenase, Akkumulation und verstärkte Toxizität von 5-FU, letale Folgen möglich. Mindestens 4 Wochen zeitlicher Abstand, ggf. Bestimmung der DPD-Aktivität.

Obligate Prä- und Begleitmedikation

Tag	zeitl. Ablauf	Substanz	Dosierung	Trägerlösung (ml)	Appl.	Inf.-dauer	Bemerkungen
1	-30min	Aprepitant/Emend®	125 mg		p.o.		
1	-30min	NaCl 0,9 %		3000 ml	i.v.	8h	
1	-30min	Dexamethason	12 mg		i.v.	15min	
1	-30min	Granisetron/Kevatril®	1 mg		i.v.	B	
1	+1h, +4h	Mannit 10%/Osmosteril® 10%		250 ml	i.v.	15min	
2-4	1-0-0-0	Dexamethason	8 mg		p.o.		
2-3	1-0-0-0	Aprepitant/Emend®	80 mg		p.o.		

Bedarfsmedikation: Dexamethason/Fortecortin®,Granisetron/Kevatril® o. Metoclopramid/Paspertin®, Loperamid/Imodium®
FN-Risiko: 10-20% -> G-CSF-Gabe je nach Risikoabwägung als Primärprophylaxe, bei Zustand nach FN in den folgenden Zyklen als Sekundärprophylaxe, s. Leitlinien zur Behandlung mit G-CSF.
Emetogenes Potential: Hochrisiko >90% => Prophylaxe der verzögerten Emesis 3-4 Tage, siehe Kurzfassung der Leitlinien + Protokoll
Kontrollen: **wöchentlich:** Blutbild(BB); **vor Zyklusbeginn:** BB, Bilirubin, GOT, GPT, G-GPT, AP, Kreatinin, Urin-Stix, Na+, K+, Mg2+, Ca2+, EKG, Oto-/Neurotoxizität; **vor Therapie und alle 3 Monate:** EKG, Herzecho
Dosisreduktion: Siehe auch Fachinformationen/ Dosisreduktion(DR)stabelle. **Cisplatin:** bei Nierenfunktionsstörungen strenge Nutzen-Risiko-Abwägung, bei Serumkreatinin >2mg/dl absolute KI. **5-Fluorouracil (5-FU):** nach Therapieunterbrechung wegen hämatologischer Toxizität; Bilirubin >5mg/dl relative KI.
Therapieunterbrechung: **5-FU:** Thrombozytopenie Grad >3, Leukozytopenie Grad >3, Diarrhoe, kardio-, neurotoxische Störungen, Stomatitis, gastrointestinale Blutungen/Ulzerationen.
Therapieabbruch: **Trastuzumab:** bei linksventrikulärer EF um 10 % niedriger als Ausgangswert oder bei linksventrikulärer EF < 50%, s. Fachinformation
Wechselwirkungen: **Cisplatin:** keine Komedikation von nephro- oder ototoxischen Substanzen: z.B. Aminglykoside, **Schleifendiuretika.** Kumulative Neuro- und Ototoxität. **Trastuzumab:** keine Kombination mit Anthracyclinen (Kardiotoxizität).
Wiederholung: Tag 22; 6 Zyklen, danach Trastuzumab Erhaltung 3-wöchentlich bis Progress
Literatur: Bang Y-J et al. Lancet. 2010; 376:687-97.

Kapitel 11 · Gastrointestinale Tumoren

080302_09 Trastuzumab/Cisplatin/Capecitabin — Indikation: Magen-Ca — ICD-10: C16

Chemotherapie

Diese Zytostatikatherapie birgt letale Risiken. Die Anwendung darf nur durch erfahrene internistische Onkologen und entsprechend ausgebildetes Pflegepersonal erfolgen. Das Protokoll muss im Einzelfall überprüft und der klinischen Situation angepasst werden.

Tag	Substanz	Dosierung	Trägerlösung (ml)	Appl.	Inf.-dauer	Bemerkungen
1	Trastuzumab	6 mg/kg	250 ml NaCl 0,9%	i.v.	30min	zu Therapiebeginn oder nach Intervallverlängerung >1 Woche: Initialdosis 8mg/kg über 1h30min
1	Cisplatin	80 mg/m²	250 ml NaCl 0,9%	i.v.	2h	
1-14	Capecitabin	1000 mg/m²		p.o.		innerhalb von 30min nach dem Essen; Gaben: 0-0-1-0
2-15	Capecitabin	1000 mg/m²		p.o.		innerhalb von 30min nach dem Essen;; Gaben: 1-0-0-0

Indikation Trastuzumab: HER2- neu Überexpression nach immunhistochemischem Nachweis durch a) DAKO-Score 3+ oder b) DAKO-Score 2+ und FISH +.
Cave: Kardiotoxizität (inbesondere in Kombination mit Anthrazyklinen), Anaphylaxie, Polyneuropathie, KM-Toxizität

Zyklusdiagramm: d1 w1 — d8 w2 — d15 w3 — Wdh.
Trastuzumab / Cisplatin / Capecitabin

CTx mit FN-Risiko von 10-20%: Vorgehen bei der G-CSF-Gabe
- nach CTx: 1x tgl. 5µg/kg Filgrastim s.c. bei Leukozyten < 1 000/µl bis >1 000/µl
- Wenn unter Einbeziehung **individueller Risikofaktoren für den Patienten** **FN-Risiko ≥ 20%** =>G-CSF-Primärprophylaxe erwägen/durchführen.
- **Nach durchgemachter febriler Neutropenie**, in folgenden Zyklen => G-CSF-Sekundärprophylaxe

G-CSF-Primär- bzw. Sekundärprophylaxe:
Entweder 24h nach CTx einmal Pegfilgrastim/Neulasta® 6mg s.c. **- Oder:** d6 nach CTx Filgrastim/Neupogen® 5µg/kg/d s.c. bis zum Durchschreiten des Nadir

Dosismodifikation Capecitabin entsprechen dem Therapieverlauf:

Toxizität nach NCI	während der Therapie	Nächster Zyklus
Grad 1	Dosis beibehalten	Dosis beibehalten
Grad 2	Abbruch bis Rückgang auf Grad 1	erstmalig -> 100% 2.Mal -> 75% 3.Mal ->50% 4.Mal ->0%
Grad 3	Abbruch bis Rückgang auf Grad 1	erstmalig ->75% 2.Mal -> 50% 3.Mal -> 0%
Grad 4	Behandlung abbrechen	erstmalig -> 50% 2.Mal -> 0%

Capecitabin Einnahmehinweis:
d1: nur abends
d2-14: morgens und abends
d 15: nur morgens

Obligate Prä- und Begleitmedikation

Tag	zeitl. Ablauf	Substanz	Dosierung	Trägerlösung (ml)	Appl.	Inf.-dauer	Bemerkungen
1	-30min	Aprepitant/Emend®	125 mg		p.o.		
1	-30min	NaCl 0,9 %		3000 ml	i.v.	8h	
1	-30min	Dexamethason	12 mg		i.v.	15min	
1	-30min	Granisetron/Kevatril®	1 mg		i.v.	B	
1	+1h, +4h	Mannit 10%/Osmosteril® 10%		250 ml	i.v.	15min	
2-4	1-0-0-0	Dexamethason	8 mg		p.o.		
2-3	1-0-0-0	Aprepitant/Emend®	80 mg		p.o.		

Bedarfsmedikation: Dexamethason/Fortecortin®,Granisetron/Kevatril® oder Metoclopramid/Paspertin®, Loperamid/Imodium®
FN-Risiko: 10-20% => G-CSF-Gabe je nach Risikoabwägung als Primärprophylaxe, bei Zustand nach FN in den folgenden Zyklen als Sekundärprophylaxe, s. Leitlinien zur Behandlung mit G-CSF.
Emetogenes Potential: Hochrisiko >90% => Prophylaxe der verzögerten Emesis 3-4 Tage, siehe Kurzfassung der Leitlinien + Protokoll
Kontrollen: **wöchentlich:** Blutbild(BB); **vor Zyklusbeginn:** BB, Bilirubin, GOT, GPT, G-GPT, AP, Kreatinin, Urin-Stix, Na+, K+, Mg2+, Ca2+, EKG, Oto-/Neurotoxizität; **vor Therapie und alle 3 Monate:** EKG, Herzecho
Dosisreduktion: Siehe auch Fachinformationen/ Dosisreduktion(DR)stabelle. **Cisplatin:** bei Nierenfunktionsstörungen strenge Nutzen-Risiko-Abwägung, bei Serumkreatinin >2mg/dl absolute KI. **Capecitabin:** bei GFR 30-50ml/min DR auf 75%, GFR <30ml/min KI, nach Therapieunterbrechung wegen Hand-Fuß-Syndrom (HFS) oder anderer Toxizitäten.
Therapieunterbrechung: **Capecitabin:** HFS Grad ≥2 ; Diarrhoe,Mucositis Grad 2-4; behandlungsbedingt Bilirubin >3fache, ALT/AST ≥2,5fache des oberen Normwertes: s. Fachinformation
Therapieabbruch: **Trastuzumab:** bei linksventrikulärer EF um 10 % niedriger als Ausgangswert bei linksventrikulärer EF < 50%: Trastuzumab aussetzen; s. Fachinformation
Wechselwirkungen: **Capecitabin (Prodrug von 5-Fluorouracil/5-FU):** Keine Anwendung zusammen mit Brivudin/Zostex®(und Analoga). Durch Hemmung der Dihydropyrimidindehydrogenase(DPD) Akkumulation und **verstärkte Toxizität von 5-FU, letale Folgen möglich. Mindestens 4 Wochen zeitlichen Abstand**, ggf. Bestimmung der DPD-Aktivität. Weitere Interaktionen mit Cumarinderivaten, Phenytoin , Folinsäure , Allopurinol. **Cisplatin:** keine Komedikation von nephro- oder ototoxischen Substanzen: z.B. Aminglykoside, **Schleifendiuretika.** Kumulative Neuro- und Ototoxicität. **Trastuzumab:** keine Kombination mit Anthracyclinen (Kardiotoxizität).
Wiederholung: Tag 22; 6 Zyklen, danach Trastuzumab Erhaltung 3-wöchentlich bis Progress
Literatur: Bang Y-J et al. Lancet. 2010; 376:687-97.

080302_04 ECF — Indikation: Magenkarzinom — ICD-10: C16

Chemotherapie

Diese Zytostatikatherapie birgt letale Risiken. Die Anwendung darf nur durch erfahrene internistische Onkologen und entsprechend ausgebildetes Pflegepersonal erfolgen. Das Protokoll muss im Einzelfall überprüft und der klinischen Situation angepasst werden.

Tag	Substanz	Dosierung	Trägerlösung (ml)	Appl.	Inf.-dauer	Bemerkungen
1	Epirubicin	50 mg/m²	unverdünnt	i.v.	15min	
1	Cisplatin	60 mg/m²	250 ml NaCl 0,9%	i.v.	1h	
1	Fluorouracil (5-FU)	1400 mg/m²	NaCl 0,9%	Pumpe	7d	7d-Pumpe, d1-7 jeweils 200mg/m2/d
8,15	Fluorouracil (5-FU)	1400 mg/m²	NaCl 0,9%	Pumpe	7d	7d-Pumpe, d8-14, d15-21 jeweils 200mg/m2/d

Zyklusdiagramm: d1 w1 — d8 w2 — d15 w3 — Wdh.
Epirubicin / Cisplatin / 5-FU

Inkompatibilität: Cisplatin↔NaHCO₃
y-site Kompatibilität bei: Cisplatin ↔ 5-FU

Schwerwiegende Wechselwirkung: keine Gabe von Brivudin/Zostex® zusammen mit 5-Fluorouracil inkl. topischer Präparate und Prodrugs (Efudix, Capecitabin, Floxuridin, Tegafur). Durch Hemmung der Dihydropyrimidindehydrogenase, Akkumulation und verstärkte Toxizität von 5-FU, letale Folgen möglich. Mindestens 4 Wochen zeitlicher Abstand, ggf. Bestimmung der DPD-Aktivität.

Achtung: Gabe von Filgrastim/Neupogen® 5µg/kg/d s.c.
1. nach CTx: 1x tgl. bei Leukozyten < 1 000/µl bis > 1 000/µl
2. Primärprophylaxe ab d6 post CTx wenn nach Risikoabwägung FN-Risiko > 20%
3. Sekundärprophylaxe: nach durchgemachter Neutropenie in vorangegangenen Zyklen prophylaktische Gabe in den Folgezyklen

Cave: Aprepitant ist moderater Inhibitor und Induktor von CYP3A4 (Wechselwirkungen beachten, s. Fachinformation)

Obligate Prä- und Begleitmedikation

Tag	zeitl. Ablauf	Substanz	Dosierung	Trägerlösung (ml)	Appl.	Inf.-dauer	Bemerkungen
1	-1h	Aprepitant/Emend®	125 mg		p.o.		
1	-1h	NaCl 0,9 %		3000 ml	i.v.	6-8h	
1	-30min	Dexamethason	12 mg	100 ml NaCl 0,9%	i.v.		
1	-15 min	Mannitol 10%/Osmosteril 10%®	250 ml		i.v.	15 min	
1	-30 min	Granisetron/Kevatril®	1 mg		i.v.	B	
1	+1h45 min	Mannitol 10%/Osmosteril 10%®		250 ml	i.v.	15 min	
2-3	1-0-0-0	Aprepitant/Emend®	80 mg		p.o.		
2-4	1-0-0-0	Dexamethason	8 mg		p.o.		

FN-Risiko: 10-20% -> je nach Risikoabwägung als Primärprophylaxe, bei FN im 1. Zyklus als Sekundärprophylaxe, siehe Kurzfassung Leitlinien G-CSF
Kontrollen: Blutbild, Elektrolyte insbesondere Ca2+, Retentionswerte, Kreatinin-Clearance, Eiweiß, Albumin, Bilirubin, Leberwerte, Oto-/Neurotoxizität, Gewicht
Dosisreduktion: Bei Neutropenie < 1 500/µl und/oder Thrombopenie < 100 000/µl an Tag 21: maximale Zyklusverschiebung um 2 Wochen. Bei Diarrhoe ≥ Grad 3 oder Stomatitis Grad 3: 5-FU-Dosisreduktion um 20%. Bei Serum-Kreatinin ≥ Grad 2 (> 1,5x Normalwert): Kreatinin-Clearance (CCL) vor jedem Zyklus, bei CCL < 60ml/min und ≥ 40ml/min: Cisplatin-Dosisreduktion um 50% - bei fehlender Erholung und bei CCL < 40ml/min: keine Cisplatin-Gabe im folgenden Zyklus.
Summendosis: Epirubicin: Gefahr der Kardiotoxizität; maximale Summendosis 1 000mg/m²
Erfolgsbeurteilung: nach Zyklen 2, 4 und 6 neurologische Untersuchung, radiologische Tumormessung; bei neoadjuvanter Intention OP nach 3 Zyklen
Wiederholung: d 22
Literatur: Cunningham D et al. N Engl J Med. 2006; 355:11-20; Roth AD et al. J Clin Oncol. 2007; 22:3217-3223; Webb A et al. J Clin Oncol. 1997; 15:261-267.

080302_06 EOX

Indikation: Magenkarzinom
ICD-10: C16

Chemotherapie

Diese Zytostatikatherapie birgt letale Risiken. Die Anwendung darf nur durch erfahrene internistische Onkologen und entsprechend ausgebildetes Pflegepersonal erfolgen. Das Protokoll muss im Einzelfall überprüft und der klinischen Situation angepasst werden.

Tag	Substanz	Dosierung	Trägerlösung (ml)	Appl.	Inf.-dauer	Bemerkungen
1-21	Capecitabin	2x 625 mg/m²		p.o.		nach dem Essen; 1250mg/m²/d aufzuteilen in 2 Einzeldosen / Tag; Gaben: 1-0-1-0
1	Oxaliplatin	130 mg/m²	250 ml Glucose 5%	i.v.	2h	
1	Epirubicin	50 mg/m²	unverdünnt	i.v.	B20min	

Schwerwiegende Wechselwirkung:
keine Gabe von Brivudin/Zostex® zusammen mit Capecitabin. Durch Hemmung der Dihydropyrimidindehydrogenase. Akkumulation und verstärkte Toxizität von 5-FU, letale Folgen möglich. Mindestens 4 Wochen zeitlicher Abstand, ggf. Bestimmung der DPD-Aktivität.

Zyklusdiagramm: d1 w1 / d8 w2 / d15 w3 — Oxaliplatin, Epirubicin, Capecitabin; Wdh.

Cave: Keine Gabe von Mg-u. Ca bei Therapie mit Digitalis, Thiazid- Diuretika, Hypercalzämie/Hypermagnesiämie
Inkompatibilitäten: Oxaliplatin<> NaCl 0,9%

CTx mit FN-Risiko von 10-20%: Vorgehen bei der G-CSF-Gabe
- nach CTx: 1x tgl. 5µg/kg Filgrastim s.c. bei Leukozyten < 1 000/µl bis >1 000/µl
- Wenn unter Einbeziehung **individueller Risikofaktoren für den Patienten**
FN-Risiko ≥ 20% =>G-CSF-Primärprophylaxe erwägen/durchführen.
- **Nach durchgemachter febriler Neutropenie**, in folgenden Zyklen => G-CSF-Sekundärprophylaxe

G-CSF-Primär- bzw. Sekundärprophylaxe:
Entweder 24h nach CTx einmal Pegfilgrastim/Neulasta® 6mg s.c. - **Oder:**
d6 nach CTx Filgrastim/Neupogen® 5µg/kg/d s.c. bis zum Durchschreiten des Nadir

Obligate Prä- und Begleitmedikation

Tag	zeitl. Ablauf	Substanz	Dosierung	Trägerlösung (ml)	Appl.	Inf.-dauer	Bemerkungen
1	-40min	Glucose 5%		1000 ml	i.v.	3h	
1	-40min	Dexamethason	8 mg	100 ml NaCl 0,9%	i.v.	15min	
1	-40min	Granisetron/Kevatril®	1 mg		i.v.	B	
1	-20min, +2h20min	10ml Mg- Verla ® (3,15mmol Mg2+) + 10ml Ca- Braun ® (2,3mmol Ca2+)		125 ml Glucose 5%	i.v.	20 min	
1	+2h20min	Glucose 5%		250 ml	i.v.	1h	

Bedarfsmedikation: Metoclopramid/Paspertin® p.o. oder i.v., Paracetamol® p.o.
FN-Risiko: 10-20%-> je nach Risikoabwägung als Primärprophylaxe, bei FN im 1. Zyklus als Sekundärprophylaxe, siehe Kurzfassung Leitlinien G-CSF
Kontrollen: vor jedem Zyklus: Diff-PB, Bilirubin, Transaminasen, AP, LDH, Eiweiss, Albumin, Kreatinin, Harnstoff, Harnsäure, Elektrolyte
Dosisreduktion: 80% der Dosis, wenn Thrombozytennadir im vorhergehenden Zyklus <50 000/mm³.
Summendosis: Epirubicin: Gefahr der Kardiotoxizität; maximale Summendosis 1 000mg/m²
Erfolgsbeurteilung: alle 2 Zyklen (jeweils nach 6 Wochen)
Wiederholung: Tag 22; insges. 8 Zyklen
Literatur: Cunningham D et al. N Engl J Med. 2008; 358:36-46.

080304_13 FOLFIRI / Bevacizumab

Indikation: Kolorektales-Ca
ICD-10: C18/C19

Chemotherapie

Diese Zytostatikatherapie birgt letale Risiken. Die Anwendung darf nur durch erfahrene internistische Onkologen und entsprechend ausgebildetes Pflegepersonal erfolgen. Das Protokoll muss im Einzelfall überprüft und der klinischen Situation angepasst werden.

Tag	Substanz	Dosierung	Trägerlösung (ml)	Appl.	Inf.-dauer	Bemerkungen
1	Bevacizumab	5 mg/kg	100 ml NaCl 0,9%	i.v.	30min	(1. Gabe 90 min., 2. Gabe 60 min)
1	Irinotecan	180 mg/m²	250 ml NaCl 0,9%	i.v.	1h30min	
1	Calciumfolinat/Leukovorin®	400 mg/m²	100 ml NaCl 0,9%	i.v.	30min	
1	Fluorouracil (5-FU)	400 mg/m²	unverdünnt	i.v.	B	
1	Fluorouracil (5-FU)	2400 mg/m²	500 ml NaCl 0,9%	i.v.	48h	2400-3000mg/m², 5-FU in Baxter-Pumpe; bei guter Verträglichkeit in Vorzyklen Steigerung der 5-FU-Dosis auf 3g/m² ab Zyklus 5

Zyklusdiagramm: d1 w1 / d8 w2 — Bevacizumab, Irinotecan, Calciumfolinat, Fluorouracil Bolus, Fluorouracil (48h Pumpe); Wdh.

Bevacizumab: (siehe auch Fachinformation)
1. Gabe: Bevacizumab nach CTx über 90 min., **2. Gabe vor CTx** über 60 min bei guter Verträglichkeit ab der 3. Gabe dann auch in 30 min
Cave: (GI-)Blutungen, Magen-Darm-Perforationen, Thrombembolie, Hypertensive Entgleisung, allerg./anaphylaktische Reaktion, Proteinurie, Wundheilungsstörungen
- Behandlung frühestens 28 Tage nach größerer Op., oder nach Ausheilung der Wunde, dekompensierte Herzinsuffizienz/Kardiomyopathie.
Infusionsreaktionen: während und nach der Infusion engmaschige Überwachung, ggf. nach Behandlungsstandard für Anaphylaxie verfahren
Gefahr der **nekrotisierenden Fasziitis**, insbesondere bei Patienten mit vorangegangener Magen-Darm-Perforation, Fistelbildung, Wundheilungsstörung oder nach Bestrahlung (Rektum-Ca): Sofortiger Therapieabbruch und Einleitung einer geeigneten Behandlung
KI.: Schwangerschaft/Stillzeit (Kontrazeption), unbehandelte ZNS-Metastasen

Schwerwiegende Wechselwirkung:
keine Gabe von Brivudin/Zostex® zusammen mit 5-Fluorouracil inkl. topischer Präparate und Prodrugs (Efudix, Capecitabin, Floxuridin, Tegafur). Durch Hemmung der Dihydropyrimidindehydrogenase, Akkumulation und verstärkte Toxizität von 5-FU, letale Folgen möglich. Mindestens 4 Wochen zeitlicher Abstand, ggf. Bestimmung der DPD-Aktivität.

Obligate Prä- und Begleitmedikation

Tag	zeitl. Ablauf	Substanz	Dosierung	Trägerlösung (ml)	Appl.	Inf.-dauer	Bemerkungen
1	-30min	NaCl 0,9 %		1000 ml	i.v.	3h45min	
1	+30min	Dexamethason	8 mg	100 ml NaCl 0,9%	i.v.	15min	
1	+30min	Granisetron/Kevatril®	1 mg	100 ml NaCl 0,9%	i.v.	15min	

Bedarfsmedikation: Imodium® dem/der Patient/in mitgeben! Bei frühcholinergem Syndrom Atropin® 0,25 mg 1x s.c.
FN-Risiko: 10-20%-> je nach Risikoabwägung als Primärprophylaxe, bei FN im 1. Zyklus als Sekundärprophylaxe, siehe Kurzfassung Leitlinien G-CSF
Kontrollen: Blutdruck, Bilirubin, Leberwerte, eGFR, Differentialblutbild, Gerinnungsstatus, Kalium, Phosphor, Blutzucker, Urineiweiß, alkal. Phosphatase
Dosisreduktion: wenn Neutrophile <500/µl oder Neutrophile <1 000/µl+Fieber dann 20% Reduktion. Bei Auftreten von Nebenwirkungen durch Avastin, Medikament absetzen (siehe auch Fachinfo).
Dosissteigerung: Bei guter Verträglichkeit in Vorzyklen Steigerung der 5-FU-Dosis auf 3g/m² ab Zyklus 5
Therapieaufschub: wenn Neutrophile <500/µl oder Neutrophile <1 000/µl +Fieber dann 20% Reduktion
Erfolgsbeurteilung: alle 8 Wochen
Wiederholung: d15
Literatur: FOLFIRI: Tournigand C et al. J Clin Oncol. 2004; 22: 229-237; FOLFIRI-Bevacizumab: Hurwitz H et al. N Engl J Med. 2004; 350(23):2335-42.

Kapitel 11 · Gastrointestinale Tumoren

080304_19 FOLFIRI/Cetuximab

Indikation: metastasiertes Kolorektales-Ca und K-Ras Wildtyp

ICD-10: C18/C19

Chemotherapie

Diese Zytostatikatherapie birgt letale Risiken. Die Anwendung darf nur durch erfahrene internistische Onkologen und entsprechend ausgebildetes Pflegepersonal erfolgen. Das Protokoll muss im Einzelfall überprüft und der klinischen Situation angepasst werden.

Tag	Substanz	Dosierung	Trägerlösung (ml)	Appl.	Inf.-dauer	Bemerkungen
1	Irinotecan	180 mg/m²	250 ml NaCl 0,9%	i.v.	1h	
8	Cetuximab	250 mg/m²		i.v.	1h*	Erhaltungsdosis ab 2. Gabe; separates Infusionsset
1	Calciumfolinat/Leukovorin®	400 mg/m²	100 ml NaCl 0,9%	i.v.	30min	
1	Fluorouracil (5-FU)	400 mg/m²	unverdünnt	i.v.	B	
1	Cetuximab	400 mg/m²		i.v.	s.u.	Erstgabe mit 400 mg/m², danach Erhaltungsdosis mit 250 mg/m²; separates Infusionsset
1	Fluorouracil (5-FU)	2400 mg/m²	500 ml NaCl 0,9%	i.v.	46h	

Zyklusdiagramm d1 w1 d8 w2 – Cetuximab, Irinotecan, Calciumfolinat, Fluorouracil (unverduennt), Fluorouracil (verduennt). Wdh.

Cetuximab: Erstgabe: "loading dose" 400mg/m² Laufzeit siehe Kurvenblatt, nach der Ctx, ab d8 250mg/m.² Erhaltungsdosis über 1h vor der Ctx max. Infusionsrate 2ml/min=10mg/min (5mg/ml).
Cave: allergische/anaphylaktische Reaktion bei guter Verträglichkeit nach Loading-Dose evtl. Reduktion der Prämedikation

Schwerwiegende Wechselwirkung: keine Gabe von Brivudin/Zostex® zusammen mit 5-Fluorouracil inkl. topischer Präparate und Prodrugs (Efudix, Capecitabin, Floxuridin, Tegafur). Durch Hemmung der Dihydropyrimidindehydrogenase, Akkumulation und verstärkte Toxizität von 5-FU, letale Folgen möglich. Mindestens 4 Wochen zeitlicher Abstand, ggf. Bestimmung der DPD-Aktivität.

Cetuximab- Info auf Kurvenblatt beachten

Bitte **Loperamid** dem/der Patient/in mitgeben. Einnahme **nicht** prophylaktisch Anwendung nur entsprechend dem Informationsblatt Bei **frühcholinergem Syndrom:** 0,25 mg Atropin 1x s.c.

Cave: Die Therapie mit Cetuximab kann zu einem Magnesium-Wasting-Syndrom führen

Obligate Prä- und Begleitmedikation

Tag	zeitl. Ablauf	Substanz	Dosierung	Trägerlösung (ml)	Appl.	Inf.-dauer	Bemerkungen
8	-30min	NaCl 0,9 %		500 ml	i.v.	1h30min	
8	-30min	Clemastin/Tavegil®	2 mg		i.v.	15min	
1	-30min	NaCl 0,9 %		1000 ml	i.v.	7h	
8	-30min	Dexamethason	4 mg		i.v.	15min	
1	-30min	Dexamethason	8 mg		i.v.	15min	
1	-30min	Granisetron/Kevatril®	1 mg		i.v.	15min	
1	+1h40min	Paracetamol/Paracetamol ratio®	1 g		p.o.		nur bei Cetuximab-Erstgabe
1	+2h10min	Ranitidin/Zantic®	50 mg		i.v.		nur bei Cetuximab-Erstgabe
1	+2h10min	Prednison/Decortin®	50 mg		i.v.		nur bei Cetuximab-Erstgabe
1	+2h10min	Clemastin/Tavegil®	2 mg		i.v.	15min	

Bedarfsmedikation: Bei Diarrhoebeginn 4mg Immodium p.o., dann 2mg 2-stündlich bis 12h nach Diarrhoe- Ende, wenn keine Besserung nach 48h/Diarrhoe + neutropenisches Fieber/CTC Gr.4 Diarrhoe antibiotische Breitspektrum-Therape (Chinolone); Bei frühcholinergem Syndrom Atropin 0,25 mg 1x s.c; Bei Hand- Fuß- Syndrom (5FU): 100-150 mg Pyridoxin (Vit. B6)tgl. p.o.
FN-Risiko: 10-20% --> je nach Risikoabwägung als Primärprophylaxe, bei FN im 1. Zyklus als Sekundärprophylaxe, siehe Kurzfassung Leitlinien G-CSF
Kontrollen: Differentialblutbild, Nieren- und Leberwerte (Zyklus 1-2: wöchentlich, danach vor Zyklusbeginn innerhalb 2d vor Therapie), alle 8 Wochen: 1. CT/MRT, 2. Röntgen-Thorax bei initial negativem CT/MRT-Befund
Dosisreduktion: **Cetuximab:** allergische Reaktionen: CTC Gr.1: Infusionsrate dauerhaft auf 50% reduzieren; Infusionsdauer insgesamt nicht > 4h; CTC Gr.2: Infusionsstopp bis Besserung auf mindestens CTC Gr. 1; dann Vorgehen wie dort; CTC Gr. 3/4: Therapie-Abbruch; Hauttoxizität: CTC Gr.3: Therapiepause bis zu 14d, bei Besserung Wiederbeginn mit 250mg/m² nach 1. Auftreten, 200mg/m² nach 2. Auftreten, 150mg/m² nach 3. Auftreten; wenn keine Besserung od. 4. Auftreten von CTC Gr.3: Therapie-Abbruch; **Irinotecan/5-FU/Calciumfolinat:** DR20% bei CTC Gr.4 Neutropenie, CTC Gr.4 Erbrechen, sonst. CTC Gr.3/4 (außer Übelkeit, Alopezie); Therapieabbruch bei CTC Gr.2-4 kardial (nicht Irinotecan)
Therapieaufschub: Bis 28 d, danach Therapieabbruch; Beginn nur bei Neutrophilen > 1 500/µl + Thrombozyten > 75 000/µl; Bilirubin > 1,5x oberer Grenzwert; CTC ab Gr.2 (außer Erbrechen: ab Gr.3, Übelkeit, Alopezie)
Erfolgsbeurteilung: alle 8 Wochen (CT/MRT)
Wiederholung: d15; bis PD (durch CT/MRT)
Literatur: Studienprotokoll EMR 62 202-013 (int. 0425) CRYSTAL: Cetuximab combined with Irinotecan in first- line therapy for metastatic colorectal cancer; Van Cutsem et al. J Clin Oncol, 2007 ASCO

080304_15 FOLFOX 6

Indikation: Kolorektales- (palliativ); Pankreas-Ca

ICD-10: C18/C19; C25

Chemotherapie

Diese Zytostatikatherapie birgt letale Risiken. Die Anwendung darf nur durch erfahrene internistische Onkologen und entsprechend ausgebildetes Pflegepersonal erfolgen. Das Protokoll muss im Einzelfall überprüft und der klinischen Situation angepasst werden.

Tag	Substanz	Dosierung	Trägerlösung (ml)	Appl.	Inf.-dauer	Bemerkungen
1	Oxaliplatin	100 mg/m²	500 ml Glucose 5%	i.v.	2h	Inkompatibilität mit NaCl
1	Calciumfolinat/Leukovorin®	400 mg/m²	100 ml NaCl 0,9%	i.v.	30min	
1	Fluorouracil (5-FU)	400 mg/m²	unverdünnt	i.v.	B	
1	Fluorouracil (5-FU)	2400 mg/m²	500 ml NaCl 0,9%	i.v.	48h	*2 400-3 000mg/m², siehe Dosissteigerung

Zyklusdiagramm d1 w1 d8 w2 – Oxaliplatin, Calciumfolinat, Fluorouracil Bolus, Fluorouracil 48h Pumpe. Wdh.

Achtung: Gabe von Filgrastim/Neupogen® 5µg/kg/d s.c.
1. nach CTx: 1x tgl. bei Leukozyten < 1 000/µl bis > 1 000/µl
2. Primärprophylaxe ab d6 post CTx wenn nach Risikoabwägung FN-Risiko > 20%
3. Sekundärprophylaxe: nach durchgemachter Neutropenie in vorangegangenen Zyklen prophylaktische Gabe in den Folgezyklen

Cave: Keine Gabe von Mg-u. Ca bei Therapie mit Digitalis, Thiazid- Diuretika, Hypercalzämie/Hypermagnesiämie
Inkompatibilitäten: Oxaliplatin<> NaCl 0.9%

Schwerwiegende Wechselwirkung: keine Gabe von Brivudin/Zostex® zusammen mit 5-Fluorouracil inkl. topischer Präparate und Prodrugs (Efudix, Capecitabin, Floxuridin, Tegafur). Durch Hemmung der Dihydropyrimidindehydrogenase, Akkumulation und verstärkte Toxizität von 5-FU, letale Folgen möglich. Mindestens 4 Wochen zeitlicher Abstand, ggf. Bestimmung der DPD-Aktivität.

Obligate Prä- und Begleitmedikation

Tag	zeitl. Ablauf	Substanz	Dosierung	Trägerlösung (ml)	Appl.	Inf.-dauer	Bemerkungen
1	-30min	Glucose 5%		500 ml	i.v.	3h	
1	-30min	Dexamethason	8 mg	50 ml	i.v.	10min	
1	-30min	Granisetron/Kevatril®	1 mg	50 ml	i.v.	15min	
1	-20min, +2h20min	10ml Mg-Verla10% (3,15mmol)® + 10ml Ca- Braun 10%®	10 ml	125 ml Glucose 5%	i.v.	20min	siehe Memokasten
1	+2h20min	Glucose 5%		250 ml	i.v.	1h30min	2h20min nach Oxaliplatin

FN-Risiko: 10-20%-> G-CSF je nach Risikoabwägung als Primärprophylaxe, bei FN im 1. Zyklus als Sekundärprophylaxe, siehe Kurzfassung Leitlinien G-CSF
Kontrollen: Blutbild, Elektrolyte, Leberwerte, Retentionswerte, Haptoglobin
Dosisreduktion: Dosisreduktion 5-FU um 25% bei Mukositis >Grad 2; bei Bilirubin >5mg/dl 5-FU meiden, siehe Dosisreduktionstabelle
Dosissteigerung: *Bei guter Verträglichkeit in Vorzyklen Steigerung der 5-FU-Dosis auf 3g/m² ab Zyklus 5.
Erfolgsbeurteilung: alle 8 Wochen
Wiederholung: d15
Literatur: Tournigand C et al. J Clin Oncol. 2004; 22:229-237; Maindrault-Goebel F et al. European Journal of Cancer. 1999; 35(9):1338-42; Gamelin et al. Clin Cancer Res. 2004; 10:4055-4061.

080304_18 FOLFOXIRI — Indikation: Kolorektales-Ca — ICD-10: C18/C19

Chemotherapie

Diese Zytostatikatherapie birgt letale Risiken. Die Anwendung darf nur durch erfahrene internistische Onkologen und entsprechend ausgebildetes Pflegepersonal erfolgen. Das Protokoll muss im Einzelfall überprüft und der klinischen Situation angepasst werden.

Tag	Substanz	Dosierung	Trägerlösung (ml)	Appl.	Inf.-dauer	Bemerkungen
1	Irinotecan	165 mg/m²	250 ml NaCl 0,9%	i.v.	1h	
1	Oxaliplatin	85 mg/m²	500 ml Glucose 5%	i.v.	2h	Inkompatibel mit NaCl 0,9%
1	Calciumfolinat/Leukovorin®	200 mg/m²	100 ml NaCl 0,9%	i.v.	2h	
1	Fluorouracil (5-FU)	3200 mg/m²	500 ml NaCl 0,9%	i.v.	48h	

Schwerwiegende Wechselwirkung: keine Gabe von Brivudin/Zostex® zusammen mit 5-Fluorouracil inkl. topischer Präparate und Prodrugs (Efudix, Capecitabin, Floxuridin, Tegafur). Durch Hemmung der Dihydropyrimidindehydrogenase, Akkumulation und verstärkte Toxizität von 5-FU, letale Folgen möglich. Mindestens 4 Wochen zeitlicher Abstand, ggf. Bestimmung der DPD-Aktivität.

Cave: Keine Gabe von Mg-u. Ca bei Therapie mit Digitalis, Thiazid-Diuretika, Hypercalzämie/Hypermagnesiämie
Inkompatibilitäten: Oxaliplatin<> NaCl 0.9%

Achtung: Gabe von Filgrastim/Neupogen® 5µg/kg/d s.c.
1. nach CTx: 1x tgl. bei Leukozyten < 1 000/µl bis > 1 000/µl
2. Primärprophylaxe ab d6 post CTx wenn nach Risikoabwägung FN-Risiko > 20%
3. Sekundärprophylaxe: nach durchgemachter Neutropenie in vorangegangenen Zyklen prophylaktische Gabe in den Folgezyklen

Bitte **Loperamid** dem/der Patient/in mitgeben. Einnahme **nicht** prophylaktisch. Anwendung nur entsprechend dem Informationsblatt. Bei **frühcholinergem Syndrom:** 0,25 mg Atropin 1x s.c.

Zyklusdiagramm: Irinotecan, Oxaliplatin, Calciumfolinat d1 w1; Fluorouracil 48h Pumpe; d8 w2 Wdh.

Obligate Prä- und Begleitmedikation

Tag	zeitl. Ablauf	Substanz	Dosierung	Trägerlösung (ml)	Appl.	Inf.-dauer	Bemerkungen
1	-30min	NaCl 0,9 %		1000 ml	i.v.	1h30min	
1	-30min	Dexamethason	8 mg	100 ml	i.v.	15min	
1	-30min	Granisetron/Kevatril®	1 mg	100 ml	i.v.	15min	
1	+1h	Glucose 5%		500 ml	i.v.	3h	
1	+1h10min, +4h	10ml Mg- Verla ® (3,15mmol Mg2+) + 10ml Ca- Braun ® (2,3mmol Ca2+)		125 ml Glucose 5%	i.v.	20min	20min vor und 20min nach Ende Oxaliplatin
1	+4h	Glucose 5%		250 ml	i.v.	2h30min	

Bedarfsmedikation: Loperamid dem/der Patient/in mitgeben. Bei frühcholinergem Syndrom Atropin 0,25mg 1x s.c.
FN-Risiko: 10-20% -> G-CSF je nach Risikoabwägung als Primärprophylaxe, bei FN im 1. Zyklus als Sekundärprophylaxe, siehe Kurzfassung Leitlinien G-CSF
Kontrollen: Bilirubin, Leberwerte, eGFR, Differentialblutbild, Gerinnungsstatus
Dosisreduktion: wenn Neutrophile < 500/µl oder Neutrophile < 1 000/µl + Fieber dann 20% Reduktion
Therapieaufschub: wenn Neutrophile < 500/µl oder Neutrophile < 1 000/µl + Fieber dann 20% Reduktion
Erfolgsbeurteilung: alle 8 Wochen
Wiederholung: d15
Literatur: Falcone et al. JCO. 2007; 25:1670-1676.

080304_26 FOLFOXIRI/Bevacizumab — Indikation: Kolorektales Karzinom — ICD-10: C18

Chemotherapie

Diese Zytostatikatherapie birgt letale Risiken. Die Anwendung darf nur durch erfahrene internistische Onkologen und entsprechend ausgebildetes Pflegepersonal erfolgen. Das Protokoll muss im Einzelfall überprüft und der klinischen Situation angepasst werden.

Wo	Tag	Substanz	Dosierung	Trägerlösung (ml)	Appl.	Inf.-dauer	Bemerkungen
1	1	Bevacizumab	5 mg/kg	100 ml NaCl 0,9%	i.v.	30min	1. Gabe 90min, 2. Gabe 60min., 3. Gabe 30min bei guter Verträglichkeit
1	1	Irinotecan	165 mg/m²	250 ml NaCl 0,9%	i.v.	1h	
1	1	Oxaliplatin	85 mg/m²	250 ml Glucose 5%	i.v.	2h	Inkompatibel mit NaCl
1	1	Calciumfolinat/Leukovorin®	200 mg/m²	100 ml NaCl 0,9%	i.v.	2h	
1	1	Fluorouracil (5-FU)	3200 mg/m²		i.v.	48h	

Zyklusdiagramm: Bevacizumab, Irinotecan, Oxaliplatin, Calciumfolinat, Fluorouracil (48h Pumpe) d1 w1; d8 w2 Wdh.

Bevacizumab: (siehe auch Fachinformation)
1. Gabe: Bevacizumab **nach CTx** über 90 min., **2. Gabe vor CTx** über 60 min bei guter Verträglichkeit ab der 3. Gabe dann auch in 30 min
Cave: (GI-)Blutungen, Magen-Darm-Perforationen, Thrombembolie, Hypertensive Entgleisung, allerg./anaphylaktische Reaktion, Proteinurie, Wundheilungsstörungen
- Behandlung frühestens 28 Tage nach größerer Op., oder nach Ausheilung der Wunde, dekompensierte Herzinsuffizienz/Kardiomyopathie.
Infusionsreaktionen: während und nach der Infusion engmaschige Überwachung, ggf. nach Behandlungsstandard für Anaphylaxie verfahren
Gefahr der **nekrotisierenden Fasziitis**, insbesondere bei Patienten mit vorangegangener Magen-Darm-Perforation, Fistelbildung, Wundheilungsstörung oder nach Bestrahlung (Rektum-Ca): Sofortiger Therapieabbruch und Einleitung einer geeigneten Behandlung
Kl.: Schwangerschaft/Stillzeit (Kontrazeption), unbehandelte ZNS-Metastasen

Inkompatibilität: Bevacizumab ↔ Glucose

Obligate Prä- und Begleitmedikation

Wo	Tag	zeitl. Ablauf	Substanz	Dosierung	Trägerlösung (ml)	Appl.	Inf.-dauer	Bemerkungen
1	1	-30min	NaCl 0,9 %		1000 ml	i.v.	2h30min	
1	1	+30min	Dexamethason	8 mg	100 ml	i.v.	15min	
1	1	+30min	Granisetron/Kevatril®	1 mg	100 ml	i.v.	15min	
1	1	+2h	Glucose 5%		500 ml	i.v.	3h	
1	1	+2h, +4h40min	Mg-Verla®+ Ca-Braun®	10 ml	125 ml Glucose 5%	i.v.	20min	
1	1	+4h40min	Glucose 5%		250 ml	i.v.	2h 30min	

Bedarfsmedikation: Imodium® dem/der Patient/in mitgeben. Bei frühcholinergem Syndrom Atropin 1 x 0,25mg s.c.
FN-Risiko: 10-20% -> je nach Risikoabwägung als Primärprophylaxe, bei FN im 1. Zyklus als Sekundärprophylaxe, siehe Kurzfassung Leitlinien G-CSF.
Kontrollen: körperliche Untersuchung, Vitalfunktionen, Blutdruck, Bilirubin, Leberwerte, Kreatinin-Clearane, Elektrolyte, Urinanalyse, Differentialblutbild, Gerinnungsstatus, Karnofsky-Performance Status
Dosisreduktion: siehe auch Fachinformation und Dosisreduktionstabelle: **Oxaliplatin:** bei Parästhesie, Thrombozytopenie, Neutropenie; **5-FU, Irinotecan :** Hämatologische Toxizität > Grad 2; Nicht-hämatologische Toxizität > Grad 1; Hand-Fuss-Syndrom, bei nicht hämatologischer Grad 4 Toxizität durch Oxaliplatin, 5-FU, Irinotecan -> Therapieabbruch
Therapieaufschub: **siehe auch Fachinformationen.** Aufschub bis Neutrophile ≥ 1 500/µl und Thrombozyten < 75 000/µl; bei behandlungsbedingter Diarrhoe oder Abdominalkrämpfen. keine Loperamidgabe innerhalb der letzten 24h, Bilirubin Erhöhung ≤ Grad 1; **Bevacizumab:** GI Perforation -> Abbruch; Thromboembolien, Blutungen Grad 3-4 -> Abbruch; Hypertonie, Proteinurie, Nephrotisches Syndrom Grad 4 -> Abbruch
Wechselwirkungen: 5-FU: Keine Anwendung zusammen mit Brivudin/Zostex® und Analoga. Durch Hemmung der Dihydropyrimidindehydrogenase (DPD) Akkumulation und **verstärkte Toxizität von 5-FU. Letale Folgen möglich. Mindestens 4 Wochen zeitlichen Abstand**, ggf. Bestimmung der DPD-Aktivität.
Kontraindikation: Bevacizumab: unbehandelte ZNS-Metastasen
Erfolgsbeurteilung: alle 4 Zyklen
Wiederholung: alle 2 Wochen, bis 12 Zyklen oder PD
Literatur: Masi G et al. Lancet Oncol. 2010; 11(9): 845-52.

Kapitel 11 · Gastrointestinale Tumoren

080304_14 XELOX 2 — Indikation: Kolorektales-Ca (palliativ) — ICD-10: C25

Chemotherapie

Diese Zytostatikatherapie birgt letale Risiken. Die Anwendung darf nur durch erfahrene internistische Onkologen und entsprechend ausgebildetes Pflegepersonal erfolgen. Das Protokoll muss im Einzelfall überprüft und der klinischen Situation angepasst werden.

Tag	Substanz	Dosierung	Trägerlösung (ml)	Appl.	Inf.-dauer	Bemerkungen
1	Oxaliplatin	130 mg/m²	250 ml Glucose 5%	i.v.	2h	
1-14	Capecitabin	2x 1000 mg/m²		p.o.		2000mg/m²/d aufzuteilen in 2 Einzeldosen / Tag; Gaben: 1-0-1-0

Zyklusdiagramm	d1 w1	d8 w2	d15 w3	
Oxaliplatin				Wdh.
Capecitabine				

Cave: Keine Gabe von **Mg-u. Ca** bei Therapie mit Digitalis, Thiazid-Diuretika, Hypercalzämie/Hypermagnesiämie
Inkompatibilitäten: Oxaliplatin<> NaCl 0.9%

Obligate Prä- und Begleitmedikation

Tag	zeitl. Ablauf	Substanz	Dosierung	Trägerlösung (ml)	Appl.	Inf.-dauer	Bemerkungen
1	-30min	Glucose 5%		1000 ml	i.v.	3h15min	
1	-30min	Dexamethason	8 mg	100 ml Glucose 5%	i.v.	15min	
1	-30min	Granisetron/Kevatril®	1 mg abs.	100 ml Glucose 5%	i.v.	15min	
1	-20min, +2h20min	10ml Mg- Verla10% (3,15mmol)®+ 10ml Ca- Braun 10%®	- ml	125 ml Glucose 5%	i.v.	20min	

Bedarfsmedikation: Metoclopramid/Paspertin® p.o. oder i.v., Paracetamol® p.o.
FN-Risiko: < 10% --> je nach Risikoabwägung, siehe Kurzfassung Leitlinien G-CSF.
Kontrollen: vor jedem Zyklus: CA 19-9, Blutbild, Differentialblutbild, Bilirubin, Transaminasen, AP, LDH, Eiweiss, Albumin, Kreatinin, Harnstoff, Harnsäure, Elektrolyte
Dosisreduktion: 80% der Dosis, wenn Thrombozytennadir im vorhergehenden Zyklus < 50 000/mm³
Erfolgsbeurteilung: alle 2 Zyklen (jeweils nach 6 Wochen)
Wiederholung: Tag 22
Literatur: Cassidy J et al. J Clin Oncol. 2004; 22:2084-91; Scheithauer W et al. J Clin Oncol. 2003; 21:1307-12; Goldberg R et al. J Clin Oncol. 2004; 22:23-30; de Gramont et al. J Clin Oncol. 2000; 18:2938-47.

080304_08 FOLFOX 4 — Indikation: Kolorektales-Ca (adjuvant) — ICD-10: C18/C19

Chemotherapie

Diese Zytostatikatherapie birgt letale Risiken. Die Anwendung darf nur durch erfahrene internistische Onkologen und entsprechend ausgebildetes Pflegepersonal erfolgen. Das Protokoll muss im Einzelfall überprüft und der klinischen Situation angepasst werden.

Tag	Substanz	Dosierung	Trägerlösung (ml)	Appl.	Inf.-dauer	Bemerkungen
1	Oxaliplatin	85 mg/m²	250 ml Glucose 5%	i.v.	2h	Inkompatibel mit NaCl 0,9%
1-2	Calciumfolinat/Leukovorin®	200 mg/m²	250 ml NaCl 0,9%	i.v.	30min	
1-2	Fluorouracil (5-FU)	400 mg/m²	unverdünnt	i.v.	B	
1-2	Fluorouracil (5-FU)	600 mg/m²	500 ml NaCl 0,9%	i.v.	22h	(jeweils 600mg/m2/d)

Zyklusdiagramm	d1 w1	d8 w2	
Oxaliplatin			Wdh.
Calciumfolinat			
Fluorouracil Bolus			
Fluorouracil 48h Pumpe			

Schwerwiegende Wechselwirkung: keine Gabe von Brivudin/Zostex® zusammen mit 5-Fluorouracil inkl. topischer Präparate und Prodrugs (Efudix, Capecitabin, Floxuridin, Tegafur). Durch Hemmung der Dihydropyrimidindehydrogenase, Akkumulation und verstärkte Toxizität von 5-FU, letale Folgen möglich. Mindestens 4 Wochen zeitlicher Abstand, ggf. Bestimmung der DPD-Aktivität.

Cave: Keine Gabe von **Mg-u. Ca** bei Therapie mit Digitalis, Thiazid-Diuretika, Hypercalzämie/Hypermagnesiämie
Inkompatibilitäten: Oxaliplatin<> NaCl 0.9%

Obligate Prä- und Begleitmedikation

Tag	zeitl. Ablauf	Substanz	Dosierung	Trägerlösung (ml)	Appl.	Inf.-dauer	Bemerkungen
1	-30min	Glucose 5%		500 ml	i.v.	2h30min	mit Oxaliplatin
2	-30 min	NaCl 0,9 %		500 ml	i.v.	1h	
1-2	-30min	Dexamethason	8 mg	100 ml	i.v.	15min	
1	-30min	Granisetron/Kevatril®	1 mg	100 ml	i.v.	15min	
1	-20min, +2h20min	10ml Mg- Verla10% (3,15mmol)®+ 10ml Ca- Braun 10%®	10 ml	125 ml Glucose 5%	i.v.	20min	20min vor und 20min nach Ende Oxaliplatin
1	+2h20min	Glucose 5%		250 ml	i.v.	1h	

FN-Risiko: 10-20%-> je nach Risikoabwägung als Primärprophylaxe, bei FN im 1. Zyklus als Sekundärprophylaxe, siehe Kurzfassung Leitlinien G-CSF
Kontrollen: Blutbild, Elektrolyte, Leberwerte, Retentionswerte, Haptoglobin
Dosisreduktion: Dosisreduktion 5-FU um 25% bei Mukositis > Grad 2; bei Bilirubin >5mg/dl 5-FU meiden, siehe Dosisreduktionstabelle
Wiederholung: d15
Literatur: Andre T et al. NEJM. 2004; 350:2343-51.

080304_16 Irinotecan/Cetuximab

Indikation: metastasiertes Kolorektales-Ca und K-Ras Wildtyp

ICD-10: C18/C19

Chemotherapie

Diese Zytostatikatherapie birgt letale Risiken. Die Anwendung darf nur durch erfahrene internistische Onkologen und entsprechend ausgebildetes Pflegepersonal erfolgen. Das Protokoll muss im Einzelfall überprüft und der klinischen Situation angepasst werden.

Tag	Substanz	Dosierung	Trägerlösung (ml)	Appl.	Inf.-dauer	Bemerkungen
1	Irinotecan	180 mg/m²	250 ml NaCl 0,9%	i.v.	1h	
8	Cetuximab	250 mg/m²	unverdünnt	i.v.	1h	Erhaltungsdosis ab 2. Gabe; separates Infusionsset
1	Cetuximab	400 mg/m²	unverdünnt	i.v.	s.u.	Erstgabe (Z1,d1): 400 mg/m², danach Erhaltungsdosis: 250 mg/m²; separates Infusionsset verwenden

Zyklusdiagramm d1 w1 / d8 w2 — Cetuximab, Irinotecan — Wdh.

nur nach molekularem Nachweis des K-RAS Wildtyps | Cetuximab-Info auf Kurvenblatt beachten

Bitte **Loperamid** dem/der Patient/in mitgeben. Einnahme **nicht** prophylaktisch. Anwendung nur entsprechend dem Informationsblatt. Bei **frühcholinergem Syndrom**: 0,25 mg Atropin 1x s.c.

Cave: Die Therapie mit Cetuximab kann zu einem Magnesium-Wasting-Syndrom führen.

Cetuximab: Erstgabe: "loading dose" 400mg/m² Laufzeit siehe Kurvenblatt, nach der Ctx, ab d8 250mg/m² Erhaltungsdosis über 1h vor der Ctx max. Infusionsrate **2ml/min**=10mg/min (5mg/ml).
Cave: allergische/anaphylaktische Reaktion bei guter Verträglichkeit nach Loading-Dose evtl. Reduktion der Prämedikation

Obligate Prä- und Begleitmedikation

Tag	zeitl. Ablauf	Substanz	Dosierung	Trägerlösung (ml)	Appl.	Inf.-dauer	Bemerkungen
1	-30min	NaCl 0,9 %		1500 ml	i.v.	7h	
8	-30min	NaCl 0,9 %		500 ml	i.v.	1h30min	
8	-30min	Clemastin/Tavegil®	2 mg	100 ml	i.v.	15min	Prämedikation obligat bei Erstgabe von Cetuximab, bei Folgegaben empfohlen; 30min vor Cetuximab
1	-30min	Dexamethason	8 mg	100 ml	i.v.	15min	
1	-30min	Granisetron/Kevatril®	1 mg	100 ml	i.v.	15min	
8	-30min	Dexamethason	4 mg	100 ml	i.v.	15min	
1	+1h	Paracetamol/Paracetamol ratio®	1 mg		p.o.		nur bei Cetuximab-Erstgabe
1	+1h30min	Ranitidin/Zantic®	50 mg		i.v.	B	nur bei Cetuximab-Erstgabe
1	+1h30min	Prednison/Decortin®	50 mg		i.v.		nur bei Cetuximab-Erstgabe
1	+1h30min	Clemastin/Tavegil®	2 mg	100 ml	i.v.	15min	Prämedikation obligat bei Erstgabe von Cetuximab, bei Folgegaben empfohlen; 30min vor Cetuximab

Bedarfsmedikation: Bei Diarrhoebeginn 4mg Immodium® p.o., dann 2mg 2-stündlich bis 12h nach Diarrhoe-Ende, wenn keine Besserung nach 48h/Diarrhoe +neutropenie Fieber/CTC Gr.4 Diarrh: antibiotische Breitspektrum-Therapie (Chinolone); Bei frühcholinergem Syndrom Atropin 0,25 mg 1x s.c

FN-Risiko: < 10% --> je nach Risikoabwägung, siehe Kurzfassung Leitlinien G-CSF

Kontrollen: Differentialblutbild, Nieren- und Leberwerte, Magnesium

Dosisreduktion: **Cetuximab:** allerg. Reaktionen: CTC Gr.1: Infusionsrate dauerhaft auf 50% red.; Infusionsdauer insgesamt nicht > 4h; CTC Gr.2: Infusionsstopp bis Besserung auf mind. CTCGr. 1; dann Vorgehen wie dort; CTC Gr. 3/4: Therapie-Abbruch; Hauttoxizität: CTC Gr.3: Therapiepause bis zu 14d, bei Besserung Wiederbeginn mit 250mg/m² nach 1. Auftreten, 200mg/m² nach 2.Auftr.,150mg/m² nach 3. Auftr.; wenn keine Besserung od. 4. Auftr. von CTC Gr.3: Therapieabbruch; **Irinotecan:** DR 20% bei CTC Gr.4 Neutropenie,CTC Gr.4 Erbrechen, sonst. CTC Gr.3/4 (außer Übelkeit,Alopezie); Therapie- Abbruch bei CTC Gr.2-4 kardial

Therapieaufschub: Bis 28 d, danach Therapieabbruch; Beginn nur bei Neutrophilen > 1 500/µl + Thrombozyten > 75 000/µl; Bilirubin > 1,5x ob.Grenzwert; CTC ab Gr.2 (außer Erbrechen: ab Gr.3, Übelkeit, Alopezie)

Erfolgsbeurteilung: alle 8 Wochen

Wiederholung: d15

Literatur: Cunningham D et al. NEJM. 2004; 351:337-45.

080304_10 Capecitabin mono

Indikation: Kolorektales-Ca; Mamma-Ca

ICD-10: C18/C19; C50

Chemotherapie

Diese Zytostatikatherapie birgt letale Risiken. Die Anwendung darf nur durch erfahrene internistische Onkologen und entsprechend ausgebildetes Pflegepersonal erfolgen. Das Protokoll muss im Einzelfall überprüft und der klinischen Situation angepasst werden.

Tag	Substanz	Dosierung	Trägerlösung (ml)	Appl.	Inf.-dauer	Bemerkungen
1-14	Capecitabin	2x 1250 mg/m²		p.o.		Einnahme 30 min nach der Mahlzeit; 150mg und 500 mg Filmtabletten erhältlich; Gaben: 1-0-1-0

Dosisberechung Capecitabin:
Die exakte individuelle Tagesdosis wird auf die nächstgelegene Dosis, die mit einer Kombination von Tabletten zu **500mg** und **150mg** realisierbar ist, abgerundet.
Ist die Tagesdosis nicht gleichmässig auf zwei Einzeldosen verteilbar, sollte die höhere Dosis **abends** verabreicht werden.

Dosismodifikation Capecitabin entsprechen dem Therapieverlauf:		
Toxizität nach NCI	während der Therapie	Nächster Zyklus
Grad 1	Dosis beibehalten	Dosis beibehalten
Grad 2	Abbruch bis Rückgang auf Grad 1	erstmalig -> 100% / 2.Mal -> 75% / 3.Mal ->50% / 4.Mal ->0%
Grad 3	Abbruch bis Rückgang auf Grad 1	erstmalig ->75% / 2.Mal -> 50% / 3.Mal -> 0%
Grad 4	Behandlung abbrechen	erstmalig -> 50% / 2.Mal -> 0%

Schwerwiegende Wechselwirkung: keine Gabe von Brivudin/Zostex® zusammen mit Capecitabin. Durch Hemmung der Dihydropyrimidindehydrogenase. Akkumulation und verstärkte Toxizität von 5-FU, letale Folgen möglich. Mindestens 4 Wochen zeitlicher Abstand, ggf. Bestimmung der DPD-Aktivität.

Zyklusdiagramm d1 w1 / d8 w2 / d15 w3 — Capecitabin — Wdh.

Bedarfsmedikation: Metoclopramid/Paspertin® p.o. oder i.v., bei Unverträglichkeit Ersatz durch HT$_3$-Antagonisten; Loperamid/Imodium® nach Rücksprache mit dem behandelnden Arzt

FN-Risiko: <10%-> je nach Risikoabwägung, siehe Kurzfassung Leitlinien G-CSF

Kontrollen: BB, Elektrolyte (Calcium), Retentionswerte, Leberwerte, Hand - und Fußinspektion, Neurotoxizität, Herzfunktion

Cave: erhöhte Häufigkeit von NW bei Patienten mit eingeschränkter Nierenfunktion

Therapieaufschub: Hand-Fuß-Syndrom: Therapieunterbrechung, gegebenfalls Dosisreduktion, Diarrhoe Grad 2-4, Bilirubin > 3fach des Normwertes; s. Fachinformation (Infoserver plus)

Wechselwirkungen: Folinsäure: maximale vertägliche Dosis von Capecitabin vermindert; Erhöhung der Phenytoin-Plasmakonzentration

Erfolgsbeurteilung: nach 3 Zyklen

Wiederholung: d22

Literatur: Cutsem VE et al. J Clin Oncol. 2001; 19:4097-106; Fumoleau P et al. Eur J Cancer. 2004; 40:536-542.

Kapitel 11 · Gastrointestinale Tumoren

080304_22 CapIri — Indikation: Kolorektales-Ca — ICD-10: C18-C20

Chemotherapie

Diese Zytostatikatherapie birgt letale Risiken. Die Anwendung darf nur durch erfahrene internistische Onkologen und entsprechend ausgebildetes Pflegepersonal erfolgen. Das Protokoll muss im Einzelfall überprüft und der klinischen Situation angepasst werden.

Tag	Substanz	Dosierung	Trägerlösung (ml)	Appl.	Inf.-dauer	Bemerkungen
1	Irinotecan	200 mg/m²	250 ml NaCl 0,9%	i.v.	1h30min	
1-14	Capecitabin	2x 800 mg/m²		p.o.		Einnahme 30 min nach der Mahlzeit; 150mg und 500 mg Filmtabletten erhältlich; Gaben: 1-0-1-0

Zyklusdiagramm d1 w1 / d8 w2 / d15 w3 — Irinotecan / Capecitabine — Wdh.

Dosismodifikation Capecitabin entsprechen dem Therapieverlauf:

Toxizität nach NCI	während der Therapie	Nächster Zyklus
Grad 1	Dosis beibehalten	Dosis beibehalten
Grad 2	Abbruch bis Rückgang auf Grad 1	erstmalig -> 100%, 2.Mal -> 75%, 3.Mal ->50%, 4.Mal ->0%
Grad 3	Abbruch bis Rückgang auf Grad 1	erstmalig ->75%, 2.Mal -> 50%, 3.Mal -> 0%
Grad 4	Behandlung abbrechen	erstmalig -> 50%, 2.Mal -> 0%

CTx mit FN-Risiko von 10-20%: Vorgehen bei der G-CSF-Gabe
- nach CTx: 1x tgl. 5µg/kg Filgrastim s.c. bei Leukozyten < 1 000/µl bis >1 000/µl
- Wenn unter Einbeziehung **individueller Risikofaktoren für den Patienten**
FN-Risiko ≥ 20% =>G-CSF-Primärprophylaxe erwägen/durchführen.
- **Nach durchgemachter febriler Neutropenie**, in folgenden Zyklen => **G-CSF-Sekundärprophylaxe**

G-CSF-Primär- bzw. Sekundärprophylaxe:
Entweder 24h nach CTx einmal Pegfilgrastim/Neulasta® 6mg s.c. - **Oder:** d6 nach CTx Filgrastim/Neupogen® 5µg/kg/d s.c. bis zum Durchschreiten des Nadir

Obligate Prä- und Begleitmedikation

Tag	zeitl. Ablauf	Substanz	Dosierung	Trägerlösung (ml)	Appl.	Inf.-dauer	Bemerkungen
1	-30min	NaCl 0,9 %		1000 ml	i.v.	2h15min	
1	-30min	Dexamethason	8 mg		i.v.	B	
1	-30min	Granisetron/Kevatril®	1 mg		i.v.	B	

Bedarfsmedikation: Loperamid/Immodium® dem/der Patient/in mitgeben; Elektrolytersatz; Bei frühcholinergen Syndrom: Atropin 0,25mg 1x s.c.; Metoclopramid/Paspertin® p.o. oder i.v.
FN-Risiko: 10-20% --> G-CSF je nach Risikoabwägung als Primärprophylaxe, bei FN im 1. Zyklus als Sekundärprophylaxe, siehe Kurzfassung Leitlinien G-CSF
Kontrollen: Peripheres Blutbild, Differentialblutbild, Leberwerte (inkl. Bilirubin, Transaminasen, AP), LDH, Eiweiss, Albumin, Kreatinin, Harnstoff, Harnsäure, Elektrolyte (Calcium), Nierenfunktion, eGFR, Gerinnungsstatus, Hand- und Fußinspektion, Herzfunktion, Neurotoxizität
Dosisreduktion: siehe Fachinformationen und Dosismodifikationstabelle; wenn Neutrophile < 500/µl oder Neutrophile < 1 000/µl + Fieber oder Thrombozyten < 25 000/µl und Leukozyten < 1 000/µl oder nicht hämatologische Nebenwirkungen Grad 3-4 dann Dosisreduktion **Irinotecan** um 20%. Bei Bilirubin > 3fachem oberen Normalwert (ONW) ist Irinotecan kontraindiziert; **Capecitabine** :Therapieunterbrechung bei Bilirubin > 3 fach oder Aminotransferasen >2,5 fach ONW behandlungsbedingt; Bei GFR < 30% -> absetzen; Keine Therapie bei Leukozyten < 1 500/µl und/oder Thrombozyten < 100 000/µl
Erfolgsbeurteilung: alle 2 Zyklen (jeweils nach 6 Wochen)
Wiederholung: Tag 22
Literatur: adaptiert nach Bajetta E et al. Cancer. 2004; 100(2):279-87; Borner MM et al. Ann Oncol. 2005; 16(2):282-8; Reinacher-Schick AC et al. J Clin Oncol. 2008; 26(155):(May 20 suppl; abstr 4030).

080304_23 CapIri / Bevacizumab — Indikation: Kolorektales-Ca — ICD-10: C18-C20

Chemotherapie

Diese Zytostatikatherapie birgt letale Risiken. Die Anwendung darf nur durch erfahrene internistische Onkologen und entsprechend ausgebildetes Pflegepersonal erfolgen. Das Protokoll muss im Einzelfall überprüft und der klinischen Situation angepasst werden.

Tag	Substanz	Dosierung	Trägerlösung (ml)	Appl.	Inf.-dauer	Bemerkungen
1	Bevacizumab	7.5 mg/kg	100 ml NaCl 0,9%	i.v.	30min	1.Gabe 90 min, 2.Gabe 60min, ab 3. Gabe 30min
1	Irinotecan	200 mg/m²	250 ml NaCl 0,9%	i.v.	1h30min	
1-14	Capecitabin	2x 800 mg/m²		p.o.		Einnahme 30 min nach der Mahlzeit; 150mg und 500 mg Filmtabletten erhältlich; Gaben: 1-0-1-0

Bevacizumab: (siehe auch Fachinformation)
1. Gabe: Bevacizumab **nach CTx** über 90 min., **2. Gabe vor CTx** über 60 min bei guter Verträglichkeit ab der 3. Gabe dann auch in 30 min
Cave: (GI-)Blutungen, Magen-Darm-Perforationen, Thrombembolie, Hypertensive Entgleisung, allerg./anaphylaktische Reaktion, Proteinurie, Wundheilungsstörungen
- Behandlung frühestens 28 Tage nach größerer Op., oder nach Ausheilung der Wunde, dekompensierte Herzinsuffizienz/Kardiomyopathie.
Infusionsreaktionen: während und nach der Infusion engmaschige Überwachung, ggf. nach Behandlungsstandard für Anaphylaxie verfahren
Gefahr der nekrotisierenden Fasziitis, insbesondere bei Patienten mit vorangegangener Magen-Darm-Perforation, Fistelbildung, Wundheilungsstörung oder nach Bestrahlung (Rektum-Ca): Sofortiger Therapieabbruch und Einleitung einer geeigneten Behandlung
KI.: Schwangerschaft/Stillzeit (Kontrazeption), unbehandelte ZNS-Metastasen

Dosismodifikation Capecitabin entsprechen dem Therapieverlauf:

Toxizität nach NCI	während der Therapie	Nächster Zyklus
Grad 1	Dosis beibehalten	Dosis beibehalten
Grad 2	Abbruch bis Rückgang auf Grad 1	erstmalig -> 100%, 2.Mal -> 75%, 3.Mal ->50%, 4.Mal ->0%
Grad 3	Abbruch bis Rückgang auf Grad 1	erstmalig ->75%, 2.Mal -> 50%, 3.Mal -> 0%
Grad 4	Behandlung abbrechen	erstmalig -> 50%, 2.Mal -> 0%

Zyklusdiagramm d1 w1 / d8 w2 / d15 w3 — Bevacizumab / Irinotecan / Capecitabine — Wdh.

CTx mit FN-Risiko von 10-20%: Vorgehen bei der G-CSF-Gabe
- nach CTx: 1x tgl. 5µg/kg Filgrastim s.c. bei Leukozyten < 1 000/µl bis >1 000/µl
- Wenn unter Einbeziehung **individueller Risikofaktoren für den Patienten**
FN-Risiko ≥ 20% =>G-CSF-Primärprophylaxe erwägen/durchführen.
- **Nach durchgemachter febriler Neutropenie**, in folgenden Zyklen => **G-CSF-Sekundärprophylaxe**

G-CSF-Primär- bzw. Sekundärprophylaxe:
Entweder 24h nach CTx einmal Pegfilgrastim/Neulasta® 6mg s.c. - **Oder:** d6 nach CTx Filgrastim/Neupogen® 5µg/kg/d s.c. bis zum Durchschreiten des Nadir

Obligate Prä- und Begleitmedikation

Tag	zeitl. Ablauf	Substanz	Dosierung	Trägerlösung (ml)	Appl.	Inf.-dauer	Bemerkungen
1	-30min	NaCl 0,9 %		1000 ml	i.v.	3h30min	
1	+30min	Dexamethason	8 mg		i.v.	B	
1	+30min	Granisetron/Kevatril®	1 mg		i.v.	B	

Bedarfsmedikation: Loperamid/Immodium® dem/der Patient/in mitgeben. Elektrolytersatz. Bei frühcholinergen Syndrom: Atropin 0,25mg 1 x s.c., Metoclopramid/Paspertin® p.o. oder i.v.
FN-Risiko: 10-20% --> G-CSF je nach Risikoabwägung als Primärprophylaxe, bei FN im 1. Zyklus als Sekundärprophylaxe, siehe Kurzfassung Leitlinien G-CSF
Kontrollen: Peripheres Blutbild, Differentialblutbild, Leberwerte (inkl. Bilirubin, Transaminasen, AP), LDH, Eiweiss, Albumin, Kreatinin, Harnstoff, Harnsäure, Urineiweiß, Elektrolyte (incl. Ca^2,k^+, Phosphat). Nierenfunktion, eGFR, Gerinnungsstatus, Hand- und Fußinspektion, Herzfunktion, Neurotoxizität, Blutdruck, Blutzucker
Dosisreduktion: siehe Fachinformationen und Dosismodifikationstabelle; wenn Neutrophile < 500/µl oder Neutrophile < 1 000/µl + Fieber oder Thrombozyten < 25 000/µl und Leukozyten < 1 000/µl oder nicht hämatologische Nebenwirkungen Grad 3-4 dann Dosisreduktion **Irinotecan** um 20%. Bei Bilirubin > 3fachem oberen Normalwert (ONW) ist Irinotecan kontraindiziert; **Capecitabine** : Therapieunterbrechung bei Bilirubin > 3 fach oder Aminotransferasen > 2,5 fach ONW behandlungsbedingt; Bei GFR < 30% -> absetzen; **Keine Capecitabine-Therapie** bei Leukozyten < 1 500/µl und/oder Thrombozyten < 100 000/µl. Bei Auftreten von Nebenwirkungen durch **Bevacizumab** Medikament absetzen (siehe Fachinformation)
Erfolgsbeurteilung: alle 2 Zyklen (jeweils nach 6 Wochen)
Wiederholung: Tag 22
Literatur: Reinacher-Schick AC et al. J Clin Oncol. 2008; 26(155):(May 20 suppl; abstr 4030); Moehler M et al. WJG. 2009; 15(4):449-456.

080304_20 Panitumumab

Indikation: metastasiertes Kolorektales- CA und K-Ras Wildtyp

ICD-10: C18/C19

Chemotherapie

Diese Zytostatikatherapie birgt letale Risiken. Die Anwendung darf nur durch erfahrene internistische Onkologen und entsprechend ausgebildetes Pflegepersonal erfolgen. Das Protokoll muss im Einzelfall überprüft und der klinischen Situation angepasst werden.

Tag	Substanz	Dosierung	Trägerlösung (ml)	Appl.	Inf.-dauer	Bemerkungen
1,15	Panitumumab	6 mg/kg	100 ml NaCl 0,9%	i.v.	1h	separates Infusionsset mit Inline-Filter

Mutationstestung des K-RAS-Gens vor Therapiebeginn mit Panitumumab obligat

Panitumumab:
Infusionsset mit **In-Line-Filter Porengröße 0,2µm** verwenden.
Infusionsdauer: 60min, bei Gesamtdosis >1 000mg Infusionsdauer 90min, bei guter Verträglichkeit in den Folgegaben Infusion über 30-60min möglich

Anaphylaxiegefahr (Auftreten in ca. 3% der Fälle) insbesondere bei Erstgabe, **Notfallwagen** bereit halten. Die Möglichkeit einer **verzögerten Infusionsreaktion besteht >24h** nach Therapieende.

Die Therapie mit **Panitumumab** kann zu einem **Magnesium-Wasting-Syndrom** führen. Keine Gabe von **Mg2+** und **Ca2+** bei Therapie mit Digitalis, Thiaziden, Hyperkalziämie/Hypermagnesiämie.

Zyklusdiagramm	d1 w1	d8 w2	d15 w3	d22 w4	
Panitumumab	■		■		Wdh.

Obligate Prä- und Begleitmedikation

Tag	zeitl. Ablauf	Substanz	Dosierung	Trägerlösung (ml)	Appl.	Inf.-dauer	Bemerkungen
1,15	-30min	NaCl 0,9 %		500 ml	i.v.	2h	

Bedarfsmedikation: Clemastin/Tavegil®, Loperamid/Imodium®, Ranitidin/Zantic®
FN-Risiko: < 10% -> G-CSF- Gabe je nach Risikoabwägung, siehe Kurzfassung Leitlinien G-CSF.
Kontrollen: Blutbild, Differentialblutbild, Gerinnungsstatus, Bilirubin, Leberwerte, Kreatinin, eGFR, Elektrolyte, **Mg2+, Ca2+** (bis 8 Wo nach Therapie), **vor Therapiebeginn:** Lungenfunktionsprüfung
Dosisreduktion: siehe auch Fachinformationen und Dosisreduktionstabelle. **Panitumumab: allergische Reaktion:** CTCAE 1-2: Infusionsrate reduzieren, auch für Folgezyklen; CTCAE3-4: Therapieabbruch; Hauttoxizität: > 30% KOF betroffen (CTCAE ≥ 3): Aussetzen für 1 -2 Dosen bis < CTCAE 3, falls keine Besserung absetzen, sonst Wiederbeginn mit 100% der Dosis ; bei zweitem Auftreten von Hauttoxizität CTCAE ≥ 3 Aussetzen von 1-2 Dosen, falls keine Besserung absetzen, sonst Fortführung mit 80% der Anfangsdosis (DR um 20%), nach drittem Auftreten , bei Besserung nach Therapiepause (1-2 Dosen), Fortführung mit DR um 40%, beim 4. Auftreten absetzen
Kontraindikation: Panitumumab: lebensbedrohliche Überempfindlichkeitsreaktion nach Panitumumab; interstitielle Pneumonie, Lungenfibrose
Erfolgsbeurteilung: nach 8 Wochen
Wiederholung: d29
Indikation: metastasiertes Kolon-Ca, EGFR exprimierendes koloreaktales Karzinom mit nicht mutiertem Wildtyp-KRAS Gen
Literatur: Amado et al. J Clin Oncol. 2008; 26 (10): 1582-4.

080304_24 FOLFIRI/Panitumumab

Indikation: metastasiertes Kolorektales -Ca (K-RAS Wildtyp)

ICD-10: C18/C19

Chemotherapie

Diese Zytostatikatherapie birgt letale Risiken. Die Anwendung darf nur durch erfahrene internistische Onkologen und entsprechend ausgebildetes Pflegepersonal erfolgen. Das Protokoll muss im Einzelfall überprüft und der klinischen Situation angepasst werden.

Tag	Substanz	Dosierung	Trägerlösung (ml)	Appl.	Inf.-dauer	Bemerkungen
1	Panitumumab	6 mg/kg	100 ml NaCl 0,9%	i.v.	1h	in Zyklus 1 Applikation nach CTx; separates Infusionsset mit In-Line-Filter Porengröße 0,2µm
1	Irinotecan	180 mg/m²	250 ml NaCl 0,9%	i.v.	1h	
1	Calciumfolinat/Leukovorin®	400 mg/m²	100 ml NaCl 0,9%	i.v.	30min	
1	Fluorouracil (5-FU)	400 mg/m²	unverdünnt	i.v.	B	
1	Fluorouracil (5-FU)	2400 mg/m²	500 ml NaCl 0,9%	i.v.	48h	bei guter Verträglichkeit in Zyklus 1u.2 Steigerung der der 5-FU-Dosis auf 3 g/m² ab Zyklus 3

Zyklusdiagramm	d1 w1	d8 w2	
Panitumumab	■		Wdh.
Irinotecan	■		
Calciumfolinat	■		
Fluorouracil (unverduennt)	■		
Fluorouracil (verduennt)	■		

Panitumumab:
Infusionsset mit **In-Line-Filter Porengröße 0,2µm** verwenden.
Infusionsdauer: 60min, bei Gesamtdosis >1 000mg Infusionsdauer 90min, bei guter Verträglichkeit in den Folgegaben Infusion über 30-60min möglich

Anaphylaxiegefahr (Auftreten in ca. 3% der Fälle) insbesondere bei Erstgabe, **Notfallwagen** bereit halten. Die Möglichkeit einer **verzögerten Infusionsreaktion besteht >24h** nach Therapieende.

Die Therapie mit **Panitumumab** kann zu einem **Magnesium-Wasting-Syndrom** führen. Keine Gabe von **Mg2+** und **Ca2+** bei Therapie mit Digitalis, Thiaziden, Hyperkalziämie/Hypermagnesiämie.

Achtung: Gabe von Filgrastim/Neupogen® 5µg/kg/d s.c.
1. nach CTx: 1x tgl. bei Leukozyten < 1 000/µl bis > 1 000/µl
2. Primärprophylaxe ab d6 post CTx wenn nach Risikoabwägung FN-Risiko > 20%
3. Sekundärprophylaxe: nach durchgemachter Neutropenie in vorangegangenen Zyklen prophylaktische Gabe in den Folgezyklen

Obligate Prä- und Begleitmedikation

Tag	zeitl. Ablauf	Substanz	Dosierung	Trägerlösung (ml)	Appl.	Inf.-dauer	Bemerkungen
1	-30min	NaCl 0,9 %		1000 ml	i.v.	3h30min	
1	-30min	Dexamethason	8 mg	100 ml NaCl 0,9%	i.v.	15min	
1	-30min	Granisetron/Kevatril®	1 mg	100 ml NaCl 0,9%	i.v.	15min	

Bedarfsmedikation: Magnesium/Magno Sanol Uno®; **Diarrhoe:** initial 4mg Immodium® p.o., dann 2mg alle 2h, bis 12h nach Diarrhoe- Ende (max 48h), **Diarrhoe+ Neutroperie:** antibiotische Breitspektrum-Therapie (Chinolone) . **Frühcholinerges Syndrom:** Atropin 1 x 0,25 mg s.c
FN-Risiko: 10-20% --> je nach Risikoabwägung als Primärprophylaxe, bei FN im 1. Zyklus als Sekundärprophylaxe, siehe Kurzfassung Leitlinien G-CSF
Kontrollen: Blutbild, Differentialblutbild, Gerinnungsstatus, Bilirubin, Leberwerte, Kreatinin, eGFR, Elektrolyte, **Mg2+, Ca2+** (bis 8 Wo nach Therapie), **vor Therapiebeginn:** Lungenfunktionsprüfung
Dosisreduktion: siehe auch Fachinformationen und Dosisreduktionstabelle. **5-FU:** Myelosupression; **Panitumumab: allergische Reaktion:** CTCAE 1-2: Infusionsrate reduzieren, auch für Folgezyklen; **CTCAE3-4:**Therapieabbruch; **Hauttoxizität:** > 30% KOF betroffen (CTCAE ≥ 3): Aussetzen für 1 -2 Dosen bis < CTCAE3, falls keine Besserung absetzen, sonst Wiederbeginn mit 100% der Dosis; bei zweitem Auftreten von Hauttoxizität CTCAE ≥ 3 Aussetzen von 1-2 Dosen, falls keine Besserung absetzen, sonst Fortführung mit 80% der Anfangsdosis (Dosisreduktion um 20%), nach drittem Auftreten , bei Besserung nach Therapiepause (1-2 Dosen), Fortführung mit Dosisreduktion um 40%, beim 4. Auftreten absetzen
Cave: **Panitumumab: Anaphylaxiegefahr** (Autreten in ca. 3% der Fälle) insbesondere **bei Erstgabe Notfallwagen** bereit halten. **Die Möglichkeit einer verzögerten Infusionsreaktion besteht > 24h nach Therapieende.** Die Therapie mit Panitumumab kann zu einem **Magnesium-Wasting-Syndrom** führen.
Kontraindikation: **Panitumumab:** lebensbedrohliche Überempfindlichkeitsreaktion nach Panitumumab; interstitielle Pneumonie, Lungenfibrose
Erfolgsbeurteilung: alle 8 Wochen
Wiederholung: d15
Literatur: Peeters M, J Clin Oncol. 2010; 28(31):4706-13.

Kapitel 11 · Gastrointestinale Tumoren

080304_25 FOLFOX4/Panitumumab

Indikation: metastasiertes Kolorektales-Ca (K-Ras Wildtyp) *ICD-10: C18/19*

Chemotherapie

Diese Zytostatikatherapie birgt letale Risiken. Die Anwendung darf nur durch erfahrene internistische Onkologen und entsprechend ausgebildetes Pflegepersonal erfolgen. Das Protokoll muss im Einzelfall überprüft und der klinischen Situation angepasst werden.

Tag	Substanz	Dosierung	Trägerlösung (ml)	Appl.	Inf.-dauer	Bemerkungen
1	Panitumumab	6 mg/kg	100 ml NaCl 0,9%	i.v.	1h	in Zyklus 1 Applikation nach CTx; separates Infusionsset mit speziellem In-Line-Filter Porengröße 0,2µm
1	Oxaliplatin	85 mg/m²	250 ml NaCl 0,9%	i.v.	2h	Inkompatibel mit NaCl
1-2	Calciumfolinat/Leukovorin®	200 mg/m²	250 ml NaCl 0,9%	i.v.	30min	
1-2	Fluorouracil (5-FU)	400 mg/m²	unverdünnt	i.v.	B	
1-2	Fluorouracil (5-FU)	600 mg/m²	500 ml NaCl 0,9%	i.v.	22h	

Zyklusdiagramm d1 w1 / d8 w2 — Panitumumab, Oxaliplatin, Calciumfolinat, Fluorouracil (unverduennt), Fluorouracil (verduennt). Wdh.

Mutationstestung des K-RAS-Gens vor Therapiebeginn mit Panitumumab obligat

Achtung: Gabe von Filgrastim/Neupogen® 5µg/kg/d s.c.
1. nach CTx: 1x tgl. bei Leukozyten < 1 000/µl bis > 1 000/µl
2. Primärprophylaxe ab d6 post CTx wenn nach Risikoabwägung FN-Risiko > 20%
3. Sekundärprophylaxe: nach durchgemachter Neutropenie in vorangegangenen Zyklen prophylaktische Gabe in den Folgezyklen

Obligate Prä- und Begleitmedikation

Tag	zeitl. Ablauf	Substanz	Dosierung	Trägerlösung (ml)	Appl.	Inf.-dauer	Bemerkungen
1	-30min	NaCl 0,9 %		500 ml	i.v.	1h30min	
1	-30min	Dexamethason	8 mg		i.v.	B	
1	-30min	Granisetron/Kevatril®	1 mg		i.v.	B	
1	+1h	Glucose 5%		500 ml	i.v.	2h40min	
1	+1h, +3h40min	10ml Mg- Verla ® (3,15mmol Mg2+) + 10ml Ca- Braun ® (2,3mmol Ca2+)		125 ml Glucose 5%	i.v.	20min	
1	+3h40min	Glucose 5%		250 ml	i.v.	1h	
2	-30min	NaCl 0,9 %		250 ml	i.v.	35min	
2	-30min	Dexamethason	8 mg		i.v.	B	

Bedarfsmedikation: Magnesium/Magno Sanol Uno®, Loperamid/Imodium®
FN-Risiko: 10-20% --> je nach Risikoabwägung als Primärprophylaxe, bei FN im 1. Zyklus als Sekundärprophylaxe, siehe Kurzfassung Leitlinien G-CSF
Kontrollen: Blutbild, Differentialblutbild, Gerinnungsstatus, Bilirubin, Leberwerte, Kreatinin, eGFR, Elektrolyte, Mg^{2+}, Ca^{2+} (bis 8 Wo nach Therapie), **vor Therapiebeginn:** Lungenfunktionsprüfung
Dosisreduktion: siehe auch Fachinformationen und Dosisreduktionstabelle. **5-FU:** Myelosupression; **Panitumumab: allergische Reaktion:** CTCAE 1-2:Infusionsrate reduzieren, auch für Folgezyklen; **CTCAE 3-4:** Therapieabbruch; **Hauttoxizität:** > 30% KOF betroffen (CTCAE ≥3): Aussetzen für 1 -2 Dosen, falls keine Besserung absetzen, sonst Wiederbeginn mit 100% der Dosis; bei zweitem Auftreten von Hauttoxizität CTCAE ≥ 3 Aussetzen von 1-2 Dosen, falls keine Besserung absetzen, sonst Fortführung mit 80% der Anfangsdosis (DR um 20%), nach drittem Auftreten, bei Besserung nach Therapiepause (1-2 Dosen), Fortführung mit DR um 40%, beim 4. Auftreten absetzen
Cave: Panitumumab: Anaphylaxiegefahr (Autreten in ca. 3% der Fälle) insbesondere **bei Erstgabe Notfallwagen** bereit halten. **Die Möglichkeit einer verzögerten Infusionsreaktion besteht > 24h nach Therapieende.** Die Therapie mit Panitumumab kann zu einem **Magnesium-Wasting-Syndrom** führen.
Wechselwirkungen: 5-FU: Keine Anwendung zusammen mit Brivudin/Zostex® (und Analoga) . Durch Hemmung der Dihydropyrimidindehydrogenase(DPD) Akkumulation und **verstärkte Toxizität von 5-FU, letale Folgen möglich. Mindestens 4 Wochen zeitlichen Abstand,** ggf. Bestimmung der DPD-Aktivität.
Kontraindikation: Panitumumab: lebensbedrohliche Überempfindlichkeitsreaktion nach Panitumumab; interstitielle Pneumonie, Lungenfibrose; **Die Kombination von Panitumumab mit Oxaliplatin-haltiger CTx ist bei Patienten mit KRAS-mutiertem mCRC oder bei unbekanntem KRAS-mCRC-Status kontraindiziert**
Erfolgsbeurteilung: alle 8 Wochen
Wiederholung: Tag 15
Literatur: Douillard J-Y et al. J Clin Oncol. 2010; 28:4697-4705.

080304_02 5-FU/Leukovorin (Ardalan)

Indikation: Cholangio-Ca; Kolorektales-Ca *ICD-10: C16; C18/C19; C22*

Chemotherapie

Diese Zytostatikatherapie birgt letale Risiken. Die Anwendung darf nur durch erfahrene internistische Onkologen und entsprechend ausgebildetes Pflegepersonal erfolgen. Das Protokoll muss im Einzelfall überprüft und der klinischen Situation angepasst werden.

Tag	Substanz	Dosierung	Trägerlösung (ml)	Appl.	Inf.-dauer	Bemerkungen
1,8,15,22,29,36	Calciumfolinat/Leukovorin®	100 mg/m²	100 ml NaCl 0,9%	i.v.	30min	
1,8,15,22,29,36	Fluorouracil (5-FU)	2600 mg/m²	500 ml Glucose 5%	i.v.	24h	

Zyklusdiagramm d1 w1 / d8 w2 / d15 w3 / d22 w4 / d29 w5 / d36 w6 / d43 w7 — Calciumfolinat, 5-Fluorouracil. Wdh.

Schwerwiegende Wechselwirkung: keine Gabe von Brivudin/Zostex® zusammen mit 5-Fluorouracil inkl. topischer Präparate und Prodrugs (Efudix, Capecitabin, Floxuridin, Tegafur). Durch Hemmung der Dihydropyrimidindehydrogenase, Akkumulation und verstärkte Toxizität von 5-FU, letale Folgen möglich. Mindestens 4 Wochen zeitlicher Abstand, ggf. Bestimmung der DPD-Aktivität.

Obligate Prä- und Begleitmedikation

Tag	zeitl. Ablauf	Substanz	Dosierung	Trägerlösung (ml)	Appl.	Inf.-dauer	Bemerkungen
1,8,15,22,29,36	1-0-0-0	Dexamethason	8 mg		p.o.		1h vor CTx; auch i.v. möglich
1,8,15,22,29,36	1-0-0-0	Granisetron/Kevatril®	2 mg		p.o.		1h vor CTx; auch i.v. möglich 1mg
1,8,15,22,29,36	0	NaCl 0,9 %		250 ml	i.v.	30min	

Bedarfsmedikation: Metoclopramid/Paspertin® 10-50mg p.o. oder i.v.
FN-Risiko: 10-20% --> je nach Risikoabwägung als Primärprophylaxe, bei FN im 1. Zyklus als Sekundärprophylaxe, siehe Kurzfassung Leitlinien G-CSF
Kontrollen: Blutbild, Elektrolyte, Leberwerte, Retentionswerte
Dosisreduktion: bei Mukositis > Grad 2 Dosisreduktion um 25%; bei Bilirubin > 5mg/dl 5-FU meiden, siehe Dosisreduktionstabelle
Therapieaufschub: solange Neutrophile < 1 500/µl bzw. Thrombozyten < 70 000/µl; max. 2 Wochen
Erfolgsbeurteilung: alle 7 Wochen
Wiederholung: Tag 50, maximal 4 Zyklen
Literatur: in Anlehnung an Ardalan et al. J Clin Oncol. 1991; 9:625-30.

080304_21 5-FU mono

Indikation: Rektum- Ca (adjuvante Therapie) *ICD-10: C18/19*

Diese Zytostatikatherapie birgt letale Risiken. Die Anwendung darf nur durch erfahrene internistische Onkologen und entsprechend ausgebildetes Pflegepersonal erfolgen. Das Protokoll muss im Einzelfall überprüft und der klinischen Situation angepasst werden.

Chemotherapie

Tag	Substanz	Dosierung	Trägerlösung (ml)	Appl.	Inf.-dauer	Bemerkungen
1-5	Fluorouracil (5-FU)	500 mg/m²	NaCl 0,9%	i.v.	B	

Therapiebeginn 4 Wochen nach Radiochemotherapie und OP

Schwerwiegende Wechselwirkung: keine Gabe von Brivudin/Zostex® zusammen mit **5-Fluorouracil** inkl. topischer Präparate und Prodrugs (Efudix, Capecitabin, Floxuridin, Tegafur). Durch Hemmung der Dihydropyrimidindehydrogenase, Akkumulation und verstärkte Toxizität von 5-FU, letale Folgen möglich. Mindestens 4 Wochen zeitlicher Abstand, ggf. Bestimmung der DPD-Aktivität.

Zyklusdiagramm	d1 w1	d8 w2	d15 w3	d22 w4	
5-Fluorouracil	■■■■■				Wdh.

Obligate Prä- und Begleitmedikation

Tag	zeitl. Ablauf	Substanz	Dosierung	Trägerlösung (ml)	Appl.	Inf.-dauer	Bemerkungen
1-5	-15min	NaCl 0,9 %		250 ml	i.v.	30min	

Bedarfsmedikation: Dexamethason/Fortecortin®, Granisetron/Kevatril® oder Metoclopramid/Paspertin®, Loperamid/Immodium®
FN-Risiko: < 10% --> je nach Risikoabwägung, siehe Kurzfassung Leitlinien G-CSF
Kontrollen: Differentialblutbild, Thrombozyten, Retentionswerte, Leberwerte, bei Komedikation mit Antikoagulantien: Quick-Wert
Dosisreduktion: bei Therapiewiederaufnahme nach Leukozyto-/ Thrombozytopenie, bei gleichzeitig gestörter Leber- und Nierenfunktion, siehe auch Fachinformation
Therapieabbruch: Leukozytopenie(< 2 000/µl), Thrombozytopenie(< 50 000/µl); GIT-Blutungen, Diarrhoe, Stomatitis, Ösophagitis, neurotoxische/ kardiotoxische Störungen, siehe auch Fachinformation
Erfolgsbeurteilung: leitliniengerechte Tumornachsorge
Wiederholung: d 29 (4 Zyklen)
Literatur: Sauer R et al. NEJM. 2004; 351:1731-40; Krook et al. NEJM. 1991; 324(11):709-15; O´Connell MJ et al. NEJM. 1994; 331:502-507.

080304_04 Irinotecan-Mono

Indikation: Kolorektales-Ca *ICD-10: C18/C19*

Diese Zytostatikatherapie birgt letale Risiken. Die Anwendung darf nur durch erfahrene internistische Onkologen und entsprechend ausgebildetes Pflegepersonal erfolgen. Das Protokoll muss im Einzelfall überprüft und der klinischen Situation angepasst werden.

Chemotherapie

Tag	Substanz	Dosierung	Trägerlösung (ml)	Appl.	Inf.-dauer	Bemerkungen
1,8,15,22,29,36	Irinotecan	125 mg/m²	250 ml NaCl 0,9%	i.v.	1h	

Zyklusdiagramm	d1 w1	d8 w2	d15 w3	d22 w4	d29 w5	d36 w6	d43 w7	
Irinotecan	■■■■■	■■■■■	■■■■■	■■■■■	■■■■■	■■■■■	■■■■■	Wdh.

Obligate Prä- und Begleitmedikation

Tag	zeitl. Ablauf	Substanz	Dosierung	Trägerlösung (ml)	Appl.	Inf.-dauer	Bemerkungen
1,8,15,22,29,36	-30min	NaCl 0,9 %		250 ml	i.v.	1h30min	
1,8,15,22,29,36	-30min	Dexamethason	8 mg		i.v.	B	
1,8,15,22,29,36	-30min	Granisetron/Kevatril®	1 mg		i.v.	B	

Bedarfsmedikation: Bitte Imodium® dem/der Patient/in mitgeben, bei Bedarf Metoclopramid/Paspertin® als zusätzliche Antiemese. Bei frühcholinergen Syndrom: Atropin 1 x 0,25 mg s.c.
FN-Risiko: < 10% --> je nach Risikoabwägung, siehe Kurzfassung Leitlinien G-CSF
Kontrollen: Bilirubin, Leberwerte, Nierenfunktion, Differentialblutbild
Dosisreduktion: wenn Neutrophile < 500/µl, Neutrophile < 1 000/µl + Fieber dann 20% Reduktion bei nächstem Zyklus; wenn Bilirubin zwischen 1,51-3,0 x der obere Normwert Dosisreduktion auf 70mg/m²
Therapieaufschub: wenn Neutrophile < 500/µl, Neutrophile < 1 000/µl + Fieber dann 20% Reduktion
Erfolgsbeurteilung: alle 6 Wochen
Wiederholung: d50
Literatur: Cunningham D, Eur J Cancer. 1996; 32A,Suppl.3:1-8.

Kapitel 11 · Gastrointestinale Tumoren

080304_11 Mitomycin-C mono
Indikation: Kolorektales Karzinom
ICD-10: C18/C19

Chemotherapie

Diese Zytostatikatherapie birgt letale Risiken. Die Anwendung darf nur durch erfahrene internistische Onkologen und entsprechend ausgebildetes Pflegepersonal erfolgen. Das Protokoll muss im Einzelfall überprüft und der klinischen Situation angepasst werden.

Tag	Substanz	Dosierung	Trägerlösung (ml)	Appl.	Inf.-dauer	Bemerkungen
1	Mitomycin	8 mg/m²	100 ml NaCl 0,9%	i.v.	15min	cave Paravasate; pulmonale Toxizität

Zyklusdiagramm	d1 w1	d8 w2	d15 w3	d22 w4	d29 w5	
Mitomycin-C	■					Wdh.

Obligate Prä- und Begleitmedikation

Tag	zeitl. Ablauf	Substanz	Dosierung	Trägerlösung (ml)	Appl.	Inf.-dauer	Bemerkungen
1	-15min	NaCl 0,9 %		250 ml	i.v.	1h	
1	-15min	Dexamethason	4 mg	100 ml	i.v.	15min	

Bedarfsmedikation: Granisetron/Kevatril® i.v.
FN-Risiko: < 10% --> je nach Risikoabwägung, siehe Kurzfassung Leitlinien G-CSF
Kontrollen: Blutbild, Thrombozyten, Bilirubin, GOT, GPT, AP, Retentionswerte
Dosisreduktion: bei Leukopenie/Thrombopenie Grad 3: 25% Reduktion im folgenden Kurs
Cave: protrahierte Hämatotoxizität (nach ca. 4-5 Wochen)
Summendosis: 50mg/m² (darüber Gefahr der mikroangiopathischen hämolytischen Anämie)
Erfolgsbeurteilung: nach 2 Zyklen
Wiederholung: d36
Literatur: Carter SK, Comis RL. J Natl Cancer Inst. 1977;58(3):567-78.

080304_27 FOLFIRI/Aflibercept
Indikation: metastasiertes Kolorektales-Ca
ICD-10: C18/C19

Chemotherapie

Diese Zytostatikatherapie birgt letale Risiken. Die Anwendung darf nur durch erfahrene internistische Onkologen und entsprechend ausgebildetes Pflegepersonal erfolgen. Das Protokoll muss im Einzelfall überprüft und der klinischen Situation angepasst werden.

Tag	Substanz	Dosierung	Trägerlösung (ml)	Appl.	Inf.-dauer	Bemerkungen
1	Aflibercept	4 mg/kg	250 ml NaCl 0,9%	i.v.	1h	Infusion mit 0,2µm Polyethersulfon-Filter
1	Irinotecan	180 mg/m²	250 ml NaCl 0,9%	i.v.	1h30min	
1	Calciumfolinat/Leukovorin®	400 mg/m²	100 ml NaCl 0,9%	i.v.	30min	
1	Fluorouracil (5-FU)	400 mg/m²	unverdünnt	i.v.	B	
1	Fluorouracil (5-FU)	2400 mg/m²	500 ml NaCl 0,9%	i.v.	46h	

Schwerwiegende Wechselwirkung:
keine Gabe von Brivudin/Zostex® zusammen mit 5-Fluorouracil inkl. topischer Präparate und Prodrugs (Efudix, Capecitabin, Floxuridin, Tegafur). Durch Hemmung der Dihydropyrimidindehydrogenase, Akkumulation und verstärkte Toxizität von 5-FU, letale Folgen möglich. Mindestens 4 Wochen zeitlicher Abstand, ggf. Bestimmung der DPD-Aktivität.

Zyklusdiagramm	d1 w1	d8 w2	
Aflibercept	■		Wdh.
Irinotecan	■		
Calciumfolinat	■		
Fluorouracil (Bolus)	■		
Fluorouracil (46h Pumpe)	▨		

Achtung: Gabe von Filgrastim/Neupogen® 5µg/kg/d s.c.
1. nach CTx: 1x tgl. bei Leukozyten < 1 000/µl bis > 1 000/µl
2. Primärprophylaxe ab d6 post CTx wenn nach Risikoabwägung FN-Risiko > 20%
3. Sekundärprophylaxe: nach durchgemachter Neutropenie in vorangegangenen Zyklen prophylaktische Gabe in den Folgezyklen

Obligate Prä- und Begleitmedikation

Tag	zeitl. Ablauf	Substanz	Dosierung	Trägerlösung (ml)	Appl.	Inf.-dauer	Bemerkungen
1	-30min	NaCl 0,9 %		1000 ml	i.v.	4h	
1	-30min	Dexamethason	8 mg	100 ml NaCl 0,9%	i.v.	15min	
1	-30min	Granisetron/Kevatril®	1 mg	100 ml NaCl 0,9%	i.v.	15min	

Bedarfsmedikation: Loperamid dem/der Patient/in mitgeben, bei frühcholinergem Syndrom Atropin 0,25mg 1x s.c., Corticosteroide und Antihistaminika (bei Überempfindlichkeitsreaktion auf Aflibercept ggf. auch als Vorbehandlung in Folgezyklen),Pantoprazol (Magenschutz), Behandlung zur Rehydratation
FN-Risiko: 10-20%-> je nach Risikoabwägung G-CSF als Primärprophylaxe, bei FN im 1. Zyklus als Sekundärprophylaxe, siehe Kurzfassung Leitlinien G-CSF
Kontrollen: Bilirubin, Leberwerte, eGFR, Differentialblutbild (zu Beginn der Therapie und vor jedem Aflibercept-Zyklus & wenn klinisch angemessen), Gerinnungsstatus, Elektrolyte, Urinanalyse, Blutdruck, Blutungszeichen, Anzeichen einer GI-Preforation
Dosisreduktion: **bei FN oder neutropenischer Sepsis:** Irinotecan-DR in den folgenden Zyklen um 15-20%, bei Wiederauftreten auch DR 5-FU Bolus und Dauerinfusion um 20%, bei erneutem Wiederauftreten nach DR Irinotecan und 5-FU sollte eine Aflibercept DR auf 2mg/kg erwogen werden. **Bei wiederholtem Auftreten schwerwiegender Hypertonie:** Behandlung aussetzen bis Hypertonie unter Kontrolle und DR Aflibercept auf 2mg/kg in den Folgezyklen. **Bei wiederholtem Auftreten von Proteinurie:** Therapie bis Proteinurie <2g/24h absetzen dann DR Aflibercept auf 2mg/kg. **Bei schwerer Stomatitis und palmoplantarem Erythrodysästhesie-Syndrom:** DR 5-FU Bolus und Dauerinfusion um 20%. **Schwere Diarrhoe:** DR Irinotecan um 15-20%, bei wiederholtem Auftreten im Folgezyklus DR 5-FU Bolus und Dauerinfusion um 20%, bei Andauern trotz beider DR, FOLFIRI absetzen.
Cave: Aflibercept kann die Wundheilung beeinträchtigen und sollte daher mindestens 4 Wochen vor einem geplanten operativen Eingriff abgesetzt bzw. für 4 Wochen nach dem Eingriff (bis Wunde vollständig abgeheilt) pausiert werden.
Therapievoraussetzung: metastasiertes kolorektales Karzinom, das unter oder nach einem Oxaliplatin-haltigen Regime fortgeschritten ist.
Therapieaufschub: Behandlung aufschieben bis Neutrophilenzahl ≥1,5x10⁹/l oder Thrombozytenzahl ≥75x10⁹/l; Bei leichter und mittelschwerer Überempfindlichkeitsreaktion auf Aflibercept, Infusion vorübergehend aussetzen bis Reaktion abklingt; Bei Hypertonie Aflibercept vorübergehend aussetzen bis die Hypertonie kontrolliert ist. Bei Proteinurie von ≥ 2g/24h Aflibercept absetzen bis Proteinurie < 2g/24h.
Therapieabbruch: bei starker Blutung, GI- Perforation, Fistelbildung, unkontrollierbare Hypertonie, hypertensive Krise, hypertensive Enzephalopathie, arterielle thromboembolische Ereignisse, venöse thromboembolische Ereignisse Grad 4 (einschließlich Lungenembolie), nephrotisches Syndrom oder thrombotische Mikroangiopathie, schwere Überempfindlichkeitsreaktionen, gestörte Wundheilung (wenn medizinisches Eingreifen erforderlich), posteriores reversibles Enzephalopathie-Syndrom
Erfolgsbeurteilung: alle 8 Wochen
Wiederholung: Tag 15, bis zur Progression oder bis zum Auftreten einer nicht mehr akzeptablen Toxizität.
Literatur: Van Cutsem E et al. J Clin Oncol. 2012; 30(28): 3499-506

080306_01 Rx/5-FU/Mitomycin/Cisplatin ("Nigro")

Indikation: Anal-Ca (Präop. Radio-Chemotherapie T1-4N0-3M0)

ICD-10: C21

Chemotherapie

Diese Zytostatikatherapie birgt letale Risiken. Die Anwendung darf nur durch erfahrene internistische Onkologen und entsprechend ausgebildetes Pflegepersonal erfolgen. Das Protokoll muss im Einzelfall überprüft und der klinischen Situation angepasst werden.

Wo	Tag	Substanz	Dosierung	Trägerlösung (ml)	Appl.	Inf.-dauer	Bemerkungen
1	1	Mitomycin	15 mg/m²	unverdünnt	i.v.	B	
1	1	Fluorouracil (5-FU)	1000 mg/m²	250 ml NaCl 0,9%	i.v.	22h	
1	2-4	Fluorouracil (5-FU)	1000 mg/m²	250 ml NaCl 0,9%	i.v.	22h	
5	1-4	Fluorouracil (5-FU)	1000 mg/m²	250 ml NaCl 0,9%	i.v.	22h	
10,14,18	1-4	Fluorouracil (5-FU)	1000 mg/m²	250 ml NaCl 0,9%	i.v.	22h	
10,14,18	1	Cisplatin	100 mg/m²	250 ml NaCl 0,9%	i.v.	1h	

Woche:	1	2	3	4	5	6	7	8	9	10	11	12	13	14	15	16	17	18	19	20	21	22
	Radio-Chemotherapie I								Restaging I			Radio-Chemotherapie II										Restaging II
Mitomycin d1	X																					+ chir. Konsil
Fluorouracil d1-4	X				X					X				X				X				
Cisplatin d1										X				X				X				
RT d1-5 (5x2Gy/Wo)	X	X	X							X	X											

Inkompatibilität: Cisplatin ↔ Fluorouracil (5-FU)

Achtung: in Wochen 1, 10, 14, 18 am Tag 2-4 Protokoll zur Prophylaxe verzögerter Emesis.

Schwerwiegende Wechselwirkung: keine Gabe von Brivudin/Zostex® zusammen mit 5-Fluorouracil inkl. topischer Präparate und Prodrugs (Efudix, Capecitabin, Floxuridin, Tegafur). Durch Hemmung der Dihydropyrimidindehydrogenase, Akkumulation und verstärkte Toxizität von 5-FU, letale Folgen möglich. Mindestens 4 Wochen zeitlicher Abstand, ggf. Bestimmung der DPD-Aktivität.

Obligate Prä- und Begleitmedikation

Wo	Tag	zeitl. Ablauf	Substanz	Dosierung	Trägerlösung (ml)	Appl.	Inf.-dauer	Bemerkungen
1	1	-15min	NaCl 0,9 %		2000 ml	i.v.	24h	an Vorlauf gedacht?
1,10,14,18	2-4	0	NaCl 0,9 %		500 ml	i.v.	24h	
10,14,18	1	1-0-0-0	Aprepitant/Emend®	125 mg		p.o.		Gabe 1h vor CTx
5	1-4	1-0-1-0	Metoclopramid	50 mg		p.o.		auch i.v. möglich
10,14,18	2-3	1-0-0-0	Aprepitant/Emend®	80 mg		p.o.		
1	1	-15min	Dexamethason	20 mg	100 ml NaCl 0,9%	i.v.	15min	
10,14,18	1	-30min, +1h30min	Mannitol 10%/Osmosteril 10%®	250 ml		i.v.	15min	
5	1-4	0	NaCl 0,9 %		500 ml	i.v.	24h	
1	1	-15min	Granisetron/Kevatril®	1 mg		i.v.	B	
10,14,18	1	-15min	NaCl 0,9 %		2000 ml	i.v.	24h	
10,14,18	1	-15min	Dexamethason	12 mg		i.v.		
10,14,18	2-4	1-0-0-0	Dexamethason	8 mg		p.o.		
10,14,18	1	-15min	Granisetron/Kevatril®	1 mg		i.v.	B	

Bedarfsmedikation: Dexamethason/Fortecortin® 8mg, Granisetron/Kevatril® oder Metoclopramid/Paspertin®
FN-Risiko: <10%-> je nach Risikoabwägung, siehe Kurzfassung Leitlinien G-CSF
Kontrollen: Blutbild, Elektrolyte insbesondere Mg2+, Leberwerte, Retentionswerte, Kreatinin-Clearance, Diurese, Oto-/Neurotoxizität
Dosisreduktion: GFR < 60ml/min Cisplatin meiden, bei Bilirubin > 5 mg/dl 5-FU meiden; siehe auch Dosismodifikationstabelle
Summendosis: Mitomycin > 50mg/m²: Gefahr der Nephrotoxizität
Wiederholung: für insgesamt 22 Wochen Chemotherapie in Kombination mit Radiotherapie (2Gy/d); Therapiepause, gegebenenfalls anschließende Operation
Literatur: analog Nigro ND, World J Surg. 1987; 11:446-451.

080307_04 Gemcitabin/Capecitabin

Indikation: Pankreas-Ca

ICD-10: C25

Chemotherapie

Diese Zytostatikatherapie birgt letale Risiken. Die Anwendung darf nur durch erfahrene internistische Onkologen und entsprechend ausgebildetes Pflegepersonal erfolgen. Das Protokoll muss im Einzelfall überprüft und der klinischen Situation angepasst werden.

Tag	Substanz	Dosierung	Trägerlösung (ml)	Appl.	Inf.-dauer	Bemerkungen
1-14	Capecitabin	2x 650 mg/m²		p.o.		Tagesdosis 1300 mg/m² verteilt auf 2 Dosen; Gaben: 1-0-1-0
1,8	Gemcitabin	1000 mg/m²	250 ml NaCl 0,9%	i.v.	30 min	

Dosisberechung Capecitabin:
Die exakte individuelle Tagesdosis wird auf die nächstgelegene Dosis, die mit einer Kombination von Tabletten zu **500mg** und **150mg** realisierbar ist, **abgerundet**.
Ist die Tagesdosis nicht gleichmässig auf zwei Einzeldosen verteilbar, sollte die höhere Dosis **abends** verabreicht werden.

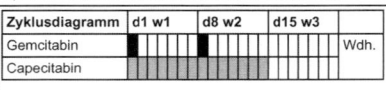

Schwerwiegende Wechselwirkung: keine Gabe von Brivudin/Zostex® zusammen mit Capecitabin. Durch Hemmung der Dihydropyrimidindehydrogenase, Akkumulation und verstärkte Toxizität von 5-FU, letale Folgen möglich. Mindestens 4 Wochen zeitlicher Abstand, ggf. Bestimmung der DPD-Aktivität.

Zyklusdiagramm: d1 w1 | d8 w2 | d15 w3 — Gemcitabin / Capecitabin / Wdh.

Obligate Prä- und Begleitmedikation

Tag	zeitl. Ablauf	Substanz	Dosierung	Trägerlösung (ml)	Appl.	Inf.-dauer	Bemerkungen
1,8	-15min	NaCl 0,9 %		500 ml	i.v.	1h	
1,8	-15min	Dexamethason	8 mg		i.v.	B	

Bedarfsmedikation: Granisetron/Kevatril® i.v. oder p.o., Dexamethason/Fortecortin® 8mg, Metoclopramid/Paspertin® p.o. oder i.v., Paracetamol p.o., Loperamid/Imodium®
FN-Risiko: 10-20%-> je nach Risikoabwägung als Primärprophylaxe, bei FN im 1. Zyklus als Sekundärprophylaxe, siehe Kurzfassung Leitlinien G-CSF
Kontrollen: Blutbild, Elektrolyte insbesondere Mg2+, Retentionswerte, eGFR, Diurese, Leber- und Nierenwerte
Dosisreduktion: **Gemcitabin:** 75% bei febriler Neutropenie (oder hämatologischer Toxizität Grad 3 oder 4 nach dem Vorzyklus); Granulozyten <500/µl oder Thrombozyten <50 000/µl: Therapieaufschub; Initiale Hyperbilirubinämie >2mg/dl: 80% nicht hämatologische Toxizität Grad >2 Therapieaufschub
Nebenwirkungen: Myelosuppression, reversible Lebertoxizität, selten renale Störungen, Übelkeit/Erbrechen, erkältungsähnliche Symptome, Ödeme
Erfolgsbeurteilung: nach 3 Zyklen oder nach 9 Wochen Therapie
Wiederholung: Tag 22
Literatur: Herrman R et al. J Clin Oncol. 2007; 25:2212-2217.

Kapitel 11 · Gastrointestinale Tumoren

080307_03 Gemcitabin/Erlotinib — Indikation: Pankreas-Ca — ICD-10: C25

Chemotherapie

Diese Zytostatikatherapie birgt letale Risiken. Die Anwendung darf nur durch erfahrene internistische Onkologen und entsprechend ausgebildetes Pflegepersonal erfolgen. Das Protokoll muss im Einzelfall überprüft und der klinischen Situation angepasst werden.

Tag	Substanz	Dosierung	Trägerlösung (ml)	Appl.	Inf.-dauer	Bemerkungen
1	Erlotinib	100 mg		p.o.		kontinuierlich; Gaben: 1-0-0-0
1	Gemcitabin	1000 mg/m²	250 ml NaCl 0,9%	i.v.	30 min	

Zyklusdiagramm	d1 w1	d8 w2	d15 w3	d22 w4	d29 w5	d36 w6	d43 w7	d50 w8
Gemcitabin Zyklus 1								
Erlotinib (kontinuierlich)								

Zyklusdiagramm	d1 w1	d8 w2	d15 w3	d22 w4	
Gemcitabin ab Zyklus 2					Wdh.
Erlotinib (kontinuierlich)					

Obligate Prä- und Begleitmedikation

Tag	zeitl. Ablauf	Substanz	Dosierung	Trägerlösung (ml)	Appl.	Inf.-dauer	Bemerkungen
1	-15min	NaCl 0,9 %		500 ml	i.v.	1h	
1	-15min	Dexamethason	8 mg		i.v.		B

Bedarfsmedikation: Granisetron/Kevatril® i.v. oder p.o., Dexamethason/Fortecortin® 8mg, Metoclopramid/Paspertin® p.o. oder i.v. bei Unverträglichkeit Ersatz durch 5-HT₃-Antagonisten; Paracetamol p.o., Loperamid/Imodium®
FN-Risiko: 10-20%-> je nach Risikoabwägung als Primärprophylaxe, bei FN im 1. Zyklus als Sekundärprophylaxe, siehe Kurzfassung Leitlinien G-CSF
Kontrollen: Blutbild, Leber- und Nierenwerte
Dosisreduktion: Gemcitabin: 75% bei febriler Neutropenie (oder hämatologischer Toxizität Grad 3 oder 4 nach dem Vorzyklus); Granulozyten <500/µl oder Thrombozyten <50 000/µl: Therapieaufschub; initiale Hyperbilirubinämie >2mg/dl: 80%, nicht hämatologische Toxizität Grad >2: Therapieaufschub
Nebenwirkungen: Myelosuppression, reversible Lebertoxizität, Übelkeit/Erbrechen, erkältungsähnliche Symptome
Wiederholung: nach Zyklus 1: Tag 57 (7 Wochen Therapie, 1 Woche Pause); ab Zyklus 2: Tag 29 (3 Wochen Therapie, 1 Woche Pause); Absetzen bei Tumorprogression
Literatur: Moore et al. J Clin Oncol. 2007; 25:1960-1966.

080307_05 FOLFIRINOX — Indikation: Pankreaskarzinom — ICD-10: C25

Chemotherapie

Diese Zytostatikatherapie birgt letale Risiken. Die Anwendung darf nur durch erfahrene internistische Onkologen und entsprechend ausgebildetes Pflegepersonal erfolgen. Das Protokoll muss im Einzelfall überprüft und der klinischen Situation angepasst werden.

Tag	Substanz	Dosierung	Trägerlösung (ml)	Appl.	Inf.-dauer	Bemerkungen
1	Oxaliplatin	85 mg/m²	250 ml Glucose 5%	i.v.	2h	Inkompatibilität mit NaCl
1	Irinotecan	180 mg/m²	250 ml NaCl 0,9%	i.v.	1h30min	
1	Calciumfolinat/Leukovorin®	400 mg/m²	100 ml NaCl 0,9%	i.v.	2h	
1	Fluorouracil (5-FU)	400 mg/m²	unverdünnt	i.v.		B
1	Fluorouracil (5-FU)	2400 mg/m²	500 ml NaCl 0,9%	i.v.	46h	

Schwerwiegende Wechselwirkung:
keine Gabe von Brivudin/Zostex® zusammen mit 5-Fluorouracil inkl. topischer Präparate und Prodrugs (Efudix, Capecitabin, Floxuridin, Tegafur). Durch Hemmung der Dihydropyrimidindehydrogenase, Akkumulation und verstärkte Toxizität von 5-FU, letale Folgen möglich. Mindestens 4 Wochen zeitlicher Abstand, ggf. Bestimmung der DPD-Aktivität.

Cave: Keine Gabe von Mg-u. Ca bei Therapie mit Digitalis, Thiazid- Diuretika, Hypercalzämie/Hypermagnesiämie
Inkompatibilitäten: Oxaliplatin<> NaCl 0.9%

Achtung: Gabe von Filgrastim/Neupogen® 5µg/kg/d s.c.
1. nach CTx: 1x tgl. bei Leukozyten < 1 000/µl bis > 1 000/µl
2. Primärprophylaxe ab d6 post CTx wenn nach Risikoabwägung FN-Risiko > 20%
3. Sekundärprophylaxe: nach durchgemachter Neutropenie in vorangegangenen Zyklen prophylaktische Gabe in den Folgezyklen

Zyklusdiagramm	d1 w1	d8 w2	
Oxaliplatin			Wdh.
Irinotecan			
Calciumfolinat			
Fluorouracil (Bolus)			
Fluorouracil (46h Pumpe)			

Obligate Prä- und Begleitmedikation

Tag	zeitl. Ablauf	Substanz	Dosierung	Trägerlösung (ml)	Appl.	Inf.-dauer	Bemerkungen
1	-30min	Glucose 5%		500 ml	i.v.	2h50min	
1	-30min	Dexamethason	8 mg		i.v.		B
1	-30min	Granisetron/Kevatril®	1 mg		i.v.		B
1	-20min, +2h20min	10ml Mg- Verla ® (3,15mmol Mg2+) + 10ml Ca- Braun ® (2,3mmol Ca2+)		125 ml Glucose 5%	i.v.	20min	20min vor und 20min nach Ende Oxaliplatin
1	+2h20min	Glucose 5%		250 ml	i.v.	30min	
1	+2h50min	NaCl 0,9 %		1000 ml	i.v.	3h45min	

Bedarfsmedikation: Loperamid/Imodium® dem/der Patient/in mitgeben. Bei frühcholinergem Syndrom Atropin 0,25 mg 1x s.c.
FN-Risiko: 10-20%--> je nach Risikoabwägung als Primärprophylaxe, bei FN im 1. Zyklus als Sekundärprophylaxe, siehe Kurzfassung Leitlinien G-CSF
Kontrollen: ECOGPS, körperliche Untersuchung, Bilirubin, Leberwerte, Nierenfunktion, eGFR, Differentialblutbild, Gerinnungsstatus, Serumchemie, Elektrolyte, Harnsäurespiegel im Blut, neurologische Verträglichkeit, Flüssigkeitshaushalt, respiratorische Symptome (bei Risikofaktoren für interstitielle Lungenerkrankungen)
Dosisreduktion: wenn Neutrophile <500/µl oder Neutrophile <1 000/µl + Fieber dann 20% Reduktion
Therapieaufschub: wenn Neutrophile <500/µl oder Neutrophile <1 000/µl + Fieber dann 20% Reduktion
Erfolgsbeurteilung: alle 8 Wochen
Wiederholung: d15; Empfohlene Therapiedauer 6 Monate bei Ansprechen
Literatur: Conroy T et al. NEJM. 2011; 364:1817-25.

080309_01 GemOx3

Indikation: Cholangiokarzinom; NHL
ICD-10: C22; C81-88

Chemotherapie

Diese Zytostatikatherapie birgt letale Risiken. Die Anwendung darf nur durch erfahrene internistische Onkologen und entsprechend ausgebildetes Pflegepersonal erfolgen. Das Protokoll muss im Einzelfall überprüft und der klinischen Situation angepasst werden.

Tag	Substanz	Dosierung	Trägerlösung (ml)	Appl.	Inf.-dauer	Bemerkungen
1,8,15	Gemcitabin	1000 mg/m²	250 ml NaCl 0,9%	i.v.	30min	
1,15	Oxaliplatin	100 mg/m²	500 ml Glucose 5%	i.v.	2h	Inkompatibilität mit NaCl

Zyklusdiagramm: d1 w1 | d8 w2 | d15 w3 | d22 w4 — Gemcitabin, Oxaliplatin — Wdh.

Cave: Keine Gabe von Mg-u. Ca bei Therapie mit Digitalis, Thiazid- Diuretika, Hypercalzämie/Hypermagnesiämie
Inkompatibilitäten: Oxaliplatin<> NaCl 0.9%

Oxaliplatin: analog zu Carboplatin, aber geringere Nierentoxizität und Emetogenität!
NW: nach Infusion Kälteempfindungen; zentral bedingt; harmlos; spontan rückläufig. periphere Neuropathie, leichte Myelosuppression, wegen mögl. Hämolyse: Haptoglobinkontrolle

Obligate Prä- und Begleitmedikation

Tag	zeitl. Ablauf	Substanz	Dosierung	Trägerlösung (ml)	Appl.	Inf.-dauer	Bemerkungen
1,15	-15min	NaCl 0,9 %		500 ml	i.v.	45min	
8	-15min	NaCl 0,9 %		500 ml	i.v.	1h	
1,8,15	-15min	Dexamethason	8 mg		i.v.	B	
1,15	-15min	Granisetron/Kevatril®	1 mg		i.v.	B	
1,15	+30min, +3h20min	10ml Mg- Verla ® (3,15mmol Mg2+) + 10ml Ca- Braun ® (2,3mmol Ca2+)		125 ml Glucose 5%	i.v.	20min	siehe Kasten
1,15	+30min	Glucose 5%		500 ml	i.v.	2h50min	
1,15	+3h20min	Glucose 5%		250 ml	i.v.	1h	
1,15	+4h	Dexamethason	8 mg		i.v.	B	auch p.o. möglich

Bedarfsmedikation: Metoclopramid/Paspertin® 10-50mg p.o. oder i.v.
FN-Risiko: 10-20% -> je nach Risikoabwägung als Primärprophylaxe, bei FN im 1. Zyklus als Sekundärprophylaxe, siehe Kurzfassung Leitlinien G-CSF
Kontrollen: Blutbild, Nierenfunktion, Leberwerte, LDH, sensorische Neurophathie
Dosisreduktion: bei sensorischer Neuropathie: NCI CTC > Grad 1 über 7 Tage =>Dosisreduktion für Oxaliplatin auf 75 mg/m², bei NCI CTC Grad 3 oder 4 => kein Oxaliplatin mehr
Therapieaufschub: für 7 Tage bei Leukozyten < 3,0 x 10⁹/l oder Thrombozyten < 100 x 10⁹/l, wenn Erholung nach 7 Tagen, Wiederaufnahme mit einer Dosisreduktion für Gemcitabin und Oxaliplatin auf 75% (DR um 25%)
Erfolgsbeurteilung: nach 2 Zyklen
Wiederholung: Tag 29
Literatur: Harder J et al. BJC. 2006; 95:848-852.

080309_02 Gemcitabin/Cisplatin (Gallengang-Ca)

Indikation: Gallengangs CA
ICD-10: C22-24

Chemotherapie

Diese Zytostatikatherapie birgt letale Risiken. Die Anwendung darf nur durch erfahrene internistische Onkologen und entsprechend ausgebildetes Pflegepersonal erfolgen. Das Protokoll muss im Einzelfall überprüft und der klinischen Situation angepasst werden.

Tag	Substanz	Dosierung	Trägerlösung (ml)	Appl.	Inf.-dauer	Bemerkungen
1,8	Gemcitabin	1000 mg/m²	250 ml NaCl 0,9%	i.v.	30min	
1,8	Cisplatin	25 mg/m²	250 ml NaCl 0,9%	i.v.	1h	auf ausreichende Hydrierung achten (s. Begleitmedikation)

Zyklusdiagramm: d1 w1 | d8 w2 | d15 w3 — Gemcitabin, Cisplatin — Wdh.

Cave: Aprepitant ist moderater Inhibitor und Induktor von CYP3A4 (Wechselwirkungen beachten, s. Fachinformation)

Obligate Prä- und Begleitmedikation

Tag	zeitl. Ablauf	Substanz	Dosierung	Trägerlösung (ml)	Appl.	Inf.-dauer	Bemerkungen
1,8	-1h	Aprepitant/Emend®	125 mg		p.o.		
1,8	-15min	NaCl 0,9 %		2000 ml	i.v.	6h	ggf. mit KCl und MgSO4 als Elektrolytzusatz: Mg2+ Wert (Ref. bereich: 0,66 - 0,99mmol/L); K+ Wert (Ref. bereich: 3,5-5,1mmol/L)
1,8	-15min	Dexamethason	12 mg		i.v.	B	
1,8	-15min	Granisetron/Kevatril®	1 mg		i.v.	B	
1,8	+30min	Mannitol 10%/Osmosteril 10%®		250 ml	i.v.	15min	30min vor Cisplatin
1,8	+2h30min	Mannitol 10%/Osmosteril 10%®		250 ml	i.v.	15min	30min nach Cisplatin
2-3,9-10	1-0-0-0	Aprepitant/Emend®	80 mg		p.o.		
2-4,9-11	1-0-0-0	Dexamethason	8 mg		p.o.		Prophylaxe verzögerter Emesis

Bedarfsmedikation: Granisetron/Kevatril® i.v. oder p.o., Dexamethason/Fortecortin®, Flüssigkeits- und Elektrolytsubstitution
FN-Risiko: < 10% -> je nach Risikoabwägung, siehe Kurzfassung Leitlinien G-CSF
Kontrollen: Nebenwirkungen, Blutbild, Elektrolyte (insbesondere Mg2+, Na+, K+, Ca2+), Retentionswerte, eGFR, Harnstoff, LDH, Diurese, Audiometrie, Leberfunktion, körperliche Untersuchung, Flüssigkeitsbilanzierung, Gewichtskontrolle, neurologische Funktion
Dosisreduktion: siehe auch Dosismodifikationstabelle und Fachinformationen. **Cisplatin** bei Kreatinin-Clearance <60ml/min meiden, weitere Voraussetzungen f. d. Cisplatin-Therapie: Harnstoff <25mg/100ml, Thrombozytenzahl >100 000/μl, Leukozytenzahl >4 000/μl. **Gemcitabin** bei schwerer nicht hämatologischer Toxizität (Grad 3 u.4, Ausnahme Übelkeit/Erbrechen) nach ärztlichem Ermessen aussetzen oder DR nach Abklingen der Toxizität; **Voraussetzung für Zyklusbeginn:** Granulozyten 1 500 (x 10⁶/l), Thrombozyten 100 000 (x 10⁶/l) DR auf 75% im Folgezyklus bei: absolute Granulozytenzahl <500x 10⁶/l länger als 5 Tage, absolute Granulozytenzahl <100x 10⁶/l länger als 3 Tage, FN, Thrombozyten <25 000x 10⁶/l, Verschiebung des nächsten Behandlungszyklus um mehr als eine Woche aufgrund von Toxizität
Erfolgsbeurteilung: alle 4 Zyklen Bildgebung
Wiederholung: Tag 22 für bis zu 8 Zyklen
Literatur: Valle J et al. NEJM. 2010; 362(14):1273-81; jeweilige Fachinformationen Cisplatin und Gemcitabin

Kapitel 11 · Gastrointestinale Tumoren

080601_03 Sorafenib   **Indikation: Fortgeschrittenes Nierenzell-Ca; Hepatozelluläres-Ca**   *ICD-10: C64.9*

Chemotherapie — Diese Zytostatikatherapie birgt letale Risiken. Die Anwendung darf nur durch erfahrene internistische Onkologen und entsprechend ausgebildetes Pflegepersonal erfolgen. Das Protokoll muss im Einzelfall überprüft und der klinischen Situation angepasst werden.

Tag	Substanz	Dosierung	Trägerlösung (ml)	Appl.	Inf.-dauer	Bemerkungen
1	Sorafenib	2x 400 mg		p.o.		kontinuierlich; zur Mahlzeit (nicht fettreich); Gaben: 1-0-1-0

Zyklusdiagramm	d1 w1	d8 w2	d15 w3	d22 w4	d29 w5	d36 w6	Zyklusdiagramm	d1 w1	d8 w2	d15 w3	d22 w4	d29 w5	d36 w6	d43 w7	d50 w8
Sorafenib (Zyklus 1-4)							Sorafenib (ab Zyklus 5)								

Bei HCC kann als Therapieoption auch die Anwendung von Sorafenib in Kombination mit Doxorubicin erwogen werden (Literatur: G. K. Abou-Alfa G.K. et al, JAMA 2010 Nov 17; 304 (19): 2154-60).
Hier wird jedoch empfohlen, die Ergebnisse der noch laufenden Phase-III-Studie Sorafenib + Doxorubicin vs Sorafenib Monotherapie bei Patienten mit lokal fortgeschrittenem oder metastasiertem HCC abzuwarten.
(http://www.cancer.gov/clinicaltrials/search/view?cdrid=659348&version=HealthProfessional&protokolsearchid=7262229)

Bedarfsmedikation:	Metoclopramid/Paspertin® p.o. oder i.v., bei Unverträglichkeit Ersatz durch 5-HT$_3$-Antagonisten; Loperamid/Imodium®
FN-Risiko:	< 10% --> je nach Risikoabwägung, siehe Kurzfassung Leitlinien G-CS
Kontrollen:	Peripheres Blutbild, Elektrolyte, Retentionswerte, Leberwerte, Hand- und Fußinspektion, Blutdruck, EKG, Herzfunktion
Dosisreduktion:	bei z.B. klinisch signifikanter hämatologischer oder anderer Toxizität: 1x 400mg/d, bei weiter notwendiger Dosisreduktion: 400mg jeden 2.Tag
Therapieaufschub:	Hand-Fuß-Syndrom: Therapieunterbrechung, gegebenfalls Dosisreduktion
Erfolgsbeurteilung:	innerhalb 10 Tagen nach jedem Zyklus
Wiederholung:	Initial 4 x 6-Wochen-Zyklen (siehe unter Staging); Therapiefortsetzung in 8-Wochen-Zyklen
Literatur:	Escudier et al. NEJM. 2007; 356:125-134.

080601_04 Sunitinib   **Indikation: metastasiertes Nierenzell-Ca; GIST**   *ICD-10: C64.9; C26.9*

Chemotherapie — Diese Zytostatikatherapie birgt letale Risiken. Die Anwendung darf nur durch erfahrene internistische Onkologen und entsprechend ausgebildetes Pflegepersonal erfolgen. Das Protokoll muss im Einzelfall überprüft und der klinischen Situation angepasst werden.

Tag	Substanz	Dosierung	Trägerlösung (ml)	Appl.	Inf.-dauer	Bemerkungen
1-28	Sunitinib	50 mg		p.o.		Kps. à 12,5mg, 25mg und 50mg; Gaben: 1-0-0-0

Zyklusdiagramm	d1 w1	d8 w2	d15 w3	d22 w4	d29 w5	d36 w6	
Sunitinib							Wdh.

CAVE: Metabolismus über CYP3A4
Wirkungsverstärkung / erhöhtes Risiko für Nebenwirkungen durch CYP3A4-Inhibitoren:
z.B. Azol-Antimykotika, Cimetidin, Amiodaron, Erythromycin, Clarithromycin, Ciprofloxacin, Ritonavir, Sternfrucht, **Grapefruit (-saft)**
Verminderte Wirkung durch CYP3A4-Induktoren:
z.B. Glucocorticoide, Phenytoin, Carbamazepin, Rifampicin, **Johanniskraut**
Plasmakonzentrationserhöhung von:
HMG-CoA-Reduktase-Inhibitoren, Ciclosporin, Triazol-Benzodiazepine, Calcium-Antagonisten vom Dihydropyrimidintyp

Bedarfsmedikation:	Metoclopramid/Paspertin® p.o. oder i.v., bei Unverträglichkeit Ersatz durch 5-HT3-Antagonisten; Loperamid/Imodium®
FN-Risiko:	< 10% --> je nach Risikoabwägung, siehe Kurzfassung Leitlinien G-CS
Kontrollen:	Peripheres Blutbild, Elektrolyte, Retentionswerte, Leberwerte, Hand- und Fußinspektion, Blutdruck, EKG, Herzfunktion
Dosisreduktion:	bei z.B. klinisch signifikanter hämatologischer oder anderer Toxizität: 1x 37,5mg und weiter 1x 25mg
Therapieaufschub:	Hand-Fuß-Syndrom: Therapieunterbrechung, gegebenfalls Dosisreduktion
Erfolgsbeurteilung:	28. Tag nach jeweils 2 Zyklen
Literatur:	Motzer et al. NEJM. 2007; 356:115-124.

Kapitel 12 Gynäkologische Tumoren

080401_03 FAC — Indikation: Mamma-Ca — ICD-10: C50

Chemotherapie

Diese Zytostatikatherapie birgt letale Risiken. Die Anwendung darf nur durch erfahrene internistische Onkologen und entsprechend ausgebildetes Pflegepersonal erfolgen. Das Protokoll muss im Einzelfall überprüft und der klinischen Situation angepasst werden.

Tag	Substanz	Dosierung	Trägerlösung (ml)	Appl.	Inf.-dauer	Bemerkungen
1	Cyclophosphamid	500 mg/m²	250 ml NaCl 0,9%	i.v.	1h	
1	Doxorubicin	50 mg/m²	unverdünnt	i.v.	B15min	
1	Fluorouracil (5-FU)	500 mg/m²	250 ml NaCl 0,9%	i.v.	1h	

Zyklusdiagramm: d1 w1, d8 w2, d15 w3 — Cyclophosphamid, Doxorubicin, 5-Fluorouracil — Wdh.

Inkompatibilität: Doxorubicin ↔ 5-Fluorouracil

Achtung: Gabe von Filgrastim/Neupogen® 5µg/kg/d s.c.
1. nach CTx: 1x tgl. bei Leukozyten < 1 000/µl bis > 1 000/µl
2. Primärprophylaxe ab d6 post CTx wenn nach Risikoabwägung FN-Risiko > 20%
3. Sekundärprophylaxe: nach durchgemachter Neutropenie in vorangegangenen Zyklen prophylaktische Gabe in den Folgezyklen

Cave: Aprepitant ist moderater Inhibitor und Induktor von CYP3A4 (Wechselwirkungen beachten, s. Fachinformation)

Obligate Prä- und Begleitmedikation

Tag	zeitl. Ablauf	Substanz	Dosierung	Trägerlösung (ml)	Appl.	Inf.-dauer	Bemerkungen
1	-60min	Aprepitant/Emend®	125 mg		p.o.		
1	-30min	NaCl 0,9 %		1000 ml	i.v.	4h	
1	-30min	Dexamethason	8 mg	100 ml NaCl 0,9%	i.v.	15min	
1	-30min	Granisetron/Kevatril®	1 mg		i.v.	15min	
1	0	Mesna/Uromitexan®	100 mg/m²		i.v.	B	oder p.o.: 240mg/m² 2h vor Cyclophophamid
1	+2h, +6h	Mesna/Uromitexan®	200 mg/m²		p.o.		oder i.v..: 120mg/m² 4h, 8h nach Cyclophosphamid
2-3	1-0-0-0	Aprepitant/Emend®	80 mg		p.o.		
2-3	1-0-1-0	Dexamethason	4 mg		p.o.		

Bedarfsmedikation: Metoclopramid/Paspertin® p.o. oder i.v., bei Unverträglichkeit Ersatz durch HT₃-Antagonisten, Flüssigkeitsaufnahme mindestens 2l/Tag
FN-Risiko: 10-20% => G-CSF-Gabe je nach Risikoabwägung als Primärprophylaxe, bei Zustand nach FN in den folgenden Zyklen als Sekundärprophylaxe, siehe Leitlinien zur Behandlung mit G-CSF.
Kontrollen: Cave: Anthrazykline --> Gefahr der Kardiotoxizität, auf Herzfunktion achten (Herzecho), Blutbild, Elektrolyte, Retentionswerte, Leberwerte
Dosisreduktion: Siehe auch Fachinformationen und Dosisreduktionstabelle. **Doxorubicin:** bei Leberfunktionsstörungen, Nierenfunktionsstörungen. **Cyclophosphamid:** bei Leber-/Nierenfunktionsstörungen. **Fluorouracil:** bei Bilirubin > 5mg/dl meiden.
Summendosis: **Doxorubicin:** Gefahr der Kardiotoxizität; max. Summendosis **550mg/m²**
Wechselwirkungen: **5-FU: Keine Anwendung zusammen mit Brivudin/Zostex®** (und Analoga) . Durch Hemmung der Dihydropyrimidindehydrogenase(DPD) Akkumulation und **verstärkte Toxizität von 5-FU, letale Folgen möglich. Mindestens 4 Wochen zeitlichen Abstand**, ggf. Bestimmung der DPD-Aktivität. Weitere WW mit Phenytoin, Antikoagulantien, Cimetidin, Vinorelbin und andere , s.a. Fachinformation.
Wiederholung: d22
Literatur: Smalley RV et al. Cancer. 1977; 40:625-632.

080401_14 FEC — Indikation: Mamma-Ca — ICD-10: C50

Chemotherapie

Diese Zytostatikatherapie birgt letale Risiken. Die Anwendung darf nur durch erfahrene internistische Onkologen und entsprechend ausgebildetes Pflegepersonal erfolgen. Das Protokoll muss im Einzelfall überprüft und der klinischen Situation angepasst werden.

Tag	Substanz	Dosierung	Trägerlösung (ml)	Appl.	Inf.-dauer	Bemerkungen
1	Fluorouracil (5-FU)	500 mg/m²	250 ml NaCl 0,9%	i.v.	15min	
1	Epirubicin	100 mg/m²	unverdünnt	i.v.	B15min	
1	Cyclophosphamid	500 mg/m²	500 ml NaCl 0,9%	i.v.	1h	

Zyklusdiagramm: d1 w1, d8 w2, d15 w3 — 5-Fluorouracil, Epirubicin, Cyclophosphamid — Wdh.

Cave: Aprepitant ist moderater Inhibitor und Induktor von CYP3A4 (Wechselwirkungen beachten, s. Fachinformation)

CTx mit FN-Risiko von 10-20%: Vorgehen bei der G-CSF-Gabe

- nach CTx: 1x tgl. 5µg/kg Filgrastim s.c. bei Leukozyten < 1 000/µl bis >1 000/µl
- Wenn unter Einbeziehung **individueller Risikofaktoren für den Patienten**
FN-Risiko ≥ 20% =>G-CSF-Primärprophylaxe erwägen/durchführen.
- **Nach durchgemachter febriler Neutropenie**, in folgenden Zyklen => G-CSF-Sekundärprophylaxe

G-CSF-Primär- bzw. Sekundärprophylaxe:
Entweder 24h nach CTx einmal Pegfilgrastim/Neulasta® 6mg s.c.   - **Oder**:
d6 nach CTx Filgrastim/Neupogen® 5µg/kg/d s.c. bis zum Durchschreiten des Nadir

Obligate Prä- und Begleitmedikation

Tag	zeitl. Ablauf	Substanz	Dosierung	Trägerlösung (ml)	Appl.	Inf.-dauer	Bemerkungen
1	-60min	Aprepitant/Emend®	125 mg		p.o.		
1	-30min	NaCl 0,9 %		500 ml	i.v.	2h	
1	-30min	Dexamethason	8 mg	100 ml NaCl 0,9%	i.v.	15min	
1	-30min	Granisetron/Kevatril®	1 mg		i.v.	15min	
1	+30min	Mesna/Uromitexan®	100 mg/m²		i.v.	B	oder p.o.: 200mg/m² 2h vor Cyclophosphamid
1	+2h30min	Mesna/Uromitexan®	200 mg/m²		p.o.		oder i.v.: 100mg/m² 4h nach Cyclophosphamid
1	+6h30min	Mesna/Uromitexan®	200 mg/m²		p.o.		oder i.v.: 100mg/m² 8h nach Cyclophosphamid
2-3	1-0-0-0	Aprepitant/Emend®	80 mg		p.o.		
2-3	1-0-1-0	Dexamethason	4 mg		p.o.		

Bedarfsmedikation: Metoclopramid/Paspertin® Trpf., Dimenhydrinat/Vomex A® Supp., Macrogol+div.Salze/Movicol®, Natriumpicosulfat/Laxoberal® Trpf.
FN-Risiko: 10-20% => G-CSF-Gabe je nach Risikoabwägung als Primärprophylaxe, bei Zustand nach FN in den folgenden Zyklen als Sekundärprophylaxe, siehe Leitlinien zur Behandlung mit G-CSF
Emetogenes Potential: Anthracyclin + Cyclophosphamid: Moderates-hohes Risiko 30-90% => Prophylaxe der verzögerten Emesis mit Aprepitant d2-3, siehe Leitlinien + Protokoll
Kontrollen: **vor Therapiebeginn:** EKG + Herzecho, **wöchentlich:** Blutbild (Nadir: Tag 10-14); **vor CTx:** Blutbild, GOT, GPT, G-GT, AP, Bilirubin, Kreatinin, U-Stix , EKG; **nach dem 3. Zyklus:** Herzecho
Dosisreduktion: Siehe auch Fachinformationen und Dosisreduktionstabelle. **Epirubicin:** bei Leber-, schweren Nierenfunktionsstörungen. **Cyclophosphamid:** bei Leber-/Nierenfunktionsfunktionsstörung
Summendosis: **Epirubicin:** Gefahr der Kardiotoxizität; max. Summendosis 1 000mg/m²
Wechselwirkungen: **5-FU: Keine Anwendung zusammen mit Brivudin/Zostex®** (und Analoga) . Durch Hemmung der Dihydropyrimidindehydrogenase(DPD) Akkumulation und **verstärkte Toxizität von 5-FU, letale Folgen möglich. Mindestens 4 Wochen zeitlichen Abstand**, ggf. Bestimmung der DPD-Aktivität. Weitere Wechselwirkungen mit Phenytoin, Antikoagulantien, Cimetidin, Vinorelbin und andere , s.a. Fachinformation.
Erfolgsbeurteilung: nach dem 3. Zyklus
Wiederholung: d22 (6 Zyklen)
Literatur: French Adjuvant Study Group. J Clin Oncol. 2001; 19:602-61.

Kapitel 12 · Gynäkologische Tumoren

080401_13 AC — Indikation: Mammakarzinom — ICD-10: C50

Chemotherapie

Diese Zytostatikatherapie birgt letale Risiken. Die Anwendung darf nur durch erfahrene internistische Onkologen und entsprechend ausgebildetes Pflegepersonal erfolgen. Das Protokoll muss im Einzelfall überprüft und der klinischen Situation angepasst werden.

Tag	Substanz	Dosierung	Trägerlösung (ml)	Appl.	Inf.-dauer	Bemerkungen
1	Doxorubicin	60 mg/m²	unverdünnt	i.v.	B15min	
1	Cyclophosphamid	600 mg/m²	500 ml NaCl 0,9%	i.v.	1h	

Zyklusdiagramm d1 w1 | d8 w2 | d15 w3 — Doxorubicin / Cyclophosphamid — Wdh.

Cave: Aprepitant ist moderater Inhibitor und Induktor von CYP3A4 (Wechselwirkungen beachten, s. Fachinformation)

CTx mit FN-Risiko von 10-20%: Vorgehen bei der G-CSF-Gabe

- nach CTx: 1x tgl. 5µg/kg Filgrastim s.c. bei Leukozyten < 1 000/µl bis >1 000/µl
- Wenn unter Einbeziehung **individueller Risikofaktoren für den Patienten**
FN-Risiko ≥ 20% =>G-CSF-Primärprophylaxe erwägen/durchführen.
- **Nach durchgemachter febriler Neutropenie**, in folgenden Zyklen => **G-CSF-Sekundärprophylaxe**

G-CSF-Primär- bzw. Sekundärprophylaxe:
Entweder 24h nach CTx einmal Pegfilgrastim/Neulasta® 6mg s.c.   - **Oder**:
d6 nach CTx Filgrastim/Neupogen® 5µg/kg/d s.c. bis zum Durchschreiten des Nadir

Obligate Prä- und Begleitmedikation

Tag	zeitl. Ablauf	Substanz	Dosierung	Trägerlösung (ml)	Appl.	Inf.-dauer	Bemerkungen
1	-60min	Aprepitant/Emend®	125 mg		p.o.		
1	-15min	NaCl 0,9 %		1000 ml	i.v.	2h	
1	-15min	Dexamethason	8 mg		i.v.	15min	
1	-15min	Granisetron/Kevatril®	1 mg		i.v.	B	
1	+15min	Mesna/Uromitexan®	120 mg/m²		i.v.	15min	oder p.o.: 240mg/m² 2h vor Cyclophosphamid
1	+4h15min	Mesna/Uromitexan®	120 mg/m²		i.v.	15min	oder p.o.: 240mg/m² 2h nach Cyclophosphamid
1	+8h15min	Mesna/Uromitexan®	120 mg/m²		i.v.	15min	oder p.o.: 240mg/m² 6h nach Cyclophosphamid
2-3	1-0-0-0	Aprepitant/Emend®	80 mg		p.o.		
2-3	1-0-1-0	Dexamethason	4 mg		p.o.		

Bedarfsmedikation: Metoclopramid/Paspertin® p.o. oder i.v., Dexamethason/Fortecortin® i.v.
FN-Risiko: 10-20% => G-CSF-Gabe je nach Risikoabwägung als Primärprophylaxe, bei Zustand nach FN in den folgenden Zyklen als Sekundärprophylaxe, siehe Leitlinien zur Behandlung mit G-CSF.
Kontrollen: Cave: Anthrazykline-->Gefahr der Kardiotoxizität, auf Herzfunktion achten (Herzecho), Blutbild, Elektrolyte, Retentionswerte, Leberwerte
Dosisreduktion: Siehe auch Fachinformationen und Dosisreduktionstabelle. **Doxorubicin:** bei Leberfunktionsstörungen, Nierenfunktionsstörungen. **Cyclophosphamid:** bei Leber-/Nierenfunktionsstörungen.
Summendosis: **Doxorubicin:** Gefahr der Kardiotoxizität; max. Summendosis **550mg/m²**
Erfolgsbeurteilung: vor dem 3. Zyklus
Wiederholung: Tag 22
Literatur: Fischer B et al. J Clin Oncol. 1990; 8:1483-96; Wood WC et al. N Engl J Med. 1994; 330:1253; adaptiert nach: Henderson IC et al. J Clin Oncol. 2003; 21(6):976-83.

080401_12 EC — Indikation: Mamma-Ca — ICD-10: C50

Chemotherapie

Diese Zytostatikatherapie birgt letale Risiken. Die Anwendung darf nur durch erfahrene internistische Onkologen und entsprechend ausgebildetes Pflegepersonal erfolgen. Das Protokoll muss im Einzelfall überprüft und der klinischen Situation angepasst werden.

Tag	Substanz	Dosierung	Trägerlösung (ml)	Appl.	Inf.-dauer	Bemerkungen
1	Epirubicin	90 mg/m²	unverdünnt	i.v.	15min	
1	Cyclophosphamid	600 mg/m²	500ml NaCl 0,9%	i.v.	1h	

Zyklusdiagramm d1 w1 | d8 w2 | d15 w3 — Epirubicin / Cyclophosphamid — Wdh.

Cave: Aprepitant ist moderater Inhibitor und Induktor von CYP3A4 (Wechselwirkungen beachten, s. Fachinformation)

CTx mit FN-Risiko von 10-20%: Vorgehen bei der G-CSF-Gabe

- nach CTx: 1x tgl. 5µg/kg Filgrastim s.c. bei Leukozyten < 1 000/µl bis >1 000/µl
- Wenn unter Einbeziehung **individueller Risikofaktoren für den Patienten**
FN-Risiko ≥ 20% =>G-CSF-Primärprophylaxe erwägen/durchführen.
- **Nach durchgemachter febriler Neutropenie**, in folgenden Zyklen => **G-CSF-Sekundärprophylaxe**

G-CSF-Primär- bzw. Sekundärprophylaxe:
Entweder 24h nach CTx einmal Pegfilgrastim/Neulasta® 6mg s.c.   - **Oder**:
d6 nach CTx Filgrastim/Neupogen® 5µg/kg/d s.c. bis zum Durchschreiten des Nadir

Obligate Prä- und Begleitmedikation

Tag	zeitl. Ablauf	Substanz	Dosierung	Trägerlösung (ml)	Appl.	Inf.-dauer	Bemerkungen
1	-60min	Aprepitant/Emend®	125 mg		p.o.		
1	-30min	NaCl 0,9 %		500ml	i.v.	2h30min	
1	-30min	Granisetron/Kevatril®	1 mg		i.v.	15min	
1	-30min	Dexamethason	8 mg		i.v.	15min	
1	+15min	Mesna/Uromitexan®	120 mg/m²		i.v.	B	oder p.o.: 240mg/m² 2h vor Cyclophosphamid
1	+2h15min	Mesna/Uromitexan®	240 mg/m²		p.o.		oder i.v.: 120mg/m² 4h nach Cyclophosphamid
1	+6h15min	Mesna/Uromitexan®	240 mg/m²		p.o.		oder i.v.: 120mg/m² 8h nach Cyclophosphamid
2-3	1-0-0-0	Aprepitant/Emend®	80 mg		p.o.		
2-3	1-0-1-0	Dexamethason	4 mg		p.o.		

Bedarfsmedikation: Metoclopramid/Paspertin® Trpf., Dimenhydrinat/Vomex A® Supp., Macrogol+div. Salze/Movicol®, Natriumpicosulfat/Laxoberal® Trpf.
FN-Risiko: 10-20% => G-CSF-Gabe je nach Risikoabwägung als Primärprophylaxe, bei Zustand nach FN in den folgenden Zyklen als Sekundärprophylaxe, siehe Leitlinien zur Behandlung mit G-CSF.
Emetogenes Potential: Anthracyclin + Cyclophosphamid: Moderates-hohes Risiko 30-90% => Prophylaxe der verzögerten Emesis mit Aprepitant d2-3, siehe Leitlinien + Protokoll.
Kontrollen: **wöchentlich:** Blutbild (Nadir: Tag 10-14); **vor CTx:** Blutbild, Bilirubin, GOT, GPT, G-GT, Kreatinin, Urin-Stix, EKG; **vor Therapiebeginn + vor 4. Zyklus:** Herzecho
Dosisreduktion: Siehe auch Fachinformationen und Dosisreduktionstabelle. **Epirubicin:** bei Leberfunktionsstörungen, schweren Nierenfunktionsstörungen. **Cyclophosphamid:** bei Leber-/Nierenfunktionsstörung.
Summendosis: **Epirubicin:** Gefahr der Kardiotoxizität; maximale Summendosis 1 000mg/m²
Wiederholung: Tag 22
Literatur: Jones RL et al. Br J Cancer. 2009; 100:305-310; Blohmer JU et al. Ann Oncol. 2010; 21:1430-35.

080401_32 EC -> Doc (NSABP B27): EC-Zyklus 1-4 — Indikation: Mamma-Ca — ICD-10: C50

Chemotherapie

Diese Zytostatikatherapie birgt letale Risiken. Die Anwendung darf nur durch erfahrene internistische Onkologen und entsprechend ausgebildetes Pflegepersonal erfolgen. Das Protokoll muss im Einzelfall überprüft und der klinischen Situation angepasst werden.

Tag	Substanz	Dosierung	Trägerlösung (ml)	Appl.	Inf.-dauer	Bemerkungen
1	Epirubicin	90 mg/m²	unverdünnt	i.v.	B15min	
1	Cyclophosphamid	600 mg/m²	500 ml NaCl 0,9%	i.v.	1h	

Therapieablauf: w1–w22
- Epirubicin (EC-Zyklus 1-4): w1, w4, w7, w10
- Cyclophosphamid (EC-Zyklus 1-4): w1, w4, w7, w10
- anschliessend: Docetaxel (Zyklus 1-4): w13, w16, w19, w22

Cave: Aprepitant ist moderater Inhibitor und Induktor von CYP3A4 (Wechselwirkungen beachten, s. Fachinformation)

CTx mit FN-Risiko von 10-20%: Vorgehen bei der G-CSF-Gabe
- nach CTx: 1x tgl. 5µg/kg Filgrastim s.c. bei Leukozyten < 1 000/µl bis >1 000/µl
- Wenn unter Einbeziehung **individueller Risikofaktoren für den Patienten**
FN-Risiko ≥ 20% =>G-CSF-Primärprophylaxe erwägen/durchführen.
- **Nach durchgemachter febriler Neutropenie**, in folgenden Zyklen => G-CSF-Sekundärprophylaxe

G-CSF-Primär- bzw. Sekundärprophylaxe:
Entweder 24h nach CTx einmal Pegfilgrastim/Neulasta® 6mg s.c.   - **Oder:**
d6 nach CTx Filgrastim/Neupogen® 5µg/kg/d s.c. bis zum Durchschreiten des Nadir

Obligate Prä- und Begleitmedikation

Tag	zeitl. Ablauf	Substanz	Dosierung	Trägerlösung (ml)	Appl.	Inf.-dauer	Bemerkungen
1	-60min	Aprepitant/Emend®	125 mg		p.o.		
1	-30min	NaCl 0,9 %		500 ml	i.v.	2h	
1	-30min	Granisetron/Kevatril®	1 mg		i.v.	15min	
1	-30min	Dexamethason	8 mg		i.v.	15min	
1	+15min	Mesna/Uromitexan®	120 mg/m²		i.v.	B	oder p.o.: 240mg/m² 2h vor Cyclophosphamid
1	+2h15min	Mesna/Uromitexan®	240 mg/m²		p.o.		oder i.v.: 120mg/m² 4h nach Cyclophosphamid
1	+6h15min	Mesna/Uromitexan®	240 mg/m²		p.o.		oder i.v.: 120mg/m² 8h nach Cyclophosphamid
2-3	1-0-0-0	Aprepitant/Emend®	80 mg		p.o.		
2-3	1-0-1-0	Dexamethason	4 mg		p.o.		

Bedarfsmedikation: Metoclopramid/Paspertin® Trpf., Dimenhydrinat/Vomex A® Supp., Ibuprofen 400mg Tbl., Macrogol+div.Salze/Movicol®, Natriumpicosulfat/Laxoberal® Trpf.
FN-Risiko: 10-20% => G-CSF-Gabe je nach Risikoabwägung als Primärprophylaxe, bei Zustand nach FN in den folgenden Zyklen als Sekundärprophylaxe, siehe Leitlinien zur Behandlung mit G-CSF.
Emetogenes Potential: Anthracyclin + Cyclophosphamid: Moderates-hohes Risiko 30-90% => Prophylaxe der verzögerten Emesis mit Aprepitant d2-3, siehe Leitlinien + Protokcll
Kontrollen: **wöchentlich:** Blutbild (Nadir: Tag 10-14); **vor CTx:** Blutbild, Bilirubin, GOT, GPT, G-GT, Kreatinin, Urin-Stix, EKG; **vor Therapiebeginn + vor 4. Zyklus:** Herzecho
Dosisreduktion: Siehe auch Fachinformationen und Dosisreduktionstabelle. **Epirubicin:** bei Leberfunktionsstörungen, schweren Nierenfunktionsstörungen. **Cyclophosphamid:** bei Leber-/Nierenfunktionsfunktionsstörung.
Summendosis: **Epirubicin:** Gefahr der Kardiotoxizität; **maximale Summendosis: 1 000 mg/m²**
Erfolgsbeurteilung: nach jedem 2. Zyklus US Mamma
Wiederholung: Tag 22 (4 Zyklen dann weiter mit 4x Docetaxel)
Literatur: Rastogi P et al. J Clin Oncol. 2008; 26:778-85.

080401_32 EC -> Doc (NSABP B27): Docetaxel-Zyklus 1-4 — Indikation: Mamma-Ca — ICD-10: C50

Chemotherapie

Diese Zytostatikatherapie birgt letale Risiken. Die Anwendung darf nur durch erfahrene internistische Onkologen und entsprechend ausgebildetes Pflegepersonal erfolgen. Das Protokoll muss im Einzelfall überprüft und der klinischen Situation angepasst werden.

Tag	Substanz	Dosierung	Trägerlösung (ml)	Appl.	Inf.-dauer	Bemerkungen
1	Docetaxel	100 mg/m²	250ml NaCl 0,9%	i.v.	1h	

Therapieablauf: w1–w22
- Epirubicin (EC-Zyklus 1-4): w1, w4, w7
- Cyclophosphamid (EC-Zyklus 1-4): w1, w4, w7
- anschliessend: Docetaxel (Zyklus 1-4): w10, w13, w16, w19, w22

CTx mit FN-Risiko von 10-20%: Vorgehen bei der G-CSF-Gabe
- nach CTx: 1x tgl. 5µg/kg Filgrastim s.c. bei Leukozyten < 1 000/µl bis >1 000/µl
- Wenn unter Einbeziehung **individueller Risikofaktoren für den Patienten**
FN-Risiko ≥ 20% =>G-CSF-Primärprophylaxe erwägen/durchführen.
- **Nach durchgemachter febriler Neutropenie**, in folgenden Zyklen => G-CSF-Sekundärprophylaxe

G-CSF-Primär- bzw. Sekundärprophylaxe:
Entweder 24h nach CTx einmal Pegfilgrastim/Neulasta® 6mg s.c.   - **Oder:**
d6 nach CTx Filgrastim/Neupogen® 5µg/kg/d s.c. bis zum Durchschreiten des Nadir

Obligate Prä- und Begleitmedikation

Tag	zeitl. Ablauf	Substanz	Dosierung	Trägerlösung (ml)	Appl.	Inf.-dauer	Bemerkungen
1	-24h,-12h	Dexamethason	8 mg		p.o.		Achtung: Prämecikation an d0
1	-30min	NaCl 0,9 %		500 ml	i.v.	2h	
1	-30min	Dexamethason	8 mg		i.v.	15min	
1	-30min	Granisetron/Kevatril®	1 mg		i.v.	15min	
1	-30min	Clemastin/Tavegil®	2 mg		i.v.	B	
1	-30min	Ranitidin/Zantic®	50 mg		i.v.	B	
1	0-0-1-0	Dexamethason	8 mg		p.o.		
2	1-0-1-0	Dexamethason	8 mg		p.o.		

Bedarfsmedikation: Metoclopramid/Paspertin® Trpf., Dimenhydrinat/Vomex A® Supp., Ibuprofen 400mg Tbl., Macrogol+div.Salze/Movicol®, Natriumpicosulfat/Laxoberal® Trpf.
FN-Risiko: 10-20% => G-CSF-Gabe je nach Risikoabwägung als Primärprophylaxe, bei Zustand nach FN in den folgenden Zyklen als Sekundärprophylaxe, siehe Leitlinien zur Behandlung mit G-CSF.
Emetogenes Potential: Niedrigrisiko 10-30% => keine Standardprophylaxe der verzögerten Emesis, siehe Kurzfassung der Leitlinien
Kontrollen: **wöchentlich:** Blutbild (Nadir: Tag 8-14); **vor CTx:** Blutbild, Urin-Stix, Bilirubin, AP, GOT, GPT, G-GT
Dosisreduktion: Siehe auch Fachinformationen und Dosisreduktionstabelle. Bei Neutrophile < 500/µl länger als 1 Woche, verminderter Leberfunktion, schweren Hautveränderungen, schwerer peripherer Neuropathie DR um 25% auf 75mg/m², bei Stomatitis Grad 3-4 DR um 40% auf 60 mg/m².
Erfolgsbeurteilung: nach jedem 2. Zyklus US Mamma
Wiederholung: d22 (4 Zyklen)
Literatur: Rastogi P et al. J Clin Oncol. 2008; 26:778-85.

Kapitel 12 · Gynäkologische Tumoren

080401_33 FEC -> Doc (PACS 01): FEC-Zyklus 1-3 — Indikation: Mamma-Ca — ICD-10: C50

Chemotherapie

Diese Zytostatikatherapie birgt letale Risiken. Die Anwendung darf nur durch erfahrene internistische Onkologen und entsprechend ausgebildetes Pflegepersonal erfolgen. Das Protokoll muss im Einzelfall überprüft und der klinischen Situation angepasst werden.

Tag	Substanz	Dosierung	Trägerlösung (ml)	Appl.	Inf.-dauer	Bemerkungen
1	Fluorouracil (5-FU)	500 mg/m²	250 ml NaCl 0,9%	i.v.	15min	
1	Epirubicin	100 mg/m²	unverdünnt	i.v.	B15min	
1	Cyclophosphamid	500 mg/m²	500 ml NaCl 0,9%	i.v.	1h	

Therapieablauf: Fluorouracil (FEC-Zyklus 1-3), Epirubicin (FEC-Zyklus 1-3), Cyclophosphamid (FEC-Zyklus 1-3), anschliessend: Docetaxel (Zyklus 1-3) — w1 bis w16

Cave: Aprepitant ist moderater Inhibitor und Induktor von CYP3A4 (Wechselwirkungen beachten, s. Fachinformation)

CTx mit FN-Risiko von 10-20%: Vorgehen bei der G-CSF-Gabe
- nach CTx: 1x tgl. 5µg/kg Filgrastim s.c. bei Leukozyten < 1 000/µl bis >1 000/µl
- Wenn unter Einbeziehung **individueller Risikofaktoren für den Patienten**
FN-Risiko ≥ 20% =>G-CSF-Primärprophylaxe erwägen/durchführen.
- **Nach durchgemachter febriler Neutropenie**, in folgenden Zyklen => **G-CSF-Sekundärprophylaxe**

G-CSF-Primär- bzw. Sekundärprophylaxe:
Entweder 24h nach CTx einmal Pegfilgrastim/Neulasta® 6mg s.c. - **Oder**:
d6 nach CTx Filgrastim/Neupogen® 5µg/kg/d s.c. bis zum Durchschreiten des Nadir

Obligate Prä- und Begleitmedikation

Tag	zeitl. Ablauf	Substanz	Dosierung	Trägerlösung (ml)	Appl.	Inf.-dauer	Bemerkungen
1	-60min	Aprepitant/Emend®	125 mg		p.o.		
1	-30min	NaCl 0,9 %	500 ml		i.v.	2h	
1	-30min	Dexamethason	8 mg	100 ml NaCl 0,9%	i.v.	15min	
1	-30min	Granisetron/Kevatril®	1 mg		i.v.	15min	
1	+30min	Mesna/Uromitexan®	100 mg/m²		i.v.		B oder p.o.: 200mg/m² 2h vor Cyclophosphamid
1	+2h30min	Mesna/Uromitexan®	200 mg/m²		p.o.		oder i.v.: 100mg/m² 4h nach Cyclophosphamid
1	+6h30min	Mesna/Uromitexan®	200 mg/m²		p.o.		oder i.v.: 100mg/m² 8h nach Cyclophosphamid
2-3	1-0-0-0	Aprepitant/Emend®	80 mg		p.o.		
2-3	1-0-1-0	Dexamethason	4 mg		p.o.		

Bedarfsmedikation: Metoclopramid/Paspertin® Trpf., Dimenhydrinat/Vomex A® Supp., Ibuprofen 400mg Tbl., Macrogol+div.Salze/Movicol®, Natriumpicosulfat/Laxoberal® Trpf.
FN-Risiko: 10-20% => G-CSF-Gabe je nach Risikoabwägung als Primärprophylaxe, bei Zustand nach FN in den folgenden Zyklen als Sekundärprophylaxe, siehe Leitlinien zur Behandlung mit G-CSF.
Emetogenes Potential: Anthracyclin + Cyclophosphamid: Moderates-hohes Risiko 30-90% => Prophylaxe der verzögerten Emesis mit Aprepitant d2-3, siehe Leitlinien + Protokoll
Kontrollen: **vor Therapiebeginn:** EKG + Herzecho, **wöchentlich:** Blutbild (Nadir: Tag 10-14); **vor CTx:** Blutbild, GOT, GPT, G-GT, AP, Bilirubin, Kreatinin, U-Stix , EKG; **nach dem 3. Zyklus:** Herzecho
Dosisreduktion: Siehe auch Fachinformationen und Dosisreduktionstabelle. **Epirubicin:** bei Leber-, schweren Nierenfunktionsstörungen. **Cyclophosphamid:** bei Leber-/Nierenfunktionstörung.
Summendosis: **Epirubicin:** Gefahr der Kardiotoxizität; max. Summendosis: **1 000mg/m²**
Wechselwirkungen: 5-FU: Keine Anwendung zusammen mit Brivudin/Zostex® (und Analoga) . Durch Hemmung der Dihydropyrimidindehydrogenase(DPD) Akkumulation und **verstärkte Toxizität von 5-FU, letale Folgen möglich. Mindestens 4 Wochen zeitlichen Abstand**, ggf. Bestimmung der DPD-Aktivität. Weitere WW mit Phenytoin, Antikoagulantien, Cimetidin, Vinorelbin und andere , siehe auch Fachinformation.
Wiederholung: d 22 (3 Zyklen, dann 3 Zyklen Docetaxel)
Literatur: Roche H et al. J Clin Oncol. 2006; 24:5664-5671.

080401_33 FEC -> Doc (PACS 01): Docetaxel-Zyklus 1-3 — Indikation: Mamma-Ca — ICD-10: C50

Chemotherapie

Diese Zytostatikatherapie birgt letale Risiken. Die Anwendung darf nur durch erfahrene internistische Onkologen und entsprechend ausgebildetes Pflegepersonal erfolgen. Das Protokoll muss im Einzelfall überprüft und der klinischen Situation angepasst werden.

Tag	Substanz	Dosierung	Trägerlösung (ml)	Appl.	Inf.-dauer	Bemerkungen
1	Docetaxel	100 mg/m²	250 ml NaCl 0,9%	i.v.	1h	

Therapieablauf: Fluorouracil (FEC-Zyklus 1-3), Epirubicin (FEC-Zyklus 1-3), Cyclophosphamid (FEC-Zyklus 1-3), anschliessend: Docetaxel (Zyklus 1-3) — w1 bis w16

CTx mit FN-Risiko von 10-20%: Vorgehen bei der G-CSF-Gabe
- nach CTx: 1x tgl. 5µg/kg Filgrastim s.c. bei Leukozyten < 1 000/µl bis >1 000/µl
- Wenn unter Einbeziehung **individueller Risikofaktoren für den Patienten**
FN-Risiko ≥ 20% =>G-CSF-Primärprophylaxe erwägen/durchführen.
- **Nach durchgemachter febriler Neutropenie**, in folgenden Zyklen => **G-CSF-Sekundärprophylaxe**

G-CSF-Primär- bzw. Sekundärprophylaxe:
Entweder 24h nach CTx einmal Pegfilgrastim/Neulasta® 6mg s.c. - **Oder**:
d6 nach CTx Filgrastim/Neupogen® 5µg/kg/d s.c. bis zum Durchschreiten des Nadir

Obligate Prä- und Begleitmedikation

Tag	zeitl. Ablauf	Substanz	Dosierung	Trägerlösung (ml)	Appl.	Inf.-dauer	Bemerkungen
1	-24h, -12h	Dexamethason	8 mg		p.o.		Achtung: Prämedikation an d0
1	-30min	NaCl 0,9 %	500 ml		i.v.	2h	
1	-30min	Dexamethason	8 mg		i.v.	15min	
1	-30min	Granisetron/Kevatril®	1 mg		i.v.	15min	
1	-30min	Clemastin/Tavegil®	2 mg		i.v.		B
1	-30min	Ranitidin/Zantic®	50 mg		i.v.		B
1	0-0-1-0	Dexamethason	8 mg		p.o.		
2	1-0-1-0	Dexamethason	8 mg		p.o.		

Bedarfsmedikation: Metoclopramid/Paspertin® Trpf., Dimenhydrinat/Vomex A® Supp., Ibuprofen 400mg Tbl., Macrogol+div.Salze/Movicol®, Natriumpicosulfat/Laxoberal® Trpf.
FN-Risiko: 10-20% => G-CSF-Gabe je nach Risikoabwägung als Primärprophylaxe, bei Zustand nach FN in den folgenden Zyklen als Sekundärprophylaxe, siehe Leitlinien zur Behandlung mit G-CSF.
Emetogenes Potential: Niedrigrisiko 10-30% => keine routinemäßige Prophylaxe der verzögerten Emesis, siehe Kurzfassung der Leitlinien
Kontrollen: **wöchentlich:** Blutbild (Nadir: Tag 8-14); **vor CTx:** Blutbild, Urin-Stix, Bilirubin, AP, GOT, GPT, G-GT
Dosisreduktion: Siehe auch Fachinformationen und Dosisreduktionstabelle. Bei Neutrophile < 500/µl länger als 1 Woche, verminderter Leberfunktion, schweren Hautveränderungen, schwerer peripherer Neuropathie DR um 25% auf 75mg/m², bei Stomatitis Grad 3-4 DR um 40% auf 60 mg/m².
Nebenwirkungen: Myelotoxizität, Neuropathie, Hauttoxizität, Flüssigkeitsretention, allergische Reaktionen, Übelkeit/Erbrechen, cave: Paravasate
Wiederholung: d22, (3 Zyklen)
Literatur: Roche H et al. J Clin Oncol. 2006; 24:5664-5671.

080401_16 AC+Paclitaxel (Dosisdicht) — Indikation: Mamma-Ca — ICD-10: C50

Chemotherapie

Diese Zytostatikatherapie birgt letale Risiken. Die Anwendung darf nur durch erfahrene internistische Onkologen und entsprechend ausgebildetes Pflegepersonal erfolgen. Das Protokoll muss im Einzelfall überprüft und der klinischen Situation angepasst werden.

Wo	Tag	Substanz	Dosierung	Trägerlösung (ml)	Appl.	Inf.-dauer	Bemerkungen
1,3,5,7	1	Doxorubicin	60 mg/m²	unverdünnt	i.v.	B15min	
1,3,5,7	1	Cyclophosphamid	600 mg/m²	500 ml NaCl 0,9%	i.v.	1h	
9,11,13,15	1	Paclitaxel	175 mg/m²	500 ml NaCl 0,9%	i.v.	3h	PVC-freies Infusionssystem

Therapieablauf	w1	w2	w3	w4	w5	w6	w7	w8	w9	w10	w11	w12	w13	w14	w15
Doxorubicin (AC-Zyklus 1-4)	■		■		■		■								
Cyclophosphamid (AC-Zyklus 1-4)	■		■		■		■								
anschliessend: Paclitaxel (Zyklus 1-4)									▨		▨		▨		▨

Cave: Aprepitant ist moderater Inhibitor und Induktor von CYP3A4 (Wechselwirkungen beachten, s. Fachinformation)

entweder	24h nach CTx	Pegfilgrastim/Neulasta®	6mg	s.c.	
oder	d6 nach CTx	Filgrastim/Neupogen®	5µg/kg/d	s.c.	bis Durchschreiten des Nadir

Obligate Prä- und Begleitmedikation

Wo	Tag	zeitl. Ablauf	Substanz	Dosierung	Trägerlösung (ml)	Appl.	Inf.-dauer	Bemerkungen
1,3,5,7	1	-60min	Aprepitant/Emend®	125 mg		p.o.		
1,3,5,7	1	-15min	NaCl 0,9 %		1000 ml	i.v.	2h	
1,3,5,7	1	-15min	Dexamethason	8 mg	100 ml NaCl 0,9%	i.v.	15min	
1,3,5,7	1	-15min	Granisetron/Kevatril®	1 mg		i.v.	B	
1,3,5,7	1	+15min	Mesna/Uromitexan®	120 mg/m²		i.v.	B	
1,3,5,7	1	+4h15min	Mesna/Uromitexan®	120 mg/m²		i.v.	B	oder p.o.: 240mg/m² 2h nach Cyclophosphamid
1,3,5,7	1	+8h15min	Mesna/Uromitexan®	120 mg/m²		i.v.	B	oder p.o.: 240mg/m² 6h nach Cyclophosphamid
1,3,5,7	2-3	1-0-0-0	Aprepitant/Emend®	80 mg		p.o.		
1,3,5,7	2-3	1-0-1-0	Dexamethason	4 mg		p.o.		
9,11,13,15	1	-30min	Dexamethason	20 mg		i.v.	B	
9,11,13,15	1	-30min	Clemastin/Tavegil®	2 mg	100 ml NaCl 0,9 %	i.v.	15min	
9,11,13,15	1	-30min	Ranitidin/Zantic®	50 mg		i.v.	B	
9,11,13,15	1	0	NaCl 0,9 %		500 ml	i.v.	4h	
1,3,5,7,9,11,13,15	1	+24h	Pegfilgrastim/Neulasta®	6 mg		s.c.		oder Filgrastim an Tag 6 nach Chemotherapie
1,3,5,7,9,11,13,15	6	1-0-0-0	Filgrastim	5 µg/kg		s.c.		bis Durchschreiten des Nadir; oder Pegfilgrastim 24h nach Chemotherapie

Bedarfsmedikation: Dexamethason/Fortecortin® i.v. oder Metoclopramid/Paspertin® p.o. oder i.v.
FN-Risiko: > 20% --> Primärprophylaxe mit Filgrastim/Neupogen® oder Pegfilgrastim/Neulasta®, siehe Kurzfassung Leitlinien G-CSF
Kontrollen: Blutbild, Differentialblutbild (2 mal wöchentlich), Elektrolyte insbesondere Mg²⁺, Retentionswerte, AP, SGOT, SGPT, Klinisch: insbesondere Polyneuropathie
Dosisreduktion: Taxol: um 25% bei Leukopenie Grad IV (< 1 000/µl) oder febriler Neutropenie, um 25% bei Thrombopenie Grad IV (< 10 000/µl), um 25% bei Polyneuropathie 4-6
Summendosis: Doxorubicin: Gefahr der Kardiotoxizität; max. Summendosis: 550mg/m²
Therapieaufschub: Taxol: bei Leukozyten < 1500/µl oder Thrombozyten < 75000/µl (Kontrolle 2 mal wöchentlich). Bei Verzögerung > 2 Wochen Studienprotokoll beenden.
Wiederholung: Alle zwei Wochen AC (insgesamt vier Zyklen), danach alle zwei Wochen Taxol (insgesamt vier Zyklen)
Literatur: analog: Citron ML et al. J Clin Oncol. 2003; 21(8):1431-9.

080401_15 EC+Paclitaxel — Indikation: Mamma-Ca — ICD-10: C50

Chemotherapie

Diese Zytostatikatherapie birgt letale Risiken. Die Anwendung darf nur durch erfahrene internistische Onkologen und entsprechend ausgebildetes Pflegepersonal erfolgen. Das Protokoll muss im Einzelfall überprüft und der klinischen Situation angepasst werden.

Wo	Tag	Substanz	Dosierung	Trägerlösung (ml)	Appl.	Inf.-dauer	Bemerkungen
1,4,7,10	1	Epirubicin	90 mg/m²	unverdünnt	i.v.	B15min	
1,4,7,10	1	Cyclophosphamid	600 mg/m²	500 ml NaCl 0,9%	i.v.	1h	
13,16,19,22	1	Paclitaxel	175 mg/m²	500 ml NaCl 0,9%	i.v.	3h	PVC-freies Infusionssystem

Zyklusdiagramm	w1	w2	w3	w4	w5	w6	w7	w8	w9	w10	w11	w12	w13	w14	w15	w16	w17	w18	w19	w20	w21	w22
Epirubicin	■			■			■			■												
Cyclophosphamid	■			■			■			■												
Paclitaxel													▨			▨			▨			▨

Cave: Aprepitant ist moderater Inhibitor und Induktor von CYP3A4 (Wechselwirkungen beachten, s. Fachinformation)

CTx mit FN-Risiko von 10-20%: Vorgehen bei der G-CSF-Gabe
- nach CTx: 1x tgl. 5µg/kg Filgrastim s.c. bei Leukozyten < 1 000/µl bis >1 000/µl
- Wenn unter Einbeziehung **individueller Risikofaktoren für den Patienten** FN-Risiko ≥ 20% =>G-CSF-Primärprophylaxe erwägen/durchführen.
- **Nach durchgemachter febriler Neutropenie**, in folgenden Zyklen => G-CSF-Sekundärprophylaxe

G-CSF-Primär- bzw. Sekundärprophylaxe:
Entweder 24h nach CTx einmal Pegfilgrastim/Neulasta® 6mg s.c.   - **Oder:**
d6 nach CTx Filgrastim/Neupogen® 5µg/kg/d s.c. bis zum Durchschreiten des Nadir

Obligate Prä- und Begleitmedikation

Wo	Tag	zeitl. Ablauf	Substanz	Dosierung	Trägerlösung (ml)	Appl.	Inf.-dauer	Bemerkungen
1,4,7,10	1	-60min	Aprepitant/Emend®	125 mg		p.o.		CYP3A4 WW beachten
1,4,7,10	1	-15min	NaCl 0,9 %		1000 ml	i.v.	2h	
1,4,7,10	1	-15min	Dexamethason	8 mg	100 ml NaCl 0,9%	i.v.	15min	
1,4,7,10	1	-15min	Granisetron/Kevatril®	1 mg		i.v.	B	
1,4,7,10	1	+15min, +4h15min, +8h15min	Mesna/Uromitexan®	120 mg/m²		i.v.	B	
1,4,7,10	2-3	1-0-0-0	Aprepitant/Emend®	80 mg		p.o.		CYP3A4 WW beachten
1,4,7,10	2-3	1-0-1-0	Dexamethason	4 mg		p.o.		
13,16,19,22	1	-30min	NaCl 0,9 %		1000 ml	i.v.	5h	parallel zu Paclitaxel
13,16,19,22	1	-30min	Clemastin/Tavegil®	2 mg		i.v.	B	
13,16,19,22	1	-30min	Ranitidin/Zantic®	50 mg		i.v.	B	
13,16,19,22	1	-30min	Dexamethason	20 mg	100 ml NaCl 0,9%	i.v.	15min	

Bedarfsmedikation: Dexamethason/Fortecortin® i.v. oder Metoclopramid/Paspertin® p.o. oder i.v.
FN-Risiko: 10-20% --> je nach Risikoabwägung als Primärprophylaxe, bei FN im 1. Zyklus als Sekundärprophylaxe, siehe Kurzfassung Leitlinien G-CSF
Kontrollen: Cave: Anthrazykline u. Kardiotoxizität, auf Herzfunktion achten, BB, Differential-BB(2x /Woche), E-Lyte insbes. Mg²⁺, Retentionswerte, aP, SGOT, SGPT, klinisch: insbes. FNP
Dosisreduktion: Taxol: um 25% bei Leukopenie Grad IV (< 1 000/µl) oder febriler Neutropenie, um 25% bei Thrombopenie Grad IV (< 10 000/µl), um 25% bei Polyneuropathie 4-6
Summendosis: **Epirubicin:** Gefahr der Kardiotoxizität; maximale Summendosis 1 000mg/m²
Therapieaufschub: Taxol: bei Leukozyten < 1 500/µl oder Thrombozyten < 75 000/µl (Kontrolle 2x wöchentlich). Bei Verzögerung > 2 Wochen Studienprotokoll beenden.
Wiederholung: Alle drei Wochen EC (insgesamt vier Zyklen), danach alle drei Wochen Taxol (insgesamt vier Zyklen)
Literatur: Möbus V et al.; analog Untch et al. ASCO. 2003, Vol.22,35 pp9, abstract; analog Henderson et al. J Clin Oncol. 2003; 21:976-83.

Kapitel 12 · Gynäkologische Tumoren

080401_30 Epirubicin/Paclitaxel/Cyclophosphamid (ETC)   **Indikation: Mamma Ca**   *ICD-10: C50*
dosisdicht/-intensiviert: Epirubicin

Chemotherapie

Diese Zytostatikatherapie birgt letale Risiken. Die Anwendung darf nur durch erfahrene internistische Onkologen und entsprechend ausgebildetes Pflegepersonal erfolgen. Das Protokoll muss im Einzelfall überprüft und der klinischen Situation angepasst werden.

Tag	Substanz	Dosierung	Trägerlösung (ml)	Appl.	Inf.-dauer	Bemerkungen
1	Epirubicin	150 mg/m²	unverdünnt	i.v.	20min	

Therapieablauf: w1–w17

- Epirubicin (Zyklus 1-3): w1, w3, w5
- Paclitaxel (Zyklus 1-3): w7, w9, w11
- Cyclophosphamid (Zyklus 1-3): w13, w15, w17

Dosisberechnung (laut Studienprotokoll): bei Patienten mit BMI ≥ 30 nach AIBW
AIBW = IBW + 0,5 (AIBW-IBW)
max. KOF = 2m²

Bei hohem individuellem emetogenen Risiko des Patienten Antiemese mit Aprepitant/Emend®

Pegfilgrastim: 24h post CTx: einmalig Pegfilgrastim/Neulasta® 6mg s.c.

Obligate Prä- und Begleitmedikation

Tag	zeitl. Ablauf	Substanz	Dosierung	Trägerlösung (ml)	Appl.	Inf.-dauer	Bemerkungen
1	-30min	NaCl 0,9 %	500 ml	. .	i.v.	1h	
1	-30min	Dexamethason	8 mg		i.v.	15min	
1	-30min	Granisetron/Kevatril®	1 mg		i.v.	15min	
2	1-0-0-0	Pegfilgrastim/Neulasta®	6 mg		s.c.		24h nach CTx
2-3	1-0-1-0	Dexamethason	4 mg		p.o.		

Bedarfsmedikation: Metoclopramid/Paspertin® Trpf., Dimenhydrinat/Vomex A® Supp., Ibuprofen 400mg Tbl., Macrogol, div.Salze/Movicol®, Natriumpicosulfat/Laxoberal® Trpf.
FN-Risiko: ≥ 20% --> Primärprophylaxe 24h nach CTx mit einmal Pegfilgrastim/Neulasta® 6mg s.c., siehe Kurzfassung Leitlinien G-CSF
Emetogenes Potential: Moderates Risiko 30-90% -> Prophylaxe der verzögerten Emesis d2-3, siehe Kurzfassung Leitlinien + Protokoll
Kontrollen: wöchentlich: Blutbild, vor CTx: Blutbild, Urin-Stix, Kreatinin, Bilirubin, GOT, GPT, G-GT, AP, EKG, vor Therapiebeginn + nach 3. Zyklus: Herzecho, EKG
Dosisreduktion: Siehe auch Fachinformationen und Dosisreduktionstabelle. Bei Bilirubin 1,2-3,0mg/dl Dosisreduktion um 50%, 3,1-5,0mg/dl Dosisreduktion um 75%; bei schweren Nierenfunktionsstörungen.
Summendosis: **Epirubicin:** Gefahr der Kardiotoxizität; max. Summendosis: 1000mg/m²
Wiederholung: d15 (3 Zyklen, dann weiter mit Paclitaxel)
Literatur: analog: Moebus V et al. J Clin Oncol. 2010; 28:2874-2880.

080401_30 Epirubicin/Paclitaxel/Cyclophosphamid (ETC)   **Indikation: Mamma-Ca**   *ICD-10: C50*
dosisdicht/-intensiviert: Paclitaxel

Chemotherapie

Diese Zytostatikatherapie birgt letale Risiken. Die Anwendung darf nur durch erfahrene internistische Onkologen und entsprechend ausgebildetes Pflegepersonal erfolgen. Das Protokoll muss im Einzelfall überprüft und der klinischen Situation angepasst werden.

Tag	Substanz	Dosierung	Trägerlösung (ml)	Appl.	Inf.-dauer	Bemerkungen
1	Paclitaxel	225 mg/m²	500ml NaCl 0,9%	i.v.	3h	

Therapieablauf: w1–w17

- Epirubicin (Zyklus 1-3): w1, w3, w5
- Paclitaxel (Zyklus 1-3): w7, w9, w11
- Cyclophosphamid (Zyklus 1-3): w13, w15, w17

Dosisberechnung (laut Studienprotokoll): bei Patienten mit BMI ≥ 30 nach AIBW
AIBW = IBW + 0,5 (AIBW-IBW)
max. KOF = 2m²

Pegfilgrastim: 24h post CTx: einmalig Pegfilgrastim/Neulasta® 6mg s.c.

Obligate Prä- und Begleitmedikation

Tag	zeitl. Ablauf	Substanz	Dosierung	Trägerlösung (ml)	Appl.	Inf.-dauer	Bemerkungen
1	-30min	NaCl 0,9 %	500 ml		i.v.	3h30min	
1	-30min	Dexamethason	20 mg		i.v.	15min	
1	-30min	Granisetron/Kevatril®	1 mg		i.v.	15min	
1	-30min	Clemastin/Tavegil®	2 mg		i.v.	B	
1	-30min	Ranitidin/Zantic®	50 mg		i.v.	B	
2	1-0-0-0	Pegfilgrastim/Neulasta®	6 mg		s.c.		24h nach CTx
2-3	1-0-1-0	Dexamethason	4 mg		p.o.		
5-12	1-0-1-0	Ciprofloxacin/Ciprobay®	500 mg		p.o.		

Bedarfsmedikation: Metoclopramid/Paspertin® Trpf., Dimenhydrinat/Vomex A® Supp., Ibuprofen 400mg Tbl., Macrogol, div.Salze/Movicol®, Natriumpicosulfat/Laxoberal® Trpf.
FN-Risiko: ≥ 20% --> Primärprophylaxe mit 24h nach CTx einmal Pegfilgrastim/Neulasta® 6mg s.c., siehe Kurzfassung Leitlinien G-CSF
Emetogenes Potential: Moderates Risiko 30-90% -> Prophylaxe der verzögerten Emesis d2-3, siehe Kurzfassung Leitlinien + Protokoll
Kontrollen: wöchentlich: Blutbild; vor CTx: GOT, GPT, G-GT, AP, Bilirubin, Urin-Stix, Kreatinin, vor Therapie und bei kardialen Auffälligkeiten/Risiken Wiederholung: EKG
Dosisreduktion: Siehe auch Fachinformationen und Dosisreduktionstabelle. Um 20% bei schwerer Neutropenie (< 500/mm³) oder schweren Neuropathien; um 25% bei schwerer Mukositis
Cave: Paclitaxel immer über PVC-freies Infusionssystem mit Inlinefilter applizieren
Wiederholung: d15 (3 Zyklen, dann weiter mit Cyclophosphamid)
Literatur: analog: Moebus V et al. J Clin Oncol. 2010; 28:2874-2880.

080401_30 Epirubicin/Paclitaxel/Cyclophosphamid (ETC) dosisdicht/-intensiviert: Cyclophosphamid

Indikation: Mamma Ca
ICD-10: C50

Chemotherapie

Diese Zytostatikatherapie birgt letale Risiken. Die Anwendung darf nur durch erfahrene internistische Onkologen und entsprechend ausgebildetes Pflegepersonal erfolgen. Das Protokoll muss im Einzelfall überprüft und der klinischen Situation angepasst werden.

Tag	Substanz	Dosierung	Trägerlösung (ml)	Appl.	Inf.-dauer	Bemerkungen
1	Cyclophosphamid	2000 mg/m²	500 NaCl 0,9%	i.v.	2h	

Therapieablauf: w1–w17
- Epirubicin (Zyklus 1-3): w1, w3, w5
- Paclitaxel (Zyklus 1-3): w7, w9, w11
- Cyclophosphamid (Zyklus 1-3): w13, w15, w17

Dosisberechnung (laut Studienprotokoll):
bei Patienten mit BMI ≥ 30 nach AIBW
AIBW = IBW + 0,5 (AIBW-IBW)
max. KOF = 2m²

Pegfilgrastim: 24h post CTx: einmalig Pegfilgrastim/Neulasta® 6mg s.c.

Obligate Prä- und Begleitmedikation

Tag	zeitl. Ablauf	Substanz	Dosierung	Trägerlösung (ml)	Appl.	Inf.-dauer	Bemerkungen
1	-60min	Aprepitant/Emend®	125 mg		p.o.		
1	-30min	NaCl 0,9 %	1000 ml		i.v.	3h	
1	-30min	Dexamethason	12 mg		i.v.	15min	
1	-30min	Granisetron/Kevatril®	1 mg		i.v.	15min	
1	0	Mesna/Uromitexan®	400 mg/m²		i.v.	B	oder p.o.: 800mg/m² 2h vor Cyclophosphamid
1	+2h	Mesna/Uromitexan®	800 mg/m²		p.o.		oder i.v.: 400mg/m² 4h nach Cyclophosphamid
1	+6h	Mesna/Uromitexan®	800 mg/m²		p.o.		oder i.v.: 400mg/m² 8h nach Cyclophosphamid
2	1-0-0-0	Pegfilgrastim/Neulasta®	6 mg		s.c.		24h nach CTx
2-4	1-0-1-0	Dexamethason	4 mg		p.o.		
5-12	1-0-1-0	Ciprofloxacin/Ciprobay®	500 mg		p.o.		

Bedarfsmedikation: Metoclopramid/Paspertin® Trpf., Dimenhydrinat/Vomex A® Supp., Ibuprofen 400mg Tbl., Macrogol, div.Salze/Movicol®, Natriumpicosulfat/Laxoberal® Trpf.
FN-Risiko: ≥ 20% --> Primärprophylaxe mit 24h nach CTx einmal Pegfilgrastim/Neulasta® 6mg s.c., siehe Kurzfassung Leitlinien G-CSF
Emetogenes Potential: Hochrisiko >90% => Prophylaxe der verzögerten Emesis 3-4 Tage, siehe Kurzfassung der Leitlinien + Protokoll
Kontrollen: **wöchentlich:** Blutbild; **vor CTx:** Bilirubin, AP, GOT, GPT, G-GT, Urin-Stix, Kreatinin, EKG.
Dosisreduktion: Siehe auch Fachinformationen und Dosisreduktionstabelle. Falls Dosisreduktion notwendig, Reduktion um mindestens 25% auf 1 500mg/m².
Wiederholung: d15 (3 Zyklen)
Literatur: analog: Moebus V et al. J Clin Oncol. 2010; 28:2874-2880.

080401_04 Docetaxel/Doxorubicin/Cyclophosphamid (TAC)

Indikation: Mamma-Ca
ICD-10: C50

Chemotherapie

Diese Zytostatikatherapie birgt letale Risiken. Die Anwendung darf nur durch erfahrene internistische Onkologen und entsprechend ausgebildetes Pflegepersonal erfolgen. Das Protokoll muss im Einzelfall überprüft und der klinischen Situation angepasst werden.

Tag	Substanz	Dosierung	Trägerlösung (ml)	Appl.	Inf.-dauer	Bemerkungen
1	Doxorubicin	50 mg/m²		i.v.	15min	unverdünnt
1	Cyclophosphamid	500 mg/m²	250 ml NaCl 0,9%	i.v.	1h	
1	Docetaxel	75 mg/m²	250 ml NaCl 0,9%	i.v.	1h	

Zyklusdiagramm: d1 w1, d8 w2, d15 w3 — Doxorubicin, Cyclophosphamid, Docetaxel an d1; Wdh.

Cave: Aprepitant ist moderater Inhibitor und Induktor von CYP3A4 (Wechselwirkungen beachten, s. Fachinformation)

Pegfilgrastim: 24h post CTx: einmalig Pegfilgrastim/Neulasta® 6mg s.c.

Obligate Prä- und Begleitmedikation

Tag	zeitl. Ablauf	Substanz	Dosierung	Trägerlösung (ml)	Appl.	Inf.-dauer	Bemerkungen
1	-24h,-12h	Dexamethason	8 mg		p.o.		Achtung: Prämedikation an d0
1	-60min	Aprepitant/Emend®	125 mg		p.o.		
1	-30min	NaCl 0,9 %		500ml	i.v.	3h	
1	-30min	Dexamethason	8 mg	100 ml NaCl 0,9%	i.v.	15min	
1	-30min	Granisetron/Kevatril®	1 mg		i.v.	15min	
1	-30min	Ranitidin/Zantic®	50 mg		i.v.	B	
1	-30min	Clemastin/Tavegil®	2 mg		i.v.	B	
1	+15min	Mesna/Uromitexan®	100 mg/m²		i.v.	B	oder p.o.: 200mg/m² 2h vor Cyclophosphamid
1	+2h15min	Mesna/Uromitexan®	200 mg/m²		p.o.		oder i.v.: 100mg/m² 4h nach Cyclophosphamid
1	+6h15min	Mesna/Uromitexan®	200 mg/m²		p.o.		oder i.v.: 100mg/m² 8h nach Cyclophosphamid
1	0-0-1-0	Dexamethason	8 mg		p.o.		
2	1-0-1-0	Dexamethason	8 mg		p.o.		
2-3	1-0-0-0	Aprepitant/Emend®	80 mg		p.o.		
3	1-0-1-0	Dexamethason	4 mg		p.o.		
2	24h nach CTx	Pegfilgrastim/Neulasta®	6 mg		s.c.		
5-14	1-0-1-0	Ciprofloxacin/Ciprobay®	500 mg		p.o.		

Bedarfsmedikation: Metoclopramid/Paspertin® p.o, Dimenhydrinat/Vomex A® Supp., Ibuprofen 400mg p.o., Macrogol, div.Salze/Movicol®, Natriumpicosulfat/Laxoberal®
FN-Risiko: ≥ 20% => Primärprophylaxe 24h nach CTx mit einmal Pegfilgrastim/Neulasta® 6mg s.c., siehe Leitlinien zur Behandlung mit G-CSF.
Emetogenes Potential: Anthracyclin + Cyclophosphamid: Moderates-hohes Risiko 30-90% => Prophylaxe der verzögerten Emesis mit Aprepitant d2-3, siehe Leitlinien + Protokoll
Kontrollen: **vor Therapiebeginn:** Herzecho+ EKG; **wöchentlich:** Blutbild (Nadir 10-14); **vor CTx:** Blutbild, Urin -Stix, Bilirubin, AP, GOT, GPT, G-GT, EKG; **nach jedem 3. Zyklus:** Herzecho
Dosisreduktion: Siehe auch Fachinformationen und Dosisreduktionstabelle. **Docetaxel:** bei FN, Neutrophile < 500/μl länger als 1 Woche, verminderter Leberfunktion, schweren Hautveränderungen, schwerer peripherer Neuropathie, bei Stomatitis Grad 3-4, **Cyclophosphamid:** verminderter Leber- oder Nierenfunktion, **Doxorubicin:** bei Niereninsuffizienz, eingeschränkter Leberfunktion.
Summendosis: Doxorubicin: Gefahr der Kardiotoxizität; Summendosis: 450mg/m² - maximal 550mg/m², bei vorrausgegangener Bestrahlung des Mediastinums Kardiotoxizität erhöht: max. Summendosis: 400mg/m²
Wiederholung: d22 (6 Zyklen)
Literatur: Martin PT et al. N Engl J Med. 2005; 352:2302-13.

Kapitel 12 · Gynäkologische Tumoren

080401_05 Epirubicin/Paclitaxel (EP) — Indikation: Mamma-Ca — ICD-10: C50

Chemotherapie

Diese Zytostatikatherapie birgt letale Risiken. Die Anwendung darf nur durch erfahrene internistische Onkologen und entsprechend ausgebildetes Pflegepersonal erfolgen. Das Protokoll muss im Einzelfall überprüft und der klinischen Situation angepasst werden.

Tag	Substanz	Dosierung	Trägerlösung (ml)	Appl.	Inf.-dauer	Bemerkungen
1	Epirubicin	60 mg/m²	unverdünnt	i.v.	B15min	Cave: Kardiotoxizität, deshalb unbedingt Epirubicin vor Paclitaxel geben
1	Paclitaxel	175 mg/m²	500 ml NaCl 0,9%	i.v.	3h	PVC-freies Infusionssystem

Zyklusdiagramm	d1 w1	d8 w2	d15 w3		Cave:
Epirubicin				Wdh.	auf Kardiotoxizität achten, deshalb Epirubicin unbedingt vor Taxol geben
Paclitaxel					

Obligate Prä- und Begleitmedikation

Tag	zeitl. Ablauf	Substanz	Dosierung	Trägerlösung (ml)	Appl.	Inf.-dauer	Bemerkungen
1	-30min	Dexamethason	20 mg abs.	100 ml NaCl 0,9%	i.v.	15min	
1	-30min	Granisetron/Kevatril®	1 mg		i.v.	B	
1	-30min	Clemastin/Tavegil®	2 mg abs.		i.v.	B	
1	-30min	Ranitidin/Zantic®	50 mg abs.		i.v.	B	
1	0	NaCl 0,9 %		1000 ml	i.v.	3h30min	Während Taxol NaCl- Inf. über IVAC

Bedarfsmedikation:	Metoclopramid/Paspertin®, evtl. Steigerung mit HT$_3$-Antagonisten i.v. oder p.o.
FN-Risiko:	< 10% --> je nach Risikoabwägung, siehe Kurzfassung Leitlinien G-CSF
Kontrollen:	Cave: Anthrazykline --> Gefahr der Kardiotoxizität, auf Herzfunktion achten; Blutbild, Elektrolyte, insbesondere Mg^{2+}, Leberwerte, Neurotoxizität.
Dosisreduktion:	Absetzen bei Leukozyten < 1500/µl und bei Allergie gegen Polyoxyethylen-3,5-Rizinusöl, siehe Dosismodifikationstabelle
Summendosis:	**Epirubicin:** Gefahr der Kardiotoxizität; max. Summendosis: 1 000mg/m²
Erfolgsbeurteilung:	nach 2 Zyklen
Wiederholung:	alle 22 Tage
Literatur:	Luck HJ et al,. Oncology. 1998; 12(Sup):36-39; Fountzilas G et al. J Clin Oncol. 2001; 19:2232-39; Luck H et al. Abstract 280, ASCO 2000:7; Konecny G et al. Abstract 88, ASCO 2001:31.

080401_21 Gemcitabin/Carboplatin — Indikation: Ovarial-Ca; Mamma-Ca — ICD-10: C50; C56

Chemotherapie

Diese Zytostatikatherapie birgt letale Risiken. Die Anwendung darf nur durch erfahrene internistische Onkologen und entsprechend ausgebildetes Pflegepersonal erfolgen. Das Protokoll muss im Einzelfall überprüft und der klinischen Situation angepasst werden.

Tag	Substanz	Dosierung	Trägerlösung (ml)	Appl.	Inf.-dauer	Bemerkungen
1,8	Gemcitabin	1000 mg/m²	250 ml NaCl 0,9%	i.v.	30min	
1	Carboplatin	4 AUC	250 ml Glucose 5%	i.v.	60min	

Zyklusdiagramm	d1 w1	d8 w2	d15 w3		CTx mit FN-Risiko von 10-20%: Vorgehen bei der G-CSF-Gabe
Gemcitabin				Wdh.	- nach CTx: 1x tgl. 5µg/kg Filgrastim s.c. bei Leukozyten < 1 000/µl bis >1 000/µl
Carboplatin					- Wenn unter Einbeziehung **individueller Risikofaktoren für den Patienten FN-Risiko ≥ 20%** =>G-CSF-Primärprophylaxe erwägen/durchführen.
					- **Nach durchgemachter febriler Neutropenie**, in folgenden Zyklen => **G-CSF-Sekundärprophylaxe**
					G-CSF-Primär- bzw. Sekundärprophylaxe:
					Entweder 24h nach CTx einmal Pegfilgrastim/Neulasta® 6mg s.c. - **Oder**: d6 nach CTx Filgrastim/Neupogen® 5µg/kg/d s.c. bis zum Durchschreiten des Nadir

Obligate Prä- und Begleitmedikation

Tag	zeitl. Ablauf	Substanz	Dosierung	Trägerlösung (ml)	Appl.	Inf.-dauer	Bemerkungen
1	-30min	NaCl 0,9 %		500 ml	i.v.	2h	
8	-30min	NaCl 0,9 %		500 ml	i.v.	1h	
1	-30min	Granisetron/Kevatril®	1 mg		i.v.	15min	
1,8	-30min	Dexamethason	8 mg		i.v.	15min	
2-3	1-0-1-0	Dexamethason	4 mg		p.o.		

Bedarfsmedikation:	Metoclopramid/Paspertin® Trpf., Dimenhydrinat/Vomex A® Supp., Ibuprofen 400mg Tbl., Macrogol, div. Salze/Movicol®, Natriumpicosulfat/Laxoberal® Trpf.
FN-Risiko:	10-20% => G-CSF-Gabe je nach Risikoabwägung als Primärprophylaxe, bei Zustand nach FN in den folgenden Zyklen als Sekundärprophylaxe, siehe Leitlinien zur Behandlung mit G-CSF.
Emetogenes Potential:	Moderates Risiko 30-90% => Prophylaxe der verzögerten Emesis d 2-3, siehe Kurzfassung der Leitlinien + Protokoll
Kontrollen:	**wöchentlich:** Blutbild; **vor CTx:** Blutbild, Elektrolyte, GOT, GPT, G-GT, Kreatinin, Urin-Stix; **bei kardialer Vorschädigung vor Therapiebeginn und jedem 3. Zyklus:** EKG.
Dosisreduktion:	Siehe auch Fachinformationen und Dosisreduktionstabelle. **Carboplatin:** bei Nierenfunktionsstörungen.
Cave:	**Gemcitabin:** vorsichtige Anwendung bei Niereninsuffizienz, Leberfunktionsstörungen, Lebermetastasen
Therapieabbruch:	**Gemcitabin:** bei interstitieller Pneumonitis, Lungenödemen, akutem Atemnotsyndrom (ARDS)
Wechselwirkungen:	**Carboplatin:** keine Komedikation mit nephro- oder ototoxischen Substanzen: z.B. Aminoglykoside, Schleifendiuretika
Erfolgsbeurteilung:	nach 3 Zyklen
Wiederholung:	d22
Literatur:	Laessig D et al. Oncology. 2007; 73:407-414; Pfisterer J et al. J Clin Oncol. 2006; 24:4699-4707; Fady L et al. Clin Breast Cancer. 2004; 2:117-122.

080401_18 Gemcitabin/Cisplatin (Mamma-Ca)

Indikation: Mamma-Ca

ICD-10: C50

Chemotherapie

Diese Zytostatikatherapie birgt letale Risiken. Die Anwendung darf nur durch erfahrene internistische Onkologen und entsprechend ausgebildetes Pflegepersonal erfolgen. Das Protokoll muss im Einzelfall überprüft und der klinischen Situation angepasst werden.

Tag	Substanz	Dosierung	Trägerlösung (ml)	Appl.	Inf.-dauer	Bemerkungen
1,8	Gemcitabin	750 mg/m²	250 ml NaCl 0,9%	i.v.	30min	
1,8	Cisplatin	30 mg/m²	250 ml NaCl 0,9%	i.v.	1h	

Zyklusdiagramm: d1 w1, d8 w2, d15 w3 — Gemcitabin, Cisplatin, Wdh.

Cave: Aprepitant ist moderater Inhibitor und Induktor von CYP3A4 (Wechselwirkungen beachten, s. Fachinformation)

Obligate Prä- und Begleitmedikation

Tag	zeitl. Ablauf	Substanz	Dosierung	Trägerlösung (ml)	Appl.	Inf.-dauer	Bemerkungen
1,8	-1h	Aprepitant/Emend®	125 mg		p.o.		
1,8	-15min	NaCl 0,9%	3000 ml		i.v.	6-8h	
1,8	-15min	Granisetron/Kevatril®	1 mg abs.		i.v.	B	
1,8	-15min	Dexamethason	12 mg abs.		i.v.		Fortführung Antiemese: Dexamethason 8mg 1-0-0 an Tagen: 2 bis 4 und 9 bis12
1,8	+30min, +2h30min	Mannitol 10%/Osmosteril 10%®	250 ml		i.v.	15min	
2-3,9-10	1-0-0-0	Aprepitant/Emend®	80 mg		p.o.		
2-4,9-11	1-0-0-0	Dexamethason	8 mg abs.		p.o.		

Bedarfsmedikation: Granisetron/Kevatril® i.v. oder p.o., Dexamethason/Fortecortin® 8mg
FN-Risiko: < 10% --> je nach Risikoabwägung, siehe Kurzfassung Leitlinien G-CSF
Kontrollen: Blutbild, Elektrolyte insb. Mg²⁺, Retentionswerte, Kreatinin-Clearance, Diurese, Audiometrie
Dosisreduktion: Cisplatin bei Kreatinin-Clearance < 60ml/min meiden, siehe auch Dosismodifikationstabelle; Leukozyten < 2 500/µl oder Thrombozyten < 100 000/µl: Pause; Leukozyten 2 500-3 000/µl oder Thrombozyten > 100 000/µl DR 50%; andere Toxizitäten: WHO Grad 3
Erfolgsbeurteilung: nach 2 Zyklen
Wiederholung: Tag 22
Literatur: Heinemann et al. Cancer Chemother Pharmacol. 2006; 57:640-646.

080401_02 CMF ("Bonadonna")

Indikation: Mamma-Ca (adjuvant)

ICD-10: C50

Chemotherapie

Diese Zytostatikatherapie birgt letale Risiken. Die Anwendung darf nur durch erfahrene internistische Onkologen und entsprechend ausgebildetes Pflegepersonal erfolgen. Das Protokoll muss im Einzelfall überprüft und der klinischen Situation angepasst werden.

Tag	Substanz	Dosierung	Trägerlösung (ml)	Appl.	Inf.-dauer	Bemerkungen
1	Cyclophosphamid	600 mg/m²	500 ml NaCl 0,9%	i.v.	1h	
1	Methotrexat	40 mg/m²	unverdünnt	i.v.	B	Dosisreduktion bei Patienten > 60 Jahre
1	Fluorouracil (5-FU)	600 mg/m²	250 ml NaCl 0,9%	i.v.	1h	

Schwerwiegende Wechselwirkung: keine Gabe von Brivudin/Zostex® zusammen mit 5-Fluorouracil inkl. topischer Präparate und Prodrugs (Efudix, Capecitabin, Floxuridin, Tegafur). Durch Hemmung der Dihydropyrimidindehydrogenase, Akkumulation und verstärkte Toxizität von 5-FU, letale Folgen möglich. Mindestens 4 Wochen zeitlicher Abstand, ggf. Bestimmung der DPD-Aktivität.

Inkompatibilität: Methotrexat ↔ 5-Fluorouracil

Zyklusdiagramm: d1 w1, d8 w2, d15 w3 — Cyclophosphamid, Methotrexat, 5-Fluorouracil, Wdh.

Cave: Mucositisprophylaxe

Obligate Prä- und Begleitmedikation

Tag	zeitl. Ablauf	Substanz	Dosierung	Trägerlösung (ml)	Appl.	Inf.-dauer	Bemerkungen
1	-15min	NaCl 0,9 %		1000 ml	i.v.	3h	
1	-15min	Dexamethason	8 mg	100 ml NaCl 0,9%	i.v.	15min	
1	-15min	Granisetron/Kevatril®	1 mg		i.v.	B	
1	0	Mesna/Uromitexan®	120 mg/m²		i.v.	B	p.o. Gabe: 240mg/m² 2h vor i.v.
1	+2h, +6h	Mesna/Uromitexan®	240 mg/m²		p.o.		i.v. Gabe: 120mg/m² 2h später als p.o.

Bedarfsmedikation: Metoclopramid/Paspertin® p.o. oder i.v.
FN-Risiko: <10%--> je nach Risikoabwägung, siehe Kurzfassung Leitlinien G-CSF
Kontrollen: Blutbild, Elektrolyte, Leberwerte, Retentionswerte, Kreatinin-Clearance, Ausschluß dritter Raum
Dosisreduktion: Dosisreduktion bei Patienten > 60 Jahre: 40mg Methotrexat absolut, 5-Fluorouracil bei Billirubin > 5mg/dl meiden, siehe Dosismodifikationstabelle
Erfolgsbeurteilung: vor dem 3. Zyklus
Wiederholung: Tag 22
Literatur: Buzzoni R et al. J Clin Oncol. 1991; 9(12):2134-2140; Bonadonna G et al. Semin Oncol. 1987; 14(1):8-22.

Kapitel 12 · Gynäkologische Tumoren

080402_16 pegyliert-liposomales Doxorubicin (Caelyx®)/14-tägig   Indikation: Ovarial-Ca; Mamma-Ca   ICD-10: C56; C50

Chemotherapie

Diese Zytostatikatherapie birgt letale Risiken. Die Anwendung darf nur durch erfahrene internistische Onkologen und entsprechend ausgebildetes Pflegepersonal erfolgen. Das Protokoll muss im Einzelfall überprüft und der klinischen Situation angepasst werden.

Tag	Substanz	Dosierung	Trägerlösung (ml)	Appl.	Inf.-dauer	Bemerkungen
1	Doxorubicin PEG-liposomal/Caelyx®	20 mg/m²	Glucose 5%	i.v.	1h30min	Erstgabe über 1h30min, Folgegaben über 1h möglich bei guter Verträglichkeit; Infusomat mit Glucose füllen

Zyklusdiagramm: PEG-liposomales Doxorubicin — d1 w1, d8 w2, Wdh.

Infusionsdauer PEG-liposomales Doxorubicin/Caelyx®:
Initialdosis über 1h30min verabreichen, max. Rate 1mg/min
bei guter Verträglichkeit Folgegaben über **1h**
bei Infusionsreaktionen:
5% der Gesamtdosis über 15min, weiter 10% über 15min, Restdosis über 1h (insgesamt 1h 30min)

Obligate Prä- und Begleitmedikation

Tag	zeitl. Ablauf	Substanz	Dosierung	Trägerlösung (ml)	Appl.	Inf.-dauer	Bemerkungen
1	-30min	Glucose 5%	500 ml		i.v.	2h	
1	-30min	Granisetron/Kevatril®	1 mg		i.v.	15min	
1	-30min	Dexamethason	20 mg		i.v.	15min	
1	-30min	Clemastin/Tavegil®	2 mg		i.v.	B	
1	-30min	Ranitidin/Zantic®	50 mg		i.v.	B	
2-3	1-0-1-0	Dexamethason	4 mg		p.o.		optional bei Nausea/Emesis

Bedarfsmedikation: Metoclopramid/Paspertin® Trpf., Dimenhydrinat/Vomex A® Supp., Ibuprofen 400mg Tbl., Macrogol+div.Salze/Movicol®, Natriumpicosulfat/Laxoberal® Trpf.
FN-Risiko: < 10% => G-CSF-Gabe je nach Risikoabwägung, siehe Leitlinien zur Behandlung mit G-CSF
Emetogenes Potential: Niedrigrisiko 10-30% => keine routinemäßige Prophylaxe der verzögerten Emesis, siehe Kurzfassung der Leitlinien
Kontrollen: **wöchentlich:** Blutbild; **vor CTx:** Blutbild, Urin-Stix; **alle 4 Wochen:** Bilirubin, GOT, GPT, G-GT, AP, Kreatinin, EKG; **vor Therapiebeginn + nach jeder 3. Caelyx®-Gabe:** Herzecho
Dosisreduktion: Siehe auch Fachinformationen und Dosisreduktionstabelle. Bei Leberfunktionsstörungen, Stomatitis, Palmar-plantarer Erythrodysästhesie, Hämatologischer Toxizität.
Summendosis: nicht definiert
Wiederholung: d15
Literatur: Sehouli J et al. Cancer Chemother Pharmacol. 2009; 64:585-591; modifiziert nach: Homesley HD et al. Gynecol Oncol. 2005; 98:294-298, Keller et al. J Clin Oncol. 2004; 22:3893-3901; Thigpen JT et al. Gynecol Oncol. 2005; 96:10-18.

080402_15 pegyliert-liposomales Doxorubicin (Caelyx®)   Indikation: Ovarial-Ca; Mamma-Ca   ICD-10: C56; C50

Chemotherapie

Diese Zytostatikatherapie birgt letale Risiken. Die Anwendung darf nur durch erfahrene internistische Onkologen und entsprechend ausgebildetes Pflegepersonal erfolgen. Das Protokoll muss im Einzelfall überprüft und der klinischen Situation angepasst werden.

Tag	Substanz	Dosierung	Trägerlösung (ml)	Appl.	Inf.-dauer	Bemerkungen
1	Doxorubicin PEG-liposomal/Caelyx®	40 mg/m²	Glucose 5%	i.v.	1h30min	Erstgabe über 1h30min, Folgegaben über 1h möglich bei guter Verträglichkeit; Infusomat mit Glucose füllen

Zyklusdiagramm: PEG-liposomales Doxorubicin — d1 w1, d8 w2, d15 w3, d22 w4, Wdh.

Infusionsdauer PEG-liposomales Doxorubicin/Caelyx®:
Initialdosis über 1h30min verabreichen, max. Rate 1mg/min
bei guter Verträglichkeit Folgegaben über **1h**
bei Infusionsreaktionen:
5% der Gesamtdosis über 15min, weiter 10% über 15min, Restdosis über 1h (insgesamt 1h 30min)

Obligate Prä- und Begleitmedikation

Tag	zeitl. Ablauf	Substanz	Dosierung	Trägerlösung (ml)	Appl.	Inf.-dauer	Bemerkungen
1	-30min	Glucose 5%	500 ml		i.v.	2h	
1	-30min	Granisetron/Kevatril®	1 mg		i.v.	15min	
1	-30min	Dexamethason	20 mg		i.v.	15min	
1	-30min	Clemastin/Tavegil®	2 mg		i.v.	B	
1	-30min	Ranitidin/Zantic®	50 mg		i.v.	B	
2-3	1-0-1-0	Dexamethason	4 mg		p.o.		optional bei Nausea/Emesis

Bedarfsmedikation: Metoclopramid/Paspertin® Trpf., Dimenhydrinat/Vomex A® Supp., Ibuprofen 400mg Tbl., Macrogol+div.Salze/Movicol®, Natriumpicosulfat/Laxoberal® Trpf.
FN-Risiko: < 10% => G-CSF-Gabe je nach Risikoabwägung, siehe Leitlinien zur Behandlung mit G-CSF.
Emetogenes Potential: Niedrigrisiko 10-30% => keine routinemäßige Prophylaxe der verzögerten Emesis, siehe Kurzfassung der Leitlinien
Kontrollen: **vor CTx:** Blutbild, Urin-Stix, Bilirubin, GOT, GPT, G-GT, AP, Kreatinin, EKG; **wöchentlich:** Blutbild; **vor Therapiebeginn + nach jeder 3. Caelyx®-Gabe:** Herzecho
Dosisreduktion: Siehe auch Fachinformationen und Dosisreduktionstabelle. Bei Leberfunktionsstörungen, Stomatitis, Palmar-plantarer Erythrodysästhesie, Hämatologischer Toxizität.
Summendosis: nicht definiert
Wiederholung: d29
Literatur: Homesley HD et al. Gynecol Oncol. 2005; 98:294-298; Keller et al. J Clin Oncol. 2004; 22:3893-3901; Thigpen JT et al.Gynecol Oncol. 2005; 96:10-18.

080401_06 Epirubicin

Indikation: Mamma-Ca; solide Tumoren ICD-10: C50

Chemotherapie

Diese Zytostatikatherapie birgt letale Risiken. Die Anwendung darf nur durch erfahrene internistische Onkologen und entsprechend ausgebildetes Pflegepersonal erfolgen. Das Protokoll muss im Einzelfall überprüft und der klinischen Situation angepasst werden.

Tag	Substanz	Dosierung	Trägerlösung (ml)	Appl.	Inf.-dauer	Bemerkungen
1	Epirubicin	20 mg/m²	unverdünnt	i.v.	B15min	

Zyklusdiagramm	d1 w1		CTx mit FN-Risiko von 10-20%: Vorgehen bei der G-CSF-Gabe
Epirubicin	▮▯▯▯▯▯	Wdh.	- nach CTx: 1x tgl. 5µg/kg Filgrastim s.c. bei Leukozyten < 1 000/µl bis >1 000/µl

- Wenn unter Einbeziehung **individueller Risikofaktoren für den Patienten**
  FN-Risiko ≥ 20% =>G-CSF-Primärprophylaxe erwägen/durchführen.
- **Nach durchgemachter febriler Neutropenie**, in folgenden Zyklen => G-CSF-Sekundärprophylaxe

G-CSF-Primär- bzw. Sekundärprophylaxe:
Entweder 24h nach CTx einmal Pegfilgrastim/Neulasta® 6mg s.c.   - **Oder**:
d6 nach CTx Filgrastim/Neupogen® 5µg/kg/d s.c. bis zum Durchschreiten des Nadir

Obligate Prä- und Begleitmedikation

Tag	zeitl. Ablauf	Substanz	Dosierung	Trägerlösung (ml)	Appl.	Inf.-dauer	Bemerkungen
1	-15min	NaCl 0,9 %		250 ml	i.v.	1h	
1	-15min	Dexamethason	8 mg		i.v.	B	
1	-15min	Granisetron/Kevatril®	1 mg		i.v.	15min	

Bedarfsmedikation:	Metoclopramid/Paspertin® p.o. oder i.v.
FN-Risiko:	10-20% --> je nach Risikoabwägung als Primärprophylaxe, bei FN im 1. Zyklus als Sekundärprophylaxe, siehe Kurzfassung Leitlinien G-CSF
Kontrollen:	Cave: Anthrazykline --> Gefahr der Kardiotoxizität, auf Herzfunktion achten. Blutbild, Elektrolyte, Retentionswerte, Leberwerte
Dosisreduktion:	Siehe auch Fachinformationen und Dosisreduktionstabelle. **Epirubicin:** bei Leberfunktionsstörungen, schweren Nierenfunktionsstörungen.
Summendosis:	**Epirubicin:** Gefahr der Kardiotoxizität; max. Summendosis 1 000 mg/m²
Nebenwirkungen:	Kardiotoxozität, selten allergische Reaktionen/Übelkeit/Erbrechen, cave: Paravasate
Erfolgsbeurteilung:	nach 6 Wochen
Wiederholung:	wöchentliche Gabe (bei Granulozyten < 1 500/µl Therapie verschieben)
Literatur:	Ebbs et al. Acta Oncologica. 1989; 28:887-92.

080401_34 Paclitaxel 3-wöchentlich

Indikation: Ovarial-/Mamma-Ca   ICD-10: C50;C56

Chemotherapie

Diese Zytostatikatherapie birgt letale Risiken. Die Anwendung darf nur durch erfahrene internistische Onkologen und entsprechend ausgebildetes Pflegepersonal erfolgen. Das Protokoll muss im Einzelfall überprüft und der klinischen Situation angepasst werden.

Tag	Substanz	Dosierung	Trägerlösung (ml)	Appl.	Inf.-dauer	Bemerkungen
1	Paclitaxel	175 mg/m²	500ml NaCl 0,9%	i.v.	3h	

Zyklusdiagramm	d1 w1	d8 w2	d15 w3		CTx mit FN-Risiko von 10-20%: Vorgehen bei der G-CSF-Gabe
Paclitaxel	▮▯▯▯▯▯▯▯▯▯▯▯▯▯▯			Wdh.	- nach CTx: 1x tgl. 5µg/kg Filgrastim s.c. bei Leukozyten < 1 000/µl bis >1 000/µl

- Wenn unter Einbeziehung **individueller Risikofaktoren für den Patienten**
  FN-Risiko ≥ 20% =>G-CSF-Primärprophylaxe erwägen/durchführen.
- **Nach durchgemachter febriler Neutropenie**, in folgenden Zyklen => **G-CSF-Sekundärprophylaxe**

G-CSF-Primär- bzw. Sekundärprophylaxe:
Entweder 24h nach CTx einmal Pegfilgrastim/Neulasta® 6mg s.c.   - **Oder**:
d6 nach CTx Filgrastim/Neupogen® 5µg/kg/d s.c. bis zum Durchschreiten des Nadir

Obligate Prä- und Begleitmedikation

Tag	zeitl. Ablauf	Substanz	Dosierung	Trägerlösung (ml)	Appl.	Inf.-dauer	Bemerkungen
1	-30min	NaCl 0,9 %		500 ml	i.v.	4h	
1	-30min	Dexamethason	20 mg	100 ml NaCl 0,9%	i.v.	15min	
1	-30min	Granisetron/Kevatril®	1 mg		i.v.	15min	
1	-30min	Clemastin/Tavegil®	2 mg		i.v.	B	
1	-30min	Ranitidin/Zantic®	50 mg		i.v.	B	
1	0-0-1-0	Dexamethason	4 mg		p.o.		

Bedarfsmedikation:	Metoclopramid/Paspertin® Trpf., Dimenhydrinat/Vomex A® Supp., Ibuprofen 400mg Tbl., Macrogol+div.Salze/Movicol®, Natriumpicosulfat/Laxoberal® Trpf
FN-Risiko:	10-20% --> je nach Risikoabwägung als Primärprophylaxe, bei FN im 1. Zyklus als Sekundärprophylaxe, siehe Kurzfassung Leitlinien G-CSF
Emetogenes Potential:	Niedrigrisiko 10-30% => keine routinemäßige Prophylaxe der verzögerten Emesis, siehe Kurzfassung der Leitlinien
Kontrollen:	**Kontrollen:** wöchentlich: Blutbild (Nadir: Tag 10-12); **vor CTx:** GOT, GPT, G-GT, Urin-Stix; **vor Therapiebeginn** und Wiederholung bei kardialen Auffälligkeiten/Risiken: EKG
Dosisreduktion:	Siehe auch Fachinformationen und Dosisreduktionstabelle. Um 20% bei schwerer Neutropenie (< 500/mm³) oder schweren Neuropathien; um 25% bei schwerer Mukositis.
Cave:	immer mit **PVC-freiem Infusionssystem** mit **Inlinefilter** applizieren
Wiederholung:	d22
Literatur:	Winner EP et al. J Clin Oncol. 2004; 22:2061-2068; Nabholtz J-M et al. J Clin Oncol. 1996; 14:1858-1867.

Kapitel 12 · Gynäkologische Tumoren

080401_40 Paclitaxel, albumin-gebunden (Abraxane®)   Indikation: Mamma-Ca   ICD-10: C50

Chemotherapie

Diese Zytostatikatherapie birgt letale Risiken. Die Anwendung darf nur durch erfahrene internistische Onkologen und entsprechend ausgebildetes Pflegepersonal erfolgen. Das Protokoll muss im Einzelfall überprüft und der klinischen Situation angepasst werden.

Tag	Substanz	Dosierung	Trägerlösung (ml)	Appl.	Inf.-dauer	Bemerkungen
1	Paclitaxel, albumin-gebunden/Abraxane®	260 mg/m²	unverdünnt	i.v.	30min	

Zyklusdiagramm: d1 w1 | d8 w2 | d15 w3 — Paclitaxel, albumin-gebunden — Wdh.

Obligate Prä- und Begleitmedikation

Tag	zeitl. Ablauf	Substanz	Dosierung	Trägerlösung (ml)	Appl.	Inf.-dauer	Bemerkungen
1	-30min	NaCl 0,9 %		500 ml NaCl 0,9%	i.v.	1h30min	
1	-30min	Dexamethason	8 mg		i.v.	15min	
1	-30min	Granisetron/Kevatril®	1 mg		i.v.	15min	Kann bei guter Verträglichkeit entfallen.

Bedarfsmedikation: Ondansetron/Zofran® ; Metoclopramid/Paspertin® Trpf., Dimenhydrinat/Vomex A® Supp., Ibuprofen 400mg Tbl.; Macrogol+div.Salze/Movicol®; Natriumpicosulfat/Laxoberal® Trpf.
FN-Risiko: < 10% => G-CSF-Gabe je nach Risikoabwägung, siehe Leitlinien zur Behandlung mit G-CSF.
Emetogenes Potential: Niedrigrisiko 10-30% => keine routinemäßige Prophylaxe der verzögerten Emesis, siehe Kurzfassung der Leitlinien
Kontrollen: **Vor Therapiebeginn** (Wiederholung bei kardialen Auffälligkeiten/Risiken): EKG; **wöchentlich:** Blutild; **vor jedem Zyklus:** Blutbild, GOT, GPT, G-GT, AP, Bilirubin, Urin-Stix.
Dosisreduktion: Siehe auch Fachinformationen und Dosisreduktionstabelle. Bei Neuropathie Grad 3 ggf. Reduktion auf 180mg/m² (äquieffektiv, aber weniger Neurotoxizität)
Cave: Albumin-gebundene Nanopartikelformulierung von Paclitaxel, nicht als Ersatz für andere Paclitaxel-Formulierungen verwenden oder durch solche ersetzen, da andere pharmakologische Merkmale.
Nebenwirkungen: Unter anderem **Neutropenie 79% (9% Neutropenie Grad 4).**
Bemerkungen: **Nicht über Inlinefilter (Taxol-Besteck) applizieren** Kein PVC-freies Infusionssystem erforderlich.
Wiederholung: d22
Literatur: Grandishar WJ et al. J Clin Oncol. 2005; 23:7794-7803.

080401_35 Docetaxel wöchentlich   Indikation: Mamma-Ca   ICD-10: C50

Chemotherapie

Diese Zytostatikatherapie birgt letale Risiken. Die Anwendung darf nur durch erfahrene internistische Onkologen und entsprechend ausgebildetes Pflegepersonal erfolgen. Das Protokoll muss im Einzelfall überprüft und der klinischen Situation angepasst werden.

Tag	Substanz	Dosierung	Trägerlösung (ml)	Appl.	Inf.-dauer	Bemerkungen
1,8,15	Docetaxel	35 mg/m²	100 ml NaCl 0,9%	i.v.	30min	

Zyklusdiagramm: d1 w1 | d8 w2 | d15 w3 | d22 w4 — Docetaxel — Wdh.

Obligate Prä- und Begleitmedikation

Tag	zeitl. Ablauf	Substanz	Dosierung	Trägerlösung (ml)	Appl.	Inf.-dauer	Bemerkungen
1,8,15	-24h, -12h	Dexamethason	8 mg		p.o.		Achtung: Prämedikation an d0
1,8,15	-30min	NaCl 0,9 %	250 ml		i.v.	1h30min	
1,8,15	-30min	Dexamethason	8 mg	100 ml NaCl 0,9%	i.v.	15min	
1,8,15	-30min	Ondansetron/Zofran®	8 mg		i.v.	15min	
1,8,15	-30min	Clemastin/Tavegil®	2 mg		i.v.		B
1,8,15	-30min	Ranitidin/Zantic®	50 mg		i.v.		B
1,8,15	0-0-1-0	Dexamethason	8 mg		p.o.		
2,9,16	1-0-1-0	Dexamethason	8 mg		p.o.		

Bedarfsmedikation: Metoclopramid/Paspertin® Trpf., Dimenhydrinat/Vomex A® Supp., Ibuprofen 400mg Tbl., Macrogol+div.Salze/Movicol®, Natriumpicosulfat/Laxoberal® Trpf.
FN-Risiko: < 10% => G-CSF-Gabe je nach Risikoabwägung, siehe Leitlinien zur Behandlung mit G-CSF.
Emetogenes Potential: Niedrigrisiko 10-30% => keine Standardprophylaxe der verzögerten Emesis, siehe Kurzfassung der Leitlinien
Kontrollen: **wöchentlich:** Blutbild; **alle 3 Wochen:** Urin-Stix, Bilirubin, AP, GOT, GPT, G-GT
Dosisreduktion: · Siehe auch Fachinformationen und Dosisreduktionstabelle. Bei verminderter Leberfunktion, Neutrophile < 500/µl länger als 1 Woche, schweren Hautveränderungen, schwerer peripherer Neuropathie, bei Stomatitis Grad 3-4.
Therapiedauer: nach Ansprechen und Verträglichkeit
Wiederholung: Tag 29
Literatur: Rivera E et al. Cancer. 2008; 112:1455-1461; Tabernero J et al. Ann Oncol. 2004; 15:1358-1365.

080401_27 Docetaxel/Cyclophosphamid (TC) — Indikation: Mamma-Ca — ICD-10: C50

Chemotherapie

Diese Zytostatikatherapie birgt letale Risiken. Die Anwendung darf nur durch erfahrene internistische Onkologen und entsprechend ausgebildetes Pflegepersonal erfolgen. Das Protokoll muss im Einzelfall überprüft und der klinischen Situation angepasst werden.

Tag	Substanz	Dosierung	Trägerlösung (ml)	Appl.	Inf.-dauer	Bemerkungen
1	Docetaxel	75 mg/m²	250ml NaCl 0,9%	i.v.	1h	
1	Cyclophosphamid	600 mg/m²	500ml NaCl 0,9%	i.v.	1h	

Zyklusdiagramm: d1 w1 | d8 w2 | d15 w3 — Docetaxel, Cyclophosphamid — Wdh.

CTx mit FN-Risiko von 10-20%: Vorgehen bei der G-CSF-Gabe
- nach CTx: 1x tgl. 5µg/kg Filgrastim s.c. bei Leukozyten < 1 000/µl bis >1 000/µl
- Wenn unter Einbeziehung **individueller Risikofaktoren für den Patienten FN-Risiko ≥ 20%** =>G-CSF-Primärprophylaxe erwägen/durchführen.
- **Nach durchgemachter febriler Neutropenie**, in folgenden Zyklen => G-CSF-Sekundärprophylaxe

G-CSF-Primär- bzw. Sekundärprophylaxe:
Entweder 24h nach CTx einmal Pegfilgrastim/Neulasta® 6mg s.c. - **Oder:**
d6 nach CTx Filgrastim/Neupogen® 5µg/kg/d s.c. bis zum Durchschreiten des Nadir

Obligate Prä- und Begleitmedikation

Tag	zeitl. Ablauf	Substanz	Dosierung	Trägerlösung (ml)	Appl.	Inf.-dauer	Bemerkungen
1	-24h, -12h	Dexamethason	8 mg		p.o.		Achtung: Prämedikation an d0
1	-30min	NaCl 0,9 %	500 ml		i.v.	2h30min	
1	-30min	Dexamethason	8 mg	100 ml NaCl 0,9%	i.v.	15min	
1	-30min	Granisetron/Kevatril®	1 mg		i.v.	15min	
1	-30min	Clemastin/Tavegil®	2 mg		i.v.	B	
1	-30min	Ranitidin/Zantic®	50 mg		i.v.	B	
1	+1h	Mesna/Uromitexan®	120 mg/m²		i.v.	B	oder p.o.: 240mg/m² 2h vor Cyclophosphamid
1	+3h	Mesna/Uromitexan®	240 mg/m²		p.o.		oder i.v.: 120mg/m² 4h nach Cyclophosphamid
1	+7h	Mesna/Uromitexan®	240 mg/m²		p.o.		oder i.v.: 120mg/m² 8h nach Cyclophosphamid
1	0-0-1-0	Dexamethason	8 mg		p.o.		
2	1-0-1-0	Dexamethason	8 mg		p.o.		
3	1-0-1-0	Dexamethason	4 mg		p.o.		

Bedarfsmedikation: Metoclopramid/Paspertin® Trpf., Dimenhydrinat/Vomex A® Supp., Ibuprofen 400mg Tbl., Macrogol+div.Salze/Movicol®, Natriumpicosulfat/Laxoberal® Trpf.
FN-Risiko: 10-20% => G-CSF-Gabe je nach Risikoabwägung als Primärprophylaxe, bei Zustand nach FN in den folgenden Zyklen als Sekundärprophylaxe, siehe Leitlinien zur Behandlung mit G-CSF
Emetogenes Potential: Moderates Risiko 30-90% => Prophylaxe der verzögerten Emesis d 2-3, siehe Kurzfassung der Leitlinien + Protokoll
Kontrollen: wöchentlich: Blutbild (Nadir Tag 8-14); **vor CTx:** Blutbild, Urin -Stix, Bilirubin, AP, GOT, GPT, G-GT
Dosisreduktion: Siehe auch Fachinformationen und Dosisreduktionstabelle. **Docetaxel:** bei Neutrophile < 500/µl länger als 1 Woche, verminderter Leberfunktion, schweren Hautveränderungen, schwerer peripherer Neuropathie, bei Stomatitis Grad 3-4, **Cyclophosphamid:** verminderter Leber- oder Nierenfunktion
Wiederholung: d22 (4 Zyklen)
Literatur: Jones SE et al. J Clin Oncol. 2006; 24:5381-5386.

080401_28 Docetaxel/Trastuzumab — Indikation: Mamma-Ca — ICD-10: C50

Chemotherapie

Diese Zytostatikatherapie birgt letale Risiken. Die Anwendung darf nur durch erfahrene internistische Onkologen und entsprechend ausgebildetes Pflegepersonal erfolgen. Das Protokoll muss im Einzelfall überprüft und der klinischen Situation angepasst werden.

Tag	Substanz	Dosierung	Trägerlösung (ml)	Appl.	Inf.-dauer	Bemerkungen
1	Trastuzumab	6 mg/kg	100 ml NaCl 0,9%	i.v.	30min	Initialdosis 8mg/kg zu Therapiebeginn oder nach Intervallverlängerung >1 Woche; in Zyklus 1 an Tag 0, bei schlechter Veträglichkeit verlängerte Infusionsdauer: 1h30min
1	Docetaxel	100 mg/m²	250 ml NaCl 0,9%	i.v.	1h	

Zyklus 1 Tage 0-21: Trastuzumab, Docetaxel
Zyklus 2-n: d1 w1 | d8 w2 | d15 w3 — Trastuzumab, Docetaxel — Wdh.

Indikation Trastuzumab: HER2- neu Überexpression nach immunhistochemischem Nachweis durch a) DAKO-Score 3+ oder b) DAKO-Score 2+ und FISH +.
Cave: Kardiotoxizität (inbesondere in Kombination mit Anthrazyklinen), **Anaphylaxie, Polyneuropathie, KM-Toxizität**

entweder 24h nach CTx — Pegfilgrastim/Neulasta® — 6mg — s.c.
oder d6 nach CTx — Filgrastim/Neupogen® — 5µg/kg/d — s.c. — bis Durchschreiten des Nadir

Obligate Prä- und Begleitmedikation

Tag	zeitl. Ablauf	Substanz	Dosierung	Trägerlösung (ml)	Appl.	Inf.-dauer	Bemerkungen
1	-24h,-12h	Dexamethason	8 mg		p.o.		Achtung: Prämedikation an d0
1	-30min	NaCl 0,9 %	500 ml		i.v.	2h	
1	-30min	Dexamethason	8 mg	100 ml NaCl 0,9%	i.v.	15min	
1	-30min	Granisetron/Kevatril®	1 mg		i.v.	15min	
1	-30min	Clemastin/Tavegil®	2 mg	100 ml NaCl 0,9%	i.v.	B	
1	-30min	Ranitidin/Zantic®	50 mg		i.v.	B	
1	0-0-1-0	Dexamethason	8 mg		p.o.		
2	1-0-1-0	Dexamethason	8 mg		p.o.		

Bedarfsmedikation: Metoclopramid/Paspertin® Trpf., Dimenhydrinat/Vomex A® Sup., Ibuprofen 400mg Tbl., Macrogol+div.Salze/Movicol®, Natriumpicosulfat/Laxoberal® Trpf.
FN-Risiko: > 20% --> Primärprophylaxe mit Filgrastim/Neupogen® oder Pegfilgrastim/Neulasta®, siehe Kurzfassung Leitlinien G-CSF
Emetogenes Potential: Niedrigrisiko 10-30% => keine Standardprophylaxe der verzögerten Emesis, siehe Kurzfassung der Leitlinien
Kontrollen: wöchentlich: Blutbild (Nadir: Tag 8-14); **vor CTx:** Blutbild, Urin -Stix, Bilirubin, AP, GOT, GPT, G-GT; **vor Therapiebeginn:** EKG + Herzecho; alle **6 Wochen:** EKG; **alle 3 Monate:** Herzecho
Dosisreduktion: Siehe auch Fachinformationen und Dosisreduktionstabelle. **Docetaxel:** bei Neutrophile < 500/µl länger als 1 Woche, verminderter Leberfunktion, schweren Hautveränderungen, schwerer peripherer Neuropathie, Stomatitis Grad 3-4; Trastuzumab: bei linksventrikulärer EF um 10 % niedriger als Ausgangswert oder bei linksventrikulärer EF < 50% Trastuzumab aussetzen.
Wiederholung: d22
Literatur: Marty M et al. J Clin Oncol. 2005; 23:4265-4274; Wardley AW et al. J Clin Oncol. 2009; 27:1-9.

Kapitel 12 · Gynäkologische Tumoren

080401_29 Docetaxel/Carboplatin/Trastuzumab (TCH) Zyklus 1   Indikation: Mamma-Ca   ICD-10: C50

Chemotherapie — Diese Zytostatikatherapie birgt letale Risiken. Die Anwendung darf nur durch erfahrene internistische Onkologen und entsprechend ausgebildetes Pflegepersonal erfolgen. Das Protokoll muss im Einzelfall überprüft und der klinischen Situation angepasst werden.

Tag	Substanz	Dosierung	Trägerlösung (ml)	Appl.	Inf.-dauer	Bemerkungen
0	Trastuzumab	8 mg/kg	250 ml NaCl 0,9%	i.v.	1h30min	Initialdosis 8mg/kg zu Therapiebeginn oder nach Intervallverlängerung >1 Woche
1	Docetaxel	75 mg/m²	250ml NaCl 0,9%	i.v.	1h	
1	Carboplatin	6 AUC	250 ml Glucose 5%	i.v.	1h	

Indikation Trastuzumab: HER2- neu Überexpression nach immunhistochemischem Nachweis durch a) DAKO-Score 3+ oder b) DAKO-Score 2+ und FISH +.
Cave: Kardiotoxizität (inbesondere in Kombination mit Anthrazyklinen), **Anaphylaxie, Polyneuropathie, KM-Toxizität**

Zyklus 1: Trastuzumab d0; Docetaxel d1; Carboplatin d1 (Tage 0–21)

CTx mit FN-Risiko von 10-20%: Vorgehen bei der G-CSF-Gabe
- nach CTx: 1x tgl. 5µg/kg Filgrastim s.c. bei Leukozyten < 1 000/µl bis >1 000/µl
- Wenn unter Einbeziehung **individueller Risikofaktoren für den Patienten**
FN-Risiko ≥ 20% =>G-CSF-Primärprophylaxe erwägen/durchführen.
- **Nach durchgemachter febriler Neutropenie**, in folgenden Zyklen => **G-CSF-Sekundärprophylaxe**

G-CSF-Primär- bzw. Sekundärprophylaxe:
Entweder 24h nach CTx einmal Pegfilgrastim/Neulasta® 6mg s.c.   - **Oder:**
d6 nach CTx Filgrastim/Neupogen® 5µg/kg/d s.c. bis zum Durchschreiten des Nadir

Obligate Prä- und Begleitmedikation

Tag	zeitl. Ablauf	Substanz	Dosierung	Trägerlösung (ml)	Appl.	Inf.-dauer	Bemerkungen
0	1-0-1-0	Dexamethason	8 mg		p.o.		
0	-15min	NaCl 0,9 %	250 ml		i.v.	1h45min	
1	-30min	NaCl 0,9 %	500 ml		i.v.	2h30min	
1	-30min	Granisetron/Kevatril®	1 mg		i.v.	15min	
1	-30min	Dexamethason	8 mg	100 ml NaCl 0,9%	i.v.	15min	
1	-30min	Clemastin/Tavegil®	2 mg		i.v.	B	
1	-30min	Ranitidin/Zantic®	50 mg		i.v.	B	
1	0-0-1-0	Dexamethason	8 mg		p.o.		
2	1-0-1-0	Dexamethason	8 mg		p.o.		
3	1-0-1-0	Dexamethason	4 mg		p.o.		

Bedarfsmedikation: Metoclopramid/Paspertin® Trpf., Dimenhydrinat/Vomex A® Supp., Ibuprofen 400mg Tbl., Macrogol, div.Salze/Movicol®, Natriumpicosulfat/Laxoberal® Trpf.
FN-Risiko: 10-20% => G-CSF-Gabe je nach Risikoabwägung als Primärprophylaxe, bei Zustand nach FN in den folgenden Zyklen als Sekundärprophylaxe, siehe Leitlinien zur Behandlung mit G-CSF
Emetogenes Potential: Moderates Risiko 30-90% => Prophylaxe der verzögerten Emesis d 2-3, siehe Kurzfassung der Leitlinien + Protokoll
Kontrollen: **vor Therapiebeginn:** EKG + Herzecho; **wöchentlich:** Blutbild; **vor CTx:** Differentialblutbild, Urin -Stix, Kreatinin, Bilirubin, AP, GOT, GPT, G-GT; **alle 6 Wochen:** EKG; **alle 3 Monate:** Herzecho
Dosisreduktion: Siehe auch Fachinformationen und Dosisreduktionstabelle. **Docetaxel:** bei Neutrophilen < 500/µl länger als 1 Woche, verminderter Leberfunktion, schweren Hautveränderungen, schwerer peripherer Neuropathie, Stomatitis Grad 3-4; **Trastuzumab:** bei LVEF um 10 % niedriger als Ausgangswert oder LVEF < 50% Trastuzumab aussetzen; **Carboplatin:** bei Nierenfunktionsstörungen.
Cave: **Trastuzumab:** Kardiotoxizität, Anaphylaxie.
Wechselwirkungen: **Carboplatin:** keine Komedikation mit nephro- oder ototoxischen Substanzen: z.B. Aminglykoside, Schleifendiuretika
Wiederholung: d 22 (in der Regel 6 Zyklen, anschließend weiter mit Trastuzumab mono für insgesamt 1 Jahr)
Literatur: http://www.bcirg.org/Internet/Press+Releases/default.htm:Press Releease BCIRG 006 FDA Approval, May 29,2008; (Pegram MD et al. J Natl Cancer Inst. 2004; 96:759-69.)

080401_29 Docetaxel/Carboplatin/Trastuzumab (TCH) ab Zyklus 2   Indikation: Mamma-Ca   ICD-10: C50

Chemotherapie — Diese Zytostatikatherapie birgt letale Risiken. Die Anwendung darf nur durch erfahrene internistische Onkologen und entsprechend ausgebildetes Pflegepersonal erfolgen. Das Protokoll muss im Einzelfall überprüft und der klinischen Situation angepasst werden.

Tag	Substanz	Dosierung	Trägerlösung (ml)	Appl.	Inf.-dauer	Bemerkungen
1	Trastuzumab	6 mg/kg	250 ml NaCl 0,9%	i.v.	30min	Initialdosis 8mg/kg zu Therapiebeginn oder nach Intervallverlängerung >1 Woche; bei schlechter Veträglichkeit verlängerte Infusionsdauer: 1h30min
1	Docetaxel	75 mg/m²	250 ml NaCl 0,9%	i.v.	1h	
1	Carboplatin	6 AUC	250 ml Glucose 5%	i.v.	1h	

Zyklus 1 (d0–21): Trastuzumab d0, Docetaxel d1, Carboplatin d1
Zyklus 2-6: Trastuzumab/Docetaxel/Carboplatin d1 w1; d8 w2; d15 w3; Wdh.

Indikation Trastuzumab: HER2- neu Überexpression nach immunhistochemischem Nachweis durch a) DAKO-Score 3+ oder b) DAKO-Score 2+ und FISH +.
Cave: Kardiotoxizität (inbesondere in Kombination mit Anthrazyklinen), **Anaphylaxie, Polyneuropathie, KM-Toxizität**

CTx mit FN-Risiko von 10-20%: Vorgehen bei der G-CSF-Gabe
- nach CTx: 1x tgl. 5µg/kg Filgrastim s.c. bei Leukozyten < 1 000/µl bis >1 000/µl
- Wenn unter Einbeziehung **individueller Risikofaktoren für den Patienten**
FN-Risiko ≥ 20% =>G-CSF-Primärprophylaxe erwägen/durchführen.
- **Nach durchgemachter febriler Neutropenie**, in folgenden Zyklen => **G-CSF-Sekundärprophylaxe**

G-CSF-Primär- bzw. Sekundärprophylaxe:
Entweder 24h nach CTx einmal Pegfilgrastim/Neulasta® 6mg s.c.   - **Oder:**
d6 nach CTx Filgrastim/Neupogen® 5µg/kg/d s.c. bis zum Durchschreiten des Nadir

Obligate Prä- und Begleitmedikation

Tag	zeitl. Ablauf	Substanz	Dosierung	Trägerlösung (ml)	Appl.	Inf.-dauer	Bemerkungen
1	-24h, -12h	Dexamethason	8 mg		p.o.		Achtung: Prämedikation an d0
1	-30min	NaCl 0,9 %	500 ml		i.v.	3h	
1	-30min	Granisetron/Kevatril®	1 mg		i.v.	15min	
1	-30min	Dexamethason	8 mg	100 ml NaCl 0,9%	i.v.	15min	
1	-30min	Clemastin/Tavegil®	2 mg		i.v.	B	
1	-30min	Ranitidin/Zantic®	50 mg		i.v.	B	
1	0-0-1-0	Dexamethason	8 mg		p.o.		
2	1-0-1-0	Dexamethason	8 mg		p.o.		
3	1-0-1-0	Dexamethason	4 mg		p.o.		

Bedarfsmedikation: Metoclopramid/Paspertin® Trpf., Dimenhydrinat/Vomex A® Supp., Ibuprofen 400mg Tbl., Macrogol, div.Salze/Movicol®, Natriumpicosulfat/Laxoberal® Trpf.
FN-Risiko: 10-20% => G-CSF-Gabe je nach Risikoabwägung als Primärprophylaxe, bei Zustand nach FN in den folgenden Zyklen als Sekundärprophylaxe, siehe Leitlinien zur Behandlung mit G-CSF
Emetogenes Potential: Moderates Risiko 30-90% => Prophylaxe der verzögerten Emesis d 2-3, siehe Kurzfassung der Leitlinien + Protokoll
Kontrollen: **vor Therapiebeginn:** EKG + Herzecho; **wöchentlich:** Blutbild; **vor CTx:** Blutbild, Urin-Stix, Kreatinin, Bilirubin, AP, GOT, GPT, G-GT; **alle 6 Wochen:** EKG; **alle 3 Monate:** Herzecho
Dosisreduktion: Siehe auch Fachinformationen und Dosisreduktionstabelle. **Docetaxel:** bei Neutrophile < 500/µl länger als 1 Woche, verminderter Leberfunktion, schweren Hautveränderungen, schwerer peripherer Neuropathie, Stomatitis Grad 3-4; **Trastuzumab:** bei LVEF um 10 % niedriger als Ausgangswert oder bei LVEF < 50% Trastuzumab aussetzen; **Carboplatin:** bei Nierenfunktionsstörungen.
Cave: **Trastuzumab:** Kardiotoxizität, Anaphylaxie.
Wechselwirkungen: **Carboplatin:** keine Komedikation mit nephro- oder ototoxischen Substanzen: z.B. Aminglykoside, Schleifendiuretika
Wiederholung: d 22 (in der Regel 6 Zyklen, anschließend weiter mit Trastuzumab mono für insgesamt 1 Jahr)
Literatur: http://www.bcirg.org/Internet/Press+Releases/default.htm:Press Releease BCIRG 006 FDA Approval, May 29,2008; (Pegram MD et al. J Natl Cancer Inst. 2004; 96:759-69.)

080401_36 Epirubicin/Docetaxel

Indikation: Mamma-Ca **ICD-10: C50**

Chemotherapie

Diese Zytostatikatherapie birgt letale Risiken. Die Anwendung darf nur durch erfahrene internistische Onkologen und entsprechend ausgebildetes Pflegepersonal erfolgen. Das Protokoll muss im Einzelfall überprüft und der klinischen Situation angepasst werden.

Tag	Substanz	Dosierung	Trägerlösung (ml)	Appl.	Inf.-dauer	Bemerkungen
1	Epirubicin	75 mg/m²	unverdünnt	i.v.	1h	
1	Docetaxel	75 mg/m²	500ml NaCl 0,9%	i.v.	1h	

Zyklusdiagramm	d1 w1	d8 w2	d15 w3	
Epirubicin	▮▮▮▮▮▮▮			Wdh.
Docetaxel	▮▮▮▮▮▮▮			

Bei hohem individuellem emetogenen Risiko des Patienten Antiemese mit Aprepitant:

-1h	Aprepitant p.o.	125mg	1-0-0-0
-30min	Granisetron i.v.	1mg	15min
-30min	Dexamethason i.v.	12mg	15min

+ Prophylaxe verzögerter Emesis d2 + d3:

d2 + d3	Aprepitant p.o.	80mg	1-0-0-0
d2 + d3	Dexamethason	4mg	1-0-1-0

CTx mit FN-Risiko von 10-20%: Vorgehen bei der G-CSF-Gabe
- nach CTx: 1x tgl. 5µg/kg Filgrastim s.c. bei Leukozyten < 1 000/µl bis >1 000/µl
- Wenn unter Einbeziehung **individueller Risikofaktoren für den Patienten**
FN-Risiko ≥ 20% =>G-CSF-Primärprophylaxe erwägen/durchführen.
- **Nach durchgemachter febriler Neutropenie**, in folgenden Zyklen => G-CSF-Sekundärprophylaxe

G-CSF-Primär- bzw. Sekundärprophylaxe:
Entweder 24h nach CTx einmal Pegfilgrastim/Neulasta® 6mg s.c. **- Oder:**
d6 nach CTx Filgrastim/Neupogen® 5µg/kg/d s.c. bis zum Durchschreiten des Nadir

Obligate Prä- und Begleitmedikation

Tag	zeitl. Ablauf	Substanz	Dosierung	Trägerlösung (ml)	Appl.	Inf.-dauer	Bemerkungen
1	-24h, -12h	Dexamethason	8 mg		p.o.		Achtung: Prämedikation an d0
1	-30min	NaCl 0,9 %	500 ml		i.v.	2h30min	
1	-30min	Dexamethason	8 mg		i.v.	15min	
1	-30min	Granisetron/Kevatril®	1 mg		i.v.	15min	
1	-30min	Clemastin/Tavegil®	2 mg		i.v.	B	
1	-30min	Ranitidin/Zantic®	50 mg		i.v.	B	
1	0-0-1-0	Dexamethason	8 mg		p.o.		
2	1-0-1-0	Dexamethason	8 mg		p.o.		
3	1-0-1-0	Dexamethason	4 mg		p.o.		

Bedarfsmedikation: Metoclopramid/Paspertin® Trpf., Dimenhydrinat/Vomex A® Supp., Ibuprofen 400mg Tbl., Macrogol, div.Salze/Movicol®, Natriumpicosulfat/Laxoberal® Trpf.
FN-Risiko: 10-20% => G-CSF-Gabe je nach Risikoabwägung als Primärprophylaxe, bei Zustand nach FN in den folgenden Zyklen als Sekundärprophylaxe, siehe Leitlinien zur Behandlung mit G-CSF.
Emetogenes Potential: Moderates Risiko 30-90% => Prophylaxe der verzögerten Emesis d 2-3, siehe Kurzfassung der Leitlinien + Protokoll
Kontrollen: **vor Therapiebeginn:** EKG, Herzecho, **wöchentlich:** Blutbild; **vor CTx:** Blutbild, GOT, GPT, G-GT, AP, Bilirubin, Kreatinin, Urin-Stix , EKG; **nach 3 Zyklen:** Herzecho
Dosisreduktion: Siehe auch Fachinformationen und Dosisreduktionstabelle. **Docetaxel:** bei Neutrophile < 500/µl länger als 1 Woche, verminderter Leberfunktion, schweren Hautveränderungen, schwerer peripherer Neuropathie, bei Stomatitis Grad 3-4; **Epirubicin:** bei Leberfunktionsstörungen, schweren Nierenfunktionsstörungen.
Summendosis: **Epirubicin:** Gefahr der Kardiotoxizität; max. Summendosis: 1 000mg/m², siehe auch Wechselwirkungen
Wechselwirkungen: Gabe von Docetaxel vor Epirubicin erhöht die Plasmakonzentration von Epirubicin und dessen Metaboliten. Aus pharmakokinetischen Gründen Applikation von Epirubicin immer vor dem Taxan.
Wiederholung: d22
Literatur: Bonneterre J et al. Br J Cancer. 2004; 91:1466-1471; Blohmer J-U et al. Ann Oncol. 2010; 21:1430-35.

080401_31 Vinorelbin p.o.

Indikation: Mamma-Ca **ICD-10: C50**

Chemotherapie

Diese Zytostatikatherapie birgt letale Risiken. Die Anwendung darf nur durch erfahrene internistische Onkologen und entsprechend ausgebildetes Pflegepersonal erfolgen. Das Protokoll muss im Einzelfall überprüft und der klinischen Situation angepasst werden.

Tag	Substanz	Dosierung	Trägerlösung (ml)	Appl.	Inf.-dauer	Bemerkungen
1	Vinorelbin	60 mg/m²		p.o.		Zyklus 1-3, max. 120 mg/Woche; ab Zyklus 4: 80 mg/m², max. 160 mg/Woche; Gaben: 1-0-0-0

Vinorelbin p.o.	
Zyklus 1-3	60mg/m² max. 120 mg/Woche
ab Zyklus 4	80mg/m² max. 160 mg/Woche

Vinorelbin:
Weichkapseln à 20mg, 30mg und 80mg; die Dosis ist bei der Verordnung entsprechend zu runden
Kapseln unzerkaut mit Wasser zu einer Mahlzeit einnehmen

Zyklusdiagramm	d1 w1	
Vinorelbin p.o.	▮▮▮▮▮▮	Wdh.

Obligate Prä- und Begleitmedikation

Tag	zeitl. Ablauf	Substanz	Dosierung	Trägerlösung (ml)	Appl.	Inf.-dauer	Bemerkungen
1	-1h	Granisetron/Kevatril®	2 mg		p.o.		
1	-1h	Dexamethason	8 mg		p.o.		

Bedarfsmedikation: Metoclopramid/Paspertin® Trpf., Dimenhydrinat/Vomex A® Supp., Macrogol+div.Salze/Movicol®, Natriumpicosulfat/Laxoberal® Trpf.
FN-Risiko: < 10% => G-CSF-Gabe je nach Risikoabwägung, siehe Leitlinien zur Behandlung mit G-CSF.
Emetogenes Potential: Moderates Risiko 30-90% => Prophylaxe der verzögerten Emesis d2-3, siehe Kurzfassung der Leitlinien + Protokoll
Kontrollen: bei Ausgabe der Kapseln (je nach Compliance und Nebenwirkungen ein- bis zweiwöchentlich): Blutbild, monatlich: Leber-, Nierenwerte, Serumelektrolyte
Dosisreduktion: Siehe auch Fachinformationen und Dosisreduktionstabelle. Patienten, bei denen die Neutrophilenzahl während der ersten drei Gaben von 60mg/m² ein einziges Mal unter 500/mm³ oder mehrmals auf Werte zwischen 500 und 1 000/mm³ abfiel, erhalten weiterhin 60mg/m². Fällt die Neutrophilenzahl bei der geplanten Behandlung mit 80mg/m² auf Werte unter 500/mm³ab, ist die nächste Gabe bis zur Erholung zu verschieben und die Dosis der nächsten 3 Gaben auf 60mg/m² zu reduzieren; bei schweren Leberfunktionsstörungen
Cave: Bei Patienten mit KHK; bei andauernder Behandlung mit Vinorelbin/Risikopatienten: Risiko einer Polyneuropathie, neurologische Untersuchungen empfohlen; bei gleichzeitiger Bestrahlung, siehe Fachinformation
Wechselwirkungen: Impfungen: Kein Gelbfieberimpfstoff, andere attentuierte Lebendimpfstoffe nicht empfehlenswert. Arzneimittel: Phenytoin; Itraconazol => Neurotxizität der Vinca-Alkaloide gesteigert, Mitomycin C => Risiko der pulmonalen Toxizität steigt; Metabolismus von Vinorelbin über CYP3A4: Vorsicht bei Komedikation von Induktoren/Inhibitoren des Isoenzyms, siehe auch Fachinformation
Wiederholung: Tag8
Literatur: Bonneterre J et al. Ann Oncol. 2001; 12:1683-1691; Depierre A et al. Ann Oncol. 2001; 12:1677-1681.

Kapitel 12 · Gynäkologische Tumoren

080401_23 Trastuzumab - wöchentlich   Indikation: Mamma-Ca   ICD-10: C50

Chemotherapie

Diese Zytostatikatherapie birgt letale Risiken. Die Anwendung darf nur durch erfahrene internistische Onkologen und entsprechend ausgebildetes Pflegepersonal erfolgen. Das Protokoll muss im Einzelfall überprüft und der klinischen Situation angepasst werden.

Tag	Substanz	Dosierung	Trägerlösung (ml)	Appl.	Inf.-dauer	Bemerkungen
1	Trastuzumab	2 mg/kg	250 ml NaCl 0,9%	i.v.	30min	Achtung: 4mg/kg bei Erstgabe über 1h30min; bei schlechter Verträglichkeit: Infusionsdauer 1h30min

Trastuzumab: Zu Therapiebeginn oder nach Intervallverlängerung >1 Woche: **Initialdosis 4mg/kg über 1h30min**

Zyklusdiagramm: d1 w1 — Trastuzumab, Wdh.

Indikation Trastuzumab: HER2- neu Überexpression nach immunhistochemischem Nachweis durch a) DAKO-Score 3+ oder b) DAKO-Score 2+ und FISH +.
Cave: Kardiotoxizität (inbesondere in Kombination mit Anthrazyklinen), **Anaphylaxie, Polyneuropathie, KM-Toxizität**

Obligate Prä- und Begleitmedikation

Tag	zeitl. Ablauf	Substanz	Dosierung	Trägerlösung (ml)	Appl.	Inf.-dauer	Bemerkungen
1	-15min	NaCl 0,9 %		250 ml	i.v.	45min	bei Erstgabe und schlechter Verträglichkeit: Infusionsdauer 1h45min

Kontrollen:	**vor der Therapie:** Blutbild, Herzecho, EKG; **alle 6 Wochen:** EKG, Blutbild; **alle 3 Monate:** Herzecho
Therapieabbruch:	bei linksventrikulärer EF um 10 % niedriger als Ausgangswert oder bei linksventrikulärer EF < 50%: Trastuzumab aussetzen; siehe Fachinformation
Wechselwirkungen:	keine Kombination mit Anthracyclinen (Kardiotoxizität), Ausnahme: im Rahmen in Studien
Therapiedauer:	metastasiert: bis zur Progression, adjuvant: 1 Jahr
Wiederholung:	d8
Literatur:	Slamon DJ et al. NEJM. 2001; 344:783-792.

080401_24 Trastuzumab   Indikation: Mamma-Ca   ICD-10: C50

Chemotherapie

Diese Zytostatikatherapie birgt letale Risiken. Die Anwendung darf nur durch erfahrene internistische Onkologen und entsprechend ausgebildetes Pflegepersonal erfolgen. Das Protokoll muss im Einzelfall überprüft und der klinischen Situation angepasst werden.

Tag	Substanz	Dosierung	Trägerlösung (ml)	Appl.	Inf.-dauer	Bemerkungen
1	Trastuzumab	6 mg/kg	250 ml NaCl 0,9%	i.v.	30min	Achtung: 8mg/kg bei Erstgabe über 1h30min; bei schlechter Verträglichkeit: Infusionsdauer 1h30min

Trastuzumab: Zu Therapiebeginn oder nach Intervallverlängerung >1 Woche: **Initialdosis 8mg/kg über 1h30min**

Zyklusdiagramm: d1 w1, d8 w2, d15 w3 — Trastuzumab, Wdh.

Indikation Trastuzumab: HER2- neu Überexpression nach immunhistochemischem Nachweis durch a) DAKO-Score 3+ oder b) DAKO-Score 2+ und FISH +.
Cave: Kardiotoxizität (inbesondere in Kombination mit Anthrazyklinen), **Anaphylaxie, Polyneuropathie, KM-Toxizität**

Obligate Prä- und Begleitmedikation

Tag	zeitl. Ablauf	Substanz	Dosierung	Trägerlösung (ml)	Appl.	Inf.-dauer	Bemerkungen
1	-15min	NaCl 0,9 %		250 ml	i.v.	45min	bei Erstgabe und schlechter Verträglichkeit: Infusionsdauer 1h45min

Kontrollen:	**vor der Therapie:** Blutbild, Herzecho, EKG; **alle 6 Wochen:** EKG, Blutbild; **alle 3 Monate:** Herzecho
Therapieabbruch:	bei linksventrikulärer EF um 10 % niedriger als Ausgangswert oder bei linksventrikulärer EF < 50%: Trastuzumab aussetzen; siehe Fachinformation
Wechselwirkungen:	keine Kombination mit Anthracyclinen (Kardiotoxizität), Ausnahme: im Rahmen von Studien
Therapiedauer:	metastasiert: bis zur Progression, adjuvant: 1 Jahr
Wiederholung:	d22
Literatur:	Baselga J et al. J Clin Oncol. 2005; 23:2162-2171; Piccart-Gebhart MJ et al. NJEM. 2005; 353:1659-1672.

080401_11 Paclitaxel/Trastuzumab

Indikation: Mamma-Ca (metastasiert)　　　ICD-10: C50

Chemotherapie

Diese Zytostatikatherapie birgt letale Risiken. Die Anwendung darf nur durch erfahrene internistische Onkologen und entsprechend ausgebildetes Pflegepersonal erfolgen. Das Protokoll muss im Einzelfall überprüft und der klinischen Situation angepasst werden.

Tag	Substanz	Dosierung	Trägerlösung (ml)	Appl.	Inf.-dauer	Bemerkungen
1	Trastuzumab	4 mg/kg	250 ml NaCl 0,9%	i.v.	1h30min	Achtung: 4mg/kg nur bei Erstgabe
2	Paclitaxel	175 mg/m²	500 ml NaCl 0,9%	i.v.	3h	
8,15	Trastuzumab	2 mg/kg	250 ml NaCl 0,9%	i.v.	30min	30 min nur bei guter Verträglichkeit

Zyklus 1 d1 w1 / d8 w2 / d15 w3 — Trastuzumab, Paclitaxel

Achtung: Wegen Anaphylaxiegefahr sollen im 1. Zyklus Paclitaxel und Trastuzumab an 2 aufeinanderfolgenden Tagen gegeben werden.

CAVE Trastuzumab:
Bei der **1. Applikation** muss der Patient wegen der Möglichkeit einer verzögertern Infusionsreaktion **nach Therapiebeginn 4-6h nachbeobachtet** werden.
Anaphylaxie-Gefahr, besonders bei der 1. Applikation: **Notfallwagen/-koffer** muss greifbar sein, ggf. nach Behandlungsstandard für Anaphylaxie verfahren.

Indikation Trastuzumab: HER2- neu Überexpression nach immunhistochemischem Nachweis durch a) DAKO-Score 3+ oder b) DAKO-Score 2+ und FISH +.
Cave: Kardiotoxizität (inbesondere in Kombination mit Anthrazyklinen), **Anaphylaxie, Polyneuropathie, KM-Toxizität**

ab Zyklus 2 d1 w1 / d8 w2 / d15 w3 — Trastuzumab, Paclitaxel — Wdh.

Obligate Prä- und Begleitmedikation

Tag	zeitl. Ablauf	Substanz	Dosierung	Trägerlösung (ml)	Appl.	Inf.-dauer	Bemerkungen
2	-30min	NaCl 0,9 %		1000 ml	i.v.	4h30min	
1	0	NaCl 0,9 %		500 ml	i.v.	1h30min	
8,15	0	NaCl 0,9 %		500 ml	i.v.	30min	
2	-30min	Dexamethason	20 mg abs.	100 ml NaCl 0,9%	i.v.	15min	
2	-30min	Clemastin/Tavegil®	2 mg abs.		i.v.	B	
2	-30min	Ranitidin/Zantic®	50 mg abs.		i.v.	B	

Bedarfsmedikation: Dexamethason/Fortecortin® i.v. oder Metoclopramid/Paspertin® p.o. oder i.v.
FN-Risiko: 10-20% --> je nach Risikoabwägung als Primärprophylaxe, bei FN im 1. Zyklus als Sekundärprophylaxe, siehe Kurzfassung Leitlinien G-CSF
Kontrollen: Blutbild, Differentialblutbild (2x wöchentlich), Elektrolyte insbesondere Mg2+, Retentions- u. Leberwerte; klinisch Polyneuropathiekontrollen; 3-monatlich Echokardiographie und EKG (Kardiotoxizität)
Dosisreduktion: Paclitaxel um 25% bei Leukopenie Grad IV (< 1 000/µl), febriler Neutropenie, Thrombopenie Grad IV (< 10 000/µl) oder Polyneuropathie- Score 3
Erfolgsbeurteilung: nach 2 Zyklen
Wiederholung: alle 22 Tage
Literatur: Slamon DJ et al. NEJM. 2001; 344:783-92; Burstein HJ et al. J Clin Oncol. 2003; 21(1):46-53; Fachinformation Hoffmann/ La Roche 03/2002.

080401_17 Trastuzumab/Gemcitabin/Cisplatin

Indikation: Mamma-Ca　　　ICD-10: C50

Chemotherapie

Diese Zytostatikatherapie birgt letale Risiken. Die Anwendung darf nur durch erfahrene internistische Onkologen und entsprechend ausgebildetes Pflegepersonal erfolgen. Das Protokoll muss im Einzelfall überprüft und der klinischen Situation angepasst werden.

Tag	Substanz	Dosierung	Trägerlösung (ml)	Appl.	Inf.-dauer	Bemerkungen
1	Trastuzumab	4 mg/kg		i.v.	1h30min	Achtung: loading dose 4mg/kg nur bei Erstgabe Zyklus 1 oder bei Intervallverlängerung > 1 Woche
8,15	Trastuzumab	2 mg/kg		i.v.	30min	ab Zyklus 2 auch an Tag 1, Gabe über 30min nur bei guter Verträglichkeit, sonst verlängerte Infusionsdauer: 1h30min
1,8	Gemcitabin	750 mg/m²	250 ml NaCl 0,9%	i.v.	30min	
1,8	Cisplatin	30 mg/m²	250 ml NaCl 0,9%	i.v.	1h	

Zyklusdiagramm d1 w1 / d8 w2 / d15 w3 — Trastuzumab, Gemcitabin, Cisplatin — Wdh.

Trastuzumab: Zu Therpapiebeginn oder nach Intervallverlängerung >1 Woche: **Initialdosis 4mg/kg über 1h30min**

Cave: Aprepitant ist moderater Inhibitor und Induktor von CYP3A4 (Wechselwirkungen beachten, s. Fachinformation)

Obligate Prä- und Begleitmedikation

Tag	zeitl. Ablauf	Substanz	Dosierung	Trägerlösung (ml)	Appl.	Inf.-dauer	Bemerkungen
1,8	-1h	Aprepitant/Emend®	125 mg		p.o.		
1,8	-15min	NaCl 0,9%		3000 ml	i.v.	6-8h	
15	-15min	NaCl 0,9 %		500 ml	i.v.	1h	
1,8	+2h15min	Granisetron/Kevatril®	1 mg abs.		i.v.	B	
1,8	+2h15min	Dexamethason	12 mg abs.		i.v.		
2-4,9-11	1-0-0-0	Dexamethason	8 mg abs.		p.o.		
2-3,9-10	1-0-0-0	Aprepitant/Emend®	80 mg		p.o.		
1,8	+3h, +4h	Mannitol 10%/Osmosteril 10%®		250 ml	i.v.	15min	

Bedarfsmedikation: Granisetron/Kevatril® i.v. oder p.o., Dexamethason/Fortecortin® 8mg, Tavergil® 2mg
FN-Risiko: < 10% --> je nach Risikoabwägung, siehe Kurzfassung Leitlinien G-CSF
Kontrollen: Blutbild, Elektrolyte insb. Mg2+, Retentionswerte, Kreatinin-Clearance, Diurese, pro BNP, Herzecho je nach Ausgangsstatus, Audiometrie
Dosisreduktion: Cisplatin bei Kreatinin-Clearance < 60ml/min meiden, siehe auch Dosismodifikationstabelle; Leukozyten < 2 500/µl oder Thrombozyten < 100 000/µl: Therapiepause; Leukozyten 2 500-3 000/µl oder Thrombozyten > 100 000/µl: Dosisreduktion um 50%; andere Toxizitäten: WHO Grad 3 (nicht Erbrechen oder Haarausfall): Dosisreduktion um 50% oder Therapiepause.
Erfolgsbeurteilung: nach 2 Zyklen
Wiederholung: Tag 22
Literatur: Stemmler et al. Clinical Oncology. 2005; 17:630-635.

Kapitel 12 · Gynäkologische Tumoren

080401_43 Pertuzumab/Trastuzumab/Docetaxel Zyklus 1 **Indikation: Mamma-Ca** **ICD-10: C50**

Chemotherapie

Diese Zytostatikatherapie birgt letale Risiken. Die Anwendung darf nur durch erfahrene internistische Onkologen und entsprechend ausgebildetes Pflegepersonal erfolgen. Das Protokoll muss im Einzelfall überprüft und der klinischen Situation angepasst werden.

Tag	Substanz	Dosierung	Trägerlösung (ml)	Appl.	Inf.-dauer	Bemerkungen
0	Pertuzumab	840 mg abs.	250 ml NaCl 0,9%	i.v.	1h	Initialdosis 840mg abs. zu Therapiebeginn und bei Intervall zwischen 2 Gaben > 6 Wochen, 420mg abs. ab Zyklus 2, 1h Pause bis Trastuzumab-Gabe
0	Trastuzumab	8 mg/kg	250 ml NaCl 0,9%	i.v.	1h30min	Initialdosis 8mg/kg zu Therapiebeginn oder nach Intervallverlängerung >1 Woche, 6mg/kg ab Zyklus 2
1	Docetaxel	75 mg/m²	250 ml NaCl 0,9%	i.v.	1h	

Indikation Trastuzumab: HER2- neu Überexpression nach immunhistochemischem Nachweis durch a) DAKO-Score 3+ oder b) DAKO-Score 2+ und FISH +.
Cave: Kardiotoxizität (inbesondere in Kombination mit Anthrazyklinen), **Anaphylaxie, Polyneuropathie, KM-Toxizität**

Pertuzumab: Infusionsdauer:
bei Erstgabe 1h mit 1h Nachbeobachtungszeit, **erst danach Start nachfolgender Infusionen**
kann bei guter Verträglichkeit nach der Erstgabe in Folgezyklen auf 30min reduziert werden mit 30min Nachbeobachtungszeit (erst danach Start nachfolgender Infusionen)
CAVE: Infusionsbedingte allergische Reaktionen/Anaphylaxie; ggf. nach Behandlungsstandard für Anaphylaxie verfahren.

Obligate Prä- und Begleitmedikation

Tag	zeitl. Ablauf	Substanz	Dosierung	Trägerlösung (ml)	Appl.	Inf.-dauer	Bemerkungen
0	1-0-1-0	Dexamethason	8 mg		p.o.		morgens und abends
0	0	NaCl 0,9 %	500 ml		i.v.	3h30min	
1	-30min	Dexamethason	8 mg		i.v.	15min	
1	-30min	Granisetron/Kevatril®	1 mg		i.v.	15min	
1	-30min	Clemastin/Tavegil®	2 mg		i.v.	B	
1	-30min	Ranitidin/Zantic®	50 mg		i.v.	B	
1	0	NaCl 0,9 %	250 ml		i.v.	1h45min	
1	0-0-1-0	Dexamethason	8 mg		p.o.		
2	1-0-1-0	Dexamethason	8 mg		p.o.		

Bedarfsmedikation: Metoclopramid/Paspertin® Trpf., Dimenhydrinat/Vomex A® Supp., Granisetron/Kevatril®, Macrogol+div.Salze/Movicol® Beutel, Natriumpicosulfat/Laxoberal® Tropfen, Glycerin Zäpfchen, Ibuprofen 400mg Tbl(bei Einnahme über mehrere Tage in Kombination mit Magenschutz); Rezept für Ibuprofen 400mg mitgeben
FN-Risiko: 10-20% => G-CSF-Gabe je nach Risikoabwägung als Primärprophylaxe, bei Zustand nach FN in den folgenden Zyklen als Sekundärprophylaxe, siehe Leitlinien zur Behandlung mit G-CSF.
Kontrollen: **vor Therapiebeginn:** Herzecho und EKG; am 6. + 9. Tag: Blutentnahme; **vor CTx:** Blutbild, Leberwerte (GOT/GPT, AP, G-GT), Kreatinin, Urin-Stix; **alle 6 Wochen:** EKG; **alle 3 Monate:** Herzecho
Dosisreduktion: Siehe auch Fachinformationen und Dosisreduktionstabelle. **Docetaxel:** bei Neutrophile < 500/μl länger als 1 Woche, verminderter Leberfunktion, schweren Hautveränderungen, schwerer peripherer Neuropathie, Stomatitis Grad 3-4
Dosissteigerung: **Docetaxel:** bei guter Verträglichkeit Steigerung auf 100mg/m² möglich
Therapieunterbrechung: **Pertuzumab und Trastuzumab:** Therapieunterbrechung für mindestens 3 Wochen bei Zeichen/Symptomen einer kongestiven Herzinsuffizienz, LVEF < 40%, LVEF 40-45% verbunden mit Abfall von ≥ 10%-Punkten unter den Ausgangswert vor Behandlungsbeginn
Wiederholung: d22
Literatur: Baselga J. et al., N Engl J Med 2012;366:109-119; Swain SM et al., Lancet Oncol. 2013;14(6):461-71, Fachinformation Pertuzumab

---

080401_43 Pertuzumab/Trastuzumab/Docetaxel ab Zyklus 2 **Indikation: Mamma-Ca** **ICD-10: C50**

Chemotherapie

Diese Zytostatikatherapie birgt letale Risiken. Die Anwendung darf nur durch erfahrene internistische Onkologen und entsprechend ausgebildetes Pflegepersonal erfolgen. Das Protokoll muss im Einzelfall überprüft und der klinischen Situation angepasst werden.

Tag	Substanz	Dosierung	Trägerlösung (ml)	Appl.	Inf.-dauer	Bemerkungen
1	Pertuzumab	420 mg abs.	250 ml NaCl 0,9%	i.v.	30min	Initialdosis 840mg abs. zu Therapiebeginn und bei Intervall zwischen 2 Gaben > 6 Wochen; 30min-60min Pause bis Trastuzumab-/Docetaxel-Gabe
1	Trastuzumab	6 mg/kg	250 ml NaCl 0,9%	i.v.	30min	Achtung: Erstgabe mit 8mg/kg; Infusionsdauer bei Erstgabe und bei schlechter Verträglichkeit 1h30min
1	Docetaxel	75 mg/m²	250 ml NaCl 0,9%	i.v.	1h	Gabe immer NACH Pertuzumab/Trastuzumab, Dosissteigerung auf 100mg/m2 möglich

Pertuzumab: Infusionsdauer:
bei Erstgabe 1h mit 1h Nachbeobachtungszeit, **erst danach Start nachfolgender Infusionen**
kann bei guter Verträglichkeit nach der Erstgabe in Folgezyklen auf 30min reduziert werden mit 30min Nachbeobachtungszeit (erst danach Start nachfolgender Infusionen)
CAVE: Infusionsbedingte allergische Reaktionen/Anaphylaxie; ggf. nach Behandlungsstandard für Anaphylaxie verfahren.

Indikation Trastuzumab: HER2- neu Überexpression nach immunhistochemischem Nachweis durch a) DAKO-Score 3+ oder b) DAKO-Score 2+ und FISH +.
Cave: Kardiotoxizität (inbesondere in Kombination mit Anthrazyklinen), **Anaphylaxie, Polyneuropathie, KM-Toxizität**

Trastuzumab:
Zu Therpapiebeginn oder nach Intervallverlängerung >1 Woche:
Initialdosis 8mg/kg über 1h30min

Obligate Prä- und Begleitmedikation

Tag	zeitl. Ablauf	Substanz	Dosierung	Trägerlösung (ml)	Appl.	Inf.-dauer	Bemerkungen
0	1-0-1-0	Dexamethason	8 mg		p.o.		am Vortag morgens und abends
1	-30min	Dexamethason	8 mg		i.v.	15min	
1	-30min	Granisetron/Kevatril®	1 mg		i.v.	15min	
1	-30min	Clemastin/Tavegil®	2 mg		i.v.	B	
1	-30min	Ranitidin/Zantic®	50 mg		i.v.	B	
1	0	NaCl 0,9 %	500 ml		i.v.	2h30min	
2	1-0-1-0	Dexamethason	8 mg		p.o.		
1	0-0-1-0	Dexamethason	8 mg		p.o.		

Bedarfsmedikation: Metoclopramid/Paspertin® Trpf., Dimenhydrinat/Vomex A® Supp., Granisetron/Kevatril®, Macrogol+div.Salze/Movicol® Beutel, Natriumpicosulfat/Laxoberal® Tropfen, Glycerin Zäpfchen, Ibuprofen 400mg Tbl(bei Einnahme über mehrere Tage in Kombination mit Magenschutz); Rezept für Ibuprofen 400mg mitgeben
FN-Risiko: 10-20% => G-CSF-Gabe je nach Risikoabwägung als Primärprophylaxe, bei Zustand nach FN in den folgenden Zyklen als Sekundärprophylaxe, siehe Leitlinien zur Behandlung mit G-CSF
Kontrollen: **vor Therapiebeginn:** Herzecho und EKG; am 6. + 9. Tag: Blutentnahme; **vor CTx:** Blutbild, Leberwerte (GOT/GPT, AP, G-GT), Kreatinin, Urin-Stix; **alle 6 Wochen:** EKG; **alle 3 Monate:** Herzecho
Dosisreduktion: Siehe auch Fachinformationen und Dosisreduktionstabelle. **Docetaxel:** bei Neutrophile < 500/μl länger als 1 Woche, verminderter Leberfunktion, schweren Hautveränderungen, schwerer peripherer Neuropathie, Stomatitis Grad 3-4
Dosissteigerung: **Docetaxel:** bei guter Verträglichkeit Steigerung auf 100mg/m² möglich
Therapieunterbrechung: **Pertuzumab und Trastuzumab:** Therapieunterbrechung für mindestens 3 Wochen bei Zeichen/Symptomen einer kongestiven Herzinsuffizienz, LVEF < 40%, LVEF 40-45% verbunden mit Abfall von ≥ 10%-Punkten unter den Ausgangswert vor Behandlungsbeginn
Wiederholung: d22
Literatur: Baselga J. et al., N Engl J Med 2012;366:109-119; Swain SM et al., Lancet Oncol. 2013;14(6):461-71, Fachinformation Pertuzumab

080401_22 Capecitabin/Lapatinib — Indikation: Mamma-Ca — ICD-10: C50

Chemotherapie

Diese Zytostatikatherapie birgt letale Risiken. Die Anwendung darf nur durch erfahrene internistische Onkologen und entsprechend ausgebildetes Pflegepersonal erfolgen. Das Protokoll muss im Einzelfall überprüft und der klinischen Situation angepasst werden.

Tag	Substanz	Dosierung	Trägerlösung (ml)	Appl.	Inf.-dauer	Bemerkungen
1-14	Capecitabin	2x 1000 mg/m²		p.o.		Tagesdosis: 2000mg/m2; Einnahme innerhalb 30min nach dem Essen; 150mg und 500mg Filmtabletten erhältlich; Gaben: 1-0-1-0
1-21	Lapatinib	1250 mg		p.o.		5 Tabletten à 250 mg mittags; Gaben: 0-1-0-0

Zyklusdiagramm: Capecitabin d1 w1, d8 w2, d15 w3; Lapatinib — Wdh.

Dosismodifikation Capecitabin entsprechen dem Therapieverlauf:

Toxizität nach NCI	während der Therapie	Nächster Zyklus
Grad 1	Dosis beibehalten	Dosis beibehalten
Grad 2	Abbruch bis Rückgang auf Grad 1	erstmalig -> 100% / 2.Mal -> 75% / 3.Mal -> 50% / 4.Mal -> 0%
Grad 3	Abbruch bis Rückgang auf Grad 1	erstmalig -> 75% / 2.Mal -> 50% / 3.Mal -> 0%
Grad 4	Behandlung abbrechen	erstmalig -> 50% / 2.Mal -> 0%

Indikation Lapatinib:
HER2 - neu Überexpression nach immunhistochemischem Nachweis durch:
a) DAKO-Score 3+ oder
b) DAKO-Score 2+ und FISH +

Lapatinib wird über **CYP3A4** metabolisiert
2 Wochen vor und während der Therapie keine gleichzeitige Einnahme von CYP3A4-Induktoren oder -Inhibitoren

Induktoren	Inhibitoren
z.B.: Barbiturate, Carbamazepin, Glucocorticoide (bei längerfristiger Einnahme >2 Wochen), Phenobarbital, Phenytoin, Rifampicin, Johanniskraut	z.B.: Aprepitant, Cimetidin, Amiodaron, Clarithromycin, Diltiazem, Verapamil, Erythromycin, Fluconazol, Fluvoxamin, Indinavir, Itraconazol, Ketoconazol, Norfloxacin, Ritonavir, Saquinavir, **Grapefruitsaft**, Grapefruit

Bedarfsmedikation: Metoclopramid/Paspertin® p.o., gegbenenfalls: Ondansetron/Zofran® 4-8mg Tabl., Loperamid/Immodium® Kps. p.o.
FN-Risiko: Keine Daten vorhanden
Emetogenes Potential: **vor Therapiebeginn und alle 3 Zyklen:** Herzecho, EKG (alle 6 Wochen bei kardialen Vorerkrankungen); **vor jedem Zyklus:** BB, GOT, GPT, G-GT, AP, Bilirubin, Kreatinin; **wöchentlich:** BB
Kontrollen: **wöchentlich:** BB; **vor jedem Zyklus:** BB, GOT, GPT, G-GT, AP, Bilirubin, Kreatinin; **vor Therapiebeginn und alle 3 Zyklen:** Herzecho, EKG (alle 6 Wochen bei kardialen Vorerkrankungen)
Cave: **Capecitabin:** erhöhte Häufigkeit von NW bei Patienten mit eingeschränkter Nierenfunktion; bei schwerer Nierenfunktionsstörung KI; **Lapatinib:** erhöhte Arzneimittelexposition bei Leberfunktionsstörungen; siehe Fachinformationen
Therapieunterbrechung: **Capecitabin:** bei HFS siehe Merkkasten, Diarrhoe Grad 2-4, Bilirubin > 3fache des Normwertes, Hautausschlag: > Grad 2; **Lapatinib:** bei pulmonalen Syptomen (Pneumonitis/ interstitielle Lungenerkrankung) Grad >3, Verringerte/ Abfall der linksventrikulären EF, schwere Leberfunktionsstörungen, ggf. schwere Diarrhoe; siehe Fachinformationen
Wechselwirkungen: Siehe Merkkasten für **Lapatinib**, keine Antazida mit Lapatinib (schlechtere Resorption)
Therapiedauer: bis Progression
Wiederholung: d22
Literatur: Geyer CE et al. NEJM. 2006; 355:2733-43. Cameron D et al. Breast Cancer Res Treat. 2008; 112:533-43.

080402_05 Paclitaxel/Carboplatin — Indikation: Ovarial-Ca — ICD-10: C56

Chemotherapie

Diese Zytostatikatherapie birgt letale Risiken. Die Anwendung darf nur durch erfahrene internistische Onkologen und entsprechend ausgebildetes Pflegepersonal erfolgen. Das Protokoll muss im Einzelfall überprüft und der klinischen Situation angepasst werden.

Tag	Substanz	Dosierung	Trägerlösung (ml)	Appl.	Inf.-dauer	Bemerkungen
1	Paclitaxel	175 mg/m²	500 ml NaCl 0,9%	i.v.	3h	PVC-freies Infusionssystem
1	Carboplatin	5 AUC	250 ml Glucose 5%	i.v.	1h	Dosis(mg) = AUC(mg/ml x min) x [GFR (ml/min) + 25]

CTx mit FN-Risiko von 10-20%: Vorgehen bei der G-CSF-Gabe
- nach CTx: 1x tgl. 5µg/kg Filgrastim s.c. bei Leukozyten < 1 000/µl bis >1 000/µl
- Wenn unter Einbeziehung **individueller Risikofaktoren für den Patienten FN-Risiko ≥ 20%** => G-CSF-Primärprophylaxe erwägen/durchführen.
- **Nach durchgemachter febriler Neutropenie,** in folgenden Zyklen => G-CSF-Sekundärprophylaxe

G-CSF-Primär- bzw. Sekundärprophylaxe:
Entweder 24h nach CTx einmal Pegfilgrastim/Neulasta® 6mg s.c. - **Oder:** d6 nach CTx Filgrastim/Neupogen® 5µg/kg/d s.c. bis zum Durchschreiten des Nadir

Zyklusdiagramm: Paclitaxel d1 w1; Carboplatin — Wdh.

Dosierungsempfehlung für Carboplatin nach AUC:

Klinische Situation	Ziel-AUC (mg/ml x min)
Carboplatin Monotherapie, keine Vorbehandlung	5-7
Carboplatin Monotherapie, myelosuppressive Vorbehandlung	4-6
Kombinationsbehandlung mit Carboplatin in Standarddosierung keine Vorbehandlung	4-6

Obligate Prä- und Begleitmedikation

Tag	zeitl. Ablauf	Substanz	Dosierung	Trägerlösung (ml)	Appl.	Inf.-dauer	Bemerkungen
1	-30min	NaCl 0,9 %		500 ml	i.v.	4h30min	
1	-30min	Dexamethason	20 mg		i.v.	15min	
1	-30min	Granisetron/Kevatril®	1 mg		i.v.	15min	
1	-30min	Ranitidin/Zantic®	50 mg		i.v.	B	
1	-30min	Clemastin/Tavegil®	2 mg		i.v.	B	
1	0-0-1-0		4 mg		p.o.		
2-3	1-0-1-0	Dexamethason	4 mg		p.o.		

Bedarfsmedikation: Metoclopramid/Paspertin® Trpf., Dimenhydrinat/Vomex A® Supp., Ibuprofen 400mg Tbl., Macrogol + div. Salze/Movicol®, Natriumpicosulfat/Laxoberal® Trpf.
FN-Risiko: 10-20% => G-CSF-Gabe je nach Risikoabwägung als Primärprophylaxe, bei Zustand nach FN in den folgenden Zyklen als Sekundärprophylaxe, siehe Leitlinien zur Behandlung mit G-CSF
Emetogenes Potential: Moderates Risiko 30-90% => Prophylaxe der verzögerten Emesis d 2-3, siehe Kurzfassung der Leitlinien + Protokoll
Kontrollen: **vor Therapiebeginn + vor 4. Zyklus:** EKG (bei kardialer Vorschädigung vor jedem Zyklus), **wöchentlich:** Blutbild; **vor CTx:** Blutbild, Kreatinin, GOT, GPT, G-GT, Bilirubin, AP, Urin-Stix
Dosisreduktion: Siehe auch Fachinformationen und Dosisreduktionstabelle. **Paclitaxel:** um 20% bei schwerer Neutropenie (< 500/mm³) oder schweren Neuropathien; um 25% bei schwerer Mukositis; **Carboplatin:** bei Nierenfunktionsstörungen
Cave: immer über **PVC-freies Infusionssystem** mit Inlinefilter applizieren
Wechselwirkungen: Carboplatin: Vorsicht bei Komedikation mit nephro- oder ototoxischen Substanzen: z.B. Aminoglykoside, Schleifendiuretika.
Wiederholung: d22
Literatur: Parmar et al. Lancet. 2003 Jun 21; 361(9375):2099-106; Du Bois et al. J Natl Cancer Inst. 2003; 95(17):1320-9.

Kapitel 12 · Gynäkologische Tumoren

080402_04 Carboplatin — Indikation: Ovarial-Ca — ICD-10: C56

Chemotherapie

Diese Zytostatikatherapie birgt letale Risiken. Die Anwendung darf nur durch erfahrene internistische Onkologen und entsprechend ausgebildetes Pflegepersonal erfolgen. Das Protokoll muss im Einzelfall überprüft und der klinischen Situation angepasst werden.

Tag	Substanz	Dosierung	Trägerlösung (ml)	Appl.	Inf.-dauer	Bemerkungen
1	Carboplatin	5 AUC	250 ml Glucose 5%	i.v.	1h	

Zyklusdiagramm	d1 w1	d8 w2	d15 w3	
Carboplatin	▮			Wdh.

Obligate Prä- und Begleitmedikation

Tag	zeitl. Ablauf	Substanz	Dosierung	Trägerlösung (ml)	Appl.	Inf.-dauer	Bemerkungen
1	-30min	NaCl 0,9 %	500 ml		i.v.	2h	
1	-30min	Granisetron/Kevatril®	1 mg		i.v.	15min	
1	-30min	Dexamethason	8 mg		i.v.	15min	
2-3	1-0-1-0	Dexamethason	4 mg		p.o.		

Bedarfsmedikation: Metoclopramid/Paspertin® Trpf., Dimenhydrinat/Vomex A® Supp., Ibuprofen 400mg Tbl., Macrogol + div.Salze/Movicol®, Natriumpicosulfat/Laxoberal® Trpf.
FN-Risiko: < 10% => G-CSF-Gabe je nach Risikoabwägung, siehe Leitlinien zur Behandlung mit G-CSF
Emetogenes Potential: Moderates Risiko 30-90% => Prophylaxe der verzögerten Emesis d 2-3, siehe Kurzfassung der Leitlinien + Protokoll
Kontrollen: **wöchentlich: Blutbild; vor CTx:** Blutbild, Elektrolyte, GOT/GPT, G-GT, Kreatinin, Urin-Stix, **bei kardialer Vorschädigung vor jedem 3. Zyklus: EKG**
Dosisreduktion: Siehe auch Fachinformationen und Dosisreduktionstabelle. **Carboplatin:** bei Nierenfunktionsstörungen
Cave: bei Zustand **nach allergischer Reaktion auf Carboplatin in vorhergehendem Zyklus oder Reinduktion von Carboplatin (>6 Zyklen): siehe Protokoll mit modifizierter Prämedikation:** 20 mg Dexamethason/Fortecortin® i.v., 8 mg Ondansetron/Zofran® i.v., 2 mg Clemastin/Tavegil® i.v., 50 mg Ranitidin/Zantic® i.v.
Wechselwirkungen: **Carboplatin:** Vorsicht bei Komedikation mit nephro- oder ototoxischen Substanzen: z.B. Aminoglykoside, Schleifendiuretika
Erfolgsbeurteilung: nach 3 Zyklen
Wiederholung: d22
Literatur: The ICON Collaborators. Lancet. 1998; 352:1571-1576.

080402_03 Cyclophosphamid /Carboplatin — Indikation: Ovarial-Ca — ICD-10: C56

Chemotherapie

Diese Zytostatikatherapie birgt letale Risiken. Die Anwendung darf nur durch erfahrene internistische Onkologen und entsprechend ausgebildetes Pflegepersonal erfolgen. Das Protokoll muss im Einzelfall überprüft und der klinischen Situation angepasst werden.

Tag	Substanz	Dosierung	Trägerlösung (ml)	Appl.	Inf.-dauer	Bemerkungen
1	Cyclophosphamid	600 mg/m²	500 ml NaCl 0,9%	i.v.	30min	
1	Carboplatin	6 AUC	500 ml Glucose 5%	i.v.	1h	In NaCl nur bedingt haltbar

Zyklusdiagramm	d1 w1	d8 w2	d15 w3	d22 w4	
Cyclophosphamid	▮				Wdh.
Carboplatin	▮				

Dosierungsempfehlung für Carboplatin nach AUC — Trinkmenge mindestens 2 Liter/Tag

Klinische Situation	Ziel-AUC (mg/ml x min)
Carboplatin Monotherapie, keine Vorbehandlung	5-7
Carboplatin Monotherapie, myelosuppressive Vorbehandlung	4-6
Kombinationsbehandlung mit Carboplatin in Standarddosierung keine Vorbehandlung	4-6

Achtung: Gabe von Filgrastim/Neupogen® 5µg/kg/d s.c.
1. nach CTx: 1x tgl. bei Leukozyten < 1 000/µl bis > 1 000/µl
2. Primärprophylaxe ab d6 post CTx wenn nach Risikoabwägung FN-Risiko > 20%
3. Sekundärprophylaxe: nach durchgemachter Neutropenie in vorangegangenen Zyklen prophylaktische Gabe in den Folgezyklen

Obligate Prä- und Begleitmedikation

Tag	zeitl. Ablauf	Substanz	Dosierung	Trägerlösung (ml)	Appl.	Inf.-dauer	Bemerkungen
1	-15min	NaCl 0,9 %		1000 ml	i.v.	2h	
1	-15min	Dexamethason	8 mg abs.	100 ml NaCl 0,9%	i.v.	15min	
1	-15min	Granisetron/Kevatril®	1 mg abs.		i.v.		B
1	0, +4h, +8h	Mesna/Uromitexan®	120 mg/m²		i.v.	15min	

Bedarfsmedikation: Metoclopramid/Paspertin® p.o. oder i.v.
FN-Risiko: 10-20% --> je nach Risikoabwägung als Primärprophylaxe, bei FN im 1. Zyklus als Sekundärprophylaxe, siehe Kurzfassung Leitlinien G-CSF
Kontrollen: Blutbild, Elektrolyte insb. Mg^{2+}, Leberwerte, Retentionswerte, Kreatinin-Clearance, Oto-/Neurotoxizität
Dosisreduktion: siehe Dosismodifikationstabelle
Summendosis: nicht bekannt
Erfolgsbeurteilung: nach 2 Zyklen
Wiederholung: Tag 29
Literatur: Meerpohl et al. Gynecol Oncol. 1997; 66:75-84.

080402_12 pegyliert-liposomales Doxorubicin (Caelyx®)/Carboplatin

Indikation: Ovarial-Ca　　　　**ICD-10: C56**

Chemotherapie

Diese Zytostatikatherapie birgt letale Risiken. Die Anwendung darf nur durch erfahrene internistische Onkologen und entsprechend ausgebildetes Pflegepersonal erfolgen. Das Protokoll muss im Einzelfall überprüft und der klinischen Situation angepasst werden.

Tag	Substanz	Dosierung	Trägerlösung (ml)	Appl.	Inf.-dauer	Bemerkungen
1	Doxorubicin PEG-liposomal/Caelyx®	30 mg/m²	250 ml Glucose 5%	i.v.	1h	maximale Dosis 60mg abs., Infusomat mit Glucose füllen, in Zyklus 1: Infusionsdauer 1h30min
1	Carboplatin	5 AUC	250 ml NaCl 0,9%	i.v.	1h	maximale Dosis 800mg abs.

Infusionsdauer PEG-liposomales Doxorubicin/Caelyx®:
Initialdosis über 1h30min verabreichen, max. Rate 1mg/min
bei guter Verträglichkeit Folgegaben über 1h
bei Infusionsreaktionen:
5% der Gesamtdosis über 15min, weiter 10% über 15min, Restdosis über 1h (insgesamt 1h 30min)

Zyklusdiagramm	d1 w1	d8 w2	d15 w3	d22 w4	
PEG-liposomales Doxorubicin	■				Wdh.
Carboplatin	■				

Obligate Prä- und Begleitmedikation

Tag	zeitl. Ablauf	Substanz	Dosierung	Trägerlösung (ml)	Appl.	Inf.-dauer	Bemerkungen
1	-30min	Glucose 5%	500 ml		i.v.	2h	
1	-30min	Granisetron/Kevatril®	1 mg		i.v.	15min	
1	-30min	Dexamethason	20 mg		i.v.	15min	
1	-30min	Clemastin/Tavegil®	2 mg		i.v.	B	
1	-30min	Ranitidin/Zantic®	50 mg		i.v.	B	
2-3	1-0-1-0	Dexamethason	4 mg		p.o.		

Bedarfsmedikation:	Metoclopramid/Paspertin® Trpf., Dimenhydrinat/Vomex A® Supp., Ibuprofen 400mg Tbl., Macrogol+div.Salze/Movicol®, Natriumpicosulfat/Laxoberal® Trpf.
FN-Risiko:	< 10% => G-CSF-Gabe je nach Risikoabwägung, siehe Leitlinien zur Behandlung mit G-CSF.
Emetogenes Potential:	Niedrigrisiko 10-30% => keine routinemäßige Prophylaxe der verzögerten Emesis, siehe Kurzfassung der Leitlinien
Kontrollen:	**vor CTx:** Blutbild, Elektrolyte, Urin-Stix, Bilirubin, GOT, GPT, G-GT, AP, Kreatinin, EKG; **wöchentlich:** Blutbild; **vor Therapiebeginn:** Herzecho; **nach jedem 3.Zyklus:** Herzecho, Reevaluation.
Dosisreduktion:	Siehe auch Fachinformationen und Dosisreduktionstabelle. **PEG-liposomales Doxorubicin:** Bei Leberfunktionsstörungen, Stomatitis, Palmar-plantarer Erythrodysästhesie, Hämatologischer Toxizität. **Carboplatin:** bei Nierenfunktionsstörungen.
Summendosis:	nicht definiert
Wechselwirkungen:	**Carboplatin:** Vorsicht bei Komedikation mit nephro- oder ototoxischen Substanzen: z.B. Aminoglykoside, Schleifendiuretika
Wiederholung:	d29 (6 Zyklen bzw. bis Tumorprogress)
Literatur:	Pujade-Lauraine E et al. J Clin Oncol. 2010; 28:3323-9.

080402_09 Topotecan

Indikation: Ovarial-Ca　　　　**ICD-10: C56**

Chemotherapie

Diese Zytostatikatherapie birgt letale Risiken. Die Anwendung darf nur durch erfahrene internistische Onkologen und entsprechend ausgebildetes Pflegepersonal erfolgen. Das Protokoll muss im Einzelfall überprüft und der klinischen Situation angepasst werden.

Tag	Substanz	Dosierung	Trägerlösung (ml)	Appl.	Inf.-dauer	Bemerkungen
1-5	Topotecan	1.25 mg/m²	100 ml NaCl 0,9%	i.v.	30min	

Zyklusdiagramm	d1 w1	d8 w2	d15 w3	
Topotecan	■■■■■			Wdh.

CTx mit FN-Risiko von 10-20%: Vorgehen bei der G-CSF-Gabe
- nach CTx: 1x tgl. 5µg/kg Filgrastim s.c. bei Leukozyten < 1 000/µl bis >1 000/µl
- Wenn unter Einbeziehung **individueller Risikofaktoren für den Patienten**
FN-Risiko ≥ 20% =>**G-CSF-Primärprophylaxe** erwägen/durchführen.
- **Nach durchgemachter febriler Neutropenie**, in folgenden Zyklen => G-CSF-Sekundärprophylaxe

G-CSF-Primär- bzw. Sekundärprophylaxe:
Entweder 24h nach CTx einmal Pegfilgrastim/Neulasta® 6mg s.c. 　 **- Oder:**
d6 nach CTx Filgrastim/Neupogen® 5µg/kg/d s.c. bis zum Durchschreiten des Nadir

Obligate Prä- und Begleitmedikation

Tag	zeitl. Ablauf	Substanz	Dosierung	Trägerlösung (ml)	Appl.	Inf.-dauer	Bemerkungen
1-5	-30min	NaCl 0,9 %	500 ml		i.v.	1h	
1-5	-30min	Dexamethason	8 mg		i.v.	15min	ggf. bei guter Verträglichkeit in vorherigen Zyklen reduzieren

Bedarfsmedikation:	bei Nausea/Emesis in Vorzyklen zusätzliche Prämedikation: Ondansetron/Zofran® 8mg; Metoclopramid/Paspertin® Trpf., Dimenhydrinat/Vomex A® Supp., Ibuprofen 400mg Tbl., Macrogol+div.Salze/Movicol®, Natriumpicosulfat/Laxoberal® Trpf.
FN-Risiko:	10-20% => G-CSF-Gabe je nach Risikoabwägung als Primärprophylaxe, bei Zustand nach FN in den folgenden Zyklen als Sekundärprophylaxe, siehe Leitlinien zur Behandlung mit G-CSF.
Emetogenes Potential:	Niedrigrisiko 10-30% => keine routinemäßige Prophylaxe der verzögerten Emesis, siehe Kurzfassung der Leitlinien
Kontrollen:	**d4, dann wöchentlich:** Blutbild, **vor CTx:** Blutbild, AP, Bilirubin, GOT, GPT, G-GT, Kreatinin, Urin-Stix
Dosisreduktion:	Siehe auch Fachinformation und Dosisreduktionstabelle. Insbesondere bei hämatologischer Toxizität und Nierenfunktionsstörungen
Cave:	intensive Vortherapie mit platinhaltiger Chemotherapie (> 6 Zyklen) erhöht das Risiko für hämatologische Toxizität; in der Kombinationstherapie mit Cisplatin: Platingabe **nach** Topotecangabe
Wiederholung:	Tag 22 (bis Progress)
Literatur:	Ten Bokkel Huinink WW et al. J Clin Oncol. 1996; 14:3056-3061; modifiziert nach: Swisher EM et al. Gynecol Oncol. 1997; 66:480-86.

Kapitel 12 · Gynäkologische Tumoren

080402_10 Topotecan wöchentlich — Indikation: Ovarial-Ca — ICD-10: C56

Chemotherapie

Diese Zytostatikatherapie birgt letale Risiken. Die Anwendung darf nur durch erfahrene internistische Onkologen und entsprechend ausgebildetes Pflegepersonal erfolgen. Das Protokoll muss im Einzelfall überprüft und der klinischen Situation angepasst werden.

Tag	Substanz	Dosierung	Trägerlösung (ml)	Appl.	Inf.-dauer	Bemerkungen
1,8,15	Topotecan	4 mg/m²	250 ml NaCl 0,9% ml	i.v.	30min	

Zyklusdiagramm: d1 w1 | d8 w2 | d15 w3 | d22 w4 — Topotecan ▮▮▮▮▮ ▮▮▮▮▮ ▮▮▮▮▮ ▮▮▮▮▮ Wdh.

Obligate Prä- und Begleitmedikation

Tag	zeitl. Ablauf	Substanz	Dosierung	Trägerlösung (ml)	Appl.	Inf.-dauer	Bemerkungen
1,8,15	-30min	NaCl 0,9 %	500 ml		i.v.	1h	
1,8,15	-30min	Ondansetron/Zofran®	8 mg		i.v.	15min	
1,8,15	-30min	Dexamethason	8 mg		i.v.	15min	

Bedarfsmedikation: Metoclopramid/Paspertin® Trpf., Ondansetron/Zofran®, Dimenhydrinat/Vomex A® Supp., Ibuprofen 400mg Tbl., Macrogol+div.Salze/Movicol®, Natriumpicosulfat/Laxoberal® Trpf.
FN-Risiko: < 10% => G-CSF-Gabe je nach Risikoabwägung, siehe Leitlinien zur Behandlung mit G-CSF
Emetogenes Potential: Niedrigrisiko 10-30% => keine routinemäßige Prophylaxe der verzögerten Emesis, siehe Kurzfassung der Leitlinien
Kontrollen: **wöchentlich:** Blutbild, **vor Zyklusbeginn:** Blutbild, AP, Billirubin, GOT, GPT, G-GT, Kreatinin, Urin-Stix
Dosisreduktion: Siehe auch Fachinformation und Dosisreduktionstabelle. Insbesondere bei hämatologischer Toxizität und Nierenfunktionsstörungen
Cave: in der Kombinationstherapie mit Cisplatin: Platingabe **nach** Topotecangabe
Wiederholung: Tag 28 (bis Progress)
Literatur: Safra T et al. Gynecol Oncol. 2007; 105:205-210; Homesley HD et al. Gynecol Oncol. 2001; 83:394-399; Morris R et al. Gynecol Oncol. 2008; 109:346-352.

080402_08 Gemcitabin — Indikation: Ovarial-Ca — ICD-10: C56

Chemotherapie

Diese Zytostatikatherapie birgt letale Risiken. Die Anwendung darf nur durch erfahrene internistische Onkologen und entsprechend ausgebildetes Pflegepersonal erfolgen. Das Protokoll muss im Einzelfall überprüft und der klinischen Situation angepasst werden.

Tag	Substanz	Dosierung	Trägerlösung (ml)	Appl.	Inf.-dauer	Bemerkungen
1,8	Gemcitabin	1000 mg/m²	250 ml NaCl 0,9%	i.v.	30min	

Zyklusdiagramm: d1 w1 | d8 w2 | d15 w3 — Gemcitabin ▮▮▮▮▮ ▮▮▮▮▮ ▮▮▮▮▮ Wdh.

Obligate Prä- und Begleitmedikation

Tag	zeitl. Ablauf	Substanz	Dosierung	Trägerlösung (ml)	Appl.	Inf.-dauer	Bemerkungen
1,8	-30min	NaCl 0,9 %	500 ml		i.v.	1h30min	
1,8	-30min	Dexamethason	8 mg		i.v.	15min	
1,8	0-0-1-0	Dexamethason	4 mg		p.o.		

Bedarfsmedikation: Metoclopramid/Paspertin® Trpf., Dimenhydrinat/Vomex A® Supp., Ibuprofen 400mg Tbl., Macrogol+div.Salze/Movicol®, Natriumpicosulfat/Laxoberal® Trpf.
FN-Risiko: < 10% => G-CSF-Gabe je nach Risikoabwägung, siehe Leitlinien zur Behandlung mit G-CSF
Emetogenes Potential: Minimales Risiko < 10% => keine routinemäßige Prophylaxe der akuten und der verzögerten Emesis, siehe Kurzfassung der Leitlinien
Kontrollen: **wöchentlich:** Blutbild; **vor Zyklusbeginn:** Blutbild, Urin-Stix, Kreatinin, GOT, GTP, G-GT
Dosisreduktion: Siehe auch Fachinformationen und Dosisreduktionstabelle. Bei hämatologischer Toxizität
Cave: Vorsichtige Anwendung bei Niereninsuffizienz, Leberfunktionsstörungen, Lebermetastasen
Therapieabbruch: **Gemcitabin:** bei interstitieller Pneumonitis, Lungenödemen, akutem Atemnotsyndrom (ARDS)
Wiederholung: d22
Literatur: Mutch DG et al. J Clin Oncol. 2007; 25:2811-2818; analog D'Agostino G et al. Gynecol Oncol. 2002; 88:266-269; Rose PG. Int J Gynecol Cancer. 2005; 15:18-22.

080402_02 Treosulfan i.v. — Indikation: Ovarial-Ca — ICD-10: C56

Chemotherapie

Diese Zytostatikatherapie birgt letale Risiken. Die Anwendung darf nur durch erfahrene internistische Onkologen und entsprechend ausgebildetes Pflegepersonal erfolgen. Das Protokoll muss im Einzelfall überprüft und der klinischen Situation angepasst werden.

Tag	Substanz	Dosierung	Trägerlösung (ml)	Appl.	Inf.-dauer	Bemerkungen
1	Treosulfan	5000 mg/m²		i.v.	30min	

Zyklusdiagramm	d1 w1	d8 w2	d15 w3	d22 w4	
Treosulfan	■				Wdh.

Obligate Prä- und Begleitmedikation

Tag	zeitl. Ablauf	Substanz	Dosierung	Trägerlösung (ml)	Appl.	Inf.-dauer	Bemerkungen
1	-30min	NaCl 0,9 %	500 ml		i.v.	1h	
1	-30min	Granisetron/Kevatril®	1 mg		i.v.	15min	
1	-30min	Dexamethason	8 mg		i.v.	15min	
2-3	1-0-1-0	Dexamethason	4 mg		p.o.		kann bei guter Verträglichkeit entfallen

Bedarfsmedikation: Metoclopramid/Paspertin® Trpf., Dimenhydrinat/Vomex A® Sup., Ibuprofen 400mg Tbl., Macrogol+div.Salze/Movicol®, Natriumpicosulfat/Laxoberal® Trpf.
FN-Risiko: < 10% => G-CSF-Gabe je nach Risikoabwägung, siehe Leitlinien zur Behandlung mit G-CSF
Kontrollen: wöchentlich: Blutbild; vor CTx: Blutbild, Leberwerte, Kreatinin, Kreatininclearance, Urin-Stix
Dosisreduktion: Siehe auch Fachinformationen und Dosisreduktionstabelle. Bei hämatologischer Toxizität und Niereninsuffizienz
Wiederholung: d29
Literatur: analog: Meier W et al. Gynecol Oncol. 2009; 114:199-205.

080402_06 Treosulfan/Ovar (p.o.) — Indikation: Ovarial-Ca — ICD-10: C56

Chemotherapie

Diese Zytostatikatherapie birgt letale Risiken. Die Anwendung darf nur durch erfahrene internistische Onkologen und entsprechend ausgebildetes Pflegepersonal erfolgen. Das Protokoll muss im Einzelfall überprüft und der klinischen Situation angepasst werden.

Tag	Substanz	Dosierung	Trägerlösung (ml)	Appl.	Inf.-dauer	Bemerkungen
1-28	Treosulfan	4x 150 mg/m²		p.o.		Tagesdosis 600mg/m2 aufgeteilt in 3-5 Einzeldosen; Gaben: 1-1-1-1

Zyklusdiagramm	d1 w1	d8 w2	d15 w3	d22 w4	d29 w5	d36 w6	d43 w7	d50 w8	
Treosulfan (oral)	▦	▦	▦	▦		▦	▦	▦	Wdh.

Bedarfsmedikation: Metoclopramid/Paspertin® Trpf., Dimenhydrinat/Vomex A® Supp., Ibuprofen 400mg Tbl., Macrogol+div.Salze/Movicol®, Natriumpicosulfat/Laxoberal® Trpf.
FN-Risiko: < 10% => G-CSF-Gabe je nach Risikoabwägung, siehe Leitlinien zur Behandlung mit G-CSF
Kontrollen: **vor Therapiebeginn:** EKG, alle 2 Wochen: Blutbild, **vor CTx:** Blutbild, Natrium, Kalium, Calcium, Kreatinin, GOT, GPT, Bilirubin, Gesamteiweiß, Urin-Stix
Dosisreduktion: Siehe auch Studienprotokoll. Bei Leukozyten < 1 000/µl oder Thrombozyten < 25 000/µl: Dosisreduktion der Tagesdosis um 1 Kapsel (250mg) im nächsten Zyklus. Keine Reeskalation
Therapieaufschub: Ggf. bis Leukozyten > 3 500/µl oder Thrombozyten > 100 000/µl. Bei Therapieaufschub > 14Tage ist Patient off-study
Wiederholung: jeweils nach 4 Wochen Therapiepause: d57, d113, d169
Literatur: siehe Studienprotokoll zur Treo-iomedico-Studie bei rezidivierendem Ovarialkarzinom

Kapitel 12 · Gynäkologische Tumoren

080501_01 PEB
Indikation: Hoden-Ca; Ovarial-Ca
ICD-10: C62

Chemotherapie

Diese Zytostatikatherapie birgt letale Risiken. Die Anwendung darf nur durch erfahrene internistische Onkologen und entsprechend ausgebildetes Pflegepersonal erfolgen. Das Protokoll muss im Einzelfall überprüft und der klinischen Situation angepasst werden.

Tag	Substanz	Dosierung	Trägerlösung (ml)	Appl.	Inf.-dauer	Bemerkungen
1-5	Cisplatin	20 mg/m²	250 ml NaCl 0,9%	i.v.	30min	
1-5	Etoposidphosphat	100 mg/m²	100 ml NaCl 0,9%	i.v.	30min	Menge entspricht Etoposidanteil
1,8,15	Bleomycin	30 mg abs.	unverdünnt	i.v.	B15min	

Cave: Mucositisprophylaxe

Zyklusdiagramm: d1 w1, d8 w2, d15 w3 — Bleomycin, Cisplatin, Etoposidphosphat — Wdh.

entweder	24h nach CTx	Pegfilgrastim/Neulasta®	6mg	s.c.	
oder	d6 nach CTx	Filgrastim/Neupogen®	5µg/kg/d	s.c.	bis Durchschreiten des Nadir

Cave: Aprepitant ist moderater Inhibitor und Induktor von CYP3A4 (Wechselwirkungen beachten, s. Fachinformation)

Obligate Prä- und Begleitmedikation

Tag	zeitl. Ablauf	Substanz	Dosierung	Trägerlösung (ml)	Appl.	Inf.-dauer	Bemerkungen
1-5	kontiniuierlich	NaCl 0,9 %		3000 ml	i.v.	24h	an Vorlauf gedacht?
1	-1h	Aprepitant/Emend®	125 mg		p.o.		Gabe 1h vor CTx
2-7	-1h	Aprepitant/Emend®	80 mg		p.o.		Gabe 1h vor CTx
1	-30min	Dexamethason	12 mg		i.v.	15min	
1-5	-30min	Granisetron/Kevatril®	1 mg		i.v.	B	
1-5	-30min, +1h	Mannitol 10%/Osmosteril 10%®	250 ml		i.v.	30min	
2-7	-30min	Dexamethason	8 mg		i.v.	15min	
1	+1h30min	Clemastin/Tavegil®	2 mg		i.v.	B	
8,15	-30min	Clemastin/Tavegil®	2 mg		i.v.	15min	
1-21	1-0-0-0	Enoxaparin/Clexane®	40 mg		s.c.		Tag 1-21
1-5	0-0-1-0	Sucralfat/Ulcogant Btl.®	1 Btl.		p.o.		

Bedarfsmedikation: Metoclopramid, Granisetron/Kevatril®, Famotidin/Pepdul®, Hydrocortison (bei Überempfindlichkeitsreaktionen, z.B. 50-100mg, inklusive übliche Antianaphylaxiemedikation)
FN-Risiko: > 20% --> Primärprophylaxe mit Filgrastim/Neupogen® oder Pegfilgrastim/Neulasta®, siehe Kurzfassung Leitlinien G-CSF
Kontrollen: Blutbild, Elektrolyte insbesondere Mg²⁺, Retentionswerte, Kreatinin-Clearance, Flüssigkeitsbilanz, vor jedem Zyklus: Lungenfunktion, Ototoxizität (Audiometrie) und Neurotoxizität; Bleomycin -> Überwachung für 4 Stunden nach der Infusion wegen möglicher Überempfindlichkeitsreaktionen empfohlen
Dosisreduktion: Cisplatin bei Kreatinin-Clearance < 60ml/min meiden; siehe Dosismodifikationstabelle
Cave: Vorsicht bei gleichzeitiger Anwendung ototoxischer Substanzen (z.B. Schleifendiuretika)
Summendosis: Bleomycin 400mg absolut: Gefahr der Lungentoxizität, bei Verschlechterung der Lungenfunktion absetzen.
Erfolgsbeurteilung: nach 2 Zyklen, bildgebende Verfahren/Marker; "low risk": nicht mehr als 3 Zyklen bei CR; bei PR: chirurgische Resektion von Resttumor nach dem 3.Zyklus
Wiederholung: alle 21 Tage, unabhängig von Leukopenie, Aufschub nur bei Fieber und klinischer Symptomatik
Literatur: Williams SD et al. NEJM 1987; 316:1435-1440; Aprepitant: Fachinformation, Bokemeyer C. Arzneimitteltherapie. 2004; 22:129-35; MASCC Antiemetic-Guidelines, 2013, www.mascc.org; Enoxaparin Prophylaxe: Moore AR et al. 2009; ASH Abstract: 456 und personal communication Dr. H.Hassoun, MSKCC, NY, USA.

080403_01 Cisplatin Radiosensitizer
Indikation: Zervix-Ca
ICD-10: C53

Chemotherapie

Diese Zytostatikatherapie birgt letale Risiken. Die Anwendung darf nur durch erfahrene internistische Onkologen und entsprechend ausgebildetes Pflegepersonal erfolgen. Das Protokoll muss im Einzelfall überprüft und der klinischen Situation angepasst werden.

Tag	Substanz	Dosierung	Trägerlösung (ml)	Appl.	Inf.-dauer	Bemerkungen
1	Cisplatin	40 mg/m²	250 ml NaCl 0,9%	i.v.	1h	bis maximal 70mg abs.

Zyklusdiagramm: d1 w1 — Cisplatin — Wdh.

Obligate Prä- und Begleitmedikation

Tag	zeitl. Ablauf	Substanz	Dosierung	Trägerlösung (ml)	Appl.	Inf.-dauer	Bemerkungen
1	-30min	NaCl 0,9 %		1000 ml	i.v.	3h	
1	-30min	Granisetron/Kevatril®	1 mg		i.v.	15min	
1	-30min	Dexamethason	8 mg		i.v.	15min	
1	-30min, +1h30min	Mannitol 10%/Osmosteril 10%®	250 ml		i.v.	30min	
2-4	1-0-1-0	Dexamethason	4 mg		p.o.		

Bedarfsmedikation: Metoclopramid/Paspertin® Trpf., Dimenhydrinat/Vomex A® Supp., Ibuprofen 400mg Tbl., Macrogol+div.Salze/Movicol®, Natriumpicosulfat/Laxoberal® Trpf.
FN-Risiko: < 10% => G-CSF-Gabe je nach Risikoabwägung, siehe Leitlinien zur Behandlung mit G-CSF.
Emetogenes Potential: Moderates Risiko 30-90% bis Hochrisiko > 90% => Prophylaxe der verzögerten Emesis 3-4 Tage, siehe Kurzfassung der Leitlinien + Protokoll. Bei Patienten mit hohem individuellem emetogenen Risiko Antiemese mit Aprepitant/Emend®.
Kontrollen: **vor CTx:** Blutbild, Na⁺, K⁺, Ca²⁺, Mg²⁺, Kreatinin, Urin-Stix; **bei Patienten mit Hypakusis vor Therapiebeginn:** Audiometrie
Dosisreduktion: Siehe auch Fachinformationen und Dosisreduktionstabelle. **Cisplatin:** bei Kreatinin-Clearance(CCL) < 60ml/min: strenge Nutzen-Risiko-Abwägung, bei CCL < 30ml/min: absolute KI.
Cave: Cisplatin: möglichst keine Komedikation mit nephro- oder ototoxischen Substanzen: z.B. Aminglykoside, Schleifendiuretika. Kumultative Neuro- und Ototoxität.
Wiederholung: d8, maximal 6 Zyklen
Literatur: Keys HM et al. NEJM. 1999; 340:1154-1161; Nugent EK et al. Gynecol Oncol. 2010; 116:438-441.

080403_02 Topotecan/Cisplatin — Indikation: Zervix-Ca — ICD-10: C56

Chemotherapie

Diese Zytostatikatherapie birgt letale Risiken. Die Anwendung darf nur durch erfahrene internistische Onkologen und entsprechend ausgebildetes Pflegepersonal erfolgen. Das Protokoll muss im Einzelfall überprüft und der klinischen Situation angepasst werden.

Tag	Substanz	Dosierung	Trägerlösung (ml)	Appl.	Inf.-dauer	Bemerkungen
1-3	Topotecan	0.75 mg/m²	100 ml NaCl 0,9%	i.v.	30min	
1	Cisplatin	50 mg/m²	250 ml NaCl 0,9%	i.v.	1h	

Zyklusdiagramm: d1 w1 | d8 w2 | d15 w3 — Topotecan / Cisplatin — Wdh.

Cave: Aprepitant ist moderater Inhibitor und Induktor von CYP3A4 (Wechselwirkungen beachten, s. Fachinformation)

CTx mit FN-Risiko von 10-20%: Vorgehen bei der G-CSF-Gabe
- nach CTx: 1x tgl. 5µg/kg Filgrastim s.c. bei Leukozyten < 1 000/µl bis >1 000/µl
- Wenn unter Einbeziehung **individueller Risikofaktoren für den Patienten** FN-Risiko ≥ 20% =>G-CSF-Primärprophylaxe erwägen/durchführen.
- **Nach durchgemachter febriler Neutropenie**, in folgenden Zyklen => G-CSF-Sekundärprophylaxe

G-CSF-Primär- bzw. Sekundärprophylaxe:
Entweder 24h nach CTx einmal Pegfilgrastim/Neulasta® 6mg s.c. — **Oder:** d6 nach CTx Filgrastim/Neupogen® 5µg/kg/d s.c. bis zum Durchschreiten des Nadir

Obligate Prä- und Begleitmedikation

Tag	zeitl. Ablauf	Substanz	Dosierung	Trägerlösung (ml)	Appl.	Inf.-dauer	Bemerkungen
1	-1h	Aprepitant/Emend®	125 mg		p.o.		
1	-30min	NaCl 0,9 %	1000 ml		i.v.	3h30min	
2-3	-30min	NaCl 0,9 %	500 ml		i.v.	1h30min	
1-3	-30min	Granisetron/Kevatril®	1 mg		i.v.	15min	
1	-30min	Dexamethason	12 mg		i.v.	15min	
2-3	-30min	Dexamethason	8 mg		i.v.	15min	
1	+30min, +2h30min	Mannitol 10%/Osmosteril 10%®	250 ml		i.v.	15min	
1-3	0-0-1-0	Dexamethason	8 mg		p.o.		
4	1-0-0-0	Dexamethason	8 mg		p.o.		
2-3	1-0-0-0	Aprepitant/Emend®	80 mg		p.o.		

Bedarfsmedikation: Metoclopramid/Paspertin® Trpf., Dimenhydrinat/Vomex A® Supp., Ibuprofen 400mg Tbl., Macrogol+div.Salze/Movicol®, Natriumpicosulfat/Laxoberal® Trpf.
FN-Risiko: 10-20% => G-CSF-Gabe je nach Risikoabwägung als Primärprophylaxe, bei Zustand mit FN in den folgenden Zyklen als Sekundärprophylaxe, siehe Leitlinien zur Behandlung mit G-CSF.
Emetogenes Potential: Moderates Risiko 30-90% bis Hochrisiko >90% => Prophylaxe der verzögerten Emesis 3-4 Tage, siehe Kurzfassung der Leitlinien und Protokoll.
Kontrollen: **wöchentlich:** Blutbild; **vor Zyklusbeginn:** Blutbild, Bilirubin, GOT, GPT, G-GPT, AP, Kreatinin, Urin-Stix, Natrium, Kalium, Magnesium, Calcium
Dosisreduktion: Siehe auch Fachinformationen und Dosisreduktionstabelle. **Cisplatin:** bei Kreatinin-Clearance(CCL) < 60ml/min: strenge Nutzen-Risiko-Abwägung, bei CCL < 30ml/min: absolute KI. **Topotecan:** bei schwerer hämatologischer Toxizität, Nierenfunktionsstörungen.
Cave: Cisplatin: möglichst keine Komedikation mit nephro- oder ototoxischen Substanzen: z.B. Aminglykoside, Schleifendiuretika. Kumultative Neuro- und Ototoxität.
Wiederholung: Tag 22
Literatur: Long HJ et al. J Clin Oncol. 2005; 23:4626-4633.

080404_01 Gemcitabin/Docetaxel (Leiomyosarkom) — Indikation: Leiomyosarkom — ICD-10: C55

Chemotherapie

Diese Zytostatikatherapie birgt letale Risiken. Die Anwendung darf nur durch erfahrene internistische Onkologen und entsprechend ausgebildetes Pflegepersonal erfolgen. Das Protokoll muss im Einzelfall überprüft und der klinischen Situation angepasst werden.

Tag	Substanz	Dosierung	Trägerlösung (ml)	Appl.	Inf.-dauer	Bemerkungen
1,8	Gemcitabin	900 mg/m²	250 ml NaCl 0,9%	i.v.	1h30min	
8	Docetaxel	100 mg/m²	250 ml NaCl 0,9%	i.v.	1h	

Zyklusdiagramm: d1 w1 | d8 w2 | d15 w3 — Gemcitabin / Docetaxel — Wdh.

Bei vorhergehender Beckenbestrahlung: Dosisreduktion um 25% für Gemcitabin und Docetaxel

CTx mit FN-Risiko von 10-20%: Vorgehen bei der G-CSF-Gabe
- nach CTx: 1x tgl. 5µg/kg Filgrastim s.c. bei Leukozyten < 1 000/µl bis >1 000/µl
- Wenn unter Einbeziehung **individueller Risikofaktoren für den Patienten** FN-Risiko ≥ 20% =>G-CSF-Primärprophylaxe erwägen/durchführen.
- **Nach durchgemachter febriler Neutropenie**, in folgenden Zyklen => G-CSF-Sekundärprophylaxe

G-CSF-Primär- bzw. Sekundärprophylaxe:
Entweder 24h nach CTx einmal Pegfilgrastim/Neulasta® 6mg s.c. — **Oder:** d6 nach CTx Filgrastim/Neupogen® 5µg/kg/d s.c. bis zum Durchschreiten des Nadir

Obligate Prä- und Begleitmedikation

Tag	zeitl. Ablauf	Substanz	Dosierung	Trägerlösung (ml)	Appl.	Inf.-dauer	Bemerkungen
1	-30min	NaCl 0,9 %	500 ml		i.v.	1h30min	
8	-24h,-12h	Dexamethason	8 mg		p.o.		Achtung: Prämedikation an d0
8	-30min	NaCl 0,9 %	500 ml		i.v.	3h	
1,8	-30min	Dexamethason	8 mg		i.v.	15min	
8	-30min	Granisetron/Kevatril®	1 mg		i.v.	15min	
8	-30min	Clemastin/Tavegil®	2 mg		i.v.		B
8	-30min	Ranitidin/Zantic®	50 mg		i.v.		B
1	0-0-1-0	Dexamethason	4 mg		p.o.		
8	0-0-1-0	Dexamethason	8 mg		p.o.		
7,9	1-0-1-0	Dexamethason	8 mg		p.o.		

Bedarfsmedikation: Metoclopramid/Paspertin® Trpf., Dimenhydrinat/Vomex A® Supp., Ibuprofen 400mg Tbl., Macrogol, div.Salze/Movicol®, Natriumpicosulfat/Laxoberal® Trpf.
FN-Risiko: 10-20% --> je nach Risikoabwägung als Primärprophylaxe, bei FN im 1. Zyklus als Sekundärprophylaxe, siehe Kurzfassung Leitlinien G-CSF
Emetogenes Potential: Niedrigrisiko 10-30% => keine Standardprophylaxe der verzögerten Emesis, siehe Kurzfassung der Leitlinien
Kontrollen: **vor Therapiebeginn:** EKG; **wöchentlich:** Blutbild; **vor Zyklusbeginn:** Blutbild, GOT, GPT, G-GT, AP, Bilirubin, Kreatinin, Urin-Stix, EKG (wenn kardial vorbelastet).
Dosisreduktion: Siehe auch Fachinformationen und Dosisreduktionstabelle. **Docetaxel:** bei Neutrophile < 500/µl länger als 1 Woche, verminderter Leberfunktion, schweren Hautveränderungen, schwerer peripherer Neuropathie.
Cave: **Gemcitabin:** vorsichtige Anwendung bei Niereninsuffizienz, Leberfunktionsstörungen, Lebermetastasen
Therapieabbruch: **Gemcitabin:** bei interstitieller Pneumonitis, Lungenödemen, akutem Atemnotsyndrom (ARDS)
Wiederholung: d22
Literatur: Hensley et al. Gynecol Oncol. 2009; 112:563-567.

Kapitel 13 Urogenitaltumoren

080501_03 PEI   Indikation: metastasiertes Hoden-Ca; Ovarial-Ca   ICD-10: C62

Chemotherapie

Diese Zytostatikatherapie birgt letale Risiken. Die Anwendung darf nur durch erfahrene internistische Onkologen und entsprechend ausgebildetes Pflegepersonal erfolgen. Das Protokoll muss im Einzelfall überprüft und der klinischen Situation angepasst werden.

Tag	Substanz	Dosierung	Trägerlösung (ml)	Appl.	Inf.-dauer	Bemerkungen
1-5	Cisplatin	20 mg/m²	250 ml NaCl 0,9%	i.v.	1h	
1-5	Etoposidphosphat	100 mg/m²	100 ml NaCl 0,9%	i.v.	30min	Menge entspricht Etoposidanteil
1-5	Ifosfamid	1200 mg/m²	500 ml NaCl 0,9%	i.v.	4h	

entweder	24h nach CTx	Pegfilgrastim/ Neulasta®	6mg	s.c.	
oder	d6 nach CTx	Filgrastim/ Neupogen®	5µg/kg/d	s.c.	bis Durchschreiten des Nadir

Zyklusdiagramm: d1 w1, d8 w2, d15 w3 — Cisplatin, Ifosfamid, Etoposidphosphat; Wdh.

Cave: Aprepitant ist moderater Inhibitor und Induktor von CYP3A4 (Wechselwirkungen beachten, s. Fachinformation)

Obligate Prä- und Begleitmedikation

Tag	zeitl. Ablauf	Substanz	Dosierung	Trägerlösung (ml)	Appl.	Inf.-dauer	Bemerkungen
1	-	Vorlauf mit Mg++ und K+ (nach K+-Kontrolle)	ml	in Bewässerung	i.v.	-	Mg2+ Wert (Ref. bereich: 0,66 - 0,99mmol/L); K+ Wert (Ref. bereich: 3,5-5,1mmol/L)
1-6	-	NaCl 0,9%		2000 ml	i.v.	24h	im Wechsel mit Glucose 5%
1-5	-	KCl 7,45% (1mmol K+/ml)	20 ml		i.v.		pro 1000ml NaCl 0,9%; (K+-Zielspiegel:3,5-5,1mmol/L)
1-5	-	Magnesium Verla Injektions-lösung (3,15mmol Mg²⁺/10ml)	10 ml		i.v.		pro 1000ml NaCl 0,9%; (Mg2+-Zielspiegel: 0,66 - 0,99mmol/L)
1	1-0-0-0	Aprepitant/Emend®	125 mg		p.o.		Gabe 1h vor CTx
2-7	1-0-0-0	Aprepitant/Emend®	80 mg		p.o.		Gabe 1h vor CTx
1-6	-	Glucose 5%		1000 ml	i.v.	24h	im Wechsel mit NaCl 0,9%
1-21	morgens	Enoxaparin/Clexane®	40 mg		s.c.		Prophylaxe, bei Thrombozyten < 50 000/µl pausieren
2-8	-30min	Dexamethason	8 mg		i.v.	B	d6-d8 morgens
1	-30min	Dexamethason	12 mg		i.v.	B	
1-5	-30min	Granisetron/Kevatril®	1 mg		i.v.	B	
1-5	-30min, +1h30min	Mannitol 10%/Osmosteril 10%®	250 ml		i.v.	15min	
1-5	+2h15min	Mesna/Uromitexan®	240 mg/m²		i.v.	15min	
1-5	+2h30min	Mesna/Uromitexan®	1200 mg/m²		i.v.	4h	
1-5	0-0-0-1	Sucralfat/Ulcogant Btl.®	1 Btl.		p.o.		
1-5	+6h30min	Mesna/Uromitexan®	600 mg/m²		i.v.	6h	6-12h Infusionsdauer

Bedarfsmedikation: Metoclopramid/Paspertin®, Dexamethason/Fortecortin®, Granisetron/Kevatril ® i.v., Famotidin/Pepdul® p.o.
FN-Risiko: >20%-> Primärprophylaxe mit Filgrastim/Neupogen® oder Pegfilgrastim/Neulasta®, siehe Kurzfassung Leitlinien G-CSF
Kontrollen: Blutbild, Elektrolyte insb. Mg2+, Retentionswerte, Flüssigkeitsbilanz, Diurese, vor jedem Zyklus: Ototoxizität (Audiometrie) und Neurotoxizität; alle 6-12h Gewichtskontrolle
Dosisreduktion: Cisplatin bei Kreatinin-Clearance < 60ml/min meiden; siehe Dosismodifikationstabelle
Cave: Vorsicht bei gleichzeitiger Anwendung ototoxischer Substanzen (z.B. Schleifendiuretika)
Erfolgsbeurteilung: nach 2 Zyklen
Wiederholung: Tag 22
Literatur: Harstrick et al. J Clin Oncol. 1991; 9(9): 1549-55; Aprepitant: Fachinformation, Bokemeyer C. Arzneimitteltherapie. 2004; 22:129-35, MASCC Antiemetic-Guidelines, 2013, www.mascc.org

---

080501_04 PE   Indikation: Hoden-Ca   ICD-10: C62

Chemotherapie

Diese Zytostatikatherapie birgt letale Risiken. Die Anwendung darf nur durch erfahrene internistische Onkologen und entsprechend ausgebildetes Pflegepersonal erfolgen. Das Protokoll muss im Einzelfall überprüft und der klinischen Situation angepasst werden.

Tag	Substanz	Dosierung	Trägerlösung (ml)	Appl.	Inf.-dauer	Bemerkungen
1-5	Cisplatin	20 mg/m²	250 ml NaCl 0,9%	i.v.	30min	
1-5	Etoposidphosphat	100 mg/m²	100 ml NaCl 0,9%	i.v.	30min	Menge entspicht Etoposidanteil

Zyklusdiagramm: d1 w1, d8 w2, d15 w3 — Cisplatin, Etoposidphosphat; Wdh.

CTx mit FN-Risiko von 10-20%: Vorgehen bei der G-CSF-Gabe
- nach CTx: 1x tgl. 5µg/kg Filgrastim s.c. bei Leukozyten < 1 000/µl bis >1 000/µl
- Wenn unter Einbeziehung **individueller Risikofaktoren für den Patienten**
FN-Risiko ≥ 20% =>G-CSF-Primärprophylaxe erwägen/durchführen.
- **Nach durchgemachter febriler Neutropenie**, in folgenden Zyklen => G-CSF-Sekundärprophylaxe

G-CSF-Primär- bzw. Sekundärprophylaxe:
Entweder 24h nach CTx einmal Pegfilgrastim/Neulasta® 6mg s.c. - **Oder:**
d6 nach CTx Filgrastim/Neupogen® 5µg/kg/d s.c. bis zum Durchschreiten des Nadir

Cave: Mucositisprophylaxe

Cave: Aprepitant ist moderater Inhibitor und Induktor von CYP3A4 (Wechselwirkungen beachten, s. Fachinformation)

Obligate Prä- und Begleitmedikation

Tag	zeitl. Ablauf	Substanz	Dosierung	Trägerlösung (ml)	Appl.	Inf.-dauer	Bemerkungen
1-5	-	NaCl 0,9 %		3000 ml	i.v.	24h	kontinuierlich
1-21	1-0-0-0	Clexane/Enoxaparin®	40 mg		s.c.		Prophylaxe, bei Thrombozyten < 50 000/µl pausieren
1	-60min	Aprepitant/Emend®	125 mg		p.o.		
2-5	-60min	Aprepitant/Emend®	80 mg		p.o.		
1	-30min	Dexamethason	12 mg		i.v.	B	
2-5	-30min	Dexamethason	8 mg		i.v.	B	
1-5	-30min	Granisetron/Kevatril®	1 mg		i.v.	B	
1-5	-30min, +1h	Mannitol 10%/Osmosteril 10%®	250 ml		i.v.	30min	
1-5	0-0-0-1	Sucralfat/Ulcogant Btl.®	1 Btl.		p.o.		
6-7	1-0-0-0	Aprepitant/Emend®	80 mg		p.o.		
6-8	1-0-0-0	Dexamethason	8 mg		p.o.		

Bedarfsmedikation: Metoclopramid®, Dexamethason/Fortecortin®, Granisetron/Kevatril®, Famotidin/Pepdul®
FN-Risiko: FN-Risiko 10-20% -> je nach Risikoabwägung als Primärprophylaxe, bei FN im 1. Zyklus als Sekundärprophylaxe, siehe Kurzfassung Leitlinien G-CSF
Kontrollen: Blutbild, Elektrolyte insbesondere Mg2+, Retentionswerte, Kreatinin-Clearance, Flüssigkeitsbilanz, vor jedem Zyklus: Ototoxizität (Audiometrie) und Neurotoxizität
Dosisreduktion: Cisplatin bei Kreatinin-Clearance < 60ml/min meiden; siehe Dosismodifikationstabelle
Cave: Vorsicht bei gleichzeitiger Anwendung ototoxischer Substanzen (z.B. Schleifendiuretika)
Erfolgsbeurteilung: nach 2 Zyklen
Wiederholung: alle 21 Tage, unabhängig von Leukopenie, Aufschub nur bei Fieber und klinischer Symptomatik
Literatur: Bajorin et al. JCO. 1993; 1:598-606; Aprepitant: Fachinformation, Bokemeyer C. Arzneimitteltherapie 2004; 22:129-35; MASCC Antiemetic-Guidelines, 2013, www.mascc.org

Kapitel 13 · Urogenitaltumoren

080501_02 PIV mit GCSF — Indikation: Hoden-Ca — ICD-10: C62

Chemotherapie

Diese Zytostatikatherapie birgt letale Risiken. Die Anwendung darf nur durch erfahrene internistische Onkologen und entsprechend ausgebildetes Pflegepersonal erfolgen. Das Protokoll muss im Einzelfall überprüft und der klinischen Situation angepasst werden.

Tag	Substanz	Dosierung	Trägerlösung (ml)	Appl.	Inf.-dauer	Bemerkungen
1-5	Cisplatin	25 mg/m²	250 ml NaCl 0,9%	i.v.	1h	
1-5	Ifosfamid	1200 mg/m²	500 ml NaCl 0,9%	i.v.	4h	
1-5	Etoposidphosphat	150 mg/m²	100 ml NaCl 0,9%	i.v.	1h	ab 200mg in 250ml NaCl 0,9%

Cave: Aprepitant ist moderater Inhibitor und Induktor von CYP3A4 (Wechselwirkungen beachten, s. Fachinformation)

Achtung: sorgfältige Bilanzierung auf ausreichend Hydrierung achten

Zyklusdiagramm: Cisplatin d1 w1, Ifosfamid d1 w1, Etoposidphosphat d1 w1; Wdh.

FN-Risiko >20 %:
entweder **d6 (24h nach CTx)** Primärprophylaxe mit Pegfilgrastim/Neulasta® 6mg s.c. einmalig
oder **ab d6 (24h nach CTx)** Filgrastim/Neupogen® 5µg/kg/d s.c. tägl. bis Durchschreiten des Nadir

Bei geplantem Stammzellharvest nach dem 2. Zyklus:
Filgrastim-Gabe vor geplanter Leukapherese ab d9: 5µg/kgKG/d s.c. morgens (>70kg: 480µg,<70kg:300µg) bis Ende der Apherese.

Tage 1-21: Enoxaparin 40mg s.c. 1-0-0-0
Bei Thrombozyten < 50 000/µl: niedermolekulares Heparin pausieren

Obligate Prä- und Begleitmedikation

Tag	zeitl. Ablauf	Substanz	Dosierung	Trägerlösung (ml)	Appl.	Inf.-dauer	Bemerkungen
1	-	Vorlauf mit Mg++ und K+ (nach K+-Kontrolle)	ml		i.v.		nach Mg2+ Wert (Ref. bereich: 0,66 - 0,99mmol/L); K+ (Ref. bereich: 3,5-5,1mmol/L)
1	1-0-0-0	Aprepitant/Emend®	125 mg		p.o.		Gabe 1h vor CTx
2-7	1-0-0-0	Aprepitant/Emend®	80 mg		p.o.		Gabe 1h vor CTx
1-5	-	NaCl 0,9%		2000 ml	i.v.	24h	im Wechsel mit Glucose 5%
1-5	-	Glucose 5%		1000 ml	i.v.	24h	im Wechsel mit NaCl 0,9%
1	-30min	Dexamethason	12 mg		i.v.	15min	
2-8	1-0-0-0	Dexamethason	8 mg		p.o.		Gabe 1h vor CTx
1-5	-30min	Granisetron/Kevatril®	1 mg		i.v.	B	bei Emesis Dosiserhöhung auf 3mg
1-5	-30min, +1h30min	Mannitol 10%/Osmosteril 10%®	250 ml		i.v.	15min	
1-5	+1h30min	Mesna/Uromitexan®	240 mg/m²		i.v.	B	nicht mit Cisplatin in einem Schenkel
1-5	+1h45min	Mesna/Uromitexan®	1200 mg/m²		i.v.	4h	nicht mit Cisplatin in einem Schenkel
1-5	+5h45min	Mesna/Uromitexan®	600 mg/m²		i.v.	6h-12h	nicht mit Cisplatin in einem Schenkel
1-5	0-0-0-1	Sucralfat/Ulcogant Btl.®	1 Btl.		p.o.		
1-21	1-0-0-0	Enoxaparin/Clexane®	40 mg		s.c.		Tage 1-21
6	1-0-1-0	Ciprofloxacin/Ciprobay®	500 mg		p.o.		ab Tag 6; bis WBC >1 000/µl

Bedarfsmedikation: Famotidin/Pepdul® p.o.
FN-Risiko: >20%-> Primärprophylaxe mit Filgrastim/Neupogen® oder Pegfilgrastim/Neulasta®, siehe Kurzfassung Leitlinien G-CSF
Kontrollen: Blutbild, Elektrolyte insbesondere Mg2+, Retentionswerte, Flüssigkeitsbilanz, Diurese, Ototoxizität (Audiometrie)/Neurotoxizität; alle 6-12h Gewichtskontrolle
Dosisreduktion: Cisplatin bei Kreatinin-Clearance < 60ml/min meiden; siehe auch Dosismodifikationstabelle
Cave: Vorsicht bei gleichzeitiger Anwendung ototoxischer Substanzen (z.B. Schleifendiuretika)
Erfolgsbeurteilung: nach 2 Zyklen
Wiederholung: Tag 29
Literatur: **PIV-G:** Harstrick A et al. J Cancer Res Clin Oncol. 1991; 117:198-202; **Enoxaparin Prophylaxe:** Moore A.R. et.al. ASH Abstract 456; 2009 und personal communication Dr. H.Hassoun, MSKCC, NY, USA.

080501_07 PVB — Indikation: Hoden- Ca — ICD-10: C62

Chemotherapie

Diese Zytostatikatherapie birgt letale Risiken. Die Anwendung darf nur durch erfahrene internistische Onkologen und entsprechend ausgebildetes Pflegepersonal erfolgen. Das Protokoll muss im Einzelfall überprüft und der klinischen Situation angepasst werden.

Tag	Substanz	Dosierung	Trägerlösung (ml)	Appl.	Inf.-dauer	Bemerkungen
1-5	Cisplatin	20 mg/m²	250 ml NaCl 0,9%	i.v.	30min	
1-2	Vinblastin	0.15 mg/kg		i.v.	B	
2,9,16	Bleomycin	30 mg abs.	unverdünnt	i.v.	B15min	

Zyklusdiagramm d1 w1, d8 w2, d15 w3; Cisplatin, Vinblastin, Bleomycin; Wdh.

entweder 24h nach CTx: Pegfilgrastim/Neulasta® 6mg s.c.
oder d6 nach CTx: Filgrastim/Neupogen® 5µg/kg/d s.c. bis Durchschreiten des Nadir

Cave: Aprepitant ist moderater Inhibitor und Induktor von CYP3A4 (Wechselwirkungen beachten, s. Fachinformation)

Achtung: Vor Therapiebeginn und nach jedem 2. Zyklus LUFU wegen pulmonaler Toxizität

Obligate Prä- und Begleitmedikation

Tag	zeitl. Ablauf	Substanz	Dosierung	Trägerlösung (ml)	Appl.	Inf.-dauer	Bemerkungen
1-5	-	NaCl 0,9%		3000 ml	i.v.	24h	kontinuierlich
1	-1h	Aprepitant/Emend®	125 mg		p.o.		
2-7	-1h	Aprepitant/Emend®	80 mg		p.o.		
1	-1h	Dexamethason	12 mg		p.o.		
2-8	-1h	Dexamethason	8 mg		p.o.		d6-d8 morgens
1-21	morgens	Enoxaparin/Clexane®	40 mg		s.c.		Prophylaxe, bei Thrombozyten < 50.000/µl pausieren
1-5	-30min	Granisetron/Kevatril®	1 mg		i.v.	B	Emesis Dosiserhöhung auf 3 mg
1-5	-30min, +1h	Mannitol 10%/Osmosteril 10%®	250 ml		i.v.	30min	
2	+1h30min	Clemastin/Tavegil®	2 mg		i.v.	B	
9,16	-30min	Clemastin/Tavegil®	2 mg		i.v.	B	
1-5	0-0-0-1	Sucralfat/Ulcogant Btl.®	1 Btl.		p.o.		
16	24h nach CTx	Pegfilgrastim/Neulasta®	6 mg		s.c.		entweder Pegfilgrastim oder Filgrastim
16	d6 post CTx	Filgrastim	5 µg/kg		s.c.		bis Durchschreiten des Nadir

Bedarfsmedikation: Metoclopramid, Dexamethason/Fortecortin®, Granisetron/Kevatril®, Famotidin/Pepdul®; Hydrocortison (bei Überempfindlichkeitsreaktionen, z.B. 50-100mg, inklusive übliche Antianaphylaxiemedikation)
FN-Risiko: > 20% --> Primärprophylaxe mit Filgrastim/Neupogen® oder Pegfilgrastim/Neulasta®, siehe Kurzfassung Leitlinien G-CSF
Kontrollen: Blutbild, Elektrolyte insbesondere Mg2+, Retentionswerte, Kreatinin-Clearance, Flüssigkeitsbilanz, Ototoxizität (Audiometrie)/Neurotoxizität, vor jedem Zyklus: Lungenfunktion; **Bleomycin ->** Überwachung für 4 Stunden nach der Infusion wegen möglicher Überempfindlichkeitsreaktionen empfohlen
Dosisreduktion: Cisplatin bei Kreatinin-Clearance < 60ml/min meiden; siehe Dosismodifikationstabelle
Cave: Vorsicht bei gleichzeitiger Anwendung ototoxischer Substanzen (z.B. Schleifendiuretika)
Summendosis: Bleomycin 400mg absolut: Gefahr der Lungentoxizität, bei Verschlechterung der Lungenfunktion absetzen
Erfolgsbeurteilung: nach 2 Zyklen, bildgebende Verfahren/Marker; "low risk": nicht mehr als 3 Zyklen bei CR; bei PR: chirurgische Resektion von Resttumor nach dem 3. Zyklus
Wiederholung: d22, unabhängig von Leukopenie, Aufschub nur bei Fieber und klinischer Symptomatik
Literatur: Einhorn LH et al. Cancer. 1980; 46(6):1339-44; Einhorn LH. Cancer Research. 1981; 41:3275-80.

080501_05 Gemcitabin/Oxaliplatin/Paclitaxel

Indikation: Keimzelltumoren-Rezidiv   ICD-10:C62

Chemotherapie

Diese Zytostatikatherapie birgt letale Risiken. Die Anwendung darf nur durch erfahrene internistische Onkologen und entsprechend ausgebildetes Pflegepersonal erfolgen. Das Protokoll muss im Einzelfall überprüft und der klinischen Situation angepasst werden.

Tag	Substanz	Dosierung	Trägerlösung (ml)	Appl.	Inf.-dauer	Bemerkungen
1,8	Gemcitabin	800 mg/m²	250 ml NaCl 0,9%	i.v.	30 min	
1	Oxaliplatin	130 mg/m²	250 ml Glucose 5%	i.v.	2h	
1,8	Paclitaxel	80 mg/m²	500 ml NaCl 0,9%	i.v.	1h	

Zyklusdiagramm	d1 w1	d8 w2	d15 w3	
Gemcitabin	■	■		Wdh.
Oxaliplatin	■			
Paclitaxel	■	■		

d10 post CTx: Filgrastim/Neupogen® 5µg/kg/d s.c. bis Durchschreiten des Nadir

Für Paclitaxel nur **PVC-freies Infusionssystem** mit **Inlinefilter** verwenden
Während Paclitaxel **NaCl-Infusion über "IVAC"**
(um Rücklauf von Paclitaxel ins Bewässerungssystem zu verhindern)

Cave: Keine Gabe von Mg-u. Ca bei Therapie mit Digitalis, Thiazid- Diuretika, Hypercalzämie/Hypermagnesiämie
Inkompatibilitäten: Oxaliplatin<> NaCl 0.9%

Obligate Prä- und Begleitmedikation

Tag	zeitl. Ablauf	Substanz	Dosierung	Trägerlösung (ml)	Appl.	Inf.-dauer	Bemerkungen
1	-30min	NaCl 0,9 %		500 ml	i.v.	1h	
8	-30min	NaCl 0,9 %		500 ml	i.v.	4h	
1,8	-30min	Granisetron/Kevatril®	1 mg		i.v.	B	bei Emesis: Dosiserhöhung auf 3 mg
8	-30min	Dexamethason	20 mg		i.v.	B	auch per os möglich
1	-30min	Dexamethason	8 mg		i.v.	B	auch per os möglich
1	+30min	Glucose 5%		250 ml	i.v.	2h30min	
1	+30min, +3h20min	10ml Mg- Verla ® (3,15mmol Mg2+) + 10ml Ca- Braun ® (2,3mmol Ca2+)		125 ml Glucose 5%	i.v.	20min	siehe Memokasten
1	+3h20min	Glucose 5%		250 ml	i.v.	30min	
1	+3h50min	Dexamethason	12 mg		i.v.	B	
1	+3h50min	Clemastin/Tavegil®	2 mg		i.v.	B	
1	+3h50min	Ranitidin/Zantic®	50 mg		i.v.	B	
8	+30min	Clemastin/Tavegil®	2 mg		i.v.	B	
8	+30min	Ranitidin/Zantic®	50 mg		i.v.	B	
1	+3h50min	NaCl 0,9 %		500 ml	i.v.	1h30min	

Bedarfsmedikation:	Dexamethason/Fortecortin® 4-8mg p.o. oder i.v.; Metoclopramid/Paspertin® 10-50mg p.o. oder i.v.
FN-Risiko:	>20%-> Primärprophylaxe mit Filgrastim/Neupogen® oder Pegfilgrastim/Neulasta®, siehe Kurzfassung Leitlinien G-CSF
Kontrollen:	PB, Diff. PB, Elektrolyte, Retentionswerte, Krea-Clearance, AP, SGOT, SGPT (wöchentlich); AFP, b-HCG, LDH (vor jedem Zyklus); Klinisch: insbesondere Polyneuropathie
Dosisreduktion:	Gemcitabine/Paclitaxel auf 75% bei Thrombozyten <50 000-100 000/µl oder Leukozyten 1 500-3 000/µl an d8; Oxaliplatin/ Paclitaxel auf 75% bei PNP CTC grad II, Gemcitabine -Stop bei 1.5-fachem Serum Kreatinin
Erfolgsbeurteilung:	orientierendes Staging nach 1.Zyklus, volle Evaluation erfolgt nach 2.Zyklus
Wiederholung:	Tag 22, mindestens 2 Zyklen, bei Progress nach 1.Zyklus Regimewechsel möglich, bei Ansprechen weitere Gaben (maximal 8 Zyklen möglich)
Literatur:	Bokemeyer C et al. Ann of Oncol. 2008; 19:448-453; Gamelin et al. Clin Cancer Res. 2004; 10:4055-4061.

080501_06 Carboplatin mono

Indikation: Hoden-Ca: Stadium I / adjuvant   ICD-10:C62

Chemotherapie

Diese Zytostatikatherapie birgt letale Risiken. Die Anwendung darf nur durch erfahrene internistische Onkologen und entsprechend ausgebildetes Pflegepersonal erfolgen. Das Protokoll muss im Einzelfall überprüft und der klinischen Situation angepasst werden.

Tag	Substanz	Dosierung	Trägerlösung (ml)	Appl.	Inf.-dauer	Bemerkungen
1	Carboplatin	7 AUC	500 ml Glucose 5%	i.v.	30 min	Dosis (mg) = AUC (mg/ ml x min) x [GFR (ml/ min) + 25]

Zyklusdiagramm	d1 w1
Carboplatin	■

Obligate Prä- und Begleitmedikation

Tag	zeitl. Ablauf	Substanz	Dosierung	Trägerlösung (ml)	Appl.	Inf.-dauer	Bemerkungen
1	-15min	Glucose 5%		1000 ml	i.v.	2h	
1	-15min	Dexamethason	8 mg		i.v.	B	
1	-15min	Granisetron/Kevatril®	1 mg		i.v.	B	
2-3	1-0-1-0	Dexamethason	8 mg		p.o.		

Bedarfsmedikation:	Metoclopramid p.o. oder i.v.
FN-Risiko:	< 10% --> je nach Risikoabwägung, siehe Kurzfassung Leitlinien G-CSF
Kontrollen:	Blutbild, Elektrolyte (Mg2+), Leberwerte, Retentionswerte, Kreatinin-Clearance, Oto-/Neurotoxizität
Dosisreduktion:	nicht vorgesehen
Erfolgsbeurteilung:	CT-Scan-Abdomen/Pelvis Mo 12, 24, 36, 48 und 60
Wiederholung:	nur 1 Zyklus
Literatur:	ASCO. May 2008; Oliver RT et al. J Clin Oncol. 2008; 26:(May 20 suppl.: abstr 1); Powels T et al. Annals of Oncol. 2008; 19:443-447; Raj S et al. Oncol. 2007; 73:419-421; Oliver RT et al. Lancet. 2005; 366:293-300.

Kapitel 13 · Urogenitaltumoren

080502_05 Docetaxel/Prednison *Indikation: Prostata-Ca* **ICD-10: C61**

Chemotherapie

Diese Zytostatikatherapie birgt letale Risiken. Die Anwendung darf nur durch erfahrene internistische Onkologen und entsprechend ausgebildetes Pflegepersonal erfolgen. Das Protokoll muss im Einzelfall überprüft und der klinischen Situation angepasst werden.

Tag	Substanz	Dosierung	Trägerlösung (ml)	Appl.	Inf.-dauer	Bemerkungen
3-21	Prednison	2x 5 mg abs.		p.o.		2x 5mg abs.; an den Tagen der Dexamethasongabe wird Prednison weglassen; Gaben: 1-0-1-0
1	Docetaxel	75 mg/m²	250 ml NaCl 0,9%	i.v.	1h	max. Konzentration 0,74mg/ml

Docetaxel während der ersten 5 min sehr langsam einlaufen lassen. Bei 1.-2. Infusion engmaschig Blutdruck und Puls kontrollieren (Anaphylaxie-Gefahr)

CTx mit FN-Risiko von 10-20%: Vorgehen bei der G-CSF-Gabe
- nach CTx: 1x tgl. 5µg/kg Filgrastim s.c. bei Leukozyten < 1 000/µl bis >1 000/µl
- Wenn unter Einbeziehung **individueller Risikofaktoren für den Patienten FN-Risiko ≥ 20%** =>G-CSF-Primärprophylaxe erwägen/durchführen.
- **Nach durchgemachter febriler Neutropenie**, in folgenden Zyklen => **G-CSF-Sekundärprophylaxe**

G-CSF-Primär- bzw. Sekundärprophylaxe:
Entweder 24h nach CTx einmal Pegfilgrastim/Neulasta® 6mg s.c.   - **Oder:** d6 nach CTx Filgrastim/Neupogen® 5µg/kg/d s.c. bis zum Durchschreiten des Nadir

Zyklusdiagramm	d1 w1	d8 w2	d15 w3	
Docetaxel	▌			Wdh.
Prednison	▌▌▌▌▌▌	▌▌▌▌▌▌▌	▌▌▌▌▌▌▌	

Obligate Prä- und Begleitmedikation

Tag	zeitl. Ablauf	Substanz	Dosierung	Trägerlösung (ml)	Appl.	Inf.-dauer	Bemerkungen
1	-24h, -abends	Dexamethason	8 mg		p.o.		
0,2	1-0-1-0	Dexamethason	8 mg		p.o.		morgens und abends
1	-30min	NaCl 0,9 %		500 ml	i.v.	1h30min	
1	-30min	Dexamethason	8 mg	100 ml NaCl 0,9%	i.v.	15min	
1	-30min	Ranitidin/Zantic®	50 mg		i.v.	B	
1	-30min	Clemastin/Tavegil®	2 mg		i.v.	B	

Bedarfsmedikation:	Metoclopramid/Paspertin®, Pantoprazol/Pantozol®, Granisetron/Kevatril®
FN-Risiko:	10-20% -> je nach Risikoabwägung als Primärprophylaxe, bei FN im 1. Zyklus als Sekundärprophylaxe, siehe Kurzfassung Leitlinien G-CSF
Kontrollen:	Blutbild (Therapiebeginn nur bei Neutrophilen ≥ 1 500/µl), Elektrolyte, Retentionswerte, Leberwerte, Gewicht
Dosisreduktion:	bei febriler Neutropenie, Neutropenie ≤ 500/µl > 7d, schweren Hautreaktionen oder sonstigen Grad III/IV nicht-hämatologischen Toxizität: nach 1. Auftreten, DR auf 60 mg/m² in folgenden Zyklen; bei Wiederauftreten trotz DR: Therapieabbruch; bei persistierender peripherer Neuropathie ≥ Grad III , Grad IV Hypertonie, Serumbilirubin-Erhöhung bzw. Transaminasen > 1,5x oberer Normwert, bei AP > 2,5x oberer Normwert: Therapieabbruch
Nebenwirkungen:	insbesondere Knochenmark-Toxizität, Neuropathie, Hauttoxizität, Flüssigkeitsretention, allergische Reaktionen, cave: Paravasate
Erfolgsbeurteilung:	nach 2 Zyklen
Wiederholung:	Tag 22, maximal 10 Zyklen
Literatur:	Tannock IF et al. N Engl J Med. 2004; 351(15):1502-12; Picus J et al. Semin Oncol. 1999; 26(5 Suppl 17):14-8.

080502_06 Cabazitaxel/Prednison *Indikation: Prostata- Ca* **ICD-10: C61**

Chemotherapie

Diese Zytostatikatherapie birgt letale Risiken. Die Anwendung darf nur durch erfahrene internistische Onkologen und entsprechend ausgebildetes Pflegepersonal erfolgen. Das Protokoll muss im Einzelfall überprüft und der klinischen Situation angepasst werden.

Tag	Substanz	Dosierung	Trägerlösung (ml)	Appl.	Inf.-dauer	Bemerkungen
1	Cabazitaxel	25 mg/m²	250 mg/m² NaCl 0,9%	i.v.	1h	PVC-/Polyurethan-freies Infusionssystem mit Inlinefilter (0.22 µm/ "Taxolfilter") verwenden
1-21	Prednison	10 mg		p.o.		Tag 1-21 (kontinuierlich); Gaben: 1-0-0-0

Zyklusdiagramm	d1 w1	d8 w2	d15 w3	
Cabazitaxel	▌			Wdh.
Prednison	▌▌▌▌▌▌	▌▌▌▌▌▌▌	▌▌▌▌▌▌▌	

CTx mit FN-Risiko von 10-20%: Vorgehen bei der G-CSF-Gabe
- nach CTx: 1x tgl. 5µg/kg Filgrastim s.c. bei Leukozyten < 1 000/µl bis >1 000/µl
- Wenn unter Einbeziehung **individueller Risikofaktoren für den Patienten FN-Risiko ≥ 20%** =>G-CSF-Primärprophylaxe erwägen/durchführen.
- **Nach durchgemachter febriler Neutropenie**, in folgenden Zyklen => **G-CSF-Sekundärprophylaxe**

G-CSF-Primär- bzw. Sekundärprophylaxe:
Entweder 24h nach CTx einmal Pegfilgrastim/Neulasta® 6mg s.c.   - **Oder:** d6 nach CTx Filgrastim/Neupogen® 5µg/kg/d s.c. bis zum Durchschreiten des Nadir

Obligate Prä- und Begleitmedikation

Tag	zeitl. Ablauf	Substanz	Dosierung	Trägerlösung (ml)	Appl.	Inf.-dauer	Bemerkungen
1	-30min	NaCl 0,9 %		500 ml	i.v.	2h	
1	-30min	Dexamethason	8 mg		i.v.	B	
1	-30min	Clemastin/Tavegil®	2 mg		i.v.	B	
1	-30min	Ranitidin/Zantic®	50 mg		i.v.	B	

Bedarfsmedikation:	Metoclopramid/Paspertin® Trpf., Loperamid/Imodium® 2mg Tbl.
FN-Risiko:	10-20% ->G-CSF-Gabe je nach Risikoabwägung als Primärprophylaxe, bei Zustand nach FN in den folgenden Zyklen als Sekundärprophylaxe, siehe Leitlinien zur Behandlung mit G-CSF.
Emetogenes Potential:	Niedrigrisiko 10-30% -> keine Standardprophylaxe der verzögerten Emesis, siehe Kurzfassung der Leitlinien
Kontrollen:	**wöchentlich:** Differentialblutbild; **vor CTx:** Differentialblutbild, Urin -Stix, Bilirubin, AP, GOT, GPT, G-GT
Dosisreduktion:	Siehe auch Fachinformationen und Dosisreduktionstabelle. **Cabazitaxel:** DR auf 20mg/m² nach Neutropenie ≥ Grad 3 (länger als 1 Woche), febriler Neutropenie /neutropenischen Infektionen, Diarrhö ≥ Grad 3 /anhaltender Diarrhö, nach persistierender Neuropathie ≥ Grad 2.
Cave:	Für **Cabazitaxel PVC-/Polyurethan-freies Infusionssystem mit Inlinefilter**(0.22 µm/ "Taxolfilter") verwenden
Wechselwirkungen:	**Cabazitaxel:** wird bis zu 90% über Cyp3A4 metabolisiert. Gleichzeitige Anwendung mit Cyp3A4-Inhibitoren/Induktoren vermeiden (z.B. Ketoconazol, Voriconazol, Telithromycin, Clarithromycin, Phenytoin, Carbamazepin, Rifampicin, Phenobarbital, Johanniskraut und andere).
Nebenwirkungen:	U.a. ist Therapie mit **Cabazitaxel** sehr häufig (ca. 50%, 6% ≥ Grad3) von **Diarrhö** begleitet.
Kontraindikation:	**Carbazitaxel:** u.a. eingeschränkte Leberfunktion (Bilirubin ≥1facher oberer Normalwert oder AST und /oder ALT ≥1,5facher oberer Normalwert), Neutrophilenzahl <1 500/mm².
Wiederholung:	d22
Literatur:	de Bono JS et al. Lancet. 2010; 376:1147-1154.

080502_07 Abirateron/Prednison

Indikation: Prostatakarzinom (metastasiert)　　ICD-10: C61

Chemotherapie

Diese Zytostatikatherapie birgt letale Risiken. Die Anwendung darf nur durch erfahrene internistische Onkologen und entsprechend ausgebildetes Pflegepersonal erfolgen. Das Protokoll muss im Einzelfall überprüft und der klinischen Situation angepasst werden.

Tag	Substanz	Dosierung	Trägerlösung (ml)	Appl.	Inf.-dauer	Bemerkungen
1-28	Abirateron	1000 mg		p.o.		4 Tabletten á 250mg, auf nüchternen Magen einnehmen; Gaben: 1-0-0-0
1-28	Prednison	2x 5 mg		p.o.		Tagesdosis: 10mg; Gaben: 1-0-1-0

Abirateron:
keine gleichzeitige Einnahme mit Nahrungsmitteln, mindestens 1h vor bzw. 2h nach einer Mahlzeit

CAVE: Metabolismus über CYP3A4
Wirkungsverstärkung / erhöhtes Risiko für Nebenwirkungen durch CYP3A4-Inhibitoren:
z.B. Azol-Antimykotika, Cimetidin, Amiodaron, Erythromycin, Clarithromycin, Ciprofloxacin, Ritonavir, Sternfrucht, **Grapefruit (-saft)**
Verminderte Wirkung durch CYP3A4-Induktoren:
z.B. Glucocorticoide, Phenytoin, Carbamazepin, Rifampicin, **Johanniskraut**
Plasmakonzentrationserhöhung von:
HMG-CoA-Reduktase-Inhibitoren, Ciclosporin, Triazol-Benzodiazepine, Calcium-Antagonisten vom Dihydropyrimidintyp

Zyklusdiagramm	d1 w1	d8 w2	d15 w3	d22 w4	
Abirateron						Wdh.
Prednison						

Kontrollen:	engmaschige Elektrolytkontrollen (Kalium), vor Therapiebeginn und in den ersten 3 Monaten alle 2 Wochen, danach 1x im Monat: Serum-Transaminasen, Bilirubin, Patienten mit Risiko für kongestive Herzinsuffizienz, 1x/Monat: Blutdruck, Serum-Kalium (Kaliumspiegel > 4 mmol/l beibehalten), Flüssigkeitsretention; Symptome einer Nebennereninsuffizienz
Dosisreduktion:	Hepatotoxiziät (Anstieg ALT oder AST > 5xULN): Wiederaufnahme der Therapie mit reduzierter Dosis 1x täglich 500mg nach Therapieunterbrechung und Rückgang der Leberwerte auf Ausgangswerte
Cave:	Hypokaliämie, Hypertonie, Flüssigkeitsretention und Herzinsuffizienz infolge eines Mineralkorikoid-Überschusses, Hepatotoxizität (keine Anwendung bei Patienten mit schwerer Leberfunktionsstörung), Nebenniereninsuffizienz, evtl. Kortikoid-Dosisanpassung in ungewohnten Stresssitutationen, verminderte Knochendichte, vorangegangene Ketokonazol-Therapie (geringere Response-Rate), Hyperglykämie, Anämien, sexuelle Funktionsstörungen
Therapieunterbrechung:	Toxizitäten mit Schweregrad > 3 bis Rückgang auf Schweregrad 1, Hepatotoxiziät (Anstieg ALT oder AST > 5xULN) bis Rückgang der Leberwerte auf Ausgangswert, dann Wiederaufnahme der Therapie mit reduzierter Dosis 1x täglich 500mg
Therapieabbruch:	Hepatotoxizität nach Dosisreduktion bzw. schwere Hepatotoxizität mit ALT oder AST > 20x ULN;
Wechselwirkungen:	Vorsicht bei gleichzeitiger Anwendung von Substanzen, die durch CYP2D6 aktiviert/metabolisiert werden (z.B. Metoprolol, Venlafaxin, Haloperidol, Flecainid, Codein, Tramadol), Vermeiden von gleichzeitiger Anwendung von starken CYP3A4-Inhibitoren oder -Induktoren
Wiederholung:	kontinuierlich

080502_08 Enzalutamid

Indikation: Prostatakarzinom　　ICD-10: C61

Chemotherapie

Diese Zytostatikatherapie birgt letale Risiken. Die Anwendung darf nur durch erfahrene internistische Onkologen und entsprechend ausgebildetes Pflegepersonal erfolgen. Das Protokoll muss im Einzelfall überprüft und der klinischen Situation angepasst werden.

Tag	Substanz	Dosierung	Trägerlösung (ml)	Appl.	Inf.-dauer	Bemerkungen
1-28	Enzalutamid	160 mg abs.		p.o.		4 Kps. à 40 mg kontinuierlich, täglich zur gleichen Zeit, unabhängig von Mahlzeiten; Gaben: 1-0-0-0

CAVE: Metabolismus über CYP3A4
Wirkungsverstärkung / erhöhtes Risiko für Nebenwirkungen durch CYP3A4-Inhibitoren:
z.B. Azol-Antimykotika, Cimetidin, Amiodaron, Erythromycin, Clarithromycin, Ciprofloxacin, Ritonavir, Sternfrucht, **Grapefruit (-saft)**
Verminderte Wirkung durch CYP3A4-Induktoren:
z.B. Glucocorticoide, Phenytoin, Carbamazepin, Rifampicin, **Johanniskraut**
Plasmakonzentrationserhöhung von:
HMG-CoA-Reduktase-Inhibitoren, Ciclosporin, Triazol-Benzodiazepine, Calcium-Antagonisten vom Dihydropyrimidintyp

Kontrollen:	Regelmäßig Diff BB und Leberfunktionstests. Bei gleichzeitiger Gabe von Warfarin engmaschige INR Kontrollen.
Cave:	Vorsichtige Anwendung bei Patienten mit Krampfanfällen in der Vorgeschichte.
Therapieunterbrechung:	Bei Toxizitäten ≥Grad 3: Therapiepause für 1 Woche oder bis Verbesserung der Symptome auf auf ≤Grad 2. Anschl. Fortsetzung der Therapie mit der ursprünglichen Dosis oder Reduktion auf 120 mg oder 80 mg/d.
Therapieabbruch:	Bei Krampfanfällen Abbruch der Therapie.
Wechselwirkungen:	CYP2C8 Inhibitoren (z.B. Trimethoprim, Gemfibrozil, Deferasirox, Lapatinib) können den Metabolismus von Enzalutamid verlangsamen --> gleichzeitige Gabe vermeiden oder Reduktion auf 80 mg Enzalutamid / Tag. Substrat von CYP3A4 --> siehe Hinweiskasten. Starker Induktor von CYP3A4 --> kann die Wirkung von anderen über CYP 3A4 metabolisierten Wirkstoffen beeinträchtigen.
Nebenwirkungen:	Müdigkeit, Rücken-, Kopf-, Muskelschmerzen, Durchfall, Flush, Atemwegsinfektionen, Bluthochdruck, Schwindel, Schlafstörungen
Wiederholung:	Kontinuierlich
Indikation:	Zur Behandlung eines metastasierenden und kastrationsresistenten Prostatakarzinoms bei Patienten, die mit Docetaxel vorbehandelt wurden
Literatur:	Scher HI et al., N Engl J Med. 2012 Sep 27;367(13):1187-97. Enzalutamide drug information, Up To Date, Stand 02/2013

Kapitel 13 · Urogenitaltumoren

080502_04 Mitoxantron/Prednison   **Indikation: Prostata-Ca**   *ICD-10: C61*

Chemotherapie

Diese Zytostatikatherapie birgt letale Risiken. Die Anwendung darf nur durch erfahrene internistische Onkologen und entsprechend ausgebildetes Pflegepersonal erfolgen. Das Protokoll muss im Einzelfall überprüft und der klinischen Situation angepasst werden.

Tag	Substanz	Dosierung	Trägerlösung (ml)	Appl.	Inf.-dauer	Bemerkungen
1	Mitoxantron	12 mg/m²	250 ml NaCl 0,9%	i.v.	30min	
1-21	Prednison/Decortin®	10 mg		p.o.		Tag 1-21 (kontinuierlich); Gaben: 1-0-0-0

Zyklusdiagramm	d1 w1	d8 w2	d15 w3	
Mitoxantron	■			Wdh.
Prednison	▨▨▨▨▨▨	▨▨▨▨▨▨▨	▨▨▨▨▨▨▨	

Obligate Prä- und Begleitmedikation

Tag	zeitl. Ablauf	Substanz	Dosierung	Trägerlösung (ml)	Appl.	Inf.-dauer	Bemerkungen
1	-30min	NaCl 0,9 %		500 ml	i.v.	1h	
1	-30min	Dexamethason	8 mg		i.v.	15min	

Bedarfsmedikation:	Granisetron/Kevatril® 2mg p.o., Metoclopramid/Paspertin® p.o
FN-Risiko:	< 10% => G-CSF-Gabe je nach Risikoabwägung, siehe Leitlinien zur Behandlung mit G-CSF.
Emetogenes Potential:	Niedrigrisiko 10-30% => keine routinemäßige Prophylaxe der verzögerten Emesis, siehe Kurzfassung der Leitlinien
Kontrollen:	**vor Therapiebeginn:** EKG + Herzecho; **vor CTx:** Blutbild, Elektrolyte, GOT, GPT, G-GT, AP, Bilirubin, Kreatinin, U-Stix , Herzfunktion; **bei kardialen Auffälligkeiten und ab 100mg/m² kumultativer Gesamtdosis (Mitoxantron) vor CTx:** Herzecho
Dosisreduktion:	Siehe auch Fachinformationen und Dosisreduktionstabelle. **Mitoxantron:** bei Leberfunktonsstörungen, hämatologischer Toxizität (dosislimitierend).
Summendosis:	**Mitoxantron: Gefahr der Kardiotoxizität; max. Summendosis 200mg/m²**, ab kumultativer Gesamtdosis von 140-160mg/m² erhöhte Gefahr von Kardiotoxizität.
Wechselwirkungen:	Bei Kombinationsbehandlung mit anderen antineoplastisch wirksamen Substanzen erhöhte Myelo-/Kardiotoxizität: Cave: Vorbehandlung mit Antrazyclinen (Kardiotoxizität).
Bemerkungen:	Mitoxantron kann zu einer vorübergehenden blau-grünen Verfärbung von Urin, Skleren, Nägeln und Venen führen.
Erfolgsbeurteilung:	nach 2 Zyklen
Wiederholung:	d21 (max. 10 Zyklen)
Literatur:	Tannock IF et al. J Clin Oncol. 1996; 14:1756-64; Tannock IF et al. NEJM. 2004; 351:1502-12.

080601_05 Temsirolimus   **Indikation: fortgeschrittenes Nierenzellkarzinom**   *ICD-10: C64*

Chemotherapie

Diese Zytostatikatherapie birgt letale Risiken. Die Anwendung darf nur durch erfahrene internistische Onkologen und entsprechend ausgebildetes Pflegepersonal erfolgen. Das Protokoll muss im Einzelfall überprüft und der klinischen Situation angepasst werden.

Tag	Substanz	Dosierung	Trägerlösung (ml)	Appl.	Inf.-dauer	Bemerkungen
1	Temsirolimus	25 mg	250 ml NaCl 0,9%	i.v.	30min	PVC- und DEHP- freies Material und Inline- filter verwenden; Lichtschutz

Zyklusdiagramm	d1 w1	Für Temsirolimus **PVC-und DEHP-freies Infusionsbesteck** und **Inline-Filter** (Porengröße < 5µm) verwenden
Temsirolimus	■ Wdh.	

Temsirolimus wird über CYP3A4 metabolisiert (siehe auch Fachinfo)
Die gleichzeitige Verabreichung von CYP3A4-Induktoren vermindert die Wirkung von Temsirolimus, daher sollte die gleichzeitige Gabe folgender Substanzen über 5-7 Tage vermieden werden:
Rifampicin, Phenytoin, Carbamazepin, Phenobarbital, Rifabutin, Johanniskraut
Die Gabe von CYP3A4-Inhibitoren wie Proteaseinhibitoren, Antimykotika, Kalziumkanal-Blocker, Makrolidantibiotika und Cimetidin
sollte auf Grund der Wirkungsverstärkung von Temsirolimus ebenfalls vermieden werden

Obligate Prä- und Begleitmedikation

Tag	zeitl. Ablauf	Substanz	Dosierung	Trägerlösung (ml)	Appl.	Inf.-dauer	Bemerkungen
1	-30min	Clemastin/Tavegil®	2 mg		i.v.	15min	
1	-30min	Granisetron/Kevatril®	1 mg		i.v.	15min	
1	-30min	Dexamethason	8 mg		i.v.	15min	

Bedarfsmedikation:	ggf. orale Antidiabetika, bei Bedarf Insulin, Lipidsenker, Antiemetika
Kontrollen:	Blutbild, Harnsäure, Retentionswerte, Elektrolyte inclusiv Phosphatspiegel, Blutfette; während Infusion: Zeichen der Unverträglichkeit/Anaphylaxie, besonders bei Leukozyten > 50.000/µl, BZ-Kontrolle; cave: Patienten mit primären ZNS-Tumoren oder Metastasen oder/und gerinnungshemmender Therapie erhöhtes Risiko für intrazerebrale Blutung, daher enges Monitoring
Dosisreduktion:	pulmonale Toxizität Grad > 2: Absetzen bis Erholung auf Grad 2, dann Beginn mit reduzierter Dosis. Dosisreduktion um 5mg/Woche, bei Grad 3/4 kurzfristig pausieren bis zum Abklingen auf Grad 2, dann eventuell Wiederaufnahme mit um 5mg/Woche reduzierter Dosis (mind. 15mg/Woche); bei Thrombopenie CTC Grad 2 vorübergehend Absetzen, ggf. Therapiestopp bis Erholung auf Grad 2, dann Wiederaufnahme mit um 5mg/Woche reduzierter Dosis; Stomatitis: Grad 3/4 Therapiestopp bis Erholung auf Grad 2, dann ggf. Wiederaufnahme mit um 5mg reduzierter Dosis
Erfolgsbeurteilung:	8-wöchentlich Bildgebung
Therapiedauer:	kontinuierlich bis kein klinischer Nutzen mehr (PD), oder inakzeptable Toxizität
Wiederholung:	wöchentlich
Literatur:	Hudes G et al. NEJM. 2007; 356(22):2271-2281; Atkins MB et al. J Clin Oncol. 2004; 5:909-918; Sosman JA et al. Expert Rev Anticancer Ther. 2008; 8(3):481-490; Otto et al. Arzneimitteltherapie. 2008; 25(8):275-82.

080601_06 Everolimus

Indikation: fortgeschrittenes Nierenzellkarzinom　　**ICD-10: C64**

Chemotherapie

Diese Zytostatikatherapie birgt letale Risiken. Die Anwendung darf nur durch erfahrene internistische Onkologen und entsprechend ausgebildetes Pflegepersonal erfolgen. Das Protokoll muss im Einzelfall überprüft und der klinischen Situation angepasst werden.

Tag	Substanz	Dosierung	Trägerlösung (ml)	Appl.	Inf.-dauer	Bemerkungen
1-28	Everolimus	10 mg		p.o.		Tablette als Ganzes immer zur gleichen Tageszeit einnehmen, immer entweder während oder außerhalb einer Mahlzeit. Gaben: 1-0-0-0

Zyklusdiagramm	d1 w1	d8 w2	d15 w3	d22 w4	
Everolimus	|||||||||	|||||||||	|||||||||	|||||||||	Wdh.

CAVE: Metabolismus über CYP3A4
Wirkungsverstärkung / erhöhtes Risiko für Nebenwirkungen durch CYP3A4-Inhibitoren:
z.B. Azol-Antimykotika, Cimetidin, Amiodaron, Erythromycin, Clarithromycin, Ciprofloxacin, Ritonavir, Sternfrucht, **Grapefruit (-saft)**
Verminderte Wirkung durch CYP3A4-Induktoren:
z.B. Glucocorticoide, Phenytoin, Carbamazepin, Rifampicin, **Johanniskraut**
Plasmakonzentrationserhöhung von:
HMG-CoA-Reduktase-Inhibitoren, Ciclosporin, Triazol-Benzodiazepine, Calcium-Antagonisten vom Dihydropyrimidintyp

Bedarfsmedikation:	Kortikosteroide bei nicht infektiöser Pneumonitis, nichtalkoholische Mundspüllösung, topische (orale) Kortikosteroide und Analgetika bei Stomatitis
Kontrollen:	Nierenfunktion (Kreatinin, Proteinurie, Blut-Harnstoff-Stickstoff), Blutzucker, Differentialblutbild, Infektionszeichen, Hautreaktionen
Dosisreduktion:	bei schwerwiegenden und/oder inakzeptablen vermuteten Nebenwirkungen: Reduktion auf 5mg täglich; Leberfunktionsstörungen: leicht: 7,5mg täglich, mittelschwer: 5mg täglich, schwer: 2,5mg täglich; nach nicht infektiöser Pneumonitis Therapiewiederaufnahme mit 5mg täglich;
Cave:	Nicht infektiöse Pneumonitits, erhöhtes Infektionsrisiko (Vorsicht: Hepatits-B-Reaktivierung), Überempfindlichkeitsreaktionen, Orale Ulzerationen, Wundheilungsstörungen, Hyperglykämie, Hyperlipidämie, Hypertriglyzeridämie
Therapieabbruch:	invasive systemische Pilzinfektionen
Wechselwirkungen:	keine gleichzeitige Gabe von **starken** CYP3A4- und p-Glykoprotein-Inhibitoren; wenn gleichzeitige Anwendung von **moderaten** CYP3A4- und p-Glykoprotein-Inhibitoren nicht vermieden werden kann, Dosisanpassung für Everolimus, Vorsicht bei der gleichzeitigen Einnahme von CYP3A4-Substraten mit enger therapeutischer Breite
Kontraindikation:	Galactose-Intoleranz, Lactase-Mangel oder Glucose-Galactose-Malabsorption
Wiederholung:	kontinuierlich; so lange klinischer Nutzen zu beobachten oder bis inakzeptable Toxiziät auftritt
Literatur:	Motzer RJ et al. Lancet. 2008; 372:449-56, Fachinformation Everolimus

080601_07 Axitinib

Indikation: Fortgeschrittenes Nierenzellkarzinom　　**ICD-10: C64**

Chemotherapie

Diese Zytostatikatherapie birgt letale Risiken. Die Anwendung darf nur durch erfahrene internistische Onkologen und entsprechend ausgebildetes Pflegepersonal erfolgen. Das Protokoll muss im Einzelfall überprüft und der klinischen Situation angepasst werden.

Tag	Substanz	Dosierung	Trägerlösung (ml)	Appl.	Inf.-dauer	Bemerkungen
1-28	Axitinib	2x 5 mg		p.o.		in 12-stündigem Abstand, Einnahme unabhängig von den Mahlzeiten; Gaben: 1-0-1-0

CAVE: Metabolismus über CYP3A4
Wirkungsverstärkung / erhöhtes Risiko für Nebenwirkungen durch CYP3A4-Inhibitoren:
z.B. Azol-Antimykotika, Cimetidin, Amiodaron, Erythromycin, Clarithromycin, Ciprofloxacin, Ritonavir, Sternfrucht, **Grapefruit (-saft)**
Verminderte Wirkung durch CYP3A4-Induktoren:
z.B. Glucocorticoide, Phenytoin, Carbamazepin, Rifampicin, **Johanniskraut**
Plasmakonzentrationserhöhung von:
HMG-CoA-Reduktase-Inhibitoren, Ciclosporin, Triazol-Benzodiazepine, Calcium-Antagonisten vom Dihydropyrimidintyp

Zyklusdiagramm	d1 w1	d8 w2	d15 w3	d22 w4	
Axitinib	|||||||||	|||||||||	|||||||||	|||||||||	Wdh.

Kontrollen:	Blutdruck, Schilddrüsenfunktion, Hamoglobin/Hämatokrit, Symptome für gastrointestinale Perforation/Blutungen/Fisteln, Urinanalyse (Proteinurie), Leberfunktion (ALT, AST, Bilirubin), Symptome für PRES
Dosisreduktion:	bei unerwünschten Wirkungen Reduktion auf 2x täglich 3mg, bei anhaltenden Nebenwirkungen weitere Reduktion auf 2x täglich 2mg; bei mäßiger Leberfunktionsstörung: 2x täglich 2mg = Standarddosis
Cave:	Hypertonie, arterielle und venöse embolische und thrombotische Ereignisse, Anstieg von Hämoglobin/Hämatokrit, Blutungen, Gastrointestinale Perforation/Fisteln, Posteriores reversibles Enzephalopathie-Syndrom (PRES), Leberfunktionsstörung, Proteinurie, Schilddrüsenfunktionsstörung
Dosissteigerung:	wenn Standarddosis ohne Nebenwirkungen > Grad 2 über 2 aufeinanderfolgende Wochen vertragen werden: **2x täglich 7mg** (nicht möglich, wenn Blutdruck > 150/90mm Hg oder antihypertensive Therapie), unter Anwendung der gleichen Kriterien Erhöhung auf max. **2x täglich 10mg** möglich
Therapieunterbrechung:	bei Entwicklung von schwerer Hypertonie, danach Therapiefortführung mit reduzierter Dosis; Blutungsereignissen, die medizinische Intervention erfordern 24h vor geplanter Operation; Anzeichen für PRES; Proteinurie
Wechselwirkungen:	keine gleichzeitige Anwendung von starken CYP3A4/5-Inhibitoren und -Induktoren (wenn Anwendung nicht vermeidbar Axitinib-Dosisanpassung erwägen); **keine gleichzeitige Einnahme von Grapefruit/-saft und Johanniskraut**, Vorsicht bei gleichzeitiger Anwendung von CYP1A2- und CYP2C19-Inhibitoren
Kontraindikation:	schwere Leberfunktionsstörung
Wiederholung:	kontinuierlich; so lange klinischer Vorteil zu beobachten oder bis inakzeptable Toxiziät auftritt

Kapitel 13 · Urogenitaltumoren

080601_09 Pazopanib **Indikation: fortgeschrittenes Nierenzellkarzinom; Weichteilsarkom** **ICD-10: C64; C48;C49**

Chemotherapie

Diese Zytostatikatherapie birgt letale Risiken. Die Anwendung darf nur durch erfahrene internistische Onkologen und entsprechend ausgebildetes Pflegepersonal erfolgen. Das Protokoll muss im Einzelfall überprüft und der klinischen Situation angepasst werden.

Tag	Substanz	Dosierung	Trägerlösung (ml)	Appl.	Inf.-dauer	Bemerkungen
1-28	Pazopanib	800 mg		p.o.		Tabletten als Ganzes mindestens 1 h vor oder 2h nach einer Mahlzeit auf nüchternen Magen einnehmen; Gaben: 1-0-0-0

CAVE: Metabolismus über CYP3A4
Wirkungsverstärkung / erhöhtes Risiko für Nebenwirkungen durch CYP3A4-Inhibitoren:
z.B. Azol-Antimykotika, Cimetidin, Amiodaron, Erythromycin, Clarithromycin, Ciprofloxacin, Ritonavir, Sternfrucht, **Grapefruit (-saft)**
Verminderte Wirkung durch CYP3A4-Induktoren:
z.B. Glucocorticoide, Phenytoin, Carbamazepin, Rifampicin, **Johanniskraut**
Plasmakonzentrationserhöhung von:
HMG-CoA-Reduktase-Inhibitoren, Ciclosporin, Triazol-Benzodiazepine, Calcium-Antagonisten vom Dihydropyrimidintyp

Zyklusdiagramm	d1 w1	d8 w2	d15 w3	d22 w4	
Pazopanib	|||||||||	|||||||	|||||||	|||||||	Wdh.

Kontrollen:	Leberfunktion, Blutdruck, Herzfunktion (Herzinsuffizienz-Symptome,LVEF), EKG, Elektrolyte, Schilddrüsenfunktion (Hypothyreose), Urinanalyse (Proteinurie), Symptome für Pneumothorax, Infektionen, neurologische Veränderungen, Anzeichen für gastrointestinale Perforation/Fisteln
Dosisreduktion:	mäßige Leberfunktionsstörung (Bilirubin-Anstieg > 1,5-3 x ULN): 1x täglich 200mg, Hypertonie trotz blutdrucksenkender Therapie: Unterbrechung und Dosisanpassung nach klinischer Einschätzung, Verringerung der LVEF: Unterbrechung und/oder Dosisreduktion in Kombination mit antihypertensiver Therapie
Cave:	Hepatotoxizität (keine Anwendung bei Patienten mit schwerer Leberfunktionsstörung (Gesamtbilirubin > 3 x ULN), Kardiale Dysfunktion/Herzinsuffizienz, QT-Verlängerung und Torsades de Pointes, arteriell thrombotisch und venös thromboembolische Ereignisse, Hämorrhagie-Risiko, gastrointestinale Perforation und Fisteln, Wundheilungsstörungen
Therapieunterbrechung:	Hypertension trotz blutdrucksenkender Therapie, mindestens 7 Tage vor geplanter OP (Wiederaufnahme der Therapie nach klinischer Beurteilung)
Therapieabbruch:	schwerwiegende Hypertonie trotz blutdrucksenkender Therapie und Dosisreduktion, Auftreten von PRES/RPLS, Thrombotische Mikroangiopathie, Proteinurie Grad 4, Wunddehiszenz
Wechselwirkungen:	Vorsicht bei gleichzeitiger Anwendung von Simvastatin (erhöhtes Risiko für ALAT-Anstieg), Substanzen, die das QT-Intervall verlängern, Statinen und UGT1A1-Substraten (z.B. Irinotecan); **keine gleichzeitige Anwendung von P-Glykoprotein- und BCRP-Inhibitoren, CYP3A4-Inhibitoren und -Induktoren, Arzneimittel, die den Magen-pH erhöhen**; Ketoconazol: Hyperglykämie-Risiko
Wiederholung:	kontinuierlich bis Progression oder Auftreten inakzeptabler Toxizitäten
Literatur:	Sternberg CN et al. J Clin Oncol. 2010; 28(6):1061-8, Fachinformation Pazopanib

---

080601_08 INF alfa-2a/Bevacizumab **Indikation: fortgeschrittenes Nierenzellkarzinom** **ICD-10: C64**

Chemotherapie

Diese Zytostatikatherapie birgt letale Risiken. Die Anwendung darf nur durch erfahrene internistische Onkologen und entsprechend ausgebildetes Pflegepersonal erfolgen. Das Protokoll muss im Einzelfall überprüft und der klinischen Situation angepasst werden.

Tag	Substanz	Dosierung	Trägerlösung (ml)	Appl.	Inf.-dauer	Bemerkungen
1	Bevacizumab	10 mg/kg	100 ml NaCl 0,9%	i.v.	30min	Infusionsdauer: 1. Gabe 90min, 2. Gabe 60min, ab 3. Gabe 30min möglich in Abhängigkeit von Verträglichkeit
1,3,5,8,10,12	Interferon alpha-2a/Roferon®	9 Mio IE abs.		s.c.		3 x wöchentlich, nach Ende der Bevacizumab-Infusion

Zyklusdiagramm	d1 w1	d8 w2	
Bevacizumab	█	█	Wdh.
INFalpha	▐▐▐	▐▐▐	

CAVE bei Bevacizumab-Gabe:
(GI-) Blutungen, GIT-Perforation, Fistelbildung,
Wundheilungsstörungen bis 60 Tage nach Gabe: **Gabe frühestens 28 Tage nach größerer OP bzw. 28 Tage vor geplanter OP absetzen**, thromboembolische Ereignisse, hypertensive Entgleisung, Proteinurie, dekompensierte Herzinsuffizienz/Kardiomyopathie
Infusionsreaktionen: **während und nach der Infusion engmaschige Überwachung**, ggf. nach Behandlungsstandard für Anaphylaxie verfahren

Bevacizumab	
Gabe	Infusionsdauer
1	90 min
Bei guter Verträglichkeit der vorangegangen Gabe	
2	60 min
3	30 min
Inkompatibilität mit Glukose 5%	

Obligate Prä- und Begleitmedikation

Tag	zeitl. Ablauf	Substanz	Dosierung	Trägerlösung (ml)	Appl.	Inf.-dauer	Bemerkungen
1	-30min	NaCl 0,9 %		250 ml	i.v.	1h	Infusionsdauer: 1. Gabe 2h, 2. Gabe 1h 30min, ab 3. Gabe 1h bei guter Verträglichkeit

Kontrollen:	körperliche Untersuchung, Blutbild, EKG, U-Stix (Proteinurie), Blutdruck, Anzeichen einer Depression, Nierenfunktion, Leberfunktion, Sehvermögen (besonders bei Patienten mit Diabetes mellitus oder Hypertonie), Blutzucker (Hyperglykämie-Symptome), Symptome für Autoimmunerkrankungen, Bestimmung von Autoantikörpern und TSH-Spiegel
Dosisreduktion:	**Bevacizumab:** keine Dosisreduktion erlaubt; **Interferon alfa-2a:** Reduktion auf 6 oder 3 Mio IE, falls Nebenwirkungen Grad ≥ 3; Therapiestart mit 3 oder 6 Mio IE möglich, empfohlene Dosierung von 9 Mio IE sollte innerhalb 2 Wochen unter Behandlung erreicht werden
Therapieunterbrechung:	Überempfindlichkeitsreaktionen
Therapieabbruch:	**Bevacizumab:** dauerhafter Therapieabbruch nach Auftreten von Proteinurie Grad 4, Hypertenver Krise/Enzephalopathie, arterieller Thromboembolie, Blutungen Grad 3/4, Magen-Darm-Perforation, Fisteln, Posteriores reversibles Enzephalopathie-Syndrom, thromboembolische Ereignisse, einschliesslich Lungenembolie, siehe auch Fachinformation
Wechselwirkungen:	**Bevacizumab:** Gefahr der Kiefernekrose bei gleichzeitiger Anwendung intravenöser Bisphosphonate; **Interferon alfa-2a:** mögliche Verringerung der Theophyllin-Clearance, Verstärkung von neurotoxischen, hämatotoxischen oder kardiotoxischen Effekten bei gleichzeitiger Anwendung von zentralwirksamen Arzneimitteln
Wiederholung:	Tag 15 (bis zur Progression bzw. bis zu 12 Monaten)

080601_01 HD-IL-2/IFN alpha

Indikation: Nierenzell-Ca **ICD-10: C64.9**

Chemotherapie

Diese Zytostatikatherapie birgt letale Risiken. Die Anwendung darf nur durch erfahrene internistische Onkologen und entsprechend ausgebildetes Pflegepersonal erfolgen. Das Protokoll muss im Einzelfall überprüft und der klinischen Situation angepasst werden.

Tag	Substanz	Dosierung	Trägerlösung (ml)	Appl.	Inf.-dauer	Bemerkungen
1-2	IL-2 / Proleukin®	24 Mio.IE/m²	500 ml Glucose 5%	i.v.	24h	0,1% Humanalbuminzugabe
2,4,6	Interferon alpha-2a/Roferon®	6 Mio IE abs.		s.c.		

Zyklusdiagramm: d1 w1, d8 w2, d15 w3, d22 w4, d29 w5, d36 w6, d43 w7, d50 w8, d57 w9 — IL-2 / Interferon alpha-2a

Keine gleichzeitige Anwendung von Steroiden (Wirkungsverminderung von IL-2)

Inkompatibilität: IL-2 ↔ NaCl

IL-2-Hochdosistherapie-Merkblatt in die Kurve des Patienten legen

Monitorüberwachung, Bilanz, Blutdruck/Puls alle 4 Stunden, ZVD-Messung 2x/Tag in Woche 1 + 2, Abnahmeprotokoll für peripheres Blutbild
Therapiebeginn vormittags
Flow-Chart wegen Verlaufskontrolle beachten
Dopamin läuft bis 12h nach Ender der IL-2-Infusion

Obligate Prä- und Begleitmedikation

Tag	zeitl. Ablauf	Substanz	Dosierung	Trägerlösung (ml)	Appl.	Inf.-dauer	Bemerkungen
1-2	1-1-1-1	Sucralfat/Ulcogant Btl.®	1 Btl.		p.o.		bei Erbrechen ggf. stattdessen Pepdul® i.v.
1	-12h	Glucose 5%		3000 ml	i.v.	36h	zur Zytokintherapie
2	-	Glucose 5%		3000 ml	i.v.	36h	bis 12h n. Ende der IL 2-Infusion
1-2	-30min	Granisetron/Kevatril®	1 mg		i.v.	15min	
1-2	1-1-1-1	Paracetamol/Paracetamol ratio®	1000 mg		p.o.		alle 6h (-1h,+5n,+11h,+17h); oder supp.
1-2	0	Heparin/Liquemin®	15000 IE abs.		i.v.	24h	kontinuierlich
1-2	0	Dopamin/Dopamin®	200 mg		i.v.	24h	bis 12h. Ende d. IL 2-Inf.
1-2	0-0-1-0	Famotidin/Pepdul® mite	40 mg		p.o.		bei Erbrechen ggf. stattdessen Pepdul® i.v.

Bedarfsmedikation: Metoclopramid/Paspertin®, Granisetron/Kevatril®, Loperamid/Imodium® p.o. oder i.v.
Kontrollen: Vitalzeichen alle 4h dokumentieren, Monitor, Blutdruck, Zentraler Venendruck (ZVD) 2x täglich, Flüssigkeitsbilanz, 2x täglich wiegen, Elektrolyte, Retentionswerte, psychischer Status, T3/T4/TSH vor Therapiebeginn und jeweils nach Zyklusende und Monat +3,+6,+12
Dosisreduktion: bei Unverträglichkeiten (nach Rücksprache)
Erfolgsbeurteilung: 4 Wochen nach Abschluß des 2x3-wöchigen Zyklus (siehe Zyklusdiagramm)
Wiederholung: alle 7 Tage, Beginn immer Montag oder Dienstag wegen Laborkontrolle, Therapie 3 Wochen, 3 Wochen Pause, erneut 3 Wochen Therapie, bei Ansprechen WDH
Literatur: Engelhardt M et al. Eur J Cancer. 1997; 33(7):1050-54; Negrier S et al. NEJM. 1998; 338(18):1272-8.

080601_02 Cyclophosphamid/Vincristin/Dacarbazin

Indikation: malignes Phäochromozytom **ICD-10: C64**

Chemotherapie

Diese Zytostatikatherapie birgt letale Risiken. Die Anwendung darf nur durch erfahrene internistische Onkologen und entsprechend ausgebildetes Pflegepersonal erfolgen. Das Protokoll muss im Einzelfall überprüft und der klinischen Situation angepasst werden.

Tag	Substanz	Dosierung	Trägerlösung (ml)	Appl.	Inf.-dauer	Bemerkungen
1	Cyclophosphamid	750 mg/m²	250 ml NaCl 0,9%	i.v.	1h	
1-2	Dacarbazin	600 mg/m²	500 ml NaCl 0,9%	i.v.	2h	unter Lichtschutz
1	Vincristin	1.4 mg/m²	unverdünnt	i.v.	B	max. 2mg abs.

CTx mit FN-Risiko von 10-20%: Vorgehen bei der G-CSF-Gabe
- nach CTx: 1x tgl. 5µg/kg Filgrastim s.c. bei Leukozyten < 1 000/µl bis >1 000/µl
- Wenn unter Einbeziehung **individueller Risikofaktoren für den Patienten**
FN-Risiko ≥ 20% =>G-CSF-Primärprophylaxe erwägen/durchführen.
- **Nach durchgemachter febriler Neutropenie**, in folgenden Zyklen => G-CSF-Sekundärprophylaxe

G-CSF-Primär- bzw. Sekundärprophylaxe:
Entweder 24h nach CTx einmal Pegfilgrastim/Neulasta® 6mg s.c. - **Oder:** d6 nach CTx Filgrastim/Neupogen® 5µg/kg/d s.c. bis zum Durchschreiten des Nadir

Zyklusdiagramm: d1 w1, d8 w2, d15 w3 — Cyclophosphamid, Vincristin, Dacarbazin; Wdh.

Cave: Aprepitant ist moderater Inhibitor und Induktor von CYP3A4 (Wechselwirkungen beachten, s. Fachinformation)

Obligate Prä- und Begleitmedikation

Tag	zeitl. Ablauf	Substanz	Dosierung	Trägerlösung (ml)	Appl.	Inf.-dauer	Bemerkungen
1	-60min	Aprepitant/Emend®	125 mg		p.o.		
1	-30min	NaCl 0,9 %		1000 ml	i.v.	3h30min	
1		KCl 7,45% (1mmol K+/ml)	20 ml		i.v.	3h30min	in 1000ml NaCl 0,9% Bewässerung; (K+-Zielspiegel: 3,5-5,1mmol/L)
1	-30min	Dexamethason	12 mg	100 ml NaCl 0,9%	i.v.	15min	
2	-60min	Aprepitant/Emend®	80 mg		p.o.		
1-2	-30min	Granisetron/Kevatril®	1 mg		i.v.	B	
1	0, +4h, +8h	Mesna/Uromitexan®	150 mg/m²		i.v.	15min	
2	-30min	Dexamethason	8 mg	100 ml NaCl 0,9%	i.v.	15min	
2	-30min	NaCl 0,9 %		250 ml	i.v.	2h30min	
3-4	1-0-0-0	Aprepitant/Emend®	80 mg		p.o.		
3-5	1-0-0-0	Dexamethason	8 mg		p.o.		

Bedarfsmedikation: Metoclopramid/Paspertin®, Filgrastim/Neupogen®
FN-Risiko: 10-20%-> je nach Risikoabwägung als Primärprophylaxe, bei FN im 1. Zyklus als Sekundärprophylaxe, siehe Kurzfassung Leitlinien G-CSF
Kontrollen: Blutbild, Elektrolyte, Leberwerte, eGFR, Retentionswerte, Diurese, Katecholamine und Abbauprodukte (z.B.Metanephrin, VMS) in Serum und Urin alle 3-4 Wochen.
Dosisreduktion: siehe Dosismodifikationstabelle
Summendosis: Vincristin 5-20mg abs.: Gefahr der Neurotoxizität
Erfolgsbeurteilung: nach 2 Zyklen
Wiederholung: Tag 22
Literatur: Averbuch et al. Ann Int Med. 1988; 109:267-73; Huang H et al. Cancer. 2008; 113:2020-2028.

Kapitel 13 · Urogenitaltumoren

080602_01 M-VAC

Indikation: Urothel-Ca
ICD-10: C67

Chemotherapie

Diese Zytostatikatherapie birgt letale Risiken. Die Anwendung darf nur durch erfahrene internistische Onkologen und entsprechend ausgebildetes Pflegepersonal erfolgen. Das Protokoll muss im Einzelfall überprüft und der klinischen Situation angepasst werden.

Tag	Substanz	Dosierung	Trägerlösung (ml)	Appl.	Inf.-dauer	Bemerkungen
1,15,22	Methotrexat	30 mg/m²	unverdünnt	i.v.	B	
2,15,22	Vinblastin	3 mg/m²	unverdünnt	i.v.	B	
2	Doxorubicin	30 mg/m²	unverdünnt	i.v.	B15min	
2	Cisplatin	70 mg/m²	250 ml NaCl 0,9%	i.v.	1h	

d6 nach CTx: Filgrastim 5µg/kg/d s.c. bis Durchschreiten des Nadir
Cave: Aprepitant ist moderater Inhibitor und Induktor von CYP3A4 (Wechselwirkungen beachten, s. Fachinformation)

Zyklusdiagramm d1 w1 | d8 w2 | d15 w3 | d22 w4 — Wdh.
- Methotrexat: d1, d8, d15
- Vinblastin: d2, d8, d15
- Doxorubicin: d2
- Cisplatin: d2

Obligate Prä- und Begleitmedikation

Tag	zeitl. Ablauf	Substanz	Dosierung	Trägerlösung (ml)	Appl.	Inf.-dauer	Bemerkungen
1,15,22	-15min	NaCl 0,9 %		500 ml	i.v.	1h	
2	1-0-0-0	Aprepitant/Emend®	125 mg		p.o.		Gabe 1h vor Chemo
3-4	1-0-0-0	Aprepitant/Emend®	80 mg		p.o.		
2	-30min	NaCl 0,9 %		2000 ml	i.v.	6h	
2	-15min	Dexamethason	12 mg	100 ml NaCl 0,9%	i.v.	15min	
3-5	1-0-0-0	Dexamethason	8 mg		p.o.		
2	-15min	Granisetron/Kevatril®	1 mg		i.v.	B	
2	0, +1h30min	Mannitol 10%/Osmosteril 10%®	250 ml		i.v.	15min	

Bedarfsmedikation: Metoclopramid/Paspertin® 50mg i.v. 2-3x/Tag
FN-Risiko: > 20% -> Primärprophylaxe mit Filgrastim/Neupogen® oder Pegfilgrastim/Neulasta®, siehe Kurzfassung Leitlinien G-CSF
Kontrollen: **Cave:** Anthrazykline -> Gefahr der Kardiotoxizität, auf Herzfunktion achten (Herzecho). Blutbild, Elektroyte insbesondere Mg^{2+}, Retentionswerte, eGFR, Diurese, Ausschluss dritter Raum, Oto-/Neurotoxizität
Dosisreduktion: Vorbestrahlung: Doxorubicin 15mg/m² bei > 20 Gy (Becken), Therapie kontraindiziert bei Kreatinin-Clearance < 40ml/min; siehe Dosismodifikationstabelle
Summendosis: Doxorubicin: Gefahr der Kardiotoxizität; maximale Summendosis: 550mg/m², wäre ab Zyklus 19 überschritten
Erfolgsbeurteilung: nach 2 Zyklen
Wiederholung: alle 4 Wochen
Literatur: Shipley WU et al. Semin Oncol. 1988; 15:390-395; Sternberg CN et al. Cancer. 1989; 64:2448-2458; Sternberg CN et al. J Clin Oncol. 2001; 19(10):2638-2646; Aprepitant: Fachinformation, Bokemeyer C. Arzneimitteltherapie. 2004; 22:129-35; MASCC Antiemetic-Guidelines, 2013, www.mascc.org

---

080602_02 Vinflunin

Indikation: Urothelkarzinom
ICD-10: C67

Chemotherapie

Diese Zytostatikatherapie birgt letale Risiken. Die Anwendung darf nur durch erfahrene internistische Onkologen und entsprechend ausgebildetes Pflegepersonal erfolgen. Das Protokoll muss im Einzelfall überprüft und der klinischen Situation angepasst werden.

Tag	Substanz	Dosierung	Trägerlösung (ml)	Appl.	Inf.-dauer	Bemerkungen
1	Vinflunin	320 mg/m²	100 ml NaCl 0,9%	i.v.	20min	DR siehe*

*Cave: Bei Performance Status (PS) nach WHO von 1 oder 0 und vorangegangener Strahlentherapie des Beckenbereichs
Reduzierte Startdosis: Zyklus 1 -> 280mg/m²
Bei Ausbleiben v. Behandlungsverzögerung oder Dosisreduktion erfordernder häm. Tox.: Dosiserhöhung auf 320mg/m² ab Zyklus 2

Arzneimittelinteraktionen Vinflunin- gleichzeitige Anwendung folgender Sustanzen vermeiden:
1. QT/QTc-Intervall verlängernde Substanzen
2. starke CYP3A4-Inhibitoren (Ketoconazol, Grapefruitsaft etc.) oder Induktoren (Rifampicin, Johanniskraut etc.)

Empfohlene Obstipationsprophylaxe:
1. Orale Flüssigkeitszufuhr mindestens 1,5 Liter Wasser täglich und ballaststoffreiche Ernährung Tag 1-7
2. Laxantien (Primärprophylaxe) Tag 1-5 (7): Patienten mit normaler Verdauung -> Stimulans oder Weichmacher gestörte Verdauung u/o erhöhtes Obstipationsrisiko -> Stimulans und Weichmacher

Toxizität (NCI CTC Version 2.0)	Dosisanpassung				
	Vinflunin Anfangsdosis 320mg/m²			Vinflunin Anfangsdosis 280mg/m²	
	Erstes Ereignis	2. konsekutives Ereignis	3. konsekutives Ereignis	Erstes Ereignis	2. konsekutives Ereignis
Neutropenie Grad 4 (ANC < 500/µl) > 7 Tage	280mg/m²	250mg/m²	Definitiver Behandlungsabbruch	250mg/m²	Definitiver Behandlungsabbruch
Febrile Neutropenie (ANC < 1 000/µl u. Fieber ≥ 38,5°C)					
Mukositis oder Obstipation Grad 2 ≥ 5 Tage oder ≥ Grad 3 jeglicher Dauer					
Jede andere Tox. ≥ Grad 3 (außer Grad 3 für Erbrechen oder Übelkeit)					

Zyklusdiagramm d1 w1 | d8 w2 | d15 w3 — Wdh.
Vinflunin: d1

Obligate Prä- und Begleitmedikation

Tag	zeitl. Ablauf	Substanz	Dosierung	Trägerlösung (ml)	Appl.	Inf.-dauer	Bemerkungen
1	-15min	NaCl 0,9 %		500 ml	i.v.	1h	zum Nachspülen mindestens 150ml
1	-15min	Dexamethason	8 mg		i.v.	B	
1	-15min	Granisetron/Kevatril®	1 mg		i.v.	B	

FN-Risiko: <10%--> je nach Risikoabwägung, siehe Kurzfassung Leitlinien G-CSF
Kontrollen: Blutbild vor jeder Verabreichung (Hb, Leukozyten, Neutrophile u. Thrombozyten), Elektrolyte, Nierenfunktion, Retentionswerte, Leberwerte (Transaminasen, PT, GGT, Bilirubin), Neurotoxizität
Dosisreduktion: * siehe Fachinformation und Memokästen; Leberfunktionsstörung: mod. -> 250mg/m², schwer -> 200mg/m²; Nierenfunktionsstörung: 60ml/min ≥ KreaCl ≥ 40ml/min -> 280mg/m² , 40ml/min ≥ KreaCl ≥ 20ml/min -> 250mg/m²; Voraussetzung für Beginn eines neuen Zyklus: ANC ≥ 1 000/µl (KI: ANC-Ausgangswert < 1 500/µl) und Thrombozyten ≥ 100 000/µl, Organtoxizität <Grad 2
Cave: Paravasate, Herzkomplikationen
Summendosis: nicht festgelegt (keine kumulative Toxizitäten)
Erfolgsbeurteilung: Bildgebung alle 2 Zyklen
Wiederholung: Tag 22
Literatur: Bellmunt J et al. J Clin Oncol. 2009; 27(27):4454-61; Culine S et al. BJC. 2006; 94:1395-1401.

Kapitel 14 Hauttumoren

080800_05 CVD — Indikation: Melanom — ICD-10:C43

Chemotherapie

Diese Zytostatikatherapie birgt letale Risiken. Die Anwendung darf nur durch erfahrene internistische Onkologen und entsprechend ausgebildetes Pflegepersonal erfolgen. Das Protokoll muss im Einzelfall überprüft und der klinischen Situation angepasst werden.

Tag	Substanz	Dosierung	Trägerlösung (ml)	Appl.	Inf.-dauer	Bemerkungen
1	Dacarbazin	800 mg/m²	500 ml NaCl 0,9%	i.v.	1h	Lichtschutz
1-4	Vinblastin	2 mg/m²	ad 5 ml NaCl 0,9%	i.v.	B	
1-4	Cisplatin	20 mg/m²	250 ml NaCl 0,9%	i.v.	30min	

entweder	24h nach CTx	Pegfilgrastim/Neulasta®	6mg	s.c.
oder	d6 nach CTx	Filgrastim/Neupogen®	5µg/kg/d	s.c. bis Durchschreiten des Nadir

Cave: Aprepitant ist moderater Inhibitor und Induktor von CYP3A4 (Wechselwirkungen beachten, s. Fachinformation)

Zyklusdiagramm: d1 w1, d8 w2, d15 w3, Wdh. (Dacarbazin, Vinblastin, Cisplatin)

Obligate Prä- und Begleitmedikation

Tag	zeitl. Ablauf	Substanz	Dosierung	Trägerlösung (ml)	Appl.	Inf.-dauer	Bemerkungen
1-4	-2h	NaCl 0,9%		3000 ml	i.v.	8h	
1-4		KCl 7,45% (1mmol K+/ml)	ml		i.v.	8h	20mmol K+ pro 1000ml NaCl 0,9% Bewässerung; (K+-Zielspiegel: 3,5-5,1mmol/L)
1	-1h	Aprepitant/Emend®	125 mg		p.o.		
2-4	-1h	Aprepitant/Emend®	80 mg		p.o.		
1	-30min	Dexamethason	12 mg		i.v.	B	
1-4	-30min	Granisetron/Kevatril®	1 mg		i.v.	B	
2-4	-30min, +1h15min	Mannitol 10%/Osmosteril 10%®	250 ml		i.v.	15min	
2-4	-30min	Dexamethason	8 mg		i.v.	B	
5-6	1-0-0-0	Aprepitant/Emend®	80 mg		p.o.		
5-7	1-0-0-0	Dexamethason	8 mg		p.o.		
1	+1h, +2h45min	Mannitol 10%/Osmosteril 10%®	250 ml		i.v.	15min	
1-4	0-0-1-0	Famotidin/Pepdul® mite	20 mg		p.o.		

Bedarfsmedikation: Metoclopramid/Paspertin®, Loperamid/Imodium®N, Filgrastim/Neupogen®, Lorazepam/Tavor® 1,0
FN-Risiko: >20%-> Primärprophylaxe mit Filgrastim/Neupogen® oder Pegfilgrastim/Neulasta®, siehe Kurzfassung Leitlinien G-CSF
Kontrollen: Blutbild, Elektrolyte, Leberwerte, eGFR, Retentionswerte, Diurese, Oto-/Neurotoxizität
Dosisreduktion: siehe Dosismodifikationstabelle
Erfolgsbeurteilung: Tag 41
Wiederholung: Tag 22, maximal 8 Zyklen
Literatur: analog Legha et al. Proc Am Soc Clin Oncol. 1994; 13:394 (abstr.1343); Legha SS et al. Ann Oncol. 1996; 7(8):827-35; Aprepitant: Fachinformation, Bokemeyer C Arzneimitteltherapie. 2004; 22:129-35; MASCC Antiemetic-Guidelines, 2013, www.mascc.org

---

080800_01 CVD/IL2/IFN alpha-2a ("Legha") — Indikation: Melanom — ICD-10:C43

Chemotherapie

Diese Zytostatikatherapie birgt letale Risiken. Die Anwendung darf nur durch erfahrene internistische Onkologen und entsprechend ausgebildetes Pflegepersonal erfolgen. Das Protokoll muss im Einzelfall überprüft und der klinischen Situation angepasst werden.

Tag	Substanz	Dosierung	Trägerlösung (ml)	Appl.	Inf.-dauer	Bemerkungen
1,22	Dacarbazin	800 mg/m²	500 ml NaCl 0,9%	i.v.	1h	Lichtschutz
1,22	Vinblastin	1,5 mg/m²	ad 5ml NaCl 0,9%	i.v.	B	
1-4,22-25	Cisplatin	20 mg/m²	250 ml NaCl 0,9%	i.v.	30min	
2-4,23-25	Vinblastin	1,5 mg/m²	ad 5 ml NaCl 0,9%	i.v.	B	
5-8,17-20,26-29	IL-2 / Proleukin®	9 Mio.IE/m²	500 ml Glucose 5%	i.v.	24h	0,1% Humanalbumin
5-9,17-21,26-30	Interferon alpha-2a/Roferon®	5 Mio.IE/m²		s.c.		

Cave: Aprepitant ist moderater Inhibitor und Induktor von CYP3A4 (Wechselwirkungen beachten, s. Fachinformation)

Achtung: Gabe von Filgrastim/Neupogen® 5µg/kg/d s.c.
1. nach CTx: 1x tgl. bei Leukozyten < 1 000/µl bis > 1 000/µl
2. Primärprophylaxe ab d6 post CTx wenn nach Risikoabwägung FN-Risiko > 20%
3. Sekundärprophylaxe: nach durchgemachter Neutropenie in vorangegangenen Zyklen prophylaktische Gabe in den Folgezyklen

Zyklusdiagramm: d1 w1, d8 w2, d15 w3, d22 w4, d29 w5, d36 w6, Wdh. (Dacarbazin (CVD Block), Vinblastin (CVD Block), Cisplatin (CVD Block), IL-2, Interferon alpha-2a)

Inkompatibilitäten:
Dacarbazin↔Heparin
Vinblastin↔Heparin
IL2 ↔ NaCl
y-sitekompatibel:
Vinblastin↔Heparin
Keine Steroide

Obligate Prä- und Begleitmedikation

Tag	zeitl. Ablauf	Substanz	Dosierung	Trägerlösung (ml)	Appl.	Inf.-dauer	Bemerkungen
5-8,17-20,26-29	-2h	Glucose 5% + 20mmol KCl / 1000ml		2000 ml	i.v.	24h	20ml KCl 7,45%= 20mmol K+, Parallel zur Therapie; (K+ Zielspiegel: 3,5-5,1mmol/L)
1-4	-2h	NaCl 0,9% + 20mmol KCl/1000ml		3000 ml	i.v.	8h	20ml KCl 7,45%= 20mmol K+, Parallel zur Therapie; (K+ Zielspiegel: 3,5-5,1mmol/L)
22-25	-2h	NaCl 0,9% + 20mmol KCl/1000ml		1000 ml	i.v.	4h	20ml KCl 7,45%= 20mmol K+, Parallel zur Therapie; (K+ Zielspiegel: 3,5-5,1mmol/L)
1,22	-1h	Aprepitant/Emend®	125 mg		p.o.		CYP3A4 WW beachten
2-6,23-27	-1h	Aprepitant/Emend®	80 mg		p.o.		CYP3A4 WW beachten
1-4,22-25	-30min	Granisetron/Kevatril®	1 mg		i.v.	B	Bei Emesis: Dosiserhöhung auf 3mg
1-4,22-25	-30min, +4h, +8h	Metoclopramid/Paspertin®	50 mg		i.v.	B	
5-9,17-21,26-30	0	Heparin/Liquemin®	15000 IE abs.		i.v.	24h	parallel zur Therapie
2-4,23-25	-30min, +1h	Mannitol 10%/Osmosteril 10%®	250 ml		i.v.	15min	30min vor und 30min nach Cisplatin
1,22	+1h, +2h30min	Mannitol 10%/Osmosteril 10%®	250 ml		i.v.	15min	30min vor und 30min nach Cisplatin
22-25	+2h	NaCl 0,9% + 20mmol KCl/1000ml		2000 ml	i.v.	20h	20ml KCl 7,45% entspricht 20mmol K+; (K+ Zielspiegel: 3,5-5,1mmol/L)
5-9,17-21,26-30	1-1-1-0	Paracetamol/Paracetamol ratio®	1000 mg		p.o.		alle 8h; Gaben -2h; +6h; +14h
1-9,17-30	0-0-0-1	Famotidin/Pepdul® mite	20 mg		p.o.		

Bedarfsmedikation: Paracetamol, Metoclopramid/Paspertin®, Loperamid/Imodium®N, Lorazepam/Tavor®1,0
FN-Risiko: 10-20%-> je nach Risikoabwägung als Primärprophylaxe, bei FN im 1. Zyklus als Sekundärprophylaxe, siehe Kurzfassung Leitlinien G-CSF
Kontrollen: Blutbild, Elektrolyte, Leberwerte, eGFR, Retentionswerte, Diurese, Oto-/Neurotoxizität; bei IL-2/IFNα zusätzlich bis Therapieende (=24h nach IL-2): Monitor, Flüssigkeitsbilanz, Blutdruck alle 4h, Gewicht 2x/Tag, Neurostatus; T3/T4/TSH vor Therapiebeginn und jeweils nach Zyklusende und Monat +3,+6,+12
Dosisreduktion: siehe Dosismodifikationstabelle
Erfolgsbeurteilung: Tag 41
Wiederholung: Tag 43
Literatur: Eton O et al. J Clin Oncol. 2002; 20(8):2045-52; Lewis K et al. J Clin Oncol. 2008; 24:3157-3163.

Kapitel 14 · Hauttumoren

080800_04 Legha Konsolidierung
Indikation: Melanom
ICD-10: C43

Chemotherapie

Diese Zytostatikatherapie birgt letale Risiken. Die Anwendung darf nur durch erfahrene internistische Onkologen und entsprechend ausgebildetes Pflegepersonal erfolgen. Das Protokoll muss im Einzelfall überprüft und der klinischen Situation angepasst werden.

Tag	Substanz	Dosierung	Trägerlösung (ml)	Appl.	Inf.-dauer	Bemerkungen
1	Dacarbazin	800 mg/m²	500 ml NaCl 0,9%	i.v.	1h	Lichtschutz
1-4	Vinblastin	1.5 mg/m²	ad 5 ml NaCl 0,9%	i.v.	B (1min)	
1-4	Cisplatin	20 mg/m²	250 ml NaCl 0,9%	i.v.	30min	
1-4	IL-2 / Proleukin®	9 Mio.IE/m²	500 ml Glucose 5%	i.v.	22h	0,1% Humanalbumin
1-5	Interferon alpha-2a/Roferon®	5 Mio.IE/m²		s.c.		

Zyklusdiagramm: d1 w1, d8 w2, d15 w3, d22 w4, d29 w5, d36 w6, Wdh.
- Dacarbazin
- Vinblastin
- Cisplatin
- IL-2
- Interferon-alfa 2a

Keine gleichzeitige Anwendung von Steroiden (Wirkungsverminderung von IL-2)

Inkompatibilitäten:
- IL-2 ↔ NaCl
- Dacarbazin ↔ Heparin
- Vinblastin ↔ Heparin (y-site kompatibel)

nach Tag 4: Protokoll zur Prophylaxe verzögerter Emesis ohne Dexamethason

Obligate Prä- und Begleitmedikation

Tag	zeitl. Ablauf	Substanz	Dosierung	Trägerlösung (ml)	Appl.	Inf.-dauer	Bemerkungen
1-4	-2h	NaCl 0,9% + 20mval KCl/1000ml		1000 ml	i.v.	4h	20ml KCl 7,45% = 20mmol = 20mval K+
1	-1h	Aprepitant/Emend®	125 mg		p.o.		
2-4	-2h	Heparin/Liquemin®	15000 IE abs.		i.v.	24h	
2-6	-1h	Aprepitant/Emend®	80 mg		p.o.		
5	-2h	Glucose 5%		2000 ml	i.v.	24h	
5	-	KCl 7,45% Braun®	2x20 ml	in Bewässerung	i.v.	-	20ml KCl 7,45% = 20mmol K+
5	0	Heparin/Liquemin®	15000 IE abs.		i.v.	24h	
1-4	-30min	Granisetron/Kevatril®	1 mg		i.v.	B	
1-4	-30min, +4h, +8h	Metoclopramid/Paspertin®/Gastrosil®	50 mg		i.v.	B	
2-4	-30min, +1h	Mannitol 10%/Osmosteril 10%®	250 ml		i.v.	15min	
1	+30min, +2h	Mannitol 10%/Osmosteril 10%®	250 ml		i.v.	15min	
1	+2h15min	Glucose 5%		2000 ml	i.v.	22h	
1	-	KCl 7,45% Braun®	2x20 ml	in Bewässerung	i.v.	-	20ml KCl 7,45% = 20mmol K+
2-4	+2h	Glucose 5%		2000 ml	i.v.	20h	
2-4	-	KCl 7,45% Braun®	2x20 ml	in Bewässerung	i.v.	-	20ml KCl 7,45% = 20mmol K+
1-5	1-1-1-0	Paracetamol/Paracetamol ratio®	1000 mg		p.o.		alle 8h (Gabe -2,+6,+12h)
1-5	0-0-1-0	Famotidin/Pepdul® mite	20 mg		p.o.		

Bedarfsmedikation: Paracetamol, Metoclopramid/Paspertin®, Loperamid/Imodium®N, Filgrastim/Neupogen®, Lorazepam/Tavor®1,0
FN-Risiko: je nach Risikoabwägung als Primärprophylaxe, bei FN im 1. Zyklus als Sekundärprophylaxe, siehe Kurzfassung Leitlinien G-CSF
Kontrollen: Blutbild, Elektrolyte, Leberwerte, eGFR, Retentionswerte, Diurese, Oto-/Neurotoxizität; bei IL-2/IFNa zusätzlich bis Therapieende (=24h nach IL-2): Monitor, Flüssigkeitsbilanz, Blutdruck alle 4h, Gewicht 2x/Tag, Neurostatus; T3/T4/TSH vor Therapiebeginn und jeweils nach Zyklusende und Monat +3,+6,+12
Dosisreduktion: siehe Dosismodifikationstabelle
Erfolgsbeurteilung: Tag 41
Wiederholung: Tag 43 (4 Zyklen insgesamt)
Literatur: Eton O et al. J Clin Oncol. 2002; 20(8):2045-52; Legha SS et al. Ann Oncol. 1996; 7(8):827-35.

080800_02 Dacarbazin-mono
Indikation: Melanom
ICD-10: C43

Chemotherapie

Diese Zytostatikatherapie birgt letale Risiken. Die Anwendung darf nur durch erfahrene internistische Onkologen und entsprechend ausgebildetes Pflegepersonal erfolgen. Das Protokoll muss im Einzelfall überprüft und der klinischen Situation angepasst werden.

Tag	Substanz	Dosierung	Trägerlösung (ml)	Appl.	Inf.-dauer	Bemerkungen
1	Dacarbazin	1000 mg/m²	500 ml NaCl 0,9%	i.v.	2h	Lichtschutz

Cave: Aprepitant ist moderater Inhibitor und Induktor von CYP3A4 (Wechselwirkungen beachten, s. Fachinformation)

Zyklusdiagramm: d1 w1, d8 w2, d15 w3, Wdh.
- Dacarbazin

Obligate Prä- und Begleitmedikation

Tag	zeitl. Ablauf	Substanz	Dosierung	Trägerlösung (ml)	Appl.	Inf.-dauer	Bemerkungen
1	-60min	Aprepitant/Emend®	125 mg		p.o.		1h vor CTx; d1: 125mg; d2-3: 80mg
1	-30min	NaCl 0,9 %		250 ml	i.v.	2h30min	
1	-30min	Dexamethason	12 mg	100 ml NaCl 0,9%	s.c.	15min	
1	-30min	Granisetron/Kevatril®	1 mg		i.v.	B	
2-3	1-0-0-0	Aprepitant/Emend®	80 mg		p.o.		
2-4	1-0-0-0	Dexamethason	8 mg		p.o.		

Bedarfsmedikation: Dexamethason/Fortecortin®, Metoclopramid/Paspertin®, Granisetron/Kevatril®
FN-Risiko: < 10% -> G-CSF-Gabe je nach Risikoabwägung, siehe Kurzfassung Leitlinien G-CSF
Kontrollen: Blutbild (Nadir nach 14-28 Tagen), Diurese, Leberwerte und eosinophile Leukozyten (cave: VOD)
Dosisreduktion: siehe Dosismodifikationstabelle
Wiederholung: alle 22 Tage
Literatur: Chapman PB et al. J Clin Oncol. 1999; 17(9):2745-51.

080800_03 Fotemustin — Indikation: Melanom — ICD-10:C43

Chemotherapie

Diese Zytostatikatherapie birgt letale Risiken. Die Anwendung darf nur durch erfahrene internistische Onkologen und entsprechend ausgebildetes Pflegepersonal erfolgen. Das Protokoll muss im Einzelfall überprüft und der klinischen Situation angepasst werden.

Tag	Substanz	Dosierung	Trägerlösung (ml)	Appl.	Inf.-dauer	Bemerkungen
1,8,15	Fotemustin	100 mg/m²	500 ml Glucose 5%	i.v.	1h	Lichtschutz, ab Zyklus 2 nur an Tag 1

Cave:
- Fotemustin inkompatibel mit NaCl
- Fotemustin: strenger Lichtschutz

Zyklusdiagramm: Fotemustin (Zyklus 1) — d1 w1, d8 w2, d15 w3, d22 w4, d29 w5, d36 w6, d43 w7
Zyklusdiagramm: Fotemustin (Zyklus 2-n) — d1 w1, d8 w2, d15 w3, Wdh.

Obligate Prä- und Begleitmedikation

Tag	zeitl. Ablauf	Substanz	Dosierung	Trägerlösung (ml)	Appl.	Inf.-dauer	Bemerkungen
1,8,15	-15min	Glucose 5%		500 ml	i.v.	1h30min	
1,8,15	-15min	Dexamethason	8 mg		i.v.	B	
1,8,15	-15min	Granisetron/Kevatril®	1 mg		i.v.	B	

Bedarfsmedikation: Metoclopramid/Paspertin® oder Alizaprid/Vergentan®
FN-Risiko: <10%-> je nach Risikoabwägung, siehe Kurzfassung Leitlinien G-CSF
Kontrollen: Blutbild (Neutro- und Thrombozytopenie verzögert: Nadir Tag 35-44), Elektrolyte, Retentionswerte, Leberwerte, Diurese
Dosisreduktion: nicht bekannt
Summendosis: keine
Erfolgsbeurteilung: 8 Wochen nach Therapiebeginn
Wiederholung: 1 x pro Woche für 3 aufeinanderfolgende Wochen; 4 Wochen Pause; bei Ansprechen 100mg/m² alle 3 Wochen.
Literatur: Jacquillat C et al. Cancer. 1990; 66:1873-1878; Kleeberg UR et al. Melanoma Res. 1995; 5(3):195-200.

080800_06 Ipilimumab — Indikation: Metastasiertes Melanom — ICD-10: C43

Chemotherapie

Diese Zytostatikatherapie birgt letale Risiken. Die Anwendung darf nur durch erfahrene internistische Onkologen und entsprechend ausgebildetes Pflegepersonal erfolgen. Das Protokoll muss im Einzelfall überprüft und der klinischen Situation angepasst werden.

Tag	Substanz	Dosierung	Trägerlösung (ml)	Appl.	Inf.-dauer	Bemerkungen
1	Ipilimumab	3 mg/kg	unverdünnt	i.v.	90min	über Inlinefilter zu verabreichen

Zyklusdiagramm: Ipilimumab — d1 w1, d8 w2, d15 w3, Wdh.

Achtung: schwerwiegenden immunologische Reaktionen wie z.B. Colitis, Hauttoxizität, Hepatotoxizität, Endokrinopathie möglich -> geeignete Maßnahmen einleiten (je nach Schweregrad siehe SOP zu Therapie von Ipilimumab NW sowie Algorithmen) sowie enges Monitoring und Patienteninformation

Bedarfsmedikation: Metoclopramid, **in Abhängigkeit der Schwere der jeweiligen Nebenwirkung siehe SOP Empfehlungen zur Therapie immunvermittelter NW unter Ipilimumab sowie Algorithmen:** Loperamid, Flüssigkeits- und Elektrolytersatz, Glucocorticoide top/p.o./i.v., Infliximab, MMF
FN-Risiko: <10%-> je nach Risikoabwägung, siehe Kurzfassung Leitlinien G-CSF.
Kontrollen: (Laborbefunde jeweils 7 Tage vor Therapie) Harnsäure, Retentionswerte, Serumchemie, Kreatinin, Leberfunktion (ALT, AST, Bilirubin), Hormonwerte (TSH, Cortisolspiegel), Blutbild
Therapieaufschub: Bei Überempfindlichkeitsreaktionen Therapieaufschub (ausgelassene Dosen werden nicht nachgeholt) oder Therapieabbruch in Abhängigkeit von klinischer Situation **siehe SOP: Empfehlungen zur Therapie immunvermittelter Nebenwirkungen unter Ipilimumab sowie bereitgestellte Algorithmen**
Erfolgsbeurteilung: Bildgebung: Baseline, Restaging nach 4. Zyklus
Wiederholung: Tag 22; bis zu 4 Zyklen.
Literatur: Hodi FS et al. NEJM. 2010; 363(8):711-723; Fachinformation YERVOY®, www.YERVOY.de

080800_07 Vemurafenib — Indikation: Metastasiertes Melanom — ICD-10: C43

Chemotherapie

Diese Zytostatikatherapie birgt letale Risiken. Die Anwendung darf nur durch erfahrene internistische Onkologen und entsprechend ausgebildetes Pflegepersonal erfolgen. Das Protokoll muss im Einzelfall überprüft und der klinischen Situation angepasst werden.

Tag	Substanz	Dosierung	Trägerlösung (ml)	Appl.	Inf.-dauer	Bemerkungen
1-28	Vemurafenib	2x 960 mg		p.o.		2x täglich 960mg morgens und abends im Abstand von 12h; Gaben: 1-0-1-0

1 Tablette enthält 240mg Vemurafenib
Dosierung: 2x täglich 4 Tabletten (960mg)
Tabletten sind morgens und abends im Abstand von 12h unzerkaut auf jeweils die gleiche Weise, d.h. zu oder zwischen den Mahlzeiten einzunehmen

Vemurafenib:
Sonnenexposition vermeiden
Sonnenschutz (Sonnencreme, lange Kleidung, Lippenschutz) und gute Hautpflege um Hautreaktionen zu vermeiden

Vemurafenib wird über **CYP3A4** metabolisiert;
gleichzeitige Einnahme von CYP3A4-Induktoren oder -Inhibitoren möglichst vermeiden

Induktoren	Inhibitoren
z.B.: Barbiturate, Carbamazepin, Glucocorticoide (bei längerfristiger Einnahme >2 Wochen), Phenobarbital, Phenytoin, Rifampicin, Johanniskraut	z.B.: Aprepitant, Cimetidin, Amiodaron, Clarithromycin, Diltiazem, Verapamil, Erythromycin, Fluconazol, Fluvoxamin, Indinavir, Itraconazol, Ketoconazol, Norfloxacin, Ritonavir, Saquinavir, **Grapefruitsaft**, Grapefruit

Zyklusdiagramm	d1 w1	d8 w2	d15 w3	d22 w4	
Vemurafenib	|||||||	|||||||	|||||||	|||||||	Wdh.

Bedarfsmedikation: Loperamid, Metoclopramid, Elektrolyte bei gastrointestinalen Beschwerden, topische/orale Antihistaminika und Corticoide bei Hautreaktionen
FN-Risiko: < 10% --> keine Indikation für Primärprophylaxe
Kontrollen: EKG, Elektrolyte (einschliesslich Magnesium), Leberwerte (gamma-GT, Transaminasen, alkalische Phospatase, Bilirubin), ophtalmologische Untersuchungen, dermatologische Untersuchungen (Überwachung auf Hautläsionen, Lichtempfindlichkeit, Ausschlag, Pruritus, Hyperkeratose, aktinische Keratose), Nierenwerte bei schweren Nierenfunktionsstörungen, INR-Monitoring bei gleichzeitiger Warfarin-Gabe, Kopf- und Halsuntersuchungen (visuelle Überprüfung der Mundschleimhaut, Abtasten der Lymphknoten), CT des Thorax/Brustkorbs
Dosisreduktion: NW ab Grad 2, erstmalige QT-Zeit-Verlängerung > 500ms bzw. Abweichung < 60ms zu den Werten vor der Behandlung: Therapieunterbrechung bis NW Grad < 1 und QT-Zeit < 500ms, Reexposition mit 2 x täglich 720mg bzw. 2 x täglich 480mg bei wiederholtem Auftreten von NW und QT-Zeit-Verlängerung siehe Fachinformation, Reduktion < 2 x täglich 480mg nicht empfohlen
Therapieabbruch: siehe Fachinformation: schwere Überempfindlichkeitsreaktionen (Anaphylaxie, Erythem, Stevens-Johnson-Sydrom), QT-Zeit-Verlängerung > 500ms bzw. Abweichungen > 60ms zu den Werten vor der Behandlung, Fortbestehen von NW bei Dosisreduktion auf 2 x täglich 480mg, nicht behebbare Störungen des Elektrolythaushalts
Wechselwirkungen: siehe Fachinformation: Induktoren von P-Glykoprotein, der Glucoronidierung, CYP3A4 => diese vermeiden, CYP1A2- und CYP3A4-Substrate => Dosisanpassung auf Grundlage des jeweiligen therapeutischen Fensters, Arzneimittel, die das QT-Intervall verlängern
Erfolgsbeurteilung: nach 6 und 12 Wochen, danach alle 3 Monate
Therapiedauer: bis Progression
Wiederholung: Tag 29 (kontinuierlich)
Literatur: Fachinformation Vemurafenib; Chapman PB et al. NEJM. 2011; 364:2507-16.

080800_08 Carboplatin/Paclitaxel — Indikation: Metastasiertes Melanom — ICD-10: C43

Chemotherapie

Diese Zytostatikatherapie birgt letale Risiken. Die Anwendung darf nur durch erfahrene internistische Onkologen und entsprechend ausgebildetes Pflegepersonal erfolgen. Das Protokoll muss im Einzelfall überprüft und der klinischen Situation angepasst werden.

Tag	Substanz	Dosierung	Trägerlösung (ml)	Appl.	Inf.-dauer	Bemerkungen
1	Paclitaxel	225 mg/m²	500 ml NaCl 0,9%	i.v.	3h	ab Zyklus 5: 175mg/m²; PVC-freies Infusionssystem
1	Carboplatin	6 AUC	250 ml Glucose 5%	i.v.	1h	ab Zyklus 5: AUC 5; Dosis (mg) = AUC (mg/ml x min) x [GFR (ml/min) + 25]

CTx mit FN-Risiko von 10-20%: Vorgehen bei der G-CSF-Gabe
- nach CTx: 1x tgl. 5μg/kg Filgrastim s.c. bei Leukozyten < 1 000/μl bis > 1 000/μl
- Wenn unter Einbeziehung **individueller Risikofaktoren für den Patienten**
  FN-Risiko ≥ 20% =>G-CSF-Primärprophylaxe erwägen/durchführen.
- **Nach durchgemachter febriler Neutropenie**, in folgenden Zyklen => G-CSF-Sekundärprophylaxe

G-CSF-Primär- bzw. Sekundärprophylaxe:
Entweder 24h nach CTx einmal Pegfilgrastim/Neulasta® 6mg s.c.   - Oder:
d6 nach CTx Filgrastim/Neupogen® 5μg/kg/d s.c. bis zum Durchschreiten des Nadir

Dosierungsempfehlung für Carboplatin nach AUC

Klinische Situation	Ziel-AUC (mg/ml x min)
Carboplatin Monotherapie, keine Vorbehandlung	5-7
Carboplatin Monotherapie, myelosuppressive Vorbehandlung	4-6
Kombinationsbehandlung mit Carboplatin in Standarddosierung keine Vorbehandlung	4-6

Zyklusdiagramm	d1 w1	d8 w2	d15 w3	
Carboplatin	|||||||	|||||||	|||||||	Wdh.
Paclitaxel	|||||||	|||||||	|||||||	

Obligate Prä- und Begleitmedikation

Tag	zeitl. Ablauf	Substanz	Dosierung	Trägerlösung (ml)	Appl.	Inf.-dauer	Bemerkungen
1	-30min	NaCl 0,9 %		2000 ml	i.v.	5h	nur über IVAC
1	-30min	Dexamethason	20 mg		i.v.	15min	
1	-30min	Clemastin/Tavegil®	2 mg		i.v.	B	
1	-30min	Ranitidin/Zantic®	50 mg		i.v.	B	
1	-30min	Granisetron/Kevatril®	1 mg		i.v.	15min	

Bedarfsmedikation: Metoclopramid/Paspertin® p.o. oder i.v., Granisetron/Kevatril® i.v.
FN-Risiko: 10-20% -> je nach Risikoabwägung als Primärprophylaxe, bei FN im 1. Zyklus als Sekundärprophylaxe, siehe Kurzfassung Leitlinien G-CSF
Kontrollen: Blutbild (wöchentlich), Vitalfunktion, Herzfunktion, Elektrolyte, Nierenfunktion, Leberfunktion (AST, alkalische Phosphatase, Bilirubin), neurologische Evaluation
Dosisreduktion: Siehe auch Fachinformationen und Dosisreduktionstabelle. Paclitaxel 175mg/m², Carboplatin AUC 5 ab 1. Zyklus bei Patienten mit reduziertem Allgemeinzustand oder Myelosuppression.
Paclitaxel: um 20% bei schwerer Neutropenie (< 500/mm³) oder schweren peripheren Neuropathien; um 25% bei schwerer Mukositis; **Carboplatin:** bei Nierenfunktionsstörungen, um 25% bei Neutrophile < 500/mm³ oder Thrombozyten < 50 000/mm³
Cave: Paclitaxel immer über **PVC-freies Infusionssystem** mit **Inlinefilter** applizieren
Therapieaufschub: Neutrophile ≤ 2 000/mm³ und Thrombozyten ≤ 100 000/mm³
Erfolgsbeurteilung: nach jedem 2. Zyklus
Wiederholung: d22
Literatur: Pflugfelder A et al. PLoS ONE. 2011; 6(2):e16882.

081000_03 Temozolomid — **Indikation: Malignes Gliom; metastasiertes Melanom** — *ICD-10: C16; C43*

Chemotherapie

Diese Zytostatikatherapie birgt letale Risiken. Die Anwendung darf nur durch erfahrene internistische Onkologen und entsprechend ausgebildetes Pflegepersonal erfolgen. Das Protokoll muss im Einzelfall überprüft und der klinischen Situation angepasst werden.

Tag	Substanz	Dosierung	Trägerlösung (ml)	Appl.	Inf.-dauer	Bemerkungen
1-5	Temozolomid	150 mg/m²		p.o.		nüchtern, mit einem Glas Wasser im Ganzen einzunehmen; Gaben: 1-0-0-0

Zyklusdiagramm	d1 w1	d8 w2	d15 w3	d22 w4		
Temozolomid							Wdh.	Bei chemotherapeutisch vorbehandelten Patienten Initialdosis: 150 mg/m². Ab Zyklus 2: 200 mg/m² falls Neutrophile >1 500/µl und Thrombozyten >100 000/µl

- **Bedarfsmedikation:** Metoclopramid/Paspertin® p.o. oder i.v.
- **FN-Risiko:** <10%-> je nach Risikoabwägung, siehe Kurzfassung Leitlinien G-CSF
- **Kontrollen:** Blutbild
- **Dosisreduktion:** Falls Leukozyten <1 000/µl oder Thrombozyten < 50 000/µl um eine Dosisstufe* (* Dosisstufen: 100 mg/m²; 150 mg/m² und 200 mg/m². Niedrigste Dosis: 100 mg/m²)
- **Erfolgsbeurteilung:** nach 2 Zyklen
- **Wiederholung:** Tag 29
- **Literatur:** **malignes Gliom:** Yung WKA et al. Br J Cancer. 2000; 83:588-93; Fachinformation Temozolomid; **Melanom:** Devito N et al. Anticancer Res. 2011; 12:4537-43; Middleton MR et al. J Clin Oncol. 2000; 18(1):158-66.

Kapitel 15 Sarkome

080901_03 Doxorubicin, Cisplatin, Ifosfamid, Paclitaxel

Indikation: Angiosarkom (Patienten < 60 Jahre)
ICD-10: C49.9

Chemotherapie

Diese Zytostatikatherapie birgt letale Risiken. Die Anwendung darf nur durch erfahrene internistische Onkologen und entsprechend ausgebildetes Pflegepersonal erfolgen. Das Protokoll muss im Einzelfall überprüft und der klinischen Situation angepasst werden.

Tag	Substanz	Dosierung	Trägerlösung (ml)	Appl.	Inf.-dauer	Bemerkungen
1-2	Cisplatin	35 mg/m²	250 ml NaCl 0,9%	i.v.	4h	
1	Doxorubicin	40 mg/m²		i.v.	B15min	
1-2	Ifosfamid	3 g/m²	500 ml NaCl 0,9%	i.v.	4h	
3	Paclitaxel	175 mg/m²		i.v.	3h	PVC freies Infusionssystem

Zyklusdiagramm	d1 w1	d8 w2	d15 w3	
Doxorubicin				Wdh.
Ifosfamid				
Cisplatin				
Paclitaxel				

Inkompatibilitäten:
- Cisplatin ↔ Metoclopramid
- Cisplatin ↔ Aluminium im Infusionsbesteck
- Cisplatin ↔ Mesna
- Cisplatin ↔ NaHCO₃

Obligate Prä- und Begleitmedikation

Tag	zeitl. Ablauf	Substanz	Dosierung	Trägerlösung (ml)	Appl.	Inf.-dauer	Bemerkungen
1-2	-	NaCl 0,9%		2000 ml	i.v.	24h	mit Glucose 5% im Wechsel
1-2	-	Glucose 5%		1000 ml	i.v.	24h	mit NaCl 0,9% im Wechsel
1	-1h	Aprepitant/Emend®	125 mg		p.o.		CYP3A4-Wechselwirkung beachten
2-3	-1h	Aprepitant/Emend®	80 mg		p.o.		
1	-30min	Dexamethason	12 mg	100ml NaCl 0,9%	i.v.	B	oder p.o.
2	-30min	Dexamethason	8 mg		i.v.	B	oder p.o.
3	-30min	NaCl 0,9 %		500 ml	i.v.	4h	
1-3	-30min	Granisetron/Kevatril®	1 mg		i.v.	B	
1-2	-30min, +4h30min	Mannitol 10%/Osmosteril 10%®	250 ml		i.v.	15min	
1	+5h	Mesna/Uromitexan®	600 mg/m²		i.v.	B	
2	+4h45min	Mesna/Uromitexan®	600 mg/m²		i.v.	B	
1	+5h	Mesna/Uromitexan®	3 g/m²		i.v.	4h	
2	+4h45min	Mesna/Uromitexan®	3 g/m²		i.v.	4h	
1	+9h	Mesna/Uromitexan®	1500 mg/m²		i.v.	6h	6-12h Infusionsdauer
2	+8h45min	Mesna/Uromitexan®	1500 mg/m²		i.v.	6h	6-12h Infusionsdauer
3	-30min	Dexamethason	20 mg		i.v.	15min	
3	-30min	Clemastin/Tavegil®	2 mg		i.v.	B	
3	-30min	Ranitidin/Zantic®	50 mg		i.v.	B	
4	1-0-0-0	Aprepitant/Emend®	80 mg		p.o.		
4-5	1-0-0-0	Dexamethason	8 mg		p.o.		
1-21	0-1-0-0	Cotrimoxazol/Cotrim®forte	960 mg		p.o.		Mo,Mi,Fr außer an Cisplatin-Tagen

Bedarfsmedikation: Granisetron/Kevatril®, Dexamethason/Fortecortin®, Metoclopramid/Paspertin®
FN-Risiko: > 20% --> Primärprophylaxe mit Filgrastim/Neupogen® oder Pegfilgrastim/Neulasta®, siehe Kurzfassung Leitlinien G-CSF
Kontrollen: Blutbild, Leberwerte
Dosisreduktion: siehe Dosismodifikationstabelle
Cave: Anthrazykline --> Gefahr der Kardiotoxizität, auf Herzfunktion achten
Summendosis: **Doxorubicin**: Gefahr der Kardiotoxizität; maximale Summendosis: 550mg/m²
Wiederholung: alle 21 Tage, insgesamt 6 Zyklen
Literatur: Asmane I et al. Adramycin, Cisplatin, Ifosfamide and Paclitaxel combination as frontline chemotherapy for locally advanced or metastatic angiosarcoma. OHO, Basel 2007.

080901_01 Doxorubicin / Ifosfamid

Indikation: Weichteilsarkome
ICD-10: C48/C49

Chemotherapie

Diese Zytostatikatherapie birgt letale Risiken. Die Anwendung darf nur durch erfahrene internistische Onkologen und entsprechend ausgebildetes Pflegepersonal erfolgen. Das Protokoll muss im Einzelfall überprüft und der klinischen Situation angepasst werden.

Tag	Substanz	Dosierung	Trägerlösung (ml)	Appl.	Inf.-dauer	Bemerkungen
1	Doxorubicin	50 mg/m²	unverdünnt	i.v.	B 15min	
1	Ifosfamid	5000 mg/m²		i.v.	24h	

entweder	24h nach CTx	Pegfilgrastim/Neulasta®	6mg	s.c.
oder	d6 nach CTx	Filgrastim/Neupogen®	5µg/kg/d	s.c. bis Durchschreiten des Nadir

Zyklusdiagramm	d1 w1	d8 w2	d15 w3	
Doxorubicin				Wdh.
Ifosfamid				

Obligate Prä- und Begleitmedikation

Tag	zeitl. Ablauf	Substanz	Dosierung	Trägerlösung (ml)	Appl.	Inf.-dauer	Bemerkungen
1	-2h	NaCl 0,9 %		500 ml	i.v.	2h	mit Glucose im Wechsel
1	-2h	Glucose 5%		500 ml	i.v.	2h	mit NaCl im Wechsel
1	-30min	Mannitol 10%/Osmosteril 10%®		400 ml	i.v.	30min	
1	-30min	Dexamethason	20 mg		i.v.	B	
1	-30min	Granisetron/Kevatril®	1 mg		i.v.	B	
1	0	NaCl 0,9%		1500 ml	i.v.	24h30min	mit Glucose im Wechsel
1	0	Glucose 5%		1000 ml	i.v.	24h30min	mit NaCl im Wechsel
1	+15min	Mesna/Uromitexan®	1000 mg/m²		i.v.	15min	
1	+30min	Mesna/Uromitexan®	5000 mg/m²		i.v.	24h	100% der Ifosfamid-Dosis
1	+24h30min	NaCl 0,9 %		1000 ml	i.v.	12h	mit Glucose im Wechsel
1	+24h30min	Glucose 5%		1000 ml	i.v.	12h	mit NaCl im Wechsel.
1	+24h30min	Mesna/Uromitexan®	2500 mg/m²		i.v.	6h-12h	50% der Ifosfamid-Dosis

Bedarfsmedikation: Granisetron/Kevatril®, Antibiotika, Antimykotika, Dexamethason/Fortecortin®
FN-Risiko: >20%-> Primärprophylaxe mit Filgrastim/Neupogen® oder Pegfilgrastim/Neulasta®, siehe Kurzfassung Leitlinien G-CSF
Kontrollen: Herzfunktion, Ejektionsfraktion, EKG, Blutbild, Leberwerte, Urinanalyse, Elektrolyte, Nierenfunktion, ZNS-Toxizität
Dosisreduktion: siehe Dosismodifikationstabelle und jeweilige Fachinformation
Cave: Anthrazykline-> Gefahr der Kardiotoxizität, auf Herzfunktion achten
Summendosis: **Doxorubicin**: Gefahr der Kardiotoxizität; max. Summendosis: 550mg/m²
Erfolgsbeurteilung: nach 2 Zyklen
Wiederholung: alle 21 Tage, Zyklenzahl in Abhängigkeit vom Ansprechen
Literatur: Santoro A et al. J Clin Oncol. 1995; 13(7):1537-45; Schütte J et al. Eur J Cancer. 1990; 26:558-61.

Kapitel 15 · Sarkome

080901_04 Trabectedin — Indikation: Weichteilsarkom — ICD-10: C48;C49

Chemotherapie

Diese Zytostatikatherapie birgt letale Risiken. Die Anwendung darf nur durch erfahrene internistische Onkologen und entsprechend ausgebildetes Pflegepersonal erfolgen. Das Protokoll muss im Einzelfall überprüft und der klinischen Situation angepasst werden.

Tag	Substanz	Dosierung	Trägerlösung (ml)	Appl.	Inf.-dauer	Bemerkungen
1	Trabectedin	1.5 mg/m²		i.v.	24h	Applikation muss über ZVK oder Port erfolgen, auch Baxter- Pumpe möglich

Cave: Trabectedin wird vorwiegend über CYP3A4 metabolisiert.
Begleitende Gabe von Inhibitoren von CYP3A4 wie z.B. Ketoconazol, Fluconazol, Ritonavir, Clarithromycin erhöhen die Trabectedin-Konzentration in solchen fällen engmaschige Überwachung auf Toxizität
Begleitende Gabe von Induktoren von CYP3A4 wie z.B. Rifampicin, Johanniskraut, Phenytoin, Carbamazepin können die Trabectedin-Konzentration vermindern.

Cave: Keine gleichzeitige Gabe mit Verapamil und Cyclosporin wegen Interaktion

Zyklusdiagramm	d1 w1	d8 w2	d15 w3	
Trabectedin	■▯▯▯▯▯▯	▯▯▯▯▯▯▯	▯▯▯▯▯▯▯	Wdh.

Obligate Prä- und Begleitmedikation

Tag	zeitl. Ablauf	Substanz	Dosierung	Trägerlösung (ml)	Appl.	Inf.-dauer	Bemerkungen
1	-30min	Dexamethason	20 mg	100 ml NaCl 0,9%	i.v.	15min	
1	-30min	Granisetron/Kevatril®	1 mg		i.v.	15min	

Bedarfsmedikation:	Metoclopramid/Paspertin® p.o. oder i.v., Granisetron/Kevatril® 1mg i.v.
Kontrollen:	Blutbild, Nierenwerte, Bilirubin, AP, Transaminasen, CPK
Dosisreduktion:	Therapieabbruch bei Toxititäten Grad III-IV, DR auf 1,2mg/m² bei Neutropenie <500/mm³ über 5d oder assoziiert mit Fieber/Infektion, Thrombozytopenie <25 000/mm³, Anstieg des Bilirubin u./o. AP >2,5 x ULN, Anstieg der GOT oder GPT >2,5 x ULN über 21d, jegliche NW wie Übelkeit, Erbrechen, Abgeschlagenheit Grad III-IV
Cave:	**Applikation muss über ZVK oder Port erfolgen, auch Baxter- Pumpe möglich**
Erfolgsbeurteilung:	alle 2 Zyklen
Therapiedauer:	so lange wie klinischer Nutzen
Wiederholung:	d22
Literatur:	Garcia-Carbonero JG et al. J Clin Oncol. 2005; 23:5484-5492; Le Cesne A et al. J Clin Oncol. 2005; 23:576-584.

080901_05 Docetaxel/Gemcitabin — Indikation: Weichteilsarkom — ICD-10: C48;C49

Chemotherapie

Diese Zytostatikatherapie birgt letale Risiken. Die Anwendung darf nur durch erfahrene internistische Onkologen und entsprechend ausgebildetes Pflegepersonal erfolgen. Das Protokoll muss im Einzelfall überprüft und der klinischen Situation angepasst werden.

Tag	Substanz	Dosierung	Trägerlösung (ml)	Appl.	Inf.-dauer	Bemerkungen
1,8	Gemcitabin	900 mg/m²	250 ml NaCl 0,9%	i.v.	1h30min	
8	Docetaxel	100 mg/m²	250 ml NaCl 0,9%	i.v.	1h	wenn Dosis > 200mg; Volumen erhöhen (max. Konz. 0.74mg/ml)

Zyklusdiagramm	d1 w1	d8 w2	d15 w3	
Gemcitabin	■▯▯▯▯▯▯	■▯▯▯▯▯▯	▯▯▯▯▯▯▯	Wdh.
Docetaxel	▯▯▯▯▯▯▯	■▯▯▯▯▯▯	▯▯▯▯▯▯▯	

Obligate Prä- und Begleitmedikation

Tag	zeitl. Ablauf	Substanz	Dosierung	Trägerlösung (ml)	Appl.	Inf.-dauer	Bemerkungen
8	-24h	Dexamethason	8 mg		p.o.		an 2x 8mg Dexamethason p.o. am Vortag gedacht?
1	-15min	NaCl 0,9 %	500 ml		i.v.	2h	
8	-15min	NaCl 0,9 %	500 ml		i.v.	3h30min	
1,8	-15min	Dexamethason	8 mg	100 ml NaCl 0,9%	i.v.	B	
8	+1h30min	Clemastin/Tavegil®	2 mg		i.v.	B	
8	+1h30min	Ranitidin/Zantic®	50 mg		i.v.	B	
8	abends	Dexamethason	8 mg		p.o.		
7,9	1-0-1-0	Dexamethason	8 mg		p.o.		
9-15	1x tägl.	Filgrastim	5 µg/kg		s.c.		oder Pegfilgrastim an d09, prophylaktische Gabe 24h nach CTx: bei Neutropenie in vorherigem Zyklus und je nach Risikoabwägung
9	1x tägl.	Pegfilgrastim/Neulasta®	6 mg		s.c.		oder Filgrastim an d09-15, prophylaktische Gabe 24h nach CTx: bei Neutropenie in vorherigem Zyklus und je nach Risikoabwägung

Bedarfsmedikation:	Metoclopramid/Paspertin® p.o. oder i.v. Dexamethason/Fortecortin® 8mg i.v./p.o.
FN-Risiko:	10-20% --> je nach Risikoabwägung als Primärprophylaxe, bei FN im 1. Zyklus als Sekundärprophylaxe, siehe Kurzfassung Leitlinien G-CSF
Kontrollen:	Blutbild, Elektrolyte, Retentionswerte, klinische Chemie, Leberwerte, Gewicht
Dosisreduktion:	Bei febriler Neutropenie (< 1 000/µl) oder Thrombozyten < 25 000/µl oder Lebertoxizität > Grad II DR auf 75%; Neurotoxizität oder andere nicht-hämatologische Toxizität Grad III-IV, Therapieaufschub für 1 Woche, anschließend weiter mit DR auf 75%; DR um 25% nach Vorbestrahlung des Beckens (Gemcitabin: 625mg/m²; Docetaxel: 75mg/m²)
Erfolgsbeurteilung:	nach 6 Wochen
Therapiedauer:	8 Zyklen
Wiederholung:	Tag 22 (wenn Granulozyten > 1 500/µl)
Literatur:	Maki et al. J Clin Oncol. 2007; 25:2755-2763.

080902_02 Cyclophosphamid/Topotecan

Indikation: Ewing-Sarkom-Rezidiv **ICD-10: C40/C41**

Chemotherapie

Diese Zytostatikatherapie birgt letale Risiken. Die Anwendung darf nur durch erfahrene internistische Onkologen und entsprechend ausgebildetes Pflegepersonal erfolgen. Das Protokoll muss im Einzelfall überprüft und der klinischen Situation angepasst werden.

Tag	Substanz	Dosierung	Trägerlösung (ml)	Appl.	Inf.-dauer	Bemerkungen
1-5	Cyclophosphamid	250 mg/m²	500 ml NaCl 0,9%	i.v.	30min	
1-5	Topotecan	0.75 mg/m²	100 ml NaCl 0,9%	i.v.	30min	

Zyklusdiagramm	d1 w1	d8 w2	d15 w3	
Cyclophosphamid	▮▮▮▮▮			Wdh.
Topotecan	▮▮▮▮▮			

Obligate Prä- und Begleitmedikation

Tag	zeitl. Ablauf	Substanz	Dosierung	Trägerlösung (ml)	Appl.	Inf.-dauer	Bemerkungen
1-5	-30min	NaCl 0,9 %		1000 ml	i.v.	2h	
1-5	-30min	Dexamethason	8 mg		i.v.	B	
1-5	-30min	Granisetron/Kevatril®	1 mg		i.v.	B	
1-5	0, +4h, +8h	Mesna/Uromitexan®	50 mg/m²		i.v.	15 min	oder 100mg/m² p.o.
6	+24h	Filgrastim	5 µg/kg/d		s.c.		bis Durchschreiten des Nadir
1-21	0-1-0-0	Cotrimoxazol/Cotrim®forte	960 mg		p.o.		Montags, Mittwochs u. Freitags

Bedarfsmedikation: Granisetron/Kevatril®, Dexamethason/Fortecortin® Furosemid/Lasix®
FN-Risiko: > 20% --> Primärprophylaxe mit Filgrastim/Neupogen® oder Pegfilgrastim/Neulasta®
Kontrollen: Peripheres Blutbild, Elektrolyte; Kreatinin-Clearance (bei GFR ≤ 40-20ml/min Topotecan-DR auf 50%, GFR < 20ml/min Kontraindikation); Leberwerte
Dosisreduktion: Topotecangabe nur wenn Leukozyten > 2 000/µl oder Granulozyten > 1 000/µl, Thrombozyten > 100 000/µl; Absetzen von Cyclophosphamid bei Zystitis mit Mikro- oder Makrohämaturie, Cyclophosphamid GFR < 10 50% DR; Bilirubin 3,1-5mg/dl und SGOT > 180 U/l DR 75%, Bilirubin > 5,0mg/dl relative Kontraindikation, siehe Dosismodifikationstabelle
Erfolgsbeurteilung: nach 2 Zyklen
Wiederholung: d21 bis zum besten Ansprechen, ggf. dann noch 2 Zyklen Konsolidierung
Literatur: Saylors R L et al. J Clin Oncol. 2001; 19(15):3463-69.

080902_03 Temozolomid/Irinotecan

Indikation: Ewing Sarkom-Rezidiv **ICD-10: C40/C41**

Chemotherapie

Diese Zytostatikatherapie birgt letale Risiken. Die Anwendung darf nur durch erfahrene internistische Onkologen und entsprechend ausgebildetes Pflegepersonal erfolgen. Das Protokoll muss im Einzelfall überprüft und der klinischen Situation angepasst werden.

Tag	Substanz	Dosierung	Trägerlösung (ml)	Appl.	Inf.-dauer	Bemerkungen
1-5	Temozolomid	100 mg/m²		p.o.		Nüchtern einnehmen, mindestens 1h vor Irinotecan; Gaben: 1-0-0-0
1-5, 8-12	Irinotecan	20 mg/m²		i.v.	1h	

Zyklusdiagramm	d1 w1	d8 w2	d15 w3	
Temozolomid	▮▮▮▮▮			Wdh.
Irinotecan	▮▮▮▮▮	▮▮▮▮▮		

Obligate Prä- und Begleitmedikation

Tag	zeitl. Ablauf	Substanz	Dosierung	Trägerlösung (ml)	Appl.	Inf.-dauer	Bemerkungen
1-5	-30min	NaCl 0,9 %		1000 ml	i.v.	3h	
8-12	-30min	NaCl 0,9 %		1000 ml	i.v.	2h	
1-5, 8-12	-30min	Dexamethason	8 mg	100 ml NaCl 0,9%	i.v.	15 min	
1-5, 8-12	-30min	Granisetron/Kevatril®	1 mg		i.v.	B	

Bedarfsmedikation: Bei Diarrhoebeginn 4mg Loperamid p.o., dann 2mg alle 2 Stunden bis 12h nach Diarrhoe-Ende. Wenn keine Besserung nach 48h oder Diarrhoe + neutropenisches Fieber oder CTC Grad 4 Diarrhoe: antibiotische Breitspektrum-Therapie (Chinolone) . Bei frühcholinergem Syndrom (häufig bei Irinotecan-Therapie) Atropin 0,25 mg 1 x s.c.
FN-Risiko: < 10% --> je nach Risikoabwägung, siehe Kurzfassung Leitlinien G-CSF
Kontrollen: Differentialblutbild, Nieren-/Leberwerte.
Dosisreduktion: Siehe auch Dosismodifikationstabelle und Fachinformation. **Temozolomid:** bei neutrophilen Granulozyten <1 000/µl, Thrombozyten < 50 000/µl , bei nicht-hämatologischer Toxizität CTC Grad 3 (außer Alopezie, Übelkeit, Erbrechen). **Irinotecan:** bei Leberfunktionsstörungen, hämatologische Toxizität, nicht-hämatologische Toxizität, schwerer behandlungsbedingter Diarrhoe.
Therapieaufschub: Irinotecan: bis zum Abklingen behandlungsbedingter Diarrhoe
Wiederholung: d22
Literatur: Casey DA et al. Pediatr Blood Cancer. 2009; 53:1029-1034.

Kapitel 15 · Sarkome

080902_01 VIDE analog EURO-E.W.I.N.G. 99 — Indikation: Ewing-Sarkom — ICD-10: C40/41

Chemotherapie

Diese Zytostatikatherapie birgt letale Risiken. Die Anwendung darf nur durch erfahrene internistische Onkologen und entsprechend ausgebildetes Pflegepersonal erfolgen. Das Protokoll muss im Einzelfall überprüft und der klinischen Situation angepasst werden.

Tag	Substanz	Dosierung	Trägerlösung (ml)	Appl.	Inf.-dauer	Bemerkungen
1-3	Etoposidphosphat	150 mg/m²	250 ml NaCl 0,9%	i.v.	1h	Menge entspricht Etoposidanteil
1	Vincristin	1,5 mg/m²	unverdünnt	i.v.	B	max. 2mg abs.
1-3	Doxorubicin	20 mg/m²	250 ml NaCl 0,9%	i.v.	4h	nur über ZVK
1-3	Ifosfamid	3000 mg/m²	500 ml NaCl 0,9%	i.v.	1h	

Achtung: Alle Patienten bekommen 6 Zyklen VIDE als Induktionstherapie

Inkompatibilitäten:
Doxorubicin ↔ Vincristin
Vincristin ↔ NaHCO₃
Etoposid ↔ alkalische Lösungen
-> **NaHCO₃ pausieren während Vincristin und Etoposid**

zweimaliger Stammzellharvest

Zyklusdiagramm d1 w1 | d8 w2 | d15 w3
Vincristin / Ifosfamid / Doxorubicin / Etoposidphosphat — Wdh.

FN-Risiko >20 %:
entweder 24h nach CTx Primärprophylaxe mit Pegfilgrastim/Neulasta® 6mg s.c. einmalig
oder **ab d6** Filgrastim/Neupogen® 5µg/kg/d s.c. tägl. bis Durchschreiten des Nadir

Bei Stammzellmobilisierung:
Filgrastim-Gabe vor geplanter Leukapherese ab d8: 5µg/kgKG/d s.c. morgens (>70kg: 480µg,<70kg:300µg) bis Ende der Apherese

Genauer Ablauf siehe auch **Übersichtsschema zur G-CSF-Gabe bei Mobilisierungsprotokollen** im Blauen Buch (→ Teil 2 Standardisierte Vorgehensweisen → Anti-Tumor und Supportiv-Therapie → GCSF/EPO)

Obligate Prä- und Begleitmedikation

Tag	zeitl. Ablauf	Substanz	Dosierung	Trägerlösung (ml)	Appl.	Inf.-dauer	Bemerkungen
1-4	-15min	NaCl 0,9%		3000 ml	i.v.	24h	im Wechsel mit Glucose 5%
1-4	-	Glucose 5%		2000 ml	i.v.	24h	im Wechsel mit NaCl 0,9%
1-4	-	+___ml KCl 7,45% /500ml (nach K+-Wert)	10 ml	in Bewässerung	i.v.	-	in NaCl / Glucose - Bewässerung (K+ Ref. bereich: 3,5-5,1mmol/L)
1-3	-15min	Natriumbicarbonat 8,4% (1mmol HCO₃-/ml)		200 ml	i.v.	24h	venöse Gase, pH-Metrie (Ziel Urin-pH >7,5)
1-3	-15min	Dexamethason	20 mg		i.v.	B	
1-3	-15min	Granisetron/Kevatril®	1 mg		i.v.	B	
1-3	+5h15min, +9h15min, +13h15min	Mesna/Uromitexan®	600 mg/m²		i.v.	15min	

Bedarfsmedikation: Granisetron/Kevatril®, Dexamethason/Fortecortin®, Furosemid/Lasix®
FN-Risiko: > 20% -> Primärprophylaxe mit Filgrastim/Neupogen® oder Pegfilgrastim/Neulasta®, siehe Kurzfassung Leitlinien G-CSF
Kontrollen: Blutbild, Elektrolyte, Leberwerte, Retentionswerte, eGFR, Gerinnung, Herzfunktion (Echokardiographie), Neurotoxizität (siehe Studienprotokoll)
Dosisreduktion: Leukozyten < 2 000/µl oder Granulozyten < 1 000/µl, Thrombozyten < 80 000/µl siehe Studienprotokoll
Summendosis: Doxorubicin: Gefahr der Kardiotoxizität, max. Summendosis: 550mg/m²;
Literatur: Studienprotokoll (0202); Juergens C et al. Pediatr Blood Cancer. 2006;47(1):22-9

080903_0445 Euro- B.O.S.S: Cisplatin/ Doxorubicin-Block — Indikation: Osteosarkom — ICD-10: C40/C41

Chemotherapie

Diese Zytostatikatherapie birgt letale Risiken und ist Bestandteil der **Euro-B.O.S.S-Studie. Ein Studieneinschluss durch die mit der Studie betrauten Kollegen/Zentren sollte unbedingt angestrebt werden.** Die Anwendung darf nur durch erfahrene Onkologen und entsprechend ausgebildetes Pflegepersonal erfolgen. Das Protokoll muss im Einzelfall überprüft und der klinischen Situation angepasst werden.

Wo	Tag	Substanz	Dosierung	Trägerlösung (ml)	Appl.	Inf.-dauer	Bemerkungen
1	1-3	Cisplatin	33,3 mg/m²	250 ml NaCl 0,9%	i.v.	24h	
1	4	Doxorubicin	60 mg/m²	ad 100 ml NaCl 0,9%	i.v.	24h	bei periph. Applikation nicht <1mg/40ml, Beginn nach Ende der Cisplatin-Infusion

Zyklusdiagramm d1 w1 | d8 w2 | d15 w3
Cisplatin / Doxorubicin

Therapieübersicht Cisplatin/Doxorubicin-Block:
nur adjuvant: Woche 0,9,18
neoadjuvant + post-operativ (GR = good responder): Woche 0,10,19
neoadjuvant + post-operativ (PR = poor responder): Woche 0,10,22

Cave: Aprepitant ist moderater Inhibitor und Induktor von CYP3A4 (Wechselwirkungen beachten, s. Fachinformation)

Inkompatibilitäten:
Doxorubicin/Cisplatin ↔ Aluminium im Infusionsbesteck
Doxorubicin ↔ Heparin
Doxorubicin ↔ Diazepam, Furosemid

Obligate Prä- und Begleitmedikation

Wo	Tag	zeitl. Ablauf	Substanz	Dosierung	Trägerlösung (ml)	Appl.	Inf.-dauer	Bemerkungen
1	1	-4h	NaCl 0,9 %	750 ml		i.v.	4h	
1	1	-1h	Aprepitant/Emend®	125 mg		p.o.		
1	2-5	-1h	Aprepitant/Emend®	80 mg		p.o.		1h vor Chemo
1	1-4	-30min	Granisetron/Kevatril®	1 mg		i.v.	B	
1	1	-30min	Dexamethason	12 mg		i.v.	B	
1	2-4	-30min	Dexamethason	8 mg		i.v.	B	
1	1-3	-15min	Mannitol 10%/Osmosteril 10%®	80 ml/m²		i.v.	15min	
1	4	0	NaCl 0,9 %		1000 ml	i.v.	24h	Glucose+NaCl über 24h im Wechsel
1	4	0	Glucose 5%		1000 ml	i.v.	24h	Glucose+NaCl über 24h im Wechsel
1	1-3	0	NaCl 0,9 %		1500 ml	i.v.	24h	Glucose+NaCl über 24h im Wechsel
1	1-3	0	Glucose 5%		1500 ml	i.v.	24h	Glucose+NaCl über 24h im Wechsel
1	1-4	0	KCl 7,45% Braun®	30 ml	in je 1000ml Bewässerung	i.v.		regelmäßig K+ Kontrollen
1	1-4	0	1 Amp. Mg- Verla 10%®+ 1 Amp. Ca- Braun 10%®	je 10 ml	in je 1000ml Bewässerung	i.v.		
1	1-3	+8h, +16h, +24h	Mannitol 10%/Osmosteril 10%®	80 ml/m²		i.v.	15min	bei unzureichender Diurese bis zu 4x8g/m² täglich

Bedarfsmedikation: Metoclopramid/Paspertin®, Granisetron/Kevatril®, Mannit 20%/Osmosteril® 20% bei unzureichender Diurese 4 x 40ml/m2, Furosemid/Lasix®, Panztoprazol/Pantozol®
FN-Risiko: > 20% --> Primärprophylaxe mit Filgrastim/Neupogen® oder Pegfilgrastim/Neulasta®, siehe Kurzfassung Leitlinien G-CSF
Kontrollen: Cave: Anthrazykline --> Gefahr der Kardiotoxizität; **Zyklusbeginn nur bei:** Leukozyten ≥ 3 000/µl bzw. Neutrophilen ≥ 1 000/µl, Thrombozyten ≥ 10⁵/µl), Herzecho oder Radionuklidventr.: FS > 28% oder LVEF > 55%, kein LVEF- Abfall > 10% von Basiswert; Kreatinin normal, Kreatininclarance ≥ 70ml/min x1,73m², Bilirubin ≤ 1,5x oberer Normwert, Audiogramm (Hörminderung < 30dB bei < 2kHz); **sonstige Kontrollen:** Elektrolyte, Flüssigkeitsbilanzierung, Transaminasen, AP, LDH, U-Status, **nach Zyklus:** d9- 16: Blutbild alle 2d (längere Intervalle möglich)
Dosisreduktion: **von Cisplatin:** Neutropenie (< 500/µl) mit Fieber: DR 25% (bei Wdh.: 50%), Kreatinin > 1,5mg/dl: DR 25% (bei Wdh.: 100%), PNP ≥ CTC Gr.3: DR 100%; **von Doxorubicin: Bilirubin:** 1,25-2,09 mg/dl --> DR 25%, 2,1-3,05mg/dl --> DR 50%, 3,06-5,0 mg/dl --> DR 75%, > 5mg/dl --> DR 100%, **kein Doxorubicin bei Verdacht auf kardiale Dysfunktion,** dann: o.g. Kontrollen
Summendosis: Doxorubicin: Gefahr der Kardiotoxizität; max. Summendosis von 550mg/m²
Wiederholung: siehe Memo Therapieübersicht
Literatur: Studienprotokoll EURO-B.O.S.S, "A european treatment portocol for bone- sarcoma in patients older than 40 years"

080903_0445 Euro- B.O.S.S: Ifosfamid/Cisplatin-Block

Indikation: Osteosarkom
ICD-10: C40/C41

Diese Zytostatikatherapie birgt letale Risiken und ist Bestandteil der **Euro-B.O.S.S-Studie**. Ein Studieneinschluss durch die mit der Studie betrauten Kollegen/Zentren sollte unbedingt **angestrebt werden**. Die Anwendung darf nur durch erfahrene Onkologen und entsprechend ausgebildetes Pflegepersonal erfolgen. Das Protokoll muss im Einzelfall überprüft und der klinischen Situation angepasst werden.

Chemotherapie

Tag	Substanz	Dosierung	Trägerlösung (ml)	Appl.	Inf.-dauer	Bemerkungen
1-2	Ifosfamid	3000 mg/m²	500 ml NaCl 0,9%	i.v.	1h	
3-5	Cisplatin	33.3 mg/m²	250 ml NaCl 0,9%	i.v.	24h	nicht mit Mesna mischen

Zyklusdiagramm: d1 w1, d8 w2, d15 w3

Therapieübersicht Ifosfamid/Cisplatin-Block:
- nur adjuvant: Woche 3,12,21
- neoadjuvant + post-operativ (GR = good responder): Woche 3,13,22
- neoadjuvant + post-operativ (PR = poor responder): Woche 3,14,26

Cave: Aprepitant ist moderater Inhibitor und Induktor von CYP3A4 (Wechselwirkungen beachten, s. Fachinformation)

Inkompatibilität:
- Cisplatin ↔ Metoclopramid
- Cisplatin ↔ Aluminium im Infusionsbesteck
- Cisplatin ↔ Mesna

Obligate Prä- und Begleitmedikation

Tag	zeitl. Ablauf	Substanz	Dosierung	Trägerlösung (ml)	Appl.	Inf.-dauer	Bemerkungen
3	-1h	Aprepitant/Emend®	125 mg		p.o.		Gabe 1h vor Chemo
4-7	-30min	Aprepitant/Emend®	80 mg		p.o.		Gabe 1h vor Chemo
1-5	-30min	NaCl 0,9 %	500 ml		i.v.	30min	
1-5	-30min	Granisetron/Kevatril®	1 mg		i.v.	B	
3	-30min	Dexamethason	12 mg		i.v.	B	
1-2,4-5	-30min	Dexamethason	8 mg		i.v.	B	
3-5	-15min	Mannitol 10%/Osmosteril 10%®	80 ml/m²		i.v.	15min	
1-2	0, +4h, +8h	Mesna/Uromitexan®	600 mg/m²		i.v.	15min	
1-5	0	NaCl 0,9 %		1500 ml	i.v.	23h	im Wechsel mit Glucose 5%
1-5	0	Glucose 5%		1500 ml	i.v.	23h	im Wechsel mit NaCl 0,9%
1-5	-	KCl 7,45% Braun®	30 ml	in je 1000ml Bewässerung	i.v.	-	regelmäßige k+ Kontrolle
1-5	-	1 Amp. Mg- Verla 10%®+ 1 Amp. Ca- Braun 10%®	je 10 ml	in je 1000ml Bewässerung	i.v.	-	
1-2	+4h, +8h	Dexamethason	8 mg		i.v.	B	
3-5	+8h, +16h	Mannitol 10%/Osmosteril 10%®	50 ml		i.v.	15min	
3-5	+24h	Mannitol 10%/Osmosteril 10%®	150 ml		i.v.	15min	

Bedarfsmedikation: Metoclopramid/Paspertin®, Granisetron/Kevatril®, Mannit 20%/Osmosteril® 20% bei unzureichender Diurese 4 x 40ml/m², Furosemid/Lasix®, Panztoprazol/Pantozol®

FN-Risiko: > 20% --> Primärprophylaxe mit Filgrastim/Neupogen® oder Pegfilgrastim/Neulasta®, siehe Kurzfassung Leitlinien G-CSF

Kontrollen: Zyklusbeginn nur bei: Leukozyten > 3 000/µl bzw. Neutrophilen > 1 000/µl, Thrombozyten > 105/µl), Herzecho oder Radionuklidventr.: FS > 28% oder LVEF > 55%, kein LVEF-Abfall > 10% von Basiswert, Kreatinin normal, Kreatininclearance > 70ml/min x1,73m², Audiogramm (Hörminderung < 30dB bei < 2kHz); sonstige Kontrollen: Elektrolyte, Flüssigkeitsbilanz, Bilirubin, Transaminasen, AP, LDH, U-Status, nach Zyklus: d9- 16: Blutbild alle 2d (längere Intervalle möglich)

Dosisreduktion:
- **von Ifosfamid:** Neutropenie (< 500/µl) mit Fieber: DR 25% (bei Wdh.: 50%), GOT > 300U/l oder Bilirubin > 3mg/dl: DR 75%, bei Hämaturie: Mesna- Dosis verdoppeln und Hydratation erhöhen;
- **von Cisplatin:** Kreatinin > 1,5mg/dl: DR 25% (bei Wdh.: 100%), PNP ≥ CTC Gr. 3: DR 100%

Summendosis: keine Angabe
Wiederholung: siehe Memo Therapieübersicht
Literatur: Studienprotokoll EURO-B.O.S.S, "A european treatment portocol for bone- sarcoma in patients older than 40 years"

080903_0445 Euro- B.O.S.S: Ifosfamid/Doxorubicin-Block

Indikation: Osteosarkom
ICD-10: C40/C41

Diese Zytostatikatherapie birgt letale Risiken und ist Bestandteil der **Euro-B.O.S.S-Studie**. Ein Studieneinschluss durch die mit der Studie betrauten Kollegen/Zentren sollte unbedingt **angestrebt werden**. Die Anwendung darf nur durch erfahrene Onkologen und entsprechend ausgebildetes Pflegepersonal erfolgen. Das Protokoll muss im Einzelfall überprüft und der klinischen Situation angepasst werden.

Chemotherapie

Tag	Substanz	Dosierung	Trägerlösung (ml)	Appl.	Inf.-dauer	Bemerkungen
1-2	Ifosfamid	3000 mg/m²	500 ml NaCl 0,9%	i.v.	1h	
3	Doxorubicin	60 mg/m²	ad 100 ml NaCl 0,9%	i.v.	24h	bei peripherer Applikation nicht >1mg/40ml

Zyklusdiagramm: d1 w1, d8 w2, d15 w3

Therapieübersicht Ifosfamid/Doxorubicin-Block:
- nur adjuvant: Woche 6,15,24
- neoadjuvant + post-operativ (GR = good responder): Woche 6,16,25
- neoadjuvant + post-operativ (PR = poor responder): Woche 6,18,30

Inkompatibilitäten:
- Doxorubicin ↔ Aluminium im Infusionsbesteck
- Doxorubicin ↔ Heparin
- Doxorubicin ↔ Diazepam, Furosemid
- Doxoubicin ↔ Hydrocortison-Na-Succinat

Obligate Prä- und Begleitmedikation

Tag	zeitl. Ablauf	Substanz	Dosierung	Trägerlösung (ml)	Appl.	Inf.-dauer	Bemerkungen
1-2	-30min	Granisetron/Kevatril®	3 mg		i.v.	B	
1-2	-30min, +4h	Dexamethason	8 mg		i.v.	B	
1-2	0	NaCl 0,9 %		1500 ml	i.v.	24h	im Wechsel mit Glucose 5%
1-2	0	Glucose 5%		1500 ml	i.v.	24h	im Wechsel mit NaCl 0,9%
1-2	-	KCl 7,45% Braun®	30 ml	in je 1000ml Bewässerung	i.v.	-	regelmäßige k+ Kontrolle
1-2	-	1 Amp. Mg- Verla 10%®+ 1 Amp. Ca- Braun 10%®	je 10 ml	in je 1000ml Bewässerung	i.v.	-	
1-2	0, +4h, +8h	Mesna/Uromitexan®	600 mg/m²		i.v.	15min	
3	0	NaCl 0,9 %	ml	1000 ml	i.v.	24h	im Wechsel mit Glucose 5%
3	0	Glucose 5%	1000 ml		i.v.	24h	im Wechsel mit NaCl 0,9%
3	-	KCl 7,45% Braun®	30 ml	in je 1000ml Bewässerung	i.v.	-	regelmäßige k+ Kontrolle
3	-	1 Amp. Mg- Verla 10%®+ 1 Amp. Ca- Braun 10%®	je 10 ml	in je 1000ml Bewässerung	i.v.	-	
3	-30min, +8h	Granisetron/Kevatril®	3 mg		i.v.	B	
3	-30min	Dexamethason	8 mg abs.		i.v.	B	
3	+4h	Dexamethason	8 mg		i.v.	B	
1-3	+8h	Dexamethason	8 mg		i.v.	B	

Bedarfsmedikation: Metoclopramid/Paspertin®, Granisetron/Kevatril®, Furosemid/Lasix®, Panztoprazol/Pantozol®

FN-Risiko: > 20% --> Primärprophylaxe mit Filgrastim/Neupogen® oder Pegfilgrastim/Neulasta®, siehe Kurzfassung Leitlinien G-CSF

Kontrollen: Cave: Anthrazykline --> Gefahr der Kardiotoxizität; Zyklusbeginn nur bei: Leukozyten ≥ 3 000/µl bzw. Neutrophilen ≥ 1 000/µl, Thrombozyten ≥ 105/µl, Herzecho oder Radionuklidventr.: FS > 28% oder LVEF > 55%, kein LVEF- Abfall > 10% von Basiswert, keine Harnabflussstauung, Kreatinin normal, Kreatininclearance ≥ 70ml/min x1,73m², Bilirubin ≤ 1,5x oberer Normwert; sonstige Kontrollen: Elektrolyte, Flüssigkeitsbilanz, Transaminasen, AP, LDH, Urin Status, nach Zyklus: d9- 16: Blutbild alle 2d (längere Intervalle möglich)

Dosisreduktion:
- **von Ifosfamid:** Neutropenie (< 500/µl) mit Fieber: DR 25% (bei Wdh.: 50%), GOT > 300U/l oder Bilirubin >3mg/dl: DR 75%, bei Hämaturie: Mesna- Dosis verdoppeln und Hydratation erhöhen;
- **von Doxorubicin:** Bilirubin: 1,25-2,09 mg/dl --> DR 25%, 2,1-3,05mg/dl --> DR 50%, 3,06-5,0 mg/dl --> DR 75%, > 5mg/dl --> DR100%, kein Doxorubicib bei Verdacht auf kardiale Dysfunktion, dann: o.g. Kontrollen

Summendosis: Doxorubicin: Gefahr der Kardiotoxizität; maximale Summendosis von 550mg/m²
Wiederholung: siehe Memo Therapieübersicht
Literatur: Studienprotokoll EURO-B.O.S.S, "A european treatment portocol for bone- sarcoma in patients older than 40 years"

Kapitel 15 · Sarkome

080903_0445 Euro- B.O.S.S: MTX-HD **Indikation: Osteosarkom** ICD-10: C40/C41

Chemotherapie

Diese Zytostatikatherapie birgt letale Risiken und ist Bestandteil der **Euro-B.O.S.S-Studie. Ein Studieneinschluss durch die mit der Studie betrauten Kollegen/Zentren sollte unbedingt angestrebt werden.** Die Anwendung darf nur durch erfahrene Onkologen und entsprechend ausgebildetes Pflegepersonal erfolgen. Das Protokoll muss im Einzelfall überprüft und der klinischen Situation angepasst werden.

Tag	Substanz	Dosierung	Trägerlösung (ml)	Appl.	Inf.-dauer	Bemerkungen
1	Methotrexat	8000 mg/m²	10g ad 500 ml Glucose 5%	i.v.	4h	
2-4	Calciumfolinat/Leukovorin®	4x15 mg/m²		i.v.		Start 24h nach MTX- Ende, Applikation alle 6h 1. Gabe i.v. danach p.o., siehe Rescue-Bogen

Zyklusdiagramm	d1 w1	d8 w2	d15 w3	**Therapieübersicht MTX-HD-Block:** **neoadjuvant + post-operativ (PR = poor responder):** Woche 13,17,21,25,29
Methotrexat				
Calciumfolinat				

Achtung: Betrifft Leukovorin-Rescue
Leukovorin alle 6h Dosierung nach Schema, erste Gabe i.v., weitere Gaben p.o.; Start 28h nach Beginn MTX-Infusion.
Bei **verzögerter MTX-Ausscheidung Verlängerung und Erhöhung** des Leukovorin-Rescues gemäß LV Rescue Bogen für Euro-B.O.S.S
MTX-Spiegel: +4h (unmittelbar nach MTX-Ende), +28h (vor erster Rescue-Gabe), +44h, +52h, ggf. + 76h, ggf. täglich weiter bis Spiegel < 0,2µmol/l
Bei **klinischer Toxizität** unter regelrechtem Spiegelverlauf (z.B. bei Infektionen, schweren Entzündungen) oder MTX-Spiegel > 1 000µmol/l nach Ende MTX-Gabe muss sofort mit Leukovorin-Rescue begonnen werden

Indikation für MTX-HD bei Patienten mit folgendem histologischem OP-Befund:
Huvos I und/oder
Salzer-Kuntschnik 5-6 und/oder
< 50% Tumorzellnekrose

Obligate Prä- und Begleitmedikation

Tag	zeitl. Ablauf	Substanz	Dosierung	Trägerlösung (ml)	Appl.	Inf.-dauer	Bemerkungen
1	-4h	NaCl 0,9 %		1000 ml	i.v.	4h	
1	-4h	NaHCO3 (8,4%)	60 ml/m²	in Bewässerung	i.v.		1 Molar;bis Urin- pH >7,4
1	-30min	Granisetron/Kevatril®	3 mg		i.v.	B	
1	-30min, +4h, +8h	Dexamethason	8 mg		i.v.	B	
1-2	+4h	NaHCO3 (8,4%)	60 ml	in je 1000ml Bewässerung	i.v.		1 Molar;bis Urin- pH >7,4
1-2	+4h	NaCl 0,9 %		1500 ml	i.v.	24h	NaCl 0,9% und Glc 5% im Wechsel
1-2	+4h	Glucose 5%		1500 ml	i.v.	24h	NaCl 0,9% und Glc 5% im Wechsel
1-2	+4h	KCl 7,45% Braun®	30 ml	in je 1000ml Bewässerung	i.v.		regelmäßig K + Kontrollen
1	+6h	Furosemid/Lasix®	20 ml		i.v.	B	

Bedarfsmedikation:	bei Urin-pH ≤ 7,4: sofort zusätzliche Gabe von 30ml/m² Natriumbicarbonat 1 molar als Kurzinfusion über 5-10min, Metoclopramid/Paspertin®, Granisetron/Kevatril®, Furosemid/ Lasix®, Panztoprazol/Pantozol®
FN-Risiko:	> 20% ---> Primärprophylaxe mit Filgrastim/Neupogen® oder Pegfilgrastim/Neulasta®, siehe Kurzfassung Leitlinien G-CSF
Kontrollen:	Zyklusbeginn nur bei: > 3d Fieberfreiheit nach durchgemachtem Infekt, mindestens 2d seit letzter G-CSF- Gabe, Leukozyten ≥ 2 000/µl bzw. Neutrophile ≥ 500/µl, Thrombozyten ≥ 80 000/µl, keine Harnabflussstauung, Kreatinin, Harnstoff-N, Urin Status normal, Kreatininclearance ≥ 70ml/min x1,73m², Urin-pH > 7,4 vor Beginn MTX, Bilirubin normal, sonstige Kontrollen: Urin-pH bei jeder Miktion; MTX- Spiegel 4, 28, 44, 52, 76h nach MTX- Beginn, ggf. weiter bis MTX < 0,2µmol/l, Elektrolyte, Leberwerte, Gewicht
Dosisreduktion:	keine Dosisreduktion wegen vorangegangener Toxizität vorgesehen, bei verzögerter MTX- Ausscheidung mit Nephrotoxizität: kein weiteres MTX; bei Körpergewicht von 75%-84% des Ausgangsgewichtes: ggf. jeden 2. MTX-Block aussetzen
Summendosis:	keine Angabe
Wechselwirkungen:	Protonenpumpeninhibitoren (PPI) können die MTX-Ausscheidung verzögern und so zu erhöhtem MTX Plasmaspiegel führen, daher wird empfohlen, PPI 2 Tage vor bis 2 Tage nach der MTX-Gabe zu pausieren (ggf. durch H2-Blocker, Tepilta® ersetzen). Ebenfalls Vorsicht ist bei der gleichzeitigen Anwendung von MTX und NSAIDs oder Antibiotika (ß-Lactam-Antibiotika, Sulfonamide, Trimetoprim, Tetracycline, Ciprofloxacin) angezeigt.
Wiederholung:	siehe Memo Therapieübersicht
Literatur:	Studienprotokoll EURO-B.O.S.S, "A european treatment portocol for bone- sarcoma in patients older than 40 years", Salzer- Kunts chik et al, J Cancer Clin Oncol 1983; 106: 21- 24

Kapitel 16   ZNS Tumoren

081000_07 Temozolomid + fokale RTx (Begleittherapie-Phase) **Indikation: Glioblastom** **ICD-10: C-71.0**

Chemotherapie — Diese Zytostatikatherapie birgt letale Risiken. Die Anwendung darf nur durch erfahrene internistische Onkologen und entsprechend ausgebildetes Pflegepersonal erfolgen. Das Protokoll muss im Einzelfall überprüft und der klinischen Situation angepasst werden.

Tag	Substanz	Dosierung	Trägerlösung (ml)	Appl.	Inf.-dauer	Bemerkungen
1-7	Temozolomid	75 mg/m²		p.o.		nüchtern, mit einem Glas Wasser im Ganzen einzunehmen, während der gesamten Radiotherapie; Gaben: 1-0-0-0

Woche 1-6, Tag 1-5 (Montag-Freitag):
RTx 2Gy/Tag (Gesamtdosis 60Gy, aufgeteilt in 30 Fraktionen)

Zyklusdiagramm	d1 w1	
RTx (Montag-Freitag)	▮▮▮▮▮	Wdh.
Temozolomid (kontinuierlich)	▮▮▮▮▮	

Therapieablauf:

Begleittherapie-Phase Zyklus 1-6	fokale Radiotherapie 2Gy Tag 1-5 (Gesamtdosis 60 Gy in 30 Fraktionen) + Temozolomid 75mg/m² kontinuierlich für 42 Tage (max 49 Tage)
4 Wochen Therapiepause	
Monotherapie-Phase Zyklus 1-6	Zyklus 1: Temozolomid 150mg/m² Tag 1-5 ab Zyklus 2: Temozolomid 200mg/m² Tag 1-5

Obligate Prä- und Begleitmedikation

Tag	zeitl. Ablauf	Substanz	Dosierung	Trägerlösung (ml)	Appl.	Inf.-dauer	Bemerkungen
1-7	1-0-0-0	Granisetron/Kevatril®	2 mg		p.o.		bei Temozolomid-Initialdosis: Einnahme innerhalb 1h vor Temozolomid-Gabe; bei weiteren Temozolomid-Gaben: Einnahme vorher oder im Anschluss
1-7	1-0-1-0	Dexamethason	8 mg		p.o.		
1-7	0-1-0-0	Cotrimoxazol/Cotrim®forte	960 mg		p.o.		kontinuierlich, Mo, Mi, Fr; PCP-Prophylaxe

FN-Risiko: < 10% --> je nach Risikoabwägung, siehe Kurzfassung Leitlinien G-CSF
Kontrollen: wöchentlich: Blutbild
Dosisreduktion: nicht empfohlen
Therapievoraussetzung: Neutrophile Granulozyten ≥ 1,5 x 10⁹/l, Thrombozyten ≥ 100 x 10⁹/l, nicht-hämatologische Toxizitäten CTC ≤ Grad 1 (außer Haarausfall, Übelkeit und Erbrechen)
Therapieunterbrechung: Neutrophile Granulozyten ≥ 0,5 und < 1,5 x 10⁹/l, Thrombozyten ≥ 10 und < 100 x 10⁹/l, nicht-hämatologische Toxizitäten CTC ≤ Grad 2, Therapie kann fortgeführt werden, wenn Therapievoraussetzungen wieder erfüllt sind
Therapieabbruch: Neutrophile Granulozyten < 0,5 x 10⁹/l, Thrombozyten < 10 x 10⁹/l, nicht-hämatologische Toxizitäten CTC ≤ Grad 3 oder 4
Wiederholung: d8 für 6 Wochen
Literatur: Stupp R et al. N Engl J Med. 2005; 352(10):987-96; Fachinformation Temozolomid

---

081000_07 Temozolomid + fokale RTx (Monotherapie-Phase) **Indikation: Glioblastom** **ICD-10: C-71.0**

Chemotherapie — Diese Zytostatikatherapie birgt letale Risiken. Die Anwendung darf nur durch erfahrene internistische Onkologen und entsprechend ausgebildetes Pflegepersonal erfolgen. Das Protokoll muss im Einzelfall überprüft und der klinischen Situation angepasst werden.

Tag	Substanz	Dosierung	Trägerlösung (ml)	Appl.	Inf.-dauer	Bemerkungen
1-5	Temozolomid	200 mg/m²		p.o.		In Zyklus 1: 150mg/m2: nüchtern, mit einem Glas Wasser im Ganzen einzunehmen; Gaben: 1-0-0-0

Zyklusdiagramm	d1 w1	d8 w2	d15 w3	d22 w4	
Temozolomid	▮▮▮▮▮				Wdh.

Therapieablauf:

Begleittherapie-Phase Zyklus 1-6	fokale Radiotherapie 2Gy Tag 1-5 (Gesamtdosis 60 Gy in 30 Fraktionen) + Temozolomid 75mg/m² kontinuierlich für 42 Tage (max 49 Tage)
4 Wochen Therapiepause	
Monotherapie-Phase Zyklus 1-6	Zyklus 1: Temozolomid 150mg/m² Tag 1-5 ab Zyklus 2: Temozolomid 200mg/m² Tag 1-5

Obligate Prä- und Begleitmedikation

Tag	zeitl. Ablauf	Substanz	Dosierung	Trägerlösung (ml)	Appl.	Inf.-dauer	Bemerkungen
1-5	1-0-0-0	Granisetron/Kevatril®	2 mg		p.o.		
1-5	1-0-1-0	Dexamethason	8 mg		p.o.		
1-28	0-1-0-0	Cotrimoxazol/Bactrim® forte	960 mg		p.o.		kontinuierlich, Mo, Mi, Fr; PCP-Prophylaxe

FN-Risiko: < 10% --> je nach Risikoabwägung, siehe Kurzfassung Leitlinien G-CSF
Kontrollen: Tag 22: Blutbild (danach wöchentlich, falls Abfall der Blutwerte)
Dosierung: in Zyklus 1: 150mg/m², ab Zyklus 2: 200mg/m², wenn nicht-hämatologische Toxizitäten CTC ≤ Grad 2 (außer Haarausfall, Übelkeit und Erbrechen), neutrophile Granulozyten ≥ 1,5 x 10⁹/l und Thrombozyten ≥ 100 x 10⁹/l; erfolgt keine Dosiserhöhung in Zyklus 2 -> keine Dosiserhöhung in nachfolgenden Zyklen; erfolgt Dosiserhöhung in Zyklus 2 -> Dosis beibehalten, außer Toxizität tritt auf
Dosisreduktion: Reduktion um eine Dosisstufe, falls Leukozyten < 1,0 x 10⁹/l oder Thrombozyten < 50 x 10⁹/l oder nicht-hämatologische Toxizität CTC Grad 3 (außer Haarausfall, Übelkeit, Erbrechen); Dosisstufen: -1: 100 mg/m²; 0: 150 mg/m² und 1: 200 mg/m², 100 mg/m² ist die niedrigste empfohlene Dosis
Therapieabbruch: hämatologische Toxizität: Dosisstufe -1 (100mg/m²) führt immer noch zu inakzeptabler Toxizität; die gleiche Grad 3 nicht-hämatologische Toxizität (außer Haarausfall, Übelkeit, Erbrechen) tritt auch nach Dosisreduktion auf
Kontraindikation: Überempfindlichkeit gegen Dacarbazin, schwere Myelosuppression
Wiederholung: Tag 29 für 6 Zyklen
Literatur: Stupp R et al. N Engl J Med. 2005; 352(10):987-96; Fachinformation Temozolomid

Kapitel 16 · ZNS Tumoren

081000_04 HIT 2000 / NOA-07 — Indikation: Medulloblastom — ICD-10: C71.6

Chemotherapie

Diese Zytostatikatherapie birgt letale Risiken. Die Anwendung darf nur durch erfahrene internistische Onkologen und entsprechend ausgebildetes Pflegepersonal erfolgen. Das Protokoll muss im Einzelfall überprüft und der klinischen Situation angepasst werden.

Tag	Substanz	Dosierung	Trägerlösung (ml)	Appl.	Inf.-dauer	Bemerkungen
1	Cisplatin	70 mg/m²	250 ml NaCl 0,9%	i.v.	1h	
1,8,15	Vincristin	1.5 mg/m²	unverdünnt	i.v.	B	(max. 2mg)
1	Lomustin	75 mg/m²		p.o.		Einmalige Gabe, nur an Tag 1; (40mg Tbl.), abendliche Einnahme oder 3h nach der Mahlzeit; Gaben: 0-0-1-0

Zyklusdiagramm: d1 w1, d8 w2, d15 w3, d22 w4, d29 w5, d36 w6, Wdh.
Cisplatin / Lomustin / Vincristin

Cave: Aprepitant ist moderater Inhibitor und Induktor von CYP3A4 (Wechselwirkungen beachten, s. Fachinformation)

Obligate Prä- und Begleitmedikation

Tag	zeitl. Ablauf	Substanz	Dosierung	Trägerlösung (ml)	Appl.	Inf.-dauer	Bemerkungen
1	-1h	NaCl 0,9 %		3000 ml	i.v.	8h	
1	-1h	Aprepitant/Emend®	125 mg		p.o.		
1	-30min, +1h30min	Mannitol 10%/Osmosteril 10%®		250 ml	i.v.	15min	
1	-30min	Dexamethason	12 mg		p.o.		
1	-30min	Granisetron/Kevatril®	1 mg		i.v.	B	
2-3	1-0-0-0	Aprepitant/Emend®	80 mg		p.o.		
2-4	1-0-0-0	Dexamethason	8 mg		p.o.		
8,15	-15min	NaCl 0,9 %		500 ml	i.v.	1h	

Bedarfsmedikation: Metoclopramid/Paspertin® p.o. oder i.v., Allopurinol/Zyloric® nach Harnsäure, Sucralfat/Ulcogant®
FN-Risiko: < 10% --> je nach Risikoabwägung, siehe Kurzfassung Leitlinien G-CSF
Kontrollen: Blutbild, Elektrolyte insbesondere Ca²⁺, Retentionswerte, eGFR, Eiweiß, Albumin, Bilirubin, Leberwerte, Oto-/Neurotoxizität, Gewicht
Dosisreduktion: Im Falle Neurotoxizität (Krampfanfall, Ileus, Dysästhesien) - Pause Vincristin bis Erholung
Cave: **Einmalige Lomustin-Gabe nur an Tag 1**
Summendosis: Lomustin bei > 1 000mg/m² Summendosis Gefahr der Lungenfibrose, Nierenschädigung, cave in Kombination mit Strahlentherapie Gefahr einer irreversiblen Sehnervschädigung
Therapievoraussetzung: **6 Wochen nach Bestrahlung, wenn Granulozyten > 500/µl und Thrombozyten > 10 000/µl**
Erfolgsbeurteilung: MRT- Schädel nach jedem 2.Zyklus
Wiederholung: Tag 42
Literatur: HIT2000/ NOA-07- Studienprotokoll; Aprepitant: Fachinformation, Bokemeyer C. Arzneimitteltherapie. 2004; 22:129-35.

081000_05 Irinotecan/Bevacizumab — Indikation: Glioblastom — ICD-10: C16

Chemotherapie

Diese Zytostatikatherapie birgt letale Risiken. Die Anwendung darf nur durch erfahrene internistische Onkologen und entsprechend ausgebildetes Pflegepersonal erfolgen. Das Protokoll muss im Einzelfall überprüft und der klinischen Situation angepasst werden.

Tag	Substanz	Dosierung	Trägerlösung (ml)	Appl.	Inf.-dauer	Bemerkungen
1,15	Bevacizumab	10 mg/kg	100 ml NaCl 0,9%	i.v.	30min	(1. Gabe 90min, 2. Gabe 60min; siehe Kasten)
1,15	Irinotecan	125 mg/m²	250 ml NaCl 0,9%	i.v.	1h30min	

Zyklusdiagramm: d1 w1, d8 w2, d15 w3, d22 w4, Wdh.
Bevacizumab / Irinotecan

Bevacizumab: (siehe auch Fachinformation)
1. Gabe: Bevacizumab **nach CTx** über 90 min., **2. Gabe vor CTx** über 60 min bei guter Verträglichkeit ab der 3. Gabe dann auch in 30 min
Cave: (GI-)Blutungen, Magen-Darm-Perforationen, Thrombembolie, Hypertensive Entgleisung, allerg./anaphylaktische Reaktion, Proteinurie, Wundheilungsstörungen - Behandlung frühestens 28 Tage nach größerer Op., oder nach Ausheilung der Wunde, dekompensierte Herzinsuffizienz/Kardiomypathie.
Infusionsreaktionen: während und nach der Infusion engmaschige Überwachung, ggf. nach Behandlungsstandard für Anaphylaxie verfahren
Gefahr der **nekrotisierenden Fasziitis**, insbesondere bei Patienten mit vorangegangener Magen-Darm-Perforation, Fistelbildung, Wundheilungsstörung oder nach Bestrahlung (Rektum-Ca): Sofortiger Therapieabbruch und Einleitung einer geeigneten Behandlung
KI.: Schwangerschaft/Stillzeit (Kontrazeption), unbehandelte ZNS-Metastasen

Bitte **Loperamid** dem/der Patient/in mitgeben. Einnahme **nicht** prophylaktisch Anwendung nur entsprechend dem Informationsblatt
Bei **frühcholinergem Syndrom:** 0,25 mg Atropin 1x s.c.

Inkompatibilität: Bevacizumab ↔ Glucose

Hinweis: Wesentlich aktive Komponente ist Bevacizumab, daher ggf. Irinotecan weglassen.

Obligate Prä- und Begleitmedikation

Tag	zeitl. Ablauf	Substanz	Dosierung	Trägerlösung (ml)	Appl.	Inf.-dauer	Bemerkungen
1,15	-30min	NaCl 0,9 %		1000 ml	i.v.	5h	
1,15	+30min	Dexamethason	8 mg	50 ml NaCl 0,9%	i.v.	10min	
1,15	+30min	Granisetron/Kevatril®	1 mg		i.v.	B	

Bedarfsmedikation: Imodium dem Patient mitgeben. Bei frühcholinergem Syndrom Atropin 0,25 mg 1x s.c.
FN-Risiko: 10-20% --> Risikoprofil siehe Kurzfassung Leitlinien zur G-CSF- Behandlung: Pegfilgrastim/Neulasta®, Filgrastim/Neupogen® je nach Risikoabwägung als Primärprophylaxe; als Sekundärprophylaxe bei FN im 1. Zyklus
Kontrollen: Blutdruck, Bilirubin, Leberwerte, eGFR, Differentialblutbild, Gerinnungsstatus, Kalium, Phosphor, Blutzucker, Urineiweiß, alkalische Phosphatase
Dosisreduktion: wenn Neutrophile < 500/µl oder Neutrophile < 1 000/µl + Fieber dann 20% Reduktion. Bei Auftreten von Nebenwirkungen durch Avastin, Medikament absetzen (siehe auch Fachinfo).
Therapieaufschub: wenn Neutrophile < 500/µl oder Neutrophile < 1 000/µl+ Fieber dann 20% Reduktion
Erfolgsbeurteilung: nach 6 und 12 Wochen, anschließend alle 9 Wochen
Wiederholung: d29
Literatur: Vredenburgh J et al. J Clin Oncol. 2007; 25(30):4722-99, Friedman HS et al. J Clin Oncol. 2009; 27(28):4733-4740, Cloughesy T.F. et al. J Clin Oncol. (Meeting Abstracts) 2008; 26(15):2010b

Kapitel 17 Unbekannter Primärtumor

081100_01 PCE **Indikation: Unbekannter Primärtumor**

Chemotherapie

Diese Zytostatikatherapie birgt letale Risiken. Die Anwendung darf nur durch erfahrene internistische Onkologen und entsprechend ausgebildetes Pflegepersonal erfolgen. Das Protokoll muss im Einzelfall überprüft und der klinischen Situation angepasst werden.

Tag	Substanz	Dosierung	Trägerlösung (ml)	Appl.	Inf.-dauer	Bemerkungen
1,3,5,7,9	Etoposid/Vepesid® (oral / Kapseln)	50 mg abs.		p.o.		Gaben: 1-0-0-0
1	Paclitaxel	200 mg/m²	250 ml NaCl 0,9%	i.v.	3h	PVC-freies Infusionssystem
1	Carboplatin	6 AUC	500 ml Glucose 5%	i.v.	1h	Dosis (mg) = AUC (mg/ml x min) x [GFR (ml/min)+25]
2,4,6,8,10	Etoposid/Vepesid® (oral / Kapseln)	100 mg abs.		p.o.		Gaben: 1-0-0-0

Zyklusdiagramm	d1 w1	d8 w2	d15 w3		Dosierungsempfehlung für Carboplatin nach AUC:	
Paclitaxel				Wdh.	**Klinische Situation**	**Ziel-AUC (mg/ml x min)**
Carboplatin					Carboplatin Monotherapie, keine Vorbehandlung	5-7
Etoposid 50mg					Carboplatin Monotherapie, myelosuppressive Vorbehandlung	4-6
Etoposid 100mg					Kombinationsbehandlung mit Carboplatin in Standarddosierung keine Vorbehandlung	4-6

entweder	24h nach CTx	Pegfilgrastim/ Neulasta®	6mg	s.c.	
oder	d6 nach CTx	Filgrastim/ Neupogen®	5µg/kg/d	s.c.	bis Durchschreiten des Nadir

Obligate Prä- und Begleitmedikation

Tag	zeitl. Ablauf	Substanz	Dosierung	Trägerlösung (ml)	Appl.	Inf.-dauer	Bemerkungen
1	-15min	NaCl 0,9 %		2000 ml	i.v.	6h	
1	-15min	Dexamethason	20 mg		i.v.	B	
1	-15min	Granisetron/Kevatril®	1 mg		i.v.	B	
1	-15min	Clemastin/Tavegil®	2 mg		i.v.	B	
1	-15min	Ranitidin/Zantic®	50 mg		i.v.	B	

Bedarfsmedikation: Metoclopramid/Paspertin®, Dexamethason/Fortecortin®
FN-Risiko: >20%-> Primärprophylaxe mit Filgrastim/Neupogen® oder Pegfilgrastim/Neulasta®, siehe Kurzfassung Leitlinien G-CSF
Kontrollen: BB, Differentialblutbild, Elektrolyte insbesondere Mg²⁺, Retentionswerte, Leberwerte
Dosisreduktion: Paclitaxel: um 25% bei Leukopenie Grad IV oder febriler Neutropenie, um 25% bei Thrombopenie Grad IV, um 25% bei Polyneuropathie-Score 3
Therapieaufschub: bei Leukozyten < 1 500/µl oder Thrombozyten < 75 000/µl
Erfolgsbeurteilung: nach 2-3 Zyklen in Abhängigkeit v. klinischem Bild
Wiederholung: Tag 22
Literatur: Hainsworth JD et al. J Clin Oncol. 1997; 15:2385-93.

Teil III Intrakavitäre Chemotherapie

081200_03 Intrathekale Therapie "Dreierkombination" AraC/Dexa/Methotrexat

Indikation: Therapie ZNS-Befall bei hämatolog. Neoplasien

ICD-10: C91.0; C91.1; C92.0; C2.1; C85.9; C81.9

Chemotherapie

Diese Zytostatikatherapie birgt letale Risiken. Die Anwendung darf nur durch erfahrene internistische Onkologen und entsprechend ausgebildetes Pflegepersonal erfolgen. Das Protokoll muss im Einzelfall überprüft und der klinischen Situation angepasst werden.

Tag	Substanz	Dosierung	Trägerlösung (ml)	Appl.	Inf.-dauer	Bemerkungen
1	Cytarabin	40 mg abs.	ad 2 ml Aqua	i.th.	B	
1	Dexamethason	4 mg abs.	unverdünnt	i.th.	B	
1	Methotrexat	15 mg abs.	ad 3 ml Aqua	i.th.	B	

Memo:
Methotrexat (MTX)-Konzentration sollte 5mg/ml nicht überschreiten: arachnoidale Reizung; ab kumulativer MTX- Dosis von 160mg steigt das Risiko einer Leukenzephalopathie, zuweilen werden zwischen 24-48h p.i. potentiell myelosuppressive MTX- Blutspiegel erreicht. **Leukovorinrescue:** routinemäßig nicht empfohlen; aber bei stark limitierter KM-Reserve oder vorbekannter systemischer Toxizität nach i.th. Applikation oder Niereninsuffizienz. Bei Dialyse-Patienten ist MTX kontraindiziert, Applikation alternativer liquorgängiger Substanzen erwägen. Transiente Paresen können sowohl unter MTX als auch unter Cytarabin auftreten.

Achtung: Inkompatibilität von Cytarabin und Methotrexat, daher in angegebener Reihenfolge applizieren

- **Bedarfsmedikation:** Leukovorinrescue bei Hochrisikopatient (siehe Memo-Kasten) in low dose (4x5mg/m²/d) für 72h und erst ab 24h p.i., da aktiver Leukovorinmetabolit liquorgängig
- **Kontrollen:** Blutbild, neurologischer Status mit Meningismuszeichen, Serum-MTX-Spiegel nur in Ausnahmefällen (siehe Memo-Kasten)
- **Erfolgsbeurteilung:** Verlauf der Symptomatik; diagnostische Liquorpunktion nach entsprechendem Therapieprotokoll
- **Wiederholung:** Dosisgabe 2x/Woche bis CR (Liqour Blasten-, Lymphom- bzw. Tumor-frei), anschliessend noch 3-4 weitere Gaben, dann Erhaltung 1x/Monat
- **Literatur:** MTX, AraC Fachinformation, Crom and Evans, 1993 Chpt. 29; Chamberlain MC. J Clin Oncol. 2005; 23(15):3605-3613; Gökbuget N et Hoelzer D. J Neurooncol. 1998; 38:167-180.

081200_06 Intrathekal Prophylaxe "Dreierkombination" AraC/Dexa/Methotrexat Pat .< 55J.

Indikation: Prophylaxe ZNS-Befall bei hämatolog. Neoplasien (Pat. <55J.)

ICD-10: C91.0; C91.1; C92.0; C2.1; C85.9; C81.9

Chemotherapie

Diese Zytostatikatherapie birgt letale Risiken. Die Anwendung darf nur durch erfahrene internistische Onkologen und entsprechend ausgebildetes Pflegepersonal erfolgen. Das Protokoll muss im Einzelfall überprüft und der klinischen Situation angepasst werden.

Tag	Substanz	Dosierung	Trägerlösung (ml)	Appl.	Inf.-dauer	Bemerkungen
1	Cytarabin	40 mg	ad 2 ml Aqua	i.th.	B	
1	Dexamethason	4 mg	unverdünnt	i.th.	B	
1	Methotrexat	15 mg	ad 3 ml Aqua	i.th.	B	Patient <55J

Memo:
Methotrexat (MTX)-Konzentration sollte 5mg/ml nicht überschreiten: arachnoidale Reizung; ab kumulativer MTX- Dosis von 160mg steigt das Risiko einer Leukenzephalopathie, zuweilen werden zwischen 24-48h p.i. potentiell myelosuppressive MTX- Blutspiegel erreicht. **Leukovorinrescue:** routinemäßig nicht empfohlen; aber bei stark limitierter KM-Reserve oder vorbekannter systemischer Toxizität nach i.th. Applikation oder Niereninsuffizienz. Bei Dialyse-Patienten ist MTX kontraindiziert, Applikation alternativer liquorgängiger Substanzen erwägen. Transiente Paresen können sowohl unter MTX als auch unter Cytarabin auftreten.

Achtung: Inkompatibilität von Cytarabin und Methotrexat, daher in angegebener Reihenfolge applizieren

- **Bedarfsmedikation:** Leukovorinrescue bei Hochrisikopatient (siehe Memo) in low dose (4x5mg/m²/d) für 72h und erst ab 24h p.i. da aktiver Leukovorinmetabolit liquorgängig
- **Kontrollen:** Blutbild, neurologischer Status mit Meningismuszeichen, Serum-MTX-Spiegel nur in Ausnahmefällen (siehe Memo)
- **Dosisreduktion:** nur bei Patienten > 55 Jahren MTX auf 12,0mg möglich
- **Erfolgsbeurteilung:** Verlauf der Symptomatik; diagnostische Liquorpunktion nach entsprechendem Therapieprotokoll
- **Wiederholung:** Gabe bei initialer Diagnostik d0-7, sowie nach 2, 6 und 10 Wochen je nach ALL ZNS-Prophylaxe Protokoll 5-6 Gaben
- **Literatur:** MTX, AraC Fachinformation; Crom and Evans, 1993 Chpt. 29; Chamberlain MC. J Clin Oncol. 2005; 23:3605-3613; Gökbuget N et Hoelzer D. J Neurooncol. 1998; 38:167-180; Jabbour E et al. Cancer. 2010; 116(10):2290-2300.

Teil III · Intrakavitäre Chemotherapie

081200_06 Intrathekal Prophylaxe "Dreierkombination" AraC/Dexa/Methotrexat Pat. > 55 J

Indikation: Prophylaxe ZNS-Befall bei hämatolog. Neoplasien (Pat. >55J.)

ICD-10: C91.0; C91.1; C92.0; C2.1; C85.9; C81.9

Chemotherapie

Diese Zytostatikatherapie birgt letale Risiken. Die Anwendung darf nur durch erfahrene internistische Onkologen und entsprechend ausgebildetes Pflegepersonal erfolgen. Das Protokoll muss im Einzelfall überprüft und der klinischen Situation angepasst werden.

Tag	Substanz	Dosierung	Trägerlösung (ml)	Appl.	Inf.-dauer	Bemerkungen
1	Cytarabin	40 mg abs.	ad 2 ml Aqua	i.th.	B	
1	Dexamethason	4 mg abs.	unverdünnt	i.th.	B	
1	Methotrexat	12 mg abs.	ad 3 ml Aqua	i.th.	B	Patient >55J

Memo:
Methotrexat (MTX)-Konzentration sollte 5mg/ml nicht überschreiten: arachnoidale Reizung; ab kumulativer MTX- Dosis von 160mg steigt das Risiko einer Leukenzephalopathie, zuweilen werden zwischen 24-48h p.i. potentiell myelosuppressive MTX- Blutspiegel erreicht
Leukovorinrescue: routinemäßig nicht empfohlen; aber bei stark limitierter KM-Reserve oder vorbekannter systemischer Toxizität nach i.th. Applikation oder Niereninsuffizienz. Bei Dialyse-Patienten ist MTX kontraindiziert, Applikation alternativer liquorgängiger Substanzen erwägen. Transiente Paresen können sowohl unter MTX als auch unter Cytarabin auftreten.

Achtung: Inkompatibilität von Cytarabin und Methotrexat, daher in angegebener Reihenfolge applizieren

Bedarfsmedikation:	Leukovorinrescue bei Hochrisikopatient (siehe Memo) in low dose (4x5mg/m²/d) für 72h und erst ab 24h p.i. da aktiver Leukovorinmetabolit liquorgängig
Kontrollen:	Blutbild, neurologischer Status mit Meningismuszeichen, Serum-MTX-Spiegel nur in Ausnahmefällen (siehe Memo)
Erfolgsbeurteilung:	Verlauf der Symptomatik; diagnostische Liquorpunktion nach entsprechendem Therapieprotokoll
Wiederholung:	Gabe bei initialer Diagnostik d0-7, sowie nach 2, 6 und 10 Wochen je nach ALL ZNS-Prophylaxe Protokoll 5-6 Gaben
Literatur:	Therapieprotokoll für ältere ALL Patienten > 55 Jahren (GMALL Elderly 1/2003); Chamberlain MC. J Clin Oncol. 2005; 23:3605-3613; Gökbuget N et Hoelzer D. J Neurooncol. 1998; 38:167-180; Jabbour E et al. Cancer. 2010; 116(10): 2290-2300.

081200_04 MTX mono intrathekal

Indikation: Meningeosis carcinomatosa

ICD-10: C70.9

Chemotherapie

Diese Zytostatikatherapie birgt letale Risiken. Die Anwendung darf nur durch erfahrene internistische Onkologen und entsprechend ausgebildetes Pflegepersonal erfolgen. Das Protokoll muss im Einzelfall überprüft und der klinischen Situation angepasst werden.

Tag	Substanz	Dosierung	Trägerlösung (ml)	Appl.	Inf.-dauer	Bemerkungen
1	Methotrexat	15 mg abs.	ad 3 ml Aqua	i.th.	B	

Memo:
Methotrexat (MTX)-Konzentration sollte 5mg/ml nicht überschreiten: arachnoidale Reizung; ab kumulativer MTX- Dosis von 160mg steigt das Risiko einer Leukenzephalopathie, zuweilen werden zwischen 24-48h p.i. potentiell myelosuppressive MTX- Blutspiegel erreicht
Leukovorinrescue: routinemäßig nicht empfohlen; aber bei stark limitierter KM-Reserve oder vorbekannter systemischer Toxizität nach i.th. Applikation oder Niereninsuffizienz. Bei Dialyse-Patienten Applikation alternativer liquorgängiger Substanzen erwägen, wie z.B. Cytarabin, Liposomales-Cytarabin, Dexamethason. Transiente Paresen können unter MTX auftreten

Memo: bei ausgeprägter arachnoidaler Reizung (primär oder unter Applikation) Hinzugabe von 4mg Dexamethason/Fortecortin®

Bedarfsmedikation:	Leukovorinrescue bei Hochrisikopatient (siehe Memo-Kasten) in low dose (4x5mg/m²/d) für 72h u. erst ab 24h p.i. da aktiver Leukovorinmetabolit liquorgängig
	bei ausgeprägter arachnoidaler Reizung (primär oder unter Applikation) Hinzugabe von 4mg Dexamethason/Fortecortin®
Kontrollen:	Blutbild, neurologischer Status mit Meningismuszeichen, Serum-MTX-Spiegel nur in Ausnahmefällen (siehe Memo-Kasten)
Dosisreduktion:	nur bei Prophylaxe bei Patienten >55J. MTX-Reduktion auf 12,0mg möglich
Erfolgsbeurteilung:	Verlauf der Symptomatik, ZNS-Bildgebung (MRT) und Liquordiagnostik
Wiederholung:	initial 2-3x/Woche bis klinisch/zytologisches Ansprechen, dann wöchentlich bis Liquor saniert, danach 3x alle 2-3 Wochen und später monatlich
Literatur:	Grossmann SA et Krabak MJ. Cancer Treat Rev. 1999; 25:103-119; Crom and Evans, 1993 Chpt. 29; Chamberlain MC. J Clin Oncol. 2005; 23:3605-3613; Gökbuget N et Hoelzer D. J Neurooncol. 1998; 38:167-180.

081200_05 DepoCyte Induktion

Indikation: Meningeosis lymphomatosa *ICD-10: C70.9*

Chemotherapie

Diese Zytostatikatherapie birgt letale Risiken. Die Anwendung darf nur durch erfahrene internistische Onkologen und entsprechend ausgebildetes Pflegepersonal erfolgen. Das Protokoll muss im Einzelfall überprüft und der klinischen Situation angepasst werden.

Wo	Tag	Substanz	Dosierung	Trägerlösung (ml)	Appl.	Inf.-dauer	Bemerkungen
1,3	1	Cytarabin liposomal / DepoCyte ®	50 mg abs.		i.th.	1-5min	Wo. 1-4, Tag 1, 15

Zyklusdiagramm – Cytarabin liposomal/DepoCyte®: d1 w1, d8 w2, d15 w3, d22 w4

nach Applikation 1 Stunde flach liegen

Obligate Prä- und Begleitmedikation

Wo	Tag	zeitl. Ablauf	Substanz	Dosierung	Trägerlösung (ml)	Appl.	Inf.-dauer	Bemerkungen
1-4	1-5	1-0-1-0	Dexamethason	4 mg abs.		p.o.		Arachnoiditis-Prophylaxe; Gabe auch i.v. möglich, 2x4mg täglich

Dosisreduktion: auf 25mg bei neurotoxischen Symptomen
Erfolgsbeurteilung: nach Induktionstherapie und nach Konsolidierungstherapie
Wiederholung: Zyklusplan, Fachinformation
Literatur: Glantz M et al. J Clin Oncol. 1999; 17:3110-3116, Fachinformation

---

081200_05 DepoCyte Konsolidierung

Indikation: Meningeosis lymphomatosa *ICD-10: C70.9*

Chemotherapie

Diese Zytostatikatherapie birgt letale Risiken. Die Anwendung darf nur durch erfahrene internistische Onkologen und entsprechend ausgebildetes Pflegepersonal erfolgen. Das Protokoll muss im Einzelfall überprüft und der klinischen Situation angepasst werden.

Wo	Tag	Substanz	Dosierung	Trägerlösung (ml)	Appl.	Inf.-dauer	Bemerkungen
5,7,9,13	1	Cytarabin liposomal / DepoCyte ®	50 mg abs.		i.th.	1-5min	Wo. 5-16, Tag: 29, 43, 57, 85

Zyklusdiagramm – Cytarabin liposomal/DepoCyte®: w5, w6, w7, w8, w9, w10, w11, w12, w13, w14, w15, w16

nach Applikation 1 Stunde flach liegen

Obligate Prä- und Begleitmedikation

Wo	Tag	zeitl. Ablauf	Substanz	Dosierung	Trägerlösung (ml)	Appl.	Inf.-dauer	Bemerkungen
5-13	1-5	1-0-1-0	Dexamethason	4 mg abs.		p.o.		Arachnoiditis-Prophylaxe; Gabe auch i.v. möglich, 2x4mg täglich

Dosisreduktion: auf 25mg bei neurotoxischen Symptomen
Erfolgsbeurteilung: nach Induktionstherapie und nach Konsolidierungstherapie
Wiederholung: Zyklusplan, Fachinformation
Literatur: Glantz M et al. J Clin Oncol. 1999; 17:3110-3116, Fachinformation

Teil III · Intrakavitäre Chemotherapie

081200_05 DepoCyte Erhaltung — Indikation: Meningeosis lymphomatosa — ICD-10: C70.9

Chemotherapie

Diese Zytostatikatherapie birgt letale Risiken. Die Anwendung darf nur durch erfahrene internistische Onkologen und entsprechend ausgebildetes Pflegepersonal erfolgen. Das Protokoll muss im Einzelfall überprüft und der klinischen Situation angepasst werden.

Wo	Tag	Substanz	Dosierung	Trägerlösung (ml)	Appl.	Inf.-dauer	Bemerkungen
17,21,25,29	1	Cytarabin liposomal / DepoCyte ®	50 mg abs.		i.th.	1-5min	Wo. 17-30, Tag: 113, 141,169, 197

Zyklusdiagramm	w17	w18	w19	w20	w21	w22	w23	w24	w25	w26	w27	w28	w29	nach Applikation 1 Stunde flach liegen
Cytarabin liposomal/DepoCyte®														

Obligate Prä- und Begleitmedikation

Wo	Tag	zeitl. Ablauf	Substanz	Dosierung	Trägerlösung (ml)	Appl.	Inf.-dauer	Bemerkungen
17-30	1-5	1-0-1-0	Dexamethason	4 mg abs.		p.o.		Arachnoiditis-Prophylaxe; Gabe auch i.v. möglich, 2x4mg täglich, p.o./i.v.

Dosisreduktion: auf 25mg bei neurotoxischen Symptomen
Erfolgsbeurteilung: nach Induktionstherapie und nach Konsolidierungstherapie
Wiederholung: Zyklusplan, Fachinformation
Literatur: Glantz M et al. J Clin Oncol. 1999; 17:3110-3116, Fachinformation

081200_02 Bleomycin intraperikardial — Indikation: Maligner Perikarderguß — ICD-10: I38.3

Chemotherapie

Diese Zytostatikatherapie birgt letale Risiken. Die Anwendung darf nur durch erfahrene internistische Onkologen und entsprechend ausgebildetes Pflegepersonal erfolgen. Das Protokoll muss im Einzelfall überprüft und der klinischen Situation angepasst werden.

Tag	Substanz	Dosierung	Trägerlösung (ml)	Appl.	Inf.-dauer	Bemerkungen
1	Bleomycin	30 mg abs.	20 ml NaCl 0,9%	i.p.	B 5min	

Memo: "Perikardiozentese - Bleomycin"
- vor intraperikardialer Chemotherapie optimale Ergußentlastung
- nach Applikation mit wenig NaCl 0,9% spülen und Abklemmen des Katheters für 2-4h
- **Achtung:** bei intrakavitärer Applikation werden ca. 45% des Bleomycin systemisch resorbiert
- Beachte: gastrointestinale, hämatologische und renale Nebenwirkungen der Begleittherapie
- Alternativsubstanzen: Rücksprache

Obligate Prä- und Begleitmedikation

Tag	zeitl. Ablauf	Substanz	Dosierung	Trägerlösung (ml)	Appl.	Inf.-dauer	Bemerkungen
1	1-0-0-0	Indometacin/ Ammuno®	50 mg		p.o.		zur Bleomycinapplikation

Bedarfsmedikation: Indometacin 50mg oder Paracetamol 500mg p.o.
Kontrollen: Blutbild, Elektrolyte, ggf. Lungenfunktion bei kumulativer intraperikardialer Dosis von > 300mg absolut
Dosisreduktion: Initialdosis 30mg, Reduktion auf 15mg bei Wiederholungen < 48h
Erfolgsbeurteilung: täglich mittels transthorakalem Echokardiogramm und Drainagemenge
Wiederholung: bei Ergußbildung > 25ml/12h in initialer Dosierung in 48h Abständen bis sistieren
Literatur: Liu G et al. J Clin Oncol. 1996; 14:3141-47; v. der Gaast et al. Eur J Cancer Clin Oncol. 1989; 10(10):1505-6.

Teil IV Mobilisierungschemotherapien

980000_02 VCP-E

Indikation: PBSZ-Mobilisierung

Chemotherapie

Diese Zytostatikatherapie birgt letale Risiken. Die Anwendung darf nur durch erfahrene internistische Onkologen und entsprechend ausgebildetes Pflegepersonal erfolgen. Das Protokoll muss im Einzelfall überprüft und der klinischen Situation angepasst werden.

Tag	Substanz	Dosierung	Trägerlösung (ml)	Appl.	Inf.-dauer	Bemerkungen
1	Epirubicin	50 mg/m²	unverdünnt	i.v.	B15min	
1	Etoposidphosphat	500 mg/m²	500 ml NaCl 0,9%	i.v.	1h	Menge entspr. Etoposidanteil
1	Cisplatin	50 mg/m²	250 ml NaCl 0,9%	i.v.	1h	
1	Cyclophosphamid	1350 mg/m²	500 ml NaCl 0,9%	i.v.	1h	

FN-Risiko >20 %:
entweder **24h nach CTx** Primärprophylaxe mit Pegfilgrastim/Neulasta® 6mg s.c. einmalig
oder **ab d6** Filgrastim/Neupogen® 5µg/kg/d s.c. tägl. bis Durchschreiten des Nadir

Bei Stammzellmobilisierung:
Filgrastim-Gabe vor geplanter Leukapherese ab d6: 5µg/kgKG/d s.c. morgens (>70kg: 480µg,<70kg:300µg) bis Ende der Apherese.

Cave: Aprepitant ist moderater Inhibitor und Induktor von CYP3A4 (Wechselwirkungen beachten, s. Fachinformation)

Cave: Keine gleichzeitige Gabe von Etoposidphosphat und Natriumbicarbonat über den gleichen Zugang

Obligate Prä- und Begleitmedikation

Tag	zeitl. Ablauf	Substanz	Dosierung	Trägerlösung (ml)	Appl.	Inf.-dauer	Bemerkungen
1	-12h	NaCl 0,9 %		1000 ml	i.v.	12h	Vorbewässerung
1	-	Magnesium/Magnesium Verla®	20 ml		i.v.		pro Tag in Bewässerung und Vorbewässerung; 3,15mmol Mg+/10ml Amp
0-2	1-1-1-1	Natriumbicarbonat/Bicanorm®	2 g		p.o.		
1	-	NaCl 0,9 %		3000 ml	i.v.	24h	kontinuierlich
1	-60min	Aprepitant/Emend®	125 mg		p.o.		
1	-15min	Dexamethason	12 mg	100 ml NaCl 0,9%	i.v.	15min	
1	-15min	Granisetron/Kevatril®	1 mg		i.v.	B	
1	+1h15min, +3h15min	Mannitol 10%/Osmosteril 10%®		250 ml	i.v.	15min	
1	+3h30min, +7h30min, +11h30min	Mesna/Uromitexan®	270 mg/m²		i.v.	15min	p.o. Gabe: 540 mg/m² 2h vor i.v.
2-3	1-0-0-0	Aprepitant/Emend®	80 mg		p.o.		
2-4	1-0-1-0	Dexamethason	8 mg		p.o.		

Bedarfsmedikation: Metoclopramid/Paspertin®, Dexamethason/Fortecortin®, Granisetron/Kevatril®, Heparin/Liquemin® 15 000IE an Tag 1 und 2, NaHCO₃ p.o. oder i.v.
FN-Risiko: >20%-> Primärprophylaxe mit Filgrastim/Neupogen® oder Pegfilgrastim/Neulasta®, siehe Kurzfassung Leitlinien G-CSF
Kontrollen: Blutbild, Elektrolyte insbesondere Ca²⁺ und Mg²⁺, Leber- und Retentionswerte, Krea-Clearance, Diurese, Oto-/Neurotoxizität
Dosisreduktion: Kreatinin > 3mg/dl: Cisplatin 75%; Kreatinin-Clearance < 80ml/min: Cisplatin absetzen; siehe Dosismodifikationstabelle
Cave: Anthrazykline-> Gefahr der Kardiotoxizität, auf Herzfunktion achten
Summendosis: Epirubicin: Gefahr der Kardiotoxizität; max. Summendosis: 1 000mg/m²
Erfolgsbeurteilung: nicht zutreffend
Wiederholung: Tag 22
Literatur: adaptiert an: Waller CF et al. Bone Marrow Transpl. 1999; 24(1):19-24; Pujol PJ et al. J Clin Oncol. 1997; 15(5):2082-9; Bamberga M et al. Tumori. 1992; 78(5):333-7; Fetscher S et al. Ann Oncol. 1997; 8:49-56.

980000_03 VIP-E

Indikation: PBSC-Mobilisierung (NHL; Bronchial-; Mamma-Ca etc.)

Chemotherapie

Diese Zytostatikatherapie birgt letale Risiken. Die Anwendung darf nur durch erfahrene internistische Onkologen und entsprechend ausgebildetes Pflegepersonal erfolgen. Das Protokoll muss im Einzelfall überprüft und der klinischen Situation angepasst werden.

Tag	Substanz	Dosierung	Trägerlösung (ml)	Appl.	Inf.-dauer	Bemerkungen
1	Epirubicin	50 mg/m²	unverdünnt	i.v.	B15min	
1	Etoposidphosphat	500 mg/m²	500 ml NaCl 0,9%	i.v.	1h	Menge entspricht Etoposidanteil
1	Cisplatin	50 mg/m²	250 ml NaCl 0,9%	i.v.	1h	
1	Ifosfamid	4000 mg/m²	500 ml NaCl 0,9%	i.v.	18h	

Cave: Keine gleichzeitige Gabe von Etoposidphosphat und Natriumbicarbonat über den gleichen Zugang

Cave: Aprepitant ist moderater Inhibitor und Induktor von CYP3A4 (Wechselwirkungen beachten, s. Fachinformation)

Obligate Prä- und Begleitmedikation

Tag	zeitl. Ablauf	Substanz	Dosierung	Trägerlösung (ml)	Appl.	Inf.-dauer	Bemerkungen
0-3	1-1-1-1	Natriumbicarbonat/Bicanorm®	2 g		p.o.		Tag 0-3
1	-12h	NaCl 0,9 %		1000 ml	i.v.	12h	Vorbewässerung Start an Tag 0
1	-	NaCl 0,9 %		3000 ml	i.v.	24h	
0-1	vor und zur CTx	Magnesium/Magnesium Verla®	20 ml		i.v.		in Bewässerung und Vorbewässerung; 3,15mmol Mg2+/10ml Ampulle
1	-1h	Aprepitant/Emend®	125 mg		p.o.		
1	-30min	Dexamethason	12 mg	100 ml NaCl 0,9%	i.v.	15min	
1	-30min	Granisetron/Kevatril®	1 mg		i.v.	B	
2-4	1-0-0-0	Dexamethason	8 mg		p.o.		
2-3	1-0-0-0	Aprepitant/Emend®	80 mg		p.o.		
1	+1h15min, +3h15min	Mannitol 10%/Osmosteril 10%®		250 ml	i.v.	15min	
1	+3h30min	Mesna/Uromitexan®	800 mg/m²		i.v.	B	
1	+3h30min	Mesna/Uromitexan®	4000 mg/m²		i.v.	18h	
1	+21h30min	Mesna/Uromitexan®	2000 mg/m²		i.v.	6-12h	
6	morgens	Filgrastim	5 µg/kg		s.c.		ab d6 bis Leukapherese-Ende

Bedarfsmedikation: Metoclopramid/Paspertin®, Dexamethason/Fortecortin®, Granisetron/Kevatril®, Heparin/Liquemin® 15 000IE an Tag 1 und 2, NaHCO₃ p.o. oder i.v.; Famotidin/Pepdul®, Sucralfat/Ulcogant®
FN-Risiko: >20%-> Primärprophylaxe mit Filgrastim/Neupogen® oder Pegfilgrastim/Neulasta®, siehe Kurzfassung Leitlinien G-CSF
Kontrollen: Cave: Anthrazykline-> Gefahr der Kardiotoxizität, auf Herzfunktion achten Blutbild, Elektrolyte insbesondere Ca²⁺ und Mg²⁺, Leber- und Retentionswerte, Krea-Clearance, Diurese, Oto-/Neurotoxizität
Dosisreduktion: Kreatinin -Clearance < 60 absolute KI; siehe Dosismodifikationstabelle
Summendosis: **Epirubicin:** Gefahr der Kardiotoxizität; max. Summendosis: 1 000mg/m²
Wiederholung: alle 21 Tage
Literatur: Neidhart JA et al. J Clin Oncol. 1990; 8:1728-38; Brugger W et al. Semin Oncol. 1995; 22(1Suppl 2):3-8; Bertz H et al. Ann Oncol. 2004; 15:1419-1424.

Teil IV · Mobilisierungschemotherapien

980000_07 Cyclo-Mob-1d

Indikation: PBSC-Mobilisierung

Chemotherapie

Diese Zytostatikatherapie birgt letale Risiken. Die Anwendung darf nur durch erfahrene internistische Onkologen und entsprechend ausgebildetes Pflegepersonal erfolgen. Das Protokoll muss im Einzelfall überprüft und der klinischen Situation angepasst werden.

Tag	Substanz	Dosierung	Trägerlösung (ml)	Appl.	Inf.-dauer	Bemerkungen
1	Cyclophosphamid	2000 mg/m²	500 ml NaCl 0,9%	i.v.	1h	

Achtung: an Vorlauf gedacht? am Vortag: 1000ml NaCl 0,9% und Natriumhydrogencarbonat/Bicanorm® 4x2g

Filgrastim-Dosis vor geplanter Leukapherese 5µg/kgKG/d s.c. morgens (bis 70kg: 300µg; >70kg: 480µg) bis Ende der Apherese. Genauer Ablauf siehe auch **Übersichtsschema zur G-CSF-Gabe bei Mobilisierungsprotokollen** im Blauen Buch (->Teil 2 Standardisierte Vorgehensweisen-> Anti-Tumor und Supportiv-Therapie-> GCSF/EPO)

Cave: Aprepitant ist moderater Inhibitor und Induktor von CYP3A4 (Wechselwirkungen beachten, s. Fachinformation)

Obligate Prä- und Begleitmedikation

Tag	zeitl. Ablauf	Substanz	Dosierung	Trägerlösung (ml)	Appl.	Inf.-dauer	Bemerkungen
1	-24h	NaCl 0,9 %		1000 ml	i.v.	24h	am Vortag
1	1-1-1-1	Natriumbicarbonat/Bicanorm®	2 g		p.o.		am Vortag
1	-1h	Aprepitant/Emend®	125 mg		p.o.		
2-4	1-0-0-0	Aprepitant/Emend®	80 mg		p.o.		
1	-15min	NaCl 0,9 %		3000 ml	i.v.	24h	
1		Magnesium Verla Injektions-lösung (3,15mmol Mg²⁺/10ml)	30 ml	10ml in je 1000ml NaCl Bewässerung	i.v.	24h	nach Mg2+ Wert (Ref. bereich: 0,66 - 0,99mmol/L)
1		Natriumbicarbonat 8,4% (1mmol HCO$_3$-/ml)	200 ml		i.v.	24h	Ziel Urin-pH >7,5
1	-15min	Furosemid/Lasix®	20 mg		i.v.	B	
1	-15min	Dexamethason	12 mg		i.v.	B	
2	-15min	Dexamethason	8 mg		i.v.	B	
1	-15min	Granisetron/Kevatril®	1 mg		i.v.	B	
1	0, +4h, +8h	Mesna/Uromitexan®	400 mg/m²		i.v.	15min	p.o. Gabe: 800mg/m² 2h vor i.v.
2-4	1-0-0-0	Dexamethason	8 mg		p.o.		
6	morgens	Filgrastim	5 µg/kg		s.c.		ab Tag 6 bis Leukapherese-Ende

Bedarfsmedikation: Metoclopramid/Paspertin®, Dexamethason/Fortecortin®, Granisetron/Kevatril®, Furosemid/Lasix®, Heparin/Liquemin® 15 000IE, NaHCO$_3$ p.o. oder i.v.
FN-Risiko: > 20% -> Primärprophylaxe mit Filgrastim/Neupogen® oder Pegfilgrastim/Neulasta®, siehe Kurzfassung Leitlinien G-CSF
Kontrollen: Blutbild, Elektrolyte insbesondere Ca2+ und Mg2+, Leberwerte, Retentionswerte, Diurese, Zwischenbilanz nach 4 h, eventuell erneut Lasix®
Dosisreduktion: Bei Leber- und Nierenfunktionsstörung Cyclophosphamid-Reduktion, siehe Dosismodifikationstabelle
Literatur: Engelhardt M et al. Leuk Lymphoma. 2010; 51(11):2006-11; Palumbo A et al. N Engl J Med. 2011; 364:1046-1060

980000_06 Cyclo-Mob-2d

Indikation: PBSC-Mobilisierung

Chemotherapie

Diese Zytostatikatherapie birgt letale Risiken. Die Anwendung darf nur durch erfahrene internistische Onkologen und entsprechend ausgebildetes Pflegepersonal erfolgen. Das Protokoll muss im Einzelfall überprüft und der klinischen Situation angepasst werden.

Tag	Substanz	Dosierung	Trägerlösung (ml)	Appl.	Inf.-dauer	Bemerkungen
1-2	Cyclophosphamid	2000 mg/m²	500 ml NaCl 0,9%	i.v.	1h	

Achtung: an Vorlauf gedacht? am Vortag: 1000ml NaCl 0,9% und Natriumhydrogencarbonat/Bicanorm® 4x2g

Cave: Aprepitant ist moderater Inhibitor und Induktor von CYP3A4 (Wechselwirkungen beachten, s. Fachinformation)

Obligate Prä- und Begleitmedikation

Tag	zeitl. Ablauf	Substanz	Dosierung	Trägerlösung (ml)	Appl.	Inf.-dauer	Bemerkungen
1	-24h	NaCl 0,9 %		1000 ml	i.v.	24h	am Vortag
1	1-1-1-1	Natriumbicarbonat/Bicanorm®	2 g		p.o.		am Vortag
1	-60min	Aprepitant/Emend®	125 mg		p.o.		
2-4	1-0-0-0	Aprepitant/Emend®	80 mg		p.o.		
1-2	-15min	NaCl 0,9%		3000 ml	i.v.	24h	
1-2		Magnesium Verla Injektions-lösung (3,15mmol Mg⁺⁺/10ml)	30 ml	10ml in je 1000ml NaCl Bewässerung	i.v.	24h	nach Magnesium-Wert (Ref. bereich: 0,66 - 0,99mmol/L)
1-2		Natriumbicarbonat 8,4% (1mmol HCO$_3$-/ml)	200 ml		i.v.	24h	Ziel Urin-pH >7,5
1-2	-15min	Furosemid/Lasix®	20 mg		i.v.	B	
1	-15min	Dexamethason	12 mg		i.v.	B	
2	-15min	Dexamethason	8 mg		i.v.	B	
1-2	-15min	Granisetron/Kevatril®	1 mg		i.v.	B	
1-2	0, +4h, +8h	Mesna/Uromitexan®	400 mg/m²		i.v.	15min	p.o. Gabe: 800mg/m² 2h vor i.v.
3-5	1-0-0-0	Dexamethason	8 mg		p.o.		
7	morgens	Filgrastim	5 µg/kg		s.c.		ab Tag 7 bis Leukapherese-Ende

Bedarfsmedikation: Metoclopramid/Paspertin®, Dexamethason/Fortecortin®, Granisetron/Kevatril®, Furosemid/Lasix®, Heparin/Liquemin® 15 000IE an Tag 1 und 2, NaHCO$_3$ p.o. oder i.v.
FN-Risiko: >20%-> Primärprophylaxe mit Filgrastim/Neupogen® oder Pegfilgrastim/Neulasta®, siehe Kurzfassung Leitlinien G-CSF
Kontrollen: Blutbild, Elektrolyte insbesondere Ca2+ und Mg2+, Leberwerte, Retentionswerte, Diurese, Zwischenbilanz nach 4 h, eventuell erneut Lasix®
Dosisreduktion: Bei Leber- und Nierenstörung Cyclophosphamid-Reduktion, siehe Dosismodifikationstabelle
Literatur: Rowlings PA et al. Austral N Zeal J Med. 1992; 22(6):660-664; Juttner CA et al. Bone Marrow Transpl. 1990; 5:22-24.

980000_12 EVC (Pat.< 60J.) / Standard-Mobilisierung bei MM Indikation: Multiples Myelom

Chemotherapie

Diese Zytostatikatherapie birgt letale Risiken. Die Anwendung darf nur durch erfahrene internistische Onkologen und entsprechend ausgebildetes Pflegepersonal erfolgen. Das Protokoll muss im Einzelfall überprüft und der klinischen Situation angepasst werden.

Tag	Substanz	Dosierung	Trägerlösung (ml)	Appl.	Inf.-dauer	Bemerkungen
1	Epirubicin	100 mg/m²	100 ml NaCl 0,9%	i.v.	1h	1h/ZVK
1-3	Etoposidphosphat	150 mg/m²	100 ml NaCl 0,9%	i.v.	1h	Menge entspricht Etoposidanteil, (ab 200mg in 250ml NaCl 0,9%)
1-3	Cyclophosphamid	500 mg/m²	500 ml NaCl 0,9%	i.v.	1h	

Filgrastim-Dosis vor geplanter Leukapherese 5µg/kgKG/d s.c. morgens (bis 70kg: 300µg; >70kg: 480µg) bis Ende der Apherese. Genauer Ablauf siehe auch **Übersichtsschema zur G-CSF-Gabe bei Mobilisierungsprotokollen** im Blauen Buch (->Teil 2 Standardisierte Vorgehensweisen-> Anti-Tumor und Supportiv-Therapie-> GCSF/EPO)

Cave: Keine gleichzeitige Gabe von Etoposidphosphat und Natriumbicarbonat über den gleichen Zugang

Inkompatibilitäten:
Epirubicin ↔ alkal. Lösungen
Epirubicin ↔ Mesna
Etoposid ↔ alkal. Lösungen

Obligate Prä- und Begleitmedikation

Tag	zeitl. Ablauf	Substanz	Dosierung	Trägerlösung (ml)	Appl.	Inf.-dauer	Bemerkungen
0-5	1-1-1-1	Natriumbicarbonat/Bicanorm®	2 g		p.o.		
0		NaCl 0,9 %	ml	1000 ml	i.v.	12h	Vorbewässerung
0		Magnesium Verla® 3,15 mmol	10 ml		i.v.	12h	in Bewässerung
1-4	-30 min	NaCl 0,9 %		2000 ml	i.v.	24h	kontinuierlich
1-4	-30min	Magnesium Verla® 3,15 mmol	20 ml		i.v.	24h	in Bewässerung
1-3	-30min	Dexamethason	8 mg		i.v.	15min	
1-3	-30min	Granisetron/Kevatril®	1 mg		i.v.	B	
1	+2h15min, +6h15min, +10h15min	Mesna/Uromitexan®	100 mg/m²		i.v.	B	
2-3	+1h15min, +5h15min, +9h15min	Mesna/Uromitexan®	100 mg/m²		i.v.	B	
9	morgens	Filgrastim	5 µg/kg/d		s.c.		ab Tag 9 bis Leukapherese-Ende

Bedarfsmedikation:	Metoclopramid/Paspertin®, Dexamethason/Fortecortin®, Granisetron/Kevatril®, NaHCO₃ p.o. oder i.v., Allopurinol/Zyloric®
FN-Risiko:	> 20 %-> Primärprophylaxe mit Filgrastim/Neupogen® oder Pegfilgrastim/Neulasta®, siehe Kurzfassung Leitlinien G-CSF
Kontrollen:	Herzfunktion, Blutbild, Elektrolyte, insbesondere Ca²⁺ und Mg²⁺, Urin pH, Leber- und Retentionswerte, Kreatinin-Clearance, Diurese, Neurotoxizität
Dosisreduktion:	siehe Dosismodifikationstabelle
Cave:	Anthrazykline->Gefahr der Kardiotoxizität
Summendosis:	Epirubicin: Gefahr der Kardiotoxizität; max. Summendosis: 1000mg/m²
Erfolgsbeurteilung:	Vor nächster Therapie
Wiederholung:	bei klinischer Indikation Zyklus 2 nach 21 Tagen
Literatur:	analog Holowiecki J et al. Transplant Proc. 2000; 32(6):1412-5.

980000_12 EVC (Pat.> 60J.) / Standard-Mobilisierung bei MM Indikation: Multiples Myelom

Chemotherapie

Diese Zytostatikatherapie birgt letale Risiken. Die Anwendung darf nur durch erfahrene internistische Onkologen und entsprechend ausgebildetes Pflegepersonal erfolgen. Das Protokoll muss im Einzelfall überprüft und der klinischen Situation angepasst werden.

Tag	Substanz	Dosierung	Trägerlösung (ml)	Appl.	Inf.-dauer	Bemerkungen
1	Epirubicin	75 mg/m²	100 ml NaCl 0,9%	i.v.	1h	1h/ZVK
1-3	Etoposidphosphat	120 mg/m²	100 ml NaCl 0,9%	i.v.	1h	Menge entspricht Etoposidanteil, (ab 200mg in 250ml NaCl 0,9%)
1-3	Cyclophosphamid	500 mg/m²	500 ml NaCl 0,9%	i.v.	1h	

Filgrastim-Dosis vor geplanter Leukapherese 5µg/kgKG/d s.c. morgens (bis 70kg: 300µg; >70kg: 480µg) bis Ende der Apherese. Genauer Ablauf siehe auch **Übersichtsschema zur G-CSF-Gabe bei Mobilisierungsprotokollen** im Blauen Buch (->Teil 2 Standardisierte Vorgehensweisen-> Anti-Tumor und Supportiv-Therapie-> GCSF/EPO)

Inkompatibilitäten:
Epirubicin ↔ alkal. Lösungen
Epirubicin ↔ Mesna
Etoposid ↔ alkal. Lösungen

Cave: Keine gleichzeitige Gabe von Etoposidphosphat und Natriumbicarbonat über den gleichen Zugang

Obligate Prä- und Begleitmedikation

Tag	zeitl. Ablauf	Substanz	Dosierung	Trägerlösung (ml)	Appl.	Inf.-dauer	Bemerkungen
0-5	1-1-1-1	Natriumbicarbonat/Bicanorm®	2 g		p.o.		
0		NaCl 0,9 %		1000 ml	i.v.		Vorbewässerung
0		Magnesium/Magnesium Verla ®	10 ml		i.v.	12h	in Bewässerung
1-4	-30 min	NaCl 0,9 %		2000 ml	i.v.	24h	kontinuierlich
1-4	-30 min	Magnesium Verla® 3,15 mmol	20 ml		i.v.	24h	in Bewässerung
1-3	-30min	Dexamethason	8 mg		i.v.	15min	
1-3	-30min	Granisetron/Kevatril®	1 mg		i.v.	B	
1	+2h15min, +6h15min, +10h15min	Mesna/Uromitexan®	100 mg/m²		i.v.	B	
2-3	+1h15min, +5h15min, +9h15min	Mesna/Uromitexan®	100 mg/m²		i.v.	B	
9	morgens	Filgrastim	5 µg/kg/d		s.c.		ab Tag 9 bis Leukapherese-Ende

Bedarfsmedikation:	Metoclopramid/Paspertin®, Dexamethason/Fortecortin®, Granisetron/Kevatril®, NaHCO₃ p.o. oder i.v., Allopurinol/Zyloric®
FN-Risiko:	> 20% -> Primärprophylaxe mit Filgrastim/Neupogen® oder Pegfilgrastim/Neulasta®, siehe Kurzfassung Leitlinien G-CSF
Kontrollen:	Herzfunktion, Blutbild, Elektrolyte insbesondere Ca²⁺ und Mg²⁺, Urin pH, Leber- und Retentionswerte, Krea-Clearance, Diurese, Neurotoxizität
Dosisreduktion:	siehe Dosismodifikationstabelle
Cave:	Anthrazykline->Gefahr der Kardiotoxizität
Summendosis:	**Epirubicin:** Gefahr der Kardiotoxizität; max. Summendosis: 1000mg/m²
Erfolgsbeurteilung:	Vor nächster Therapie
Wiederholung:	bei klinischer Indikation Zyklus 2 nach 21 Tagen
Literatur:	analog Holowiecki J et al. Transplant Proc. 2000; 32(6):1412-5.

ial V   Autologe Konditionierungs-
Protokolle

990000_02 VIC

Indikation: Hochdosisprotokoll (solide Tumoren)

Chemotherapie

Diese Zytostatikatherapie birgt letale Risiken. Die Anwendung darf nur durch erfahrene internistische Onkologen und entsprechend ausgebildetes Pflegepersonal erfolgen. Das Protokoll muss im Einzelfall überprüft und der klinischen Situation angepasst werden.

Tag	Substanz	Dosierung	Trägerlösung (ml)	Appl.	Inf.-dauer	Bemerkungen
-4-(-2)	Etoposidphosphat	500 mg/m²	500 ml NaCl 0,9%	i.v.	1h	Menge entspricht Etoposidanteil; Dosierung nach IBW bzw. AIBW
-4-(-2)	Carboplatin	6 AUC	500 ml Glucose 5%	i.v.	18h	Dosis (mg) = AUC (mg/ml x min) x [GFR (ml/min)+25]
-4-(-2)	Ifosfamid	4000 mg/m²	500 ml NaCl 0,9%	i.v.	18h	parallel zu Carboplatin

Tag -1: Therapiepause (mind. 24h)
Tag 0: periphere Stammzelltransplantation

Dosierung **Etoposidphosphat** auf idealisiertes Körpergewicht (**IBW**) beziehen
damit die Körperoberfläche berechnen: Männer: IBW = 50,0kg + 2,3 x ((Größe in cm : 2,53) - 60)
Frauen: IBW = 45,5kg + 2,3 x ((Größe in cm : 2,53) - 60)
Bei **massivem Übergewicht (reales KG >15kg über IBW)**, gilt das angepaßte Körpergewicht
AIBW: berechnetes IBW + 0,5 x (reales KG - berechn. IBW)
Wenn reales Körpergewicht (KG) < IBW gilt das reale Körpergewicht

Heparin/VOD Prophylaxe bis Entlassung nach PBSZT; nicht bis Tag +30 nach PBSZT nötig, ausser länger erwägen bei Leberfunktionsstörung/Leberschaden

Cave: Keine gleichzeitige Gabe von Etoposidphosphat und Natriumbicarbonat über den gleichen Zugang

Inkompatibilität:
Carboplatin ↔ Mesna
Carboplatin ↔ NaHCO₃

Achtung: nach Tag -2 Protokoll zur Prophylaxe verzögerter Emesis

Obligate Prä- und Begleitmedikation

Tag	zeitl. Ablauf	Substanz	Dosierung	Trägerlösung (ml)	Appl.	Inf.-dauer	Bemerkungen
-5	-12h	NaCl 0,9 %		1000 ml	i.v.	12 h	Vorbewässerung
-4-4	-	NaCl 0,9 %		3000 ml	i.v.	24h	an Vorlauf mit Mg²⁺ Alkalisierung gedacht? Bewässerung nach CTx weiterführen
-5-(-2)	-	Magnesium/Magnesium Verla® Injektionslösung	20 ml	NaCl 0,9%	i.v.	24h	3,15mmol Mg 2+ in 10ml; vor und zur CTx in Bewässerung
7-30	1-0-0-0	Filgrastim	300 µg abs.		s.c.		ab d7 bis stabiles Engraftment: Lc 2d >1 000/µl
-4-(-1)	-	NaHCO3 (8,4%)	100 ml		i.v.	24h	1mmol/ml; kontinuierlich
-4-(-2)	-	Heparin/Liquemin®	15000 IE		i.v.	24h	kontinuierlich;Reduktion bei Thrombozyten < 30 000/µl
-4-(-2)	-15min, +4h, +8h	Dexamethason	8 mg	100 ml NaCl 0,9%	i.v.	15min	
-4-(-2)	-15min, +8h	Granisetron/Kevatril®	3 mg		i.v.	B	
-4-(-2)	+1h15min	Mesna/Uromitexan®	800 mg/m²		i.v.	B	
-4-(-2)	+1h15min	Mesna/Uromitexan®	4000 mg/m²		i.v.	18h	
-4-(-2)	+19h15min	Mesna/Uromitexan®	2000 mg/m²		i.v.	6h	6-12h Infusionsdauer
-4-(-2)	1-0-1-0	Cotrimoxazol/Cotrim®forte	960 mg		p.o.		Aufnahme bis d-2; ab stabilem Engraftment: Cotrimoxazol 960mg 0-1-0-0 Mo,Mi,Fr
-4-15	1-0-0-0	Fluconazol/Diflucan®	200 mg		p.o.		ab Aufnahme bis mindestens Tag +15

Bedarfsmedikation: Metoclopramid/Paspertin®, Famotidin/Pepdul® mite, Lynestrenol/Orgametril® 5mg 2x1Tbl, Sucralfat/Ulcogant®
Kontrollen: Blutbild, Elektrolyte insbesondere Ca²⁺, Mg²⁺, Leberwerte, Retentionswerte, eGFR, Flüssigkeitsbilanz, Oto-/Neurotoxizität
Dosisreduktion: bei Niereninsuffizienz: Carboplatin-Reduktion; bei Nieren- und Leberstörungen: Ifosfamid-Reduktion; siehe Dosismodifikationstabelle
Literatur: in Anlehnung an Brugger W et al. J Clin Oncol. 1992; 9:1452-9; Hartmann JT et al. BJC. 2001; 84(3):313-20.

990000_04 CCT (Basis)

Indikation: Hochdosisprotokoll (solide Tumoren)

Chemotherapie

Diese Zytostatikatherapie birgt letale Risiken. Die Anwendung darf nur durch erfahrene internistische Onkologen und entsprechend ausgebildetes Pflegepersonal erfolgen. Das Protokoll muss im Einzelfall überprüft und der klinischen Situation angepasst werden.

Tag	Substanz	Dosierung	Trägerlösung (ml)	Appl.	Inf.-dauer	Bemerkungen
-7-(-4)	Cyclophosphamid	1500 mg/m²		i.v.	20 h	
-7-(-4)	Carboplatin	AUC 6 mg/ml x min		i.v.	20 h	
-7-(-4)	Thiotepa	125 mg/m²		i.v.	2h	

Therapiepause mindestens 72h bzw. an Tagen -3,-2,-1
Tag 0 periphere Stammzelltransplantation

Dosierung **Cyclophosphamid** auf idealisiertes Körpergewicht (**IBW**) beziehen
damit die Körperoberfläche berechnen: Männer: IBW = 50,0kg + 2,3 x ((Größe in cm : 2,53) - 60)
Frauen: IBW = 45,5kg + 2,3 x ((Größe in cm : 2,53) - 60)
Bei **massivem Übergewicht (reales KG >15kg über IBW)**, gilt das angepaßte Körpergewicht:
AIBW: berechnetes IBW + 0,5 x (reales KG - berechn. IBW)
Wenn reales Körpergewicht (KG) < IBW gilt das reale Körpergewicht

nach Tag -4: Protokoll zur Prophylaxe verzögerter Emesis

Obligate Prä- und Begleitmedikation

Tag	zeitl. Ablauf	Substanz	Dosierung	Trägerlösung (ml)	Appl.	Inf.-dauer	Bemerkungen
-8	Vorbewässerung	NaCl 0,9 %		1000 ml	i.v.	12h	Bewässerung nach Chemo weiterführen
-7-4	kontinuierlich	NaCl 0,9 %		2000 ml	i.v.	24h	Bewässerung nach Chemo weiterführen
-8-(-4)	vor und zur Chemotherapie	Magnesium/Magnesium Verla®	3.15 mmol		i.v.		in Bewässerung
-7-(-4)	-30min	Heparin/Liquemin®	1500 IE		i.v.	24h	Reduktion bei Thrombozyten <30000/µl
-7-1	-30min	Dopamin/Dopamin®	200 mg		i.v.	24h	
-7-4	-30min	Natriumbicarbonat	100 ml		i.v.	24h	
-7-(-4)	-30min, +4h, +8h	Dexamethason	8 mg	100 ml NaCl 0,9%	i.v.	15min	
-7-(-4)	-30min, +8h	Granisetron/Kevatril®	1 mg	100 ml NaCl 0,9 %	i.v.	15min	
-7-(-3)	0	Mesna/Uromitexan®	1500 mg/m²		i.v.	24h	Kontinuierlich
7	1-0-0-0	G-CSF/Neupogen®	300 µg abs.		s.c.		ab Tag 7 bis stabiles Engraftment erreicht ist: Lc>1000/µl
-7-(-4)	1-0-1-0	Cotrimoxazol/Cotrim®forte	960 mg		p.o.		ab d-7 kontinuierlich; Absetzen falls i.v. Antibiose nötig, ab stabilem Engraftment 0-1-0-0 Mo,Mi,Fr
-7-15	1-0-0-0	Fluconazol/Diflucan®	200 mg		p.o.		ab Aufnahme bis mindestens Tag +15

Bedarfsmedikation: Metoclopramid/Paspertin®, Famotidin/Pepdul® mite, Lynestrenol/Orgametril® 5mg 2x1Tbl, Sucralfat/Ulcogant®
FN-Risiko: > 20%
Kontrollen: Blutbild, Elektrolyte insbesondere Ca²⁺ und Mg²⁺, Leberwerte, Retentionswerte, eGFR, Diurese, Herzfunktion, Oto-/Neurotoxizität
Dosisreduktion: siehe Dosismodifikationstabelle
Literatur: Ayash et al. J Clin Oncol. 1994; 12:37-44; Schornagel JH et al. J Clin Oncol. 1996; 14:1473-83; Engelhardt M, Lange W et al. Bone Marrow Transpl. 2001; 27:249-59.

Teil V · Autologe Konditionierungs-Protokolle

990000_03 BEAM (Pat.<65 J.)

Indikation: Hochdosisprotokoll (Lymphome)

Chemotherapie

Diese Zytostatikatherapie birgt letale Risiken. Die Anwendung darf nur durch erfahrene internistische Onkologen und entsprechend ausgebildetes Pflegepersonal erfolgen. Das Protokoll muss im Einzelfall überprüft und der klinischen Situation angepasst werden.

Tag	Substanz	Dosierung	Trägerlösung (ml)	Appl.	Inf.-dauer	Bemerkungen
-7	Carmustin (BCNU)	300 mg/m²	500 ml Glucose 5%	i.v.	1h	Lichtschutz
-6-(-3)	Cytarabin	2x 200 mg/m²	250 ml NaCl 0,9%	i.v.	1h	2 Gaben je 200mg/m², im Abstand von 10h; Gaben: 0, +10h
-6-(-3)	Etoposidphosphat	2x 100 mg/m²	100 ml NaCl 0,9%	i.v.	30min	2 Gaben je 100mg/m², im Abstand von 10h; Gaben: +1h, +11h
-2	Melphalan	140 mg/m²	500 ml NaCl 0,9%	i.v.	30min	nur zentralvenös; Inkompatibilität mit Glucose

Tag 0: periphere Stammzelltransplantation **Achtung:** bei Pat. 61-80J: CMV Prophylaxe (Aciclovir 4x200mg p.o. ab Tag +1)

Dosierungen **Etoposidphosphat und Carmustin** auf idealisiertes Körpergewicht (**IBW**) beziehen damit die Körperoberfläche berechnen: Männer: IBW = 50,0kg + 2,3 x ((Größe in cm : 2,53) - 60)
Frauen: IBW = 45,5kg + 2,3 x ((Größe in cm : 2,53) - 60)
Bei **massivem Übergewicht (reales KG >15kg über IBW)**, gilt das angepaßte Körpergewicht:
AIBW: berechnetes IBW + 0,5 x (reales KG - berechn. IBW)
Wenn reales Körpergewicht (KG) < IBW gilt das reale Körpergewicht

Heparin/VOD Prophylaxe bis Entlassung nach PBSZT; nicht bis Tag +30 nach PBSZT nötig, ausser länger erwägen bei Leberfunktionsstörung/Leberschaden

Cave: Aprepitant ist moderater Inhibitor und Induktor von CYP3A4 (Wechselwirkungen beachten, s. Fachinformation)

Obligate Prä- und Begleitmedikation

Tag	zeitl. Ablauf	Substanz	Dosierung	Trägerlösung (ml)	Appl.	Inf.-dauer	Bemerkungen
-7,-2	-60min	Aprepitant/Emend®	125 mg		p.o.		
-6-(-5),-1-0	1-0-0-0	Aprepitant/Emend®	80 mg		p.o.		
-7-(-2)	1-0-1-0	Cotrimoxazol/Cotrim®forte	960 mg		p.o.		Aufnahme bis d-2; ab stabilem Engraftment: Mo, Mi, Fr 0-1-0-0
-6-15	1-0-0-0	Fluconazol/Diflucan®	200 mg		p.o.		ab Aufnahme bis mindestens Tag +15
-7	-15min	Glucose 5%		2000 ml	i.v.	24h	
-6-(-2)	-15min	NaCl 0,9 %		2000 ml	i.v.	24h	
-7,-2	-15min	Dexamethason	12 mg		i.v.	15min	
-6-(-2)	-15min	Heparin/Liquemin®	15000 IE		i.v.	24h	Reduktion bei Thrombozyten < 30000/µl*
-6-(-3)	-15min	Dexamethason	8 mg		i.v.	15min	
-7-(-2)	-15min	Granisetron/Kevatril®	3 mg		i.v.	B	
-7	+1 h	Heparin/Liquemin®	15000 IE		i.v.	23h	
-6-(-3),-1-0	+9h45min	Dexamethason	8 mg		i.v.	B	
-2	-15min	Orale Kryotherapie	*		p.o.		am UKF laufend nach A+E Patient,*kontinuierlich bis 30min nach Ende Melphalan

Bedarfsmedikation: Metoclopramid/Paspertin®, Dimenhydrinat/Vomex®, Allopurinol/Zyloric® 300mg, Lynestrenol/Orgametril® 5mg 2x1 Tbl.; Famotidin/Pepdul® mite, Sucralfat/Ulcogant®
FN-Risiko: >20%--> Primärprophylaxe mit Filgrastim/Neupogen® oder Pegfilgrastim/Neulasta®, siehe Kurzfassung Leitlinien G-CSF
Kontrollen: Blutbild, Elektrolyte, Leberwerte, Retentionswerte, Kreatinin-Clearance, Diurese, Herzfunktion, Lungenfunktion
Dosisreduktion: bei Bilirubin >3,0mg/dl oder GFR <60ml/min keine Hochdosistherapie; siehe Dosismodifikationstabelle
Literatur: Chopra R et al. Blood. 1993; 5:1137-45; Diehl V et al. Lancet. 2002; 359(9323):2065-71.

990000_17 BeEAM

Indikation: Hochdosisprotokoll (Lymphome)

Chemotherapie

Diese Zytostatikatherapie birgt letale Risiken. Die Anwendung darf nur durch erfahrene internistische Onkologen und entsprechend ausgebildetes Pflegepersonal erfolgen. Das Protokoll muss im Einzelfall überprüft und der klinischen Situation angepasst werden.

Tag	Substanz	Dosierung	Trägerlösung (ml)	Appl.	Inf.-dauer	Bemerkungen
-7-(-6)	Bendamustin	100 mg/m²	500 ml NaCl 0,9%	i.v.	1h	mit anderen Lösungen inkompatibel
-5-(-2)	Cytarabin	2x 200 mg/m²	250 ml NaCl 0,9%	i.v.	1h	im Abstand von 10h; Gaben: 0, +10h
-5-(-2)	Etoposidphosphat	2x 100 mg/m²	100 ml NaCl 0,9%	i.v.	30min	Menge entspricht Etoposidanteil; Abstand 10h; Gaben: +1h, +11h
-1	Melphalan	140 mg/m²	500 ml NaCl 0,9%	i.v.	30min	nur zentralvenös; Inkompatibilität mit Glukose

Tag 0: periphere Stammzelltransplantation **Cave:** Aprepitant ist moderater Inhibitor und Induktor von CYP3A4 (Wechselwirkungen beachten, s. Fachinformation)

Dosierung **Etoposidphosphat** auf idealisiertes Körpergewicht (**IBW**) beziehen damit die Körperoberfläche berechnen: Männer: IBW = 50,0kg + 2,3 x ((Größe in cm : 2,53) - 60)
Frauen: IBW = 45,5kg + 2,3 x ((Größe in cm : 2,53) - 60)
Bei **massivem Übergewicht (reales KG >15kg über IBW)**, gilt das angepaßte Körpergewicht
AIBW: berechnetes IBW + 0,5 x (reales KG - berechn. IBW)
Wenn reales Körpergewicht (KG) < IBW gilt das reale Körpergewicht

Zyklustag	-7	-6	-5	-4	-3	-2	-1	0	1	2	3
Bendamustin	■	■									
Cytarabin			■	■	■	■					
Etoposidphosphat			■	■	■	■					
Melphalan							■				
autologe SZT								■			

Heparin/VOD Prophylaxe bis Entlassung nach PBSZT; nicht bis Tag +30 nach PBSZT nötig, ausser länger erwägen bei Leberfunktionsstörung/Leberschaden **Achtung:** bei Pat. 61-80J: CMV Prophylaxe (Aciclovir 4x200mg p.o. ab Tag +1)

Obligate Prä- und Begleitmedikation

Tag	zeitl. Ablauf	Substanz	Dosierung	Trägerlösung (ml)	Appl.	Inf.-dauer	Bemerkungen
-7-(-2)	1-0-1-0	Cotrimoxazol/Cotrim®forte	960 mg		p.o.		Aufnahme bis Tag -2;
-7-(-2),2-15	1-0-0-0	Fluconazol/Diflucan®	200 mg		p.o.		bis zur Regeneration; Pause während Aprepitant
-7-16	kontinuierlich	Heparin/Liquemin®	15000 IE		i.v.	24h	Reduktion bei Thrombozyten < 30 000/µl *
-7-(-6)	-30min	NaCl 0,9 %		1000 ml	i.v.	2h	
-5-(-1)	kontinuierlich	NaCl 0,9 %		2000 ml	i.v.	24h	
-1	-1h	Aprepitant/Emend®	125 mg		p.o.		CYP3A4 WW beachten
-7-(-1)	-30min	Granisetron/Kevatril®	1 mg		i.v.	B	
-7-(-2)	-30min	Dexamethason	8 mg		i.v.	B	
-5-(-2)	+9h30min	Dexamethason	8 mg		i.v.	B	
0-1	-1h	Aprepitant/Emend®	80 mg		p.o.		CYP3A4 WW beachten
-1	-30min	Dexamethason	12 mg		i.v.	B	
0-2	1-0-0-0	Dexamethason	8 mg		i.v.	B	
	-15min	Orale Kryotherapie	*		p.o.		am UKF laufend nach A+E Patient,*kontinuierlich bis 30min nach Ende Melphalan
7	morgens	G-CSF/Neupogen®	300 µg		s.c.		ab Tag 7, bis stabiles Engraftment: Lc > 1 000/µl

Bedarfsmedikation: Metoclopramid, Dimenhydrinat, Allopurinol 300mg, Lynestrenol 5mg 2x1 Tbl.; Pantoprazol, Sucralfat, Erythrozytenkonzentrat, Thrombozytenkonzentrat, Antibiose, Aciclovir
Kontrollen: körperl. Untersuchung, BB, Elektrolyte, Leberwerte, Retentionswerte, Kreatinin-Clearance, Diurese, Herz-, Lungenfunktion, Gesamteiweiß, Immunstatus, neurologische Funktion, Harnsäurewert
Dosisreduktion: bei Bilirubin >3,0mg/dl oder GFR <60ml/min keine Hochdosistherapie; siehe Dosismodifikationstabelle. Bendamustin: Bei Leuko- und/oder Thrombozyten von ≤3 000/µl bzw ≤75 000/µl Therapieunterbruch bzw. kein Therapiebeginn. Voraussetzung f. Therapiefortsetzung Bendamustin: Leukozyten ≥4 000/µl und Thrombozyten ≥100 000/µl. Bei Patienten mit 30-70% Tumor/Metastasenbefall d. Leber und moderat verminderter Funktion d. Leber (Serum Bilirubin 1,2-3,0mg/dl) DR Bendamustin auf 50%.
Antibiotikaprophylaxe: ab stabilem Engraftment: Cotrimoxazol/Cotrim® forte 960mg Mo, Mi, Fr 0-1-0-0
Literatur: Visani G et al. Blood. 2011; 118(12):3419-25.

990000_13 BM (Pat. > 66 J.) — Indikation: Hochdosisprotokoll (Lymphome)

Chemotherapie

Diese Zytostatikatherapie birgt letale Risiken. Die Anwendung darf nur durch erfahrene internistische Onkologen und entsprechend ausgebildetes Pflegepersonal erfolgen. Das Protokoll muss im Einzelfall überprüft und der klinischen Situation angepasst werden.

Tag	Substanz	Dosierung	Trägerlösung (ml)	Appl.	Inf.-dauer	Bemerkungen
-6	Carmustin (BCNU)	300 mg/m²	500 ml Glucose 5%	i.v.	1h	Lichtschutz
-5	Melphalan	140 mg/m²	500 ml NaCl 0,9%	i.v.	30min	Inkompatibilität mit Glukose, nur zentralvenös

Therapiepause mindestens 4 Tage an d-4-(-1)
Tag 0 periphere Stammzelltransplantation

Dosierung **Carmustin** bei Übergewicht auf idealisiertes Körpergewicht (**IBW**) beziehen damit die Körperoberfläche berechnen: Männer: IBW = 50,0kg + 2,3 x ((Größe in cm : 2,53) - 60)
Frauen: IBW = 45,5kg + 2,3 x ((Größe in cm : 2,53) - 60)
Bei **massivem Übergewicht (reales KG >15kg über IBW)**, gilt das angepaßte Körpergewicht:
AIBW: berechnetes IBW + 0,5 x (reales KG - berechn. IBW)
Wenn reales Körpergewicht (KG) < IBW gilt das reale Körpergewicht

Cave: Aprepitant ist moderater Inhibitor und Induktor von CYP3A4 (Wechselwirkungen beachten, s. Fachinformation)

Obligate Prä- und Begleitmedikation

Tag	zeitl. Ablauf	Substanz	Dosierung	Trägerlösung (ml)	Appl.	Inf.-dauer	Bemerkungen
-6	-60min	Aprepitant/Emend®	125 mg		p.o.		
-5-(-4)	1-0-0-0	Aprepitant/Emend®	80 mg		p.o.		
-6-(-5)	1-0-1-0	Cotrimoxazol/Cotrim®forte	960 mg abs.		p.o.		Aufnahme bis d-2; weiter ab stabilem Engraftment Mo, Mi, Fr 0-1-0-0
-6-15	1-0-0-0	Fluconazol/Diflucan®	200 mg		p.o.		ab Aufnahme bis mindestens Tag +15
-6-30	-15min	NaCl 0,9%		2000 ml	i.v.	24h	
-6-(-5)	-15min	Heparin/Liquemin®	15000 IE		i.v.	24h	ab Tag -6 kontinuierlich; red. bei Thromb. < 30000/µl
-4-30	kontinuierlich	Heparin/Liquemin®	15000 IE		i.v.	24h	red. bei Thromb. < 30000/µl
-6-(-5)	-15min	Dexamethason	12 mg	100 ml NaCl 0,9%	i.v.	15min	15min vor BCNU
-4-(-2)	-15min	Dexamethason	8 mg		i.v.	B	15min vor Melphalan
-6-(-5)	-15min	Granisetron/Kevatril®	3 mg		i.v.	B	
-5	-15min	Orale Kryotherapie	*		p.o.		am UKF laufend nach A+E Patient,*kontinuierlich bis 30min nach Ende Melphalan
7-30	1-0-0-0	Filgrastim	5 µg/kg		s.c.		ab Tag 7, bis stabiles Engraftment: Lc 2d >1000/µl

Bedarfsmedikation: Metoclopramid/Paspertin®, Dimenhydrinat/Vomex®, Allopurinol/Zyloric® 300mg, Lynestrenol/Orgametril® 5mg 2x1 Tbl.; Famotidin/Pepdul® mite, Sucralfat/Ulcogant®
FN-Risiko: > 20%
Kontrollen: Blutbild, Elektrolyte, Leberwerte, Retentionswerte, Kreatinin-Clearance, Diurese, Herzfunktion, Lungenfunktion
Dosisreduktion: bei Bilirubin > 3,0mg/dl oder GFR < 60ml/min keine Hochdosistherapie; siehe Dosismodifikationstabelle
Literatur: Chopra R et al. Blood. 1993; 5:1137-45; Diehl V et al. Lancet. 2002; 359(9323):2065-71.

060509_0740 Melphalan 200 — Indikation: Multiples Myelom

ICD-10: C90

Chemotherapie

Diese Zytostatikatherapie birgt letale Risiken und ist Bestandteil der **DSMM XIV-Studie (http://www.lymphome.de/Gruppen/MMSG)**. **Ein Studieneinschluss durch die mit der Studie betrauten Kollegen/Zentren sollte unbedingt angestrebt werden.** Die Anwendung darf nur durch erfahrenen Onkologen und entsprechend ausgebildetes Pflegepersonal erfolgen. Das Protokoll muss im Einzelfall überprüft und der klinischen Situation angepasst werden.

Tag	Substanz	Dosierung	Trägerlösung (ml)	Appl.	Inf.-dauer	Bemerkungen
-3-(-2)	Melphalan	100 mg/m²	500 ml NaCl 0,9%	i.v.	1h	Inkompatibilität mit Glucose, zentralvenöse Gabe

Therapieablauf:
an d -1 Therapiepause für mindestens 30h
an d 00 autologe PBSCT, CD34+-Zellen > 2×10⁶/kg KG

Heparin/VOD Prophylaxe bis Entlassung nach PBSZT; nicht bis Tag +30 nach PBSZT nötig, ausser länger erwägen bei Leberfunktionsstörung/Leberschaden

Zyklusdiagramm: Melphalan Tag -3; PBSCT Tag 0

Cave: Aprepitant ist moderater Inhibitor und Induktor von CYP3A4 (Wechselwirkungen beachten, s. Fachinformation)

Obligate Prä- und Begleitmedikation

Tag	zeitl. Ablauf	Substanz	Dosierung	Trägerlösung (ml)	Appl.	Inf.-dauer	Bemerkungen
-4-(-2)	kontinuierlich	NaCl 0,9 %		1000 ml	i.v.	24h im Wechsel	im Wechsel mit Glucose 5%; Bewässerung entsprechend Bilanz weiterführen
-4-(-2)	kontinuierlich	Glucose 5%		1000 ml	i.v.	24h im Wechsel	im Wechsel mit NaCl 0,9%; Bewässerung entsprechend Bilanz weiterführen; KEINE Glucose während Melphalan-Gabe
-4-(-2)	kontinuierlich	KCl 7,45% Braun®	20 ml	1000 ml Bewässerung	i.v.	24h	1mmol K+/ml; K+Kontrolle
-4-(-2)	kontinuierlich	NaHCO3 (8,4%)	100 ml	1000 ml Bewässerung	i.v.	24h	venöse Gase, pH-Metrie
-4-(-2)	1-0-1-0	Cotrimoxazol/Cotrim®forte	960 mg		p.o.		bis Tag -2; ab stab. Engraftment Mo, Mi, Fr 0-1-0-0
-3-(-1)	kontinuierlich	Heparin/Liquemin®	15000 IE		i.v.	22h	bei Thrombozyten < 30 000/µl reduzieren; während Melphalan-Gabe pausieren
-3-(-2)	1-0-0-0	Allopurinol/Zyloric®	300 mg		p.o.		
-3-(-2)	1-1-1-1	Amphotericin B-Susp.	100 mg		p.o.		1 Pipette à 1ml = 100mg, bis stabiles Engraftment
-3	-1h	Aprepitant/Emend®	125 mg		p.o.		
-2-0	-1h	Aprepitant/Emend®	80 mg		p.o.		
-3	-30min	Dexamethason	12 mg		i.v.	B15min	
-2-1	-30min	Dexamethason	8 mg		i.v.	B15min	oder p.o.
-3-(-2)	-30min	Granisetron/Kevatril®	3 mg		i.v.	B	
-3-(-2)	-15min	Orale Kryotherapie	*		p.o.		am UKF laufend nach A+E Patient,*kontinuierlich bis 30min nach Ende Melphalan
-3-(-2)	1-0-0-0	Aciclovir/Zovirax®	400 mg		p.o.		kontinuierliche Gabe
1	0-0-1-0	G-CSF/Neupogen®	300 µg abs.		s.c.		ab Tag +1 bis stabiles Engraftment; nur bei DSMMXIV-Studienpatienten (sonst keine G-CSF-Gabe)

Bedarfsmedikation: Metoclopramid, Dexamethason 3 x 4 mg, Dimenhydrinat, Pantoprazol 40mg, Sucralfat; Lynestrenol 5 mg 2 x 1Tablette, Ovarschutz mit Zoladex-Gyn
FN-Risiko: > 20%
Kontrollen: Blutbild, Elektrolyte, Leberwerte, Retentionswerte, Kreatinin-Clearance, Diurese, Herzfunktion, Lungenfunktion
Dosisreduktion: nicht vorgesehen
Therapievoraussetzung: 3-6 Wochen nach erfolgreicher Stammzell-Apharese
Literatur: Knop S et al. Blood. 2009; 113(18):4137-43; siehe Studienprotokoll DSMMXIV.

Teil V · Autologe Konditionierungs-Protokolle

060509_0640 Melphalan 140 (DSMMXIII-Studie)   Indikation: Multiples Myelom   ICD-10: C90

oder außerhalb der Studie: bei Pat. >65J.oder NI: (eGFR<30ml/min.)oder KI<70%

Diese Zytostatikatherapie birgt letale Risiken und ist Bestandteil der **DSMMXIII-Studie (http://www.lymphome.de/Gruppen/MMSG/)**. Ein Studieneinschluss durch die mit der Studie betrauten Kollegen/Zentren sollte unbedingt angestrebt werden. Die Anwendung darf nur durch erfahrene Onkologen und entsprechend ausgebildetes Pflegepersonal erfolgen. Das Protokoll muss im Einzelfall überprüft und der klinischen Situation angepasst werden.

Chemotherapie

Tag	Substanz	Dosierung	Trägerlösung (ml)	Appl.	Inf.-dauer	Bemerkungen
-3-(-2)	Melphalan	70 mg/m²	500 ml NaCl 0,9%	i.v.	1h	nur für Studienpatienten: im Alter von ≥71Jahre DR*** auf 50mg/m2 erwägen; zentralvenös

Therapieablauf:
an d -1 Therapiepause für mindestens 30h
an d 00 autologe PBSCT, CD34⁺-Zellen > 2×10⁶/kg KG

Zyklusdiagramm: -3 -2 -1 0 1 (Melphalan, PBSCT)

Heparin/VOD Prophylaxe bis Entlassung nach PBSZT; nicht bis Tag +30 nach PBSZT nötig, ausser länger erwägen bei Leberfunktionsstörung/Leberschaden

ab d-3: Salviathymol® Mundspülung 20 Tropfen in 100ml Wasser top. 6x tägl. bis stabiles Engraftment.
Ab Entlassung: Cotrimoxazol p.o. 0-1-0-0 Mo,Mi,Fr bis 3 Monate nach Transplantation.

Inkompatibilität: Melphalan ↔ Glucose

Cave: Aprepitant ist moderater Inhibitor und Induktor von CYP3A4 (Wechselwirkungen beachten, s. Fachinformation)

Obligate Prä- und Begleitmedikation

Tag	zeitl. Ablauf	Substanz	Dosierung	Trägerlösung (ml)	Appl.	Inf.-dauer	Bemerkungen
-3-(-2)	kont.	NaCl 0,9%/Glucose5%		2000 ml (1000ml+1000ml)	i.v.	24h	im Wechsel; + KCl 7,45% n. Bedarf; K+ Kontrollen
-3-(-2)	kont.	NaHCO3 (8,4%)	100 ml		i.v.	24h	in Bewässerung; venöse Gase, pH-Metrie
-3-(-2)	kont.	Heparin/Liquemin®	15000 IE		i.v.	22h	ab Tag -3; DR bei Thrombos <30 000/µl*
-3-6	1-0-0-0	Allopurinol/Zyloric®	300 mg		p.o.		d-3 bis d6
-3	-1h	Aprepitant/Emend®	125 mg		p.o.		
-2-0	-1h	Aprepitant/Emend®	80 mg		p.o.		d-1,d0 morgens
-3-(-2)	-30min	Granisetron/Kevatril®	3 mg		i.v.	B	
-3	-30min	Dexamethason	12 mg		i.v.	B15min	
-2-1	-30min	Dexamethason	8 mg		i.v.	B15min	d-1 bis +1 p.o. morgens
-3-(-2)	-15min	Orale Kryotherapie	*		p.o.		am UKF laufend nach A+E Patient,*kontinuierlich bis 30min nach Ende Melphalan
-3-(-1)	1-0-1-0	Cotrimoxazol/Cotrim®forte	960 mg		p.o.		
-3-(-2)	1-1-1-1	Aciclovir/Zovirax®	200 mg		p.o.		(alternativ : i.v. 500mg 1-0-1); bis: Lc >1 000/µl
7	abends	Lenograstim/Granocyte®	150 µg/m²		s.c.		ab d+7 bis stabiles Engraftment: Lc >1 000/µl alternativ Filgrastim/Neupogen® 5µg/kg; Bei Behandlung ausserhalb der Studie keine G-CSF-Gabe

Bedarfsmedikation: Parenterale Ernährung; Metoclopramid/Paspertin®, Dimenhydrinat/Vomex®, Lynestrenol/Orgametril® 5 mg 2x1 Tbl., Sucralfat/Ulcogant®
FN-Risiko: > 20%
Kontrollen: (siehe Studienprotokoll) Vitalfunktion, körperliche Untersuchung, EOCG PS, EKG, Echokardiographie, Blutbild, Elektrolyte (inkl. Na+, K+, Ca²⁺), Leberwerte (inkl. GOT, GPT, γ-GT, AP), LDH, Gesamtprotein, Albumin, ß2-Mikroglobulin, TSH, Urinanalyse, Blutzucker, Harnsäure, Harnstoff, Kreatinin, Retentionswerte, eGFR, Nebenwirkungen, Begleitmedikation, Lungenfunktion.
Dosierung: nur bei Studienpatienten: im Alter von 71-75 Jahren sollte eine DR*** Melphalan auf 100mg/m²/2d zur Reduktion der Toxizität und Verbesserung der Tolerabilität erwogen werden. Kriterien für Zyklusbeginn s. Studienprotokoll: Stammzellen verfügbar wie vorgeschrieben, EOCG ≤ 2, Gesamtbilirubin ≤ 2 mg/dL, AST und ALT ≤ 3x obere Grenze Normalwert, keine aktive Infektion oder schwere Organfunktionsstörung, kein Nierenversagen mit Dialysebedarf, LVEF≥ 50%, DLCO mind. 60% v. Vergleichsperson im entspr. Alter, kein HIV oder aktive infektiöse Hepatitis Typ A, B, C oder Treponema Pallidum
Bemerkungen: minimale Dialysierbarkeit von Melphalan (hohe Plasmaeiweißbindung), deshalb entweder akute Hämodialysetaktung beibehalten oder alternativ Hämodialyse an Tagen -4 und -1 (gilt für nicht-Studienpatienten)
Erfolgsbeurteilung: inkl. KM-Untersuchung, in Abh. v. MM-Typ: IgG, IgM, IgA, IgD, Protein Elektrophorese mit Quantifizierung v. M-Protein, FLC, Immunofixation (Serum und Urin). Nach Z1, Mobilisierung, Melphalan Z1 und Z2, Erhaltung, end of Treatment, Follow up
Wiederholung: nach 2 Monaten: Zyklus 2 ; Vorausgesetzt keine lebensbedrohliche Toxizität beim 1. Zyklus
Literatur: Studienprotokoll DSMMXIII-Studie

990000_18 Bortezomib HD Melphalan 200 Konditionierung   Indikation: Multiples Myelom   ICD-10: C90

Chemotherapie

Diese Zytostatikatherapie birgt letale Risiken. Die Anwendung darf nur durch erfahrene internistische Onkologen und entsprechend ausgebildetes Pflegepersonal erfolgen. Das Protokoll muss im Einzelfall überprüft und der klinischen Situation angepasst werden.

Tag	Substanz	Dosierung	Trägerlösung (ml)	Appl.	Inf.-dauer	Bemerkungen
-4,-1,2,5	Bortezomib	1.0 mg/m²	unverdünnt	i.v.	B	
-3-(-2)	Melphalan	100 mg/m²	500 ml NaCl 0,9%	i.v.	1h	Inkompatibilität mit Glucose, zentralvenöse Gabe

Zyklustag: -4 -3 -2 -1 0 1 2 3 4 5 6 7 (Bortezomib, Melphalan, PBSCT)

Patientenhinweis: potentielle Interaktion von grünem Tee und Bortezomib nicht ausgeschlossen: keine Einnahme von grünem Tee bzw. -Kapseln an Bortezomib-Tagen empfohlen, bzw. dieses ganz unter Bortezomib-Therapie vermeiden.

Therapieablauf: zeitlicher Abstand zwischen Melphalan an d-2 und PBSCT an d0 mindestens 30h
an d 0 autologe PBSCT, CD34⁺-Zellen > 2×10⁶/kg KG

Achtung: mindestens 72 h- Intervall zwischen 2 Bortezomib- Gaben

Heparin/VOD Prophylaxe bis Entlassung nach PBSZT; nicht bis Tag +30 nach PBSZT nötig, ausser länger erwägen bei Leberfunktionsstörung/Leberschaden

Cave: Aprepitant ist moderater Inhibitor und Induktor von CYP3A4 (Wechselwirkungen beachten, s. Fachinformation)

Obligate Prä- und Begleitmedikation

Tag	zeitl. Ablauf	Substanz	Dosierung	Trägerlösung (ml)	Appl.	Inf.-dauer	Bemerkungen
-4-(-2)	kontinuierlich	NaCl 0,9 %		1000 ml	i.v.	24h im Wechsel	im Wechsel mit Glucose 5%; Bewässerung entsprechend Bilanz weiterführen
-4-(-2)	kontinuierlich	Glucose 5%		1000 ml	i.v.	24h im Wechsel	im Wechsel mit NaCl 0,9%; Bewässerung entsprechend Bilanz weiterführen; KEINE Glucose während Melphalan-Gabe
-4-(-2)	kontinuierlich	KCl 7,45% Braun®	20 ml	1000 ml Bewässerung	i.v.	24h	1mmol K+/ml; K+Kontrolle
-4-(-2)	kontinuierlich	NaHCO3 (8,4%)	100 ml	1000 ml Bewässerung	i.v.	24h	venöse Gase, pH-Metrie
-4-(-2)	1-0-1-0	Cotrimoxazol/Cotrim®forte	960 mg		p.o.		bis Tag -2; ab stab. Engraftment Mo, Mi, Fr 0-1-0-0
-4-20	kontinuierlich	Heparin/Liquemin®	15000 IE		i.v.	22h	bei Thrombozyten < 30000/µl reduzieren; während Melphalan-Gabe pausieren
-3-0	1-0-0-0	Allopurinol/Zyloric®	300 mg		p.o.		
-3	-1h	Aprepitant/Emend®	125 mg		p.o.		
-2-0	1-0-0-0	Aprepitant/Emend®	80 mg		p.o.		an d-2: 1h vor Melphalan
-3	-30min	Dexamethason	12 mg		i.v.	B15min	
-2	-30min	Dexamethason	8 mg		i.v.	B15min	
-1-1	1-0-0-0	Dexamethason	8 mg		p.o.		oder i.v.
-3-(-2)	-30min	Granisetron/Kevatril®	3 mg		i.v.	B	
-3-(-2)	-15min	Orale Kryotherapie	*		p.o.		am UKF laufend nach A+E Patient,*kontinuierlich bis 30min nach Ende Melphalan
-4-30	1-0-0-0	Aciclovir/Zovirax®	400 mg		p.o.		kontinuierliche Gabe
1-15	1-0-0-0	Fluconazol/Diflucan®	200 mg		p.o.		

Bedarfsmedikation: Metoclopramid, Dexamethason 3 x 4 mg, Dimenhydrinat, Pantoprazol 40mg, Sucralfat; Lynestrenol 5 mg 2 x 1Tablette, Ovarschutz mit Zoladex-Gyn®
FN-Risiko: > 20%
Kontrollen: Blutbild, Elektrolyte, Leberwerte, Retentionswerte, Kreatinin-Clearance, Diurese, Herzfunktion, Lungenfunktion, Neurotoxizität
Dosisreduktion: bei Patienten >65J oder Niereninsuffizienz (eGFR<30ml/min) oder KI<70% DR auf Melphalan 140 (70mg/d); DR Bortezomib auf 0,7mg/m² bei schwerer Neuropathie (CTCAE >2)
Therapievoraussetzung: 3-6 Wochen nach erfolgreicher Stammzell-Apharese
Literatur: adaptiert nach Roussel M et al. Blood. 2010; 115(1):32-37

990000_06 HD-BCNU/Thiotepa

Indikation: ZNS-NHL

ICD-10: C 85.9

Chemotherapie

Diese Zytostatikatherapie birgt letale Risiken. Die Anwendung darf nur durch erfahrene internistische Onkologen und entsprechend ausgebildetes Pflegepersonal erfolgen. Das Protokoll muss im Einzelfall überprüft und der klinischen Situation angepasst werden.

Tag	Substanz	Dosierung	Trägerlösung (ml)	Appl.	Inf.-dauer	Bemerkungen
-6	Carmustin (BCNU)	400 mg/m²		i.v.	1h	d-6 entspricht d43; unter Lichtschutz
-5-(-4)	Thiotepa	2x 5 mg/kg		i.v.	2h	12h Abstand zwischen den beiden Gaben; d-5,-4 entsprechen d44,45; Gaben: 0, +12h

Tag 0: periphere Stammzelltransplantation

Cave: Aprepitant ist moderater Inhibitor und Induktor von CYP3A4 (Wechselwirkungen beachten, s. Fachinformation)

Memo: Thiotepa wird im Schweiß abgesondert. Zur Vermeidung einer toxisch bedingten Erythrodermie (besonders axillär und inguinal) häufig mit nassem Waschlappen abwaschen.

Memo: PBSCT mit mindestens 3 Tage Abstand von letzter Thiotepagabe

Zyklusdiagramm: d1 w1, d8 w2, d15 w3, d22 w4, d29 w5, d36 w6, d43 w7, d50 w8
- Cytarabin
- Thiotepa
- Carmustin (BCNU)
- PBSCT
- G-CSF und Harvest
- Staging

Obligate Prä- und Begleitmedikation

Tag	zeitl. Ablauf	Substanz	Dosierung	Trägerlösung (ml)	Appl.	Inf.-dauer	Bemerkungen
-6	-60min	Aprepitant/Emend®	125 mg		p.o.		
-5-(-4)	1-0-0-0	Aprepitant/Emend®	80 mg		p.o.		
-6	-30min	NaCl 0,9 %		2000 ml	i.v.	24h	
-5-(-4)	-30min	NaCl 0,9 %		3000 ml	i.v.	24h	
-6-(-4)	-30min	Heparin/Liquemin®	15000 IE		i.v.	24h	
-6-(-4)	-30min	Granisetron/Kevatril®	1 mg		i.v.	B	
-6	-30min	Dexamethason	12 mg		i.v.	B	
-5-(-3)	-30min	Dexamethason	8 mg		i.v.	B	
-5-(-4)	+11h30min	Dexamethason	4 mg		i.v.	B	
-5-(-4)	+11h30min	Granisetron/Kevatril®	1 mg		i.v.	B	
4	1-0-0-0	G-CSF/Neupogen®	300 µg		s.c.		morgens
-3-15	1-0-0-0	Fluconazol/Diflucan®	200 mg		p.o.		
-6-7	0-1-0-0	Cotrimoxazol/Bactrim® forte	960 mg		p.o.		kontinuierlich: Mo, Mi, Fr

Bedarfsmedikation: Metoclopramid/Paspertin®, Famotidin/Pepdul®
Kontrollen: Blutbild, Elektrolyte, Leberwerte, Retentionswerte, Lungenfunktion mit CO-Diffusion, Herzechokardiogramm
Dosisreduktion: GFR < 10 ml/min, Bilirubin > 2 relative Kontraindikation
Summendosis: Carmustin: erhöhtes Risiko der pulmonalen Toxizität bei kumulativer Gesamtdosis > 1 000 mg/m²
Erfolgsbeurteilung: Tag 30
Wiederholung: keine
Literatur: Freiburger ZNS-NHL-Studie; Illerhaus et al. J Clin Oncol. 2006; 24:3865-3870; Illerhaus et al. Haematologica. 2008; 93(1):147-8.

990000_05 Busulfan/Cyclophosphamid

Indikation: Hochdosisprotokoll (hämatologische Neoplasien)

Chemotherapie

Diese Zytostatikatherapie birgt letale Risiken. Die Anwendung darf nur durch erfahrene internistische Onkologen und entsprechend ausgebildetes Pflegepersonal erfolgen. Das Protokoll muss im Einzelfall überprüft und der klinischen Situation angepasst werden.

Tag	Substanz	Dosierung	Trägerlösung (ml)	Appl.	Inf.-dauer	Bemerkungen
-7-(-4)	Busulfan/Myleran® (oral / Filmtabletten)	4x 1 mg/kg		p.o.		4 Einzelgaben insges. 4 mg/kg alle 6h; Gaben: 1-1-1-1
-3-(-2)	Cyclophosphamid	60 mg/kg	1000 ml NaCl 0,9%	i.v.	1h	Start Cyclophosphamid bei Urin pH > 8

Tag -1: Therapiepause mindestens 30h
Tag 0: Transplantation

Achtung: sorgfältige Bilanzierung auf ausreichend Hydrierung achten

Achtung: nach Tag -2 Protokoll zur Prophylaxe verzögerter Emesis

Dosierung **aller Substanzen** auf idealisiertes Körpergewicht (**IBW**) beziehen
damit die Körperoberfläche berechnen: Männer: IBW = 50,0kg + 2,3 x ((Größe in cm : 2,53) - 60)
Frauen: IBW = 45,5kg + 2,3 x ((Größe in cm : 2,53) - 60)
Bei **massivem Übergewicht (reales KG >15kg über IBW)**, gilt das angepaßte Körpergewicht:
AIBW: berechnetes IBW + 0,5 x (reales KG - berechn. IBW)
Wenn reales Körpergewicht (KG) < IBW gilt das reale Körpergewicht

Obligate Prä- und Begleitmedikation

Tag	zeitl. Ablauf	Substanz	Dosierung	Trägerlösung (ml)	Appl.	Inf.-dauer	Bemerkungen
-8-(-2)	1-0-1-0	Cotrimoxazol/Cotrim®forte	960 mg		p.o.		ab Aufnahme bis Tag -2
-8-15	1-0-0-0	Fluconazol/Diflucan®	200 mg		p.o.		kontinuierlich
-8-15	-	Heparin/Liquemin®	15000 IE		i.v.	24h	bis Tag +30 (VOD-Prophylaxe) ab Thrombozyten <30 000 Reduktion auf 5 000IE/24h
-8-(-3)	1-0-1-0	Levetiracetam/ Keppra®	500 mg		p.o.		
-8-(-2)	1-1-0-0	Bromazepam/Lexotanil®	1.5 mg		p.o.		1,5mg: 1/4 Tablette; nach d-2 RS Arzt
-8-(-2)	0-0-0-1	Bromazepam/Lexotanil®	3 mg		p.o.		3mg: 1/2 Tablette; nach d-2 RS Arzt
-7-(-4)	1-0-1-0	Granisetron/Kevatril®	2 mg		p.o.		jeweils 30min vor Chemogaben
-7-(-4)	0-1-0-1	Dexamethason	8 mg		p.o.		jew. 30min vor CTx; evtl. Modifikation nach Anordnung
-4	0-0-2-2	Natriumbicarbonat/Bicanorm®	2 g		p.o.		
-3-(-2)	-30min	NaCl 0,9 %		500 ml	i.v.	30min	
-3-(-2)	+	NaHCO3 (8,4%)	60 ml	in Bewässerung	i.v.		
-3-(-2)	-30min, +8h	Dexamethason	8 mg		i.v.	B	
-3-(-1)	2-2-2-2	Natriumbicarbonat/Bicanorm®	2 g		p.o.		
-3-(-2)	-30min, +8h	Granisetron/Kevatril®	3 mg		i.v.	B	
-4	-	NaCl 0,9 %		1000 ml	i.v.	24h	
-3-(-2)	-15min	Furosemid/Lasix®	20 mg		i.v.	B	vor Cyclophosphamid
-3-(-1)	0	NaCl 0,9%		2000 ml	i.v.	24h	im Wechsel mit Glucose 5%
-3-(-1)	-	Glucose 5%		2000 ml	i.v.	24h	im Wechsel mit NaCl 0,9%
-4-(-1)	-	+ je 60 ml NaHCO3 8,4%/l	ml	in Bewässerung	i.v.		+ KCL 7,45% nach Wert
7	1-0-0-0	Filgrastim	300 µg		s.c.		ab Tag 7, bis stabiles Engraftment: Lc 2d >1 000/µl
-3-(-1)	0, +4h, +8h	Mesna/Uromitexan®	12 mg/kg			15min	

Bedarfsmedikation: Lynestrenol 5mg 2x1 Tabl. od. Zoladex-Gyn® s.c. 1/Monat, Famotidin, Sucralfat, Aciclovir p.o. 200mg 1-1-1, i.v. 250 mg 1-1-1 bei HSV Positivität. Während Busulfan keine krampfschwellensenkende Medikamente (z.B. Clont)
Kontrollen: Blutbild, Elektrolyte, Leberwerte, Retentionswerte, Diurese, Blutgase, Gerinnung, Lungenfunktion
Literatur: Tutschka PJ et al. Exp Hematol. 1987; 15:601; Bertz H, Finke J et al. Bone Marrow Transpl. 1997; 19(12):1169-73; Deeg et al. Blood. 2002; 100(4):1201-7.

Teil V · Autologe Konditionierungs-Protokolle

990000_12 Busulfan p.o. mono
Indikation: Hochdosisprotokoll
ICD-10: 92.0

Chemotherapie
Diese Zytostatikatherapie birgt letale Risiken. Die Anwendung darf nur durch erfahrene internistische Onkologen und entsprechend ausgebildetes Pflegepersonal erfolgen. Das Protokoll muss im Einzelfall überprüft und der klinischen Situation angepasst werden.

Tag	Substanz	Dosierung	Trägerlösung (ml)	Appl.	Inf.-dauer	Bemerkungen
-6-(-3)	Busulfan/Myleran® (oral / Filmtabletten)	4x 1 mg/kg		p.o.		4 Einzelgaben alle 6h; Tagesdosis: 4 mg/kg/d; Gaben: 1-1-1-1

d-2 -(-1): Therapiepause >48h
d0: Transplantation

Dosierung **Busulfan** auf idealisiertes Körpergewicht (**IBW**) beziehen
damit die Körperoberfläche berechnen: Männer: IBW = 50,0kg + 2,3 x ((Größe in cm : 2,53) - 60)
Frauen: IBW = 45,5kg + 2,3 x ((Größe in cm : 2,53) - 60)
Bei **massivem Übergewicht (reales KG >15kg über IBW)**, gilt das angepasste Körpergewicht:
AIBW: berechnetes IBW + 0,5 x (reales KG - berechn. IBW)
Wenn reales Körpergewicht (KG) < IBW gilt das reale Körpergewicht

Obligate Prä- und Begleitmedikation

Tag	zeitl. Ablauf	Substanz	Dosierung	Trägerlösung (ml)	Appl.	Inf.-dauer	Bemerkungen
-8-(-2)	1-0-1-0	Cotrimoxazol/Cotrim®forte	960 mg		p.o.		Aufnahme bis d-2
-6-15	1-0-0-0	Fluconazol/Diflucan®	200 mg		p.o.		
-7-(-2)	1-0-1-0	Levetiracetam/ Keppra®	500 mg		p.o.		
-7-(-1)	1-1-0-0	Bromazepam/Lexotanil®	1.5 mg		p.o.		1,5mg: 1/4 Tablette; nach d-1 RS Arzt
-7-(-1)	0-0-0-1	Bromazepam/Lexotanil®	3 mg		p.o.		3mg: 1/2 Tablette; nach d-1 RS Arzt
-6-30	1-1-1-1	Aciclovir/Zovirax®	200 mg		p.o.		nur bei HSV-positiver Serologie
-7-2	1-0-0-0	Allopurinol/Zyloric®	300 mg		p.o.		
-6-(-3)	1-0-1-0	Granisetron/Kevatril®	2 mg		p.o.		30min vor Chemogaben
-6-(-3)	0-1-0-1	Dexamethason	8 mg		p.o.		30min vor Chemogaben
-6-15	-	Heparin/Liquemin®	15000 IE		i.v.	24h	kontinuierlich bis ca. Tag +15 (VOD-Prophylaxe), ab Thrombozyten <30 000 Reduktion auf 5 000IE/24h
7-30	1-0-0-0	Filgrastim	300 µg		s.c.		ab Tag 7, bis stabiles Engraftment: Lc 2d > 1 000/µl

Bedarfsmedikation: Lynestrenol/Orgametril® 5mg 2x1 Tbl., Famotidin/Pepdul®
FN-Risiko: >20%--> Primärprophylaxe mit Filgrastim/Neupogen® oder Pegfilgrastim/Neulasta®, siehe Kurzfassung Leitlinien G-CSF
Kontrollen: Blutbild, Elektrolyte, Leberwerte, Retentionswerte, Diurese, Blutgase, Gerinnung, Lungenfunktion. Während Busulfan keine Medikation welche die Krampfschwelle senkt
Literatur: Studienprotokoll CML-Studie IIIa 10/97; Bertz H, Finke J et al. Bone Marrow Transpl. 1997; 19(12):1169-73; Deeg et al. Blood. 2002;100(4):1201-7.

990000_15 Busulfan i.v. mono
Indikation: hämatologische Neoplasien

Chemotherapie
Diese Zytostatikatherapie birgt letale Risiken. Die Anwendung darf nur durch erfahrene internistische Onkologen und entsprechend ausgebildetes Pflegepersonal erfolgen. Das Protokoll muss im Einzelfall überprüft und der klinischen Situation angepasst werden.

Tag	Substanz	Dosierung	Trägerlösung (ml)	Appl.	Inf.-dauer	Bemerkungen
-6-(-3)	Busulfan	0.8 mg/kg		i.v.	2h	alle 6 Stunden, Polycarbonatfreies Infusionsbesteck
-6-(-3)	Busulfan	3x 0.8 mg/kg		i.v.	2h	Polycarbonatfreies Infusionsbesteck; Gaben: +6h, +12h, +18h

d-2 -(-1): Therapiepause >48h
d0: Transplantation

Dosierung **aller Substanzen** auf idealisiertes Körpergewicht (**IBW**) beziehen
damit die Körperoberfläche berechnen: Männer: IBW = 50,0kg + 2,3 x ((Größe in cm : 2,53) - 60)
Frauen: IBW = 45,5kg + 2,3 x ((Größe in cm : 2,53) - 60)
Bei **massivem Übergewicht (reales KG >15kg über IBW)**, gilt das angepasste Körpergewicht:
AIBW: berechnetes IBW + 0,5 x (reales KG - berechn. IBW)
Wenn reales Körpergewicht (KG) < IBW gilt das reale Körpergewicht

Obligate Prä- und Begleitmedikation

Tag	zeitl. Ablauf	Substanz	Dosierung	Trägerlösung (ml)	Appl.	Inf.-dauer	Bemerkungen
-8-21	1-1-1-1	Aciclovir/Zovirax®	200 mg		p.o.		kontinuierlich, nur bei HSV-positiver Serologie
-6-15	1-0-0-0	Fluconazol/Diflucan®	200 mg		p.o.		ab Aufnahme bis mindestens Tag +15
-7-(-2)	1-0-1-0	Levetiracetam/ Keppra®	500 mg		p.o.		
-7-(-1)	1-1-0-0	Bromazepam/Lexotanil®	1.5 mg		p.o.		1,5mg: 1/4 Tablette; nach d-1 RS Arzt
-7-(-1)	0-0-0-1	Bromazepam/Lexotanil®	3 mg		p.o.		3mg: 1/2 Tablette; nach d-1 RS Arzt
-7-2	1-0-0-0	Allopurinol/Zyloric®	300 mg		p.o.		
-6-15	-	Heparin/Liquemin®	15000 IE		i.v.	24h	ab -6 kontinuierlich bis ca. Tag +15 (VOD-Prophylaxe); ab Thrombozyten <30 000 Reduktion auf 5 000IE/24h
-6-(-3)		NaCl 0,9 %		500 ml	i.v.	24h	im Wechsel mit Glucose 5%
-6-(-3)		Glucose 5%		500 ml	i.v.	24h	im Wechsel mit NaCl 0,9%
-6-(-3)		60ml NaCO3 8,4% + __ KCL 7,45%			i.v.	24h	KCL 7,45% nach Wert
-6-(-3)	-30 min	Dexamethason	4 mg		i.v.	B15min	
-6-(-3)	-30min	Granisetron/Kevatril®	3 mg		i.v.	15 min	
-6-(-3)	+5h30min, +17h30min	Dexamethason	4 mg		i.v.	B15min	
-6-(-3)	+11h30min	Granisetron/Kevatril®	3 mg		i.v.	B	

Bedarfsmedikation: Lynestrenol/Orgametril® 5mg 2x1 Tbl., Famotidin/Pepdul®
FN-Risiko: > 20% --> Primärprophylaxe mit Filgrastim/Neupogen® oder Pegfilgrastim/Neulasta®, siehe Kurzfassung Leitlinien G-CSF
Kontrollen: Blutbild, Elektrolyte, Leberwerte, Retentionswerte, Diurese, Blutgase, Gerinnung, Lungenfunktion. Während Busulfan keine Medikation, welche die Krampfschwelle senkt
Cave: während Busulfan-Gabe: keine gleichzeitige Gabe von Itraconazol, Voriconazol und Posaconazol
Literatur: Takama H et al. Bone Marrow Transpl. 2006; 37:345-351; Nguyen L et al. Cancer Chemother Pharmacol. 2006; 57:191-198.

990000_14 Busulfan/Melphalan

Indikation: Ewing-Sarkom (Hochdosis); refraktäre Lymphome; Multiples Myelom

ICD-10: C40/41; C81-96; C90

Chemotherapie

Diese Zytostatikatherapie birgt letale Risiken. Die Anwendung darf nur durch erfahrene internistische Onkologen und entsprechend ausgebildetes Pflegepersonal erfolgen. Das Protokoll muss im Einzelfall überprüft und der klinischen Situation angepasst werden.

Tag	Substanz	Dosierung	Trägerlösung (ml)	Appl.	Inf.-dauer	Bemerkungen
-5-(-3)	Busulfan	3.2 mg/kg		i.v.	3h	Polycarbonatfreies Infusionsbesteck
-2	Melphalan	140 mg/m²	500 ml NaCl 0,9%	i.v.	30min	Inkompatibilität: mit Glukose; nur zentralvenös

Dosierung **Busulfan** auf idealisiertes Körpergewicht (**IBW**) beziehen
damit die Körperoberfläche berechnen: Männer: IBW = 50,0kg + 2,3 x ((Größe in cm : 2,53) - 60)
Frauen: IBW = 45,5kg + 2,3 x ((Größe in cm : 2,53) - 60)
Bei **massivem Übergewicht (reales KG >15kg über IBW)**, gilt das angepaßte Körpergewicht:
AIBW: berechnetes IBW + 0,5 x (reales KG - berechn. IBW)
Wenn reales Körpergewicht (KG) < IBW gilt das reale Körpergewicht

Infektionsprophylaxe:
Aufnahme bis einschliesslich Tag -2: Cotrimoxazol 960mg/Cotrim forte® p.o. 1-0-1-0
bei stabilem Engraftment: Cotrimoxazol 960mg/Cotrim forte® p.o. 0-1-0-0 Mo, Mi, Fr
bei positiver HSV-Serologie ab Tag -1: Aciclovir/Zovirax© 200mg

Tag 0: periphere Stammzelltransplantation CD34+ > 4 x 10⁶/kg

Zyklustag	-5	-4	-3	-2	-1	0
Busulfan	■	■	■			
Melphalan				■		
periphere Blutstammzelltransplantation						■

Obligate Prä- und Begleitmedikation

Tag	zeitl. Ablauf	Substanz	Dosierung	Trägerlösung (ml)	Appl.	Inf.-dauer	Bemerkungen
-6-(-2)	1-0-1-0	Levetiracetam/ Keppra®	500 mg		p.o.		
-6-(-1)	1-1-0-0	Bromazepam/Lexotanil®	1.5 mg		p.o.		1,5mg: 1/4 Tablette; nach d-1 RS Arzt
-6-(-1)	0-0-0-1	Bromazepam/Lexotanil®	3 mg		p.o.		3mg: 1/2 Tablette; nach d-1 RS Arzt
-6-(-2)	1-0-1-0	Cotrimoxazol/Cotrim®forte	960 mg		p.o.		ab Aufnahme bis d-2; bei stabilem Engraftment Mo,Mi,Fr 0-1-0-0
-5-30	-	Heparin/Liquemin®	15000 IE abs.		i.v.	24h	ab -5 kontinuierlich bis ca. Tag +15 (VOD-Prophylaxe); ab Thrombozyten <30 000 Reduktion auf 5 000IE/24h
-5-(-3)	kontinuierlich	NaCl 0,9%		1000 ml	i.v.	24h	
-5-(-3)		Natriumbicarbonat 8,4%	60 ml		i.v.	24h	1mmol HCO3-/ml; 60ml pro Liter Bewässerung
-5-(-3)		Magnesium Verla Injektions-lösung (3,15mmol Mg²⁺/10ml)	ml		i.v.		nach Magnesium-Wert (Ref.bereich: 0,66-0,99mmol/l), in NaCl 0,9%
-5-(-3)		KCl 7,45% (1mmol K⁺/ml)	ml		i.v.		nach K+-Wert (Ref.bereich:3,5-5,1mmol/l), in NaCl 0,9%
-5-(-3)	-30min	Granisetron/Kevatril®	3 mg		i.v.	B	
-2	-	NaCl 0,9 %		2000 ml	i.v.	22h	
-2	-1h	Aprepitant/Emend®	125 mg		p.o.		CYP3A4-Wechselwirkung beachten
-2-(-1)	-15min	Dexamethason	12 mg		i.v.	B	
-2	-15min	Granisetron/Kevatril®	1 mg		i.v.	B	
-2	-15min	Orale Kryotherapie	*		p.o.		am UKF laufend nach A+E Patient,*kontinuierlich bis 30min nach Ende Melphalan

Bedarfsmedikation: Goserelinacetat/Zoladex-Gyn® 1x/Monat s.c., Lynestrenol/Orgametril® 5mg 2x1 Tbl., Pantoprazol/Pantozol® 40mg, Sucralfat/Ulcogant®
FN-Risiko: > 20% --> Primärprophylaxe mit Filgrastim/Neupogen® oder Pegfilgrastim/Neulasta®, siehe Kurzfassung Leitlinien G-CSF
Kontrollen: Blutbild, Elektrolyte, Leberwerte, Retentionswerte, Diurese, eGFR, Blutgase, Gerinnung, Herzfunktion, Lungenfunktion, PTT < 37"
Dosisreduktion: Leukozyten < 2 000/μl oder Neutrophile < 1 000/μl, Thrombozyten < 80 000/μl
Literatur: Blanes M et al. Biol Blood Marrow Transplant. 2013;19(1):69-74; Kebriaei P et al. Biol Blood Marrow Transplant. 2011;17(3):412-20; Reiffers J et al. Bone Marrow Transpl. 1995; 16(1):69-70; analog Murata M et al. Br J Haematol. 1999; 105(3):799-802;

Teil VI Allogene Konditionierungs-Protokolle

990100_01 BuCy

Indikation: Konditionierung allogene SZT

Chemotherapie

Diese Zytostatikatherapie birgt letale Risiken. Die Anwendung darf nur durch erfahrene internistische Onkologen und entsprechend ausgebildetes Pflegepersonal erfolgen. Das Protokoll muss im Einzelfall überprüft und der klinischen Situation angepasst werden.

Tag	Substanz	Dosierung	Trägerlösung (ml)	Appl.	Inf.-dauer	Bemerkungen
-7-(-4)	Busulfan	3.2 mg/kg		i.v.	3h	Polycarbonatfreies Infusionsbesteck
-3-(-2)	Cyclophosphamid	60 mg/kg	1000 ml NaCl 0,9%	i.v.	1h	1. Gabe > 24h nach Busulfan

Tag 0: periphere Stammzelltransplantation

Achtung: Zu diesem Protokoll muss zwingend eine GvHD-Prophylaxe durchgeführt werden

Dosierung **aller Substanzen** auf idealisiertes Körpergewicht (**IBW**) beziehen damit die Körperoberfläche berechnen: Männer: IBW = 50,0kg + 2,3 x ((Größe in cm : 2,53) - 60)
Frauen: IBW = 45,5kg + 2,3 x ((Größe in cm : 2,53) - 60)
Bei **massivem Übergewicht (reales KG >15kg über IBW)**, gilt das angepaßte Körpergewicht:
AIBW: berechnetes IBW + 0,5 x (reales KG - berechn. IBW)
Wenn reales Körpergewicht (KG) < IBW gilt das reale Körpergewicht

Zyklustag	-7	-6	-5	-4	-3	-2	-1	0	1	2	3	4	5	6	7
Busulfan	■	■	■	■											
Cyclophosphamid					■	■									
GvHD-Prophylaxe					■	■	■	■	■	■	■	■	■	■	■
allogene SZT								■							

Obligate Prä- und Begleitmedikation

Tag	zeitl. Ablauf	Substanz	Dosierung	Trägerlösung (ml)	Appl.	Inf.-dauer	Bemerkungen
-8-(-2)	1-0-1-0	Cotrimoxazol/Cotrim®forte	960 mg		p.o.		ab Aufnahme bis Tag -2
-8-30	1-0-0-0	Fluconazol/Diflucan®	200 mg		p.o.		ab Aufnahme bis mindestens Tag +25
-8-(-3)	1-0-1-0	Levetiracetam/Keppra®	500 mg		p.o.		
-8-(-2)	1-1-0-0	Bromazepam/Lexotanil®	1.5 mg		p.o.		1,5mg: 1/4 Tablette; nach d-2 RS Arzt
-8-(-2)	0-0-0-1	Bromazepam/Lexotanil®	3 mg		p.o.		3mg: 1/2 Tablette; nach d-2 RS Arzt
-7-30	kontinuierlich	Heparin/Heparin Braun®	15000 IE		i.v.	24h	DR bei PTT >N; Stopp bei Blutungszeichen
-7-(-4)	kontinuierlich	NaCl 0,9 %		1000 ml	i.v.	24h	
-7-(-4)	kontinuierlich	Natriumbicarbonat 8,4%	60 ml		i.v.	24h	(1mmol HCO3-/ml) 60ml pro Liter Bewässerung
-4-(-1)	1-1-1-1	Natriumbicarbonat/Bicanorm®	1 g		p.o.		bis Tag -1
-3-(-1)	kontinuierlich	NaCl 0,9 %		2000 ml	i.v.	24h	im Wechsel mit Glucose 5%; Tag 0 nur 1 500ml
-3-(-1)	kontinuierlich	Glucose 5%		2000 ml	i.v.	24h	im Wechsel mit NaCl 0,9%; Tag 0 nur 1 500ml
-3-(-2)	kontinuierlich	Natriumbicarbonat 8,4%	240 ml		i.v.	24h	(1mmol HCO3-/ml) 60ml pro Liter Bewässerung
-7-(-1)		Magnesium Verla Injektions-lösung (3,15mmol Mg²⁺/10ml)	ml		i.v.		bei Bedarf, nach Wert in Bewässerung
-7-(-1)		KCl 7,45% (1mmol K+/ml)	ml		i.v.		bei Bedarf, nach Wert in Bewässerung
-3-(-1)	kontinuierlich	Mesna/Uromitexan®	100 mg/kg		i.v.	24h	bis 24h nach Ende der Cyclophosphamidgabe
-7-(-2)	-30min	Granisetron/Kevatril®	3 mg		i.v.	B	
-3-(-2)	-30min, +4h, +8h	Dexamethason	4 mg		i.v.	15min	oder p.o.
-3-(-2)	-30min	Furosemid/Lasix®	20 mg		i.v.	B	
-3-1	kontinuierlich	Dopamin/Dopamin®	200 mg		i.v.	24h	bis d1, dann nach Rücksprache
-3	kontinuierlich	GvHD-Prophylaxe	*		i.v.		ab Tag -3; Dosis und Applikation s. jeweiliges Protokoll
0	vor SZT	Clemastin/Tavegil®	2 mg		i.v.	B	
1-30	1-1-1-1	Aciclovir/Zovirax®	200 mg		p.o.		oder i.v. 250mg 1-1-1; Bis 2 Monate nach Ende Immunsuppression und CD4>200µl

Bedarfsmedikation: Metoclopramid/Paspertin®, Dimenhydrinat/Vomex®, Allopurinol/Zyloric® 300mg, Pantoprazol/Pantozol®, Sucralfat/Ulcogant®
Menstruation noch besteht: Zoladex-Gyn® s.c. 1x monatlich oder Primolut®-Nor-5, 1-0-1 ab Aufnahme
Kontrollen: Blutbild, Elektrolyte insbes. Ca²⁺, Mg²⁺, Leberwerte, Retentionswerte, eGFR, Flüssigkeitsbilanz
Dosisreduktion: siehe Dosismodifikationstabelle
Cave: während Busulfan-Gabe: keine gleichzeitige Gabe von Itraconazol, Voriconazol und Posaconazol
Infektionsprophylaxe: ab Tag +20 Cotrimoxazol 960mg p.o. Montag, Mittwoch, Freitag 0-1-0 und Folsäure 0,4mg p.o. jeweils Montags 0-1-0 bis 2 Monate nach Ende Immunsuppression und CD4>200µl.
IgG Gabe: wenn IgG< 400mg/dl oder wenn vermehrt Infekte und IgG< 500mg/dl
Isoniazid Prophylaxe: Isozid comp® 300mg/d in Abh. v. Alter, Anamnese, Herkunft und radiologischen Veränderungen.
Literatur: Couriel DR et al. Biol Blood Marrow Transplant. 2004; 10(3):178-85; Almog S et al. Biol Blood Marrow Transplant. 2011; 17(1):117-123.

990100_12 BuFlu 3

Indikation: Konditionierung allogene SZT

Chemotherapie

Diese Zytostatikatherapie birgt letale Risiken. Die Anwendung darf nur durch erfahrene internistische Onkologen und entsprechend ausgebildetes Pflegepersonal erfolgen. Das Protokoll muss im Einzelfall überprüft und der klinischen Situation angepasst werden.

Tag	Substanz	Dosierung	Trägerlösung (ml)	Appl.	Inf.-dauer	Bemerkungen
-6-(-4)	Fludarabin	30 mg/m²	250 ml NaCl 0,9%	i.v.	1h	
-6-(-4)	Busulfan	3.2 mg/kg		i.v.	3h	2h nach Ende Fludarabin; Polycarbonatfreies Infusionsbesteck

Tag 0: periphere Stammzelltransplantation

Achtung: Zu diesem Protokoll muss zwingend eine GvHD-Prophylaxe durchgeführt werden

Dosierung **Busulfan** auf idealisiertes Körpergewicht (**IBW**) beziehen damit die Körperoberfläche berechnen: Männer: IBW = 50,0kg + 2,3 x ((Größe in cm : 2,53) - 60)
Frauen: IBW = 45,5kg + 2,3 x ((Größe in cm : 2,53) - 60)
Bei **massivem Übergewicht (reales KG >15kg über IBW)**, gilt das angepaßte Körpergewicht:
AIBW: berechnetes IBW + 0,5 x (reales KG - berechn. IBW)
Wenn reales Körpergewicht (KG) < IBW gilt das reale Körpergewicht

Zyklusdiagramm	-7	-6	-5	-4	-3	-2	-1	0	1	2	3	4	5	6	7
Busulfan		■	■	■											
Fludarabin		■	■	■											
GvHD-Prophylaxe					■	■	■	■	■	■	■	■	■	■	■
allogene SZT								■							

Obligate Prä- und Begleitmedikation

Tag	zeitl. Ablauf	Substanz	Dosierung	Trägerlösung (ml)	Appl.	Inf.-dauer	Bemerkungen
-7-(-2)	1-0-1-0	Cotrimoxazol/Cotrim®forte	960 mg		p.o.		ab Aufnahme bis Tag -2
-7-25	1-0-0-0	Fluconazol/Diflucan®	200 mg		p.o.		ab Aufnahme bis mindestens Tag +25
-7-(-3)	1-0-1-0	Levetiracetam/Keppra®	500 mg		p.o.		bis Tag -3
-7-(-2)	1-1-0-0	Bromazepam/Lexotanil®	1.5 mg		p.o.		1,5mg: 1/4 Tablette; bis Tag d-2 danach RS Arzt
-7-(-2)	0-0-0-1	Bromazepam/Lexotanil®	3 mg		p.o.		3mg: 1/2 Tablette; bis d-2 danach RS Arzt
-7-30	kontinuierlich	Heparin/Heparin Braun®	15000 IE		i.v.	24h	DR bei PTT >N; Stop bei Blutungszeichen
-6-(-1)	kontinuierlich	NaCl 0,9 %		1000 ml	i.v.	24h	im Wechsel mit Glucose 5%
-6-(-1)	kontinuierlich	Glucose 5%		1000 ml	i.v.	24h	im Wechsel mit NaCl 0,9%
-6-(-1)		KCl 7,45% (1mmol K+/ml)	ml		i.v.		bei Bedarf, nach Wert in Bewässerung
-6-(-1)		Magnesium Verla Injektions-lösung (3,15mmol Mg²⁺/10ml)	ml		i.v.		bei Bedarf, nach Wert in Bewässerung
-6-(-4)	-15min	Granisetron/Kevatril®	3 mg		i.v.	B	
-3	kontinuierlich	GvHD-Prophylaxe	*		i.v.		ab Tag -3; Dosis und Applikation s. jeweiliges Protokoll
0	vor SZT	Clemastin/Tavegil®	2 mg		i.v.	B	
1-30	1-1-1-1	Aciclovir/Zovirax®	200 mg		p.o.		oder i.v. 250mg 1-1-1; Bis 2 Monate nach Ende Immunsuppression und CD4>200µl

Bedarfsmedikation: Metoclopramid/Paspertin®, Dimenhydrinat/Vomex®, Allopurinol/Zyloric®, Pantoprazol/Pantozol®, Sucralfat/Ulcogant®; **falls Menstruation noch besteht: Zoladex-Gyn® s.c. 1x monatlich oder Primolut®-Nor-5, 1-0-1 ab Aufnahme**
Kontrollen: Blutbild, Elektrolyte, insbesondere Ca²⁺, Mg²⁺, Leberwerte, Retentionswerte, eGFR, Flüssigkeitsbilanz
Dosisreduktion: siehe Dosisreduktionstabelle
Cave: während Busulfan-Gabe: keine gleichzeitige Gabe von Itraconazol, Voriconazol und Posaconazol
Infektionsprophylaxe: ab Tag +20 Cotrimoxazol 960mg p.o. Montag, Mittwoch, Freitag 0-1-0 und Folsäure 0,4mg p.o. jeweils Montags 0-1-0 bis 2 Monate nach Ende Immunsuppression und CD4>200µl.
IgG Gabe: wenn IgG< 400mg/dl oder wenn vermehrt Infekte und IgG< 500mg/dl
Isoniazid Prophylaxe: Isozid comp® 300mg/d in Abh. v. Alter, Anamnese, Herkunft und radiologischen Veränderungen.
Literatur: adaptiert nach: Shimoni A et al. Leukemia. 2005; 19(1):7-12; Shimoni A et al. Leukemia. 2006; 20:322-8; Almog S et al. Biol Blood Marrow Transplant. 2011; 17:117-123.

Teil VI · Allogene Konditionierungs-Protokolle

990100_03 BuFlu 4 — **Indikation: Konditionierung allogene SZT**

Chemotherapie

Diese Zytostatikatherapie birgt letale Risiken. Die Anwendung darf nur durch erfahrene internistische Onkologen und entsprechend ausgebildetes Pflegepersonal erfolgen. Das Protokoll muss im Einzelfall überprüft und der klinischen Situation angepasst werden.

Tag	Substanz	Dosierung	Trägerlösung (ml)	Appl.	Inf.-dauer	Bemerkungen
-7-(-4)	Fludarabin	30 mg/m²	250 ml NaCl 0,9%	i.v.	1h	
-7-(-4)	Busulfan	3.2 mg/kg		i.v.	3h	2h nach Ende Fludarabin; Polycarbonatfreies Infusionsbesteck

Tag 0: periphere Stammzelltransplantation

Achtung: Zu diesem Protokoll muss zwingend eine GvHD-Prophylaxe durchgeführt werden

Dosierung **Busulfan** auf idealisiertes Körpergewicht (**IBW**) beziehen
damit die Körperoberfläche berechnen: Männer: IBW = 50,0kg + 2,3 x ((Größe in cm : 2,53) - 60)
Frauen: IBW = 45,5kg + 2,3 x ((Größe in cm : 2,53) - 60)
Bei **massivem Übergewicht (reales KG >15kg über IBW)**, gilt das angepasste Körpergewicht:
AIBW: berechnetes IBW + 0,5 x (reales KG - berechn. IBW)
Wenn reales Körpergewicht (KG) < IBW gilt das reale Körpergewicht

Zyklusdiagramm	-7	-6	-5	-4	-3	-2	-1	0	1	2	3	4	5	6	7
Fludarabin	■	■	■	■											
Busulfan	■	■	■	■											
GvHD-Prophylaxe															
allogene SZT								■							

Obligate Prä- und Begleitmedikation

Tag	zeitl. Ablauf	Substanz	Dosierung	Trägerlösung (ml)	Appl.	Inf.-dauer	Bemerkungen
-8-(-2)	1-0-1-0	Cotrimoxazol/Cotrim®forte	960 mg		p.o.		ab Aufnahme bis Tag -2
-8-25	1-0-0-0	Fluconazol/Diflucan®	200 mg		p.o.		ab Aufnahme bis mindestens Tag +25
-8-(-3)	1-0-1-0	Levetiracetam/ Keppra®	500 mg		p.o.		bis Tag -3
-8-(-2)	1-1-0-0	Bromazepam/Lexotanil®	1.5 mg		p.o.		1,5mg: 1/4 Tablette; bis Tag d-2 danach RS Arzt
-8-(-2)	0-0-0-1	Bromazepam/Lexotanil®	3 mg		p.o.		3mg: 1/2 Tablette; bis d-2 danach RS Arzt
-8-30	kontinuierlich	Heparin/Heparin Braun®	15000 IE		i.v.	24h	DR bei PTT >N ; Stop bei Blutungszeichen
-7-(-1)	kontinuierlich	NaCl 0,9 %		1000 ml	i.v.	24h	im Wechsel mit Glucose 5%
-7-(-1)	kontinuierlich	Glucose 5%		1000 ml	i.v.	24h	im Wechsel mit NaCl 0,9%
-7-(-1)		KCl 7,45% (1mmol K+/ml)	ml		i.v.		bei Bedarf, nach Wert in Bewässerung
-7-(-1)		Magnesium Verla Injektions-lösung (3,15mmol Mg²+/10ml)	ml		i.v.		bei Bedarf, nach Wert in Bewässerung
-7-(-4)	-15min	Granisetron/Kevatril®	3 mg		i.v.	B	
-3	kontinuierlich	GvHD-Prophylaxe	*		i.v.		ab Tag -3; Dosis und Applikation s. jeweiliges Protokoll
0	vor SZT	Clemastin/Tavegil®	2 mg		i.v.	B	
1-30	1-1-1-1	Aciclovir/Zovirax®	200 mg		p.o.		oder i.v. 250mg 1-1-1; Bis 2 Monate nach Ende Immunsuppression und CD4>200µl

Bedarfsmedikation: Metoclopramid/Paspertin®, Dimenhydrinat/Vomex®, Allopurinol/Zyloric®, Pantoprazol/Pantozol®, Sucralfat/Ulcogant®; **falls Menstruation noch besteht : Zoladex-Gyn® s.c. 1x monatlich oder Primolut®-Nor-5, 1-0-1 ab Aufnahme**

Kontrollen: Blutbild, Elektrolyte, insbesondere Ca²+, Mg²+, Leberwerte, Retentionswerte, eGFR, Flüssigkeitsbilanz

Dosisreduktion: siehe Dosisreduktionstabelle

Cave: während Busulfan-Gabe: keine gleichzeitige Gabe von Itraconazol, Voriconazol und Posaconazol

Infektionsprophylaxe: ab Tag +20 Cotrimoxazol 960mg p.o. Montag, Mittwoch, Freitag 0-1-0 und Folsäure 0,4mg p.o. jeweils Montags 0-1-0 bis 2 Monate nach Ende Immunsuppression und CD4>200µl.

IgG Gabe: wenn IgG< 400mg/dl oder wenn vermehrt Infekte und IgG< 500mg/dl

Isoniazid Prophylaxe: Isozid comp® 300mg/d in Abh. v. Alter, Anamnese, Herkunft und radiologischen Veränderungen.

Literatur: Shimoni A et al. Leukemia. 2005; 19(1):7-12; Shimoni A et al. Leukemia. 2006; 20:322-8; Almog S et al. Biol Blood Marrow Transplant. 2011; 17:117-123.

990100_13 BuFlu3 Mel 140

Indikation: Konditionierung allogene SZT

Chemotherapie

Diese Zytostatikatherapie birgt letale Risiken. Die Anwendung darf nur durch erfahrene internistische Onkologen und entsprechend ausgebildetes Pflegepersonal erfolgen. Das Protokoll muss im Einzelfall überprüft und der klinischen Situation angepasst werden.

Tag	Substanz	Dosierung	Trägerlösung (ml)	Appl.	Inf.-dauer	Bemerkungen
-6-(-4)	Fludarabin	30 mg/m²	250 ml NaCl 0,9%	i.v.	1h	
-6-(-4)	Busulfan	3.2 mg/kg		i.v.	3h	2h nach Ende Fludarabin; Polycarbonatfreies Infusionsbesteck
-3	Melphalan	140 mg/m²	500 ml NaCl 0,9%	i.v.	1h	24h Abstand nach Ende Busulfan; Inkompatibilität mit Glucose

Tag 0: periphere Stammzelltransplantation

Achtung: Zu diesem Protokoll muss zwingend eine GvHD-Prophylaxe durchgeführt werden

Dosierung **Busulfan** auf idealisiertes Körpergewicht (**IBW**) beziehen damit die Körperoberfläche berechnen: Männer: IBW = 50,0kg + 2,3 x ((Größe in cm : 2,53) - 60)
Frauen: IBW = 45,5kg + 2,3 x ((Größe in cm : 2,53) - 60)
Bei **massivem Übergewicht (reales KG >15kg über IBW)**, gilt das angepaßte Körpergewicht:
AIBW: berechnetes IBW + 0,5 x (reales KG - berechn. IBW)
Wenn reales Körpergewicht (KG) < IBW gilt das reale Körpergewicht

Zyklusdiagramm	-7	-6	-5	-4	-3	-2	-1	0	1	2	3	4	5	6	7
Busulfan		■	■	■											
Fludarabin		■	■	■	■										
Melphalan					■										
GvHD-Prophylaxe															
allogene SZT								■							

Obligate Prä- und Begleitmedikation

Tag	zeitl. Ablauf	Substanz	Dosierung	Trägerlösung (ml)	Appl.	Inf.-dauer	Bemerkungen
-7-(-2)	1-0-1-0	Cotrimoxazol/Cotrim®forte	960 mg		p.o.		ab Aufnahme bis Tag -2
-7-25	1-0-0-0	Fluconazol/Diflucan®	200 mg		p.o.		ab Aufnahme bis mindestens Tag +25
-7-(-3)	1-0-0-0	Levetiracetam/ Keppra®	500 mg		p.o.		bis Tag -3
-7-(-2)	1-1-0-0	Bromazepam/Lexotanil®	1.5 mg		p.o.		1,5mg: 1/4 Tablette; bis Tag d-2 danach RS Arzt
-7-(-2)	0-0-0-1	Bromazepam/Lexotanil®	3 mg		p.o.		3mg: 1/2 Tablette; bis d-2 danach RS Arzt
-7-30	kontinuierlich	Heparin/Heparin Braun®	15000 IE		i.v.	24h	DR bei PTT >N ; Stop bei Blutungszeichen
-6-(-1)	kontinuierlich	NaCl 0,9 %		1000 ml	i.v.	24h	im Wechsel mit Glucose 5%
-6-(-1)	kontinuierlich	Glucose 5%		1000 ml	i.v.	24h	im Wechsel mit NaCl 0,9%; keine Glucose während Melphalan
-6-(-1)		KCl 7,45% (1mmol K+/ml)	ml		i.v.		bei Bedarf, nach Wert in Bewässerung
-6-(-1)		Magnesium Verla Injektions-lösung (3,15mmol Mg²⁺/10ml)	ml		i.v.		bei Bedarf, nach Wert in Bewässerung
-3	-1h	Aprepitant/Emend®	125 mg		p.o.		
-2-(-1)	-1h	Aprepitant/Emend®	80 mg		p.o.		Tage -2, -1,00: morgens 1-0-0-0
-6-(-3)	-15min	Granisetron/Kevatril®	3 mg		i.v.	B	
-3	-15min	Dexamethason	12 mg		i.v.	B	
-2-0	-15min	Dexamethason	8 mg		i.v.	B	
-3	kontinuierlich	GvHD-Prophylaxe	*		i.v.		ab Tag -3; Dosis und Applikation s. jeweiliges Protokoll
0	vor SZT	Clemastin/Tavegil®	2 mg		i.v.	B	
1-30	1-1-1-1	Aciclovir/Zovirax®	200 mg		p.o.		oder i.v. 250mg 1-1-1; Bis 2 Monate nach Ende Immunsuppression und CD4>200µl

Bedarfsmedikation:	Metoclopramid/Paspertin®, Dimenhydrinat/Vomex®, Allopurinol/Zyloric®, Pantoprazol/Pantozol®, Sucralfat/Ulcogant®; **falls Menstruation noch besteht : Zoladex-Gyn® s.c. 1x monatlich oder Primolut®-Nor-5, 1-0-1 ab Aufnahme**
Kontrollen:	Blutbild, Elektrolyte, insbesondere Ca²⁺, Mg²⁺, Leberwerte, Retentionswerte, eGFR, Flüssigkeitsbilanz
Dosisreduktion:	siehe Dosisreduktionstabelle
Cave:	**Aprepitant ist moderater Inhibitor und Induktor von CYP3A4 (siehe auch Fachinfo)**, zusätzliche Vorsicht bei Etoposid,Vinorelbin, Docetaxel,Paclitaxel, Irinotecan und Ketoconazol. Keine gleichzeitige Gabe mit Pimozid,Terfenadin, Astemizol und Cisaprid. Gleichz. Gabe mit Rifampicin, Phenytoin, Carbamazepin o. anderen CYP3A4 Induktoren sollte vermieden werden. Reduktion der üblichen Dexamethason-Dosis um 50% (für Dexamethason-Dosen innerhalb dieses Protokolls bereits berücksichtigt). **Aprepitant kann die Serumkonzentration von Benzodiazepinen (metabolisiert durch Oxidation) erhöhen -> Therapieüberwachung während Bromazepam-Gabe empfohlen.**
Wechselwirkungen:	während Busulfan-Gabe: keine gleichzeitige Gabe von Itraconazol, Voriconazol und Posaconazol
Infektionsprophylaxe:	ab Tag +20 Cotrimoxazol 960mg p.o. Montag, Mittwoch, Freitag 0-1-0 und Folsäure 0,4mg p.o. jeweils Montags 0-1-0 bis 2 Monate nach Ende Immunsuppression und CD4>200µl.
	IgG Gabe: wenn IgG< 400mg/dl oder wenn vermehrt Infekte und IgG< 500mg/dl
	Isoniazid Prophylaxe: Isozid comp® 300mg/d in Abh. v. Alter, Anamnese, Herkunft und radiologischen Veränderungen.
Literatur:	adaptiert nach: Kebriaei P et al. Bone Marrow Transplantation. 2013; 48:26-31; Chewning JH et al. Biology of Blood and Marrow Transplantation. 2007; 13:1313-1323; Small TN et al. Biology of Blood and Marrow Transplantation. 2007; 13:235-244

Teil VI · Allogene Konditionierungs-Protokolle

990100_06 FluCy

Indikation: Konditionierung allogene SZT (Aplastische Anämie)
ICD-10: D61

Chemotherapie

Diese Zytostatikatherapie birgt letale Risiken. Die Anwendung darf nur durch erfahrene internistische Onkologen und entsprechend ausgebildetes Pflegepersonal erfolgen. Das Protokoll muss im Einzelfall überprüft und der klinischen Situation angepasst werden.

Tag	Substanz	Dosierung	Trägerlösung (ml)	Appl.	Inf.-dauer	Bemerkungen
-6-(-3)	Fludarabin	30 mg/m²	250 ml NaCl 0,9%	i.v.	1h	
-6-(-3)	Cyclophosphamid	50 mg/kg	1000 ml NaCl 0,9%	i.v.	1h	

Tag 0: periphere Stammzelltransplantation

Achtung: Zu diesem Protokoll muss zwingend eine GvHD-Prophylaxe durchgeführt werden

Dosierung **Cyclophosphamid** auf idealisiertes Körpergewicht (**IBW**) beziehen damit die Körperoberfläche berechnen: Männer: IBW = 50,0kg + 2,3 x ((Größe in cm : 2,53) - 60)
Frauen: IBW = 45,5kg + 2,3 x ((Größe in cm : 2,53) - 60)
Bei **massivem Übergewicht (reales KG >15kg über IBW)**, gilt das angepaßte Körpergewicht
AIBW: berechnetes IBW + 0,5 x (reales KG - berechn. IBW)
Wenn reales Körpergewicht (KG) < IBW gilt das reale Körpergewicht

Zyklusdiagramm	-7	-6	-5	-4	-3	-2	-1	0	1	2	3	4	5	6	7
Fludarabin		■	■	■	■										
Cyclophosphamid		■	■	■	■										
ATG															
GvHD-Prophylaxe					■	■	■	■							
allogene SZT								■							

Obligate Prä- und Begleitmedikation

Tag	zeitl. Ablauf	Substanz	Dosierung	Trägerlösung (ml)	Appl.	Inf.-dauer	Bemerkungen
-7-(-2)	1-1-1-1	Natriumbicarbonat/Bicanorm®	1 g		p.o.		bis Tag -2
-7-(-2)	1-0-1-0	Cotrimoxazol/Cotrim®forte	960 mg		p.o.		ab Aufnahme bis Tag -2
-7-25	1-0-0-0	Fluconazol/Diflucan®	200 mg		p.o.		ab Aufnahme bis mindestens Tag +25
-7-30	kontinuierlich	Heparin/Heparin Braun®	15000 IE		i.v.	24h	DR bei PTT >N ; Stop bei Blutungszeichen
-6-(-4)	kontinuierlich	NaCl 0,9 %		4000 ml	i.v.	24h	
-3-(-1)	kontinuierlich	NaCl 0,9 %		1000 ml	i.v.	24h	im Wechsel mit Glucose 5%
-3-(-1)	kontinuierlich	Glucose 5%		1000 ml	i.v.	24h	im Wechsel mit NaCl 0,9%
-6-(-2)		Natriumbicarbonat 8,4%	240 ml		i.v.	24h	(1mmol HCO3-/ml) 60ml pro Liter Bewässerung
-6-(-1)		KCl 7,45% (1mmol K+/ml)	ml		i.v.		bei Bedarf, nach Wert in Bewässerung
-6-(-1)		Magnesium Verla Injektions-lösung (3,15mmol Mg²⁺/10ml)	ml		i.v.		bei Bedarf, nach Wert in Bewässerung
-6-(-3)	kontinuierlich	Dopamin/Dopamin®	200 mg		i.v.	24h	bis d1, dann nach Rücksprache
-6-(-2)	kontinuierlich	Mesna/Uromitexan®	100 mg/kg		i.v.	24	bis 24h nach Ende der Cyclophosphamidgabe
-6-(-3)	+1h30min, +6h, +10h	Dexamethason	4 mg		i.v.	15min	oder p.o.; ab d-2 weiter nach Anordnung
-6-(-3)	+1h30min	Granisetron/Kevatril®	3 mg		i.v.	B	
-6-(-3)	+1h45min	Furosemid/Lasix®	20 mg		i.v.	B	
-3	kontinuierlich	GvHD-Prophylaxe	*		i.v.		ab Tag -3; Dosis und Applikation s. jeweiliges Protokoll
0	vor SZT	Clemastin/Tavegil®	2 mg		i.v.	B	
1-30	1-1-1-1	Aciclovir/Zovirax®	200 mg		p.o.		oder i.v. 250mg 1-1-1; Bis 2 Monate nach Ende Immunsuppression und CD4>200µl

Bedarfsmedikation: Metoclopramid/Paspertin®, Dimenhydrinat/Vomex®, Allopurinol/Zyloric®, Pantoprazol/Pantozol®, Sucralfat/Ulcogant®; **falls Menstruation noch besteht:** Zoladex-Gyn® s.c. 1x monatlich oder Primolut®-Nor-5, 1-0-1 ab Aufnahme
Kontrollen: Blutbild, Elektrolyte, insbesondere Ca²⁺, Mg²⁺, Leberwerte, Retentionswerte, eGFR, Flüssigkeitsbilanz
Dosisreduktion: siehe Dosisreduktionstabelle
Infektionsprophylaxe: ab Tag +20 Cotrimoxazol 960mg po. Montag, Mittwoch, Freitag 0,4mg p.o. jeweils Montags 0-1-0 bis 2 Monate nach Ende Immunsuppression und CD4>200µl.
IgG Gabe: wenn IgG< 400mg/dl oder wenn vermehrt Infekte und IgG < 500mg/dl
Isoniazid Prophylaxe: Isozid comp® 300mg/d in Abh. v. Alter, Anamnese, Herkunft und radiologischen Veränderungen.
Literatur: adaptiert nach: Bacigalupo A et al. Bone Marrow Transpl. 2005; 36:947-950; Georges GE et al. Int J Hematol. 2002; 75:141-6.

990100_02 FBM unter 55J.

Indikation: Konditionierung allogene SZT

Chemotherapie

Diese Zytostatikatherapie birgt letale Risiken. Die Anwendung darf nur durch erfahrene internistische Onkologen und entsprechend ausgebildetes Pflegepersonal erfolgen. Das Protokoll muss im Einzelfall überprüft und der klinischen Situation angepasst werden.

Tag	Substanz	Dosierung	Trägerlösung (ml)	Appl.	Inf.-dauer	Bemerkungen
-7-(-4)	Fludarabin	30 mg/m²	250 ml NaCl 0,9%	i.v.	1h	
-7-(-6)	Carmustin (BCNU)	150 mg/m²	500 ml Glucose 5%	i.v.	1h	Lichtschutz; nicht im gleichen Schenkel wie Heparin; 2h nach Ende Fludarabin; Lichtschutz; Dosierung nach realem Gewicht
-4	Melphalan	140 mg/m²	500 ml NaCl 0,9%	i.v.	30min	Inkompatibilität mit Glukose

Tag 0: periphere Stammzelltransplantation

Achtung: Zu diesem Protokoll muss zwingend eine GvHD-Prophylaxe durchgeführt werden

Zyklustag	-7	-6	-5	-4	-3	-2	-1	0	1	2	3	4	5	6	7
Fludarabin	■	■	■	■											
Carmustin	■	■													
Melphalan				■											
GvHD-Prophylaxe					■	■	■	■							
allogene SZT								■							

Obligate Prä- und Begleitmedikation

Tag	zeitl. Ablauf	Substanz	Dosierung	Trägerlösung (ml)	Appl.	Inf.-dauer	Bemerkungen
-7-(-2)	1-0-1-0	Cotrimoxazol/Cotrim®forte	960 mg		p.o.		ab Aufnahme bis Tag -2
-7-25	1-0-0-0	Fluconazol/Diflucan®	200 mg		p.o.		ab Aufnahme bis mindestens Tag +25
-7-30	kontinuierlich	Heparin/Heparin Braun®	15000 IE		i.v.	24h	DR bei PTT >N ; Stopp bei Blutungszeichen
-7-1	kontinuierlich	NaCl 0,9 %		1000 ml	i.v.	24h	im Wechsel mit Glucose 5%
-7-1	kontinuierlich	Glucose 5%		1000 ml	i.v.	24h	im Wechsel mit NaCl 0,9%, keine Glukose während Melphalan
-7-1		KCl 7,45% (1mmol K+/ml)	ml		i.v.		bei Bedarf nach Wert in Bewässerung
-7-1		Magnesium Verla Injektions-lösung (3,15mmol Mg²⁺/10ml)	ml		i.v.		bei Bedarf nach Wert in Bewässerung
-7-(-6)	+2h30min, +7h	Dexamethason	4 mg	50 ml NaCl 0,9%	i.v.	15min	
-7-(-6)	+2h30min	Granisetron/Kevatril®	3 mg		i.v.	B	
-4	+2h	Aprepitant/Emend®	125 mg		p.o.		d-3,-2: 80mg morgens
-4-(-3)	+2h30min, +7h, +11h	Dexamethason	4 mg	50 ml NaCl 0,9%	i.v.	15min	ab Tag -2 weiter nach Anordnung
-4	+2h30min	Granisetron/Kevatril®	3 mg		i.v.	B	
-3	kontinuierlich	GvHD-Prophylaxe	*		i.v.		ab Tag -3. *Dosis u. Applikation s. jeweiliges Protokoll
0	vor SZT	Clemastin/Tavegil®	2 mg		i.v.	B	
1-30	1-1-1-1	Aciclovir/Zovirax®	200 mg		p.o.		oder i.v. 250mg 1-1-1; Bis 2 Monate nach Ende Immunsuppression und CD4>200µl.

Bedarfsmedikation: Metoclopramid/Paspertin®, Dimenhydrinat/Vomex®, Allopurinol/Zyloric® 300 mg, Pantoprazol/Pantozol®; **falls Menstruation noch besteht:** Zoladex-Gyn® s.c. 1x monatlich oder Primolut®-Nor-5, 1-0-1 ab Aufnahme
Kontrollen: Blutbild, Elektrolyte insbes. Ca²⁺, Mg²⁺, Leberwerte, Retentionswerte, eGFR, Flüssigkeitsbilanz
Dosisreduktion: siehe Dosismodifikationstabelle
Cave: **Aprepitant ist moderater Inhibitor und Induktor von CYP3A4** (siehe auch Fachinfo), zusätzliche Vorsicht bei Etoposid,Vinorelbin, Docetaxel,Paclitaxel, Irinotecan und Ketoconazol. Keine gleichzeitge Gabe mit Pimozid,Terfenadin, Astemizol und Cisaprid. Gleichz. Gabe mit Rifampicin, Phenytoin, Carbamazepin o. anderen CYP3A4 Induktoren sollte vermieden werden. Reduktion der üblichen Dexamethason-Dosis um 50% (für Dexamethason-Dosen innerhalb dieses Protokolls bereits berücksichtigt). Die Wirksamkeit oraler Kontrazeptiva kann bis 2 Monate nach der letzten Aprepitant Gabe vermindert sein.
Infektionsprophylaxe: Ab Tag +20 Cotrimoxazol 960mg po. Montag, Mittwoch, Freitag 0,4mg p.o. jeweils Montags 0-1-0 bis 2 Monate nach Ende Immunsuppression und CD4>200µl.
IgG Gabe: wenn IgG< 400mg/dl oder wenn vermehrt Infekte und IgG < 500mg/dl
Isoniazid Prophylaxe: Isozid comp® 300mg/d in Abh. v. Alter, Anamnese, Herkunft und radiologischen Veränderungen.
Literatur: Wäsch et al. Br J Haematol. 2000; 190(4):743-50; Bertz H et al. J Clin Oncol. 2003; 21(8):1480-4; Spyridonidis A et al. Blood. 2005; 105(10):4147-8; Marks R et al. Blood 2008;112(2):415-25.

990100_02 FBM ab 55J.

Indikation: Konditionierung allogene SZT

Chemotherapie

Diese Zytostatikatherapie birgt letale Risiken. Die Anwendung darf nur durch erfahrene internistische Onkologen und entsprechend ausgebildetes Pflegepersonal erfolgen. Das Protokoll muss im Einzelfall überprüft und der klinischen Situation angepasst werden.

Tag	Substanz	Dosierung	Trägerlösung (ml)	Appl.	Inf.-dauer	Bemerkungen
-7-(-4)	Fludarabin	30 mg/m²	250 ml NaCl 0,9%	i.v.	1h	
-7-(-6)	Carmustin (BCNU)	150 mg/m²	500 ml Glucose 5%	i.v.	1h	nicht im gleichen Schenkel wie Heparin; 2h nach Ende Fludarabin; Lichtschutz; Dosierung nach realem Gewicht
-4	Melphalan	110 mg/m²	500 ml NaCl 0,9%	i.v.	30min	Inkompatibilität mit Glukose

Tag 0: periphere Stammzelltransplantation

Achtung: Zu diesem Protokoll muss zwingend eine GvHD-Prophylaxe durchgeführt werden

Zyklustag	-7	-6	-5	-4	-3	-2	-1	0	1	2	3	4	5	6	7
Fludarabin	■	■	■	■											
Carmustin	■	■													
Melphalan				■											
GvHD-Prophylaxe					■	■	■	■	■	■	■	■	■	■	■
allogene SZT								■							

Obligate Prä- und Begleitmedikation

Tag	zeitl. Ablauf	Substanz	Dosierung	Trägerlösung (ml)	Appl.	Inf.-dauer	Bemerkungen
-7-(-2)	1-0-1-0	Cotrimoxazol/Cotrim®forte	960 mg		p.o.		ab Aufnahme bis Tag -2
-7-25	1-0-0-0	Fluconazol/Diflucan®	200 mg		p.o.		ab Aufnahme bis mindestens Tag +25
-7-30	kontinuierlich	Heparin/Heparin Braun®	15000 IE		i.v.	24h	DR bei PTT >N ; Stopp bei Blutungszeichen
-7-1	kontinuierlich	NaCl 0,9 %		1000 ml	i.v.	24h	im Wechsel mit Glucose 5%
-7-1	kontinuierlich	Glucose 5%		1000 ml	i.v.	24h	im Wechsel mit NaCl 0,9%, keine Glukose während Melphalan
-7-1		KCl 7,45% (1mmol K+/ml)	ml		i.v.		bei Bedarf nach Wert in Bewässerung
-7-1		Magnesium Verla Injektions-lösung (3,15mmol Mg²⁺/10ml)	ml		i.v.		bei Bedarf nach Wert in Bewässerung
-7-(-6)	+2h30min, +7h	Dexamethason	4 mg	50 ml NaCl 0,9%	i.v.	15min	
-7-(-6)	+2h30min	Granisetron/Kevatril®	3 mg		i.v.	B	
-4	+2h	Aprepitant/Emend®	125 mg		p.o.		d-3,-2: 80mg morgens
-4-(-3)	+2h30min, +7h, +11h	Dexamethason	4 mg	50 ml NaCl 0,9%	i.v.	15min	ab Tag -2 weiter nach Anordnung
-4	+2h30min	Granisetron/Kevatril®	3 mg		i.v.	B	
-3		GvHD-Prophylaxe	*		i.v.		ab Tag -3. *Dosis u. Applikation s. jeweiliges Protokoll
0	vor SZT	Clemastin/Tavegil®	2 mg		i.v.	B	
1-30	1-1-1-1	Aciclovir/Zovirax®	200 mg		p.o.		oder i.v. 250mg 1-1-1; Bis 2 Monate nach Ende Immunsuppression und CD4>200µl.

Bedarfsmedikation: Metoclopramid/Paspertin®, Dimenhydrinat/Vomex®, Allopurinol/Zyloric® 300 mg, Pantoprazol/Pantozol®
Kontrollen: Blutbild, Elektrolyte insbes. Ca²⁺, Mg²⁺, Leberwerte, Retentionswerte, eGFR, Flüssigkeitsbilanz
Dosisreduktion: siehe Dosismodifikationstabelle
Cave: **Aprepitant ist moderater Inhibitor und Induktor von CYP3A4 (siehe auch Fachinfo)**, zusätzliche Vorsicht bei Etoposid, Vinorelbin, Docetaxel, Paclitaxel, Irinotecan und Ketoconazol. Keine gleichzeitige Gabe mit Pimozid, Terfenadin, Astemizol und Cisapril. Gleichz. Gabe mit Rifampicin, Phenytoin, Carbamazepin o. anderen CYP3A4 Induktoren sollte vermieden werden. Reduktion der üblichen Dexamethason-Dosis um 50% (für Dexamethason-Dosen innerhalb dieses Protokolls bereits berücksichtigt).
Infektionsprophylaxe: Ab Tag +20 Cotrimoxazol 960mg p.o. Montag, Mittwoch, Freitag 0-1-0 und Folsäure 0,4mg p.o. jeweils Montag 0-1-0 bis 2 Monate nach Ende Immunsuppression und CD4>200µl.
IgG Gabe: wenn IgG< 400mg/dl oder wenn vermehrt Infekte und IgG< 500mg/dl
Isoniazid Prophylaxe: Isozid comp® 300mg/d in Abh. v. Alter, Anamnese, Herkunft und radiologischen Veränderungen.
Literatur: Wäsch et al. Br J Haematol. 2000; 190(4):743-50; Bertz H et al. J Clin Oncol. 2003; 21(8):1480-4; Spyridonidis A et al. Blood. 2005; 105(10):4147-8; Marks R et al. Blood 2008; 112(2):415-25.

990100_05 FluTT

Indikation: Konditionierung allogene SZT

Chemotherapie

Diese Zytostatikatherapie birgt letale Risiken. Die Anwendung darf nur durch erfahrene internistische Onkologen und entsprechend ausgebildetes Pflegepersonal erfolgen. Das Protokoll muss im Einzelfall überprüft und der klinischen Situation angepasst werden.

Tag	Substanz	Dosierung	Trägerlösung (ml)	Appl.	Inf.-dauer	Bemerkungen
-6-(-4)	Fludarabin	30 mg/m²	250 ml NaCl 0,9%	i.v.	1h	
-6-(-4)	Thiotepa	5 mg/kg		i.v.	2h	2h nach Ende Fludarabin

Tag 0: periphere Stammzelltransplantation

Achtung: Zu diesem Protokoll muss zwingend eine GvHD-Prophylaxe durchgeführt werden

Memo: Thiotepa wird im Schweiß abgesondert. Zur Vermeidung einer toxisch bedingten Erythrodermie (besonders axillär und inguinal) häufig mit nassem Waschlappen abwaschen.

Zyklustag	-7	-6	-5	-4	-3	-2	-1	0	1	2	3	4	5	6	7
Fludarabin		■	■	■											
Thiotepa		■	■	■											
GvHD-Prophylaxe					■	■	■	■	■	■	■	■	■	■	■
allogene SZT								■							

Obligate Prä- und Begleitmedikation

Tag	zeitl. Ablauf	Substanz	Dosierung	Trägerlösung (ml)	Appl.	Inf.-dauer	Bemerkungen
-7-(-2)	1-0-1-0	Cotrimoxazol/Cotrim®forte	960 mg		p.o.		ab Aufnahme bis Tag -2
-7-25	1-0-0-0	Fluconazol/Diflucan®	200 mg		p.o.		ab Aufnahme bis mindestens Tag +25
-7-30	kontinuierlich	Heparin/Heparin Braun®	15000 IE		i.v.	24h	DR bei PTT >N ; Stopp bei Blutungszeichen
-6-(-4)	kontinuierlich	NaCl 0,9 %		1500 ml	i.v.	24h	im Wechsel mit Glucose 5%
-6-(-4)	kontinuierlich	Glucose 5%		1500 ml	i.v.	24h	im Wechsel mit NaCl 0,9%
-6-(-4)		Natriumbicarbonat 8,4%	180 ml		i.v.	24h	(1mmol HCO3-/ml) 60ml pro Liter Bewässerung
-6-(-4)		KCl 7,45% (1mmol K+/ml)	ml		i.v.		bei Bedarf, nach Wert in Bewässerung
-6-(-4)		Magnesium Verla Injektions-lösung (3,15mmol Mg²⁺/10ml)	ml		i.v.		bei Bedarf, nach Wert in Bewässerung
-6-(-4)	+2h30min, +6h30min, +10h30min	Dexamethason	4 mg	50 ml NaCl 0,9%	i.v.	15min	ab d-3 weiter nach Anordnung
-6-(-4)	+2h30min	Granisetron/Kevatril®	3 mg		i.v.	B	
-3-1	kontinuierlich	NaCl 0,9 %		1000 ml	i.v.	24h	im Wechsel mit Glucose 5%;
-3-1	kontinuierlich	Glucose 5%		1000 ml	i.v.	24h	Wechsel mit NaCl 0,9%
-3	kontinuierlich	GvHD-Prophylaxe	*		i.v.		ab Tag -3. *Dosis u. Applikation s. jeweiliges Protokoll
0	vor SZT	Clemastin/Tavegil®	2 mg		i.v.	B	
1-14	1-1-1-1	Aciclovir/Zovirax®	200 mg		p.o.		oder i.v. 250mg 1-1-1; Bis 2 Monate nach Ende Immunsuppression und CD4>200µl.

Bedarfsmedikation: Metoclopramid/Paspertin®, Dimenhydrinat/Vomex®, Allopurinol/Zyloric® 300 mg, Pantoprazol/Pantozol®;
falls Menstruation noch besteht : Zoladex-Gyn® s.c. 1x monatlich oder Primolut®-Nor-5, 1-0-1 ab Aufnahme
Kontrollen: Blutbild, Elektrolyte insbes. Ca²⁺, Mg²⁺, Leberwerte, Retentionswerte, eGFR, Flüssigkeitsbilanz
Dosisreduktion: siehe Dosismodifikationstabelle
Infektionsprophylaxe: Ab Tag +20 Cotrimoxazol 960mg p.o. Montag, Mittwoch, Freitag 0-1-0 und Folsäure 0,4mg p.o. jeweils Montags 0-1-0 bis 2 Monate nach Ende Immunsuppression und CD4>200µl.
IgG Gabe: wenn IgG< 400mg/dl oder wenn vermehrt Infekte und IgG< 500mg/dl
Isoniazid Prophylaxe: Isozid comp® 300mg/d in Abh. v. Alter, Anamnese, Herkunft und radiologischen Veränderungen.
Literatur: Grüllich C et al. Bone Marrow Transpl. 2008; 41:845#850.

Teil VI · Allogene Konditionierungs-Protokolle

990100_11 BFT

Indikation: Konditionierung allogene SZT

Chemotherapie

Diese Zytostatikatherapie birgt letale Risiken. Die Anwendung darf nur durch erfahrene internistische Onkologen und entsprechend ausgebildetes Pflegepersonal erfolgen. Das Protokoll muss im Einzelfall überprüft und der klinischen Situation angepasst werden.

Tag	Substanz	Dosierung	Trägerlösung (ml)	Appl.	Inf.-dauer	Bemerkungen
-7	Carmustin (BCNU)	300 mg/m²	500 ml Glucose 5%	i.v.	1h	Lichtschutz; nicht im gleichen Schenkel wie Heparin
-6-(-4)	Fludarabin	30 mg/m²	250 ml NaCl 0,9%	i.v.	1h	
-6-(-4)	Thiotepa	5 mg/kg		i.v.	2h	2h nach Ende Fludarabin

Tag 0: periphere Stammzelltransplantation

Achtung: Zu diesem Protokoll muss zwingend eine GvHD-Prophylaxe durchgeführt werden

Memo: Thiotepa wird im Schweiß abgesondert. Zur Vermeidung einer toxisch bedingten Erythrodermie (besonders axillär und inguinal) häufig mit nassem Waschlappen abwaschen.

Zyklustag	-7	-6	-5	-4	-3	-2	-1	0	1	2	3	4	5	6	7
Carmustin	■														
Fludarabin		■	■	■											
Thiotepa		■	■	■											
GvHD-Prophylaxe				▨	▨	▨	▨	▨	▨	▨	▨	▨	▨	▨	▨
allogene SZT								■							

Obligate Prä- und Begleitmedikation

Tag	zeitl. Ablauf	Substanz	Dosierung	Trägerlösung (ml)	Appl.	Inf.-dauer	Bemerkungen
-7-(-2)	1-0-1-0	Cotrimoxazol/Cotrim®forte	960 mg		p.o.		ab Aufnahme bis Tag -2
-7-25	1-0-0-0	Fluconazol/Diflucan®	200 mg		p.o.		ab Aufnahme bis mindestens Tag +25
-7-30	kontinuierlich	Heparin/Heparin Braun®	15000 IE		i.v.	24h	DR bei PTT >N ; Stop bei Blutungszeichen
-7-(-4)	kontinuierlich	NaCl 0,9 %		1500 ml	i.v.	24h	im Wechsel mit Glucose 5%
-7-(-4)	kontinuierlich	Glucose 5%		1500 ml	i.v.	24h	im Wechsel mit NaCl 0,9%
-6-(-4)		Natriumbicarbonat 8,4%	180 ml		i.v.	24h	(1mmol HCO3-/ml) 60ml pro Liter Bewässerung
-7-(-4)		KCl 7,45% (1mmol K+/ml)	ml		i.v.		bei Bedarf, nach Wert in Bewässerung
-7-(-4)		Magnesium Verla Injektions-lösung (3,15mmol Mg²⁺/10ml)	ml		i.v.		bei Bedarf, nach Wert in Bewässerung
-7	-30min, +3h30min, +7h30min	Dexamethason	4 mg	50 ml NaCl 0,9%	i.v.	15min	
-7	-30min	Granisetron/Kevatril®	3 mg		i.v.	B	
-6-(-4)	+2h30min, +6h30min, +10h30min	Dexamethason	4 mg	50 ml NaCl 0,9%	i.v.	15min	ab d-3 weiter nach Anordnung
-6-(-4)	+2h30min	Granisetron/Kevatril®	3 mg		i.v.	B	
-3-1	kontinuierlich	NaCl 0,9 %		1000 ml	i.v.	24h	im Wechsel mit Glucose 5%;
-3-1	kontinuierlich	Glucose 5%		1000 ml	i.v.	24h	Wechsel mit NaCl 0,9%
-3	kontinuierlich	GvHD-Prophylaxe	*		i.v.		ab Tag -3. * Dosis u. Applikation s. jeweiliges Protokoll
0	vor SZT	Clemastin/Tavegil®	2 mg		i.v.	B	
1-14	1-1-1-1	Aciclovir/Zovirax®	200 mg		p.o.		oder i.v. 250mg 1-1-1; Bis 2 Monate nach Ende Immunsuppression und CD4>200µl.

Bedarfsmedikation: Metoclopramid, Dimenhydrinat, Allopurinol 300 mg, Pantoprazol; **falls Menstruation noch besteht: Zoladex-Gyn® s.c. 1x monatlich oder Primolut®-Nor-5, 1-0-1 ab Aufnahme**

Kontrollen: Blutbild, Elektrolyte insbes. Ca²⁺, Mg²⁺, Leberwerte, Retentionswerte, eGFR, Flüssigkeitsbilanz

Dosisreduktion: siehe Dosismodifikationstabelle

Infektionsprophylaxe: Ab Tag +20 Cotrimoxazol 960mg p.o. Montag, Mittwoch, Freitag 0-1-0 und Folsäure 0,4mg p.o. jeweils Montags 0-1-0 bis 2 Monate nach Ende Immunsuppression und CD4>200µl.

IgG Gabe: wenn IgG< 400mg/dl oder wenn vermehrt Infekte und IgG< 500mg/dl

Isoniazid Prophylaxe: Isozid comp® 300mg/d in Abh. v. Alter, Anamnese, Herkunft und radiologischen Veränderungen.

Literatur: Studienprotokoll Freiburg, Grüllich et al. Bone Marrow Transpl. 2008; 41:845-50; adaptiert nach Illerhaus G et al. Haematologia. 2008; 93:147-8.

990100_08 TBI / Etoposid

Indikation: Konditionierung allogene SZT

Chemotherapie

Diese Zytostatikatherapie birgt letale Risiken. Die Anwendung darf nur durch erfahrene internistische Onkologen und entsprechend ausgebildetes Pflegepersonal erfolgen. Das Protokoll muss im Einzelfall überprüft und der klinischen Situation angepasst werden.

Tag	Substanz	Dosierung	Trägerlösung (ml)	Appl.	Inf.-dauer	Bemerkungen
-3	Etoposidphosphat	60 mg/kg	500 ml NaCl 0,9%	i.v.	1g/h	Menge entspricht Etoposidanteil

Tage: -6,-5,-4: TBI 2x2 Gy/d

Dosierung **Etoposidphosphat** auf idealisiertes Körpergewicht (**IBW**) beziehen damit die Körperoberfläche berechnen: Männer: IBW = 50,0kg + 2,3 x ((Größe in cm : 2,53) - 60)
Frauen: IBW = 45,5kg + 2,3 x ((Größe in cm : 2,53) - 60)
Bei **massivem Übergewicht (reales KG >15kg über IBW)**, gilt das angepaßte Körpergewicht
AIBW: berechnetes IBW + 0,5 x (reales KG - berechn. IBW)
Wenn reales Körpergewicht (KG) < IBW gilt das reale Körpergewicht

Achtung: Zu diesem Protokoll muss zwingend eine GvHD-Prophylaxe durchgeführt werden

Zyklusdiagramm	-7	-6	-5	-4	-3	-2	-1	0	1	2	3	4	5	6	7
TBI		■	■	■											
Etoposidphosphat					■										
GvHD-Prophylaxe															
allogene SZT								■							

Obligate Prä- und Begleitmedikation

Tag	zeitl. Ablauf	Substanz	Dosierung	Trägerlösung (ml)	Appl.	Inf.-dauer	Bemerkungen
-7-(-2)	1-0-1-0	Cotrimoxazol/Cotrim®forte	960 mg		p.o.		ab Aufnahme bis Tag -2
-7-25	1-0-0-0	Fluconazol/Diflucan®	200 mg		p.o.		ab Aufnahme bis mindestens Tag +25
-7-30	kontinuierlich	Heparin/Heparin Braun®	15000 IE		i.v.	24h	DR bei PTT >N ; Stop bei Blutungszeichen
-6-0	kontinuierlich	NaCl 0,9 %		1000 ml	i.v.	24h	im Wechsel mit Glucose 5%
-6-0	kontinuierlich	Glucose 5%		1000 ml	i.v.	24h	im Wechsel mit NaCl 0,9%
-6-0		KCl 7,45% (1mmol K+/ml)	ml		i.v.		bei Bedarf, nach Wert in Bewässerung
-6-0		Magnesium Verla Injektions-lösung (3,15mmol Mg²⁺/10ml)	ml		i.v.		bei Bedarf, nach Wert in Bewässerung
-4	Vorlauf	NaCl 0,9 %		1000 ml	i.v.	12h	zusätzliche Bewässerung
-4		Natriumbicarbonat 8,4%	60 ml		i.v.	12h	(1mmol HCO3-/ml) 60ml pro Liter Bewässerung
-3	-1h	NaCl 0,9 %		500 ml	i.v.	1h	Vorlauf, an Vorbewässerung + alkalisierung d-4 gedacht?
-3	-1h	Natriumbicarbonat 8,4%	60 ml		i.v.	1h	(1mmol HCO3-/ml); im Vorlauf
-6-(-3)	-30min	Granisetron/Kevatril®	3 mg		i.v.	B	
-6-(-4)	1-0-1-0	Dexamethason	4 mg		i.v.	15min	jeweils vor TBI
-3	0-0-1-1	Natriumbicarbonat/Bicanorm®	1 g		p.o.		
-2-(-1)	1-1-1-1	Natriumbicarbonat/Bicanorm®	1 g		p.o.		
-3	1-0-0-0	Dexamethason	4 mg		p.o.		ab d-2 weiter nach Anordnung
-3	-15min	Clemastin/Tavegil®	4 mg		i.v.	B	2 Ampullen
-3	-30min, +2h, +4h	Prednisolon-21-hydrogensuccinat/ Solu Decortin H®	50 mg		i.v.	B	
-3	+8h	Dexamethason	4 mg		i.v.	15min	oder p.o.; ab d-2 weiter nach Anordnung
-3	kontinuierlich	GvHD-Prophylaxe	*		i.v.		ab Tag -3; Dosis und Applikation s. jeweiliges Protokoll
0	vor SZT	Clemastin/Tavegil®	2 mg		i.v.	B	
1-30	1-1-1-1	Aciclovir/Zovirax®	200 mg		p.o.		oder i.v. 250mg 1-1-1; Bis 2 Monate nach Ende Immunsuppression und CD4>200µl

Bedarfsmedikation: Metoclopramid/Paspertin®, Dimenhydrinat/Vomex®, Allopurinol/Zyloric®, Pantoprazol/Pantozol®, Sucralfat/Ulcogant®; **falls Menstruation noch besteht : Zoladex-Gyn® s.c. 1x monatlich oder Primolut®-Nor-5, 1-0-1 ab Aufnahme**

Kontrollen: Blutbild, Elektrolyte, insbesondere Ca²⁺, Mg²⁺, Leberwerte, Retentionswerte, eGFR, Flüssigkeitsbilanz

Dosisreduktion: siehe Dosisreduktionstabelle

Infektionsprophylaxe: ab Tag +20 Cotrimoxazol 960mg p.o. Montag, Mittwoch, Freitag 0-1-0 und Folsäure 0,4mg p.o. jeweils Montags 0-1-0 bis 2 Monate nach Ende Immunsuppression und CD4>200µl.

IgG Gabe: wenn IgG< 400mg/dl oder wenn vermehrt Infekte und IgG< 500mg/dl

Isoniazid Prophylaxe: Isozid comp® 300mg/d in Abh. v. Alter, Anamnese, Herkunft und radiologischen Veränderungen.

Literatur: Blume KG et al. Blood. 1993; 81:2187-93; Blume KG et al. Bone Marrow Transpl. 1994; 14(Suppl 4):9-10.

Teil VI · Allogene Konditionierungs-Protokolle

060509_0740 DSMM XIV-Studie Konditionierung allogene SZT; **Indikation: Multiples Myelom** **ICD-10: C90**
Variante: MTX/LV

Chemotherapie

Diese Zytostatikatherapie birgt letale Risiken und ist Bestandteil der **DSMM XIV-Studie (http://www.lymphome.de/Gruppen/MMSG). Ein Studieneinschluss durch die mit der Studie betrauten Kollegen/Zentren sollte unbedingt angestrebt werden.** Die Anwendung darf nur durch erfahrene Onkologen und entsprechend ausgebildetes Pflegepersonal erfolgen. Das Protokoll muss im Einzelfall überprüft und der klinischen Situation angepasst werden.

Tag	Substanz	Dosierung	Trägerlösung (ml)	Appl.	Inf.-dauer	Bemerkungen
-6-(-4)	Fludarabin	30 mg/m²	250 ml NaCl 0,9%	i.v.	30min	
-6-(-4)	Treosulfan	14 g/m²	unverdünnt	i.v.	2h	
-1-0	Ciclosporin A/ Sandimmun®	2x 2.5 mg/kg	250 ml Glucose 5%	i.v.	4h	Ab Tag 0 Dosierung nach Blutspiegel; Gaben: 06:00 Uhr morgens, 18 Uhr abends
-3-(-1)	ATG(Fresenius®)	10 mg/kg	500 ml NaCl 0,9%	i.v.	6h	Nur bei MUD!
1	Methotrexat	15 mg/m²		i.v.	B	
3,6	Methotrexat	10 mg/m²		i.v.	B	

Tag 0 allogene SZT CD 34⁺ > 2x10⁶/kg KG

Achtung: Bei gleichzeitiger Verwendung von CYP3A4 Induktoren und Inhibitoren sorgfältige Ciclosporin Blutspiegel Überwachung, einschliesslich nach deren Absetzen. Ciclosporin hemmt CYP3A4 und den Multidrug-Efflux-Transporter P-Glycoprotein und kann die Plasmakonzentration gleichzeitig anwesender Medikamente, die Substrate dieses Enzyms oder Transporters sind erhöhen (z.B. Digoxin, Colchicin). Grapefruitsaft vermeiden.

Für Ciclosporin A-Therapiedauer übermäßige UV-Bestrahlung vermeiden

Zyklustag	-6	-5	-4	-3	-2	-1	0	1	2	3	4	5	6	7
Treosulfan	■	■	■											
Fludarabin	■	■	■											
ATG (nur bei MUD)				■	■	■								
Allogene SZT							■							
Ciclosporin A						▨	▨	▨	▨	▨	▨	▨	▨	▨
Methotrexat								■		■			■	
Ca-Folinat/Leukovorin									■		■			■

Obligate Prä- und Begleitmedikation

Tag	zeitl. Ablauf	Substanz	Dosierung	Trägerlösung (ml)	Appl.	Inf.-dauer	Bemerkungen
-7-7	kontinuierlich	NaCl 0,9 %		2000 ml	i.v.	22h	Bewässerung nach Bilanz weiterführen
-7-30	kontinuierlich	Heparin/Liquemin®	15000 IE		i.v.	22h	DR bei PTT>N; Stopp bei Blutungszeichen; während Treosulfan/ATG-Gabe pausieren bzw. nicht über gleichen Zugang
-7-25	1-0-0-0	Fluconazol/Diflucan®	200 mg		p.o.		ab stationärer Aufnahme
-7-(-2)	1-0-1-0	Cotrimoxazol/Cotrim®forte	960 mg		p.o.		ab stationärer Aufnahme bis Tag -2
-6-(-4)	-30min	Dexamethason	8 mg	100 ml NaCl 0,9%	i.v.	15min	
-6-(-4)	-30min	Granisetron/Kevatril®	3 mg	100 ml NaCl 0,9%	i.v.	15min	
-3-(-1)	-30min	Clemastin/Tavegil®	2 mg		i.v.	B	
-3-(-1)	-30min, +2h	Prednisolon/Solu-DecortinH®	100 mg		i.v.	15min	
-3-(-1)	-30min	Ranitidin/Zantic®	50 mg		i.v.	B	
0	vor SZT	Clemastin/Tavegil®	2 mg		i.v.		
1-14	1-1-1-1	Aciclovir/Zovirax®	200 mg		p.o.		oder i.v. 250mg 1-1-1; Bis 2 Monate nach Ende Immunsuppression und CD4>200µl
1	+24h	Calciumfolinat/Leukovorin®	15 mg/m²		i.v.	B	24h nach MTX bzw. an Tag 2
3	+24h	Calciumfolinat/Leukovorin®	10 mg/m²		i.v.	B	24h nach MTX bzw. an Tag 4
6	+24h	Calciumfolinat/Leukovorin®	10 mg/m²		i.v.	B	24h nach MTX bzw. an Tag 7

Bedarfsmedikation: Metoclopramid/Paspertin®, Dexamethason/Fortecortin® 3x4mg, Dimenhydrinat/Vomex®, Pantoprazol/Pantozol® 40mg, Sucralfat/Ulcogant®; falls Menstruation noch besteht: Zoladex-Gyn® s.c. 1x monatlich oder Norethisteron/Primolut N®
FN-Risiko: > 20%
Kontrollen: Blutbild, Elektrolyte (inkl.Magnesium), Leberwerte, Retentionswerte, Kreatinin-Clearance, Diurese, Herzfunktion, Lungenfunktion
Infektionsprophylaxe: Ab Tag +20 Cotrimoxazol 960mg p.o. Montag, Mittwoch, Freitag 0-1-0 und Folsäure 0,4mg p.o. jeweils Montags 0-1-0 bis 2 Monate nach Ende Immunsuppression und CD4 > 200µl. IgG Gabe: wenn IgG < 400mg/dl oder wenn vermehrt Infekte und IgG < 500mg/dl Isoniazid Prophylaxe: 300mg/d in Abhängigkeit von Alter, Anamnese, Herkunft und radiologischen Veränderungen
Literatur: Knop S et al.. Blood 113 (18): 4137-43, 2009; siehe Studienprotokoll DSMMXVI

Teil VII Protokolle zur GvHD-Prophylaxe

990101_02 Ciclosporin A/ Methotrexat — Indikation: GvHD-Prophylaxe

GvHD-Prophylaxe
Dieses Protokoll ist in Zusammenhang mit allogenen Konditionierungs-Protokollen zu verwenden

Tag	Substanz	Dosierung	Trägerlösung (ml)	Appl.	Inf.-dauer	Bemerkungen
-3-(-1)	Ciclosporin A/ Sandimmun®	2x 2.5 mg/kg		i.v.	4h	Ab Tag 0 Dosierung nach Blutspiegel; Dosis gerundet auf 50mg- Schritte; Gaben: 6Uhr morgens, 18Uhr abends
1	Methotrexat	15 mg/m²		i.v.	B	
3,6	Methotrexat	10 mg/m²		i.v.	B	

Achtung: Bei gleichzeitiger Verwendung von CYP3A4 Induktoren und Inhibitoren sorgfältige Ciclosporin Blutspiegel Überwachung, einschliesslich nach deren Absetzen. Ciclosporin hemmt CYP3A4 und den Multidrug-Efflux-Transporter P-Glycoprotein und kann die Plasmakonzentration gleichzeitig anwesender Medikamente, die Substrate dieses Enzyms oder Transporters sind erhöhen (z.B. Digoxin, Colchicin). Grapefruitsaft vermeiden.

Für Ciclosporin A-Therapiedauer übermäßige UV-Bestrahlung vermeiden

Zyklustag	-6	-5	-4	-3	-2	-1	0	1	2	3	4	5	6	7
Ciclosporin A				■	■	■	■	■	■	■	■	■	■	■
Methotrexat								■		■			■	
allogene SZT							■							

Dosisanpassung für Standard-MTX:

Bilirubin(direkt)	Dosis	Kreatinin	Dosis
< 2mg/dl	100%	< 1,5 mg/dl	100%
2,1- 3mg/dl	50%	1,5- 1,75mg/dl	75%
3,1- 5mg/dl	25%	1,8- 2mg/dl	50%
> 5mg/dl	keine Gabe	> 2 mg/dl	keine Gabe

Cave: Mucositis Grad III/IV → Rücksprache Oberarzt

Obligate Prä- und Begleitmedikation

Tag	zeitl. Ablauf	Substanz	Dosierung	Trägerlösung (ml)	Appl.	Inf.-dauer	Bemerkungen
1,3,6	+24h	Calciumfolinat/Leukovorin®	30 mg		i.v.		oder p.o.; 24h nach MTX-Gabe bzw. an Tagen 2,4 und 7

Bedarfsmedikation: Metoclopramid/Paspertin®, Dimenhydrinat/Vomex®, Pantoprazol/Pantozol®, Adrenalin, Sauerstoff, Ranitidin, Clemastin
Kontrollen: Blutbild, BB Diff., Hepatitis Serologie, Infusionsreaktionen, Blutdruck, Blutzucker, Elektrolyte insbes. K^+ und Mg^{2+}, Urea, Nierenfunktion, Leberfunktion, Ausschluß 3. Raum, Urinausscheidung, Urinuntersuchungen, Lipide, Neurotox., Lungenfunktion, Ciclosporin Spiegelbestimmung, Inspektion der Scheimhäute v. Mund u.Rachen
Dosisreduktion: Ciclosporin A in Abhängigkeit von Nieren und Leberfunktion; MTX in Abhängigkeit von Bilirubin und Nierenfunktion
Literatur: Fachinformationen: Sandimmun®, Methotrexat Lederle®

990101_05 Ciclosporin A/ MMF/ ATG 60 — Indikation: GvHD-Prophylaxe

GvHD-Prophylaxe
Dieses Protokoll ist in Zusammenhang mit allogenen Konditionierungs-Protokollen zu verwenden

Tag	Substanz	Dosierung	Trägerlösung (ml)	Appl.	Inf.-dauer	Bemerkungen
-3-(-2),-2-(-1),-1	Ciclosporin A/ Sandimmun®	2.5 mg/kg		i.v.	4h	Ab Tag 0 Dosierung nach Blutspiegel; Dosis gerundet auf 50mg- Schritte
-1	Mycophenolatmofetil/ CellCept®	2x 1000 mg abs.		i.v.	1h	ab Tag -1, kontinuierlich weiterführen; Gaben: 10 Uhr morgens, 22 Uhr abends
-3-(-1)	ATG(Fresenius®)	20 mg/kg	500 ml NaCl 0,9%	i.v.	8-12h	Dosierung in 100mg-Schritten, jeweils aufgerundet

Sonnenschutz und UV-Schutz zur Senkung des Hautkrebsrisikos während MMF-Therapie empfohlen.
Bei Anzeichen von Infektionen, ohne erkennbare Ursachen Auftretende Blutergüsse oder Blutungen behandelnden Arzt informieren.

Zyklusdiagramm	-6	-5	-4	-3	-2	-1	0	1	2	3	4	5	6	7
ATG				■	■	■								
Ciclosporin A (d-3 nur abends)				■	■	■	■	■	■	■	■	■	■	■
Mycophenolatmofetil						■	■	■	■	■	■	■	■	■
allogene SZT							■							

Achtung: Bei gleichzeitiger Verwendung von CYP3A4 Induktoren und Inhibitoren sorgfältige Ciclosporin Blutspiegel Überwachung, einschliesslich nach deren Absetzen. Ciclosporin hemmt CYP3A4 und den Multidrug-Efflux-Transporter P-Glycoprotein und kann die Plasmakonzentration gleichzeitig anwesender Medikamente, die Substrate dieses Enzyms oder Transporters sind erhöhen (z.B. Digoxin, Colchicin). Grapefruitsaft vermeiden.

Für Ciclosporin A-Therapiedauer übermäßige UV-Bestrahlung vermeiden

Achtung Inkompatibilität:
- ATG-Fresenius ↔ Glucose
- ATG-Fresenius ↔ Heparin

Obligate Prä- und Begleitmedikation

Tag	zeitl. Ablauf	Substanz	Dosierung	Trägerlösung (ml)	Appl.	Inf.-dauer	Bemerkungen
-3-(-1)	-30min	Ranitidin/Zantic®	50 mg		i.v.	B	vor ATG
-3-(-1)	-30min	Clemastin/Tavegil®	2 mg		i.v.	B	vor ATG
-3-(-1)	-30min	Prednisolon/Solu-DecortinH®	100 mg		i.v.	15min	vor ATG
-3-(-1)	+2h	Prednisolon/Solu-DecortinH®	100 mg		i.v.	15min	nach ATG

Bedarfsmedikation: Metoclopramid/Paspertin®, Dimenhydrinat/Vomex®, Pantoprazol/Pantozol®, Adrenalin, Sauerstoff, Ranitidin, Clemastin, Antibiose, Notfallmedikation, Loperamid (bei nicht infektiöser Diarrhoe)
Kontrollen: Blutbild, Blutdruck, Blutzucker, Elektrolyte insbes. K^+ und Mg^{2+}, Urea, Nierenfunktion, Leberfunktion, Urinausscheidung, Lipide, Ciclosporin Spiegelbestimmung, Inspektion der Scheimhäute v. Mund u.Rachen, Überwachung auf Infusionsreaktionen, Fieber, Schüttelfrost, Tremor, Atemfrequenz, Spannungsgefühl im Brustkorb, Urtikaria, Allergietest auf Kanincheneiweiß vor ATG-Gabe
Dosisreduktion: Ciclosporin A in Abhängigkeit von Nieren und Leberfunktion
Literatur: Fachinformationen: Sandimmun®, Mycophenolat-Mofetil, ATG Fresenius®

Teil VII · Protokolle zur GvHD-Prophylaxe

990101_03 Ciclosporin A/ MTX/ ATG 60   Indikation: GvHD-Prophylaxe

GvHD-Prophylaxe
Dieses Protokoll ist in Zusammenhang mit allogenen Konditionierungs-Protokollen zu verwenden

Tag	Substanz	Dosierung	Trägerlösung (ml)	Appl.	Inf.-dauer	Bemerkungen
-3-(-1)	Ciclosporin A/ Sandimmun®	2x 2.5 mg/kg		i.v.	4h	Ab Tag 0 Dosierung nach Blutspiegel; Dosis gerundet auf 50mg- Schritte; Gaben: 6Uhr morgens, 18Uhr abends
-3-(-1)	ATG(Fresenius®)	20 mg/kg	500 ml NaCl 0,9%	i.v.	8-12h	Dosierung in 100mg-Schritten, jeweils aufgerundet
1	Methotrexat	15 mg/m²		i.v.	B	
3,6	Methotrexat	10 mg/m²		i.v.	B	

Für Ciclosporin A-Therapiedauer übermäßige UV-Bestrahlung vermeiden

Achtung: Bei gleichzeitiger Verwendung von CYP3A4 Induktoren und Inhibitoren sorgfältige Ciclosporin Blutspiegel Überwachung, einschliesslich nach deren Absetzen. Ciclosporin hemmt CYP3A4 und den Multidrug-Efflux-Transporter P-Glycoprotein und kann die Plasmakonzentration gleichzeitig anwesender Medikamente, die Substrate dieses Enzyms oder Transporters sind erhöhen (z.B. Digoxin, Colchicin). Grapefruitsaft vermeiden.

Achtung Inkompatibilität:
ATG-Fresenius ↔ Glucose
ATG-Fresenius ↔ Heparin

Zyklustag	-6	-5	-4	-3	-2	-1	0	1	2	3	4	5	6	7
Ciclosporin A				■	■	■	■	■	■	■	■	■	■	■
ATG (Fresenius)				■	■	■								
Methotrexat								■		■			■	
allogene SZT							■							

Dosisanpassung für Standard-MTX:

Bilirubin(direkt)	Dosis	Kreatinin	Dosis
< 2mg/dl	100%	< 1,5 mg/dl	100%
2,1- 3mg/dl	50%	1,5- 1,75mg/dl	75%
3,1- 5mg/dl	25%	1,8- 2mg/dl	50%
> 5mg/dl	keine Gabe	> 2 mg/dl	keine Gabe

Cave: Mucositits Grad III/IV → Rücksprache Oberarzt

Obligate Prä- und Begleitmedikation

Tag	zeitl. Ablauf	Substanz	Dosierung	Trägerlösung (ml)	Appl.	Inf.-dauer	Bemerkungen
-3-(-1)	-30min	Ranitidin/Zantic®	50 mg		i.v.	B	vor ATG
-3-(-1)	-30min	Clemastin/Tavegil®	2 mg		i.v.	B	vor ATG
-3-(-1)	-30min	Prednisolon/Solu-DecortinH®	100 mg		i.v.	15min	vor ATG
-3-(-1)	+2h	Prednisolon/Solu-DecortinH®	100 mg		i.v.	15min	nach ATG
1,3,6	+24h	Calciumfolinat/Leukovorin®	30 mg		i.v.	B	oder p.o.; 24h nach MTX-Gabe bzw. an Tagen 2,4 und 7

Bedarfsmedikation: Metoclopramid/Paspertin®, Dimenhydrinat/Vomex®, Pantoprazol/Pantozol®, Adrenalin, Sauerstoff, Ranitidin, Clemastin, Antibiose, Notfallmedikation
Kontrollen: Blutbild, BB Diff., Hepatitis Serologie, Blutdruck, Blutzucker, Elektrolyte insbes. K⁺ und Mg²⁺, Urea, Nierenfunktion, Leberfunktion, Ausschluß 3. Raum, Urinausscheidung, Urinuntersuchungen, Lipide, Neurotox., Lungenfunktion, Ciclosporin Spiegelbestimmung, Inspektion der Schleimhäute v. Mund u.Rachen, Überwachung auf Infusionsreaktionen, Fieber, Schüttelfrost, Tremor, Atemfrequenz, Spannungsgefühl im Brustkorb, Urtikaria, Allergietest auf Kanincheneiweiß vor ATG-Gabe
Dosisreduktion: Ciclosporin A in Abhängigkeit von Nieren und Leberfunktion; MTX in Abhängigkeit von Bilirubin und Nierenfunktion
Literatur: Fachinformationen: Sandimmun®, Methotrexat Lederle®, ATG Fresenius®

990101_06 Ciclosporin A/ MTX/ ATG 30   Indikation: GvHD-Prophylaxe

GvHD-Prophylaxe
Dieses Protokoll ist in Zusammenhang mit allogenen Konditionierungs-Protokollen zu verwenden

Tag	Substanz	Dosierung	Trägerlösung (ml)	Appl.	Inf.-dauer	Bemerkungen
-3-(-1)	Ciclosporin A/ Sandimmun®	2x 2.5 mg/kg		i.v.	4h	Ab Tag 0 Dosierung nach Blutspiegel; Dosis gerundet auf 50mg- Schritte; Gaben: 6Uhr morgens, 18Uhr abends
-3-(-1)	ATG(Fresenius®)	10 mg/kg	500 ml NaCl 0,9%	i.v.	8-12h	Dosierung in 100mg-Schritten, jeweils aufgerundet
1	Methotrexat	15 mg/m²		i.v.	B	
3,6	Methotrexat	10 mg/m²		i.v.	B	

Für Ciclosporin A-Therapiedauer übermäßige UV-Bestrahlung vermeiden

Achtung: Bei gleichzeitiger Verwendung von CYP3A4 Induktoren und Inhibitoren sorgfältige Ciclosporin Blutspiegel Überwachung, einschliesslich nach deren Absetzen. Ciclosporin hemmt CYP3A4 und den Multidrug-Efflux-Transporter P-Glycoprotein und kann die Plasmakonzentration gleichzeitig anwesender Medikamente, die Substrate dieses Enzyms oder Transporters sind erhöhen (z.B. Digoxin, Colchicin). Grapefruitsaft vermeiden.

Achtung Inkompatibilität:
ATG-Fresenius ↔ Glucose
ATG-Fresenius ↔ Heparin

Dosisanpassung für Standard-MTX:

Bilirubin(direkt)	Dosis	Kreatinin	Dosis
< 2mg/dl	100%	< 1,5 mg/dl	100%
2,1- 3mg/dl	50%	1,5- 1,75mg/dl	75%
3,1- 5mg/dl	25%	1,8- 2mg/dl	50%
> 5mg/dl	keine Gabe	> 2 mg/dl	keine Gabe

Cave: Mucositits Grad III/IV → Rücksprache Oberarzt

Zyklustag	-6	-5	-4	-3	-2	-1	0	1	2	3	4	5	6	7
Ciclosporin A				■	■	■	■	■	■	■	■	■	■	■
ATG (Fresenius)				■	■	■								
Methotrexat								■		■			■	
allogene SZT							■							

Obligate Prä- und Begleitmedikation

Tag	zeitl. Ablauf	Substanz	Dosierung	Trägerlösung (ml)	Appl.	Inf.-dauer	Bemerkungen
-3-(-1)	-30min	Ranitidin/Zantic®	50 mg		i.v.	B	vor ATG
-3-(-1)	-30min	Clemastin/Tavegil®	2 mg		i.v.	B	vor ATG
-3-(-1)	-30min	Prednisolon/Solu-DecortinH®	100 mg		i.v.	15min	vor ATG
-3-(-1)	+2h	Prednisolon/Solu-DecortinH®	100 mg		i.v.	15min	nach ATG
1,3,6	+24h	Calciumfolinat/Leukovorin®	30 mg		i.v.	B	oder p.o.; 24h nach MTX-Gabe bzw. an Tagen 2, 4 und 7

Bedarfsmedikation: Metoclopramid/Paspertin®, Dimenhydrinat/Vomex®, Pantoprazol/Pantozol®, Adrenalin, Sauerstoff, Ranitidin, Clemastin, Antibiose, Notfallmedikation
Kontrollen: Blutbild, BB Diff., Hepatitis Serologie, Blutdruck, Blutzucker, Elektrolyte insbes. K⁺ und Mg²⁺, Urea, Nierenfunktion, Leberfunktion, Ausschluß 3. Raum, Urinausscheidung, Urinuntersuchungen, Lipide, Neurotox., Lungenfunktion, Ciclosporin Spiegelbestimmung, Inspektion der Schleimhäute v. Mund u.Rachen, Überwachung auf Infusionsreaktionen, Fieber, Schüttelfrost, Tremor, Atemfrequenz, Spannungsgefühl im Brustkorb, Urtikaria, Allergietest auf Kanincheneiweiß vor ATG-Gabe
Dosisreduktion: Ciclosporin A in Abhängigkeit von Nieren und Leberfunktion; MTX in Abhängigkeit von Bilirubin und Nierenfunktion
Literatur: Fachinformationen: Sandimmun®, Methotrexat Lederle®, ATG Fresenius®

990101_07 Ciclosporin A/ MTX/ ATG 20 — Indikation: GvHD-Prophylaxe

GvHD-Prophylaxe — Dieses Protokoll ist in Zusammenhang mit allogenen Konditionierungs-Protokollen zu verwenden

Tag	Substanz	Dosierung	Trägerlösung (ml)	Appl.	Inf.-dauer	Bemerkungen
-3-(-1)	Ciclosporin A/ Sandimmun®	2x 2.5 mg/kg		i.v.	4h	Ab Tag 0 Dosierung nach Blutspiegel; Dosis gerundet auf 50mg- Schritte; Gaben: 6Uhr morgens, 18Uhr abends
-3-(-2)	ATG(Fresenius®)	5 mg/kg	500 ml NaCl 0,9%	i.v.	8-12h	Dosierung in 100mg-Schritten, jeweils aufgerundet
-1	ATG(Fresenius®)	10 mg/kg	500 ml NaCl 0,9%	i.v.	8-12h	Dosierung in 100mg-Schritten, jeweils aufgerundet
1	Methotrexat	15 mg/m²		i.v.	B	
3,6	Methotrexat	10 mg/m²		i.v.	B	

Für Ciclosporin A-Therapiedauer übermäßige UV-Bestrahlung vermeiden

Achtung: Bei gleichzeitiger Verwendung von CYP3A4 Induktoren und Inhibitoren sorgfältige Ciclosporin Blutspiegel Überwachung, einschliesslich nach deren Absetzen. Ciclosporin hemmt CYP3A4 und den Multidrug-Efflux-Transporter P-Glycoprotein und kann die Plasmakonzentration gleichzeitig anwesender Medikamente, die Substrate dieses Enzyms oder Transporters sind erhöhen (z.B. Digoxin, Colchicin). Grapefruitsaft vermeiden.

Achtung Inkompatibilität:
ATG-Fresenius ↔ Glucose
ATG-Fresenius ↔ Heparin

Dosisanpassung für Standard-MTX:

Bilirubin(direkt)	Dosis	Kreatinin	Dosis
< 2mg/dl	100%	< 1,5 mg/dl	100%
2,1- 3mg/dl	50%	1,5- 1,75mg/dl	75%
3,1- 5mg/dl	25%	1,8- 2mg/dl	50%
> 5mg/dl	keine Gabe	> 2 mg/dl	keine Gabe

Cave: Mucositits Grad III/IV → Rücksprache Oberarzt

Zyklustag	-6	-5	-4	-3	-2	-1	0	1	2	3	4	5	6	7
Ciclosporin A				▓	▓	▓	▓	▓	▓	▓	▓	▓	▓	▓
ATG (Fresenius)				▓		▓								
Methotrexat								▓			▓		▓	
allogene SZT							■							

Obligate Prä- und Begleitmedikation

Tag	zeitl. Ablauf	Substanz	Dosierung	Trägerlösung (ml)	Appl.	Inf.-dauer	Bemerkungen
-3-(-1)	-30min	Ranitidin/Zantic®	50 mg		i.v.	B	vor ATG
-3-(-1)	-30min	Clemastin/Tavegil®	2 mg		i.v.	B	vor ATG
-3-(-1)	-30min	Prednisolon/Solu-DecortinH®	100 mg		i.v.	15min	vor ATG
-3-(-1)	+2h	Prednisolon/Solu-DecortinH®	100 mg		i.v.	15min	nach ATG
1,3,6	+24h	Calciumfolinat/Leukovorin®	30 mg		i.v.	B	oder p.o.; 24h nach MTX-Gabe bzw. Tag 2, 4 und 7

Bedarfsmedikation: Metoclopramid/Paspertin®, Dimenhydrinat/Vomex®, Pantoprazol/Pantozol®, Adrenalin, Sauerstoff, Ranitidin, Clemastin, Antibiose, Notfallmedikation
Kontrollen: Blutbild, BB Diff., Hepatitis Serologie, Blutdruck, Blutzucker, Elektrolyte insbes. K+ und Mg2+, Urea, Nierenfunktion, Leberfunktion, Ausschluß 3. Raum, Urinausscheidung, Urinuntersuchungen, Lipide, Neurotox., Lungenfunktion, Ciclosporin Spiegelbestimmung, Inspektion der Scheimhäute v. Mund u.Rachen, Überwachung auf Infusionsreaktionen, Fieber, Schüttelfrost, Tremor, Atemfrequenz, Spannungsgefühl im Brustkorb, Urtikaria, Allergietest auf Kanincheneiweiß vor ATG-Gabe
Dosisreduktion: Ciclosporin A in Abhängigkeit von Nieren und Leberfunktion; MTX in Abhängigkeit von Bilirubin und Nierenfunktion
Literatur: Fachinformationen: Sandimmun®, Methotrexat Lederle®, ATG Fresenius®

990101_01 Ciclosporin A/ Alemtuzumab — Indikation: GvHD-Prophylaxe

GvHD-Prophylaxe — Dieses Protokoll ist in Zusammenhang mit allogenen Konditionierungs-Protokollen zu verwenden

Tag	Substanz	Dosierung	Trägerlösung (ml)	Appl.	Inf.-dauer	Bemerkungen
-3-(-1)	Ciclosporin A/ Sandimmun®	2x 2.5 mg/kg		i.v.	4h	Ab Tag 0 Dosierung nach Blutspiegel; Dosis gerundet auf 50mg- Schritte; Gaben: 6Uhr morgens, 18Uhr abends
-2-(-1)	Alemtuzumab	10 mg	100 ml NaCl 0,9%	i.v.	2h	für 1 bis 2 Tage (Dosen)

Zyklustag	-6	-5	-4	-3	-2	-1	0	1	2	3	4	5	6	7
Ciclosporin A				▓	▓	▓	▓	▓	▓	▓	▓	▓	▓	▓
Alemtuzumab für 1-2 Tage/Dosen					▓	▓								
allogene SZT							■							

Achtung: Bei gleichzeitiger Verwendung von CYP3A4 Induktoren und Inhibitoren sorgfältige Ciclosporin Blutspiegel Überwachung, einschliesslich nach deren Absetzen. Ciclosporin hemmt CYP3A4 und den Multidrug-Efflux-Transporter P-Glycoprotein und kann die Plasmakonzentration gleichzeitig anwesender Medikamente, die Substrate dieses Enzyms oder Transporters sind erhöhen (z.B. Digoxin, Colchicin). Grapefruitsaft vermeiden.

Für Ciclosporin A-Therapiedauer übermäßige UV-Bestrahlung vermeiden

Obligate Prä- und Begleitmedikation

Tag	zeitl. Ablauf	Substanz	Dosierung	Trägerlösung (ml)	Appl.	Inf.-dauer	Bemerkungen
-2-(-1)	-1h	Paracetamol/Paracetamol ratio®	1 g		p.o.		vor Alemtuzumab
-2-(-1)	-30min	Ranitidin/Zantic®	50 mg		i.v.	B	vor Alemtuzumab
-2-(-1)	-30min	Clemastin/Tavegil®	2 mg		i.v.	B	vor Alemtuzumab
-2-(-1)	-30min	Prednisolon/Solu-DecortinH®	100 mg		i.v.	B	vor Alemtuzumab
-2-(-1)	+2h	Prednisolon/Solu-DecortinH®	100 mg		i.v.	B	nach Alemtuzumab
-2-(-1)	+3h, +7h	Paracetamol/Paracetamol ratio®	1 g		p.o.		nach Alemtuzumab

Bedarfsmedikation: Metoclopramid/Paspertin®, Dimenhydrinat/Vomex®, Pantoprazol/Pantozol®, Adrenalin, Sauerstoff, Ranitidin, Clemastin
Kontrollen: Blutbild, Infusionsreaktionen, Blutdruck, Herzfrequenz, Blutzucker, Elektrolyte insbes. K+ und Mg2+, Urea, Nierenfunktion, Leberfunktion, Urinausscheidung, Lipide, Ciclosporin Spiegelbestimmung, Inspektion der Schleimhäute von Mund und Rachen
Dosisreduktion: Ciclosporin A in Abhängigkeit von Nieren und Leberfunktion
Literatur: Fachinformationen: MabCampath®, Sandimmun®

Teil VII · Protokolle zur GvHD-Prophylaxe

990101_04 Everolimus/ Mycophenolsäure   **Indikation: GvHD-Prophylaxe**

GvHD-Prophylaxe — Dieses Protokoll ist in Zusammenhang mit allogenen Konditionierungs-Protokollen zu verwenden

Tag	Substanz	Dosierung	Trägerlösung (ml)	Appl.	Inf.-dauer	Bemerkungen
-3-0	Everolimus/ Certican®	2x 1.75 mg		p.o.		ab Tag 0 abends: Dosierung nach Blutspiegel; Gaben: 1-0-1-0
-1-0	Mycophenolsäure/ Myfortic®	2x 720 mg		p.o.		kontinuierlich weiterführen; Gaben: 1-0-1-0

Zyklustag	-6	-5	-4	-3	-2	-1	0	1	2	3	4	5	6	7
Everolimus/ Certican				▒	▒	▒	▒	▒	▒	▒	▒	▒	▒	▒
Mycophenolsäure/ Myfortic						▒	▒	▒	▒	▒	▒	▒	▒	▒
allogene SZT							■							

Achtung: Die gleichzeitige Gabe von Everolimus und starken CYP3A4- Inhibitoren (z.B. Ketoconazol, Clarithromycin etc.) und Induktoren (z.B. Rifampicin, Rifambutin etc.) wenn möglich vermeiden. Bei gleichzeitiger Verwendung von CYP3A4 Induktoren und Inhibitoren Vollblut-Talkonzentration überwachen, sowie nach deren Absetzen. Grapefruitsaft vermeiden.

Sonnenschutz und UV-Schutz zur Senkung des Hautkrebsrisikos während Mycophenolsäure-Therapie empfohlen.
Bei Anzeichen von Infektionen, ohne erkennbare Ursachen auftretende Blutergüsse oder Blutungen behandelnden Arzt informieren.

Bedarfsmedikation: Metoclopramid/Paspertin®, Dimenhydrinat/Vomex®, Pantoprazol/Pantozol®
Kontrollen: Everolimus Blutspiegel, Leberfunktion, Bilirubin, Albumin, Gerinnung, INR, Nierenfunktion, Blutbild, Elektrolyte, Lungenfunktion
Dosisreduktion: Bei mittelschwerer Leberinsuffizienz (Child-Pugh Klasse A oder B) Dosisreduktion Certican auf 50% beim Zutreffen von zwei der folgenden Kriterien: Bilirubin >2mg/dl, Albumin < 3,5g/dl, INR > 1,3 (Prothrombinzeit > 4 Sekunden Verlängerung), weitere Dosisreduktion basierend auf therapeutischer Blutspiegelüberwachung.
Literatur: Fachinformationen Certican® und Myfortic®

990101_09 Cyclophosphamid/ Mycophenolsäure/ Ciclosporin   **Indikation: GvHD-Prophylaxe bei haploidentem Spender**
"Haplo-Baltimore-Protokoll": Ciclosporin-Variante

GvHD-Prophylaxe — Diese Zytostatikatherapie birgt letale Risiken. Die Anwendung darf nur durch erfahrene internistische Onkologen und entsprechend ausgebildetes Pflegepersonal erfolgen. Das Protokoll muss im Einzelfall überprüft und der klinischen Situation angepasst werden.

Tag	Substanz	Dosierung	Trägerlösung (ml)	Appl.	Inf.-dauer	Bemerkungen
3-4	Cyclophosphamid	50 mg/kg	1000 ml NaCl 0,9%	i.v.	1h	
5-7	Mycophenolsäure/ Myfortic®	2x 720 mg		p.o.		kontinuierlich weiterführen; Gaben: 1-0-1-0
5-7	Ciclosporin A/ Sandimmun®	2x 2.5 mg/kg		i.v.	4h	Ab Tag 8 Dosierung nach Blutspiegel; Dosis gerundet auf 50mg- Schritte; Gaben: 6 Uhr morgens, 18 Uhr abends

Zyklustag	0	1	2	3	4	5	6	7	8	9	10	11	12	13	14
allogene SZT	■														
Cyclophosphamid				▒	▒										
Mycophenolsäure						▒	▒	▒	▒	▒	▒	▒	▒	▒	▒
Ciclosporin A						▒	▒	▒	▒	▒	▒	▒	▒	▒	▒

Dosierung **Cyclophosphamid** auf idealisiertes Körpergewicht (**IBW**) beziehen damit die Körperoberfläche berechnen: Männer: IBW = 50,0kg + 2,3 x ((Größe in cm : 2,53) - 60)
Frauen: IBW = 45,5kg + 2,3 x ((Größe in cm : 2,53) - 60)
Bei **massivem Übergewicht (reales KG >15kg über IBW)**, gilt das angepaßte Körpergewicht:
AIBW: berechnetes IBW + 0,5 x (reales KG - berechn. IBW)
Wenn reales Körpergewicht (KG) < IBW gilt das reale Körpergewicht

Sonnenschutz und UV-Schutz zur Senkung des Hautkrebsrisikos während Mycophenolsäure-Therapie empfohlen.
Bei Anzeichen von Infektionen, ohne erkennbare Ursachen auftretende Blutergüsse oder Blutungen behandelnden Arzt informieren.

Für Ciclosporin A-Therapiedauer übermäßige UV-Bestrahlung vermeiden

Achtung: Bei gleichzeitiger Verwendung von CYP3A4 Induktoren und Inhibitoren sorgfältige Ciclosporin Blutspiegel Überwachung, einschliesslich nach deren Absetzen. Ciclosporin hemmt CYP3A4 und den Multidrug-Efflux-Transporter P-Glycoprotein und kann die Plasmakonzentration gleichzeitig anwesender Medikamente, die Substrate dieses Enzyms oder Transporters sind erhöhen (z.B. Digoxin, Colchicin). Grapefruitsaft vermeiden.

Obligate Prä- und Begleitmedikation

Tag	zeitl. Ablauf	Substanz	Dosierung	Trägerlösung (ml)	Appl.	Inf.-dauer	Bemerkungen
2-5	1-1-1-1	Natriumbicarbonat/Bicanorm®	1 g		p.o.		bis Tag +5
3-5	kontinuierlich	NaCl 0,9%		2000 ml	i.v.	24h	im Wechsel mit Glucose 5%
3-5	kontinuierlich	Glucose 5%		2000 ml	i.v.	24h	im Wechsel mit NaCl 0,9%
3-5	kontinuierlich	Natriumbicarbonat 8,4% (1mmol HCO_3^-/ml)	240 ml		i.v.	24h	60ml pro Liter Bewässerung
3-5		KCl 7,45% (1mmol K^+/ml)	ml		i.v.		bei Bedarf nach K+ Wert in NaCl / Glucose Bewässerung (Ref. bereich: 3,5-5,1mmol/L)
3-5		Magnesium Verla Injektions-lösung (3,15mmol Mg^{2+}/10ml)	ml		i.v.		bei Bedarf nach Mg2+ Wert in NaCl / Glucose Bewässerung (Ref. bereich: 0,66 - 0,99mmol/L)
3-5	kontinuierlich	Mesna/Uromitexan®	100 mg/kg		i.v.	24h	bis 24h nach Ende der Cyclophosphamidgabe
3-4	-30min	Granisetron/Kevatril®	3 mg		i.v.		B
3-4	-30min, +4h, +8h	Dexamethason	4 mg		i.v.	15min	oder p.o.
3-4	-30min	Furosemid/Lasix®	20 mg		i.v.		B

Bedarfsmedikation: Metoclopramid/Paspertin®, Dimenhydrinat/Vomex®, Pantoprazol/Pantozol®, Adrenalin, Sauerstoff, Ranitidin, Clemastin
Kontrollen: Ciclosporin Spiegelbestimmung, Überwachung auf Ciclosporin Infusionsreaktionen (inkl. Blutdruck, Herzfrequenz, Temperatur, Atemfrequenz), Lipide, Leberfunktion, Bilirubin, Albumin, Nierenfunktion, Blutbild, Elektrolyte (insbes. K+, Ca^{2+}, Mg^{2+}), Retentionswerte, Flüssigkeitsbilanz
Dosisreduktion: Ciclosporin A in Abhängigkeit von Nieren und Leberfunktion. Siehe auch Dosismodifikationstabelle
Literatur: adaptiert nach: Bolaños-Meade J et al. Blood. 2012; 120:4285-4291; Brunstein CG et al. Blood. 2011; 118: 282-288; Tuve S et al. Leukemia. 2011; 25:880-883; Fachinformationen Sandimmun® und Myfortic®

990101_08 Cyclophosphamid/ Mycophenolsäure/ Everolimus
"Haplo-Baltimore-Protokoll": Everolimus-Variante

Indikation: GvHD-Prophylaxe bei haploidentem Spender

GvHD-Prophylaxe

Diese Zytostatikatherapie birgt letale Risiken. Die Anwendung darf nur durch erfahrene internistische Onkologen und entsprechend ausgebildetes Pflegepersonal erfolgen. Das Protokoll muss im Einzelfall überprüft und der klinischen Situation angepasst werden.

Tag	Substanz	Dosierung	Trägerlösung (ml)	Appl.	Inf.-dauer	Bemerkungen
3-4	Cyclophosphamid	50 mg/kg	1000 ml NaCl 0,9%	i.v.	1h	
5-8	Mycophenolsäure/ Myfortic®	2x 720 mg		p.o.		kontinuierlich weiterführen; Gaben: 1-0-1-0
5-8	Everolimus/ Certican®	2x 1.75 mg		p.o.		ab Tag +8 abends: Dosierung nach Blutspiegel; Gaben: 1-0-1-0

Zyklustag	0	1	2	3	4	5	6	7	8	9	10	11	12	13	14
allogene SZT	■														
Cyclophosphamid				■	■										
Mycophenolsäure						■	■	■	■	■	■	■	■	■	■
Everolimus						■	■	■	■	■	■	■	■	■	■

Dosierung **Cyclophosphamid** auf idealisiertes Körpergewicht (**IBW**) beziehen damit die Körperoberfläche berechnen: Männer: IBW = 50,0kg + 2,3 x ((Größe in cm : 2,53) - 60)
Frauen: IBW = 45,5kg + 2,3 x ((Größe in cm : 2,53) - 60)
Bei **massivem Übergewicht (reales KG >15kg über IBW)**, gilt das angepaßte Körpergewicht:
AIBW: berechnetes IBW + 0,5 x (reales KG - berechn. IBW)
Wenn reales Körpergewicht (KG) < IBW gilt das reale Körpergewicht

Achtung: Die gleichzeitige Gabe von Everolimus und starken CYP3A4- Inhibitoren (z.B. Ketoconazol, Clarithromycin etc.) und Induktoren (z.B. Rifampicin, Rifambutin etc.) wenn möglich vermeiden. Bei gleichzeitiger Verwendung von CYP3A4 Induktoren und Inhibitoren Vollblut-Talkonzentration überwachen, sowie nach deren Absetzen. Grapefruitsaft vermeiden.

Sonnenschutz und UV-Schutz zur Senkung des Hautkrebsrisikos während Mycophenolsäure-Therapie empfohlen.
Bei Anzeichen von Infektionen, ohne erkennbare Ursachen auftretende Blutergüsse oder Blutungen behandelnden Arzt informieren.

Obligate Prä- und Begleitmedikation

Tag	zeitl. Ablauf	Substanz	Dosierung	Trägerlösung (ml)	Appl.	Inf.-dauer	Bemerkungen
2-5	1-1-1-1	Natriumbicarbonat/Bicanorm®	1 g		p.o.		bis Tag +5
3-5	kontinuierlich	NaCl 0,9%		2000 ml	i.v.	24h	im Wechsel mit Glucose 5%
3-5	kontinuierlich	Glucose 5%		2000 ml	i.v.	24h	im Wechsel mit NaCl 0,9%
3-5	kontinuierlich	Natriumbicarbonat 8,4% (1mmol HCO_3^-/ml)	240 ml		i.v.	24h	60ml pro Liter Bewässerung
3-5		KCl 7,45% (1mmol K^+/ml)	ml		i.v.		bei Bedarf nach K+ Wert in NaCl / Glucose Bewässerung (Ref. bereich: 3,5-5,1mmol/L)
3-5		Magnesium Verla Injektions-lösung (3,15mmol Mg^{++}/10ml)	ml		i.v.		bei Bedarf nach Mg2+ Wert in NaCl / Glucose Bewässerung (Ref. bereich: 0,66 - 0,99mmol/L)
3-5	kontinuierlich	Mesna/Uromitexan®	100 mg/kg		i.v.	24h	bis 24h nach Ende der Cyclophosphamidgabe
3-4	-30min	Granisetron/Kevatril®	3 mg		i.v.	B	
3-4	-30min, +4h, +8h	Dexamethason	4 mg		i.v.	15min	oder p.o.
3-4	-30min	Furosemid/Lasix®	20 mg		i.v.	B	

Bedarfsmedikation: Metoclopramid/Paspertin®, Dimenhydrinat/Vomex®, Pantoprazol/Pantozol®

Kontrollen: Everolimus Blutspiegel, Leberfunktion, Bilirubin, Albumin, Gerinnung, INR, Nierenfunktion, Blutbild, Elektrolyte, Lungenfunktion, Elektrolyte insbes. Ca^{2+}, Mg^{2+}, Retentionswerte, Flüssigkeitsbilanz

Dosisreduktion: Bei mittelschwerer Leberinsuffizienz (Child-Pugh Klasse A oder B) Dosisreduktion Certican auf 50% beim Zutreffen von zwei der folgenden Kriterien: Bilirubin >2mg/dl, Albumin < 3,5g/dl, INR > 1,3 (Prothrombinzeit > 4 Sekunden Verlängerung), weitere Dosisreduktion basierend auf therapeutischer Blutspiegelüberwachung. Siehe auch Dosismodifikationstabelle

Literatur: adaptiert nach: Bolaños-Meade J et al. Blood. 2012; 120:4285-4291; Brunstein CG et al. Blood. 2011; 118: 282-288; Tuve S et al. Leukemia. 2011; 25:880-883; Fachinformationen Certican® und Myfortic®

# Teil VIII   Supportive Therapieprotokolle

999999_04 Alemtuzumab i.v.

Indikation: steroid-refraktäre GvHD

ICD-10: T86; K93+77; L99

GvHD-Therapie

Diese Zytostatikatherapie birgt letale Risiken. Die Anwendung darf nur durch erfahrene internistische Onkologen und entsprechend ausgebildetes Pflegepersonal erfolgen. Das Protokoll muss im Einzelfall überprüft und der klinischen Situation angepasst werden.

Tag	Substanz	Dosierung	Trägerlösung (ml)	Appl.	Inf.-dauer	Bemerkungen
1	Alemtuzumab	10 mg abs.		i.v.	2h	

Zyklusdiagramm	d1 w1	
Alemtuzumab	■ ||||	Wdh.

Obligate Prä- und Begleitmedikation

Tag	zeitl. Ablauf	Substanz	Dosierung	Trägerlösung (ml)	Appl.	Inf.-dauer	Bemerkungen
1	1-1-1-0	Paracetamol/Paracetamol ratio®	1000 mg abs.		p.o.		
1	-30min	Clemastin/Tavegil®	2 mg		i.v.	B	
1	-30min	Ranitidin/Zantic®	50 mg		i.v.	B	
1	-30min, +2h	Prednison/Decortin®	100 mg		i.v.	B	15min

Bedarfsmedikation: langfristige Prophylaxe viraler, mykotischer und bakterieller Infektionen dringend erforderlich
Kontrollen: bei Clemastin-Gabe auf die Herzfrequenz achten
Erfolgsbeurteilung: klinischer Verlauf (Diarrhoe, Albumin/GE i.S.), Histologie/Koloskopie
Wiederholung: wöchentlich, maximal 4x
Literatur: Schnitzler M. et al. Biol Blood Marrow Transplant. 2009; 15(8):910-8.

999999_06 Prophylaxe von akuter und verzögerter Emesis bei hoch emetogener Chemotherapie

Indikation: Hoch emetogene Chemotherapie

Chemotherapie

Tag	Substanz	Dosierung	Trägerlösung (ml)	Appl.	Inf.-dauer	Bemerkungen
1	Aprepitant/Emend®	125 mg		p.o.		alternativ bei massivem Erbrechen: Fosaprepitant/Ivemend® i.v. 150mg über 30min NUR an d1, 30min vor CTx; Aprepitant p.o. Gaben: 1h vor CTx
1	Dexamethason	12 mg		i.v.	B	
1	Granisetron/Kevatril®	1 mg		i.v.	B	an Tagen 1-n bei mehrtägiger CTx
2	Aprepitant/Emend®	80 mg		p.o.		an Tagen 2-n nur bei mehrtägiger CTx; entfällt bei Fosaprepitant-Gabe 150mg i.v. an d1; Gaben: 1h vor CTx
2	Dexamethason	8 mg		i.v.		an Tagen 2-n nur bei mehrtägiger CTx

Prophylaxe von verzögerter Emesis

Tag	zeitlicher Ablauf	Substanz	Dosierung	Applikation	Bemerkung
2-3 nach CTx	1-0-0-0	Aprepitant	80mg	p.o.	entfällt bei Fosaprepitant-Gabe an d1
2-4 nach CTx	1-0-1-0	Dexamethason	4mg	p.o.	alternativ 8mg 1x täglich 1-0-0-0

Bedarfsmedikation: Metoclopramid/Paspertin® Trpf., Dimenhydrinat/Vomex A® Supp./Drg., Haloperidol/Haldol®, Lorazepam p.o.
Cave: Die Gabe von Dexamethason im Rahmen der Antiemese ist anzupassen, wenn das CTx-Protokoll bereits eine Therapie mit Kortikosteroiden enthält.
Wechselwirkungen: **Aprepitant:** Substrat und moderater Inhibitor von CYP 3A4, leichter Induktor von CYP 3A4, CYP 2A9. Keine Komedikation mit Pimozid, Terfenadin, Astemizol, Cisaprid. Vorsicht bei gemeinsamer Anwendung mit Cyclosporin, Tacrolimus, Sirolimus, Everolimus, Alfentanil, Dihydroergotamin, Ergotamin, Fentanyl, Chinidin. Vorsicht bei Komedikation mit Inhibitoren/starken Induktoren von CYP 3A4, u.a. Ketoconazol, Posaconazol, Itraconazol, Voriconazol, Clarithromycin, Telithromycin, Rifampicin, Phenytoin, Carbamazepin, Phenobarbital, Johanniskraut. **Bei Dauertherapie mit Warfarin engmaschige INR-Kontrolle. Dexamethason p.o.: AUC um das 2,2 -fache gesteigert bei gleichzeitiger Anwendung mit Aprepitant.** Siehe auch Fachinformation.
Literatur: MASCC/ESMO Antiemetic Guideline 2013. http://www.mascc.org.; NCCN GuidelinesTM Antiemesis. Version I.2014. http://www.nccn.org. Basch E et al. Antiemetics: American Society of Clinical Oncology Clinical Practice Guideline Update. J Clin Oncol 2011; 29:4189-4198.

Teil VIII · Supportive Therapieprotokolle

999999_07 Prophylaxe von akuter und verzögerter Emesis bei moderat emetogener Chemotherapie

Indikation: Moderat emetogene Chemotherapie

Chemotherapie

Tag	Substanz	Dosierung	Trägerlösung (ml)	Appl.	Inf.-dauer	Bemerkungen
1	Dexamethason	8 mg		i.v.	B	
1	Granisetron/Kevatril®	1 mg		i.v.	B	

Prophylaxe von verzögerter Emesis

Tag	zeitlicher Ablauf	Substanz	Dosierung	Applikation	Bemerkung
2-3 nach CTx	1-0-1-0	Dexamethason	4mg	p.o.	alternativ 8mg 1x täglich 1-0-0-0

Bedarfsmedikation: Metoclopramid/Paspertin® Trpf., Dimenhydrinat/Vomex A® Supp./Drg., Haloperidol/Haldol®, Lorazepam p.o.
Cave: Die Gabe von **Dexamethason** im Rahmen der Antiemese ist anzupassen, wenn das CTx-Protokoll bereits eine Therapie mit Kortikosteroiden enthält.
Literatur: MASCC/ESMO Antiemetic Guideline 2013. http://www.mascc.org.; NCCN GuidelinesTM Antiemesis. Version I.2014. http://www.nccn.org. Basch E et al. Antiemetics: American Society of Clinical Oncology Clinical Practice Guideline Update. J Clin Oncol 2011; 29:4189-4198.

999999_08 Prophylaxe von akuter und verzögerter Emesis: Anthracyclin + Cyclophophamid

Indikation: Chemotherapie mit Anthracyclin + Cyclophosphamid

Chemotherapie

Tag	Substanz	Dosierung	Trägerlösung (ml)	Appl.	Inf.-dauer	Bemerkungen
1	Aprepitant/Emend®	125 mg		p.o.		alternativ bei massivem Erbrechen: Fosaprepitant/Ivemend® i.v. 150mg über 30min NUR an d1 30min vor CTx; Gaben: 1h vor CTx
1	Dexamethason	8 mg		i.v.	B	an Tagen 1-n bei mehrtägiger CTx
1	Granisetron/Kevatril®	1 mg		i.v.	B	an Tagen 1-n bei mehrtägiger CTx
2	Aprepitant/Emend®	80 mg		p.o.		1h vor CTx nur bei mehrtägiger CTx; entfällt bei Fosaprepitant-Gabe 150mg i.v. an d1; Gaben: 1h vor CTx

Prophylaxe von verzögerter Emesis

Tag	zeitlicher Ablauf	Substanz	Dosierung	Applikation	Bemerkung
2-3 nach CTx	1-0-0-0	Aprepitant	80mg	p.o.	entfällt bei Fosaprepitant-Gabe an d1
2-3 nach CTx	1-0-1-0	Dexamethason	4mg	p.o.	alternativ 8mg 1x täglich 1-0-0-0

Bedarfsmedikation: Metoclopramid/Paspertin® Trpf., Dimenhydrinat/Vomex A® Supp./Drg., Haloperidol/Haldol®. Lorazepam p.o.
Cave: Die Gabe von **Dexamethason** im Rahmen der Antiemese ist anzupassen, wenn das CTx-Protokoll bereits eine Therapie mit Kortikosteroiden enthält.
Wechselwirkungen: **Aprepitant:** Substrat und moderater Inhibitor von CYP 3A4, leichter Induktor von CYP 3A4, CYP 2A9. Keine Komedikation mit Pimozid, Terfenadin, Astemizol, Cisapirid. Vorsicht bei gemeinsamer Anwendung mit Cyclosporin, Tacrolimus, Sirolimus, Everolimus, Alfentanil, Dihydroergotamin, Ergotamin , Fentanyl, Chinidin. Vorsicht bei Komedikation mit Inhibitoren/starken Induktoren von CYP 3A4, u.a. Ketoconazol, Posaconazol, Itraconazol, Voriconazol, Clarithromycin, Telithromycin, Rifampicin, Phenytoin, Carbamazepin, Phenobarbital, Johanniskraut.
Bei Dauertherapie mit Warfarin engmaschige INR-Kontrolle. Dexamethason p.o.: AUC um das 2,2 -fache gesteigert bei gleichzeitiger Anwendung mit Aprepitant. Siehe auch Fachinformation.
Literatur: MASCC/ESMO Antiemetic Guideline 2013. http://www.mascc.org.; NCCN GuidelinesTM Antiemesis. Version I.2014. http://www.nccn.org. Basch E et al. Antiemetics: American Society of Clinical Oncology Clinical Practice Guideline Update. J Clin Oncol 2011; 29:4189-4198.

Printing: Ten Brink, Meppel, The Netherlands
Binding: Ten Brink, Meppel, The Netherlands